G. G. Mollowitz (Hrsg.): Der Unfallmann, 12. Auflage

Springer
Berlin
Heidelberg
New York
Barcelona
Budapest
Hongkong
London
Mailand
Paris
Santa Clara
Singapur
Tokio

Günter G. Mollowitz (Hrsg.)

Der Unfallmann

Begutachtung der Folgen von Arbeitsunfällen, privaten Unfällen und Berufskrankheiten

Unter Mitarbeit von
G. Mehrtens, M. Reichenbach und D. Höffler

12., überarbeitete und erweiterte Auflage

Mit 104 Abbildungen und 23 Tabellen

Springer

Prof. Dr. Günter G. Mollowitz
Am Strand 2
D-47228 Duisburg

ISBN 3-540-63538-6 12. Auflage
Springer-Verlag Berlin Heidelberg New York

Die Deutsche Bibliothek – CIP-Einheitsaufnahme
Der Unfallmann : Begutachtung der Folgen von Arbeitsunfällen, privaten Unfällen und Berufskrankheiten / Hrsg.: Günter G. Mollowitz. Unter Mitarb. von G. Mehrtens ... – 12., überarb. und erw. Aufl. – Berlin ; Heidelberg ; New York ; Barcelona ; Budapest ; Hongkong ; London ; Mailand ; Paris ; Santa Clara ; Singapur ; Tokio : Springer, 1998
ISBN 3-540-63538-6

Umschlaggestaltung: de 'blik, Berlin
Satz: Mitterweger Werksatz GmbH, 68723 Plankstadt
SPIN 10515332 19/3133 – 5 4 3 2 1 0 – Gedruckt auf säurefreiem Papier

Die 12. Auflage ist Gerhard Küntscher gewidmet.

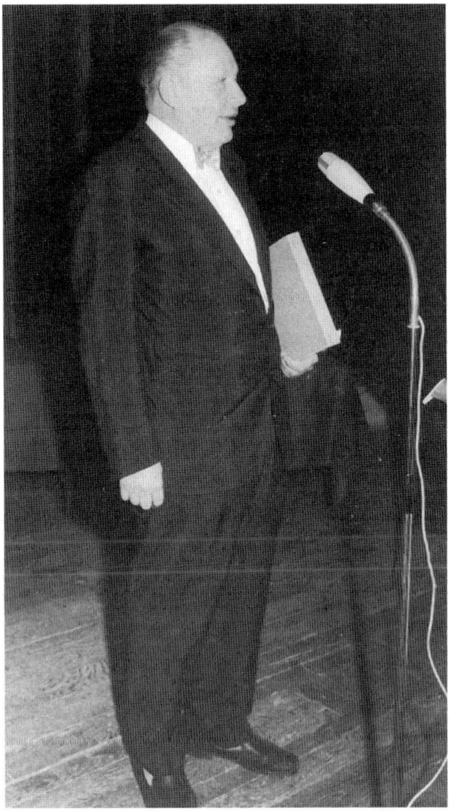

Prof. Dr. med. Gerhard Küntscher, * 6. 12. 1900 in Zwickau, † 17. 12. 1972 in Glücksburg bei Flensburg

Die 12. Auflage ist dem genialen Erfinder der Knochenmarknagelung gewidmet, der der operativen Knochenbruchbehandlung seiner Zeit (1940) starke und völlig neue Impulse verlieh. Sein ungewöhnliches neues Behandlungsverfahren stieß zunächst nicht auf allgemeine Zustimmung. Es soll sogar als „Wahnsinnstat“ bezeichnet worden sein. Unzureichende Ausrüstung und fehlende Erfahrung sowie fehlerhafte Ausführung führten erwartungsgemäß zu Mißerfolgen und damit manchmal auch später noch bei manchen zur Ablehnung des Verfahrens. Hinzu kam, daß Küntscher durch seine flotten Formulierungen und manchmal skurrile Späße sich nicht nur Freunde machte. Von Anfang an stellte sich A. W. Fischer fördernd und schützend vor die Arbeit seines Mitarbeiters und half ihr zum weltweiten Durchbruch. A. W. Fischer hatte allerdings den großen Vorteil, Küntschers Methode und deren gute Ergebnisse aus eigener Anschauung zu kennen. Für die meisten Hörer auf dem Chirurgenkongreß 1940 in Berlin war die Nagelung völliges Neuland. So muß man verstehen, daß sie über das große Stück Eisen in der Markhöhle erschrocken waren und glaubten, sich Sorge machen zu müssen.

Dem Beobachter drängt sich die Frage auf, wieviel Schwierigkeiten mehr würde heute die Einführung eines derartig umwälzenden neuen Operationsverfahren bereiten?

Am überzeugendsten waren die Ergebnisse der Nagelung alter, mehrfach mit verschiedenen Methoden erfolglos behandelter Pseudarthrosen.

Küntscher starb vor 25 Jahren am Schreibtisch, als er die Neuauflage seines Buches **Die Praxis der Marknagelung** abfaßte.

Zum heutigen Stand ist zu sagen, es gibt nichts Endgültiges, alles ist im Fluß. Bei der Unfallmedizinischen Tagung der gewerblichen Berufsgenossenschaften, Landesverband Rheinland-Westfalen 1997, war ein Hauptthema „Die Marknagelung, Renaissance einer Osteosynthesetechnik". Bei den Vorträgen zeigte sich eine Zurückhaltung hinsichtlich des Aufbohrens der Markhöhle, das nur noch für die Behandlung von Pseudarthrosen und bei Osteotomien empfohlen wurde.

Weitere Ausführungen hierzu würden den Rahmen dieses Buches überschreiten und sind daher dem entsprechenden Schrifttum zu entnehmen.

Eine späte Würdigung fand das Werk Küntschers am 07.10.1973 durch die Gründung des Gerhard-Küntscher-Kreises. Dabei handelte es sich damals um den Zusammenschluß von Kollegen, die Küntscher noch kannten und schätzten und seine Methoden beherrschten und erfolgreich anwendeten. Heute hat sich der Gerhard-Küntscher-Kreis zu einer international wirkenden und anerkannten Gesellschaft entwickelt.

Ich möchte noch erwähnen, daß zu Ehren von Küntscher in Schönkirchen bei Kiel eine Straße nach ihm benannt wurde, wo sich der Sitz der Firma Howmedica befindet; auch in Murnau wurde eine Straße nach Küntscher benannt.

Das Photo von Küntscher wurde anläßlich seiner Ernennung zum Ehrenmitglied der Deutschen Gesellschaft für Chirurgie auf dem Chirurgenkongreß 1970 in München gemacht.

Literatur

Kongreßbericht 1940, Deutsche Gesellschaft für Chirurgie
Fischer S (1973) Nekrolog Gerhard Küntscher. DMW 98/10

Die 11. Auflage war Hans Liniger gewidmet.

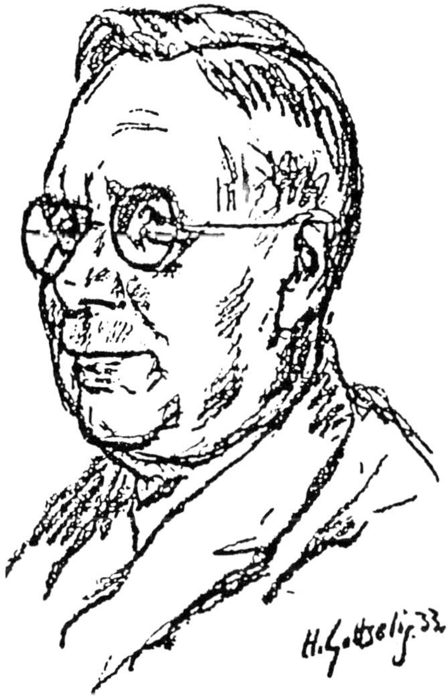

Prof. Dr. med. Hans Liniger, Frankfurt am Main, 1863–1933

Die 9. Jahrestagung [der DGU] 1934 in Würzburg unter dem Vorsitz von Fritz König war überschattet durch den Tod Linigers:

„... am 11. 11. 1933 ist unser Ehrenmitglied, Hans Liniger, der geistige Gründer und vieljährige Vorsitzende unserer Gesellschaft, in Frankfurt/M. im Alter von 70 Jahren in die Ewigkeit eingegangen. Liniger, der 1903 in Bonn Privatdozent für Chirurgie geworden war, hat sich ganz bewußt dem Versicherungswesen und der Unfallbegutachtung zugewandt. 1906 Landesmedizinalrat in Düsseldorf, sehen wir ihn ab 1914 in Frankfurt als Chefarzt der Allgemeinen Versicherungs A.G. Unzählige Gutachten und Oberbegutachtungen legten Zeugnis ab von der gewaltigen Erfahrung und hohen Auffassung dieses Mannes, der in immer neuen Vorträgen, Aufsätzen und in seinem zuletzt mit Molineus herausgegebenen Werke *Der Unfallmann* dem Begutachter eine Quelle der Belehrung bietet. In unserer Gesellschaft wird das Andenken an den ausgezeichneten Mann, den vortrefflichen Kollegen, der unbeirrt die Wahrheit suchte, unvergessen bleiben."

[Abbildung und Nachruf aus: Probst J (1986) Die Deutsche Gesellschaft für Unfallheilkunde. Zur 50. Jahrestagung ...; abgedruckt in *Monatsschrift für Unfallheilkunde,* Bd. 40, Verlag F. C. W. Vogel, Berlin]

Herausgeber	*Bisherige Auflagen*	*Verlag*
Liniger/Molineus	1. Auflage 1928	Johann Ambrosius Barth, Leipzig
Liniger/Molineus	2. Auflage 1930	Johann Ambrosius Barth, Leipzig
Molineus	3. Auflage 1934	Johann Ambrosius Barth, Leipzig
Molineus	4. Auflage 1940	Johann Ambrosius Barth, Leipzig
Molineus	5. Auflage 1945	Johann Ambrosius Barth, Leipzig
Molineus	6. Auflage 1950	Johann Ambrosius Barth, Leipzig
Molineus	7. Auflage 1951	Johann Ambrosius Barth, München
Mollowitz	8. Auflage 1964	Johann Ambrosius Barth, München
Mollowitz	9. Auflage 1975	Springer, Berlin Heidelberg New York Tokyo
Mollowitz	10. Auflage 1986	Springer, Berlin Heidelberg New York Tokyo
Mollowitz	11. Auflage 1993	Springer, Berlin Heidelberg New York Tokyo
Mollowitz	12. Auflage 1998	Springer, Berlin Heidelberg New York Tokyo

Es ist leichter, Gutachten zu kritisieren,
als den Gutachtern Hilfen für ihre Tätigkeit zu geben.

G. G. MOLLOWITZ

Vorwort zur 12. Auflage

Die Entwicklung auf dem Gebiet der Unfallbegutachtung in den letzten 4 Jahren erforderte wieder eine umfangreiche Überarbeitung der letzten Auflage. Die Neuauflage beginnt mit einer Vorbemerkung von Herrn Priv.-Doz. Dr. rer. nat. Hans-Peter Musahl, Dipl.-Psychologe, Gerhard-Mercator-Universität, G. H., Duisburg, Fachgebiet experimentelle Sicherheitspsychologie, der sich eine umfallpsychologische Abhandlung über psychologische Bedingungen des Unfallgeschehens anschließt. Dabei handelt es sich um eine neue Betrachtungsweise, die in den vorangegangenen Auflagen bisher nicht berücksichtigt wurde.

Herr Dr. jur. Gerhard Mehrtens, Hauptgeschäftsführer der Berufsgenossenschaft für Gesundheitsdienst und Wohlfahrtspflege, Hamburg, hat wieder die Überarbeitung des Kapitels „Gesetzliche Unfallversicherung" übernommen.

Herr Dr. med. Martin Reichenbach, ehemals Chefarzt der Allianz-Versicherungs AG, München, führte die Überarbeitung des Kapitels „Private Unfallversicherung" durch. Die Literaturangaben wurden erweitert und auf den neuesten Stand gebracht.

Das Gebiet der Zusammenhangsfragen im Bereich der inneren Medizin, das bisher Herr Prof. Dr. med. Johannes Seusing, ehemals Chefarzt der inneren Abteilung, Henriettenstift, Hannover, übernommen hatte, der am 17.09.1996 verstorben ist, übernahm dankenswerterweise Herr Prof. Dr. med. Dietrich Höffler, Direktor der Medizinischen Klinik III, Klinikum Darmstadt.

Neu hinzugekommen sind Hinweise auf die schadensbegrenzenden Möglichkeiten der Replantationschirurgie mit einem Hinweis auf das sog. „Celler Urteil", das auf diesem Gebiet große Bedeutung hat. Hinzugefügt wurde eine Liste der Einrichtungen mit entsprechenden Replantationsmöglichkeiten.

Der Darstellung artifizieller Erkrankungen wurde ein entsprechender Raum gewidmet. Neu hinzugekommen sind auch Flugunfälle, Selbstmord, tödliche Sportunfälle, Unfälle bei Kindern und Jugendlichen und Unfälle der Inline-Skater.

Überarbeitet und ergänzt wurden die Amputationsschemata im Bereich der oberen Extremitäten. Erwähnt sei, daß sich die von uns 1993 vorgeschlagene Aufhebung der unterschiedlichen Beurteilung der MdE für Haupt- und Hilfshand im Rahmen der gesetzlichen Unfallversicherung durchgesetzt hat.

Die Begutachtung im ophthalmologischen Bereich im Rahmen der gesetzlichen und privaten Unfallversicherung wurde wie in den letzten Auflagen ausführlich von Herrn Prof. Dr. med. Bernd Gramberg-Danielsen, Augenarzt, ehemals Chefarzt der Augenabteilung und der verkehrsmedizinisch-ophthalmologischen Untersuchungsstelle am Allgemeinen Krankenhaus Hamburg-Othmarschen, dargestellt.

Das neurochirurgische Kapitel wurde von Herrn Prof. Dr. med. Berthold Hübner, ehemals Chefarzt der neurochirurgischen Abteilung Berufsgenossenschaftliche Unfallklinik, Frankfurt am Main, aktualisiert.

Am Schluß finden sich wieder die vom Bundesministerium für Arbeit und Sozialordnung herausgegebenen „Merkblätter" über Berufskrankheiten in der neuesten Fassung. Das Merkblatt 1303 wurde ergänzt mit Erkrankungen durch Styrol.

Durch Streichungen gelang es, trotz einiger Neuaufnahmen, den Umfang des Buches in Grenzen zu halten. So wird auch im Sinne der Platzeinsparung wieder auf das Verzeichnis der Unfallversicherungsträger, Verlag L. Düringshofen, Seesener Str. 57, 10709 Berlin, hingewiesen, letzte Ausgabe 1996, nächste Ausgabe 1998.

Durch die vielen in seiner 70jährigen Geschichte notwendig gewordenen Überarbeitungen dieses Buches ist kein Satz seines ursprünglichen Textes geblieben. Lediglich der Titel „Der Unfallmann", den ihm Liniger gab, erinnert an seinen Ursprung.

Der Herausgeber dankt allen Mitautoren und Helfern sowie dem Springer-Verlag für die reibungslose Zusammenarbeit.

Duisburg-Rheinhausen, im Februar 1998 G.G. Mollowitz

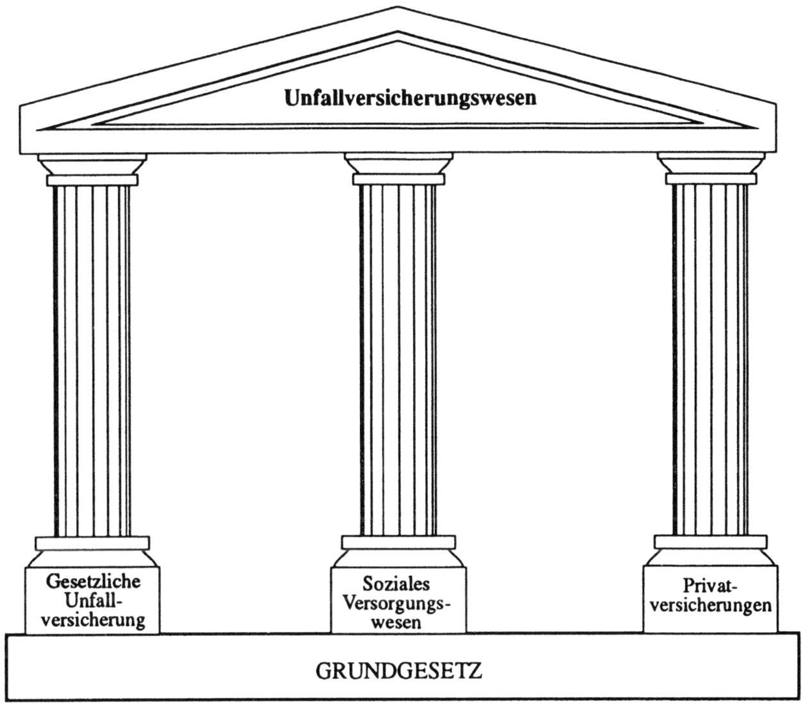

Das Gebäude des Unfallversicherungswesens
wird von 3 Säulen getragen:
der gesetzlichen Unfallversicherung, dem sozialen Versorgungswesen
und den Privatversicherungen
Das Fundament bildet das Grundgesetz.

Die drei genannten Versicherungsträger unterscheiden sich voneinander durch eigene Beurteilungsrichtlinien und Bemessungsgrundlagen. Daher sind auch ihre Leistungen gegenüber den Versicherten unterschiedlich und nicht miteinander vergleichbar (Grundgesetz mit Grundvertrag ... 25. Aufl. Beck-Texte im dtv 1989).

Inhaltsverzeichnis

Vorbemerkung zur 12. Auflage (H.-P. Musahl) 1

Psychologische Bedingungen des Unfallgeschehens (H.-P. Musahl) 5

TEIL 1

Das ärztliche Gutachten in der gesetzlichen und in der privaten Unfallversicherung 11

Das ärztliche Gutachten (G.G. Mollowitz) 13

Wesen und Aufgabe des Gutachtens 13
Anforderungen an den Gutachter 14
Die sozialmedizinischen Begriffe 15
Die äußere Form des Gutachtens 16
Vorterminliche Ermittlungen 16
Aufbau des Gutachtens 17
Ärztliche Betreuung 22
Motivation zur Heilung 23
Durchgangsarztverfahren, Berichterstattung. Die elektronische Datenverarbeitung (EDV) als Arbeitsgrundlage für die Zukunft 23

Die gesetzliche Unfallversicherung (G. Mehrtens) 25

Allgemeines 25
Versicherter Personenkreis 26
Versicherungsfälle 33
Entschädigung bei Arbeitsunfällen und Berufskrankheiten . . . 46
Prävention 64
Entschädigungsverfahren 65
Das Verhältnis des Unfallversicherungsträgers zu den Ärzten 67
Literatur 68

Die private Unfallversicherung (M. Reichenbach) 69

Abkürzungen 69
Geschichtliches 70
Unterschiede zu anderen Ersatzleistungen
(Sozialversicherung, Haftpflichtanspruch) 71
Medizinische Begutachtung im Rahmen
der allgemeinen Unfallversicherungsbedingungen (AUB) . . 77

§ 1 Der Versicherungsfall 78
§ 2 Ausschlüsse 84
§ 3 Nicht versicherbare Personen 97
§ 4 Beginn und Ende des Versicherungsschutzes 100
§ 5 Beitragszahlung 100
§ 6 Änderung der Berufstätigkeit oder Beschäftigung,
Wehrdienst 101
§ 7 Die Leistungsarten 101
§ 8 Einschränkung der Leistungen 122
§ 9 Die Obliegenheiten nach Eintritt eines Unfalles 127
§ 10 Folgen von Obliegenheitsverletzungen 129
§ 11 Fälligkeit der Leistungen 129
§ 12 Rechtsverhältnisse am Vertrag beteiligter Personen . . . 131
§ 13 Anzeigen und Willenserklärungen 131
§ 14 Rentenzahlung bei Invalidität 132

Literatur 132

Sportunfälle, sowie Unfälle bei Kindern und Jugendlichen
(G.G. Mollowitz) 137

Luftsport 137
Flugunfälle 140
Tödliche Sportunfälle 141
Unfälle bei Kindern und Jugendlichen 143
Inline-Skater-Unfälle 145

TEIL 2

Zusammenhangsfragen 149

Zusammenhangsfragen zwischen Unfall und Körperschaden . . 151

Chirurgischer Teil: G.G. Mollowitz
Internistischer Teil: D. Höffler

Bewegungsapparat 151
Verdauungsorgane 196

UV der Leibesfrucht (*Nasciturus*) 205
Herz- und Gefäßsystem 206
Blut 212
Atmungsorgane 215
Harn- und Geschlechtsorgane 218
Stoffwechsel und Drüsen mit innerer Sekretion 220
Nerven und Sinnesorgane (B. Hübner) 222
Haut 240
Infektionskrankheiten, Wundinfektion 246
Spritzpistolenverletzungen 254
Geschwülste 255

Zusammenhangsfragen
zwischen physikalischen Einwirkungen und Körperschaden . . . 257

Internistischer Teil: D. Höffler
Chirurgischer Teil: G.G. Mollowtitz

Drucklufterkrankungen 257
Elektrisches Trauma 259
Hitzeschäden 263
Kälteschäden 265
Lärmschäden 266
Körperschäden durch Laserstrahlen 266
Körperschäden durch Radar 268
Körperschäden durch Röntgenstrahlen,
durch Strahlen radioaktiver Stoffe
oder andere ionisierende Strahlen 268

TEIL 3
Beurteilung der Gelenkbeschaffenheit
und Gelenkfunktion (G.G. Mollowitz) 269

Allgemeine Hinweise 271
Untersuchungsmethoden 271
Gelenkmessungen 278
Neutral-0-Methode 278
Winkelmessung 279
Längen- und Umfangmessung 294
Beinlängendifferenz und Beckenschiefstand 295
Gelenkinstabilität, Kapselbandschäden 297
Instabilitätstests 299
Gehaltene Aufnahmen 301
Gelenkversteifungen 322

TEIL 4

Einschätzung der Minderung der Erwerbsfähigkeit bei Unfallfolgen 325

Einschätzung der Minderung der Erwerbsfähigkeit bei Unfallfolgen im Rahmen der gesetzlichen Unfallversicherung und auf der Grundlage des Versorgungsrechts sowie Gegenüberstellung der Invaliditätsgrade der privaten Unfallversicherung
(G. G. Mollowitz) 327

Zur Problematik der Minderung der Erwerbsfähigkeit (MdE) . 327
Zur Problematik des Rechts-links-Unterschiedes hinsichtlich der Einschätzung der MdE bei Unfallfolgen an den oberen Extremitäten 331
Zur Problematik der „Händigkeit" 332
Replantationschirurgie 333
Vergleich der durchschnittlichen MdE-Sätze und Invaliditätsgrade 350
Tafeln der MdE-Sätze im Rahmen der gesetzlichen Unfallversicherung 361

Literatur 369

Anhänge A–D 377

Vorbemerkungen 378

A. Das augenärztliche Gutachten in GUV, PUV, SozER und SchwbG (B. Gramberg-Danielsen) 379
Allgemeines 379
Gutachteninhalt 385
Die private Unfallversicherung (PUV) 386
Gesetzliche Unfallversicherung (GUV) 393
Soziales Entschädigungsrecht (SozER), Schwerbehindertengesetz (SchwbG) 399
B. HNO-Bereich 402
Minderung der Erwerbsfähigkeit (MdE)
Minderung des Gebrauchswertes (MdG)
Grad der Behinderung (GdB)
C. Liste der Berufskrankheiten nach der Berufskrankheitenverordnung (BeKV) 404
D. Merkblätter (hrsg. vom Bundesministerium für Arbeit und Sozialordnung) über Berufskrankheiten nach der Berufskrankheitenverordnung (BeKV) 407

Ein Fallbeispiel zur Erinnerung an Gerhard Küntscher 579

Sachverzeichnis 583

Autoren und Mitarbeiter

Mollowitz, Günter Georg, Prof. Dr. med.
Ehem. Chefarzt, chirurgische Abt. Krankenhaus Bethanien, Moers,
Am Strand 2, 47228 Duisburg 14
Mehrtens, Gerhard, Dr. jur.
Hauptgeschäftsführer, Berufsgenossenschaft Gesundheitsdienst und Wohlfahrtspflege,
Pappelallee 35–37, 22089 Hamburg 76
Reichenbach, Martin, Dr. med.
Ehem. Chefarzt der Allianz Versicherungs AG,
Königinstr. 67, 80539 München 22
Herr Prof. Dr. med. Johannes Seusing Hannover, bis 01.07.1985
Chefarzt im Henriettenstift, mein Weggefährte aus Kieler Tagen, der bisher das Gebiet der inneren Medizin bearbeitete, verstarb am 17.09.1996. Seine Aufgabe in dieser Auflage führt weiter
Herr Prof. Dr. med. D. Höffler, Direktor der Medizinischen Klinik III, Klinikum Darmstadt,
Grafenstr. 9, 64276 Darmstadt

Autoren von Beiträgen

Gramberg-Danielsen, Bernd, Prof. Dr. med.
Augenarzt, ehem. Chefarzt der Augenabteilung und der verkehrsmedizinisch-ophthalmologischen Untersuchungsstelle am Allgemeinen Krankenhaus Hamburg-Othmarschen, Sachverständiger der Bundesregierung bei der Commission Straßenverkehr der EG Brüssel,
Hallerstr. 25, 20146 Hamburg
Hübner, Berthold, Prof. Dr. med.
Ehem. Chefarzt der neurochirurgischen Abteilung der Berufsgenossenschaftlichen Unfallklinik Frankfurt am Main,
Seelenberger Weg 5, 61276 Weilrod i.Ts.
Musahl, Hans-Peter, Prov.-Doz. Dr. rer. nat., Dipl.-Psych.
Gerhard-Mercator-Universität Duisburg
Fachgebiet Experimentelle Sicherheitspsychologie
Bismarckstr. 90, 47057 Duisburg

Rauschelbach, Heinz-Harro, Dr. med.
Ehem. Ministerialrat im Bundesministerium für Arbeit und Sozialordnung, Arzt für Neurologie und Psychiatrie, Sozialmedizin,
Wacholderweg 14, 53127 Bonn

Danksagungen

Ein besonderer Dank gilt meiner Frau Almuth für ihre Mitarbeit bei den letzten fünf Auflagen.

Ferner sei allen namentlich gedankt, die durch Ratschläge, Demonstrationen oder Bereitstellung von Material bei der Fertigstellung der 12. Auflage geholfen haben:

Alnor, P. C., Prof. Dr. med.

Anschütz, F., Prof. Dr. med.

Arens, W., Dr. med.

Brandenburg, S., Dr. jur.

Brandt, K. A., Dr. med.

Dallek, M., Prof. Dr. med.

Dvorak, J., Priv.-Doz. Dr. med.

Eckhard, Annegret, Dr. med.

Friedel, R., Dr. med.

Friedgen, P., Flugkapitän

Gautzsch, H., Dr. rer. nat.

Geldmacher, J., Prof. Dr. med.

Grabosch, A., Dr. med.

Greinemann, H., Dr. med.

Haas, H., Dr. med.

Hansis, M., Prof. Dr. med.

Havemann, D., Prof. Dr. med.

Hempel, D., Dr. med.

Herbrand, Brigitte, Ass.

Hilgert, R. E., Dr. med.

Holland, G., Prof. Dr. med.

Jungbluth, K. H., Prof. Dr. med.

Klevinghaus, K., Stabsarzt

Klietmann, W., Priv.-Doz. Dr. med.

Krösl, W., Dr. med.

Mittelmeier, W., Dr. med.

Mollowitz, W., Dr. med.
Mollowitz-Maas, Astrid, Dr. med.
Nonnemann, H. C., Prof. Dr. med.
Olinger, Angela, Dr. med.
Partecke, B.-D., Priv. Doz. Dr. med.
Pässler, H., Dr. med.
Probst, J., Prof. Dr. med.
Reill, P., Dr. med.
Rösner, N., Dr. med.
Sattler, Barbara, Dr.
Schellmann, W. D., Dr. med.
Schmidt, H.-M., Prof. Dr. med.
Seidler, F., Ass.
Steinbach, G., Dr. med.
Stürmer, K. M., Prof. Dr. med.
Voigt, J., Priv. Doz. Dr. med.

Duisburg-Rheinhausen, im Februar 1998 G.G. Mollowitz

Vorbemerkung zur 12. Auflage

Die 12. Auflage des Buchs „Der Unfallmann“, das „handliche Nachschlagewerk für den Begutachter von Unfallfolgen und Berufskrankheiten“, trägt wiederum Informationen und grundlegende Hilfsmittel für die Arbeit des medizinischen Gutachters zusammen. Die überaus wichtige und mühevolle Arbeit des verantwortlichen Herausgebers nimmt Prof. Dr. Günter G. Mollowitz, gemeinsam mit seinen ungenannten Helferinnen und Helfern – damit sind insbesondere Sie gemeint, verehrte Frau Mollowitz – nun schon in der 5. Auflage wahr, allein innerhalb der letzten 11 Jahre waren es drei Auflagen. Dafür ist allen Beteiligten „Danke“ zu sagen – eine viel zu seltenes Wort in der wissenschaftlichen Gemeinde.

Aber: Wäre die Welt nicht schöner, wenn wir auf diese Neuauflage verzichten könnten, uns ein „unfallfreies“, völlig sicheres Leben wenigstens einmal vorstellten? Dann bliebe uns zum Beispiel in einigen Jahren die sonst unvermeidliche 13. Auflage erspart – welch eine mythologisch besetzte Zahl, von der einige Mitmenschen doch wohl nur wegen des Kontrasteffekts behaupten, sie sei eine Glückszahl. Selbst in der unserem Herausgeber so vertrauten Welt der Fliegerei wird sie vermieden; zumeist gibt es die Sitzreihe „13“ nicht. Für die überbeanspruchten Sozialsysteme unseres Landes wäre es jedenfalls eine Wohltat, wenn wir künftig „besser aufpaßten“, Unfälle vermeiden könnten und damit erhebliche Kosten einsparten.

Doch dieser Wunsch ist noch nicht einmal eine brauchbare Fiktion. Dagegen steht weniger der allfällige, scheinkluge und bestenfalls journalistisch nützliche Hinweis auf das „Restrisiko“, das „immer bleibt“. Sondern die vermeintlich schöne Utopie wird beim näheren Hinsehen zur Schreckensvision: Wenn es nämlich richtig ist, daß Unfälle, Störungen und Systemversagen auf *Regelabweichungen oder Verletzungen von Vorschriften* zurückzuführen sind, dann haben sie genau dies, die Abweichung von der bisher gültigen Regel oder gar den Verstoß gegen traditionelles Regelwerk, mit *technischem und wissenschaftlichem Fortschritt* gemein. Als Fischer den klitschnassen A. L. Berblinger, Schneider in Ulm, am 30. Mai 1811 nach seinem mißlungenen Flugversuch aus der Donau zogen, wurde ihm spöttisch und mahnend entgegengehalten: „Wenn Gott gewollt hätte, daß Menschen fliegen können, dann hätte er ihnen Flügel gegeben!“ Und fragte man den Wissenschaftstheoretiker Thomas S. Kuhn nach der Quelle wissenschaftlichen Fortschritts, dann wäre seine Antwort: „Durch die mit einem ‚Paradigmen-Wechsel‘ verbundene Revolution“. Das belegte mehr als 400 Jahre vorher der „Umsturz“, den das Hauptwerk des Nicolaus Kopernikus „De revolutionibus orbium coelestium“ (1543) für das

Weltbild seiner Zeit bewirkte. Daran erinnert auch Immanuel Kant vor 210 Jahren mit seinem Begriff von der „kopernikanischen Wende“ in der Theorie der Erkenntnis, nach der ein Forscher der Natur ihre Gesetze nicht mittels der Empirie – z. B. im Experiment – abtrotzt, sondern sie „den Gegenständen vorschreibt“ (1787, im Vorwort zur 2. Auflage der „Kritik der reinen Vernunft“).

Ohne die Möglichkeit, Bereitschaft und Fähigkeit, neue Wege und Techniken zu erproben und dabei die gewohnten Formen menschlichen Handelns oder die bewährten Methoden wissenschaftlicher Forschung zu verlassen, vielleicht sogar bisher gültige Regeln zu verletzen und schließlich doch nur den eigenen Irrtum zu erweisen, versperren wir uns den Weg zum technischen, wissenschaftlichen, gesellschaftlichen, ja allgemein: zum menschlichen Fortschritt!

Zwar gilt nicht, daß alle Regelverstöße zu neuen, revolutionären und „innovativen“ Lösungen führen, wer aber eine „risikofreie“ Gesellschaft in dem Sinne fordert, daß zuvor definierte Sollwerte stets einzuhalten sind, der garantiert nicht Sicherheit, sondern zementiert Stillstand und Langeweile; es ist nicht gewiß, daß wir aus Fehlern klüger werden, wohl aber, daß wir ohne Fehler dumm bleiben. „Fehlerfreundlichkeit“ ist eine Voraussetzung menschlichen Fortschritts. Der Physiker und Philosoph Ernst Mach betont in seiner Schrift „Erkenntnis und Irrtum“ (1905, S. 84): „Wissen und Irrtum fließt aus derselben geistigen Quelle, nur der Erfolg unterscheidet das eine vom anderen.“

Wenn wir also menschlichen Fortschritt erreichen und dabei individuelle und gesellschaftliche Schäden kontrollieren, möglichst sogar vermeiden wollen, dann dürfen wir Fehler nicht verstecken oder vertuschen, sondern müssen sie aufdecken und ihre Entstehungsgeschichte studieren.

Diese Überlegungen gelten auch für die Arbeit, zu der das vorliegende Werk eine Hilfe geben soll. Wenn die Folgen von Unfällen gutachterlich zu bewerten sind, ist es gut, dem Opfer nicht nur mit dem menschlichen Mitgefühl des Nachbarn und der professionellen Hilfe des ärztlichen Ratgebers zu begegnen, sondern ihm auch den Respekt zu zollen, den das „Opfer“ verdient. Dessen objektive Fehlhandlung schien zum Zeitpunkt der Handlungsausführung zunächst subjektiv völlig „vernünftig“ und richtig. Wir neigen offenbar dazu, den Geschädigten mit dem Hinweis auf „künftig besser Aufpassen“ oder „selbst Schuld“ im nachhinein zum „Täter“ zu machen – aber nur bei dem Mißgeschick des anderen, denn bei unseren eigenen Unfällen „lagen die Verhältnisse natürlich ganz anders!“. Dies ist ein psychologisch nachvollziehbarer Distanzierungsversuch von Beobachtern, gelegentlich von Richtern und Gutachtern – historisch besonders zu beklagen bei dem wissenschaftlich naiven und menschlich verächtlichen „Unfäller“-Konzept aus der Psychologie der 30er Jahre.

Versuchen wir daher – Mediziner, Juristen, Ingenieure und Psychologen – bei der Bewertung des Verhaltens anderer und der daraus entstandenen Folgen die Gutachter zu sein, die wir selbst in unseren Angelegenheiten uns wünschten. Dieser Perspektivenwechsel wird nützlich sein, so wie es die interdisziplinäre Behandlung des Themas in diesem Buch ist, zu der ich einen Beitrag leisten durfte. Es wäre ein wichtiger Fortschritt, wenn diese Zusammenarbeit zur

Selbstverständlichkeit sicherheitswissenschaftlichen Handelns in Forschung und Anwendung werden könnte.

Duisburg, im Juni 1997 HANS-PETER MUSAHL

Psychologische Bedingungen des Unfallgeschehens

H.-P. Musahl

„Psychologische Unfallforschung untersucht den Beitrag des ‚menschlichen Faktors' beim Unfall, also *menschliches Versagen*". Diese populäre Gegenstandsbestimmung mag Anlaß und ursprüngliche Aufgabenstellung der „Unfallpsychologie" gewesen sein. Heute heißt diese Disziplin *„Sicherheitspsychologie"*, und ihr Untersuchungsgegenstand ist „sicheres" Verhalten von Individuen und Gruppen in dynamischen Mensch-Maschine-Organisations-Systemen. „Sicherheit" umfaßt dabei den klassischen Aspekt der Arbeitssicherheit – im Sinne von „safety" und „occupational health" – und den Schutz von Gesundheit und Umwelt (Wenninger u. Hoyos 1996).

Unfälle – sicherheitspsychologisch betrachtet

Der Wandel von der „unfall-" zur „sicherheitspsychologischen" Betrachtung hat zwei Quellen, die Überwindung (1) der Vorstellung vom „Unfäller" und (2) der begrenzten Datenlage der Unfallpsychologie.

(1) Das seit den Arbeiten Marbes (1924, 1926) in der Unfallpsychologie vorherrschende Postulat einer individuellen Unfallneigung, des konstitutionellen *„Unfällers"* mit spezifischen Persönlichkeitsmerkmalen oder einer erhöhten fiktiven „Risikobereitschaft", ist als *theoretisch ungültiges Konzept und empirisches Artefakt* (als Kunstfehler unzureichender „statistischer Analysen") nachgewiesen worden.

Eine „unfallgeneigte" („accident prone") Person gibt es offenbar nicht; dies belegen gründliche empirische Studien. Die Langlebigkeit des Konzepts hängt mit seiner Alltagsplausibilität und mit statistischer Unkenntnis (zur Verteilung „seltener" Ereignisse) zusammen.

Das Unfallopfer kurzerhand zum Täter zu machen, entspricht unserer *kognitiven Ergonomie*: Wir streben nach einer geordneten, erklärbaren Welt; diesem Wunsch entsprechen einfache Ursache-Wirkungs-Zusammenhänge. Unfälle können wir uns besser erklären, wenn wir einen „Schuldigen" haben. Auch die in vielen Bio- und Sozialwissenschaften zu beobachtende falsche, nämlich kausale Interpretation von Korrelationen ist Ausdruck dieses Denkens (Kahneman, Slovic u. Tversky 1982). Hinzu kommt die Tatsache, daß wir als Beobachter *personenbezogene Ursachenzuschreibungen* bevorzugen (Jones u. Nisbett 1972). Sind wir jedoch selbst das Opfer, dann erklären wir den Fehler damit, daß uns „die Umstände gar keine andere Wahl gelassen" haben – wir wählen also eine *situative* Ursachenzuschreibung.

Diese Sichtweise befriedigt zudem eine *Ideologie der Lebens- und Betriebsführung*, die sich stärker an Vererbung und Dispositionen orientiert als an der Anpassungsfähigkeit menschlichen Verhaltens durch Lernen. Danach ist der „Unfäller" eine defizitäre, durch Eignungsdiagnostik identifizierbare Person, der Arbeitsunfall eine Form der Auslese; da ist Selektion angezeigt, nicht aber die kostspielige Veränderung von Arbeitsprozessen. Die resignierenden Gutachtenbegriffe lauten bei dieser Sichtweise etwa, das Verhalten oder gar die Unfallursache sei „konstitutionell" oder auch „anlagebedingt".

(2) Unfallpsychologische Analysen sind immer der Versuch des Nachweises von Ursache-Wirkungs-Beziehungen im nachhinein („post-hoc"-Analysen). Aber „nachträgliche Erklärung" kann nur korrelative, nicht aber kausale Zusammenhänge belegen, sie ist daher nicht Erklärung, sondern immer nur *Beschreibung*. Die Erklärung bedarf nach der Logik empirischer Wissenschaften der kausaltheoretisch stringenten Prüfung durch das Experiment (Popper 1994).

Der Grundgedanke der Unfallpsychologie lautet – ähnlich wie in der medizinischen Epidemiologie – etwa: Da Unfälle in der Realität „passieren" und nicht unter den kontrollierten Bedingungen des Labors erzeugt werden, müssen ihre „Ursachen" durch die Beobachtung ihrer gemeinsamen menschlichen, technischen und organisatorischen Umstände und Merkmale eingegrenzt und mögliche Entstehungsbedingungen isoliert und für die Zukunft kontrolliert, d. h. verändert oder ausgeschlossen werden.

Diese in vielen Biowissenschaften angewandte Forschungsstrategie zur Gewinnung von Ursache-Wirkungs-*Hypothesen* ist um so fruchtbarer, je häufiger Merkmalskombinationen mit bestimmten Konsequenzen verbunden sind – aber *genau diese Bedingung ist für Unfälle außerordentlich eingeschränkt; denn Unfälle sind selten*.

Trotz dieses unbefriedigenden theoretischen Zustands hat es der Unfallpsychologie an erklärenden Antworten nie gefehlt – von Freuds Hypothese, der Unfall sei eine Form der Selbstbestrafung (Freud 1904/1961) über die Selbstverstümmelungs-Hypothese (Hill u. Twist 1953) bis hin zu Untersuchungen, ob es sich bei den Opfern schwerer Arbeitsunfälle nicht doch um besonders „risikobereite", „accident prone" Persönlichkeiten handelt (Salminen 1992) – fragte man Lottogewinner nach Erklärungen, warum gerade sie das große Los gezogen haben, dann fänden wir im nachhinein sicher irgendeine „Glückspilz"-Persönlichkeit. Aber: Die Möglichkeit zur *Vorhersage* ist Kriterium der wissenschaftlichen Gültigkeit einer Theorie, nicht die nachträgliche Erklärung mit Hilfe plausibler Sätze, auch nicht die Behauptung, man habe es vorher gewußt; das sind Post-hoc-Prophezeiungen.

Die Abkehr vom „seltenen" Unfall und die Hinwendung zur Untersuchung des Verhaltens in dynamischen Mensch-Maschine-Systemen (Hoyos 1990, 1991) hat die Tür zum sicherheitspsychologischen Experimentallabor geöffnet (Musahl 1997) und den Schritt von der empirischen Beschreibung zur systematischen Hypothesenprüfung und *methodologisch fundierten sicherheitspsychologischen Theoriebildung* ermöglicht.

Nicht „menschliches Versagen", sondern wissenskonsistentes Verhalten

Daß wir als Einjährige bei unseren ersten Schritten gut aufpaßten, ist sicher; daß wir heute nicht mehr auf jeden einzelnen Schritt achten, ist ökonomisch: Aufmerksamkeit „fordern" Tätigkeiten, die wir für schwierig, kompliziert oder für gefährlich halten. – Daher ist es keineswegs erstaunlich, daß „Wegeunfälle" bei allen Berufsgruppen besonders häufig sind; es ist vielmehr zu erwarten und daher nicht als „menschliches *Versagen*" abzutun! Unfälle geschehen offenbar „meistens dort, wo meistens nichts geschieht", also bei Tätigkeiten, die wir bestens kennen – zum Beispiel: Gehen – und an Orten und zu Gelegenheiten, die uns sehr vertraut sind – im Haus und in der Freizeit.

Wir orientieren uns nicht an „objektiven" Erfordernissen der Situation, sondern an deren subjektiver Repräsentation; diesen Zusammenhang stellt Abb. 1 im Schema dar: Nicht die tatsächliche Gefährdung bei einer Tätigkeit leitet das „Vorsorgeverhalten", sondern das Wissen über die Gefährdung, die *Gefahrenkognition*; Aufmerksamkeit ist also das Ergebnis eines vorgeordneten Prozesses der subjektiven Gefährlichkeitseinschätzung.

Dies konnte für eine Vielzahl gewerblicher Arbeiten belegt werden, z. B. bei Rangierern, im Bau- und im Forstgewerbe sowie im Bergbau (s. im Überblick: Musahl 1997). Tabelle 1 faßt einige Befunde zusammen, bei denen Bergleute die Unfallbelastung nur *ihrer* Tätigkeiten zu beurteilen hatten. Danach waren die Korrelationen zwischen Einschätzung und objektiven Daten überwiegend *gering und nicht signifikant*. Schlüsselt man die Tätigkeiten nach ihrer Einschätzung auf, dann entfielen *von 33,3% bis zu 52,8% des gesamten Unfallgeschehens auf wenige „unterschätzte" Tätigkeiten*. Unfälle geschehen also zunächst im Kopf: Unterschätzung reflektiert ein unzutreffendes Sicherheits-

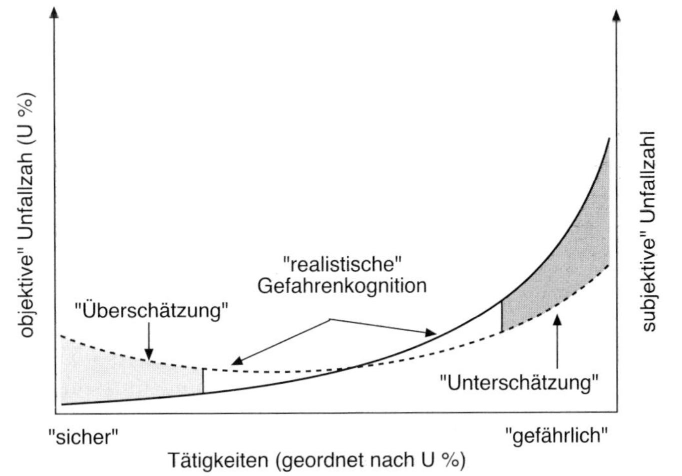

Abb. 1. Tatsächliches Unfallgeschehen und das Wissen darüber („Gefahrenkognition") stimmen typischerweise nicht überein. Wird die Gefährlichkeit einer Tätigkeit überschätzt *(links)*, kommt es in der Regel nur zu wenigen Unfällen. Diese treten besonders dann auf, wenn wir uns – wie bei „Routinetätigkeiten" – völlig sicher fühlen. (Nach Musahl 1997, S. 223)

Tabelle 1. Erfahrene Bergleute schätzten die „Gefährlichkeit" ihrer Tätigkeiten in 6 untertägigen Arbeitsbereichen ein: Korrelationen zwischen objektiven Daten und subjektivem Urteil ($r_{Go;\,Gs}$; *signifikant bei $\alpha = 0{,}05$), die Art des Urteils (*Ü* Überschätzung, *R* realistische Einschätzung, *U* Unterschätzung) sowie Anzahl und Unfallanteile (%) dieser Tätigkeiten

		Tätigkeitsbereiche					
		Abbau	Fahrung	Förderung	Material-Transport	maschineller Streckenvortrieb	konventioneller Streckenvortrieb
Unfälle		300	184	94	296	177	108
Bergleute(n)		173	183	117	161	135	123
Tätigkeiten		33	20	12	20	26	29
Korrelation		0,28	0,48*	0,77*	0,32	0,61*	0,29
Ein-	Ü	0/0%	2/3,3%	2/8,5%	3/9,8%	6/12,4%	6/3,7%
schät-	R	29/49,4%	15/61,9%	10/91,5%	14/42,2%	18/54,3%	16/43,5%
zung	U	4/50,6%	3/34,8%	–/–	3/48,0%	2/33,3%	7/52,8%

urteil insbesondere bei häufigen, scheinbar alltäglichen Routinearbeiten. Der Vergleich zwischen dem „maschinellen" und dem „konventionellen Streckenvortrieb" zeigt zudem, daß Arbeiten „von Hand" ganz besonders leicht in ihrer Gefährlichkeit unterschätzt werden (sog. „Kontroll-Illusion").

Die individuelle Gefahrenkognition wird gelernt; dies lassen empirische Befunde zum Zusammenhang von Unfällen und Berufserfahrung vermuten. Es resultiert nicht ein trivialer, monoton fallender Trend, sondern eine umgekehrt-u-förmige Beziehung – es heißt also nicht: „Erfahrung macht klüger", sondern vereinfacht etwa: „die Jungen passen *noch* auf und die Alten *schon wieder*, aber ‚Könner' leben gefährlich!" Agenten dieses Lernprozesses sind *unerkannte Beinaheunfälle*, bei denen es ohne Zutun der Person *nicht* zu einem Unfall kommt, obwohl die Situation „alles Zeug dazu hat": Die Folge sind lernpsychologisch *Verstärkungen subjektiv erfolgreichen Verhaltens*.

Diese Lernvorgänge erklären auch den paradoxen Befund, nach dem um so mehr Wegeunfälle auftraten, je besser der Ausbauzustand der Fahrwege war, daß also „gute Wege gefährlich" sind (Musahl, Müller-Gethmann, Groß-Thomas u. Alsleben 1992). Er steht in guter Übereinstimmung mit der neueren Fehlerforschung: Fehlhandlungen sind danach zum Zeitpunkt des Handelns subjektiv „richtige" Lösungen; daher fordert sie *fehlerfreundliche Systeme*, die den Fehler enttabuisieren und aufdecken, statt ihn zu vertuschen (Wehner, 1997).

Unfälle entstehen also nicht „aufgrund" individueller Unfallneigung, Unaufmerksamkeit oder „Nicht-Wollen, Nicht-Wissen und Nicht-Können" (REFA, 1980). Unfall und Fortschritt entstammen als Regelabweichungen derselben Quelle: der evolutionär höchst erfolgreichen menschlichen Fähigkeit zu sehr schnellem Lernen und Denken.

Verbesserung der Gefahrenkenntnis ist Unfallprävention

Im Rahmen einer umfangreichen Evaluationsstudie wurde die theoretische Erwartung, nach der die Gefahrenkognition das Vorsorgeverhalten bestimmt, in der Realität überprüft. Vorgesetzte zweier Bergwerke wurden mit der Bedeutung der Gefahrenkenntnis vertraut gemacht, lernten die Diskrepanz zwischen „Praktiker“-Urteil und Realität sowie die Bedeutung von Beinaheunfällen für diesen Lernprozeß kennen. Mit Hilfe einer speziellen Schulung wurden sie befähigt, ihr Wissen und die Notwendigkeit zur Sicherheitsarbeit der unmittelbar Betroffenen in Kleingruppen an ihre Mitarbeiter weiterzugeben.

Die Ergebnisse der Studien belegen: 11 Monate nach Beginn der Maßnahme waren die Informationen zu allen Mitarbeitern durchgedrungen; es wurde keine Tätigkeit mehr unterschätzt. Diesen positiven Änderungen „im Kopf“ entsprach eine deutliche Verringerung des Unfallgeschehens. Und: dort, wo es zu keiner Weitergabe des Wissens der Vorgesetzten an die Mitarbeiter gekommen war, blieb das Unfallgeschehen unverändert hoch – außer bei den Tätigkeiten, die z. B. als Kontrollaufgaben den Aufsichten vorbehalten waren; sie waren alle unterwiesen worden.

Danach ist die *Verbesserung der Gefahrenkenntnis ein wirksames Mittel zur Unfallprävention* – oder allgemein: Präventive Programme im Arbeits-, Umwelt- und Gesundheitsschutz haben nicht auf komplizierte und häufig nebulös psychologisierende „Motivations-“Maßnahmen abzuheben, sondern sie müssen das tatsächlich verfügbare Wissen der Handelnden über ihre Arbeitssituation aktivieren und verbessern. Menschen orientieren ihr Verhalten an *subjektiv* definierten Erfolgen. Da aber angedrohte Unfälle oder Gesundheitsschäden in der Realität zumeist nicht eintreten – jedenfalls nicht unmittelbar erkennbar (!) – sind wohlmeinende Appelle oder warnende Hinweise auf Unfall- und Gesundheitsgefahren nicht nur nutzlos, sondern im Gegenteil *kontraproduktiv*.

Wenn Prävention nicht nur zentrale Aufgabe der Sicherheitspsychologie ist, sondern es im Sinne von Carl Thiem auch die „vornehmste Aufgabe der Unfallmedizin ist ..., Unfallschäden zu verhüten“ (Welz 1997, S. 29), dann ist die Frage nach dem geeigneten Weg zu beantworten. Vermutlich verfügt keine Einzeldisziplin über die Via regia zur Unfallverhütung. Notwendig ist vielmehr die Zusammenfassung vielfältiger Kompetenzen sicherheitswissenschaftlicher Forschung und Anwendung – von der Sicherheitstechnik über die Sicherheitspsychologie bis zur Unfallmedizin. Wollen wir uns dieser Forderung nach Interdisziplinarität im Interesse von Arbeits-, Gesundheits- und Umweltschutz stellen, dann müssen wir uns der Hindernisse „in unseren Köpfen“ bewußt werden, um Mißverständnisse und Kommunikationsstörungen erkennen und überwinden zu können – eine Voraussetzung und eine Herausforderung zur Lösung der gemeinsamen Aufgabe.

Literatur

Freud S (1904/1961) *Zur Psychopathologie des Alltagslebens. Über Vergessen, Versprechen, Vergreifen, Aberglaube und Irrtum*. Mit einem Vorwort von Alexander Mitscherlich. Fischer Bücherei, Frankfurt am Main

Hill JMM, Trist EL (1953) A consideration of industrial accidents as a means of withdrawal from the work situation. *Hum Rel 6:* 357–380

Hoyos C Graf (1990) Menschliches Handeln in technischen Systemen. In: Hoyos C Graf, Zimolong B (Hrsg), *Ingenieurpsychologie*. Enzyklopädie der Psychologie, Themenbereich D, Serie III, Bd 2. Hogrefe, Göttingen, S 1–30

Hoyos C Graf (1991) Präventives Verhalten als Kerndimension des Arbeits-, Gesundheits- und Umweltschutzes. In: Frey D (Hrsg) *Bericht über den 37. Kongreß der Deutschen Gesellschaft für Psychologie in Kiel 1990, Bd 2. Hogrefe, Göttingen, S 576–578*

Hoyos C Graf, Wenninger G (Hrsg) (1995) *Arbeitssicherheit und Gesundheitsschutz in Organisationen*. Beiträge zur Organisationspsychologie, Bd 11. Verlag für Angewandte Psychologie, Göttingen

Jones EE, Nisbett RE (1972) The actor and the observer. Divergent perceptions of the causes of behavior. In: Jones EE, Kanouse DE, Kelley HH, Nisbett RE, Valins S, Weiner B (eds) *Attribution: Perceiving the causes of behavior*, General Learning Press, Morrison NJ, pp 75–85

Kahneman D, Slovic P, Tversky A (1982) *Judgment under uncertainty: Heuristics and biases*. Cambridge University Press, Cambridge

Marbe K (1924) Untersuchungen zur Unfallstatistik. *Z ges Versicherungs-Wissenschaft 24:* 198–202

Marbe K (1926). *Praktische Psychologie der Unfälle und Betriebsschäden*. Oldenbourg, München

Musahl HP (1996) Lernen. In: Wenninger G, Hoyos C Graf (Hrsg) *Arbeits-, Gesundheits- und Umweltschutz: Handwörterbuch psychologischer Grundbegriffe*. Asanger, Heidelberg, S 438–448

Musahl HP (1997) *Gefahrenkognition: Theoretische Annäherungen, empirische Befunde und Anwendungsbezüge zur subjektiven Gefahrenkenntnis*. Asanger, Heidelberg

Musahl HP, Müller-Gethmann H, Groß-Thomas C, Alsleben K (1992) Sind gute Wege gefährlich? Zur Gefahrenkognition bei Fahrungsunfällen im Bergbau. In: Zimolong B, Trimpop R (Hrsg) *Psychologie der Arbeitssicherheit. 6. Workshop 1991*. Asanger, Heidelberg, S 256–266

Popper KR (1994) *Logik der Forschung*, 10. verbesserte und vermehrte Aufl. Mohr, Tübingen

REFA (1980) *Methodenlehre des Arbeitsstudiums: Arbeitssicherheit*. Hanser, München

Salminen S (1992) Risk taking in serious occupational accidents. In: Zimolong B, Trimpop (Hrsg) *Psychologie der Arbeitssicherheit. 6. Workshop 1991*. Asanger, Heidelberg, S 246–255

Wehner T (1997) Fehler und Fehlhandlungen. In Luczak H, Volpert W (Hrsg) *Handbuch Arbeitswissenschaft*. Schäffer-Poeschel, Stuttgart, S 468-472

Welz K (1997). Die Entwicklung der gesetzlichen Unfallversicherung von Carl Thiem bis in die Gegenwart. *Deutsche Gesellschaft für Unfallchirurgie e. V.: Mitteilungen und Nachrichten 35:* 24–29

Wenninger G, Hoyos C, Graf (Hrsg) (1996) *Arbeits-, Gesundheits- und Umweltschutz: Handwörterbuch psychologischer Grundbegriffe*. Asanger, Heidelberg

Teil 1

Das ärztliche Gutachten in der gesetzlichen und in der privaten Unfallversicherung

Das ärztliche Gutachten

G. G. Mollowitz

Wesen und Aufgabe des Gutachtens

Die gutachterliche Aussage des medizinischen Sachverständigen ist für die Verwaltungsentscheidung und im sozialgerichtlichen Verfahren, wenn Sozialleistungen wegen einer Beeinträchtigung des Gesundheitszustandes beantragt werden, das wichtigste Beweismittel. Über keinen medizinischen Sachverhalt kann vom Verwaltungsbeamten oder Richter entschieden oder geurteilt werden, wenn nicht eine Sachverständigenaussage vorliegt; andererseits besteht ein Mangel im Verfahren.

Das ärztliche Gutachten in jeder Form bleibt dabei immer nur Sachverständigenaussage. Der Gutachter erkennt nicht einen ursächlichen Zusammenhang an, er lehnt ihn auch nicht ab, er setzt nicht eine Minderung der Erwerbsfähigkeit (MdE), eine Berufsunfähigkeit oder eine Erwerbsunfähigkeit fest, sondern er hält einen ursächlichen Zusammenhang für wahrscheinlich oder unwahrscheinlich, nimmt eine MdE an, beurteilt, welche Tätigkeiten noch verrichtet werden können. Der Gutachter vermeidet die Begriffe, die dem Verwaltungsbeamten oder Richter vorbehalten sind und die eine Gewährung oder Ablehnung der Leistung beinhalten. Immer, auch gegenüber dem Antragsteller, muß betont werden, daß das ärztliche Gutachten keine Entscheidung ist, auch wenn häufig die Entscheidung kaum von ihm abweicht.

Ein ärztliches Gutachten ist die Anwendung der medizinisch-wissenschaftlichen Erkenntnis auf einen Einzelfall im Hinblick auf eine bestimmte, meist außerhalb des direkten medizinischen Bereiches liegende Frage. Die anfordernde Stelle hat dem medizinischen Sachverständigen Fragen vorzulegen (bei einem Formulargutachten ergeben sie sich aus dem Vordruck). Diese Fragen müssen nach der herrschenden medizinischen Lehrmeinung naturwissenschaftlich begründet beantwortet werden, wobei jedoch die im medizinischen Sprachgebrauch gebräuchlichen Begriffe mit den juristischen Begriffen korrespondieren müssen. Begriffe, die mehrdeutig sind oder auf verschiedenen Ebenen liegen, müssen erläutert werden. Dem medizinischen Sachverständigen sollten vom Gutachtenauftraggeber auch die Rechtsbegriffe bekanntgegeben werden, wenn der Auftraggeber nicht überzeugt sein kann, daß der Gutachter sie bereits beherrscht. So sollte z. B. dem Gutachter mitgeteilt werden, daß Ursache im Rechtsstreit bei Zusammenhangsfragen in der Unfallversicherung und Kriegsopferversorgung nicht jeder mitwirkende Faktor, nicht jede Conditio sine qua non ist, sondern nur die wesentliche Bedingung, die in ihrer qualitativen Bedeutung die anderen Conditiones übertrifft, bzw. daß bei 2 gleichwertigen Bedingungen jede von ihnen Ursache im Rechtssinn ist. Soweit wie möglich sollte der Sachverständige auch mit dem Tatbestand bekanntgemacht werden. Es ist nicht eigentliche Aufgabe des Gutachtens, den Tatbestand, den Unfallhergang, die schädigende Einwirkung, die ausgeübte Berufstätigkeit usw. zu ermitteln.

Anforderungen an den Gutachter

Zur Erfüllung seiner verantwortungsvollen Aufgabe bedarf der Gutachter eines fundierten medizinischen Wissens, besonders auch zu medizinischen Fragestellungen, die über Befunderhebung, Diagnose und Therapie hinausgehen. In Zusammenhangsgutachten spielen die Ätiologie und Pathogenese der Krankheitszustände eine wesentliche Rolle; allgemein ist die Auswirkung eines von der Norm abweichenden Zustandes auf die Leistungsfähigkeit zu beurteilen; in manchen Gebieten benötigt der Sachverständige arbeitsphysiologische und arbeitspsychologische Erfahrungen. Nicht jeder Arzt ist daher zum Sachverständigen berufen, sondern nur der, der auch über spezielle Kenntnisse in den Bereichen verfügt, die gutachtlich zur Frage stehen.

Die Gutachtertätigkeit unterscheidet sich vom üblichen ärztlichen Handeln auch dadurch, daß das Verhältnis Arzt–Patient, das zur Erfüllung der heilenden und helfenden Aufgabe des Arztes stark subjektiv orientiert ist, durch ein streng objektives, nüchternes Beobachten und Beurteilen ersetzt werden muß. So sehr manchmal auch der Gutachter bei der Tragik menschlicher Schicksale geneigt sein mag, im echten Arzttum helfen zu wollen, so muß er doch diese Affekte zurückstellen und in nüchterner Sachlichkeit aus Tatbestand und Befunden seine Schlüsse ziehen. Der Gutachter ist nicht verantwortlich dafür, daß gesetzliche Bestimmungen nicht alle Härten des menschlichen Lebens auszugleichen vermögen.

Der Sachverständige muß aber nicht nur in der Beurteilung objektiv bleiben, sondern auch sich selbst, seinem Wissen und Können kritisch gegenüberstehen. Er muß seine eigenen Gedanken kennen und auch den Mut haben, zum Ausdruck zu bringen, daß er überfragt ist. Er darf nicht leichtfertig Ansichten vertreten, die medizinisch-wissenschaftlich nicht bewiesen sind. Weicht der Sachverständige von der Lehrmeinung ab, so muß er angeben, daß er seine persönliche Auffassung darstellt; er kann sie begründen und erläutern, er darf sie jedoch nicht dem medizinisch nicht geschulten Verwaltungsbeamten oder Richter als gesicherte Erkenntnis darbieten. Besteht keine einheitliche Lehrmeinung über eine wissenschaftliche Frage, z. B. über die Ätiologie der multiplen Sklerose, so ist auch dies zum Ausdruck zu bringen.

Es sei bemerkt, daß die Übernahme eines Gutachtenauftrages auch abgelehnt werden kann, wenn dafür eine stichhaltige Begründung vorliegt. Derartige Gründe sind: voraussichtliche Ortsabwesenheit des Gutachters während der Zeit, in der das Gutachten erstellt werden soll, verwandtschaftliche Beziehungen zum Antragsteller und fachliche Inkompetenz. Franzki (1991) zählt sinngemäß die gleichen Befangenheits- bzw. Ablehnungsgründe des Sachverständigen im Rahmen der Schadensersatzprozeßführung auf. Er fügt noch weitere, interessante Befangenheitssituationen an, die man auch in die Unfallbegutachtung übernehmen könnte, da sie helfen, die Unabhängigkeit des Gutachters zu sichern. Dabei nennt Franzki das Lehrer-Schüler-Verhältnis an den Hochschulen und in der Weiterbildung, die Beziehung wissenschaftlich zusammenarbeitender Kollegen und die Verbindung der ärztlichen „Zulieferer" zur Klinik des Sachverständigen.

Es ist nicht nur das Recht, sondern in geeigneten Fällen auch die Pflicht des Gutachters, den Auftrag abzulehnen, das gilt besonders für Gutachten, bei denen es um Behandlungsfehler geht. Hierbei sollten besonders strenge Anforderungen an die Vertrautheit des Gutachters mit der Problematik gestellt werden.

Im allgemeinen kann auch die Begutachtung des eigenen Personals Probleme bringen, so daß man sie besser anderen überlassen sollte.

Steht die Frage der Befangenheit in irgendeiner Form zur Debatte, sollte man unverzüglich mit dem Gutachtenauftraggeber Rücksprache nehmen, damit dieser ohne Zeitverlust entscheiden und disponieren kann.

Die sozialmedizinischen Begriffe

Die Vielfalt der durch die Sozialgesetzgebung geregelten Schadensfälle und der Mangel an knapper sprachlicher Ausdrucksmöglichkeit bringen es mit sich, daß in den verschiedenen Gesetzen ähnliche medizinische Tatbestände mit gleichlautenden oder ähnlichen Begriffen bezeichnet werden, obwohl sie aus der gesetzlichen Materie heraus eine verschiedene Bedeutung haben. Der Gutachter hat sich daher über die in den verschiedenen Zweigen der sozialen Sicherung verwendeten Begriffe zu unterrichten und bei jedem Gutachten zu berücksichtigen, welche Begriffsdefinition hier zutreffend ist. Zur Verdeutlichung sollen die hauptsächlichen Begriffe, die sich auf die Beeinträchtigung des Gesundheitszustandes beziehen, erwähnt werden; die ausführliche Besprechung erfolgt an anderer Stelle.

In der gesetzlichen Unfallversicherung spricht man von *Minderung der Erwerbsfähigkeit* (MdE), ebenso in der Kriegsopferversorgung; *Berufsunfähigkeit* und *Erwerbsunfähigkeit* sind Begriffe der Rentenversicherung der Arbeiter und Angestellten sowie der knappschaftlichen Rentenversicherung; letztere kennt daneben noch die *verminderte bergmännische Berufsfähigkeit; Arbeitsunfähigkeit* ist ein Begriff der Krankenversicherung. In der Begutachtung nach dem Arbeitsförderungsgesetz ist das *Leistungsvermögen* zu beurteilen. Die privaten Unfallversicherungen fragen nach dem *Invaliditätsgrad* und haben eigene Bemessungsmaßstäbe.

Die Verschiedenheit der Begriffsinhalte bringt es zwangsläufig mit sich. daß das Ergebnis einer Begutachtung im gleichen Schadensfalle je nach der gesetzlichen Grundlage teilweise stark differiert. Eine nach einem Gesetz zugesprochene Leistung wegen einer Beeinträchtigung des Gesundheitszustandes führt nicht immer gleichfalls zu einer Leistung nach einem anderen Gesetz. Hier kann der Gutachter sinnvolle Aufklärung betreiben und Mißverständnisse ausräumen.

Die Auswirkung eines Körperschadens muß nach den gesetzlichen Vorschriften beurteilt werden. Ist ein Amputierter z. B. Schornsteinfeger, dann wird er in der Rentenversicherung der Arbeiter als berufsunfähig angesehen werden können, ist er Buchhalter, so wird Berufsunfähigkeit nach der Rentenversicherung der Angestellten in der Regel nicht vorliegen. Bei entsprechender Information der Antragsteller würde manches Gerichtsverfahren nicht stattfinden.

Die äußere Form des Gutachtens

Das Gutachten selbst soll auch in seiner äußeren Form den Wert der Sachverständigenaussage erkennen lassen. Das Gutachten ist ein Beweismittel, das durch viele Hände geht. Unter einer nicht sehr sorgfältigen äußeren Ausführung leidet auch der innere Gehalt des Dokumentes. Es ist weiter zu berücksichtigen, daß das Gutachten aus dem medizinischen Kreis heraustritt und von medizinischen Laien gelesen wird. Eine Ausdrucksweise, die mit vielen Fremdwörtern geschmückt ist und sich durch Umständlichkeit auszeichnet, wird für den Verwaltungsbeamten und Richter zu einem Ärgernis. Auch sind irreführende Abkürzungen zu vermeiden. Ein Gutachten mit einfacher Sprache und klarem Aufbau wird seiner Aufgabe am besten gerecht: Lassen sich in Diagnose und Beurteilung medizinische Fachausdrücke nicht vermeiden, so sollte sich der Gutachter bemühen, eine Umschreibung anzugeben, die auch dem Laien den Sinn verständlich macht. Das Gutachten muß klar die Meinung des Gutachters erkennen lassen und nicht durch Einschränkungen und zu viele Erörterungen von Möglichkeiten die Meinung verschleiern und die Auslegung erschweren. Das Gutachten gewinnt an Übersichtlichkeit, wenn auf die vorhandenen Aktenunterlagen unter Angabe der Seitennummer hingewiesen wird. Bei Kürzung der Vorgeschichte, bzw. Rückverweis auf frühere Gutachten, sollte man jedoch bedenken, daß die Akten auch schon einmal verloren gehen können und lediglich noch die Kopie des letzten Gutachtens vorhanden ist. Die Vorgeschichte sollte daher soviel wesentliche Fakten enthalten, daß der Fall auch nach Verlust der Akten noch bearbeitet werden kann.

Vorterminliche Ermittlungen

Vor der Untersuchung sollte der Gutachter gründlich das Anschreiben lesen, damit auf alle Fragen eingegangen werden kann und nachträgliche Rückfragen nicht nötig werden. Auch muß er sich mit dem Akteninhalt vertraut machen. Schon vor der Vorladung sollte er die Akten studieren, um sie rechtzeitig ergänzen lassen zu können. Eine Angabe in den Akten z. B., daß eine Behandlung in einem Krankenhaus stattgefunden habe, sollte den Gutachter veranlassen, die Krankengeschichte einzusehen, wobei das Einverständnis des zu

Begutachtenden Voraussetzung ist. Liegen Kriegsverwundungen vor oder Lazarettbehandlungen, sollte versucht werden, diese durch Auskünfte der Krankenbuchlager bestätigen zu lassen. Über den früheren Gesundheitszustand sollten Auszüge der Krankenkassenleistungen beigezogen werden. Alle Hinweise, die der Antragsteller über seinen früheren und jetzigen Gesundheitszustand gemacht hat, sollten daraufhin geprüft werden, ob durch weitere Ermittlungen die ärztliche Begutachtung erleichtert werden kann. Oft ist es auch zweckmäßig, Gutachten von anderen Versicherungsträgern beizuziehen. Selbst wenn dort die Fragestellung eine andere war, kann die Vorgeschichte doch sehr wertvolle Hinweise geben; auch eine Verlaufsbeurteilung wird erleichtert.

Es ist i. allg. nicht die Aufgabe des Sachverständigen, diese Unterlagen zu beschaffen. Auskünfte vom Antragsteller einzuholen und Unterlagen von Behörden oder Institutionen beizuziehen ist Aufgabe des Gutachtenauftraggebers. Der Gutachter wird daher, wenn er aus dem Aktenstudium die Notwendigkeit der Ergänzung ersieht, den Gutachtenauftraggeber dazu veranlassen. Der Gutachter muß jedoch selbst die Initiative ergreifen, um ärztliche Befunde und Krankenblätter einzusehen. Dazu ist das Einverständnis des Antragstellers erforderlich.

Bei der Vorladung zur Untersuchung eines Antragstellers soll die ungefähre Zeitdauer der Untersuchung berücksichtigt werden. Der Gutachter soll beachten, daß berufstätige Antragsteller keinen allzu großen Verdienstausfall erleiden (selbst wenn der Versicherungsträger ihn erstattet) und die Zeit der Abwesenheit vom Wohnort nicht unnötig verlängert wird. Ist eine ambulante Begutachtung gefordert, das Aktenstudium ergibt aber bereits den Hinweis, daß mit einer ambulanten Untersuchung kein klares Ergebnis erwartet werden kann, so ist es zweckmäßig, den Gutachtenauftraggeber davon zu unterrichten und ggf. die Kostenübernahme für eine stationäre Beobachtung einzuholen. Das gleiche gilt auch für den Fall, daß man eine Zusatzbegutachtung durch Vertreter anderer Fachrichtungen für erforderlich hält.

Aufbau des Gutachtens

Aus der Einleitung des Gutachtens muß hervorgehen, von wem und wann der Gutachtenauftrag erteilt wurde und wer wann das Gutachten erstellt hat, und zwar auf welcher Grundlage, z. B. aufgrund einer klinischen und röntgenologischen Untersuchung, Labortests, Aktenunterlagen usw.

Beispiel:

Dr. med. XY
Krankenhaus XY den ...
Betr.: Patient XY geb. ..., wohnhaft ... Telefon
Unfall vom ...
Berufskrankheit Nr ...
Aktenzeichen: ...

Auf Veranlassung der XY Berufsgenossenschaft mit Schreiben vom ... wird in der Arbeitsunfallsache des oben Genannten anhand einer klinischen und röntgenologischen Untersuchung am ..., sowie der Akten der Berufsgenossenschaft und der Krankenunterlagen, folgendes *ärztlich-chirurgische Gutachten* erstattet.

Dabei soll laut Anschreiben auch zur Frage einer erneuten Operation, einer Zusatzbegutachtung, Rehabilitationsmaßnahmen usw. Stellung genommen werden. Der klassische Aufbau aus Vorgeschichte, Klagen, Befund, Leidensbezeichnung, Unfall- oder Krankheitsfolgen und Beurteilung hat sich praktisch bewährt. Jeder dieser Abschnitte muß gleich sorgfältig erstellt werden, dabei ist immer zu berücksichtigen, daß sich die Fragestellung wie ein roter Faden durch das ganze Gutachten zieht.

Vorgeschichte

Die Vorgeschichte gliedert sich in 2 in ihrem Wesen verschiedene Teile, in die subjektive und in die durch Unterlagen belegte objektive Anamnese. Der Aufbau der Vorgeschichte muß dies erkennen lassen.

Neben der üblichen Familien- und eigenen Anamnese hinsichtlich bisheriger Erkrankungen ist v. a. auf die Arbeitsanamnese einzugehen, weil sie wichtige Hinweise auf die Leistungsfähigkeit gibt. In einem Zusammenhangsgutachten muß die Schilderung der angeblich schädigenden Einwirkung besonders herausgestellt werden; sie ist von entscheidender Bedeutung auch bei der Anerkennung von Berufskrankheiten bzw. bei der Beurteilung der Schwere der Folge von Berufskrankheiten. Als Gutachter sollte man zur Erhebung der Vorgeschichte stets genügend Zeit haben. Auszuführen ist selbstverständlich der bisherige Verlauf des Leidens, seine Behandlung nach Ort, Art und Dauer. Dann stelle man die objektive Anamnese nach Aktenlage den Angaben des Untersuchten gegenüber.

Jeder Mensch neigt mehr oder weniger dazu, eine Gesundheitsstörung auf ein äußeres Ereignis zurückzuführen, das er als Ursache anschuldigt und oft ausführlich und weitschweifig schildert. Der Gutachter muß bemüht sein, nach realen Fakten zu fahnden, ohne jedoch in den Fehler zu verfallen, durch Suggestivfragen eine Darstellung von Ereignissen zu provozieren, die nicht den tatsächlichen Verhältnissen entspricht. Häufig findet man, daß mit zunehmendem zeitlichen Abstand das Ereignis zunehmend schwerer dargestellt wird. Daran sind nicht selten unvorsichtige Fragen mitschuldig. Auch haben ungeschickte Fragen und Redensarten, wie z. B. „Wer hat das denn operiert?“, nicht selten zu unsinnigen Haftpflichtprozessen geführt. Manche Gutachter unterliegen der Versuchung, beim Antragsteller den Eindruck zu erwecken, daß alles zu einem besseren Ergebnis geführt hätte, wenn sie selbst die Behandlung durchgeführt hätten.

Sinnvoll ist es, dem Untersuchten die Vorgeschichte vorzulesen, wobei nicht selten Irrtümer, wie zum Beispiel *Seitenverwechslungen* oder *Fingerverwechslungen* erkannt werden (Mollowitz 1981). Nicht selten werden derartige Irrtümer von einem Gutachter zum nächsten übertragen.

Klagen

Die vom Begutachteten vorgebrachten Beschwerden und die Behinderungen im täglichen Leben und im Beruf sind möglichst wörtlich aufzuzeichnen. Es muß ersichtlich sein, welche Klagen der Untersuchte spontan vorbringt und welche er erst auf Befragen angibt. Man sollte sich nicht nur auf die Klagen beschränken, die vom Untersuchten mit dem den Anspruch begründenden Tatbestand in Verbindung gebracht werden, sondern man sollte sich über alle Behinderungen und Beschwerden berichten lassen.

Es kann zweckmäßig sein, wie es von manchen Gutachtenauftraggebern auch gewünscht wird, die Angaben zur Vorgeschichte und die Klagen vom Untersuchten als Bestätigung für die Richtigkeit der Wiedergabe unterschreiben zu lassen. Es kann dann nicht der Einwand gemacht werden, der Gutachter hätte die Angaben falsch oder unvollkommen zu Papier gebracht. Auf alle Fälle aber sollte man die Vorgeschichte und die in der Ich-Form geschriebenen Klagen dem Untersuchten vorlesen. Schon dadurch wird eine Vertrauensbasis geschaffen, und vorgefaßte Meinungen über die Begutachtung können abgebaut werden.

Befund

Der objektive, bei der Untersuchung erhobene Befund muß so anschaulich geschildert werden, daß ein Arzt, der den Untersuchten nicht persönlich kennt, sich ein Bild über den Zustand und den Funktionsausfall machen kann. Im allgemeinen wird der Antragsteller vollständig untersucht, nur Zusatzgutachten beschränken sich in der Regel auf den Befund des jeweiligen Fachgebietes.

Die Befunderhebung beginnt mit der Aufzeichnung von Alter, der Körpergröße und des Gewichts, dann schließt sich eine Beschreibung des Allgemeinzustandes an, bevor auf die einzelnen Körperabschnitte und Organsysteme eingegangen wird. Eine Beschränkung auf eine in erster Linie anatomische Schilderung der von der Norm abweichenden Befunde genügt nicht, sondern wesentlich ist die Prüfung der Funktion, also z. B. der Beweglichkeit der Wirbelsäule, der Art des Ganges, des Treppensteigens, der Kraftäußerung der Arme usw. Befindet sich ein krankhafter Befund an einem paarigen Körperteil, so darf die vergleichende Schilderung des nicht betroffenen paarigen Körperteils nicht fehlen. (Über die Feststellung und Aufzeichnung von Umfangmaßen und Gelenkwinkeln s. S. 278–294)

Auch bei der Untersuchung der inneren Organe kommt es ebensosehr auf den durch Perkussion, Auskultation und Palpation sowie durch Labor- und Röntgenuntersuchungen erhobenen Befund an wie auf die Feststellung der funktionellen Leistungsfähigkeit oder Leistungseinbuße.

Meist werden zur Abklärung besondere diagnostische Untersuchungen notwendig sein. Im allgemeinen ist mit dem Gutachtenauftrag auch die Berechtigung verbunden, solche zusätzlichen Untersuchungen als Gutachter in eigener Verantwortung vorzunehmen oder zu veranlassen. Manche Auftraggeber machen jedoch Vorbehalte bei aufwendigen zusätzlichen Untersuchungen und fordern die Einholung ihrer Genehmigung. Es ist weiter zu beachten, daß nicht alle diagnostischen Untersuchungen von dem Begutachteten geduldet zu werden brauchen; teilweise bedürfen sie seiner ausdrücklichen Zustimmung.

Ohne weiteres zumutbar sind einfache Maßnahmen wie Blutentnahmen aus der Fingerbeere, dem Ohrläppchen oder einer Blutader, Einspritzung von indifferenten Mitteln unter die Haut, in die Muskulatur oder in eine Blutader, Anwendung des Magenschlauches oder der Duodenalsonde, Durchführung der Elektrokardiographie, der Elektroenzephalographie oder der Echoenzephalographie. Der ausdrücklichen Zustimmung bedürfen dagegen Lumbal- und Okzipitalpunktionen, Pneumenzephalographie, Knochenpunktion, Arthroskopie, Bronchoskopie, Gastroskopie, Rektoskopie, Zystoskopie, Laparoskopie, Biopsien innerer Organe, Arteriographien, Arthrographien, Phlebographien, Lymphographien, sowie diagnostische Anwendungen von Isotopen. Verweigert ein Antragsteller diese Maßnahmen, so dürfen ihm daraus keine Nachteile erwachsen; d. h. das Gutachten muß auch dann abgeschlossen werden, und die Beurteilung hat von den ermittelten Befunden auszugehen. Läßt sich ohne den diagnostischen Eingriff, der verweigert wurde, eine Diagnose nicht finden oder die gestellte Frage nicht beantworten, so ist das zum Ausdruck zu bringen.

Unverständlicherweise wird nur sehr selten im Rahmen der Begutachtung bei der Befunderhebung von Farbfotoaufnahmen Gebrauch gemacht. Dabei sind Farbfotoaufnahmen, z. B. von Geschwüren, Narben oder Entstellungen usw., die mit Sofortbildkameras leicht und billig hergestellt werden können, eine sinnvolle Ergänzung von Beschreibungen, die oft sehr umständlich sind. Sie können für den Fachmann, wie besonders auch für den Laien, ein anschauliches Beweismaterial bei Verhandlungen darstellen.

Die Feststellung des psychischen Befundes kann ein sehr bedeutsamer Teil eines Gutachtens sein. Der Gutachter wird dabei manchmal gezwungen sein, auch ungünstigste Verhaltensweisen oder Wesenszüge zu vermerken. Solange die Beschreibung streng objektiv bleibt und sich auf die psychische oder psychogene Symptomatik beschränkt, sind die Äußerungen des Gutachters unangreifbar. Beleidigende Bemerkungen über den Untersuchten sind unstatthaft.

Leidensbezeichnung

Die Diagnose wird, wenn irgend möglich, mit deutschen Worten bezeichnet. Dabei sind zu allgemeine Ausdrücke wie „Zustand nach ...“, „Folgen von ...“, „Lungenleiden“, „Magenleiden“ zu vermeiden. Aber auch das alleinige Aufführen von Symptomen an Stelle einer Diagnose ist falsch.

In manchen Fällen wird es notwendig sein, die Diagnose zu umschreiben, da der Antragsteller Einsicht in das Gutachten nehmen kann. Formulierungen, die verletzen, kränken oder seelisch belasten, sollten vermieden werden. Es besteht allerdings auch die Möglichkeit, mit entsprechender Begründung vorzuschlagen, daß das Gutachten von der Akteneinsicht durch den Untersuchten ausgenommen bleibt.

Unfall- oder Erkrankungsfolgen

Unfallfolgen oder Erkrankungsfolgen (z. B. bei Berufskrankheiten) sollen numeriert untereinandergeschrieben und der Schwere nach aufgelistet werden. Das ist übersichtlich für die Bescheiderteilung und erleichtert bei Nachuntersuchungen den Besserungs- oder Verschlimmerungsnachweis.

Nichtunfallfolgen und Nichtberufskrankheitsfolgen sollten deutlich getrennt von den Unfall- und Berufskrankheitsfolgen dargestellt werden.

Beurteilung

Nach Festlegen der Diagnose aufgrund eines sorgfältig und eingehend erhobenen Befundes ist in der Beurteilung zu den Fragen Stellung zu nehmen, die dem Gutachter vorgelegt worden sind. Die Diagnose muß schlüssig begründet werden. Es muß aufgezeigt werden, wodurch die angegebenen Klagen erklärbar sind, und es muß die Bedeutung der festgestellten Gesundheitsstörungen im Hinblick auf die anzuwendenden gesetzlichen Bestimmungen erläutert werden.

Handelt es sich um ein Zusammenhangsgutachten, so ist ausführlich zu erörtern, ob mit Wahrscheinlichkeit ein Körperschaden mit einem in der Vorgeschichte dargestellten und aus den Aktenunterlagen bestätigten Ereignis in einem ursächlichen Zusammenhang steht und wie stark die Beeinträchtigung durch die Folgen dieses schädigenden Ereignisses ist. Diese Beeinträchtigung wird in der gesetzlichen Unfallversicherung und in der Kriegsopferversicherung in der MdE ausgedrückt, wobei, wie bereits ausgeführt, die Definition der MdE, wie sie für das jeweilige in Frage kommende Gesetz entwickelt worden ist, beachtet werden muß.

In einer Begutachtung für die Rentenversicherung ist zu beurteilen, welche Tätigkeiten und Verrichtungen nicht mehr bzw. noch ausgeführt und welche Belastungen in einer täglichen Arbeitszeit bestimmter Dauer noch zugemutet werden können. Entsprechend ist bei Begutachtungen nach anderen Gesetzen zu verfahren.

In der Beurteilung sind alle festgestellten Tatsachen und angegebenen Umstände zu berücksichtigen. Widersprüche müssen offenbar gemacht werden, wobei der Gutachter auch seine Auffassung zu der Glaubwürdigkeit von Aussagen, die medizinisch zu beurteilende Sachverhalte betreffen, darlegen soll. Vom Antragsteller vorgelegte privatärztliche Zeugnisse und Gutachten müssen ebenfalls in die Beurteilung einbezogen werden. Vertritt der Gutachter eine andere Meinung, so hat er sich mit den Ansichten anderer Gutachter kritisch auseinanderzusetzen, hat sich jedoch jeder Schärfe und persönlichen Kritik zu enthalten.

In seiner Beurteilung hat der Gutachter objektiv zu bleiben, Formulierungen wie „im Zweifel für den Antragsteller" – eine Abwandlung der im Strafrecht geltenden Regel „in dubio pro reo" – sind unstatthaft und beweisen, daß der Gutachter von seiner Aufgabe als Sachverständiger abweichen will. Es gibt weder eine wohlwollende noch eine übelwollende Beurteilung. Nüchtern, unter voller Würdigung der besonderen Lage des Einzelfalles, müssen die gestellten Fragen beantwortet werden.

In Zusammenhangsgutachten wird häufig schematisch mit Worten wie „konstitutionell, altersbedingt, schicksalhaft, anlagebedingt" gearbeitet. Auch unter der Berücksichtigung, daß diese Begriffe einen wissenschaftlichen Inhalt haben, ist vor einem leichtfertigen Argumentieren mit ihnen zu warnen. Bei der Begutachtung nach der Unfallversicherung und der Kriegsopferversorgung kommt es auf die Ermittlung der wesentlichen Bedingung an. Es sind daher die mitwirkenden pathogenetischen Faktoren aufzuzeigen und in ihrer Wertigkeit darzustellen; dann kommt man schließlich zu dem Ergebnis, daß exogene Faktoren, die als Voraussetzung für einen Leistungsanspruch im Gesetz genannt sind, eine wesentliche Bedingung sind oder nicht, ohne allzusehr mit Begriffen argumentieren zu müssen, die in den letzten Jahren an Überzeugungskraft für den Laien verloren haben.

Das Gutachten schließt mit einem Vorschlag für die Nachuntersuchung. Dabei soll nicht schematisch immer der gleiche Zeitraum genannt werden, sondern es ist der voraussichtliche Verlauf zu berücksichtigen. Bei Endzuständen eine Nachuntersuchung vorzuschlagen ist gedankenlos.

Ärztliche Betreuung

Jeder medizinische Sachverständige sollte es sich angelegen sein lassen, neben der Erfüllung des Gutachtenauftrages auch an der Betreuung des Begutachteten mitzuwirken. Bei der Untersuchung erhobene Befunde, die dem behandelnden Arzt noch nicht bekannt sind, sollten diesem im Einverständnis mit dem Untersuchten mitgeteilt werden. Ebenso ist der Begutachtete zu beraten, wenn ärztliche Hilfe notwendig ist; es ist ihm nahezulegen, einen Arzt aufzusuchen. Es ist jedoch unstatthaft, in die Behandlung eines anderen Arztes einzugreifen oder dem Begutachteten eine andere Behandlung vorzuschlagen. Jede abfällige Äußerung über eine Behandlung ist dem Untersuchten gegenüber zu unterlassen. Wird bei einer Begutachtung eine meldepflichtige Krankheit festgestellt, so hat der Gutachter die gesetzlich vorgeschriebene Anzeige zu erstatten.

Im übrigen sollte der Gutachter im Interesse einer umfassenden Rehabilitation den Versicherungsträger auf besondere Behandlungsmöglichkeiten oder andere bisher nicht genutzte Maßnahmen aufmerksam machen, die Aussicht bieten, das Leiden günstig zu beeinflussen oder den Behinderten wieder in einen Beruf oder in eine ihm besser angepaßte berufliche Tätigkeit einzugliedern. Man sollte während oder unmittelbar nach der Untersuchung, wenn alles noch frisch in Erinnerung ist, Befunde und Texte aufzeichnen, was heute technisch leicht möglich ist, und das Gutachten so pünktlich wie möglich erstellen. Damit kann auch der Gutachter über den Gutachtenauftrag hinaus im echten ärztlichen Sinne mithelfen, soziale Not zu lindern.

Motivation zur Heilung

Es fällt immer wieder auf, daß die Motivation zur Heilung bei den Unfallverletzten sehr unterschiedlich sein kann. Sie ist von inneren, aber besonders auch von äußeren Faktoren abhängig. Bemerkenswert ist, daß bei beruflich Selbständigen die Heilungsprozesse am schnellsten ablaufen. Dabei ist natürlich auch zu berücksichtigen, daß der Selbständige seine Arbeitsabläufe und Leistungen besser einteilen kann als beruflich Abhängige. Artisten und Sportler überraschen oft durch kurze Behandlungszeiten und verblüffend gute Behandlungsergebnisse. Langsamer läuft alles bei der Gruppe der übrigen Arbeitnehmer ab. Oft hört man bei den Gutversicherten die Tendenz heraus: „Ich habe lange genug bezahlt, jetzt will ich auch etwas davon haben", wobei oft übersehen wird, daß wir eigentlich eine Solidargemeinschaft sind oder sein sollten.

Am schwersten hat es mit ihrer Wiederherstellung die Gruppe der Unfallgeschädigten, für deren Verletzungen erwiesenermaßen andere Personen die Schuld tragen. Man hat manchmal den Eindruck, es würde sich – bewußt oder unbewußt – eine Bestrafungshaltung gegenüber dem Verursacher entwickeln, die sich nicht nur in hohen Forderungen niederschlägt, sondern auch zu einem tatsächlich verzögerten Heilverlauf führen kann.

Durchgangsarztverfahren, Berichterstattung. Die elektronische Datenverarbeitung (EDV) als Arbeitsgrundlage für die Zukunft

Der Durchgangsarztbericht, auf den später eingegangen wird, ist oft ein ganz wichtiger Grundbaustein bei der Erstellung eines Gutachtens. Deshalb wird im folgenden auf moderne Möglichkeiten der Erstattung hingewiesen. EDV-gestützte Dokumentation und Kommunikation, Wirtschaftlichkeitsanalysen und Qualitätssicherung werden die Zukunft unseres beruflichen Wirkens und Erfolges entscheidend mitbestimmen.

Bereits heute ist die EDV im Arztschriftverkehr und im Abrechnungsverfahren niedergelassener Kollegen weitverbreitet. Jetzt haben die Anbieter dem Bereich des Durchgangsarztverfahrens zunehmend Aufmerksamkeit geschenkt.

Man kann heute davon ausgehen, daß etwa 5% der niedergelassenen Durchgangsärzte bereits von den Möglichkeiten der EDV Gebrauch machen. Ihre Zahlen nehmen zu, besonders groß ist dabei das Interesse in den neuen Bundesländern, da die dort tätigen Kollegen mit dem Neubeginn auch neue Organisationsformen suchen. Arbeitserleichterung, Genauigkeit und Schnelligkeit, insbesondere Erleichterungen im Abrechnungsverfahren und bei der Statistik sind, schlagwortartig gesagt, einige Hauptmerkmale elektronischer Datenverarbeitung auf diesem Sektor. Finanzbuchhaltung, Qualitäts- und Effektivitätskontrolle werden bei Beherrschung des jeweiligen Systems problemlos möglich.

Im durchgangsärztlichen Bereich gibt es derzeit etwa 15 Anbieter, deren Produkte im Leistungsumfang sehr unterschiedlich sind.

Als wesentliche Vorteile der EDV-gestützten Dokumentation und Kommunikation sind folgende Gesichtspunkte anzumerken:
- zeitsparende Präsenz aller Stammdaten (Patienten, Versicherungsträger, einschließlich Adressen und medizinischer Daten),
- Wegfall raum- und kostenerfordernder Archivierungsplätze,
- zeitsparende Tages-, Quartals- und Jahresstatistik,
- rationelle, von allen Arbeitsplätzen kontrollierbare Arbeitsweise.

Es ist empfehlenswert, bei der Auswahl von Hard- und Software *vor* finanziellen Gesichtspunkten die Kompetenz des Anbieters, die weitere Softwarebetreuung (Programmpflege, d. h. Aktualisierung und Fehlerkorrekturen) und den Marktanteil zu beachten.

Die elektronische Datenverarbeitung wird in Zukunft unverzichtbar sein. Es muß aber darauf hingewiesen werden, daß auch bei bester technischer Ausrüstung niemals auf ein geschultes Fachpersonal verzichtet werden kann. Die Grenzen der EDV werden in hohem Maße durch das Können und die Erfahrung der Mitarbeiter und durch die Qualität des Programms bestimmt. Das Programm sollte so benutzerfreundlich sein, daß jede Arzthelferin damit zurechtkommen kann. Eine entsprechende Einweisung und Schulung sind vom Anbieter durchzuführen.

Als langfristige Entwicklung dürfte wohl eine Vernetzung zwischen Ärzten und Versicherungsträgern zu erwarten sein.

Die gesetzliche Unfallversicherung

G. Mehrtens

Allgemeines

Die gesetzliche Unfallversicherung ist neben der gesetzlichen Kranken-, Renten-, Arbeitslosen- und Pflegeversicherung ein Zweig der Sozialversicherung. Ihr obliegt v. a. der Schutz vor Arbeitsunfällen, Berufskrankheiten und arbeitsbedingten Erkrankungen (*Prävention*) und die Entschädigung nach einem Arbeitsunfall oder einer Berufskrankheit (*Rehabilitation*).

Träger der gesetzlichen Unfallversicherung sind die nach Gewerbezweigen gegliederten 35 gewerblichen, die 20 vorwiegend regional gegliederten landwirtschaftlichen Berufsgenossenschaften sowie die Unfallversicherungsträger der öffentlichen Hand (Bund, Länder, Gemeinden, Gemeindeverbände, Deutsche Bahn AG, Post und Telekom, Feuerwehr).

Hauptträger der gesetzlichen Unfallversicherung sind die Berufsgenossenschaften. Sie tragen mehr als 90% der Gesamtlast. Die Berufsgenossenschaften sind *Körperschaften des öffentlichen Rechts* und haben das Recht der *Selbstverwaltung*, d. h. sie führen die ihnen durch Gesetz übertragenen Aufgaben in eigener Verantwortung ihrer Organe durch. Organe der Selbstverwaltung sind Vertreterversammlung und Vorstand. Die Führung der laufenden Verwaltungsgeschäfte obliegt dem hauptamtlich tätigen Geschäftsführer.

Aufbringung der Mittel

Von den Berufsgenossenschaften zur Deckung ihrer Aufwendungen benötigte Mittel werden allein durch *Beiträge der Unternehmer* aufgebracht; die Aufwendungen der Unfallversicherungsträger der öffentlichen Hand werden aus Steuermitteln gedeckt. Jeder Unternehmer ist kraft Gesetzes Mitglied der für seinen Gewerbezweig errichteten Berufsgenossenschaft. Für die Berufsgenossenschaften gilt das Umlageverfahren der nachträglichen Bedarfsdeckung. Die im Laufe des Geschäftsjahres ausgegebenen Beträge werden am Schluß des Geschäftsjahres auf die Mitglieder umgelegt. Dieses Umlageverfahren schließt das Erzielen von Gewinnen aus. Die versicherten Arbeitnehmer werden in der gesetzlichen Unfallversicherung nicht zur Beitragsleistung herangezogen.

Ablösung der Unternehmerhaftpflicht

Die Rechtfertigung dafür, daß nur die Unternehmer beitragspflichtig sind, ist die Ablösung der Unternehmerhaftpflicht durch die gesetzliche Unfallversicherung. Die Versicherung wirkt für den Unternehmer, als hätte er sich – und auch seine Betriebsangehörigen zueinander – gegen Haftpflicht versichert. Sofern der Unternehmer bzw. ein Betriebsangehöriger den Unfall nicht vorsätzlich oder anläßlich eines Wegeunfalls (s. S. 42) verursacht hat, ist er von Haftpflichtansprüchen wegen Personenschäden (auch Schmerzensgeld) befreit.

Aufgaben der Berufsgenossenschaften

Den Berufsgenossenschaften und den anderen Trägern der gesetzlichen Unfallversicherung sind 4 Aufgabengebiete zugewiesen:

1. Verhütung von Unfällen, Berufskrankheiten, arbeitsbedingten Erkrankungen und Erste Hilfe bei Verletzungen,
2. Heilbehandlung nach einem Arbeitsunfall oder einer Berufskrankheit,
3. Berufshilfe nach einem Arbeitsunfall oder einer Berufskrankheit
4. Entschädigung nach einem Arbeitsunfall oder einer Berufskrankheit durch Geldleistungen.

Versicherter Personenkreis

Die gesetzliche Unfallversicherung kann begründet sein als Zwangsversicherung kraft Gesetzes oder Satzung der Berufsgenossenschaft sowie freiwillig durch Vertrag mit der Berufsgenossenschaft.

Versicherung kraft Gesetzes

Die Versicherung kraft Gesetzes besteht für den in § 2 SGB VII genannten Personenkreis. Damit wird der Kreis der versicherungspflichtigen Personen durch Anknüpfung an enumerativ aufgeführte Verrichtungen bestimmt.

§ 2 (Versicherung kraft Gesetzes)

„(1) Kraft Gesetzes sind versichert

1. Beschäftigte,
2. Lernende während der beruflichen Aus- und Fortbildung in Betriebsstätten, Lehrwerkstätten, Schulungskursen und ähnlichen Einrichtungen,
3. Personen, die sich Untersuchungen, Prüfungen oder ähnlichen Maßnahmen unterziehen, die aufgrund von Rechtsvorschriften zur Aufnahme einer versicherten Tätigkeit oder infolge einer abgeschlossenen versicherten Tätigkeit erforderlich sind, soweit diese Maßnahmen vom Unternehmen oder einer Behörde veranlaßt worden sind,

4. Behinderte, die in nach dem Schwerbehindertengesetz anerkannten Werkstätten für Behinderte oder in nach dem Blindenwarenvertriebsgesetz anerkannten Blindenwerkstätten oder für diese Einrichtungen in Heimarbeit tätig sind,
5. Personen die,
   a) Unternehmer eines landwirtschaftlichen Unternehmens sind und ihre im Unternehmen mitarbeitenden Ehegatten,
   b) im landwirtschaftlichen Unternehmen nicht nur vorübergehend mitarbeitende Familienangehörige sind,
   c) in landwirtschaftlichen Unternehmen in der Rechtsform von Kapital- oder Personenhandelsgesellschaften regelmäßig wie Unternehmer selbständig tätig sind,
   d) ehrenamtlich in Unternehmen tätig sind, die unmittelbar der Sicherung, Überwachung oder Förderung der Landwirtschaft überwiegend dienen,
   e) ehrenamtlich in den Berufsverbänden der Landwirtschaft tätig sind,

   wenn für das Unternehmen eine landwirtschaftliche Berufsgenossenschaft zuständig ist,
6. Hausgewerbetreibende und Zwischenmeister sowie ihre mitarbeitenden Ehegatten,
7. selbständig tätige Küstenschiffer und Küstenfischer, die zur Besatzung ihres Fahrzeugs gehören oder als Küstenfischer ohne Fahrzeug fischen und regelmäßig nicht mehr als vier Arbeitnehmer beschäftigen, sowie ihre mitarbeitenden Ehegatten,
8. a) Kinder während des Besuchs von Tageseinrichtungen, deren Träger für den Betrieb der Einrichtungen der Erlaubnis nach § 45 des Achten Buches oder einer Erlaubnis aufgrund einer entsprechenden landesrechtlichen Regelung bedurfen,
   b) Schüler während des Besuchs von allgemein- oder berufsbildenden Schulen und während der Teilnahme an unmittelbar vor oder nach dem Unterricht von der Schule oder im Zusammenwirken mit ihr durchgeführten Betreuungsmaßnahmen,
   c) Studierende während der Aus- und Fortbildung an Hochschulen,
9. Personen, die selbständig oder unentgeltlich, insbesondere ehrenamtlich, im Gesundheitswesen oder in der Wohlfahrtspflege tätig sind,
10. Personen, die für Körperschaften, Anstalten oder Stiftungen des öffentlichen Rechts oder deren Verbände oder Arbeitsgemeinschaften, für öffentlich-rechtliche Religionsgemeinschaften oder für die in den Nummern 2 und 8 genannten Einrichtungen ehrenamtlich tätig sind oder an Ausbildungsveranstaltungen für diese Tätigkeit teilnehmen,
11. Personen, die
    a) von einer Körperschaft, Anstalt oder Stiftung des öffentlichen Rechts zur Unterstützung einer Diensthandlung herangezogen werden,
    b) von einer dazu berechtigten öffentlichen Stelle als Zeugen zur Beweiserhebung herangezogen werden,
12. Personen, die in Unternehmen zur Hilfe bei Unglücksfällen oder im Zivilschutz unentgeltlich, insbesondere ehrenamtlich tätig sind oder an Ausbildungsveranstaltungen dieser Unternehmen teilnehmen,

13. Personen, die
    a) bei Unglücksfällen oder gemeiner Gefahr oder Not Hilfe leisten oder einen anderen aus erheblicher gegenwärtiger Gefahr für seine Gesundheit retten,
    b) Blut oder körpereigene Organe, Organteile oder Gewebe spenden,
    c) sich bei der Verfolgung oder Festnahme einer Person, die einer Straftat verdächtig ist oder zum Schutz eines widerrechtlich Angegriffenen persönlich einsetzen,
14. Personen, die nach den Vorschriften des Dritten Buches oder des Bundessozialhilfegesetzes der Meldepflicht unterliegen, wenn sie einer besonderen, an sie im Einzelfall gerichteten Aufforderung einer Dienststelle der Bundesanstalt für Arbeit nachkommen, diese oder eine andere Stelle aufzusuchen,
15. Personen, die
    a) auf Kosten einer Krankenkasse oder eines Trägers der gesetzlichen Rentenversicherung oder einer landwirtschaftlichen Alterskasse stationäre oder teilstationäre Behandlung oder Leistungen stationärer oder teilstationärer medizinischer Rehabilitation erhalten,
    b) zur Vorbereitung von berufsfördernden Maßnahmen zur Rehabilitation auf Aufforderung eines Trägers der gesetzlichen Rentenversicherung oder der Bundesanstalt für Arbeit einen dieser Träger oder eine andere Stelle aufsuchen,
    c) auf Kosten eines Unfallversicherungsträgers an vorbeugenden Maßnahmen nach § 3 der Berufskrankheiten-Verordnung teilnehmen,
16. Personen, die bei der Schaffung öffentlicher geförderten Wohnraums im Sinne des Zweiten Wohnungsbaugesetzes im Rahmen der Selbsthilfe tätig sind,
17. Pflegepersonen im Sinne des § 19 des Elften Buches bei der Pflege eines Pflegebedürftigen im Sinne des § 14 des Elften Buches; die versicherte Tätigkeit umfaßt Pflegetätigkeiten im Bereich der Körperpflege und – soweit diese Tätigkeiten überwiegend Pflegebedürftigen zugute kommen – Pflegetätigkeiten in den Bereichen der Ernährung der Mobilität sowie der hauswirtschaftlichen Versorgung (§ 14 Abs. 4 des Elften Buches).

(2) Ferner sind Personen versichert, die wie nach Absatz 1 Nr. 1 Versicherte tätig werden. Satz 1 gilt auch für Personen, die während einer aufgrund eines Gesetzes angeordneten Freiheitsentziehung oder aufgrund einer strafrechtlichen, staatsanwaltlichen oder jugendbehördlichen Anordnung wie Beschäftigte tätig werden.

(3) Absatz 1 Nr. 1 gilt auch für

1. Deutsche, die im Ausland bei einer amtlichen Vertretung des Bundes oder der Länder oder bei deren Leitern, deutschen Mitgliedern oder Bediensteten beschäftigt sind,
2. Entwicklungshelfer im Sinne des Entwicklungshelfer-Gesetzes, die Entwicklungsdienst oder Vorbereitungsdienst leisten.

Soweit die Absätze 1 und 2 weder eine Beschäftigung noch eine selbständige Tätigkeit voraussetzen, gelten sie abwechselnd von § 3 Nr. 2 des Vierten Buches für alle Personen, die die in diesen Absätzen genannten Tätigkeiten im

Inland ausüben; § 4 des Vierten Buches gilt entsprechend. Absatz 1 Nr. 13 gilt auch für Personen, die im Ausland tätig werden, wenn sie im Inland ihren Wohnsitz oder gewöhnlichen Aufenthalt haben.

(4) Familienangehörige im Sinne des Absatzes 1 Nr. 5 Buchstabe b sind
1. Verwandte bis zum dritten Grade,
2. Verschwägerte bis zum zweiten Grade,
3. Pflegekinder (§ 56 Abs. 2 Nr. 2 des Ersten Buches)

der Unternehmer oder ihrer Ehegatten."

Beschäftigte

§ 2 Abs. 1 Nr. 1 SGB VII ist die rechtlich und wirtschaftlich bedeutendste Rechtsgrundlage, weil sie alle Beschäftigte in die gesetzliche Unfallversicherung einbezieht: Arbeiter, Angestellte des privaten und öffentlichen Dienstes, Hausgehilfinnen, Auszubildende, Praktikanten, Volontäre, Vorstandsmitglieder einer AG, mitarbeitende Kommanditisten, Geschäftsführer und mitarbeitende Gesellschafter einer GmbH, Berufssportler u. a. Anders als bei selbständiger, nicht nach der Vorschrift versicherter Tätigkeit ist für diese Art der Tätigkeit die persönliche Abhängigkeit von einem Arbeitgeber charakteristisch. Ein Arbeits- oder Dienstverhältnis braucht nicht vertraglich vereinbart zu sein; es genügt, wenn der Beschäftigte in einem persönlichen oder wirtschaftlichen Abhängigkeitsverhältnis zu seinem Arbeitgeber steht und sich in einer dem ausgesprochenen oder mutmaßlichen Willen des Unternehmers entsprechenden Weise betätigt hat. Es kommt weder auf die Höhe des Einkommens, die Staatsangehörigkeit, das Alter oder verwandtschaftliche Beziehungen, noch auf die Merkmale entgeltlicher und unentgeltlicher, ständiger oder vorübergehender Tätigkeit an.

„Wie ein Beschäftigter tätig"

Versichert ist auch, wer wie ein nach § 2 Abs. 1 Nr. 1 SGB VII Versicherter tätig wird, sei es auch nur vorübergehend (§ 2 Abs. 2 S. 1 SGB VII), z. B. Hilfeleistung beim Anschieben eines Pkw. Hier wird der Helfende wie ein nach § 2 Abs. 1 Nr. 1 SGB VII versicherter Pannenhelfer tätig.

Erforderlich ist eine
- ernstliche, mehr oder weniger vorübergehende Tätigkeit von wirtschaftlichem Wert, die dem Unternehmen zu dienen bestimmt ist,
- die dem wirklichen oder mutmaßlichen Willen des Unternehmens entspricht,
- ihrer Art nach normalerweise von Personen verrichtet wird, die in einem Beschäftigungsverhältnis stehen und
- eine Tätigkeit „wie ein Beschäftigter" und nicht in anderer Eigenschaft oder Funktion (z. B. als Vereinsmitglied oder aufgrund familiärer Bindung).

Unternehmer

§ 2 Abs. 1 Nr. 2, 3, 5 und 6 SGB VII bezieht eine kleine Gruppe von selbständig Tätigen (Unternehmer, Freiberufler) in den Versicherungsschutz ein, deren wirtschaftliche Lage bei Eintritt eines Versicherungsfalles keine wesentlich andere als die eines Arbeitnehmers ist.

Affinität zum Arbeitsleben

Dem System der Unfallversicherung entspricht das Einbeziehen der Nr. 2–7, 8b und 8c, 9, 14 und 17 wegen der Affinität zum Arbeitsleben sowie bei der Nr. 15, bei der das Schutzbedürfnis im gleichen Maße zu bejahen ist wie bei den Beschäftigten.

Unechte Unfallversicherung

Unter diesem Begriff werden die in der gesetzlichen Unfallversicherung geschützten Personen zusammengefaßt, die in keinem abhängigen Beschäftigungsverhältnis stehen. Als Kriterium wird die Verantwortlichkeit der Allgemeinheit für den Schadensausgleich gesehen sowie die Finanzierung durch Steuermittel. Die Motive sind unterschiedlich: Einsatz durch Aufopferung für das Gemeinwohl (Anm. 10–13), soziale Schutzbedürftigkeit (Nr. 8a) und Förderung und breite Streuung von Wohnungseigentum auch sozial Schwacher (Nr. 16). Ihre Gemeinsamkeit besteht darin, daß der Gesetzgeber sie für sozial schutzbedürftig hielt und eine gesetzliche Absicherung eingeführt hat.

Versicherte während der medizinischen Rehabilitation

Gewährt der Träger der gesetzlichen Kranken- und Rentenversicherung oder einer landwirtschaftlichen Alterskasse stationäre bzw. teilstationäre Heilbehandlung, hat ein Unfall während des Aufenthaltes die gleichen Rechtsfolgen wie Arbeitsunfälle in der gewerblichen Wirtschaft (§ 2 Abs 1 Nr.15a SGB VII).

Nicht versichert sind stationäre Patienten, für die eine Privatkrankenversicherung oder die Sozialhilfe Kostenträger ist. Gleichfalls von dieser Regelung werden Patienten nicht erfaßt, die sich bereits aufgrund eines Versicherungsfalls der gesetzlichen Unfallversicherung oder einer anerkannten Entschädigungsfolge nach dem Bundesversorgungsgesetz in stationärer Heilbehandlung befinden: Sie sind bereits aufgrund besonderer Vorschriften versichert (§ 11 SGB VII; § 1 Abs. 2e und f BVG).

Der Versicherungsschutz besteht nur, wenn der Träger der Rehabilitation die Kosten für die Heilbehandlung, Unterkunft und Verpflegung voll übernimmt. Unerheblich ist es, wenn ein Versicherter daneben Leistungen einer privaten Zusatzversicherung in Anspruch nimmt. Versicherte Tätigkeit ist die teil(stationäre) Behandlung, d. h. der Aufenthalt im Krankenhaus und Verrichtungen des Patienten, die der Heilbehandlung dienen.

Nicht zur versicherten stationären Behandlung gehören die *ärztliche Behandlung selbst*, Heilanwendungen durch Hilfspersonen (Krankenschwestern, Pfleger, Krankengymnasten, MTA), Risiken, die mit dem Einweisungsleiden verbunden sind, und Verrichtungen, die privaten Interessen dienen.

Aus der Erwägung, daß der stationäre Patient sich in eine besondere Einrichtung begeben muß und oft überwiegend anderen Gefahren ausgesetzt ist als zu Hause, erwächst die Abgrenzung: Nicht der stationäre Aufenthalt „rund um die Uhr" ist versichert. Versicherungsschutz besteht nur, wenn *besondere, dem Aufenthaltsort eigentümliche Gefahrenquellen* den Unfall wesentlich mitverursacht haben: z. B. Fußwaschen in einem zu hoch angebrachten Waschbekken oder Sturz vom Hocker, als der Patient einen mehr als 2 m höher angebrachten Münzfernseher bedient, Ausrutschen mit dem Teppich oder auf glattem Fußboden, Stolpern über ein Behandlungsgerät, Verletzungen durch Zusammenbrechen des Krankenbettes, Zusammenstoß mit einem anderen Patienten.

Die Berufsgenossenschaften stehen somit weder ein für eine nicht erfolgreich durchgeführte stationäre Behandlung noch für fehlgeleitete ärztliche Eingriffe. Das gilt für Operationen, Reaktionen auf Medikamente, Narkosefehler, atypische Heilverläufe oder Wundinfektionen, die nicht mit einem Arbeitsunfall oder einer Berufskrankheit in ursächlichem Zusammenhang stehen. Auch Unfälle, die durch die Erkrankung verursacht werden, welche zur Einweisung geführt haben (Einweisungsleiden), sind nicht versichert. Wird beispielsweise ein Patient nach einem Oberschenkelbruch, der keine Arbeitsunfallfolge war, stationär behandelt und stürzt infolge seiner Verletzung, so besteht kein Versicherungsschutz. Auch bei Verrichtungen, die allein privaten Interessen dienen, besteht kein Versicherungsschutz. Solche unversicherten Tätigkeiten sind Schlafen und Essen, Zähne putzen, Spielen, Spaziergänge als Freizeitgestaltung, Basteln, Unfälle durch mitgebrachtes Essen und Trinken, Besorgen von Genußmitteln, Aufsuchen des Friseurs.

Zuständiger Unfallversicherungsträger ist die Berufsgenossenschaft, die für den Rehabilitationsträger als Kostenträger der stationären Behandlung zuständig ist. Dieser hat auch die Anzeige des „Unternehmers" beim zuständigen Unfallversicherungsträger zu erstatten.

Die Verwaltungsberufsgenossenschaft ist zuständig für Rehabilitanden der Orts-, Innungs- und Ersatzkassen, Landesversicherungsanstalten, Bundesversicherungsanstalt für Angestellte, Bundesknappschaft. Für die Betriebskrankenkassen ist die Berufsgenossenschaft des Unternehmers zuständig, für das die Betriebskrankenkasse zuständig ist. Die Landwirtschaftlichen Berufsgenossenschaften sind für die landwirtschaftliche Kranken- und die Alterskasse zuständig, die See-Berufsgenossenschaft für die Seekrankenkasse und Seekasse.

Schädigungen der Leibesfrucht während der Schwangerschaft durch einen Arbeitsunfall oder eine schädigende Einwirkung sind gleichfalls in den Versicherungsschutz einbezogen (§ 12 SGB VII); s. S. 198–200, 205 u. 261–263.

Versicherung kraft Satzung

Die Versicherung kraft Satzung (§ 3 SGB VII) hat insbesondere Bedeutung für Unternehmer und deren Ehegatten, weil diese grundsätzlich nicht kraft Gesetzes versichert sind. Über die Hälfte der gewerblichen Berufsgenossenschaften haben eine Unternehmerpflichtversicherung kraft Satzung eingeführt. Die Satzung kann ferner bestimmen, daß alle unternehmensfremden Personen, die das Unternehmen aufsuchen oder auf der Betriebsstätte verkehren, sowie alle Mitglieder der Selbstverwaltungsorgane der Unfallversicherungsträger versichert sind.

Freiwillige Unternehmerselbstversicherung

Soweit Unternehmer nicht schon kraft Gesetzes oder kraft Satzung versichert sind, können sie und ihre mitarbeitenden Ehegatten der Unfallversicherung freiwillig beitreten (§ 6 SGB VII).

Versicherungsfreiheit

Versicherungsfrei und ohne Recht auf freiwillige Versicherung sind Beamte, Soldaten und Gleichgestellte hinsichtlich der Dienstunfälle (§ 4 Abs. 1 SGB VII). Für sie gelten das Bundesversorgungsgesetz und beamtenrechtliche Unfallfürsorgeschriften. Versicherungsfrei sind auch die Unternehmer von nicht gewerbsmäßig betriebenen, d. h. nicht als Erwerbsquelle („Hobby“) dienenden Binnenfischereien oder Imkereien (§ 4 Abs. 2 Nr. 2 SGB VII), sowie Personen, die als Fischerei- oder Jagdgäste die Fischerei oder Jagd ausüben (§ 4 Abs. 2 Nr. 1 SGB VII).

Versicherungsfrei, jedoch mit dem Recht, sich freiwillig zu versichern, sind Ärzte, Tierärzte, Heilpraktiker, Zahnärzte und Apotheker, soweit sie eine selbständige berufliche Tätigkeit ausüben (§ 4 Abs. 3 SGB VII); ferner die nicht kraft Gesetzes oder Satzung versicherten Unternehmer und ihre im Unternehmen beschäftigten Ehegatten (§ 6 Abs. 1 SGB VII) mit Ausnahme der Haushaltsführende (Unternehmer und ihre Ehegatten in ihrer Privatsphäre), ihrer Verwandten, Kinder oder Geschwister bei unentgeltlicher Tätigkeit.

Indiz für eine unentgeltliche Beschäftigung ist es, wenn die Personen zur Krankenversicherung nicht oder nur als freiwillig versichert gemeldet sind.

Für die Mitglieder geistlicher Genossenschaften, Diakonissen, Schwestern vom Deutschen Roten Kreuz und Angehörige solcher oder ähnlicher Gemeinschaften, die sich aus religiösen oder sittlichen Beweggründen mit Krankenpflege, Unterricht oder anderen gemeinnützigen Tätigkeiten beschäftigen, besteht gemäß § 4 Abs. 1 Nr. 3 SGB VII Versicherungsfreiheit, wenn ihnen nach den Regeln ihrer Gemeinschaft eine lebenslange Versorgung gewährleistet ist. Die Möglichkeit der Befreiung wird nur von einem Teil der in Frage kommenden Gemeinschaften in Anspruch genommen. Hierzu zählen insbesondere die katholischen Schwesternorden, deren Mitglieder im allgemeinen eine dem gesetzlich vorgesehenen Umfang entsprechende Versorgung durch ihre Gemeinschaft erhalten.

Versicherungsfälle

Wie bei jeder Versicherung bezieht sich der Versicherungsschutz auf bestimmte Risiken, d. h. die Leistungspflicht des Versicherungsträgers hängt vom Eintritt des sog. Versicherungsfalles ab. Nach § 7 SGB VII sind Arbeitsunfälle und Berufskrankheiten Versicherungsfälle.

Arbeitsunfall

§ 8 SGB VII (Arbeitsunfall)

(1) Arbeitsunfälle sind Unfälle von Versicherten infolge einer den Versicherungsschutz nach den §§ 2, 3 oder 6 begründeten Tätigkeit (versicherte Tätigkeit). Unfälle sind zeitlich begrenzte, von außen auf den Körper einwirkende Ereignisse, die zu einem Gesundheitsschaden oder zum Tod führen.

Der *Unfall* wird dabei als Ereignis verstanden, das plötzlich oder wenigstens innerhalb einer Arbeitsschicht eingetreten ist und zu einem Gesundheitsschaden oder zum Tode des Versicherten führt. Nicht notwendig ist dabei ein einmaliges, augenblickliches Geschehen. Auch mehrere Einwirkungen während einer Arbeitsschicht, die erst zusammengenommen zu einem Schaden führen, können die Voraussetzungen des Arbeitsunfalles erfüllen, z. B. Scheuerwunden beim Schaufeln oder Hitzschlag durch Arbeit in der Sonne.

Versicherte Tätigkeiten sind solche, die sich den im Gesetz genannten Verrichtungen zuordnen lassen. Dies sind vornehmlich die Arbeiten, die aufgrund des Beschäftigungsverhältnisses erbracht werden. Ausfluß dieser Verrichtung ist jedoch auch die Teilnahme am offiziellen Teil einer Betriebsveranstaltung oder am Betriebssport, wenn dieser dem Ausgleich für berufliche Belastungen dient.

Voraussetzung für den Unfall ist nicht ein aus dem Rahmen der gewöhnlichen Betriebsarbeit herausfallendes Ereignis oder eine Gewalteinwirkung von außen; vielmehr können auch bei der gewöhnlichen Arbeit auftretende Einwirkungen die Schädigung herbeiführen. Notwendig ist nur, daß die Schädigung ohne die Einwirkung nicht eingetreten wäre, daß beide also im Verhältnis von Ursache und Wirkung stehen. Diese *„Unfälle des täglichen Lebens"* bei oder infolge des Ausübens der Verrichtung sind entschädigungspflichtig, auch wenn keine dem *„Betrieb eigentümliche Gefahr"* oder kein Erhöhen der allgemeinen Gefahr durch betriebliche Verhältnisse vorliegt. Eine besonders schwere oder ungewöhnliche Arbeit kann indessen den Nachweis des ursächlichen Zusammenhangs des Schadens mit der Tätigkeit erleichtern.

Ein Arbeitsunfall ist auch der Unfall im Zusammenhang mit der *Verwahrung, Beförderung, Instandhaltung, Erneuerung oder Ersatzbeschaffung* (auf Veranlassung des Unternehmers) *von Arbeitsgeräten* (§ 8 Abs. 2 Nr. 5 SGB VII).

Verbotswidriges Handeln schließt die Ausnahme eines Arbeitsunfalles nicht ohne weiteres aus (§ 7 Abs. 2 SGB VII), bei *absichtlicher* Herbeiführung des Unfalles steht dem Verletzten jedoch kein Anspruch auf Leistungen zu. Ferner kann für Unfälle bei Begehen einer Handlung, die nach rechtskräftigem strafgerichtlichem Urteil ein Verbrechen oder ein vorsätzliches Vergehen ist, die Leistung ganz oder teilweise versagt werden (§ 101 Abs. 2 SGB VII).

Innerer Zusammenhang

Versicherungsschutz besteht, wenn und solange eine versicherte Tätigkeit ausgeübt wird. Die den Unfall bewirkende Verrichtung muß identisch sein mit derjenigen, welche die Versicherteneigenschaft des Verletzten generell begründet: zwischen der versicherten und der unfallbringenden Tätigkeit muß ein – rechtlich wesentlicher – innerer Zusammenhang bestehen.

Anhand des Tatbestandsmerkmals der versicherten Tätigkeit ist daher abzugrenzen zwischen Handlungen, die in den Schutzbereich der gesetzlichen Unfallversicherung fallen, und solchen Tätigkeiten, die persönlichen Zwecken dienen und dem privaten Bereich zuzurechnen sind.

Die Grenzen der *geschützten Tätigkeit* werden nicht durch Anwendung der Kausallehre gezogen. Vielmehr ist wertend zu entscheiden, ob das zum Unfall führende Verhalten des Betroffenen der versicherten Tätigkeit zuzurechnen ist. Dabei ist bedeutsam, ob sich der Betroffene in seiner finalen Zielsetzung sozial- wie auch arbeitsrechtlich norm- und vertragsgerecht verhält.

Dem *privaten Bereich* zuzurechnende Tätigkeit dienen dem Interesse des Versicherten und nicht dem Unternehmen. Bei diesen „eigenwirtschaftlichen Tätigkeiten" besteht daher kein Versicherungsschutz. Es handelt sich um die notwendigen selbstverständlichen Dinge, denen jeder Mensch unabhängig von seiner beruflichen Tätigkeit nachzugehen pflegt (z. B. Essen, Trinken, Notdurft). Sie werden selbst dann nicht Bestandteil der unter Versicherungsschutz stehenden Arbeit, wenn sie zugleich für die Erfüllung von Verpflichtungen aus dem Arbeitsvertrag unentbehrlich sind (z. B. Besorgen einer Monatsfahrkarte).

Haftungsbegründender Kausalzusammenhang

Zwischen der unfallbringenden Tätigkeit und dem Unfallereignis muß ein ursächlicher Zusammenhang bestehen, z. B. der Arbeit des Tischlers an der Kreissäge und dem Abrutschen mit der Hand in das Sägeblatt. Die Beurteilung dieser sog. haftungsbegründenden Kausalität ist eine Frage, die allein der Verwaltung oder dem Gericht obliegt. Indessen kommt den zuerst niedergelegten Angaben des Versicherten beim Arzt wegen des unmittelbaren zeitlichen

Zusammenhanges mit dem Unfallgeschehen ein höherer Beweiswert zu als späteren Darlegungen. Auch ist es für eine sachgerechte Entscheidung durch die Verwaltung hilfreich, wenn der Gutachter darauf hinweist, daß Angaben des Beteiligten vom ärztlichen Standpunkt aus zutreffend oder auch nicht glaubhaft erscheinen.

Haftungsausfüllender Zusammenhang

Der Mitwirkung des ärztlichen Gutachters bedarf es bei der weiteren Frage, ob zwischen dem Unfallereignis und dem Körperschaden ein ursächlicher Zusammenhang besteht, z. B. zwischen dem Abrutschen der Hand in das Sägeblatt und dem Verlust eines Fingers.

Ist das Unfallereignis eindeutig bejaht, müssen die Ursachen der Schädigung im Hinblick auf eine mögliche Beteiligung des Unfalles und etwaiger unfallunabhängiger Faktoren ermittelt werden. Wird der „natürliche Zusammenhang" bejaht, ist weiter zu untersuchen, ob die einzelne Bedingung als wesentlich im Sinne des Kausalbegriffs von der wesentlichen Bedingung anzusehen ist.

Lehre von der wesentlichen Bedingung

Die rechtliche Betrachtungsweise in der gesetzlichen Unfallversicherung baut auf dem naturwissenschaftlichen Kausalbegriff auf und nimmt eine Bewertung der einzelnen Kausalfaktoren dahingehend vor, daß als rechterheblich nur diejenigen Ursachen angesehen werden, die wegen ihrer besonderen Beziehung zum Erfolg zu dessen Eintritt wesentlich mitgewirkt haben. Ob ein schädigender Vorgang zu einem Gesundheitsschaden geführt hat, richtet sich nach der Antwort, welche Wertigkeit die medizinische Wissenschaft diesem Vorgang zumißt.

Die Wesentlichkeit einer Bedingung kann nicht danach beurteilt werden, ob letztere „erfahrungsgemäß" im allgemeinen unter ähnlichen Umständen bei anderen Personen den gleichen „Erfolg" herbeigeführt hätte. Diese generalisierende Wertung ist unzulässig.

Die Unfallversicherung schützt den Versicherten in dem Gesundheitszustand, in dem er sich bei Aufnahme seiner Tätigkeit befindet, auch wenn etwa dieser Zustand eine größere Verletzungsgefährdung begründet.

Auf besondere Gegebenheiten im Einzelfall und die individuelle Belastung und Belastbarkeit des Betroffenen kommt es an.

Nachträglich werden die einzelnen Bedingungen in ihrer Beziehung zum Erfolg gewertet. Nicht die zeitliche Reihenfolge, sondern das Maß der Kraft ist zu werten, mit dem jeder einzelne Faktor zu der Gesundheitsschädigung beigetragen hat. Eine schädigende Einwirkung ist wesentlich, wenn die zur Gesundheitsschädigung treibende Dynamik sich nach medizinischen Kenntnissen als so stark herausstellt, daß demgegenüber das Anlageleiden entscheidend zurücktritt, zumindest jedoch gleichwertig ist.

Begriff der wesentlichen Mitursache

Schwierigkeiten in der Begutachtung entstehen, wenn das Unfallereignis nicht allein und deshalb als einzige Bedingung im naturwissenschaftlichen Sinne den Gesundheitsschaden hervorgerufen hat. Die Kausalität ist für den gesamten bestehenden Schaden einheitlich zu beurteilen mit der Folge, daß dieser entweder durch ein versichertes Ereignis wesentlich im Sinne der Entstehung oder Verschlimmerung verursacht sein kann oder nicht. Eine teilbare Kausalität ist der Unfallversicherung fremd (*Alles-oder-Nichts-Prinzip*).

Sämtliche Bedingungen, die krankmachend mitgewirkt haben, sind in ihrer Wertigkeit danach abzuwägen, ob der Körperschaden wesentlich auf das Unfallereignis oder auf unversicherte Ursachen zurückzuführen ist.

Daraus ergibt sich für die Praxis: Bei der Prüfung der Zusammenhangsfragen sollte der Arzt zunächst ausdrücklich den „natürlichen Ursachenzusammenhang" prüfen, wobei erwiesen sein muß, daß das Unfallereignis eine Bedingung für den Gesundheitsschaden gesetzt hat. Erst wenn diese Frage bejaht ist, muß weiter untersucht werden, ob die einzelne Bedingung als wesentlich im Sinne des geltenden Kausalbegriffs anzusehen ist.

Mehrere Ursachen

Die wesentliche Ursache erfordert nicht, daß das schädigende Ereignis die alleinige oder überwiegende Bedingung ist. Haben mehrere Ursachen gemeinsam zum Gesundheitsschaden beigetragen, sind sie nebeneinander stehende Teilursachen im Rechtssinne, wenn beide in ihrer Bedeutung und Tragweite für den Eintritt des Erfolges wesentlich mitgewirkt haben. Kein Faktor hebt die Mitursächlichkeit des anderen auf. Der Begriff „wesentlich" ist nicht identisch mit den Beschreibungen „überwiegend", „gleichwertig" oder „annähernd gleichwertig". Auch eine „nicht annähernd gleichwertige", sondern rechnerisch, also verhältnismäßig niedriger zu bewertende Bedingung kann für den Erfolg rechtlich wesentlich sein.

Eine *Krankheitsanlage* schließt demnach nicht aus, den Körperschaden als durch das Unfallereignis mitverursacht zu werten. Andererseits ist der Unfall nicht wesentlich, weil der Schaden aufgrund des Unfallereignisses hervorgetreten ist. Letzteres ist aber wesentlich, wenn die Krankheitsanlage entweder zur Entstehung krankhafter Veränderungen einer besonderen, in ihrer Art unersetzlichen äußeren Einwirkung bedurfte und diese im Unfallereignis enthalten ist oder ohne das Unfallereignis zu einem – nicht unwesentlichen – späteren Zeitpunkt aufgetreten wäre, diese aber durch die schädigende Einwirkung erheblich vorverlegt wurde. In Anlehnung an die Rechtsprechung zum unfallbedingten früheren Eintritt des Todes darf eine wesentliche Bedingung angenommen werden, wenn durch das Unfallereignis der Körperschaden wenigstens ein Jahr früher eingetreten ist.

Um diese wertende Gegenüberstellung vornehmen zu können, müssen die konkurrierenden Ursachen zunächst sicher feststehen. Ebenso wie die betriebsbedingten Ursachen müssen auch die körpereigenen Ursachen erwiesen sein. Nur im Hinblick auf ihre jeweilige Beziehung zum Erfolg reicht das Vorliegen der Wahrscheinlichkeit aus. Kann eine Ursache dagegen nicht sicher festgestellt werden, stellt sich nicht einmal die Frage, ob sie im konkreten Einzelfall auch nur als Ursache im naturwissenschaftlich-philosophischen Sinn in Betracht zu ziehen ist. Die Entscheidung über die Wesentlichkeit richtet sich insbesondere nach der Stärke des Leidens in der Anlage und die äußere Einwirkung auf den Verletzten; nicht maßgebend ist die Auswirkung eines entsprechenden Ereignisses auf gleiche Krankheitsanlagen in anderen Fällen.

Liegen bei einem Meniskusriß als Ursachen sowohl eine Unfalleinwirkung als auch Degenerationszeichen vor, muß zur Entscheidung die wesentlich mitwirkende Teilursache festgestellt werden. Bei nicht geeignetem Unfall und ohne zeitlichem Zusammenhang sowie Degenerationszeichen, die das altersentsprechende Maß übersteigen, ist die Unfallursache zu verneinen. Bei geeignetem Unfall im zeitlichen Zusammenhang muß trotz vorhandener Degeneration die Unfallursache als wesentlich mitwirkende, unter Umständen sogar als alleinige Bedingung bejaht werden: Das konkrete Unfallereignis ist ursächlich für den tatsächlichen Schadenseintritt.

Hypothetischer Schadensverlauf

Ein hypothetischer Schadensverlauf („verdrängende", „überholende", „hypothetische Kausalität", „Reserveursache") ist kein Fall der Kausalität; er steht mit dem Versicherungsunfall nicht im Zusammenhang. Die Leistungspflicht des Unfallversicherungsträgers wird somit nicht berührt, wenn
- der durch einen Versicherungsfall verursachte Schaden zu einem späteren Zeitpunkt auch durch eine andere Bedingung bzw. einen anderen Kausalverlauf oder
- die Folgen eines unfallfremden Ereignisses später durch einen Versicherungsunfall

in gleicher Weise entstanden wären.

Unfall aus innerer Ursache

Es handelt sich um Unfälle *infolge krankhafter Erscheinungen* oder der Konstitution des Betroffenen. Dabei ist der haftungsbegründende Kausalzusammenhang zwischen der versicherten Tätigkeit und dem Unfall nicht gegeben, wenn die körpereigene Ursache zwangsläufig zu dem eingetretenen Unfallverlauf (Art und Schwere) geführt hat. Die innere Ursache muß (mit Wahrscheinlichkeit) die *allein wesentliche Bedingung* des Unfalls gewesen sein.

Prüfgang: a) Zunächst ist die innere (= körpereigene) Ursache festzustellen, die ebenso wie die betriebsbedingte Ursache mit Gewißheit bewiesen sein muß: Hat der Versicherte im Unfallzeitpunkt eine versicherte Tätigkeit verrichtet und läßt sich der Grund z. B. für das Stolpern, Ausrutschen u. ä. nicht erklären, so ist die Wahrscheinlichkeit der haftungsbegründenden Kausalität nicht deshalb zu verneinen, weil zwar eine innere Ursache nicht festgestellt werden konnte, aber die Möglichkeit nicht auszuschließen ist. Die Rechtsprechung gründet sich auf der zutreffenden Erwägung, daß andernfalls in allen Fällen, in denen sich der Grund für den Unfall nicht nachvollziehen läßt, die haftungsbegründende Kausalität nur deshalb verneint wird, weil ärztlicherseits die Möglichkeit einer inneren Ursache nicht auszuschließen ist.

b) Ist eine innere Ursache festgestellt, ist diese wertend den betriebsbedingten Ursachen gegenüberzustellen. Der haftungsbegründende Zusammenhang ist gegeben, wenn die betriebsbedingte Ursache rechtlich wesentlich ist. Das ist auch der Fall, wenn betriebliche Umstände (z. B. Überanstrengung, Arbeit bei drückender Hitze, Betriebseinrichtung) die körpereigene Ursache (z. B. Kreislaufhypotonie, plötzlicher und unvorhergesehener Eintritt einer Krankheit) beeinflussen und deshalb neben ihr an den Eintritt des Unfallereignisses wesentlich mitgewirkt haben. Dabei ist der Schweregrad des unfallabhängigen Krankheitszustandes zeitlich unmittelbar vor dem Unfall festzustellen. Je nachdem, wie diese Belastbarkeit bewertet wird (s. wesentliche Ursache bei Krankheitsanlagen), ist die haftungsausfüllende Kausalität zu bejahen oder zu verneinen.

c) Ist nicht festzustellen, daß die körpereigenen Ursachen auch durch betriebliche Umstände beeinflußt wurden, kann der haftungsausfüllende Kausalzusammenhang gegeben sein, wenn der Verletzte der Gefahr, der er erlegen ist, infolge der durch seine versicherte Tätigkeit bedingten Anwesenheit auf der Unfallstelle ausgesetzt war und ihm der Unfall ohne die versicherte Tätigkeit wahrscheinlich nicht in derselben Art oder derselben Schwere zugestoßen wäre; es muß demnach hier ein ursächlicher Zusammenhang zwischen der Beschaffenheit der Unfallstelle und der Verletzung oder ihrer Schwere bestehen. *Betriebliche Umstände* haben (erst und nur) auf *Art und Schwere des Körperschadens* Einfluß genommen, während das Unfallgeschehen selbst rechtlich wesentlich nur durch die innere Ursache ausgelöst worden ist. Dabei kommt es nicht darauf an, ob der Unfall auch an anderer Stelle bei einer nichtversicherten Tätigkeit hätte geschehen können oder daß es sich um besonders gefährliche Betriebseinrichtungen handelt. Maßgebend sind allein die Umstände des Einzelfalles. Das BSG hat die gewöhnliche Härte des Straßenpflasters oder des Fußbodens auf der Betriebsstätte für sich allein nicht als eine Beschaffenheit des Weges oder der Betriebsstätte gesehen, die als wesentliche Bedingung für die Art oder Schwere des Unfalles gewertet werden kann, sofern nicht besondere Umstände hinzutreten, jedoch Einzwängen in einen engen Raum, Begehen einer Treppe, in einer Menschenmenge, Sturz aus fahrendem Zug, Teilnahme am motorisierten Straßenverkehr: „Verkehrsgefahr".

Wesentliche Ursache bei Krankheitsanlagen

Eine Krankheitsanlage schließt somit allein nicht aus, den Körperschaden als durch das Unfallereignis mitverursacht zu werten. Andererseits ist der Unfall nicht wesentlich, weil der Schaden auf Grund des Unfallereignisses hervorgetreten ist. Letzteres ist aber wesentlich, wenn die Krankheitsanlage *a)* entweder zur Entstehung krankhafter Veränderungen einer *besonderen, in ihrer Art unersetzlichen äußeren Einwirkung* bedurfte und diese im Unfallereignis enthalten ist oder *b)* ohne das Unfallereignis zu einem – nicht unwesentlichen – späteren Zeitpunkt aufgetreten wäre, dieser aber durch die schädigende Einwirkung erheblich vorverlegt wurde. In Anlehnung an die Rechtsprechung zum unfallbedingten früheren Eintritt des Todes darf eine wesentliche Bedingung angenommen werden, wenn durch das Unfallereignis der Körperschaden wenigstens *ein Jahr früher* eingetreten ist.

Die Entscheidung richtet sich insbesondere nach der Stärke des Leidens in der Anlage und die äußere Einwirkung auf den Verletzten; nicht maßgebend ist die Auswirkung eines entsprechenden Ereignisses auf gleiche Krankheitsanlagen in anderen Fällen.

Gelegenheits(-anlaß)-ursache

Als Gelegenheitsursache wird ein Ereignis bezeichnet, das zwar mit der versicherungsrechtlich geschützten Tätigkeit in einem inneren Zusammenhang steht, deren Einfluß auf den Schadenseintritt jedoch nicht so erheblich ist, daß es als eine wesentlich mitwirkende Bedingung angesehen werden kann. Das ist dann anzunehmen, wenn das Unfallereignis austauschbar ist mit normaler Verrichtung des privaten täglichen Lebens bzw. auf diesen Anlaß verzichtet werden kann; d. h. der Schaden auch ohne äußere Einwirkung hätte entstehen können, und in etwa gleichem Ausmaß und etwa demselben Zeitpunkt (in naher Zukunft) eingetreten wäre.

In diesen Fällen tritt zu einer endogenen Bedingung der Anlage (z. B. Herzfehler, Bandscheiben-, Meniskus- oder Sehnendegeneration) das äußere Ereignis (der Arbeitsvorgang) hinzu, in dessen zeitlichem Zusammenhang eine körperliche Schädigung eingetreten ist. Wegen des augenfälligen zeitlichen Zusammenhangs der Beschwerden mit diesem äußeren Ereignis bietet sich dies gerade als wesentliche Bedingung an. Hier muß der medizinische Sachverständige aus seiner Kenntnis von der Entstehung und dem Ablauf eines Krankheitsgeschehens auf den Anteil hinweisen, der nach seiner Auffassung der endogenen Bedingung zukommt.

Entstehung – Verschlimmerung

Ist ein Unfall als wesentliche Ursache oder Teilursache zu werten, kann er für den Körperschaden im Sinne der Entstehung oder Verschlimmerung rechtlich bedeutsam sein. Die jeweilige Feststellung bestimmt den Umfang der Leistung.

Ein Gesundheitsschaden ist im Sinne der Unfallversicherung *entstanden*, wenn es durch die schädigende Einwirkung erstmalig zu einem manifesten Krankheitsgeschehen gekommen ist. Bestanden vor dem schädigenden Ereignis geringfügige Veränderungen (Anlageleiden, Verschleißkrankheiten), die klinisch-funktionell bedeutungslos waren, und wurde der eigentliche Krankheitsprozeß erst durch das schädigende Ereignis manifest, so ist die Krankheit als im Sinne der Entstehung verursacht anzusehen. Eine Teilung des durch die Schädigung erstmals entstandenen Gesundheitsschadens danach, inwieweit er auf jener und inwieweit er auf schädigungsunabhängigen Faktoren beruht, ist dem Unfallversicherungsrecht fremd.

Bei einem Sehnenriß nach Degenerationszeichen und geeignetem Unfallereignis ist der Unfallablauf dahingehend zu werten, ob dieser auch ohne degenerierte Sehne den gleichen Schaden verursacht hätte. Wird dies bejaht, so hat sich nicht eine Krankheitslage verschlimmert, vielmehr ist durch den Unfall ein Sehnenriß eingetreten. Der Sehnenriß ist durch das Unfallereignis entstanden.

Eine *Verschlimmerung* kann begrifflich nur vorliegen, wenn die zu beurteilende Gesundheitsstörung vor Eintritt des Versicherungsfalles bereits als klinisch-manifester, mit objektivierbaren Veränderungen oder Funktionsbeeinträchtigungen verbundener Krankheitszustand nachweisbar vorhanden gewesen ist (Krankheit im Rechtssinne). Das schädigende Ereignis traf also auf krankhafte – pathologische – Veränderungen. Hier unterscheidet man nach der Wirkung mehrere Arten, und zwar einmal nach der zeitlichen Wirkung, die vorübergehende und dauernde Verschlimmerung und nach dem Schweregrad die richtunggebende Verschlimmerung.

Bei einer *vorübergehenden Verschlimmerung* klingt nach Ablauf einer im Einzelfall zu bestimmenden Zeit die Krankheit soweit ab, daß der Zustand vorliegt, welcher der schicksalsmäßigen Weiterentwicklung des Leidens entspricht. Auch die vorübergehende Verschlimmerung ist nur rechtlich relevant, wenn sie wesentlich ist. Die *Verschlimmerung ist dauernd*, wenn die verschlimmernde Wirkung bestehen bleibt (z. B. Heilung mit Defekt).

Eine *richtunggebende Verschlimmerung* liegt vor, wenn der ganze Ablauf des Leidens offensichtlich nachhaltig beschleunigt und gefördert wurde und einen anderen, schwereren Verlauf nimmt. War die Erwerbsfähigkeit vor dem Unfall durch das Leiden nicht meßbar gemindert (MdE weniger als 10%), so ist der Gesamtzustand zu entschädigen, weil die gesamte MdE vom Unfall herrührt und in der Regel nicht mit hinreichender Wahrscheinlichkeit gesagt werden kann, daß sich auch ohne diesen eine Krankheit oder eine Minderung der Erwerbsfähigkeit darauf entwickelt hätte. Aus den gleichen Erwägungen muß sich auch der Krankheitswert des vorbestehenden Leidens durch die schädigende Einwirkung um eine meßbare MdE (10%) erhöhen.

Liegt eine Verschlimmerung vor, wird beim Benennen der MdE das Gesamtleiden rechtlich in den beruflich bedingten und den davon unabhängigen, auf die Anlage zurückzuführenden Teil zerlegt. Der verschlimmerungsbedingte Anteil wird abgegrenzt und – unter Berücksichtigung des Vorschadens – allein entschädigt. Denn nur die „durch den Unfall" verursachte Steigerung der MdE ist der schädigenden Einwirkung zuzurechnen.

Läßt sich ein Verschlimmerungsanteil nicht gesondert feststellen, weil die gesamte Entwicklung des Leidens durch den Unfall ungünstig beeinflußt wurde („richtungsgebende Verschlimmerung"), ist der Gesamtzustand zu entschädigen, wenn er wesentlich mit auf dem Unfallgeschehen beruht.

Mittelbare Unfallfolge

Liegt ein Arbeitsunfall vor, so sind nicht nur die unmittelbar durch den Unfall verursachten, sondern auch die erst später hinzutretenden Folgen zu entschädigen. Durch die anerkannte Unfallverletzung kann ein weiterer Unfall verursacht werden (z. B. Hängenbleiben infolge eines versteiften Beines). Die Unfallverletzung kann sich ferner durch das Hinzutreten unfallabhängiger ungünstiger Umstände verschlimmern (z. B. Verunreinigung einer durch Arbeitsunfall erlittenen Wunde im privaten Haushalt). Tritt infolge unrichtiger Behandlung eine Verschlimmerung der Unfallfolge ein, ist diese von der Berufsgenossenschaft als mittelbare Unfallfolge gleichfalls zu entschädigen. Durch ärztliche Eingriffe hervorgerufene Gesundheitsstörungen sind auch dann mittelbare Unfallfolgen, wenn sie dazu gedient haben, Art, Umfang und Ausmaß von Schädigungs- und Unfallfolgen festzustellen. Dies gilt selbst dann, wenn der Eingriff zu dem Ergebnis führt, daß die erhobenen Befunde nicht Folgen des Arbeitsunfalls sind.

Stets ist zu prüfen, ob es sich um eine mittelbare Unfallfolge handelt, ob also Folgen des früheren Unfalles vorliegen, oder ob es sich um einen neuen Unfall handelt, für den evtl. eine andere Berufsgenossenschaft zuständig ist oder keine, weil es sich nicht um einen Arbeitsunfall gehandelt hat. Auch hierbei ist entscheidend, ob die wesentliche Ursache für das Ereignis in dem früheren Unfall zu finden ist oder ob ein selbständiges Ereignis die vorliegenden Unfallfolgen verursacht hat, ob also der vorherige Arbeitsunfall in rechtlich erheblicher Weise bei dem zweiten Unfall mitgewirkt hat.

Beweisanforderungen

Die versicherte Tätigkeit selbst, der innere Zusammenhang zwischen der zum Unfall führenden und der versicherten Tätigkeit, das Unfallereignis und die Erkrankung müssen mit Gewißheit bewiesen sein. Das ist der Fall, wenn kein vernünftiger, die Lebensverhältnisse klar überschauender Mensch noch Zweifel hat.

Anderes trifft zu für die Beweisanforderung bezüglich des Kausalzusammenhanges. Der Zusammenhang zwischen versicherter Tätigkeit und Unfallereignis (haftungsbegründende Kausalität) bzw. Einwirkung und dem Gesundheitsschaden (haftungsausfüllende Kausalität) muß wahrscheinlich sein. *Wahrscheinlichkeit* bedeutet, daß beim vernünftigen Abwägen aller Umstände die auf die berufliche Verursachung deutenden Faktoren so stark überwiegen, daß darauf die Entscheidung gestützt werden kann. Eine Möglichkeit verdichtet sich dann zur Wahrscheinlichkeit, wenn nach der geltenden ärztlich-wissenschaftlichen Lehrmeinung mehr für als gegen einen Zusammenhang spricht und ernste Zweifel hinsichtlich einer anderen Verursachung ausscheiden. Der Gutachter muß untergewichtige Möglichkeiten beiseite lassen und ein erkennbares Übergewicht des Wahrscheinlichen aufzeigen. Nicht ausreichend ist daher, wenn eine Schlußfolgerung lediglich durchaus möglich ist. Ist von zwei aufgezeigten Krankheitsursachen eine erwiesen und liegen für die andere keine genügenden Anhaltspunkte vor, tritt die theoretisch in Betracht kommende Ursache soweit zurück, daß ihr keine Bedeutung mehr zukommt, selbst wenn sie gleichwertig ist.

Mittelbare Folgen eines Versicherungsfalls

Als Folge eines Arbeitsunfalles gilt nach § 11 SGB VII auch ein Unfall, den der Verletzte auf einem Weg erleidet, der zu der Heilbehandlung, berufsfördernden Leistung zur Rehabilitation, einer Maßnahme nach § 3 BKV, der Wiederherstellung oder Erneuerung eines Hilfsmittels oder zu einer wegen des Arbeitsunfalls zur Aufklärung des Sachverhalts angeordneten Untersuchung notwendig ist. Entsprechendes gilt auch für Unfälle bei der Durchführung dieser Maßnahmen.

Wegeunfall

§ 8 Abs. 2 SGB VII

„(2) Versicherte Tätigkeiten sind auch
1. das Zurücklegen des mit der versicherten Tätigkeit zusammenhängenden unmittelbaren Weges nach und von dem Ort der Tätigkeit,
2. das Zurücklegen des von einem unmittelbaren Weg nach und von dem Ort der Tätigkeit abweichenden Weges, um
   a) Kinder von Versicherten (§ 56 des Ersten Buches), die mit ihnen in einem gemeinsamen Haushalt leben, wegen ihrer oder ihrer Ehegatten beruflichen Tätigkeit fremder Obhut anzuvertrauen oder
   b) mit anderen Berufstätigen oder Versicherten gemeinsam ein Fahrzeug zu benutzen,
3. das Zurücklegen des von einem unmittelbaren Weg nach und von dem Ort der Tätigkeit abweichenden Weges der Kinder von Personen (§ 56 des Ersten Buches), die mit ihnen in einem gemeinsamen Haushalt leben, wenn die Abweichung darauf beruht, daß die Kinder wegen der beruflichen Tätigkeit dieser Personen oder deren Ehegatten fremder Obhut anvertraut werden,
4. das Zurücklegen des mit der versicherten Tätigkeit zusammenhängenden Weges von und nach der ständigen Familienwohnung, wenn die Versicherten wegen der Entfernung ihrer Familienwohnung von dem Ort der Tätigkeit an diesem oder in dessen Nähe eine Unterkunft haben."

Als entschädigungspflichtige Wegeunfälle gelten „Unfälle auf einem mit einer versicherten Tätigkeit zusammenhängenden Weg von und nach dem Ort der Tätigkeit". Dabei ist der Weg nicht als geographischer Begriff, sondern als Tätigkeit im Sinne des *„Sichfortbewegens"* zu verstehen. Das Umknicken während des „Sichfortbewegens" ist ein Arbeitsunfall, auch wenn die Ursache in den eigenen Bewegungen des Versicherten liegt. Wesentliche Unfallursache ist das Zurücklegen des Weges.

Versichert ist der direkte (kürzeste oder verkehrsgünstige) Hin- und Rückweg zwischen dem Ort der Tätigkeit und der Wohnung. Der Versicherungsschutz erstreckt sich auch auf den Weg von und nach der weiter entfernten *Familienwohnung*, wenn der Versicherte an dem Ort seiner Tätigkeit oder in dessen Nähe eine Unterkunft hat (§ 8 Abs. 2 Nr. 4 SGB VII). Wegeabweichungen sind kraft Gesetzes versichert, wenn der Versicherte sein – in seinem Haushalt lebendes – Kind wegen seiner oder seines Ehegatten beruflicher Tätigkeit *fremder Obhut anvertraut* (§ 8 Abs. 2 Nr. 2a SGB VII) oder Wege zum Betreuungsort und von dort zur versicherten Tätigkeit (Kindergarten, Schule) gemäß § 8 Abs. 2 Nr. 3 SGB VII.

Versicherungsschutz besteht für Abweichungen des Weges, die bedingt sind durch das Bilden einer *Fahrgemeinschaft*, d. h. das gemeinsame Zurücklegen zumindest einer Teilstrecke des Weges zur Arbeitsstätte und zurück in einem Fahrzeug (§ 8 Abs. 2 Nr. 2b SGB VII). Die Länge des dafür erforderlichen „Um- oder Abweges“ ist unbeachtlich. Die Mitfahrenden brauchen sich nicht zu einer regelmäßigen Fahrgemeinschaft zusammengeschlossen zu haben und auch nicht im selben Betrieb tätig zu sein. Versichert sind auch berufstätige (Ehefrau) oder versicherte (Schulkinder) Familienmitglieder.

Berufskrankheiten

Berufskrankheiten sind nach den gesetzlichen Vorschriften die Krankheiten, die in der Berufskrankenversicherung (BKV) erschöpfend aufgezählt sind.

Dort werden bestimmte Stoffe bzw. Einwirkungen aufgeführt; jede dadurch verursachte Krankheit ist zu entschädigen. Auch die Beschreibung einzelner Krankheitsbilder und ihrer Schwere ist gegeben. Ferner wird in Einzelfällen das Anerkennen einer Berufskrankheit von bestimmten verursachenden Tätigkeiten, Expositionszeiten und dem Unterlassen der gefährdenden Tätigkeit abhängig gemacht.

Liste der Berufskrankheiten s. Anhang D.

Die *Vorschrift des § 9 Abs. 2 SGB VII* gestattet im Einzelfall eine gewisse Durchbrechung des Listenprinzips, wenn der erforderliche Zusammenhang der Krankheit mit – in dem betroffenen Gewerbezweig typischen – betrieblichen Einwirkungen nach neuen technischen und medizinischen Erkenntnissen festgestellt werden kann. Die Vorschrift soll Härten für den einzelnen beseitigen helfen, die dadurch entstehen, daß die Voraussetzungen für das Anerkennen einer Krankheit als Berufskrankheit vorliegen, der Verordnungsgeber, der die BKV in Abständen von jeweils mehreren Jahren ergänzt, diese jedoch nicht unmittelbar nach der Erkenntnis angepaßt hat. Die Lücke, in der noch nicht in die Liste aufgenommene Krankheiten in den Zeiträumen zwischen den einzelnen Anpassungen der BKV „wie eine Berufskrankheit“ anerkannt werden sollen, kann damit geschlossen werden.

Der Unfallversicherungsträger darf eine Krankheit „wie eine Berufskrankheit“ anerkennen, wenn
- der Versicherte einer bestimmten Personengruppe angehört, die durch ihre Arbeit in erheblich höherem Maße als die übrige Bevölkerung besonderen Einwirkungen ausgesetzt ist;
- diese Einwirkungen nach den Erkenntnissen der medizinischen Wissenschaft generell geeignet sind, Krankheiten solcher Art verursachen;
- diese medizinischen Erkenntnisse bei der letzten Ergänzung der Berufskrankheitenverordnung trotz Nachprüfung noch nicht in ausreichendem Maße vorgelegen haben oder ungeprüft geblieben sind;
- und der ursächliche Zusammenhang der Krankheit mit der gefährdenden Arbeit, d. h. die Kausalität zwischen der versicherten Beschäftigung und der schädigenden Einwirkung und zwischen dieser und der Erkrankung im konkreten Fall wahrscheinlich ist.

Der *Versicherungsfall* tritt ein, wenn die Tatbestandsmerkmale des § 9 Abs. 1 SGB VII in Verbindung mit der Anlage zur BKV erfüllt sind, d. h. sobald die schädigende Einwirkung
- einen regelwidrigen Körper- oder Geisteszustand verursacht hat,
- der die Krankheitsmerkmale eines BK-Tatbestands erfüllt,
- und wenn ggf. erforderliche besondere Merkmale (z. B. Unterlassung aller gefährdenden Tätigkeiten) vorliegen.

Eine BK ist anzuerkennen, sobald diese Voraussetzungen vorliegen, auch wenn ein Leistungsfall noch nicht gegeben ist.

Für den Zeitpunkt des Leistungsfalls legt das Gesetz alternativ zwei maßgebliche Zeitpunkte fest. Der Gesetzgeber arbeitete insoweit mit einem angenommenen Sachverhalt (Fiktion), der als „Günstigkeitsregel“ (§ 9 Abs. 5 SGB VII) für den Versicherten ausgestaltet ist. Als Zeitpunkt des Leistungsfalles gilt
- der Beginn der Krankheit im Sinne der Krankenversicherung oder, wenn dies für den Versicherten günstiger ist,
- der Beginn der Minderung der Erwerbsfähigkeit.

Die Aufnahme eines BK-Tatbestandes in der Anl. zur BKV bedeutet, daß die *generelle Eignung* der betreffenden Einwirkungen zur Verursachung einer (bestimmten) Erkrankung feststeht. Eine Prüfung der Wahrscheinlichkeit eines Ursachenzusammenhangs anhand der Umstände des Einzelfalles gemäß § 20 SGB X ist dennoch im Regelfall erforderlich.

Dem sog. *Vollbeweis* (= Gewißheit) unterliegen entsprechend den beim Arbeitsunfall geltenden Grundsätzen (s. S. 41) die folgenden Merkmale: a) versicherte Tätigkeit, b) Art, Dauer und Intensität einer äußeren Einwirkung im Sinne eines BK-Tatbestands, c) Gesundheitsstörung, die alle Krankheitsmerkmale eines BK-Tatbestands erfüllt (z. B. schwere oder wiederholt rückfällige Hauterkrankung – Nr. 5110), d) besondere versicherungsrechtliche Merkmale, insbesondere Unterlassungszwang. Eine hinreichende *Wahrscheinlichkeit* ist erforderlich für die ursächlichen Zusammenhänge a) zwischen versicherter Tätigkeit und äußerer Einwirkung (*haftungsbegründender Zusammenhang*), b) zwischen der äußeren Einwirkung und der Entstehung oder Verschlimmerung der tatbestandlichen Erkrankung (haftungsausfüllender Zusammenhang).

Zwischen den arbeitsplatzbezogenen Einwirkungen und einer in der Berufskrankheit bezeichneten Krankheit wird *ein ursächlicher Zusammenhang vermutet*, wenn ein Versicherter auf Grund der besonderen Bedingungen seines Arbeitsplatzes der Gefahr dieser für die Einwirkung typischen Listenkrankheit in erhöhtem Maß ausgesetzt war. Das heißt, die besonderen Einwirkungen auf den Versicherten, die typische Erscheinungsform der Krankheit bei dem Versicherten und der typische Erkrankungsverlauf (z. B. die üblichen Brückensymptome) müssen festgestellt sein, damit die Vermutung greift. Sind *Anhaltspunkte* für eine Verursachung der Erkrankung außerhalb der versicherten Tätigkeit gegeben, ist die *Vermutung widerlegt*.

Bei Berufskrankheiten gelten besondere *Verfahrensvorschriften*. Für jeden Arzt oder Zahnarzt besteht die gesetzliche und erzwingbare – der Anzeige etwa nach dem Bundesseuchengesetz rechtlich vergleichbare – Pflicht, eine Anzeige zu erstatten, falls er den begründenden Verdacht hat, daß bei einem Versicherten eine Berufskrankheit besteht (§ 202 SGB VII). Die Anzeige ist unverzüglich dem zuständigen Unfallversicherungsträger oder der für den medizinischen Arbeitsschutz zuständigen Stelle – dem Staatlichen Gewerbearzt – zu erstatten (§ 7 BKV).

Die für den medizinischen Arbeitsschutz zuständige Stelle hat, falls sie es für erforderlich hält, den Versicherten zu untersuchen oder für Rechnung des Unfallversicherungsträgers untersuchen zu lassen und diesem ein Gutachten zu erstatten.

Hinsichtlich der eigenverantwortlichen Ausgestaltung der vorgeschriebenen Mitwirkung ist die medizinische Arbeitsschutzstelle frei. Sie wirkt unter dem Gesichtspunkt des medizinischen Arbeitsschutzes bei der Feststellung von Berufskrankheiten mit (§ 9 Abs. 9 SGB VII, § 4 BKV) und hat in eigener Verantwortung zu prüfen, ob eine Berufskrankheit vorliegt.

Trotz der zwingend vorgeschriebenen Beteiligung der für den medizinischen Arbeitsschutz zuständigen Stellen bleibt das Verfahren zur Feststellung einer Berufskrankheit in der ausschließlichen Kompetenz des Versicherungsträgers. Sowohl bei der Prüfung der rechtlichen als auch der medizinischen Voraussetzungen einer Entschädigung besteht keine Bindung an die Feststellungen des staatlichen Gewerbearztes.

Berufskrankheit und Arbeitsunfall

Erkrankungen, die in der Liste als Berufskrankheiten bezeichnet sind, können auch aufgrund einmaliger, auf eine Arbeitsschicht begrenzte Ereignisse eintreten. Sie sind als Berufskrankheiten zu werten. Sind hingegen die Tatbestandsmerkmale der Berufskrankheit nicht gegeben und liegt das Entstehen durch einen Unfall nahe, sind dessen Voraussetzungen zu prüfen.

Vorbeugende Maßnahmen

Besondere gutachterliche Aufgaben ergeben sich aus der Verpflichtung der Unfallversicherungsträger zur Vorbeugung von Berufskrankheiten. Im Berufskrankheitenrecht besteht die Besonderheit, daß im Vorfeld des Versicherungsfalles vorbeugende Maßnahmen und Leistungen einsetzen, wenn für die Versicherten die Gefahr besteht, daß eine Berufskrankheit entsteht, wieder auflebt oder sich verschlimmert (§ 3 BKV). Dies ist gegeben, wenn bei einem Verbleiben des Versicherten in der gefährdenden Tätigkeit oder im fortbestehenden Einwirken unter den vorliegenden Verhältnissen in absehbarer Zeit mit Wahrscheinlichkeit eine Erkrankung im Sinne der Liste zur BKV entstehen wird, deren rechtlich wesentliche Ursache oder Mitursache in der beruflichen Tätigkeit liegt.

Um diese Mittel – etwa vorbeugende Heilbehandlung, Kurgewährung, aber auch Wechsel des Arbeitsplatzes – einzusetzen, bedarf es der gutachtlichen Stellungnahme und der Mitwirkung des arbeitsmedizinisch erfahrenen Arztes.

Nicht unmittelbar in dem Bereich des Rechtes der Berufskrankheiten, jedoch in das Gebiet der Vorbeugung gegen außergewöhnliche Unfall- oder Gesundheitsgefahren bei der Arbeit und damit auch von Berufskrankheiten gehören die vorbeugenden ärztlichen Untersuchungen, über die die Berufsgenossenschaften Vorschriften zu erlassen haben (§ 15 Abs. 1 Nr. 3 SGB VII).

Dabei ergeben sich spezielle gutachtliche Aufgaben für den arbeitsmedizinisch erfahrenen Arzt. Für diese Aufgabe gibt der Hauptverband der gewerblichen Berufsgenossenschaften „Grundsätze für arbeitsmedizinische Vorsorgeuntersuchungen" heraus.

Entschädigung bei Arbeitsunfällen und Berufskrankheiten

Das Gesetz nennt als Leistungen der gesetzlichen Unfallversicherung (§ 22 Abs. 1 SGB I):

„1. Maßnahmen zur Verhütung von Arbeitsunfällen, Berufskrankheiten und arbeitsbedingten Gesundheitsgefahren und zur Ersten Hilfe sowie Maßnahmen zur Früherkennung von Berufskrankheiten und arbeitsbedingten Gesundheitsgefahren;
2. Heilbehandlung, Berufsförderung und andere Leistungen zur Erhaltung, Besserung und Wiederherstellung der Erwerbsfähigkeit sowie zur Erleichterung der Wiederherstellung der Erwerbsfähigkeit sowie zur Erleichterung der Verletzungsfolgen einschließlich wirtschaftlicher Hilfen;
3. Renten wegen Minderung der Erwerbsfähigkeit;
4. Renten an Hinterbliebene, Sterbegeld und Beihilfen;
5. Rentenabfindungen;
6. Haushaltshilfe;
7. Betriebshilfe für Landwirte."

Für die ärztliche Begutachtung ist vor allem die Entschädigung bedeutsam. Entschädigt wird im allgemeinen nur der Gesundheitsschaden, nicht aber der Sachschaden. Der Verlust oder die Beschädigung eines beim Unfall getragenen Hilfsmittels werden als Gesundheitsschaden angesehen und Unfallversicherungsträger handelt es sich also um Sach- und Geldleistungen.

Sachleistungen sind der wesentliche Teil der medizinischen und sozialen Rehabilitation eines Unfallverletzten: Maßnahmen zur Wiederherstellung der Erwerbsfähigkeit, der Berufshilfe und zur Erleichterung der Verletzungsfolgen.

Berufsgenossenschaftliche Heilbehandlung

Die Unfallversicherungsträger sind für alle Arbeitsunfälle und Berufskrankheiten vom 1. Tag an allein zuständig.

Berufsgenossenschaftliche Heilbehandlung ist der Oberbegriff für die Kostenträgerschaft der Unfallversicherung. Die *besondere Heilbehandlung* entspricht inhaltlich (d. h. bezogen auf Art und Schwere der Verletzung) der früheren berufsgenossenschaftlichen Heilbehandlung, die *allgemeine Heilbehandlung* der kassenärztlichen Behandlung. Das Ziel der *Heilbehandlung* besteht darin, *mit allen geeigneten Mitteln*, den durch den Versicherungsfall verursachten Gesundheitsschaden zu beseitigen und eine Verschlimmerung der Folgen zu verhüten.

Die Berufsgenossenschaften haben Heilbehandlung solange zu gewähren, als Aussicht auf eine Besserung der Verletzungsfolgen, eine Steigerung der Erwerbsfähigkeit oder eine Erleichterung der Unfallfolgen besteht.

Die Heilbehandlung umfaßt ärztliche und zahnärztliche Behandlung, die Versorgung mit Arznei- und Verbandmitteln, Heilmittel einschließlich Krankengymnastik, Bewegungstherapie, Sprachtherapie und Beschäftigungstherapie, Ausstattung mit Körperersatzstücken, orthopädischen und anderen Hilfsmitteln einschließlich der notwendigen Änderung, Instandsetzung und Ersatzbeschaffung sowie der Ausbildung im Gebrauch der Hilfsmittel, Belastungserprobung und Arbeitstherapie, Gewährung von Pflege sowie ergänzende Leistungen, wie ärztlich verordneter Behindertensport.

Zur Durchführung ihrer Aufgaben auf dem Gebiet der Heilbehandlung haben die Berufsgenossenschaften seit Jahrzehnten besondere organisatorische Maßnahmen entwickelt. Diese werden von den beiden Grundsätzen der Rechtzeitigkeit und der Auswahl getragen. Es kommt für den Erfolg der Heilbehandlung wesentlich darauf an, daß der Unfallverletzte unverzüglich nach dem Unfall ärztliche Versorgung erfährt und daß bei dieser Versorgung sogleich festgestellt wird, ob die Art der Verletzung eine besondere fachärztliche oder unfallmedizinische Behandlung erfordert.

Allgemeine Heilbehandlung

Sie wird durchgeführt, wenn
- die besondere Heilbehandlung nicht oder nicht mehr erforderlich ist,
- der Unfallverletzte noch ärztlicher Behandlung bedarf. Bei ca. 80% aller Fälle genügt die allgemeine Heilbehandlung durch allgemeinärztliche Behandlungsmaßnahmen. Behandelnder Arzt ist in der Regel der Hausarzt/ Kassenarzt.

Besondere Heilbehandlung

Sie wird durchgeführt, wenn Art und Schwere der Verletzung eine besondere unfallmedizinische Versorgung erfordern. Dies ist bei ca. 20% aller Unfallverletzungen der Fall. Der Durchgangsarzt veranlaßt die erforderlichen Maßnahmen und führt sie grundsätzlich bis zum Ende der Behandlung durch.

Durchgangsarztverfahren

Die Durchführung dieses Verfahrens obliegt dem durch öffentlich-rechtlichen Vertrag von den Landesverbänden der gewerblichen Berufsgenossenschaften bestellten Durchgangsarzt. Er führt die Erstversorgung durch (einschließlich Tetanusprophylaxe), legt den festgestellten Befund und seine Diagnose nieder und entscheidet kraft der ihm erteilten Ermächtigung darüber, ob eine unfallmedizinische Versorgung in Form ambulanter oder stationärer besonderer Heilbehandlung einzuleiten ist oder ob Maßnahmen der allgemeinen Heilbehandlung ausreichen.

Dem Durchgangsarzt *vorzustellen* sind
- alle arbeitsunfähigen Arbeitsunfallverletzten,
- bei Wiedererkrankung auch alle arbeitsfähigen Verletzten,
- Verletzte, wenn die Behandlung voraussichtlich länger als 1 Woche andauert.

Von der Vorstellungspflicht *befreit* sind
- Verletzte, die sich bereits in chirurgischer oder in entsprechender orthopädischer Fachbehandlung befinden,
- Fälle des Verletzungsartenverfahrens, die unverzüglich einem zugelassenen Krankenhaus zugewiesen werden sollen,
- Verletzte mit isolierten Augen- oder Hals-Nasen-Ohren-Verletzungen,
- Verletzte, die von einem Arzt, der an der Durchführung der besonderen Heilbehandlung beteiligt ist (H-Arzt)[1], behandelt werden,

---

[1] Ärzten, die fachlich befähigt und entsprechend ausgestattet sind und die damit verbundenen Pflichten übernehmen wollen, kann die Beteiligung an der Durchführung der Heilbehandlung im Rahmen der gesetzlichen Unfallversicherung ausgesprochen werden. Man bezeichnet sie als H-Ärzte, wobei der Buchstabe H für Heilbehandlung steht, entsprechend der Abkürzung D-Arzt für den Durchgangsarzt (s. S. 53).

- Versicherte mit einer Berufskrankheit oder mit begründetem Verdacht darauf,
- Unternehmern, sofern sie nicht kraft Gesetzes, Satzung oder freiwillig versichert sind.

Die Verantwortung des Unfallversicherungsträgers für das Heilverfahren und die daraus folgende Notwendigkeit organisatorischer Maßnahme bewirken, daß der Grundsatz der freien Arztwahl nur eingeschränkt gilt. Eine freie Arztwahl besteht allein bei der allgemeinen Heilbehandlung, bei welcher der Verletzte seinen Hausarzt benennen darf. Im Rahmen der besonderen Heilbehandlung besteht sie nicht (§ 28 Abs. 4 SGB VII). Die Behandlung dürfen nur vom Unfallversicherungsträger eigens zugelassene Ärzte und Krankenhäuser übernehmen, um die Qualität der Behandlung zu sichern.

Zwischen mehreren Durchgangsärzten hat der Verletzte die Wahl, soweit diese in der Nähe des Wohnsitzes bzw. des Beschäftigungsortes des Verletzten niedergelassen sind.

Verletzungsartenverfahren

Bei bestimmten schweren Verletzungen besteht die Verpflichtung, den Verletzten sofort einem für die Behandlung auch schwerster Verletzungen geeigneten Krankenhaus zuzuführen. Als für die Behandlung schwerer Unfallverletzungen geeignet sind solche Krankenhäuser anzusehen, in denen alle persönlichen und technischen Voraussetzungen für die Behandlung auch schwerster Fälle ständig gegeben sind. Die Prüfung der Krankenhäuser auf das Vorhandensein sämtlicher Voraussetzungen und ihre Zulassung zum Verletzungsartenverfahren erfolgt durch die Landesverbände der gewerblichen Berufsgenossenschaften unter maßgeblicher Beteiligung ihrer beratenden Ärzte.

Bis die Voraussetzungen auf der Grundlage des § 34 Abs. 15.2 SGB VII neu gefaßt sind, gelten die Bestimmungen des Reichsversicherungsamtes vom 19. 6. 1936 in der 1966 geänderten Fassung. Danach kommen folgende Verletzungen insbesondere in Betracht:

1. ausgedehnte oder tiefgehende Verbrennungen oder Verätzungen,
2. ausgedehnte oder tiefgehende Weichteilverletzungen,
3. Quetschungen mit drohenden Ernährungsstörungen, ausgenommen an Fingern und Zehen,
4. Verletzungen mit Eröffnung großer Gelenke,
5. eitrige Entzündungen der großen Gelenke,
6. Verletzungen der großen Nervenstämme an Arm oder Bein und Verletzungen der Nervengeflechte,
7. Quetschungen oder Prellungen des Gehirns (Contusio oder Compressio cerebri),
8. Quetschungen oder Prellungen der Wirbelsäule mit neurologischen Ausfallserscheinungen,
9. Brustkorbverletzungen, wenn sie mit Eröffnung des Brustfells, mit erheblichem Erguß in den Brustfellraum, mit stärkerem Blutverlust oder mit Beteiligung innerer Organe verbunden sind,

10. stumpfe oder durchbohrende Bauchverletzungen,
11. Verletzungen der Nieren- oder Harnwege,
12. Verrenkungen der Wirbel, des Schlüsselbeins, im Handwurzelbereich, des Hüftgelenks, des Kniegelenks oder im Fußwurzelbereich,
13. Verletzungen der Beugesehnen der Finger, der körperfernen Sehne des Armbizeps und der Achillessehne,
14. folgende Knochenbrüche:
    a) offene Brüche des Hirnschädels,
    b) geschlossene Brüche des Hirnschädels mit Gehirnbeteiligung, ausgenommen mit leichter Gehirnerschütterung,
    c) Brüche im Augenhöhlenbereich,
    d) Wirbelbrüche, ausgenommen Dorn- und Querfortsatzbrüche,
    e) Schulterblattbrüche mit Verschiebung,
    f) offene Brüche des Ober- und Unterarms,
    g) geschlossene Brüche des Ober- und Unterarms mit starker Verschiebung oder mit Splitterung, ausgenommen Speichenbrüche an typischer Stelle,
    h) Brüche mehrerer Röhrenknochen oder mehrfache Brüche eines Röhrenknochens,
    i) Beckenbrüche, ausgenommen Beckenschaufelbrüche und unverschobene Scham- und Sitzbeinbrüche,
    j) Brüche des Oberschenkels einschließlich des Schenkelhalses,
    k) klaffende Brüche oder Trümmerbrüche der Kniescheibe,
    l) offene Brüche des Unterschenkels,
    m) geschlossene Brüche des Unterschenkels mit starker Verschiebung oder Splitterung,
    n) Brüche eines Knöchels mit Verschiebung oder Splitterung,
    o) Brüche des Fersenbeins mit stärkerer Höhenverminderung oder Verschiebung, Brüche des Sprungbeins, verschobene Brüche des Kahn- oder Würfelbeins oder eines Keilbeins,
    p) stark verschobene oder abgeknickte Brüche eines Mittelfußknochens.
15. Nach Ansicht des Hrsgs. sollten neuhinzugenommen werden: Abtrennung von Extremitätenteilen, sowie Skalpierungen oder auch Abtrennungen der männlichen äußeren Genitalorgane. D.h. die Verletzten sollten Einrichtungen zugeführt werden, die für Replantationsoperationen spezialisiert sind, s. S. 204, 337–350.

Für den Transport in die Heilanstalt sind alle möglichen Erleichterungen zu gewähren: Krankenauto, Sonderabteil in der Eisenbahn usw. Gebrochene Glieder sind vor dem Transport durch große, die benachbarten Gelenke fixierende Verbände ruhigzustellen. Bei der Beurteilung der Transportfähigkeit ist ein strenger Maßstab anzulegen. Der Transport kann sogar bei Lebensgefahr geboten sein, wenn ohne die Einleitung eines besonderen Heilverfahrens das Leben im höheren Maße gefährdet erscheint. Der Transport ist auch dann möglich, wenn er im geschlossenen Krankenwagen erfolgt. Unter Umständen ist der Verletzte auf dem Transport vom Arzt zu begleiten. Die von den praktischen Ärzten oft bescheinigte Transportunfähigkeit ist tatsächlich nur in den seltensten Fällen gegeben. Transportunfähigkeit liegt nur vor, wenn der Transport auch bei Anwendung aller Erleichterungen (Benutzung von Fahrzeugen, Krankenwagen, der 1. Eisenbahnwagenklasse, Gewährung von Reisebegleitung usw.) mit Lebensgefahr oder der Gefahr wesentlicher Verschlimmerung des Leidens verbunden ist. Unbequemlichkeiten allein sowie ungünstige häusliche und wirtschaftliche Verhältnisse rechtfertigen nicht die Annahme von Transportunfähigkeit. Die Gefahr einer schweren Verschlimmerung soll dann nicht eine Transportunfähigkeit begründen, wenn die Unterlassung des Transports größere Gefahren für Gesundheit und Leben herbeiführen kann.

Die Unfallversicherungsträger haben eine Reihe von *Unfallkrankenhäuser* errichtet und die Einrichtung von Sonderstationen für Schwerunfallverletzte im Rahmen allgemeiner Heilanstalten gefördert, in denen Unfallverletzte mit schweren Verletzungen, Gelähmte, Amputierte usw. eine besondere Art der Behandlung erfahren. Auch die Behandlung von Schwerverbrannten und Querschnittgelähmten soll in besonderen Krankenhäusern erfolgen. Das gleiche gilt für schwere Schädel-Hirn-Verletzungen, die besonderen neurochirurgischen Kliniken bzw. Abteilungen zugeführt werden sollen.

Besondere Verfahren bei Augen- und Hals-Nasen-Ohren-Verletzungen

Dem Verfahren liegt der Gedanke zugrunde, daß Augen- und Hals-Nasen-Ohren-Verletzungen erfahrungsgemäß zu sehr schweren Folgeerscheinungen führen können und die Behandlung eines Augen- oder Hals-Nasen-Ohren-Verletzten durch den Facharzt in allen Fällen geboten ist. Deshalb haben die Krankenkassen, der Arzt und der Unternehmer dafür zu sorgen, daß der Augen- und Hals-Nasen-Ohren-Verletzte unverzüglich dem nächstwohnenden oder sonst am leichtesten erreichbaren Facharzt vorgestellt wird. Ihm obliegt die fachärztliche Versorgung und die Entscheidung, ob eine besondere oder allgemeine Heilbehandlung einzuleiten und durchzuführen ist. Eine besondere Heilbehandlung ist durchzuführen, wenn eine stationäre Behandlung erforderlich ist oder eine Verletzung der gebietsbezogenen Verletzungsartenkataloge vorliegt:

Verletzungsarten auf dem Fachgebiet der Augenheilkunde

a) Direkte Verletzungen:

1. blutige Verletzungen der Lider oder Tränenwege, bei denen zur Erhaltung der Funktion eine operative Behandlung erforderlich ist, sowie Verbrennungen oder Verätzungen, die zu einer Funktionsbeeinträchtigung führen könnten,
2. Verbrennungen und Verätzungen der Bindehaut oder Hornhaut, bei denen mit einer Beweglichkeitsstörung des Augapfels oder einer Beeinträchtigung der Sehleistung zu rechnen ist,
3. Bindehautverletzungen, die eine operative Versorgung erfordern,
4. Verletzungen der Augenmuskeln,
5. tiefe Hornhautverletzungen (keine eingebrannten Fremdkörper),

6. Ulcus serpens, Herpes corneae oder andere schwere Komplikationen nach Verletzungen,
7. stumpfe Augenverletzungen, sobald Folgen im Augeninnern eingetreten sind,
8. perforierende Verletzungen,
9. Verletzungen am letzten Auge,
10. Verletzungen durch Laserstrahlen.

b) Mitverletzungen, die eine augenfachärztliche konsiliarische Untersuchung und gegebenenfalls Mitbehandlung erforderlich machen.

Schwere Verletzungen des Hirnschädels, insbesondere Kommotionen, Kontusionen und Frakturen, vor allen Dingen der Schädelbasis, sowie alle Verletzungen, bei denen ein Verdacht auf Mitverletzung des Auges, der Augenhöhle oder der Anhangsorgane des Auges besteht.

Verletzungsarten auf dem Fachgebiet der Hals-Nasen-Ohren-Heilkunde

a) Direkte Verletzungen:

Ohr:

1. Verletzungen der Ohrmuschel oder des äußeren Gehörganges, die nach Art und Schwere die Gefahr einer späteren Verlegung oder Einengung (Atresie bzw. Stenose) in sich bergen,
2. eingekeilte perforierende oder nichtperforierende Fremdkörper im Gehörgang,
3. Trommelfellzerreißungen (infiziert oder nichtinfiziert), Trommelfellrandbrüche,
4. Trommelfellverätzungen, Trommelfellverbrennungen,
5. akute traumatische Vertäubungen des Ohres,
6. Verletzungen am letzten Ohr.

Nase, Nebenhöhlen, Rachen:

7. komplizierte Frakturen des Nasenbeins unter Eröffnung der Nasenhaupthöhle,
8. Verletzungen mit einer klar erkennbaren Eröffnung einer der Nasennebenhöhlen (Stirnhöhle, Siebbein, Kieferhöhle),
9. schwere Blutungen aus der Nase, die nicht mit den üblichen allgemeinärztlichen oder chirurgischen Mitteln zu stillen sind,
10. Pfählungsverletzungen des weichen Gaumens in der Mandelgegend, der Rachenhinterwand bzw. des Nasen-Rachen-Raumes,
11. Prellungen (Kontusionen) und Frakturen des Kehlkopfes,
12. Verletzungen, die mit einer Eröffnung des Kehlkopfes einhergehen,
13. schwere Verletzungen der Nase, des Nasenrachenraumes, des tiefen Rachens und des Kehlkopfes.

b) Mitverletzungen, die eine Hals-Nasen-Ohren-fachärztliche konsiliarische Untersuchung und gegebenenfalls Mitbehandlung erforderlich machen.

Schwere Verletzungen des Hirnschädels, Kontusionen und Frakturen, v. a. der Schädelbasis, aber auch des Schädeldaches, auch wenn keine Blutung aus der Nase, dem Nasenrachenraum, dem Ohr oder kein Liquorabfluß aus diesen Organen erkennbar ist.

Schwere Verletzungen des Gesichtsschädels bei bestehendem Verdacht auf Mitbeteiligung der Nasenhaupt- oder einer der Nasennebenhöhlen.

H-Arzt-Verfahren

An der Durchführung der Besonderen Heilbehandlung sind – unbeschadet der Bestimmungen über das Durchgangsarztverfahren, das Beratungsfacharztverfahren und das besondere Verfahren bei Augen- und Hals-, Nasen- und Ohrenverletzungen – hinsichtlich der von ihnen in Behandlung genommenen Unfallverletzten die Ärzte zu beteiligen, die dazu fachlich befähigt, entsprechend ausgestattet und zur Übernahme der damit verbundenen Pflichten bereit sind. H-Ärzte werden von einem Ausschuß, der für jeden Bereich einer kassenärztlichen Vereinigung gebildet wird, an der Besonderen Heilbehandlung beteiligt. Die fachliche Befähigung liegt vor, wenn der Arzt besondere Kenntnisse und Erfahrungen auf dem gesamten, die Behandlung von Unfallverletzungen umfassenden Gebiet besitzt. Näheres über die fachliche Befähigung, über die Ausstattung der Praxis des Arztes, der sich an der Heilbehandlung Unfallverletzter beteiligen will, sowie über die Pflichten, zu deren Übernahme er sich bereit erklären muß, sind in den „Richtlinien für die Beteiligung von Ärzten an der Heilbehandlung Unfallverletzter" festgelegt.

Berufsgenossenschaftliche stationäre Weiterbehandlung (BGSW)

Nach der Konzeption der berufsgenossenschaftlichen stationären Weiterbehandlung soll entsprechend dem Grundsatz „Rehabilitation in einer Hand" die umfassende unfallmedizinische Versorgung auch weiterhin in eigenen Kliniken oder Sonderstationen sowie in zum Verletzungsartenverfahren zugelassenen Krankenhäusern erfolgen.

Nur ausnahmsweise soll für den Bereich der Weiterführung der stationären Behandlung eine Spezialklinik in Anspruch genommen werden. Dies ist der Fall, wenn es medizinisch geboten ist, oder wegen der Aufnahme von Frischverletzten der frühmobilisierte Unfallverletzte ansonsten wegen Überbelegung in eine nichtlegitimierte Einrichtung verlegt würde. Die berufsgenossenschaftliche stationäre Weiterbehandlung in einer Spezialklinik ist in erster Linie vorgesehen bei den folgenden Verletzungsgruppen:
- Verletzungen des Stütz- und Bewegungsapparates,
- Schädel-Hirn-Verletzungen,
- periphere Nervenverletzungen.

Die Verletzten müssen rehabilitationsfähig und frühmobilisiert sein. Sie müssen in der Lage sein, ohne fremde Hilfe zu essen, sich zu waschen, sich anzuziehen und sich auf Stationsebene zu bewegen. Die Auswahl der Fälle soll der Durchgangsarzt bzw. der Chefarzt eines Krankenhauses treffen. Er hat auch den Zeitpunkt der Verlegung, die Dauer der Weiterbehandlung und die weiterbehandelnde Klinik nach den Vorgaben der Unfallversicherungsträger zu bestimmen.

Pflege

Pflege ist dem Verletzten zu gewähren, solange dieser infolge des Versicherungsfalls so hilflos ist, daß er für die gewöhnlichen oder regelmäßig wiederkehrenden Verrichtungen im Ablauf des täglichen Lebens in erheblichem Umfange der Hilfe anderer bedarf (§ 44 Abs. 1 SGB VII). Die Pflege besteht entweder in der Gestellung der erforderlichen Hilfe und Wartung durch Krankenpfleger, Krankenschwestern oder auf andere geeignete Weise (Hauspflege) oder in der Gewährung von Unterhalt und Pflege in einer geeigneten Einrichtung (Heimpflege). Statt der Pflege kann ein Pflegegeld gewährt werden. Übersteigen die Aufwendungen für fremde Wartung und Pflege den Betrag des Pflegegeldes, so kann es angemessen erhöht werden. Umfang und Art der Hauspflege richten sich nach dem Ausmaß der Hilflosigkeit und den häuslichen Verhältnissen des Verletzten. Auf die Gewährung der Rente hat die Pflege keinen Einfluß. Die Rente ist unabhängig von der Hauspflege oder dem Pflegegeld zu gewähren.

Berufshilfe

Die Berufshilfe, welche die Unfallversicherungsträger dem Unfallverletzten gewähren, umfaßt

1. Maßnahmen zur Wiedergewinnung der Fähigkeit, den bisherigen oder einen nach Möglichkeit gleichwertigen Beruf oder eine entsprechende Erwerbstätigkeit auszuüben,
2. Ausbildung für einen anderen zumutbaren Beruf oder eine andere zumutbare Erwerbstätigkeit,
3. Hilfe zur Erhaltung oder Erlangung einer zumutbaren, nach Möglichkeit gleichwertigen Arbeitsstelle,
4. nachgehende Maßnahmen.

Die Berufshilfe wird im engen Zusammenhang mit der Heilbehandlung in allen Fällen durchgeführt, in denen die Berufshilfe nach Art der Verletzung angezeigt erscheint; sie soll den durch die Heilbehandlung erzielten Heilerfolg für die Wiederaufnahme der beruflichen Tätigkeit des Verletzten wirtschaftlich ausnutzen und verwerten. Dabei ist es besonders wichtig, die Berufshilfe von vornherein so auszurichten, daß als Enderfolg eine Unterbringung im Arbeitsprozeß eintritt, die die Aufrechterhaltung des gesamten früheren Lebensstandards des Verletzten gewährleistet. Die Berufshilfe soll nicht nur jede irgendwie noch nutzbare Arbeitskraft dem Wirtschaftsleben erhalten, sondern auch dahin wirken, daß der Verletzte an geeigneter Stelle so nutzbringend wie möglich eingesetzt wird. In befriedigender Weise kann diese Aufgabe nur gelöst werden, wenn die Berufshilfe von vornherein bei der Heilbehandlung mit ins Auge gefaßt und mit dieser rechtzeitig und planmäßig durchgeführt wird. Die Berufshilfe einschließlich der nachgehenden Maßnahmen ist regelmäßig im engen Zusammenwirken des berufsgenossenschaftlichen Berufshelfers, des Arztes, des technischen Aufsichtsbeamten der Berufsgenossenschaft mit dem Verletzten selbst erfolgreich. Der Arzt wird besonders bei Prüfung der Frage, in welchem Umfang und an welchem Platz der körperliche Zustand des Verletzten seinen Wiedereinsatz gestattet, maßgeblich eingeschaltet.

Geldleistungen

Verletztengeld

Solange der Verletzte infolge des Arbeitsunfalls arbeitsunfähig im Sinne der Krankenversicherung ist oder wegen einer Maßnahme der Heilbehandlung eine ganztägige Erwerbstätigkeit nicht ausüben kann (§ 45 Abs. 1 Nr. 1 SGB VII) und vorher einen Anspruch auf Entgelt oder einer Ersatzleistung hatte (§ 45 Abs. 1 Nr. 2 SGB VII), hat er Anspruch auf Verletztengeld.

Arbeitsunfähigkeit liegt vor, wenn der Versicherte überhaupt nicht oder nur auf die Gefahr hin, seinen Zustand zu verschlimmern, fähig ist, seiner bisher ausgeübten Erwerbstätigkeit nachzugehen. Die Arbeitsunfähigkeit ist ein Rechtsbegriff, dessen medizinische Voraussetzungen der Arzt lediglich festzustellen hat. Es ist Sache des Versicherungsträgers Feststellungen zu treffen, ob die objektiven medizinischen Befunde den Rechtsbegriff der Arbeitsunfähigkeit ausfüllen. Das Attest mit der ärztlichen Feststellung der Arbeitsunfähigkeit hat daher lediglich die Bedeutung eines medizinischen Gutachtens, das die Grundlage für den über den Verletztengeldbezug zu erteilenden Verwaltungsakt des Versicherungsträgers bildet.

Das Verletztengeld wird von dem Tage an gewährt, ab dem die Arbeitsunfähigkeit ärztlich festgestellt wird, oder mit dem Tag des Beginns einer Heilbehandlungsmaßnahme, die den Versicherten an der Ausübung einer ganztägigen Erwerbstätigkeit hindert (§ 46 Abs. 1 SGB VII). Es beträgt in der Regel 80 v. H. des wegen der Arbeitsunfähigkeit entgangenen regelmäßigen Entgelts (sog. Regelentgelt), jedoch nicht mehr als das regelmäßige Nettoarbeitsentgelt.

Übergangsgeld

Während der Maßnahme der Berufshilfe erhält der Verletzte Übergangsgeld, wenn er arbeitsunfähig im Sinne der Krankenversicherung ist oder wegen der Teilnahme an der Maßnahme gehindert ist, eine ganztägige Erwerbstätigkeit auszuüben. Die Höhe des Übergangsgeldes regelt § 51 SGB VII; diese Vorschrift knüpft an unterschiedliche Fallgestaltungen unterschiedliche Beträge. Während des Bezuges von Übergangsgeld kann bereits Rente gewährt werden.

Verbleibt als Unfallfolge eine rentenberechtigte Minderung der Erwerbsfähigkeit über die 26. Woche nach dem Versicherungsfall hinaus, so besteht ein Anspruch auf Rente

1. wenn der Anspruch auf Verletztengeld endet oder
2. der Versicherungsfall eingetreten ist, wenn kein Anspruch auf Verletztengeld enstanden ist (§ 72 Abs. 1 SGB VII).

Die Minderung der Erwerbsfähigkeit muß wenigstens 1/5 (20 v. H.) entweder durch die Folgen des Versicherungsfalls allein oder durch mehrere Versicherungsfälle betragen (§ 56 Abs. 1 S. 1 und 2 SGB VII). Den Versicherungsfällen stehen dabei gleich Unfälle oder Entschädigungsfälle nach den Beamtengesetzen, dem Bundesversorgungsgesetz, dem Soldatenversorgungsgesetz, dem Gesetz über den zivilen Ersatzdienst, dem Gesetz über die Abgeltung von Besatzungsschäden, dem Häftlingshilfegesetz und den entsprechenden Gesetzen, die Entschädigung für Unfälle oder Beschädigung gewähren. Hat der Verletzte infolge des Arbeitsunfalls seine Erwerbsfähigkeit verloren, so erhält er die Vollrente. Diese beträgt 2/3 des Jahresarbeitsverdienstes. Im anderen Fall erhält er als Teilrente den Teil der Vollrente, der dem Grad der Minderung seiner Erwerbsfähigkeit entspricht.

Die Höhe der Verletztenrente richtet sich nach dem Einkommen des Versicherten im Jahre vor dem Arbeitsunfall (sog. Jahresarbeitsverdienst). Dieser beträgt mindestens 60 v. H. bei Personen, die das 18. Lebensjahr vollendet haben, bzw. 40 v. H. bei Personen, die das 18. Lebensjahr nicht vollendet haben, der im Zeitpunkt des Arbeitsunfalls maßgebenden sog. Bezugsgröße (§ 85 SGB VII). Diese wird alljährlich durch das Bundesministerium für Arbeit bekanntgegeben.

Erleiden Kinder während des Besuchs von Kindergärten oder Schüler während des Besuchs allgemeinbildender Schulen einen Arbeitsunfall, so gilt als Jahresarbeitsverdienst bis zur Vollendung des 6. Lebensjahres 25 v. H., bis zur Vollendung des 15. Lebensjahres 33 1/3 v. H. der Bezugsgröße.

Der Höchstbetrag des Jahresarbeitsverdienstes beträgt das Zweifache der im Zeitpunkt des Versicherungsfalls maßgebenden Bezugsgröße (§ 85 Abs. 2 SGB VII), sofern nicht die Satzung eines Unfallversicherungsträgers einen höheren Betrag bestimmt. Davon haben alle Unfallversicherungsträger Gebrauch gemacht.

Rente als vorläufige Entschädigung – Rente auf unbestimmte Zeit

Die Rente als vorläufige Entschädigung überbrückt einen Schwebezustand, die Rente auf unbestimmte Zeit setzt einen eingetretenen Beharrungszustand voraus.

Eine Rente als vorläufige Entschädigung wird während der ersten 3 Jahre nach dem Versicherungsfall festgestellt, da sich während dieses Zeitraumes die Folgen meist in kurzen Zeitabständen ändern. Nach Eintritt einer wesentlichen Änderung der Verhältnisse, die für die vorausgegangene Feststellung maßgebend gewesen sind, kann eine neue – wiederum vorläufige – Rente beschlossen werden.

Haben sich die durch Unfall geschaffenen Verhältnisse soweit gefestigt, daß die voraussichtlich dauernden Folgen des Unfalls ausreichend überschaubar sind, kann innerhalb der Dreijahresfrist die Rente als vorläufige Entschädigung jederzeit in eine (niedrigere oder höhere) Rente auf unbestimmte Zeit übergeleitet werden. Dabei ist der Unfallversicherungsträger von der vorausgegangenen MdE-Feststellung der vorläufigen Rente weitgehend unabhängig. Die Verhältnisse müssen sich nicht geändert haben, ein Hinweis im Gutachten ist daher entbehrlich. Die Grundlagen der Rentenberechnung (Jahresarbeitsverdienst) sowie die Anerkennung des Versicherungsfalls selbst und seiner Folgen binden jedoch den UV-Träger (§ 62 Abs. 2 S. 2 SGB VII).

Entschädigung von Hinterbliebenen

Die Entschädigung der Hinterbliebenen richtet sich bei Versicherungsfällen mit tödlichem Ausgang ebenfalls nach dem Jahresarbeitsverdienst des Versicherten im Jahre vor dem Versicherungsfall. Anspruchsberechtigt sind neben dem hinterbliebenen Ehegatten Kinder, die in dem Haushalt des Verstorbenen aufgenommenen Stiefkinder, Pflegekinder, Enkel und Geschwister, die im Haushalt aufgenommen oder überwiegend unterhalten wurden, und unter bestimmten Voraussetzungen auch der frühere Ehegatte sowie die Eltern des Verstorbenen (§ 62ff. SGB VII).

Die gesamte Entschädigung darf 4/5 des Jahresarbeitsverdienstes nicht überschreiten.

Abfindungen

Der Anspruch auf Verletztenrente und der Anspruch auf Witwer- bzw. Witwenrente können vom Unfallversicherungsträger abgefunden werden. Das Gesetz sieht für solche Abfindungen mehrere Möglichkeiten vor. Für die Entscheidung über eine Abfindung ist auch das ärztliche Gutachten von Bedeutung.

Beträgt die Rente weniger als 40% der Vollrente, so kann der Unfallversicherungsträger die Rente auf Antrag des Verletzten mit einem dem Kapitalwert seiner Rente entsprechenden Betrag abfinden (§ 76 SGB VII). Die Berechnung des Abfindungskapitals ist durch Rechtsverordnung geregelt. Trotz der Abfindung ist ein weiterer Rentenanspruch insoweit begründet, als sich die Folgen des Versicherungsfalls nachträglich wesentlich verschlimmern.

Für Renten ab 40% der Vollrente oder mehr kann auf Antrag des Verletzten ebenfalls eine Kapitalabfindung gewährt werden (§ 8ff. SGB VII). Sie umfaßt die Rente bis zur Hälfte und ist auf einen Zeitraum von 10 Jahren beschränkt.

Bei Wiederverheiratung einer Witwe oder eines Witwers wird das 24fache des Betrages, der als Witwenrente oder Witwerrente in den letzten 12 Monaten vor dem Wegfall der Rente wegen Wiederverheiratung im Monatsdurchschnitt gezahlt worden ist, als Abfindung gewährt (§ 80 SGB VII).

Der Anspruch auf Heilbehandlung und Berufshilfe erlöscht bei einer Abfindung nicht.

Gesamtvergütung

Renten als vorläufige Entschädigung können durch Gewährung einer sog. Gesamtvergütung in Höhe des voraussichtlichen Rentenaufwandes abgefunden werden, wenn die Heilbehandlung abgeschlossen ist (§ 75 SGB VII). Der Gutachter muß dabei aufgrund allgemeiner Erfahrung und unter Berücksichtigung der besonderen Verhältnisse des Einzelfalles die Rente als vorläufige Entschädigung schätzen. Zum Beispiel wird der Speichenbruch an typischer Stelle bei einem jungen Menschen erfahrungsgemäß ein halbes Jahr nach Abschluß der Heilbehandlung keine Beschwerden mehr verursachen. Es kann eine Gesamtvergütung über einen 6monatigen Rentenaufwand gewährt werden. Mit der Gesamtvergütung wird erreicht, beim Verletzten Rentenvorstellungen zu vermeiden. Zudem bleiben Nachuntersuchung und weitere Verwaltungsarbeit erspart. An diese Leistungsform der Gesamtvergütung sollte der Gutachter in geeigneten Fällen denken und die voraussichtliche Minderung der Erwerbsfähigkeit bis zum Ablauf des 3. Jahres nach dem Unfall im einzelnen angeben.

Dem Verletzten erwächst kein Nachteil, da er ja nach Ablauf des Zeitraumes, für den die Gesamtvergütung bestimmt war, die Weitergewährung der Rente begehren kann. Des Nachweises einer wesentlichen Verschlimmerung bedarf es nicht.

Minderung der Erwerbsfähigkeit

Jedem Versicherten bieten sich in Abhängigkeit von seinem individuellen Gesundheitszustand, insbesondere seinem körperlichen und geistigen Leistungsvermögen, seinen Kenntnissen und Fertigkeiten, seinem Wissen und seiner Erfahrung bestimmte Arbeitsgelegenheiten im gesamten Bereich des Erwerbslebens. Neben den Umständen des Einzelfalles sind die allgemeinen Lebensverhältnisse sowie die sozialen und wirtschaftlichen Gegebenheiten auf dem gewerblichen Sektor, im öffentlichen und privatwirtschaftlichen Verwaltungsbereich zu berücksichtigen. Wird diese individuelle „Befähigung zur üblichen, auf Erwerb gerichteten Arbeit und deren Ausnutzung im wirtschaftlichen Leben" durch einen Arbeitsunfall oder eine Berufskrankheit beeinträchtigt, wird als Entschädigung Versichertenrente gewährt, deren Zweck im „Ausgleich des wirtschaftlichen Schadens" gesehen wird.

Die rechnerisch mit 100% anzusetzende Erwerbsfähigkeit stellt vor dem Unfall den Beziehungswert dar, dem das nach dem Versicherungsfall verbliebene Ausmaß seiner Erwerbsfähigkeit als Vergleichwert gegenübergestellt werden muß. Die Differenz beider Werte ergibt die Minderung der Erwerbsfähigkeit. Angeknüpft wird damit an die individuelle Erwerbsfähigkeit des Versicherten vor dem Versicherungsfall und nicht an die Erwerbsfähigkeit einer „Durchschnittsperson". Es geht um das Ausmaß einer bestimmten Schädigung und nicht um den Gesamtzustand an Ausfallerscheinungen.

Üblicherweise werden Stufen angegeben, die durch die Zahl 10 oder 5 (außer 33⅓, 66⅔) teilbar sind. Damit wird ausgedrückt, inwieweit der Verletzte – im Verhältnis zu seiner mit 100 anzusetzenden Erwerbsfähigkeit vor dem

Unfall – in der wirtschaftlich nutzbringenden Verwertung seiner Arbeitskraft prozentual (also nicht auf die konkreten Verdienstverhältnisse des Einzelfalles bezogen) eingeschränkt ist. Es ist daher zu ermitteln, welche Arbeiten der Verletzte nach seinen Kenntnissen und Fähigkeiten vor dem Versicherungsfall auf dem gesamten Gebiet des wirtschaftlichen Lebens leisten und welche Tätigkeiten er nach dem Versicherungsfall bei seinem nun vorliegenden Gesundheitsschaden verrichten kann. Arbeitsmöglichkeiten, die den Versicherten wegen seines Gesundheitszustandes bereits vor dem Versicherungsfall verschlossen waren, sind nicht zu berücksichtigen. War der Verletzte schon vor dem Versicherungsfall völlig erwerbsunfähig (dauernder Verlust der Fähigkeit, einen irgendwie nennenswerten Verdienst zu erlangen), kann eine weitergehende Minderung der Erwerbsfähigkeit darüber hinaus nicht eintreten und damit auch keine Rentengewährung aus Anlaß des neuen Versicherungsfalls.

Schätzung

Die Rentenbegutachtung ist im Kern eine Funktionsbegutachtung, die unter medizinischen, juristischen, sozialen und wirtschaftlichen Gesichtspunkten erfolgt.

Zunächst ist festzustellen, welche Funktionen, die für die Leistungsfähigkeit im Erwerbsleben bedeutsam sein können, durch die anerkannten Unfallfolgen beeinträchtigt werden und in welchem Ausmaß das eingetreten ist.

Danach ist zu ermitteln, inwieweit die festgestellten Funktionseinbußen den Leistungsanforderungen im gesamten Erwerbsleben nicht gerecht werden. Da praktisch nicht alle Erwerbstätigkeiten berücksichtigt werden können, ist es vertretbar, sie auf gängige Anforderungen zu beschränken.

Schließlich ist zu berücksichtigen, welchen Anteil die Tätigkeiten, mit dem die nicht mehr erfüllbaren Anforderungen verbunden sind, am gesamten Erwerbsleben haben, d. h. wie häufig sie im Verhältnis zu anderen vorkommen.

Der Schätzung ist naturgemäß eine gewisse Schwankungsbreite eigen. Dies gilt sowohl hinsichtlich der Bewertung der Funktionsausfälle selbst als auch im Hinblick auf die weitergehende Frage, inwieweit der Verletzte auf dem gesamten Gebiet des Erwerbslebens eingeschränkt ist. Sind die Schätzungsgrundlagen richtig ermittelt und alle wesentlichen Umstände hinreichend und sachgerecht gewürdigt und ist die Gesundheitsstörung insbesondere nicht strittig, dürfen Rechtsmittelinstanzen insoweit nicht um 5% abweichen.

Für das Bemessen der MdE haben sich für eine vereinfachte Beurteilung seit langem Grundlagen gebildet, die im Schrifttum zusammengefaßt sind. Funktionseinbußen, für die solche Anhaltspunkte fehlen, werden entsprechend den ihnen ähnlichen, für die bereits MdE-Werte veröffentlicht sind, eingestuft. Die jahrzehntelange Übung und Anerkennung der Erfahrungswerte hat eine eigene rechtliche Qualität erlangt.

Die Erfahrungswerte zum Bemessen der MdE gehen nicht auf Analysen des durch die entgangene Erwerbsmöglichkeit typischerweise entstandenen wirtschaftlichen Schadens zurück, sondern sie sind abstrakte Schätzungen. Die Abstufungen und Gradbezeichnungen erfolgen in erster Linie aus dem Vergleich aller einzelnen Erscheinungen innerhalb des Gesamtsystems der Schadensbewertung. Werden diese wiederkehrend von Gutachten, Unfallversicherungsträgern und Gerichten bestätigt, erweisen sie sich als wirklichkeits- und maßgerecht und verdichten sich zu Erfahrungswerten. Da diese Grundsätze insbesondere eine weitgehende Gleichbehandlung aller Verletzten ebnen, sind sie zu beachten. Dabei handelt es sich nicht um Mindestsätze. Die Anwendung kann weder zwingend noch schematisch erfolgen. Da jedoch Abweichungen von 5% noch innerhalb der, einer Schätzung eigenen, Schwankungsbreite liegen, sind solche eingehend im Gutachten zu begründen.

Gesamt-MdE

Eine MdE unter 10% gilt als nicht meßbar. Deshalb dürfen MdE-Sätze unter diesem Wert aufgrund eines Versicherungsfalls nicht addiert werden. Hat ein Versicherungsfall Schäden an mehreren Körperteilen gebracht, so ist die MdE im ganzen zu würdigen. Das schematische Zusammenrechnen der für die einzelnen Körperschäden in Ansatz gebrachten Sätze verbietet sich auch, wenn die Folgen des Versicherungsfalls sich nicht überschneiden. Entscheidend ist allein eine „Gesamtschau" der „Gesamteinwirkung" aller einzelnen Schäden auf die Erwerbsfähigkeit. Dabei wird der Grad der MdE in aller Regel niedriger als die Summe der Einzelschädigungen sein.

Heilt eine der mitberenteten Folgen des Versicherungsfalls aus, so darf die zurückbleibende MdE gleichfalls nicht durch einen rechnerischen Abzug des Hundertsatzes für die ausgeheilten Schäden bemessen werden. Der Gesamtzustand ist wiederum zu würdigen.

Bei aufeinanderfolgenden Versicherungsfällen ist keine Gesamt-MdE zu bilden, auch wenn sie dasselbe Körperglied betreffen und derselbe Unfallversicherungsträger zuständig ist. Vielmehr ist die MdE für jeden Versicherungsfall – ggf. unter Berücksichtigung der Folgen des vorangegangenen Versicherungsfalls als Vorschaden – festzusetzen.

Vorschaden

Die individuelle Erwerbsfähigkeit vor dem Versicherungsfall kann durch bestehende Erkrankungen, Alters- und Verbrauchserscheinungen, angeborene oder durch Unfall bzw. Versorgungsleiden erworbene Behinderungen gemindert sein. Der Vorschaden ist somit eine unfallunabhängige Gesundheitsstörung, die klinisch manifest ist oder Beschwerden bereitet. Während die Frage nach der Schadensanlage jene nach dem Kausalzusammenhang beinhaltet, handelt es sich beim Vorschaden um eine Frage der MdE-Einschätzung.

Auch bei Vorschäden an denselben Gliedmaßen oder dem selben Organ können sich die Funktionsstörungen aus Vorschaden und Unfallschaden überschneiden.

Der Gutachter muß angeben, ob ein organbezogener Vorschaden besteht, in welcher Weise dieser die Unfallfolgen bzw. die Berufskrankheit beeinflußt und wie die MdE einzuschätzen ist.

Im Vergleich zum „Normalfall" (kein Vorschaden) erhöht sich die MdE, wenn die Unfallfolgen aufgrund des Vorschadens den Versicherten erheblich stärker treffen als einen Gesunden, z. B. Verlust des zweiten Armes bei einem Einarmigen: Der zweite Arm hat durch die verbliebene Restfunktion eine „Wertsteigerung" erfahren.

Hat der Unfall einen Vorschaden am gleichen Organ „gewissermaßen" eingeholt, ist klarzustellen, inwieweit bereits eine Funktionsbeeinträchtigung bestand und diese sodann durch den Unfall weiter gelitten hat. Bestand schon vorher eine verminderte Gebrauchsfähigkeit, ist der auszugleichende Nachteil geringer.

Die bisweilen aus Gründen der Rechtssicherheit empfohlene rechnerische Ermittlung der MdE ist abzulehnen, denn die individuelle Beeinträchtigung kann von einer rechnerischen Bewertung nach oben oder unten abweichen; zudem ist die Verwertbarkeit auf dem allgemeinen Arbeitsmarkt keine rechnerische Größe, sondern ein vielfältiger Bewertungsvorgang, der insbesondere auf medizinischen Erkenntnissen und Erfahrung beruht.

Besonderes berufliches Betroffensein

Beim Bemessen der MdE sind Nachteile zu berücksichtigen, die der Verletzte dadurch erleidet, daß er bestimmte, von ihm erworbene berufliche Kenntnisse und Erfahrungen infolge des Unfalls nicht mehr oder nur noch in vermindertem Umfang nutzen kann, soweit sie nicht durch sonstige zumutbare Fähigkeiten ausgeglichen werden (§ 56 Abs. 2 S. 3 SGB VII).

Der Gesetzgeber wollte keine Aufteilung in eine allgemeine und besondere MdE. Auch wird nicht der Grundsatz der abstrakten Schadensberechnung eingeschränkt; ausfallende Verdienstmöglichkeiten bleiben unbeachtet. Vielmehr können individuelle, besondere Verhältnisse des Verletzten berücksichtigt und dabei unbillige Härten im Einzelfall vermieden werden.

Nach inzwischen gefestigter Auffassung in Rechtsprechung und Literatur ist davon auszugehen, daß die Annahme einer besonderen beruflichen Betroffenheit, die sich in einer Höherbewertung der MdE ausdrückt, nur vertretbar ist, wenn der Verletzte einen Spezialberuf ausgeübt hat, diesen aufgeben mußte und für ihn wegen seines Alters oder seiner vielen Berufsjahre usw. eine Verweisung auf den allgemeinen Arbeitsmarkt eine unbillige Härte bedeuten würde.

Bei Vorliegen solcher Voraussetzungen ist eine Erhöhung der MdE von 10–20% zu erwägen.

MdE bei Schülern

Der in der gesetzlichen Unfallversicherung verwendete Begriff der MdE gilt uneingeschränkt für die Schülerunfallversicherung. Auch bei Jugendlichen ist die MdE grundsätzlich abstrakt, entsprechend der durch den Unfall bedingten Beeinträchtigung im Erwerbsleben einzuschätzen. Maßgebend ist nicht die konkrete Beeinträchtigung in einer bisher ausgeübten Tätigkeit, zu berücksichtigen ist vielmehr der Unterschied der vor und nach dem Unfall bestehenden Arbeitsmöglichkeiten im gesamten Bereich des Erwerbslebens (§ 56 Abs. 2 S. 2 SGB VII).

Bei Kindern, Schülern und Studenten, die am Erwerbsleben nicht teilnehmen, läßt sich eine Beziehung zu dem in der Rechtsprechung der gesetzlichen Unfallversicherung herausgebildeten Begriff der MdE nicht ohne weiteres herleiten. Der verletzte Schüler ist so zu stellen, als ob er z. Z. des Unfalls bereits dem allgemeinen Arbeitsmarkt zur Verfügung gestanden hätte. Bei der Beurteilung der Unfallfolgen ist davon auszugehen, wie sich die erlittene Verletzung bei der Beschäftigung Erwachsener auf dem Gebiet des allgemeinen Arbeitsmarktes auswirken würde.

Die Rentengewährung beginnt bei ihnen in der Regel am Tag nach dem Versicherungsfall, da Kinder, Schüler und Studenten nicht arbeitsunfähig werden: Die versicherte Tätigkeit (Besuch eines Kindergartens bzw. einer Schule) ist nicht als Arbeit anzusehen, da diese vor dem Eintritt in das Erwerbsleben steht. Begriffe, wie Schul-, Spiel- oder Ausbildungsunfähigkeit sind abzulehnen.

Etwas anderes gilt bei der Beurteilung der Arbeitsunfähigkeit eines bei einem Ferienjob verunglückten Schülers, der solange arbeitsunfähig ist, wie er infolge der Unfallfolgen außerstande ist, die unfallbringende entgeltliche Tätigkeit – etwa neben der Schule oder in den Ferien – auszuüben.

MdE-Bemessung bei der Nachuntersuchung

Auf eine besondere gründliche und erschöpfende gutachterliche Äußerung ist der Leistungsträger angewiesen, wenn die Rentenhöhe im Wege der Nachuntersuchung zu überprüfen ist. Die Feststellung einer wesentlichen Änderung erfordert einen Vergleich zwischen den Verhältnissen im Zeitpunkt der letzten rechtsverbindlich gewordenen Feststellung und dem Zustand bei der Neufeststellung.

Als Vergleichsgutachten ist daher stets das Gutachten heranzuziehen, das dem letzten bindenden Entschädigungsbescheid zugrunde lag, nicht etwa das letzte in den Akten enthaltene Gutachten.

Wird ein Rentenentziehungs- oder Rentenherabsetzungsbescheid durch Urteil aufgehoben, ist zum Vergleich der Befunde das Gutachten zu verwerten, das für die letzte Rentenfeststellung eingeholt wurde.

Verpflichtet sich der Unfallversicherungsträger durch Anerkenntnis oder Vergleich zur Weiterzahlung der Rente in bisheriger Höhe, so sind nicht die Verhältnisse z. Z. des Gerichtsverfahrens maßgebend, sondern die, welche z. Z. der nunmehr wieder hergestellten letzten Rentenfeststellung bestanden haben. Nur wenn im Verfahren eine Neufeststellung der Unfallfolgen und der MdE erfolgte, ist das im Gerichtsverfahren eingeholte Gutachten maßgebend.

Ist eine Änderung der Verhältnisse gegenüber der bisherigen Feststellung eingetreten, so ist vom Gutachter zu beurteilen, in welchem Ausmaß sich die bisher als unfallbedingt betrachtete MdE durch die Änderung vermindert oder erhöht hat. Rechtlich wesentlich ist dabei in der Regel allein eine Änderung von mehr als 5%, die mehr als 3 Monate andauert (§ 73 Abs. 3 SGB VII).

Eine Bewertung unabhängig von der bisherigen Feststellung ist zulässig. War die im letzten bindenden Bescheid festgestellte MdE zu hoch oder zu niedrig, darf ebenfalls über den Grad der Änderung hinaus die Rente berichtigt werden. Der Unfallversicherungsträger muß infolge der Besitzstandswahrung dem Versicherten jedoch mindestens die bisherige Rentenhöhe weiterhin belassen (§ 48 Abs. 3 SGB X). Wurde beispielsweise die MdE mit 40 v. H. festgestellt und verschlimmern sich die Unfallfolgen um 20 v. H., so ist die bisherige Rente weiterzuzahlen, wenn eine erneute Überprüfung ergibt, daß die MdE seinerzeit nur 10 v. H. betrug. Wird eine Rente auf der Grundlage einer MdE von 20% gewährt und wird bei einer Nachuntersuchung festgestellt, daß die Krankheitserscheinungen zu Unrecht dem Unfall zugeschrieben werden, so muß infolge der Besitzstandswahrung die Rente dem Versicherten belassen werden. Eine Ausnahme gilt nur, wenn der Betroffene den Rentenbescheid durch falsche Angaben u. ä. erschlichen hatte.

Nachschaden

Wenngleich die Kompensationsfähigkeit des menschlichen Körpers vor und nach dem Unfall beeinträchtigt sein kann, ist rechtlich allein die relevant, die bei Eintritt des Versicherungsfalles (Vorschaden) vorgelegen hat. Durch den Nachschaden erfolgt somit keine Änderung der MdE.

Das Unfallereignis stellt den letzten Abschnitt einer für die Unfallversicherung relevanten Kausalreihe dar. Da die schädigenden Folgen und ihr jeweiliges Ausmaß nicht von der gesundheitlichen Schädigung losgelöst sind, kann grundsätzlich nur die weitere Entwicklung der eigentlichen Unfallfolgen (Verschlimmerung, Besserung, mittelbare Folgen) selbst eine Änderung der MdE bewirken. Eine Veränderung in dem sonstigen Gesundheitszustand und eine Verschlimmerung der Unfallfolgen durch neue, selbständige Einwirkungen sind dazu nicht in der Lage. Zwar vermögen im Gefolge weiterer schädigungsunabhängiger Entwicklungen auch die anerkannten Schädigungsfolgen sich stärker auszuwirken als z. Z. des Unfallereignisses. Der aufgrund der Kausalitätstheorie des Rechts der gesetzlichen Unfallversicherung vorgenommene zeitliche Einschnitt nach Abschluß des Unfallgeschehens verbietet jedoch jegliche Berücksichtigung nachträglicher Folgen, die nicht „durch" den Unfall herbeigeführt wurden. Diese „Nachschadentheorie" entspricht einer langen – ungebrochenen – höchstrichterlichen Spruchpraxis. Trotz Kritik – insbesondere beim Verlust des zweiten Auges als Nachschaden – wurde sie ständig fortgeführt. Sie findet ihre Rechtfertigung in der haftungsbezogenen Funktion der Kausalitätslehre: Weil einerseits infolge des Alles- oder-Nichts-Prinzips der Unfallversicherung ggf. nur die volle Entschädigung für den Gesundheitszustand in Betracht kommt, muß andererseits die Haftung auf unfallabhängige Schäden begrenzt bleiben.

Mitwirkung des Verletzten

Der Erfolg berufsgenossenschaftlicher Heilverfahrensmaßnahmen, namentlich der Erfolg der Nachbehandlung, hängt mit davon ab, ob der Verletzte die ärztlichen Maßnahmen unterstützt und die Anordnungen der Berufsgenossenschaft im Heilverfahren befolgt. Entzieht sich ein Verletzter ohne triftigen Grund einer mitwirkungspflichtigen Maßnahme der Heilbehandlung, so können ihm die Leistungen ganz oder teilweise versagt werden, wenn er auf diese Folgen vorher schriftlich hingewiesen worden ist. Nicht mitwirkungspflichtig ist eine Maßnahme der Heilbehandlung, die mit einer Gefahr für Leben und Gesundheit des Verletzten, mit erheblichen Schmerzen verbunden ist oder einen erheblichen Eingriff in die körperliche Unversehrtheit bedeutet.

Die Beurteilung erfolgt individuell unter sorgfältiger Interessenabwägung. Auch der persönliche Bereich, Umstände seelischer, familiärer und sozialer Art sind zu berücksichtigen.

Die Frage, ob im Einzelfall ein Schaden für Leben oder Gesundheit nicht mit hoher Wahrscheinlichkeit ausgeschlossen werden kann, ist nach dem Stand der ärztlichen Wissenschaft aufgrund des allgemeinen Gesundheitszustandes und der physischen Verfassung zu beantworten. Keine Gefahr besteht, wenn mögliche Komplikationen ohne besondere Schwierigkeiten und ohne Gesundheitsschäden zu hinterlassen, abwendbar sind. Atypische, d. h. nicht voraussehbare Gefahren, die sich aus bekannten, aber nur ausnahmsweise in Erscheinung tretenden Ereignissen herleiten, müssen außer Betracht bleiben.

Auch ein gewisses Maß an Schmerzen muß in Kauf genommen werden. Nur beträchtliche, nachhaltige Reizungen des Schmerzempfindens rechtfertigen das Ablehnen. Dabei kommt es sowohl auf das Ausmaß und die Dauer der Schmerzen als auch auf die persönliche Schmerzempfindlichkeit an. Zu beachten ist dabei, inwieweit Schmerzen medikamentös gemildert werden können.

Ein erheblicher Eingriff in die körperliche Unversehrtheit liegt insbesondere vor, wenn die Substanz des Körpers – etwa durch Operationen – verändert wird, oder bei Beeinträchtigungen der Funktionsfähigkeit des Körpers, z. B. durch Unfruchtbarkeit und dauernde Schmerzen. Änderungen des äußeren Erscheinungsbildes, Beruf und Lebensumstände des Betroffenen sind in die Wertung einzubeziehen: Eingriffe, die die Beweglichkeit eines Fingergliedes beeinträchtigen, sind für einen Büroangestellten eher unerheblich als für einen Musiker.

Prävention

Die Berufsgenossenschaften haben nach § 14 Abs. 1 SGB VII *mit allen geeigneten Mitteln* für die Verhütung von Arbeitsunfällen, Berufskrankheiten und arbeitsbedingten Gesundheitsgefahren und für eine wirksame Erste Hilfe zu sorgen. Der von den Berufsgenossenschaften als besonders wichtig angesehenen Aufgabe der Prävention dienen die Unfallverhütungsvorschriften und die Überwachung der Durchführung der Unfallverhütung in den Betrieben durch fachlich besonders vorgebildete und erfahrene technische Aufsichtspersonen der Berufsgenossenschaften.

Die Mittel zur Durchführung der Prävention sind im wesentlichen folgende:

a) Technische Unterstützung:
Die technische Prävention erstrebt die unfallsichere Ausgestaltung der Maschinen und Einrichtungen durch Vermeidung technischer Gefahrenstellen und Ausbau aller denkbaren Schutzvorrichtungen. Sie erstreckt sich weiter auf die unfallsichere Beschaffenheit der Arbeitsstätte, der Werkzeuge und der sonstigen Gerätschaften usw.

b) Psychologische Unfallverhütung:
Die Berufsgenossenschaften sind verpflichtet, mit allen geeigneten Mitteln auf ein unfallsicheres Verhalten der Arbeitnehmer hinzuwirken. Bei der Erfüllung dieser Verpflichtung werden von ihnen alle neuzeitlichen Informationsmittel wie Film, Rundfunk, Fernsehen, Bilder, Zeitschriften, Schallplatten, Vorträge u. a. m. eingesetzt. Enge Zusammenarbeit mit dem Unternehmer sichert den Erfolg dieser Arbeit.

c) Unfallverhütende Betriebsregelung durch den Unternehmer:
Der Unternehmer muß alle der Prävention dienenden Maßnahmen und Anordnungen in seinem Betriebe treffen. Er hat seine Arbeitnehmer über die Unfallverhütungsvorschriften zu unterrichten, sie zu ihrer Beachtung und Benutzung der Schutzvorrichtungen anzuhalten sowie sie über die mit ihrer Beschäftigung verbundenen Gefahren aufzuklären. Unterstützt werden die Unternehmer hierbei durch die Sicherheitsbeauftragten, die in Betrieben mit in der Regel mehr als 20 Beschäftigten zu bestellen sind (§ 22 SGB VII).

Entschädigungsverfahren

Unfallanzeige

Der Unternehmer hat jeden Arbeitsunfall, durch den ein im Unternehmen Beschäftigter getötet oder verletzt wird, daß er stirbt oder für mehr als 3 Tage arbeitsunfähig wird, binnen 3 Tagen den für das Unternehmen zuständigen Unfallversicherungsträger anzuzeigen (§ 193 Abs. 1 SGB VII). Für die Unfallanzeige ist ein amtlicher Vordruck zu verwenden. Wird der Unfall nicht oder verspätet angezeigt, so kann die Berufsgenossenschaft gegen den Unternehmer eine Geldbuße verhängen (§ 209 Abs. 1 Nr. 9 SGB VII).

Die Anzeigepflicht bei Berufskrankheiten besteht, wenn dem Unternehmer entsprechende Anhaltspunkte vorliegen.

Feststellung von Amts wegen

Die Leistungen der gesetzlichen Unfallversicherung werden – anders als in übrigen Zweigen der Sozialversicherung – von Amts wegen festgestellt (§ 20 Abs. 1 SGB X). Es bedarf also keines Antrags des Berechtigten, um das Feststellungsverfahren in Gang zu bringen.

Bescheid

Ist der Sachverhalt aufgeklärt oder sind die Möglichkeiten für eine weitere Sachaufklärung erschöpft, stellt der Unfallversicherungsträger die Leistungen fest. Eine Feststellung der Leistung liegt nicht nur in der Gewährung, sondern auch in der Versagung einer Leistung vor.

Die Feststellung der Leistung erfolgt durch schriftlichen Bescheid. Wird eine Entschädigung gewährt, muß der Bescheid die Höhe der Entschädigung und die Berechnung erkennen lassen, damit der Berechtigte eine Nachprüfung vornehmen kann. Wurde eine Verletztenrente zuerkannt, so muß insbesondere der Grund der Minderung der Erwerbsfähigkeit angegeben sein. Der Bescheid ist zu begründen und zu unterschreiben und muß den Berechtigten darüber belehren, mit welchem Rechtsbehelf die Entscheidung des Versicherungsträgers angefochten werden kann.

Die förmliche Feststellung erfolgt durch die vom Vorstand eines Unfallversicherungsträgers eingesetzten *Rentenausschüsse*. In ihnen wirken Vertreter der Arbeitgeber und der Versicherten mit. Die Rentenausschüsse haben die Feststellung der Entschädigung vorzunehmen, nachdem von den Verwaltungen die Entscheidungen entsprechend vorbereitet sind.

Von der Vertreterversammlung des Unfallversicherungsträgers bestimmte *Widerspruchsausschüsse* entscheiden über Widersprüche des Versicherten gegen den Bescheid.

Sozialgerichtsverfahren

Sowohl die förmliche Feststellung durch Rentenbescheid als auch andere Entscheidungen des Versicherungsträgers über Ansprüche des Unfallverletzten sind Verwaltungsakte. Sie sind nach rechtsstaatlichen Grundsätzen von den besonderen Verwaltungsgerichten der Sozialgerichtsbarkeit nachprüfbar. In 1. Instanz entscheiden über die Rechtmäßigkeit eines Verwaltungsaktes der Unfallversicherungsträger die Sozialgerichte, in der Berufungsinstanz die Landessozialgerichte und in der Revisionsinstanz das Bundessozialgericht. Die Gerichte bedürfen oft für die Urteilsfindung der Beweisführung durch ärztliche Gutachten. Dem Versicherten entstehen durch die Anrufung der Sozialgerichtsbarkeit keine Kosten.

Aufsichtsrecht

Der Staat wacht darüber, daß die Träger der gesetzlichen Unfallversicherung Gesetz und Satzung beachten. In der Prävention erstreckt sich das Aufsichtsrecht auch auf Zweckmäßigkeitsfragen. Die Aufsichtsbehörde auf dem Gebiet der Prävention und der Ersten Hilfe ist das Bundesministerium für Arbeit und Sozialordnung. Ansonsten ist die Aufsichtsbehörde für die bundesunmittelbaren Berufsgenossenschaften das Bundesversicherungsamt in Berlin. Für die landesunmittelbaren Versicherungsträger ist die Aufsichtsbehörde die für die Sozialversicherung zuständige oberste Verwaltungsbehörde des betreffenden Landes oder die nach Landesrecht bestimmte sonstige Behörde.

Das Verhältnis des Unfallversicherungsträgers zu den Ärzten

Die gegenseitigen Verpflichtungen sind gesetzlicher sowie vertraglicher Natur.

Im Abkommen Ärzte – Berufsgenossenschaften (Ärzteabkommen) sind die gegenseitigen vertraglichen Verpflichtungen der Unfallversicherungsträger und der Ärzte festgelegt. Darin wird ausdrücklich festgestellt, daß die Unfallversicherungsträger für die Erfüllung ihrer Aufgaben der Mitarbeit aller Ärzte bedürfen. Für die Begutachtung ist wesentlich, daß der Arzt, der die erste ärztliche Versorgung geleistet oder den Verletzten behandelt hat, der Berufsgenossenschaft die Auskünfte, Berichte und Gutachten erstattet, die sie im Vollzuge ihrer gesetzlichen Aufgaben von ihm einholt. Auf dem Ärzteabkommen beruhen auch die „Hinweise für die Erstattung von Berichten und Gutachten".

Von ärztlichen Feststellungen und Beurteilungen hängen weitgehend die Gewährung zahlreicher Leistungen aus der gesetzlichen Unfallversicherung ab. Deshalb verpflichtet das Gesetz (§ 201 SGB VII) den Arzt, der an einer Heilbehandlung beteiligt ist, dem Träger der Unfallversicherung Auskunft über die Behandlung und den Zustand des Verletzten sowie andere personenbezogene Daten, soweit dies für Zwecke der Heilbehandlung und die Erbringung sonstiger Leistungen erforderlich ist, zu erteilen. Der behandelnde Arzt ist nicht allein der Arzt, der den Verletzten wegen des Unfalls behandelt hat, sondern auch ein vom Verletzten wegen vermeintlicher Unfallfolgen zusätzlich in Anspruch genommener privatärztlich tätig gewordener Arzt. Die Mittel der Auskunftserteilung konkretisiert das Ärzteabkommen: Berichte, Gutachten, Urschrift, Abschrift oder Auszug der Krankengeschichte nach Entscheidung des Arztes, Röntgenaufnahmen. Für die Auskunft hat der Arzt Anspruch auf Gebühr.

Die Auskunft nach dieser gesetzlichen Vorschrift ist eine befugte Auskunft. Der Arzt verstößt demnach mit einer solchen Auskunftserteilung nicht gegen die Verpflichtung, das Berufsgeheimnis zu wahren.

Wenn der behandelnde Arzt „vorsätzlich oder fahrlässig dem Unfallversicherungsträger die Auskunft über die Behandlung und den Zustand des Verletzten nicht, nicht rechtzeitig, nicht richtig oder nicht vollständig erteilt", handelt er ordnungswidrig. Arbeitsüberlastung des Arztes ist kein Entschuldigungsgrund. Die Berufsgenossenschaft kann gegen ihn eine Geldbuße verhängen (§ 209 Abs. 1 Nr. 11 SGB X). Daneben können die Folgen einer verspäteten Auskunftserteilung auch zivilrechtliche Schadensersatzansprüche des Unfallversicherungsträgers auslösen.

Will der Unfallversicherungsträger einen Befundbericht oder eine Krankengeschichte beziehen, die von Ärzten der Wahl des Versicherten früher angefertigt wurde (keine behandelnde Ärzte im Sinne des Gesetzes), muß die Berufsgenossenschaft den Versicherten auf das Verlangen rechtzeitig hinweisen (§ 203 SGB VII).

Vor Erteilung eines Gutachtenauftrags soll der Unfallversicherungsträger dem Versicherten mehrere Gutachter zur Auswahl benennen (§ 200 Abs. 3 SGB VII). In der Praxis werden in der Regel drei Gutachter benannt. Der Versicherte hat ein entsprechendes Auswahlrecht.

Mit der Auskunftspflicht und Anhörung des behandelnden Arztes bezweckt der Gesetzgeber vor allem, zuverlässige und sachverständige Feststellungen über die ersten Unfallfolgen für die Akten zu erhalten. Demnach kann den Ärzten nicht dringend genug geraten werden, sich in jedem Falle eines Arbeitsunfalles oder eines angeblichen Arbeitsunfalles genaue Aufzeichnungen zu machen; denn ohne diese ersten Feststellungen, die nicht aufgrund einer erneuten Untersuchung, sondern aus dem Gedächtnis abgegeben werden sollen, ist später eine schwierige Zusammenhangsfrage u. U. überhaupt nicht mehr einwandfrei zu lösen. Diese Aufzeichnungen müssen erfahrungsgemäß enthalten:

1. Wann zuerst ein Unfall als Ursache angegeben wurde und bei welcher Tätigkeit er vorgekommen ist,
2. die Angaben des Verletzten bei der ersten Konsultation,
3. einen genauen ersten Befund,
4. Notiz über äußere Verletzungen,
5. Schilderung dieser Verletzungen und
6. weiterer Verlauf.

Im Streitverfahren vor den Sozialgerichten müssen diese nach § 109 des SGG auf Antrag des Versicherten oder der Hinterbliebenen einen bestimmten Arzt gutachtlich hören. Jedoch kann das Sozialgericht die Anhörung davon abhängig machen, daß der Antragsteller die Kosten vorschießt und vorbehaltlich einer anderen Entscheidung des Gerichts endgültig trägt. Das Gericht kann den Antrag nur ablehnen, wenn durch die Zulassung die Erledigung des Rechtsstreits verzögert würde und der Antrag nach der freien Überzeugung des Gerichts in der Absicht, das Verfahren zu verschleppen, oder aus grober Nachlässigkeit nicht früher vorgebracht worden ist.

Erwähnt sei noch, daß dem Berechtigten auf Antrag Akteneinsicht oder Abschriften bzw. Ablichtungen der ärztlichen Gutachten seitens der Berufsgenossenschaft zu erteilen ist. Bei Angaben über gesundheitliche Verhältnisse kann die Berufsgenossenschaft diese durch einen Arzt vermitteln lassen. Dies soll immer dann geschehen, soweit zu befürchten ist, daß die Akteneinsicht dem Beteiligten einen unverhältnismäßigen Nachteil, insbesondere an der Gesundheit, zufügen würde (§ 25 SGB X).

Literatur

Bereiter-Hahn, Mehrtens (1997) Gesetzliche Unfallversicherung, Handkommentar, 5. Aufl. Erich Schmidt, Berlin

Brackmann (1997) Handbuch der Sozialversicherung. Bd 3: Gesetzliche Unfallversicherung, 11. Aufl. Asgard Verlag Dr. Werner Hippe KG, St. Augustin

Lauterbach (1997) Unfallversicherung, Sozialgesetzbuch VII. Kohlhammer, Stuttgart

Mehrtens, Perlebach (1997) Die Berufskrankheiten-Verordnung. Erich Schmidt, Berlin

Schönberger, Mehrtens, Valentin (1993) Arbeitsunfall und Berufskrankheiten, 6. Aufl. Erich Schmidt, Berlin

Schulin (1996) Handbuch des Sozialversicherungsrechts. Bd 2: Unfallversicherungsrecht. Beck, München

Die private Unfallversicherung

M. Reichenbach

Abkürzungen

a. F.	alte Fassung
AG	Aktiengesellschaft; Amtsgericht
AGBG	Gesetz zur Regelung des Rechts der Allgemeinen Geschäftsbedingungen (AGB-Gesetz)
AUB	Allgemeine Unfallversicherungsbedingungen
AUVB	Allgemeine Unfallversicherungsbedingungen (in Österreich)
AVBFU	Allgemeine Versicherungsbedingungen für die Unfallversicherung
BAV	Bundesaufsichtsamt für das Versicherungswesen
BGB	Bürgerliches Gesetzbuch
BGHZ	Entscheidungen des Bundesgerichtshofs für Zivilsachen
eUZB	erweiterte Unfalltod-Zusatzversicherung
GdB	Grad der Behinderung
GDV	Gesamtverband der deutschen Versicherungswirtschaft
HUK-Verband	Verband der Haftpflichtversicherer, Unfallversicherer, Autoversicherer und Rechtsschutzversicherer e. V.
LG	Landgericht
MdE	Minderung der Erwerbsfähigkeit
NJW	Neue Juristische Wochenschrift
OHG	Oberster Gerichtshof (Wien)
OLG	Oberlandesgericht
r+s	recht und schaden, Monatliche Informationsschrift für Schadenversicherung und Schadenersatz
RVO	Reichsversicherungsordnung
VDS	Verband der Schadenversicherer e. V.
VersR	Versicherungsrecht, juristische Rundschau für die Individualversicherung (Zeitschrift)
VN	Versicherungsnehmer
VVaG	Versicherungsverein auf Gegenseitigkeit
VVG	Gesetz über den Versicherungsvertrag
WJ	Wussow, H (Hrsg) Informationen zum Versicherungs- und Haftpflichtrecht, begründet von Dr. Werner Wussow
ZPO	Zivilprozeßordnung

Die Bedeutung der Begutachtung für die private Unfallversicherung (auch Individual-Unfallversicherung oder Allgemeine Unfallversicherung genannt) ergibt sich aus folgenden statistischen Daten:

Die Wohnbevölkerung der Bundesrepublik Deutschland betrug am Jahresende 1993

81,3 Mio. Einwohner[1]
davon 15,8 Mio. Kinder unter 18 Jahren,
und 61,4 Mio. versicherbare Erwachsene (bis Alter 75).

Die vom HUK – Verband für das Jahr 1994 veröffentlichte Gesamtstatistik weist aus[2]:

	Versicherte Personen (Mio.)	Versicherungsdichte [%]	Davon Männer [%]	Frauen [%]
Erwachsenenunfallversicherung	24,6	40,1	44,7	35,8
Kinderunfallversicherung	6,3	39,5		

Da in den obigen Zahlen die betrieblichen Gruppenunfallversicherungen nicht berücksichtigt sind, ergeben sich Versichertenzahlen, die um die 34 Mio. liegen dürften.

Trotz dieser Tatsache zeigt sich, daß einem Großteil der Ärzte die für die medizinische Beurteilung maßgebenden Rechtsgrundlagen und Bewertungsmaßstäbe der gesetzlichen Unfallversicherung, der Rentenversicherung, dem Recht der sozialen Entschädigung sowie dem Schwerbehindertengesetz geläufiger sind. Die Gründe dafür sind, daß die Unterweisung in Begutachtungsfragen auf dem Gebiet der Sozialversicherung im Vordergrund der Ausbildung während des Studiums steht. Später während der Weiterbildung und im Beruf wird der Arzt häufiger und intensiver als Gutachter und Sachverständiger durch Sozialversicherungsträger in Anspruch genommen, so daß sich auf diesem versicherungsmedizinischen Zweiggebiet eine wesentlich größere Erfahrung ergibt.

Geschichtliches

Als Vorläufer der heutigen Unfallversicherung sollen die schon im 16. Jahrhundert erwähnten „Versicherungen“ im Bereich der Seefahrt gelten. Schiffseigentümer konnten damals ihre Schiffskapitäne gegen tödlichen Seeunfall, später im 17. Jahrhundert in gildenmäßigen Einrichtungen gegen Dienstunfähigkeit durch Kampf oder „einen anderen Unfall“ auf See versichern. Aus dieser Zeit stammen auch die ersten Hinweise auf „Gliedertaxen“.

---

[1] Statistisches Jahrbuch 1995 für die Bundesrepublik Deutschland Herausgeber: Statistisches Bundesamt, S. 60.

[2] Sonderstatistik 1994, veröffentlicht im Verbandsrundschreiben U 38/96 des Verbandes der Schadenversicherer (VDS).

In Zusammenhang mit dem sich rasch entwickelnden Eisenbahnverkehr wurde in Deutschland 1853 die erste Spezialversicherung für Eisenbahnunfälle gegründet. Über die Arbeiterunfallversicherung, ebenfalls noch teilweise zur Abgeltung von Haftpflichtansprüchen gedacht, entwickelte sich dann die völlig davon unabhängige allgemeine Unfallversicherung in der heutigen Form. Gekennzeichnet war der Weg zu dieser Entwicklung von dem Erlaß des Reichshaftpflichtgesetzes im Jahr 1871, der Einführung der Unfallversicherung als Teil der Sozialversicherung 1884 und der Gründung des Unfallversicherungsverbandes im Jahr 1900.

Unterschiede zu anderen Ersatzleistungen (Sozialversicherung, Haftpflichtanspruch)

Unterschiedliche Versicherungsgrundlagen

Auch heute stehen sich in der Bundesrepublik Deutschland die beiden Arten der Unfallversicherungen gegenüber: die gesetzliche Unfallversicherung, ein Zweig der Sozialversicherung, und die private Unfallversicherung. Hinsichtlich ihrer generellen Bedeutung, ihrer Aufgabenstellung und Zielsetzung, den Versicherten für Folgen von Unfällen Entschädigung zu leisten, ergänzen sie sich. Andererseits bestehen maßgebende Unterschiede in verschiedenster Hinsicht. Der medizinische Sachverständige muß die begrifflichen und die materiellen Unterschiede dieser beiden Unfallversicherungsformen kennen, eine unabdingbare Voraussetzung für eine zutreffende Aussage als Berater und Gutachter.

Der Abschluß einer privaten Unfallversicherung erfolgt auf freiwilliger Basis durch einen Vertrag auf privatrechtlicher Grundlage. Dabei ist es möglich, daß der Versicherungsnehmer (VN), der eine natürliche oder juristische Person sein kann, diesen Vertrag für sich oder aber auch zugunsten Dritter (für „Versicherte“) abschließen kann. Es kann sich dabei um Einzel- oder Gruppenunfallversicherungen handeln. Rechtsquellen dieser Unfallversicherungen sind neben dem Versicherungsvertragsgesetz und dem Versicherungsaufsichtsgesetz das Bürgerliche Gesetzbuch (BGB) sowie v. a. die dem Versicherungsvertrag zugrunde liegenden „Allgemeinen Unfallversicherungsbedingungen“ (AUB). Im Einzelfall können besondere Bedingungen und Zusatzbedingungen vereinbart werden. Es besteht also keine Pflichtversicherung wie in der gesetzlichen Unfallversicherung. Träger der privaten Unfallversicherung sind Versicherungsunternehmen auf der Basis der Aktiengesellschaft (AG), der Versicherungsvereine auf Gegenseitigkeit (VVaG) und der öffentlich-rechtlichen Versicherungsanstalten.

Die durch das III. Buch der Reichsversicherungsordnung (RVO) – Teil des Sozialgesetzbuches – geregelte Zugehörigkeit zur gesetzlichen Unfallversicherung begründet Versicherungsleistungen insbesondere in Form von Krankenbehandlung, Verletztengeld, Rente, Berufsfürsorge, bei Tod des Versicherten Sterbegeld und Hinterbliebenenrente zum Ersatz von Schäden, entstanden durch Körperverletzung, Tötung, Beschädigung eines Körperersatzstückes infolge eines Arbeitsunfalles (Unfall bei der versicherten Tätigkeit einschließlich der Wegeunfälle nach und von der Arbeits- und Ausbildungsstelle) oder einer Berufskrankheit. Aufgrund der Ergänzung des Versicherungsschutzes seit 01. 04. 1997 erstreckt dieser sich auch auf Schüler in allgemeinbildenden Schulen (Unfall während des Unterrichts, bei schulischen Veranstaltungen und auf dem Weg zur und von der Schule), Kinder in Kindergärten und Studenten an Hochschulen.

In der privaten Unfallversicherung sind nicht nur die Folgen von Gesundheitsschädigungen, die durch ein Unfallereignis im Zusammenhang mit einer bestimmten Tätigkeit oder Verrichtung (Arbeitsunfall, Wegeunfall) hervorgerufen wurden, gedeckt, sondern alle Unfälle, die Unfälle des täglichen Lebens einschließlich der Arbeitsunfälle. Insoweit ist der Versicherungsschutz einer privaten Unfallversicherung umfassender und weiterreichend. Neben der Allgemeinen Unfallversicherung gibt es noch die Kraftfahrtunfallversicherung (häufig als Insassenunfallversicherung bezeichnet) und die Luftfahrtunfallversicherung mit der speziellen Risikoversicherung als Führer oder Insasse eines Kraftfahrzeugs bzw. eines Luftfahrzeugs.

In der privaten Unfallversicherung können im wesentlichen folgende Leistungsarten vereinbart werden: Invaliditätsleistung, Übergangsleistung, Tagegeld, Krankenhaustagegeld, Genesungsgeld und Todesfalleistung. Die Versicherung von Heilkosten ist in den neueren Allgemeinen Versicherungsbedingungen (AUB 88 und AUB 94) nicht mehr in dem Katalog der Leistungsarten aufgenommen worden, weil sie im Rahmen der Unfallversicherung praktisch keine Bedeutung mehr hat. Sofern im Einzelfall der Ersatz der unfallbedingten Heilkosten gewünscht wird und vereinbart werden soll, stehen dafür besondere Bedingungen zur Verfügung. Im Gegensatz zur gesetzlichen Unfallversicherung, in der Art und Ausmaß der Versicherungsleistungen gesetzlich festgesetzt sind, in der die Beitragsleistung allein vom Arbeitgeber getragen wird und in der die Höhe der Entschädigung (Verletztengeld bei Arbeitsunfähigkeit, Verletztenrente – nur in Ausnahmefällen Kapitalentschädigung – entsprechend dem Grad der Minderung der Erwerbsfähigkeit) vom letzten Monatslohn bzw. vom Jahresarbeitsverdienst abhängig ist, unterliegt in der privaten Unfallversicherung die Entscheidung über die jeweils vereinbarten Leistungsarten, einzeln oder kombiniert, und deren Höhe den Vertragspartnern. Sie werden individuell nach dem Versicherungsbedürfnis gewählt. Der Versicherungsnehmer (VN) wird sie dabei seinen eigenen wirtschaftlichen Verhältnissen anpassen können und müssen, denn er allein hat auch die Prämien für die von ihm frei gewählte Unfallversicherung zu tragen. Die Höhe der Prämie ist primär abhängig von den Leistungsarten und selbstverständlich von deren Höhe (Versicherungssummen). Darüber hinaus spielt auch die Tätigkeit im Beruf (nicht mehr der Beruf allein) eine Rolle für die Tarifgestaltung. Je höher das Versicherungswagnis entsprechend einer gefahrerhöhenden Tätigkeit ist, um so höher ist auch die Versicherungsprämie.

In der gesetzlichen Unfallversicherung, wie in der Sozialversicherung überhaupt, besteht für einen bestimmten, gesetzlich festgelegten Personenkreis eine Versicherungspflicht unabhängig vom Gesundheitszustand des einzelnen. Nachdem somit von einer Versicherungsunfähigkeit wegen irgendwelcher Gesundheitsschäden nicht ausgegangen werden kann und muß, besteht auch keine Veranlassung für eine solche Feststellung, sei es durch Deklaration oder durch Untersuchung vor Beginn des Versicherungsverhältnisses. In der privaten Unfallversicherung muß sich der Versicherer über das objektive wie subjektive Wagnis durch bestmögliche Kenntnis der Umstände, die für die Übernahme der Gefahr erheblich sind, Gewißheit verschaffen. Insofern enthält der Antragsvordruck auch Fragen nach den Gesundheitsverhältnissen des Antragstellers bzw. der zu versichernden Person. Entsprechend den Angaben kann der Antrag entweder abgelehnt oder die Annahme des Antrags von besonderen vertraglich vereinbarten Ausschlüssen (Klauseln) abhängig gemacht werden.

Wie die gesetzliche Unfallversicherung ist die private Unfallversicherung eine Personenversicherung. Sie ist andererseits eine Summen- und keine Schadenversicherung. In dieser Hinsicht bestehen entscheidende Unterschiede zwischen einem Anspruch aus einer Unfallversicherung und den Haftpflichtansprüchen. Im Haftpflichtanspruch gegenüber einem Schädiger erfolgt die Entschädigungsleistung, wenn ein entsprechender Versicherungsschutz besteht, vom Haftpflichtversicherer (einem Sachversicherer) nach konkreten Gesichtspunkten. Es werden die konkreten Aufwendungen und der konkrete Entgang von Einnahmen (Vermögensschaden) ersetzt. Die Leistungen der Unfallversicherung bezwecken dagegen nicht den Ersatz eines konkreten Schadens, sondern errechnen sich „abstrakt" nach den zwischen dem Versicherungsnehmer und dem Versicherer vertraglich vereinbarten Versicherungssummen. Aus diesem Grund ist der Begriff „Entschädigung", wie er in Versicherungsbedingungen alter Fassung (bis AUB 61) noch verwendet wurde, mit dem System der privaten Unfallversicherung nicht vereinbar. Folgerichtig wird in den Versicherungsbedingungen, die den Verträgen seit 1988 zugrunde liegen (AUB 88 und AUB 94), nur noch von „Leistungen" gesprochen.

Unterschiedliche Begutachtung

Im Haftpflichtanspruch kann, weil der Einkommensausfall zu ersetzen ist, auch in medizinischen Gutachten folgerichtig nur von „Erwerbsminderung" gesprochen werden. In der gesetzlichen Unfallversicherung und im Versorgungsrecht – dem Recht der sozialen Entschädigung – sowie nach dem Schwerbehindertengesetz wird mit der Rentengewährung heute in aller Regel kein Ausgleich eines wirtschaftlichen Schadens bezweckt und meist auch nicht gewährt. Man hat zwar den Grundsatz einer individuellen Entschädigung in der gesetzlichen Unfallversicherung nicht gänzlich fallen gelassen, im großen und ganzen erfolgt aber eine abstrakte Schadenberechnung. Diese ist abhängig von der verletzungsbedingt bestehenden Minderung der Erwerbsfähigkeit (MdE), wobei bei deren Einschätzung und Festsetzung nicht der Beruf des Versicherten oder dessen Tätigkeitsbereich maßgebend sind, sondern der „allgemeine Arbeitsmarkt", das „allgemeine Arbeitsleben", das „allgemeine Erwerbsleben" oder das „Gesamtgebiet des Erwerbslebens" bzw. nach dem Schwerbehindertengesetz der Grad der Behinderung (GdB).

Noch abstrakter, ohne Berücksichtigung der Erwerbsminderung oder Minderung der Erwerbsfähigkeit und ohne Bezug auf fiktive Begriffe wie „allgemeiner Arbeitsmarkt" o. ä., erfolgt die Beurteilung, Bewertung und letztlich die Leistung in der privaten Unfallversicherung. Hier werden feste, vertraglich vereinbarte Beträge oder Teile davon erstattet, deren Bemessungsgrundlagen in Einzelbestimmungen der AUB nur scheinbar konkreten Charakter tragen, denn diese Teilbeträge werden wiederum aus der versicherten abstrakten Höchstsumme berechnet.

Bei dieser unterschiedlichen Beurteilung und Berechnung der Versicherungsleistungen in den beiden großen Unfallversicherungsformen wird es verständlich, daß in der gesetzlichen Unfallversicherung der Schwerpunkt der Leistung für dauernde Unfallfolgen auf der Renten-, in der privaten Unfallversicherung dagegen auf der Kapitalzahlung liegt.

Im Vordergrund der medizinischen Gutachtertätigkeit steht die Beurteilung, ob eine Bedingung (Ursache) und der entsprechende, meist als Leistungsgrundlage behauptete Erfolg (Verletzungs- bzw. Unfallfolge und deren Auswirkung auf die Leistungsfähigkeit) in Kausalzusammenhang stehen. In den AUB sind Bestimmungen zur primären wie sekundären Risikobegrenzung und solche zur Entschädigungspflicht und deren Höhe vereinbart. Auf diese hin fällt dem medizinischen Gutachter die Aufgabe zu, den behaupteten ursächlichen Zusammenhang in verschiedenster Hinsicht zu beurteilen. Einmal kommt es darauf an, ob das Unfallereignis (Bedingung) und die Gesundheitsentschädigung (Erfolg) in Kausalzusammenhang stehen (haftungsbegründende Kausalität), außerdem ob die Unfallverletzung kausal für die Unfallfolgen (Invalidität, Tod usw.) war bzw. ist (haftungsausfüllende Kausalität). Ist in dieser zweifachen Hinsicht ein ursächlicher Zusammenhang anzuerkennen, ergibt sich zunächst der Versicherungsfall und dann für den Versicherer die Leistungspflicht. Nach diesen Kausalzusammenhängen, für die strenggenommen der Versicherte beweispflichtig ist (Beweisführung s. S. 76), wird der Arzt in Anfragen und Gutachten praktisch in jedem Fall gefragt. Dabei ist die Diktion solcher Anfragen erfahrungsgemäß recht unterschiedlich. Meist wird nur in Anschreiben für das Erstellen eines freien Gutachtens die präzise Frage gestellt, ob Gesundheitsschädigungen vorliegen und welche mit dem Unfallereignis einerseits und dem Tod bzw. der Invalidität andererseits in ursächlichem Zusammenhang stehen. Ungeachtet der Diktion der Fragestellung im Einzelfall sollte sich der medizinische Sachverständige die letztgenannte Doppelfrage bei jeder Beurteilung der Unfallfolgen und deren Auswirkungen vorlegen. Dabei muß er sich, um den ursächlichen Zusammenhang zutreffend beurteilen zu können, der Kausalitätsnorm, die für seine Beurteilung entsprechend der zugrunde liegenden Rechtsquelle maßgebend ist, bewußt sein. Rechtsquelle für die Beurteilung des Kausalzusammenhanges in der privaten Unfallversicherung ist das Bürgerliche Gesetzbuch (BGB). Demnach gilt die Kausalitätsnorm des adäquaten Kausalzusammenhangs entsprechend der im Zivilrecht entwickelten Adäquanztheorie. Adäquat kausal ist eine Bedingung für einen Erfolg geworden, wenn sie ihn für einen optimalen Beobachter bei objektiv nachträglicher Prognose im allgemeinen und nicht unter besonders eigenartigen, unwahrscheinlichen und nach dem gewöhnlichen Lauf der Dinge außer Betracht zu lassenden Umständen herbeizuführen geeignet war (vgl. u. a. BGHZ 3, 261; BGH NJW 76, 1143; 86, 1329). Entsprechend muß der Gutachter ausführen (beurteilen), ob das Unfallereignis „generell geeignet war, den in Frage stehenden krankhaften Geistes- und/oder Körperzustand herbeizuführen". Die vielen Gutachtern ebenso bekannte Bedingungs- oder Äquivalenztheorie, die auch heute noch maßgebliche Grundlage für die Praxis der Kausalitätsbeurteilung im Strafrecht ist, wonach jede Conditio sine qua non als Ursache gilt, ist für die hier zur Diskussion stehende Beurteilung des ursächlichen Zusammenhangs ebenso unbeachtlich wie die Kausalitätslehre in der Sozialversicherung, von der auch in der gesetzlichen Unfallversicherung ausgegangen wird, nämlich der Lehre von der wesentlichen Bedingung.

Im Hinblick auf diese unterschiedlichen Kausalitätsbegriffe und den in der Begutachtung für eine private Unfallversicherung maßgebenden Begriff sind einige praktische Erfahrungshinweise angezeigt. Es empfiehlt sich, bei den Überlegungen zur Beurteilung des Kausalzusammenhangs vor Abgabe des Gutachtens schrittweise vorzugehen. Besonders bei schwierigen Zusammenhangsfragen mit einer langen Kausalkette sollte der Gutachter zunächst den natürlichen Unfallzusammenhang (philosophisch-naturwissenschaftliche Lehre, Bedingungstheorie) prüfen, indem er sich die Frage vorlegt, ob das Unfallereignis eine Conditio sine qua non war bzw. hinweggedacht werden kann, ohne daß die einzelne Gesundheitsstörung entfällt. Kann das Unfallereignis hinweggedacht werden, ohne daß die behaupteten Unfallfolgen entfallen, war es also keine Conditio sine qua non, muß man sich mit der einengenden Kausalitätsnorm der Adäquanz nicht mehr befassen, weil es schon am natürlichen Kausalzusammenhang fehlt. Ist aber eine Conditio sine qua non für das Unfallereignis anzuerkennen (wurde der Kausalzusammenhang etwa in einem Strafprozeß bejaht), muß die weitergehende Überlegung angestellt werden, ob das Unfallereignis auch als adäquat für die Folgen zu gelten hat. Somit kann in seltenen Fällen in einem Strafverfahren der Kausalzusammenhang bejaht werden, ohne daß die Folgen auch nach dem Zivilrecht (BGB) adäquat waren und damit vom Unfallversicherer Leistungen zu erbringen wären. Dagegen sind in aller Regel Unfallfolgen, die nach der Kausalitätsnorm des Sozialrechtes, der wesentlichen Bedingung, dem Unfallereignis ursächlich zurechenbar sind, auch adäquat. Das bedeutet, daß Gesundheitsstörungen, die in der gesetzlichen Unfallversicherung in zutreffender Beurteilung des Kausalzusammenhangs als Unfallfolgen anerkannt wurden, auch in der privaten Unfallversicherung als Unfallfolgen anerkannt werden müßten. Häufig wird aber selbst von erfahrenen Gutachtern die Frage des ursächlichen Zusammenhangs im Gutachten für die private Unfallversicherung deswegen unrichtig beantwortet, weil diese vom Kausalitätsbegriff der gesetzlichen Unfallversicherung (Sozialversicherung) ausgehen und ihren Aussagen die Norm der wesentlichen Bedingungen für das Unfallereignis unterstellen. Eine Ursache von mehreren kann durchaus generell geeignet sein, die geltend gemachten Unfallfolgen herbeizuführen, ohne daß dieselbe Ursache auch wesentlich mitwirkend gewesen sein muß.

War das Unfallereignis zwar adäquat kausal, aber nur eine von mehreren Ursachen für die Gesundheitsschädigung und deren Folgen, ist die Leistungspflicht des privaten Unfallversicherers u. U. eingeschränkt. Deshalb ist zu prüfen, ob und ggf. in welchem Ausmaß Krankheiten oder Gebrechen mitgewirkt haben (s. S. 122–127).

Alle Tatsachen, auf die sich Ansprüche aus einer privaten Unfallversicherung gründen sollen und mit denen Ansprüche begründet werden, auch die vom medizinischen Gutachter zu beurteilenden medizinischen und sonstigen Sachverhalte, müssen bewiesen sein. Das medizinische Gutachten soll dabei ein Beweismittel für Behauptungen darstellen. Im unfallrechtlichen Verwaltungsverfahren und im sozialgerichtlichen Prozeß gibt es keine Beweisführungslast, wohl aber eine objektive Feststellungslast der Beteiligten. Führt die Beweiswürdigung zur Feststellung der Beweislosigkeit, hat derjenige, der aus dem strittigen Sachverhalt ein Recht herleiten will, die Beweislast. In der privaten Unfallversicherung richtet sich die Grundlage nach zivilrechtlichen Gesichtspunkten, somit v. a. nach den Vorschriften in der Zivilprozeßordnung (ZPO). Damit ist zunächst einmal der Anspruchserhebende für seine Behauptungen beweispflichtig.

Der VN muß den Vollbeweis nur für das Unfallereignis und die dadurch entstandene Gesundheitsschädigung (haftungsbegründende Kausalität) entsprechend den strengen Anforderungen des § 286 ZPO führen (BGH vom 23.09. 1992, VersR 1992, 1503). Ob sein Tod oder seine Invalidität auf dieses Geschehen zurückzuführen ist (haftungsausfüllende Kausalität), ist dagegen gem. § 287 Abs. 1 ZPO zu beurteilen. Ein bloßer zeitlicher Zusammenhang sowie das Vorliegen einer möglichen, nicht aber beweisbaren Ursache reichen auch im Rahmen des § 287 Abs. 1 ZPO nicht aus, um die Kausalität zwischen Unfall und Unfallfolge als bewiesen ansehen zu können. Zwar kann auch die haftungsausfüllende Kausalität nur festgestellt werden, wenn die Tatrichter vom Ursachenzusammenhang überzeugt sind. Hierfür genügt jedoch nach Maßgabe des § 287 ZPO je nach Lage des Einzelfalls eine überwiegende, höhere oder deutlich höhere Wahrscheinlichkeit für die Überzeugungsbildung (BGH vom 22.09. 1992, VersR 1993, 55f, OLG Düsseldorf vom 06.12. 1994, VersR 1996, 494).

Ist das medizinische Gutachten ein Beweismittel, hat der medizinische Gutachter die verpflichtende Aufgabe, seine Aussagen nach den entsprechenden gesetzlichen Regelungen der Beweisführung in der Zivilprozeßordnung zu machen. Dabei muß er wissen, daß es einmal nicht erforderlich ist, die absolute Gewißheit für die Richtigkeit einer behaupteten Tatsache zu erbringen, zum anderen aber die einfache Möglichkeit als Nachweis eines Anspruchs in keinem Rechtsgebiet ausreicht. Im Zivilrecht „begnügt" man sich auch heute noch in Anlehnung an die Rechtsprechung des ehemaligen Reichsgerichts damit und hält daran fest, daß für die richterliche Überzeugung bei Indizienbeweisen – um einen solchen handelt es sich auch bei der Beurteilung medizinischer Sachverständiger und Gutachter – eine an Sicherheit grenzende oder überwiegende, höhere, deutliche höhere Wahrscheinlichkeit ausreichend ist. Obwohl es nicht unbedingt erforderlich ist, daß der Gutachter den Grad der Wahrscheinlichkeit mit den genannten Termini qualifiziert, ist es ihm unbenommen, sie zu verwenden. Entscheidend ist, daß er sich bewußt ist, daß seine Aussage keine nicht zu begründende Behauptung darstellen darf und daß die Begründung mehr als nur eine annehmbare Möglichkeit folgern lassen muß, vielmehr die Überzeugung von der Wahrheit schaffen muß.

Medizinische Begutachtung im Rahmen der allgemeinen Unfallversicherungsbedingungen (AUB)

Hinsichtlich Entstehung der allgemeinen Bedingungen in der privaten Unfallversicherung sowie deren Veränderungen im Laufe der Zeit sind folgende Daten und Ereignisse von allgemeinem Interesse:

1900 wurde von 29 Unternehmen der Unfallversicherungsverband gegründet. 1904 lagen die satzungsgemäß angestrebten ersten Verbandsbedingungen vor. Änderungen erfolgten schon nach relativ kurzer Zeit, und bereits 1910 wurden die Normativbedingungen für die Einzelunfallversicherung vom kaiserlichen Aufsichtsamt für Privatversicherung genehmigt.

Die 1920 in Kraft getretenen Allgemeinen Versicherungsbedingungen für die Unfallversicherung (AVBfU) stellten einen grundlegenden Wandel in der Gestaltung des Versicherungsschutzes dar und können durchaus als Reform gegenüber den vorhergehenden AVB gelten.

Im Jahr 1953 legte der 1948 gegründete HUK-Verband (Verband der Haftpflichtversicherer, Unfallversicherer, Autoversicherer und Rechtsschutzversicherer e. V.; ab 01. 01. 1997: Verband der Schadenversicherer e. V., VdS; seit 01. 01. 1997 Gesamtverband der deutschen Versicherungswirtschaft e. V., GDV) einen neuen Bedingungsentwurf vor, der eine grundlegende Reform des vorangegangenen Bedingungswerks darstellte. Die Genehmigung erfolgte 1961, die Bezeichnung lautete „Allgemeine Unfallversicherungs-Bedingungen – AUB". In den Aufbau dieser Bedingungen wurde in den Folgejahren nicht eingegriffen. Es wurden aber inhaltliche Änderungen vorgenommen, auf medizinischem Gebiet z. B. die Ausdehnung des Versicherungsschutzes auf Schwerbeschädigte, Blinde und Personen, die von Epilepsie betroffen waren.

Etwa ab Mitte der 70er Jahre gaben u. a. das Gesetz über allgemeine Geschäftsbedingungen (AGBG), grundlegende Neukommentierungen und die Entwicklung in der Rechtsprechung Veranlassung für eine neuerliche Überarbeitung der allgemeinen Unfallversicherungsbedingungen. Angestrebt wurden moderne, kundenfreundliche Bedingungen. Um dieses Ziel zu erreichen, mußte der Aufbau der Bedingungen umgestaltet und der Text gestrafft werden. Die Anzahl der Paragraphen wurde von 20 auf 14 reduziert. Schließlich war man um eine übersichtliche Textgestaltung mit laienverständlicher Terminologie bemüht.

Im Oktober 1987 wurden die neuen Allgemeinen Unfallversicherungsbedingungen (AUB 88) vom Bundesaufsichtsamt für das Versicherungswesen (BAV) genehmigt. Der HUK-Verband hat seinen Mitgliedern die Anwendung dieser Bedingungen vom 01. 01. 1988 an unverbindlich empfohlen.

Änderungen im Versicherungsaufsichts- und Versicherungsvertragsgesetz machten bereits 1994 erneute Bedingungsänderungen erforderlich. Diese „AUB 94" weichen aber in den die medizinischen Gutachter betreffenden Bereichen nicht von den AUB 88 ab.

Bei der Einführung neuer Bedingungen gelten diese stets nur für das Neugeschäft. Auf bestehende Verträge können sie nur aufgrund von Einzelvereinbarungen angewendet werden (sog. Optionsrecht).

Derzeit ist der weitaus größere Teil der Versicherungsverträge auf die Bedingungen AUB 88 oder AUB 94 umgestellt. Es bestehen nur noch Restbestände, in denen die AUB 61 oder noch ältere Versicherungsbedingungen Vertragsgrundlage sind. Somit werden die medizinischen Gutachter ihren Aussagen nur noch in wenigen Fällen die allgemeinen Versicherungsbedingungen alter Fassung (a. F.) aus dem Jahre 1961 oder noch ältere zugrundelegen müssen.

Der Gutachter muß im Einzelfall wissen, welche Bedingungen dem Versicherungsvertrag zugrunde liegen, dies besonders deswegen, weil die AUB 88 und somit auch die AUB 94 speziell für den medizinischen Sachverständigen wichtige Änderungen hinsichtlich des medizinischen Sachverhaltes gegenüber den vorangegangenen AUB enthalten. Eindeutigere Formulierungen bringen in früher strittigen Fragen Klärung. Es ist auf versicherungsmedizinischem Gebiet aber auch absolutes Neuland beschritten worden. Je nachdem, welche AUB dem Vertrag im konkreten Fall zugrunde liegt und somit der gutachtlichen Aussage zugrundegelegt werden muß, wird die medizinische Beurteilung unterschiedlich ausfallen. Der medizinische Sachverständige muß nicht nur die verschiedenen Vertragsbestimmungen und die speziellen Unterschiede kennen, sondern vor allem muß er im konkreten Fall, den er zu beurteilen hat, wissen, welche Versicherungsbedingungen zugrundezulegen sind. Gegebenenfalls muß er durch Rückfrage eindeutige Klarheit schaffen.

Es erscheint nicht mehr erforderlich zu ein, die AUB 61 den AUB 88 oder AUB 94 gegenüberzustellen. Es wird deshalb nur noch der Text der AUB 88 wiedergegeben. Erläuterungen erfolgen nur, wenn der Inhalt in den Einzelbestimmungen in den AUB 88 versicherungsmedizinische Relevanz aufweist. Soweit erforderlich wird auf Unterschiede in der medizinischen Beurteilung zur AUB 61 hingewiesen.

AUB 88

§ 1 Der Versicherungsfall

I. Der Versicherer bietet Versicherungsschutz bei Unfällen, die dem Versicherten während der Wirksamkeit des Vertrages zustoßen.
   Die Leistungsarten, die versichert werden können, ergeben sich aus § 7; aus Antrag und Versicherungsschein ist ersichtlich, welche Leistungsarten vereinbart sind.

II. Der Versicherungsschutz umfaßt Unfälle in der ganzen Welt.

III. Ein Unfall liegt vor, wenn der Versicherte durch ein plötzlich von außen auf den Körper einwirkendes Ereignis (Unfallereignis) unfreiwillig eine Gesundheitsschädigung erleidet.

IV. Als Unfall gilt auch, wenn durch eine erhöhte Kraftanstrengung an Gliedmaßen und Wirbelsäule
   (1) ein Gelenk verrenkt wird oder
   (2) Muskeln, Sehnen, Bänder oder Kapseln gezerrt oder zerrissen werden.

§ 1 III. AUB 88

Bis zum Jahr 1904 war ein für die private Unfallversicherung einheitlich geltender Begriff des Unfalls nicht anerkannt. Erstmals wurde in den ersten Verbandsbedingungen 1903/1904 leitsatzartig eine schon als Unfalldefinition zu wertende Generalklausel vorangestellt. In verhältnismäßig kurzen Abständen folgten 3 Fassungen einer Definition. Die 3. und bisher letzte Fassung des Unfallbegriffs ist seit 1920 unverändert Bestandteil der Unfallversicherungsbedingungen und in Gebrauch. Sie wurde 1961 in die AUB a F. 61 übernommen, und man hielt an dieser „klassischen" Fassung auch jetzt in den AUB 88 und AUB 94 fest.

Die Definition des Unfallbegriffs mit der speziellen Fragestellung, wann ein Unfall vorliegt oder ob ein Unfall vorgelegen habe, unterliegt kaum jemals ärztlicher Begutachtung. Vorwiegend handelt es sich um reine Rechtsfragen. Immerhin sollte der medizinische Sachverständige um die Definition des Unfallbegriffs und der darin enthaltenen Begriffe und Merkmale, wie sie in der Rechtsprechung ausgelegt wurden, wissen. Im Schrifttum und Rechtsprechung werden allerdings unterschiedliche Auffassungen über den Unfallbegriff vertreten.

Zunächst einmal muß der Versicherte selbst von dem näher qualifizierten Ereignis betroffen worden sein, das Unfallereignis mußte auf seinen Körper einwirken und zu einer Gesundheitsschädigung geführt haben (AG Mannheim vom 11. 11. 1992, VersR 1993, 1263). Das Einwirken auf den Körper einer anderen Person, wobei sich dann bei dem Versicherten durch Schreckwirkung oder andere psychische Reaktionen wie Kummer, Trauer, Angst, Ärger oder Aufregung körperliche Gesundheitsschäden einstellen, reicht nicht aus. „Die psychische Wirkung einer schlechten Nachricht stellt kein Unfallereignis dar", LG München I vom 22. 06. 1993, VersR 1994, 589.

Eine einheitliche und eindeutige Interpretation des Merkmals der Plötzlichkeit im Unfallbegriff hat sich bislang weder im Schrifttum noch in der Rechtsprechung durchgesetzt. Nach dem allgemeinen Sprachgebrauch spielt sich ein plötzliches Ereignis in einem relativ kurzen Zeitraum ab. In der Rechtsprechung war dazu zum Ausdruck gebracht worden, daß eine nicht augenblicklich eintretende, vielmehr auf einen relativ kurzen Zeitraum über einige Stunden sich erstreckende Ereigniseinwirkung auch noch anerkannt werden müsse. Die Charakteristik sollte sich aber trotz alledem nicht im Zeitbegriff, etwa der Schnelligkeit erschöpfen, vielmehr wurden als Kriterium auch Elemente des Überraschenden, Unvorhersehbaren und Unentrinnbaren genannt. Im Urteil des BGH vom 12. 12. 1984 (VersR 1985, 177) wurde ausgeführt, „plötzlich" stelle in erster Linie ein zeitliches Element des Unfallbegriffs dar. Diese von der bisherigen Rechtsprechung und herrschenden Lehre abweichende Entscheidung war nicht allseits für richtig gehalten worden (z. B. WJ vom 25. 03. 1985 <XXXIII/13>).

Im Urteil des OLG Karlsruhe vom 23. 01. 1989 (VersR 1990, 772) wird zusammenfassend zum Problem „Plötzlichkeit" ausgeführt:

1. Der Begriff der „Plötzlichkeit" setzt voraus, daß ein Ereignis in einem relativ kurzen, begrenzten Zeitraum eintritt und wirkt.

2. Die Vernachlässigung des zeitlichen Momentes ist allenfalls dann zulässig, wenn dem Betroffenen wegen besonderer Umstände die Handlungs- oder Steuerungsfähigkeit genommen war oder wenn das Ereignis zwar nicht innerhalb eines kurzen Zeitraums eingetreten ist, der Eintritt für den Betroffenen jedoch unerwartet, unvorhersehbar und unentrinnbar war (subjektives Moment). Darüber hinaus wird in Übereinstimmung mit der insoweit einhelligen Rechtsprechung darauf verwiesen, daß der Versicherte den vollen Beweis für das Vorliegen eines Unfalles im Sinne der Bestimmungen der AUB zu führen habe.

Aus Beispielen in Kommentaren und Urteilen zur Illustration des „plötzlichen Ereignisses" ist erkennbar, daß die Schilderung des Geschehnisablaufs, d. h. also des Ereignisses, nicht unbeachtlich ist. Wird angegeben, daß der Beginn der Eigenbewegung etwa durch ein Ab- oder Ausrutschen, das Ende der Eigenbewegung durch eine Unebenheit oder ein Verkanten bzw. Verdrehen gekennzeichnet war, sind die Merkmale der „Plötzlichkeit" und des von außen auf den Körper wirkenden Ereignisses" (vgl. dazu Urteil des LG Göttingen vom 16. 02. 1990, VersR 1990, 1348) und damit der Tatbestand des Unfallereignisses zumindest diesbezüglich gegeben. Diese Erkenntnis, angewandt bei der Unfallschilderung in der Unfallmeldung oder in einer späteren Korrektur nach Belehrung durch Ablehnung des Versicherers, mag auch maßgebend dafür sein, daß Streitigkeiten um das Merkmal der Plötzlichkeit in der Alltagspraxis selten sind.

Zur grundsätzlich zutreffenden Feststellung, das Merkmal der Plötzlichkeit dürfe nicht vom Eintritt einer Gesundheitsschädigung abhängig gemacht werden, eine Anmerkung: Planmäßige, dem vorgestellten Ablauf entsprechende Handlungen können, wenn überhaupt, nur ganz bestimmte, dem Geschehnisablauf entsprechende Gesundheitsschädigungen zur Folge haben. Andererseits könnten bestimmte Verletzungen bzw. Gesundheitsschädigungen nur eintreten, wenn das plötzlich von außen wirkende Ereignis Momente des Unerwarteten, Überraschenden und dementsprechend Unentrinnbaren in sich barg. Eine Verstauchung des oberen Sprunggelenks im klassischen Sinn kann nicht die Folge eines gewollten, völlig planmäßig verlaufenden Absprunges von der letzten Stufe des Waggonausstiegs und einer ebenso planmäßig ablaufenden Landung auf völlig ebenem Bahnsteigboden sein.

Die Gesundheitsschädigung muß unfreiwillig erlitten worden sein. Die Unfreiwilligkeit bezieht sich auf den Eintritt der Gesundheitsschädigung. Selbsttötung und Selbstbeschädigung gelten demnach nicht als Unfall und bedingen keine Leistungspflicht. Dabei liegt hinsichtlich der Beweislast die Besonderheit vor, daß die Unfreiwilligkeit der Gesundheitsschädigung gesetzlich vermutet wird (VVG § 180a). Der Versicherer muß diese gesetzliche Vermutung widerlegen, wenn er einen Unfall im Sinne der AUB bestreiten will.

Im Zusammenhang mit den sich aus der Definition und Abgrenzung des Unfallbegriffs (§ 1. III AUB 88/§ 2 (1) AUB a. F. 61) ergebenden Fragen obliegt dem medizinischen Gutachter die Beurteilung eines Kausalzusammenhangs. Er hat beweiskräftig darzulegen, welche Gesundheitsschädigungen vorliegen und ob diese (als Erfolg bzw. als Folgen) mit dem Unfallereignis (Bedingung, Ursache) in ursächlichem Zusammenhang stehen. Ist der Kausalzusammenhang zu bejahen, ist der Versicherungsfall eingetreten.

§ 1 IV. AUB 88

Einem Versicherer steht es frei, neben der primär übernommenen Gefahr weitere Risiken zu decken. Die Erweiterung des Unfallversicherungsschutzes durch Einschluß von durch Kraftanstrengung verursachte Folgen gibt es seit den ersten Verbandsbedingungen aus dem Jahr 1904. Seit 1920 enthielt der § 2 die Überschrift „Unfallbegriff, Grenzfälle". Mit der Neufassung der AUB a. F. 61 im Jahr 1972 entfiel das Tatbestandsmerkmal „plötzlich" in Verbindung mit einer Kraftanstrengung, dafür wurden Verrenkung, Zerrung und Zerreißung auf Gliedmaßen und Wirbelsäule beschränkt. In § 1 IV. AUB 88 ist der Begriff Kraftanstrengung durch das Attribut „erhöhte" ergänzt worden.

Fragen, ob ein Herzinfarkt infolge eines Gefäßrisses oder die Ruptur eines Aneurysmas, wo immer auch lokalisiert, eine Zerreißung als Folge einer Kraftanstrengung sind, tauchen bereits seit etwa 10 Jahren nicht mehr auf. Sie waren seit der Fassung des § 2 (2) a) AUB a. F. 61 im Jahr 1972 zu verneinen (Urteil OLG Hamm v. 13. 2. 1981, VersR 1981, 830).

Mit dem Begriff „Kraftanstrengung" war bereits früher und auch nach den AUB a. F. 61 die Vorstellung eines über das Normale hinausgehenden Kraftaufwands verbunden. Es war auch in der Vergangenheit nicht die Absicht, den Versicherungsschutz auf Folgen normaler Bewegungsabläufe zu erweitern. Das LG Köln (Urteil v. 13. 1. 1988, VersR 1988, 462) verneinte allein im Aufstehen aus knieender Haltung eine Kraftanstrengung im Sinne von § 2 Abs. 2a) AUB a. F. 61. Im Urteil des LG Berlin (VersR 1990, 374) heißt es im Leitsatz: „Ein angeblich durch das Verstauen von Paketen im Kofferraum eine Pkw entstandenes Bandscheibenleiden fällt schon deshalb nicht unter den Versicherungsschutz, weil es bei dieser Tätigkeit an einer ‚Kraftanstrengung' fehlt". Es soll sich um zu bewegende Gegenstände von 10–20 kg gehandelt haben.

Kommt es durch Eigenbewegungen im Rahmen normaler Alltagsverrichtungen ohne erhöhten Einsatz von Muskelkraft zu Verletzungen im Sinne von Verrenkungen, Zerrungen oder Zerreißungen, wird die Ursache dafür in aller Regel in krankhaften Veränderungen wie Verschleißerscheinungen o. ä. in den betroffenen Geweben zu finden sein. Eine Erweiterung des Versicherungsschutzes auf solche anlage- oder schicksalsbedingten Veränderungen und ihre Folgen war und ist im Rahmen einer privaten Unfallversicherung nicht beabsichtigt.

Die Qualifizierung des Begriffs „Kraftanstrengung durch das Attribut „erhöhte" stellt eine erfreuliche Klarstellung der Voraussetzungen für die Erweiterung des Deckungsumfangs dar. Die gutachtliche Aussage wird deswegen nicht unterschiedlich ausfallen dürfen, ungeachtet ob die AUB a. F. 61 oder die AUB 88 der Beurteilung zugrundezulegen ist. Vom Autor wird unverändert die Meinung vertreten, daß die Frage, ob eine erhöhte Kraftanstrengung vorlag oder nicht, letztlich nicht vom medizinischen Gutachter zu beurteilen oder gar zu entscheiden ist. Dem Gutachter sollte vorgegeben werden, ob von einer Kraftanstrengung ausgegangen werden soll oder nicht.

Im Gegensatz zu dem Wortlaut in den AUB a. F. 61 wird nunmehr die erhöhte Kraftanstrengung auf Gliedmaßen oder Wirbelsäule bezogen, nicht aber müssen die Folgen dort lokalisiert sein. Damit wird nach AUB 88 auch eine durch eine erhöhte Kraftanstrengung eines Arms verursachte Verrenkung des Brustbein-Schlüsselbein-Gelenks entschädigt werden, was nach dem Wortlaut in AUB a. F. 61 nicht der Fall sein mußte: allenfalls die Verrenkung eines Schultereckgelenks war danach entschädigungspflichtig.

Ausgehend davon, daß Verrenkungen nur an Gelenken und Zerrungen und Zerreißungen nur an Muskeln, Sehnen, Bändern und Kapseln möglich sind, hat man die getrennte Zuordnung entsprechend dieser anatomischen Gegebenheiten vorgenommen. Dabei wurde allerdings zugleich eine weitere Klarstellung gegenüber dem § 2 (2)a) a. F. 61 erreicht. Indem eine Verrenkung nunmehr in der Fassung der AUB 88 expressis verbis auf Gelenke bezogen werden, entfallen in Zukunft Diskussionen, ob „nach allgemeinem Sprachgebrauch" eine „Luxation eines Nerven" (z. B. Ulnarisluxation) eine Verrenkung im Sinne des § 2 (2)a) AUB a. F. 61 sein kann. Bei einer „Nervenluxation" handelt es sich in fachlicher Betrachtung um eine Verlagerung (Dislokation/Dislozierung) und nicht um eine „Verrenkung" des peripheren Nervs.

Bei Zerreißungen von Sehnen – vorwiegend betroffen sind Bizepssehne und Achillessehne – ergeben sich in aller Regel keine Schwierigkeiten bei der Begutachtung.

Meniskus und Bandscheibe sind nicht unter Muskeln, Sehnen, Bändern und Kapseln einzuordnen. Damit entfallen, wenn die Textfassung der AUB 88 zugrundezulegen ist, Auseinandersetzungen, ob durch eine Kraftanstrengung eine Meniskusverletzung oder eine Bandscheibenzerreißung verursacht wurde. Derartige Folgeerscheinungen können grundsätzlich nur bei erheblichen Verschleißerscheinungen und/oder degenerativen Veränderungen verursacht werden. Durch diese Einschränkung wird aber der Versicherungsschutz für Meniskusverletzungen, die durch ein Unfallereignis im Sinne des § 1 III AUB 88 hervorgerufen werden, nicht in Frage gestellt. Hinsichtlich Bandscheibenschädigungen gilt allerdings die zusätzliche Einschränkung, daß ein Unfallereignis die überwiegende Ursache gewesen sein muß (vgl. § 2 III (2) AUB 88 s. S. 93).

Liegen die AUB a. F. 61 zugrunde, werden die Probleme bei der Beurteilung von Meniskusverletzungen und Bandscheibenvorfällen bleiben. Die Aussage im Urteil des LG Dortmund vom 22. 11. 1984 (VersR 1986, 482) „ein Bandscheibenvorfall stellt nach gesicherten medizinischen Erkenntnissen keine Zerrung, Verrenkung oder Zerreißung dar und fällt schon nach allgemeinem Wortverständnis nicht unter die in § 2 Abs. 2a) AUB (a. F. 61) genannten Begriffe", berücksichtigt nicht die Veränderungen (Riß des Faserringes), die in aller Regel zu einem Bandscheibenvorfall (im Gegensatz zur bloßen Vorwölbung – Protrusion) führen und setzt sich nicht mit den anatomischen Sachverhalten und Tatbeständen auseinander (vgl. dazu Urteil des BGH vom 23. 11. 1988, VersR 1989, 73 und r+s 1989, 166).

In praktisch allen wissenschaftlichen Veröffentlichungen in Zeitschriften, Kompendien, Lehr- und Handbüchern wird bei Darlegungen über Bandscheibenvorfälle davon ausgegangen, daß dem Prolaps des Nucleus pulposus eine Zerreißung des Faserrings vorangeht. Zutreffend wird im Urteil des OLG

Celle vom 02. 08. 1989 (VersR 1990, 39) ausgeführt: „Die Frage, ob ein Bandscheibenvorfall eine durch Kraftanstrengung hervorgerufene Zerreißung an der Wirbelsäule darstellt, bleibt weiterhin offen". Der BGH hatte nach Ablehnung des Klageanspruchs das Urteil aufgehoben und zurückverwiesen, weil die Möglichkeit bestehe, daß ein Bandscheibenvorfall nach dem für die Auslegung der AVBfU maßgeblichen Verständnis des durchschnittlichen VN ohne fachliche Spezialkenntnisse eine Zerreißung an der Wirbelsäule darstelle. Hinsichtlich der Beurteilung der Mitwirkung von Krankheiten und Gebrechen s. S. 122–127.

Ist von einer Zerreißung einer Sehne oder des Faserringes der Bandscheibe gesichert auszugehen, so ist durch den Gutachter die Frage zu beantworten, ob diese Zerreißung die Folge der Kraftanstrengung ist, beides also in einem Kausalzusammenhang steht. Nicht selten wird auch von „autoritativen" Gutachtern und auch in Gerichtsurteilen ein Kausalzusammenhang mit dem Hinweis abgelehnt, die Zerreißung sei nur „ausgelöst" worden, die Kraftanstrengung sei nicht „wesentlich mitwirkende Teilursache" der Zerreißung, sondern nur Gelegenheitsursache gewesen. Einer solchen Aussage liegt eine Verkennung der rechtsrelevanten Kausalitätsnorm zugrunde. Nach der im Zivilrecht entwickelten Adäquanztheorie (s. S. 74) kann auch der letzte Tropfen, der das randvoll gefüllte Glas zum Überlaufen bringt, kausal sein.

Die Knüpfung der Zerreißung an Muskeln, Sehnen, Bänder und Kapseln in AUB 88 schließt Wirbelbrüche als Folge von „Verhebetraumen", die als „erhöhte Kranftanstrengung" qualifiziert werden, aus. Wird ein Versicherungsfall nach den AUB a. F. 61 geltend gemacht, wird sich der Gutachter auch in Zukunft mit dieser Frage auseinandersetzen müssen. Es liegen bisher folgende Urteile vor, in denen Ansprüche aus einer Unfallversicherung gerichtlich geltend gemacht wurden und abweisend entschieden wurde (LG München vom 21. 03. 1972, VersR 1973, 1060 OLG Oldenburg vom 18. 01. 1984, VersR 1985, 35, OLG Hamm vom 07. 11. 1986, VersR 1986, 242, LG Frankfurt am Main vom 06. 12. 1990, VersR 1991, 1992, LG Frankfurt am Main vom 6. 05. 1993, VersR 1994, 588), weil ein Knochenbruch keine Zerreißung darstelle. „Bei knöchernen Substanzen liegt ein Zerreißen vor, wenn an den jeweiligen Enden der knöchernen Substanz entgegengesetzte Kräfte wirken und die Substanz deshalb birst. Der Bruch eines Knochens oder einer knöchernen Substanz hingegen liegt vor, wenn die Substanz entzweigegangen ist, ohne daß entgegengesetzte Kräfte gewirkt haben. Vorliegend stellt der Bruch des Lendenwirbelkörpers durch Kraftanstrengung somit keine Zerreißung dar" (OLG Oldenburg). Ob tatsächlich bei einem Stauchungs- oder Berstungsbruch eines Wirbelkörpers im Rahmen eines Flexionstraumas im Knochengewebe (in der Zellformation) unter biophysikalischer Betrachtung und unter Anlegung strenger Maßstäbe an physikalische Gesetzmäßigkeiten „keine entgegengesetzten Kräfte wirken", ist sicherlich nicht so einfach zu postulieren, wie es in den beiden Urteilen geschieht, indem man den Bruch eines Knochens als „das Entzweigehen einer Substanz" analysiert.

AUB 88

§ 2 Ausschlüsse

Nicht unter Versicherungsschutz fallen:

I. (1) Unfälle durch Geistes- oder Bewußtseinsstörungen, auch soweit diese auf Trunkenheit beruhen, sowie durch Schlaganfälle, epileptische Anfälle oder andere Krampfanfälle, die den ganzen Körper des Versicherten ergreifen.

Versicherungsschutz besteht jedoch, wenn diese Störungen oder Anfälle durch ein unter diesen Vertrag fallendes Unfallereignis verursacht waren.

(2) Unfälle, die dem Versicherten dadurch zustoßen, daß er vorsätzlich eine Straftat ausführt oder versucht.

(3) Unfälle, die unmittelbar oder mittelbar durch Kriegs- oder Bürgerkriegsereignisse verursacht sind;

Unfälle durch innere Unruhen, wenn der Versicherte auf seiten der Unruhestifter teilgenommen hat.

(4) Unfälle des Versicherten
- a) bei der Benutzung von Luftfahrzeugen (Fluggeräten) ohne Motor, Motorseglern, Ultraleichtflugzeugen und Raumfahrzeugen sowie beim Fallschirmspringen;
- b) als Luftfahrzeugführer oder als sonstiges Besatzungsmitglied eines Luftfahrzeuges;
- c) bei einer mit Hilfe eines Luftfahrzeuges auszuübenden beruflichen Tätigkeit.

(5) Unfälle, die dem Versicherten dadurch zustoßen, daß er sich als Fahrer, Beifahrer oder Insasse eines Motorfahrzeuges an Fahrtveranstaltungen einschließlich der dazugehörigen Übungsfahrten beteiligt, bei denen es auf die Erzielung von Höchstgeschwindigkeiten ankommt.

(6) Unfälle, die unmittelbar oder mittelbar durch Kernenergie verursacht sind.

II. (1) Gesundheitsschädigungen durch Strahlen.

(2) Gesundheitsschädigungen durch Heilmaßnahmen oder Eingriffe, die der Versicherte an seinem Körper vornimmt oder vornehmen läßt.

Versicherungsschutz besteht jedoch, wenn die Eingriffe oder Heilmaßnahmen, auch strahlendiagnostische und -therapeutische, durch einen unter diesen Vertrag fallenden Unfall veranlaßt waren.

(3) Infektionen.

Versicherungsschutz besteht jedoch, wenn die Krankheitserreger durch eine unter diesen Vertrag fallende Unfallverletzung in den Körper gelangt sind.

Nicht als Unfallverletzungen gelten dabei Haut- oder Schleimhautverletzungen, die als solche geringfügig sind und durch die Krankheitserreger sofort oder später in den Körper gelangen; für Tollwut und Wundstarrkrampf entfällt diese Einschränkung. Für Infektionen, die durch Heilmaßnahmen verursacht sind, gilt (2) Satz 2 entsprechend.

(4) Vergiftungen infolge Einnahme fester oder flüssiger Stoffe durch den Schlund.

III. (1) Bauch- oder Unterleibsbrüche.

Versicherungsschutz besteht jedoch, wenn sie durch eine unter diesen Vertrag fallende gewaltsame von außen kommende Einwirkung entstanden sind.

(2) Schädigungen an Bandscheiben sowie Blutungen aus inneren Organen und Gehirnblutungen.
Versicherungsschutz besteht jedoch, wenn ein unter diesen Vertrag fallendes Unfallereignis im Sinne des § 1 III. die überwiegende Ursache ist.

IV. Krankhafte Störungen infolge psychischer Reaktionen, gleichgültig wodurch diese verursacht sind.

§ 2 AUB 88 Ausschlüsse

Eine der wesentlichen Zielsetzungen bei der Schaffung der AUB 88 war es, alle deckungsbegrenzenden und ausschließenden Tatbestände zusammenzufassen und übersichtlich gegliedert möglichst bereits im 1. Teil der Allgemeinen Unfallversicherungsbedingungen darzubieten. Darüber hinaus wollte man auf unterschiedliche Bezeichnungen, wie sie in den AUB a. F. 61 als „Ausschlüsse", „Klarstellungen" und durch Bestimmungen über die „negativen Grenzfälle" enthalten sind, verzichten. In den AUB 88 ist nur noch von „Ausschlüssen" die Rede. Einige der das versicherte Risiko begrenzenden Bestimmungen aus den AUB a. F. 61 wurden nicht übernommen.

§ 2 I. (1) AUB 88

An dem materiellen Gehalt der „echten" Ausschlußgründe hat sich nichts geändert. Die im einzelnen aufgeführten krankhaften Störungen und Erscheinungen sind unverändert geblieben, geändert hat sich lediglich die Reihenfolge. Unfälle durch Geistes- oder Bewußtseinsstörungen werden, weil ihnen in der Praxis die größte Bedeutung zukommt, an 1. Stelle genannt.

Ausgeschlossen waren und sind somit Unfälle (Unfallereignis und Gesundheitsschädigung), sofern eine der genannten krankhaften Erscheinungen oder Störungen ursächlich war. Der Sitz des zum Ausschluß führenden krankhaften Geschehens muß im Zentralnervensystem liegen. „Herzschlag" (Herzinfarkt) oder „Lungenschlag" (Lungenembolie) erfüllen den Tatbestand des Schlaganfalls nicht. Es muß sich um einen „Gehirnschlag" handeln. Die als Ausschlußtatbestandsmerkmale genannten Krampfanfälle müssen ebenfalls zentralnervös bedingt sein. Muskelkrämpfe an einzelnen Gliedmaßen (Wadenkrämpfe) als Ursache eines Unfallereignisses (Sturz, Ertrinken) und die daraus sich ergebenden Folgeerscheinungen führen somit nicht zum Ausschluß.

Die unterschiedlichen Formulierungen in § 2 I. (1) AUB 88 einerseits und § 3 (4) AUB a. F. 61 andererseits ergeben in der Praxis folgende Handhabung: Nach AUB a. F. 61 gilt der Ausschluß nach § 3 (4) nicht, wenn der Anfall oder die Störung schlechthin unfallbedingt war. Nach den AUB 88 steht ein durch die genannten Störungen oder Anfälle verursachter Unfall nur dann unter Versicherungsschutz, wenn Störung oder Anfall durch einen Unfall verursacht wurden, für den der Versicherer im Rahmen des gegenständlichen Versicherungsvertrags Deckung geboten hatte.

Die Ausschlußtatbestandsmerkmale Geistes- und Bewußtseinsstörungen müssen nach Art und Ausmaß Krankheitscharakter haben. Beachtenswert ist, daß nicht nur völlige Bewußtlosigkeit als Unfallursache erforderlich ist, sondern daß es genügt, wenn die Aufnahme- und Reaktionsfähigkeit nicht nur unwesentlich gestört ist.

„Unter Bewußtseinsstörung ist eine Störung der Aufnahme- und Reaktionsfähigkeit zu verstehen, die auf Krankheit, Alkoholgenuß oder künstlichen Mitteln beruht und den Versicherten außerstande setzt, den Sicherheitsanforderungen seiner Umwelt zu genügen. Sie liegt dann vor, wenn die den Menschen bei normaler Verfassung innewohnenden Fähigkeiten, Sinneseindrücke schnell und genau zu erfassen, sie geistig zu verarbeiten und auf sie sofort richtig zu reagieren, ernstlich beeinträchtigt ist. Ein Schmerzanfall ist keine Bewußtseinsstörung" (BGH VersR 1989, 902, r+s 1989, 302).

Ohnmacht, Kreislaufschwäche und vom Gleichgewichtsorgan ausgehende Schwindelanfälle vaskulärer wie zentralvenöser Genese können Bewußtseinsstörungen darstellen. Es kommt im Einzelfall darauf an, ob die Intensität der Störungen das von der Rechtsprechung geforderte Ausmaß an Einschränkung der Aufnahme- und Reaktionsfähigkeit bewirkt hat. Vorübergehende Schwindelzustände aufgrund momentaner Überanstrengung oder Kreislaufbelastung bewirken nach den Kommentaren in der Regel nicht den Ausschlußtatbestand der Bewußtseinsstörung.

Physiologische Geschehen wie Einschlafen durch Übermüdung, Schlaf und Traum sind keine Störungen durch krankhafte Veränderungen oder Geschehen und gelten demnach auch nicht als Geistes- oder Bewußtseinsstörung.

Ausdrücklich als Ausschlußtatbestand aufgeführt sind durch Trunkenheit verursachte Bewußtseinsstörungen. Eine solche gilt nach der Rechtsprechung regelmäßig als bewiesen, wenn bei einem Kraftfahrer eine Blutalkoholkonzentration von mindestens 1,1‰ (absolute Fahruntüchtigkeit, BGH-Beschluß vom 28. 06. 1990, VersR 90, 117), beim Fußgänger von mindestens 2‰ nachgewiesen ist. Dabei wird von der Annahme des Beweises des ersten Anscheins (Primafacie-Beweis) für den Kausalzusammenhang zwischen Bewußtseinsstörung und Unfall ausgegangen. Auch bei relativer Fahruntüchtigkeit mit Alkoholkonzentrationen unter den genannten Promillegraden kann eine Bewußtseinsstörung als Ausschlußtatbestand bestehen. In diesen Fällen ist sie nur beweisbar (beweispflichtig ist grundsätzlich der Versicherer), wenn ein alkoholtypisches Fehlverhalten vorlag. Bewußtseinsstörung und Unfall müssen selbstverständlich in ursächlichem Zusammenhang stehen.

§ 2 II. (1) AUB 88

Im Hinblick auf die nicht unter Versicherungsschutz fallenden Strahlenschädigungen gibt es für Ärzte und Zahnärzte folgende besondere Bedingungen für den Einschluß von Gesundheitsschädigungen durch Röntgenstrahlen in die Unfallversicherung:

Die Bestimmung des § 2 II. (1) der Allgemeinen Unfallversicherungsbedingungen (AUB 88) wird mit der Maßgabe geändert, daß Gesundheitsschädigungen durch Röntgenstrahlen und künstlich erzeugte ultraviolette Strahlen versichert sind, die sich als Unfälle im Sinne des § 1 III. AUB 88 darstellen. Vom Versicherungsschutz ausgeschlossen sind demnach z. B. Röntgenschäden, die sich als Folge regelmäßigen Hantierens mit Röntgenapparaten darstellen und Berufskrankheiten sind.

Für die AUB a. F. 61 gab es im Hinblick auf die als Grenzfälle nicht unter Versicherungsschutz fallenden Strahlenschädigungen nach § 2 (3)c) Abs. 2 eine inhaltlich gleichlautende Röntgenklausel für Ärzte.

§ 2 II. (3) AUB 88 Infektionen

Die Bestimmungen über Infektionen und Wundinfektionen in den AUB a. F. 61 sind unübersichtlich und kompliziert. Die entsprechenden Ausführungen in den AUB 88 sind zweifellos übersichtlicher und damit verständlicher. Es sind aber nicht alle Unklarheiten ausgeräumt worden. Der Ausschluß nach § 2 II. (3) in den AUB 88 ist weitergehender als der entsprechende in § 2 (2)b) und (3)c) in den AUB a. F. 61.

Infektionskrankheiten, die in aller Regel reinen Krankheitscharakter haben und nur in wenigen Ausnahmefällen mit einem Unfall im Sinne der Begriffsbestimmung der Versicherungsbedingungen in Kausalzusammenhang stehen, sollen vom Versicherungsschutz ausgeschlossen sein. Auch für Infektionen soll nur dann für den Versicherer eine Leistungspflicht bestehen, wenn ein unter Vertrag fallender Unfall das erste Glied der Kausalkette war.

Kommt es nach einer Verletzung als Folge eines unter Versicherungsschutz fallenden Unfalles nach § 2 (1) AUB a. F. 61 zu einer Infektion, stellt dies eine Wundinfektion dar. Eine solche wie auch die daraus entstehenden allgemeinen Krankheitserscheinungen (Septikämie, Pyämie) sind entschädigungspflichtig. Ein Kausalzusammenhang zwischen Unfallereignis, Gesundheitsschädigung und Wundinfektion mit dem Infektionsweg über eine Unfallverletzung wäre nicht zu bestreiten. Dabei könnte nach der Textfassung die Verletzung außerhalb der Vertragsdauer eingetreten sein, nur die Infektion muß in diese fallen. Örtliche, infektiöse, meist entzündlich-eitrige Krankheitserscheinungen, die grundsätzlich eine Verletzung der Haut im Sinne des Unfallbegriffes nach § 2 (1) AUB a. F. 61 zur Voraussetzung haben, sollen als entschädigungspflichtig anerkannt werden. Dies gilt z. B. für entzündlich eitrige Krankheitserscheinungen der Haut und Unterhaut, bei denen eine Läsion der Haut Voraussetzung ist, also z. B. für Panaritien.

Eine Wundinfektion geht von der Wunde aus, ihre primären krankhaften Erscheinungen spielen sich primär weitgehend lokalisiert im engeren Wundbereich ab. Folgeerscheinungen wie Sepsis, Septikämie, Toxikämie und Pyämie (Übergang von Erregern oder deren Giftstoffen in die Blutbahn) mit Krankheitserscheinungen im Körper und entsprechenden Allgemeinerscheinungen entwickeln sich dabei regelmäßig auch nicht ohne Lokalerscheinungen einer Wundinfektion sofort auf dem Blutweg. Infektionskrankheiten wie Wundstarrkrampf, Tollwut und Gasbrand haben ebenfalls eine Wundinfektion primär zur Voraussetzung, und ihre allgemeinen Krankheitserscheinungen gehen von dort aus. Alle anderen Infektionskrankheiten, die nicht durch eine traumatische Wundläsion übertragen werden und die nicht durch eine primär im Vordergrund stehende Wundinfektion gekennzeichnet sind, fallen nach den AUB a. F. 61 nicht unter Versicherungsschutz. Warum in den Bedingungen nur „Malaria und Flecktyphus" neben „sonstigen Infektionskrankheiten" aufgeführt wird, obwohl es weitere mit einem gleichartigen Übertragungsweg gibt, ist nicht ersichtlich. Der Hinweis, die Entstehungsursache der Infektionskrankheit selbst gelte nicht als Unfallereignis, war erforderlich, weil in mehreren Urteilen zum Ausdruck gebracht wurde, daß der Stich oder Biß eines Tieres ein Unfall im Sinne der AUB a. F. 61 sein kann.

Nach den AUB 88 sind zunächst einmal sämtliche Infektionen (es sind darunter Wundinfektionen und Infektionskrankheiten zu verstehen) ausgeschlossen. Versicherungsschutz besteht jedoch, wenn die Krankheitserreger durch eine unter diesen Vertrag fallende Unfallverletzung in den Körper gelangt sind. Nicht als Unfallverletzung gelten dabei Haut- oder Schleimhautverletzungen, die als solche geringfügig sind und durch die Krankheitserreger sofort oder später in den Körper gelangen. In bezug auf Infektionskrankheiten haben diese Bestimmungen zur Folge, daß nur solche gedeckt sein sollen, bei denen der Erreger durch eine andere als geringfügige Haut- oder Schleimhautverletzung in den Körper gelangt war. Dies gilt für alle Infektionen, die durch Stich oder Biß eines Insekts entstanden sind. Da derartige Verletzungen in aller Regel „als solche geringfügig" sind, bedurfte es des Ausschlusses der Entstehungsursache von Infektionskrankheiten ebensowenig wie des Nennens bestimmter Infektionskrankheiten (Malaria oder Flecktyphus). Insektenstiche und -bisse, die keine Infektion zur Folge haben, können natürlich nicht nach § 2 II. (3) AUB 88 beurteilt werden. Ihre Folgen werden vom Unfallbegriff (§ 1 III. AUB 88) umfaßt, ungeachtet ob sie als Haut- oder Schleimhautverletzungen zu bezeichnen sind.

Die Einschränkung, nicht als Unfallverletzung gelten solche geringfügigen Schleimhaut- und Hautverletzungen, durch die Krankheitserreger sofort oder später in den Körper gelangen können, entfällt für die Infektionskrankheiten Tollwut und Wundstarrkrampf. Man war sich bei der Schaffung der AUB 88 offensichtlich bewußt, daß bei diesen Krankheiten der Erreger zwar durch eine Unfallverletzung der Haut- oder Schleimhaut in den Körper gelangt und dabei zunächst örtlich eine Wundinfektion entstehen läßt, daß die Eintrittspforte aber durchaus „als solche geringfügig" sein kann. Häufiger ist die Verletzung als Entstehungsursache von Wundstarrkrampf oder Tollwut aber nicht geringfügig. Daß man nicht auch den Gasbrand von der Einschränkung ausnimmt, läßt darauf schließen, daß man davon ausgeht, der Gasbranderreger gelange ausnahmslos durch andere als geringfügige Haut- und Schleimhautverletzungen in den Körper. Nach meiner Überzeugung soll eine Gasbrandinfektion vom Unfallversicherungsschutz grundsätzlich umfaßt sein, wenn eine Unfallverletzung vorlag.

Die Einschränkung in § 2 II. (3) Abs. 2 war v. a. wegen der Aids-Problematik erforderlich. Seitens der Unfallversicherer besteht weder die Absicht noch ist es ihre Aufgabe, sich mit schwerwiegenden Infektionen zu befassen, die ihrer Natur nach Krankheiten und nicht Unfallfolgen sind. Da die Übertragung von Aids nach derzeitiger Kenntnis auf dem Wege über geringfügige, kleinflächige Haut- und Schleimhautverletzungen erfolgt, wurde der Wiederausschluß dergestalt formuliert. Es kann somit kein Versicherungsschutz mit der Behauptung beansprucht werden, es liege in der Natur der Erkrankung, daß die Übertragung durch eine nicht bemerkte belanglose Verletzung der Haut- oder Schleimhaut im Genital- oder Analbereich eingetreten sein müsse. Eine nicht nachweisbare Bagatellverletzung als gleichsam zwangsläufige Voraussetzung einer Aids-Infektion vermag also nach der gewählten Formulierung des Wiederausschlusses keinen Versicherungsschutz zu begründen.

Waren nach den AUB a. F. 61 sämtliche Wundinfektionen, bei denen der Ansteckungsstoff durch eine Unfallverletzung im Sinne des Unfallbegriffs in den Körper gelangt ist, gedeckt, wurde der Versicherungsschutz durch die Fassung in § 2 II. (3), v. a. durch den Wiederausschluß in dessen 2. Absatz, gegenüber früher eingeschränkt. Lokale, begrenzte Infektionen im Bereich einer Haut- oder Schleimhautverletzung, die als geringfügig zu qualifizieren ist, sind nach den AUB 88 somit nicht entschädigungspflichtig. Dies gilt speziell für Panaritien, die ihre Ursache häufig in unbemerkten Bagatellverletzungen haben. Der Begriff „als solche geringfügig“ wird sehr wahrscheinlich im Versicherungsfall von den Beteiligten unterschiedlich ausgelegt werden. In den bisherigen Stellungnahmen zu den AUB 88 in der Literatur soll von einer geringfügigen Haut- oder Schleimhautverletzung v. a. dann ausgegangen werden, wenn sie für sich betrachtet keinen Krankheitswert hat, also keine ärztliche Behandlung erfordert. Die Geringfügigkeit sei ausschließlich nach der Größe des verletzten Hautvolumens und der Tiefe der Wunde, nicht aber nach der sonstigen Wirkung der Verletzung zu beurteilen. Von Geringfügigkeit sei in erster Linie bei Nadelstichen sowie kleineren Schürfungen und Schnittwunden zu sprechen.

Es ist in diesem Zusammenhang auch die Begrenzung auf die 3 Schichten der Haut – Oberhaut, Leder- und Unterhaut – erwähnt worden. Nachdem die Unterhaut (Subkutis) beim Menschen immerhin eine Dicke zwischen 2 und 9 mm (bei Fettleibigen bis zu 3 cm) erreichen kann, während Oberhaut (Epidermis) und Lederhaut (Corium) zusammen 0,3–6 mm dick sind, an den meisten Körperstellen also eine Dicke der Haut von 0,5–3,7 mm erreicht wird, dürfte die Begrenzung einer geringfügigen Verletzung eher auf die beiden obersten Schichten (Ober- und Lederhaut) einleuchtender sein. Man wird abwarten müssen, welche Qualifikationsmerkmale einer „als solcher geringfügigen Haut- und Schleimhautverletzung“ durch die Rechtsprechung und die Praxis zugeordnet werden.

Für einen bestimmten Personenkreis (Ärzte, Zahnärzte, Tierärzte, Heil- und Pflegepersonal o. ä.) kann der Versicherungsschutz bezüglich Infektionskrankheiten erweitert werden („Infektionsklausel"). Dadurch sind aber keineswegs nun alle Erkrankungen an einer Infektion entschädigungspflichtig. Gedeckt sind nur solche, die während der versicherten Tätigkeit entstanden sind und bei denen die Erreger durch ein Geschehen, das die Merkmale des Unfallbegriffs erfüllt (Beschädigung oder teilweise Durchtrennung der Haut, Einspritzen) in den Körper eindringen konnten. Nicht gedeckt sind somit alle die Infektionskrankheiten, deren Infektionsweg die sog. Schmierinfektion ist.

Besondere Bedingungen für den Einschluß von Infektionen in die Unfallversicherung:

In Ergänzung des § 2 II. (3) Satz 1 und 2 der AUB 88 gelten als Unfälle auch solche in Ausübung der versicherten Berufstätigkeit entstandene Infektionen, bei denen aus der Krankheitsgeschichte, dem Befund oder der Natur der Erkrankung hervorgeht, daß die Krankheitserreger durch irgendeine Beschädigung der Haut, wobei aber die äußere Hautschicht durchtrennt sein muß, oder durch Einspritzen infektiöser Massen in Auge, Mund oder Nase in den Körper gelangt sind. Anhauchen, Anniesen oder Anhusten erfüllen den Tatbestand des Einspritzens nicht, Anhusten nur dann, wenn durch einen Hustenstoß eines Diphtheriekranken infektiöse Massen in Auge, Mund oder Nase geschleudert werden.

Gegenüber der Fassung der sog. Infektionsklausel als besonderer Bedingung zum Einschluß von Infektionskrankheiten bei nach AUB a. F. 61 geltenden Verträgen zum Einschluß von Infektionskrankheiten besteht inhaltlich und materiell kein Unterschied.

§ 2 II. (4) AUB 88

Dieser Ausschlußtatbestand unterscheidet sich materiellrechtlich in den beiden AUB kaum. Nach dem Wortlaut der AUB a. F. 61 konnte das „Einführen" fester oder flüssiger Stoffe sowohl vom Versicherten als auch von anderen Personen vorgenommen werden. Wenn in den AUB 88 von „Einnahme" die Rede ist, ist dies nur durch eine willentliche Handlung des Versicherten selbst möglich. Nicht unter Versicherungsschutz fallen demnach nur Vergiftungen, zu denen es kommt, wenn der Versicherte selbst, freiwillig oder unfreiwillig, wissentlich oder unwissentlich, die zur Vergiftung führenden Stoffe eingenommen hat (z. B. Medikamentenverwechslung, Zusichnehmen von verdorbenen Speisen oder giftigen Pilzen).

Gasvergiftungen (Kohlenoxidvergiftungen) sind, soweit keine anderen Bestimmungen der AUB entgegenstehen, mit ihren Folgen entschädigungspflichtig. Werden Giftstoffe in fester oder flüssiger Form nicht durch den Schlund eingeführt, kann § 2 (3)c) AUB a. F. 61 nicht greifen. Nach AUB 88 scheidet dieser Applikationsweg schon im Hinblick auf den Begriff des „Einnehmens" aus.

§ 2 III. (1) AUB 88 Bauch- oder Unterleibsbrüche

Die in § 10 (3) AUB a. F. 61 als Partialausschluß enthaltenen Bestimmungen wurden im Rahmen der Bemühungen um Klarheit und Kundenfreundlichkeit notwendigerweise bei der Neufassung der AUB 88 dem Ausschlußkatalog in § 2 AUB 88 zugeordnet. Inhaltlich ist keine Änderung gegenüber früher eingetreten, so daß die Besprechung des versicherungsmedizinischen Sachverhalts gemeinsam für beide AUB erfolgen kann.

Bauch- und Unterleibsbrüche – dazu gehören alle bekannten, selteneren wie häufigeren Hernien (Zwerchfellbruch, Bauchdeckenbruch, Leisten- und Schenkelbrüche, die verschiedenen Brüche im Beckenbereich), aber auch die Wasser- und Krampfaderbrüche (Hydrozele, Varikozele) – haben in aller Regel keine traumatische Genese und sind nur in seltenen Ausnahmefällen Unfallfolge. Sie sollen nach der Bestimmung der AUB nur dann entschädigt werden, wenn sie durch eine gewaltsame von außen kommende Einwirkung entstanden sind. Der Unfallbegriff ist um das Merkmal des Gewaltsamen erweitert worden, das über den Begriff der Plötzlichkeit hinausgeht. Es genügt also nicht ein plötzliches Ereignis, sondern es ist erforderlich, daß durch die gewaltsame Einwirkung von außen die Bruchbildung verursacht wird, d. h. medizinisch die Lückenbildung der Bauchwand, durch die die Baucheingeweide hervortreten und den Bruch bilden. Dabei ist es streng genommen nicht einmal erforderlich, daß der Bruch sofort austritt. Maßgebend ist, daß auf mechanischem Weg (Stich, Schlag, Stoß u. ä.) sofort eine Körperverletzung bewirkt wurde, die in unmittelbarem zeitlichem Zusammenhang ohne weitere unnatürliche Geschehnisse zum Auftreten des Bruchs führt. Die Folgen solcher geforderter gewaltsamer Einwirkung werden sich zweifellos klinisch (erheblicher Sofortschmerz, Schock oder Kollaps, Arbeitseinstellung und Inanspruchnahme ärztlicher Hilfe) wie v. a. auch bei einer Operation in entsprechenden Symptomen (Gewebszerstörung mit Blutungen) zeigen und feststellen lassen. Bauch und Unterleibsbrüche, die im Zusammenhang mit einer behaupteten Kraftanstrengung durch Erhöhung des Bauchinnendrucks entstanden sein sollen, können weder nach AUB a. F. 61 noch nach AUB 88 entschädigungspflichtig sein. Einmal ist die Zerreißung nicht an Gliedmaßen und Wirbelsäule lokalisiert, zum anderen die erhöhte Kraftanstrengung dort nicht wirksam geworden. Darüber hinaus fehlt es am Merkmal der gewaltsamen Einwirkung von außen (Urteil AG Braunschweig vom 22. 06. 1982 und AG Stuttgart vom 19. 01. 1984, beide VersR 1984, 841).

In einem Urteil zu § 2 III. (1) AUB 88 (LG Berlin vom 19. 10. 1989, VersR 1990, 298) ist die gesamte Problematik im Leitsatz dargestellt worden:

„Nimmt der VN den Unfallversicherer wegen eines Leistenbruchs in Anspruch, hat er zu beweisen, daß der Leistenbruch auf einer gewaltsamen, von außen kommenden Einwirkung beruht. Ob dies der Fall ist, muß der Arzt aufgrund des Bildes im Bruchbereich beurteilen.“

Beim Transportieren von Bänken sei der Versicherte mit dem Unterleib gegen einen Tisch gestoßen und dadurch habe er einen Leistenbruch erlitten.

Aus den Gründen
„Müssen Ausschlüsse (bzw. Einschränkungen der Leistungspflicht, vgl. § 10, Abs. 3 AUB a. F. 61) grundsätzlich vom Versicherer bewiesen werden, so liegt doch der Ausschluß hier darin, daß ein Unterleibsbruch unstreitig vorliegt, so daß die Beweislast für die ‚Ausnahme von der Ausnahme' beim Kläger liegt.

Der Beweis kann nicht gelingen und auch nicht durch eine Vernehmung des Zeugen D. erbracht werden. Ob ein Leistenbruch durch die gewaltsame Einwirkung hervorgerufen worden ist, ist vom Arzt aufgrund des Bildes im Bruchbereich zu beurteilen. Selbst wenn der Zeuge D. also bestätigen würde, daß der Kl. sich nicht verhoben hat, sondern gegen einen Tisch gestoßen ist, so steht dem der Bericht des Klinikums S. vom 24. 07. 1989 entgegen, in dem es auf die ausdrückliche Frage, ob eine akute traumatische Muskel- oder Faszienzerreißung mit erheblichen Schmerzen oder ein Hämatom vorgelegen habe, heißt, daß dies gemäß dem Operationsbericht nicht der Fall gewesen sei...

Hält man dafür, daß erkennbare Anzeichen einer gewaltsamen Einwirkung gar nicht mehr hatten vorliegen können, weil sich der Kl. nach seinen Angaben erst 18 Tage nach Eintreten des Bruches in ärztliche Behandlung begeben hat, so hat er selbst jede Klärung verhindert, was im Rahmen der ihm obliegenden Beweisführung zu seinen Lasten gehen muß."

§ 2 III. (2) AUB 88

Blutungen aus inneren Organen und Gehirnblutungen waren schon nach den AUB a. F. 61 im Rahmen der Einschränkung der Leistungspflicht teilweise vom Versicherungsschutz ausgeschlossen. Ohne materielle Änderung des Inhalts ist der bisherige Partialausschluß unter die Ausschlüsse der AUB 88 übernommen worden.

Blutungen aus inneren Organen und Gehirnblutungen sind weitaus häufiger ausschließlich Krankheitserscheinungen ohne traumatische Mitwirkung. Nur in wenigen Fällen werden bei solchen Blutungen ein Versicherungsfall (AUB a. F. 61) oder ein unter den Vertrag fallendes Unfallereignis im Sinne des § 1 III. AUB 88 mitursächlich sein. Soweit ausnahmsweise Krankheitserscheinungen mitursächlich sind, handelt es sich um solche im Organgewebe (z. B. tuberkulöse Prozesse der Lungen) oder um krankhafte Veränderungen an den Blutgefäßen der inneren Organe bzw. des Gehirns (krampfaderartige Gefäßerweiterungen, Gefäßwandveränderungen u. U. mit Ausbuchtungen oder Gefäßfehlbildungen z. B. Aneurysmen). Damit es bei solchen krankhaften Veränderungen zu Blutungen aus den erkrankten Organen kommt, bedarf es in aller Regel keines Unfalls. Dabei zeigt die Formulierung „aus inneren Organen", daß die Blutung auch nach außen in Erscheinung treten kann und nicht nur im Organ ablaufen muß (Blutungen aus der Speiseröhre, Magenblutungen, Lungenblutungen in Form eines Blutsturzes oder Blutungen aus dem sonstigen Verdauungstrakt und Urogenitalsystem). Ein Versicherungsschutz für derartige Blutungen soll nur dann bestehen, wenn der Versicherungsfall bzw. das unter den Vertrag fallende Unfallereignis im Sinne des Unfallbegriffes die überwiegende Ursache ist. Der Versicherungsfall/Unfall muß also anteilsmäßig zu mehr als 50% die Ursache sein. Daraus ist zu folgern, daß Leistungen nach § 10 (2) AUB a. F. 61 bzw. § 2 III. (2) AUB 88 Ausnahmefälle darstellen. Für den medizinischen Gutachter bedeutet dies, einmal den Kausalzusammenhang zwischen dem Unfall und der Blutung zu beurteilen, darüber hinaus aber die verschiedenen Ursachen zu gewichten. Nur wenn er die mitwirkende Ursache des Unfalls auf mehr als 50% schätzt, besteht Entschädigungspflicht. War der Unfall im Sinne der gesetzlichen Unfallversicherung nicht „wesentlich mitwirkend", wird er als „Gelegenheitsursache" oder als bloßer „Anlaß" bezeichnet, eine gutachtliche Äußerung, die grundsätzlich unterlassen werden sollte, wird regelmäßig die überwiegende Ursache nicht der Versicherungsfall/das Unfallereignis, sondern die unfallfremde Krankheitserscheinung sein.

Ist eine Leistungspflicht des Versicherers begründet, weil die überwiegende Ursache der Versicherungsfall oder das Unfallereignis war, ist zu prüfen, ob eine Leistungskürzung nach § 10 (1) AUB a. F. 61 oder § 8 AUB 88 in Betracht kommt (s. S. 122). Die Mitwirkung von Versicherungsfall bzw. Unfallereignis von weniger als 50% führt nicht zu einer Teilentschädigung.

Neu ist die Regelung von Bandscheibenschädigungen als Folge eines Unfalles. Für die Bandscheibenschädigungen als Folge einer Kraftanstrengung gilt das, was auf S. 82 im Rahmen der Besprechung des § 1 IV. AUB 88 bzw. des § 2 (2)a) AUB a. F. 61 gesagt wurde. Hier geht es um die Beurteilung eines Bandscheibenschadens als Folge eines Unfallereignisses. Anlaß für die Bestimmungen in den AUB 88 war, daß bisher in der Praxis Leistungen für Folgen einer Bandscheibenschädigung verlangt wurden, die allenfalls auf geringfügige Einwirkungen, meist Kraftanstrengungen, zurückzuführen waren. Liegen die AUB a. F. 61 zugrunde, in denen keine gesonderte Bestimmung über Bandscheibenschäden nach einem Unfall (Sturz auf das Gesäß o. a.) enthalten ist, ist vom Gutachter zunächst der Kausalzusammenhang zwischen dem behaupteten Ereignis und der Schädigung an der Bandscheibe zu beurteilen. Wird ein solcher bejaht, hat der Gutachter zu prüfen, ob an den Unfallfolgen Krankheiten oder Gebrechen mitgewirkt haben, und den Grad der Mitwirkung einzuschätzen (§ 10 (1) AUB a. F. 61, s. S. 122).

Liegen dem Versicherungsvertrag die AUB 88 zugrunde, und werden Leistungen geltend gemacht wegen der Folgen einer Bandscheibenschädigung durch ein Unfallereignis im Sinne des § 1 III. AUB 88, hat der Gutachter ebenfalls zunächst den Kausalzusammenhang zwischen dem unter den geltenden Vertrag fallenden Unfallereignis und den krankhaften Erscheinungen an der Bandscheibe sowie den daraus abgeleiteten Folgen zu prüfen. Außerdem muß er beurteilen, ob die Mitwirkung des Unfalls überwiegend war, d. h. also mehr als 50% ausmachte. Dies wird nur dann bejaht werden können, wenn eine sehr erhebliche Einwirkung im Rahmen eines „echten" Unfallereignisses vorgelegen hat. An krankhaften Bandscheibenveränderungen, v. a. Bandscheibenvorfällen, sind in aller Regel Abnützungserscheinungen und degenerative Veränderungen mitursächlich, und zwar zu mehr als 50%.

§ 2 IV. AUB 88

Ausgeschlossen waren und sind Gesundheitsschädigungen, zu denen es ohne unmittelbare und direkte Einwirkung auf den Körper des Versicherten allein infolge psychischer Einwirkungen gekommen war. Es handelt sich um Reaktionen auf Ereignisse der Außenwelt wie Schreck, Angst, Furcht, Ärger u. ä. Bei der ärztlichen Begutachtung in Zusammenhang mit § 2 (3) AUB a. F. 61 geht es ausschließlich um die Beurteilung des Kausalzusammenhangs zwischen dem psychischen Ereignis und einer nicht näher definierten und abgegrenzten Erkrankung. Es muß sich keineswegs nur um psychische Folgeerscheinungen gehandelt haben. Nach allgemeinem Verständnis versteht man darunter Schreck- und Schockwirkungen, wobei es sich beim „Schock" nicht um Kreislaufstörungen handelt.

Die Rechtsprechung hat die Ausschlußbestimmung in diesem von den Versicherern gemeinten Sinn nicht angewendet. Man schloß Erkrankungen infolge psychischer Einwirkungen nur dann vom Versicherungsschutz aus, wenn die psychische Einwirkung das erste Glied der Ursachenreihe bildete. So wurde in folgenden Fällen von der Rechtsprechung Versicherungsschutz bejaht: Lähmungen aufgrund eines Schrecks infolge Blitzschlag; psychische Erkrankung infolge von Knallgeräuschen im Telefon; Tod aufgrund von Schreck, Erregung oder „Nervenschock" infolge von Unglücksfällen oder ungewöhnlichen, psychisch belastenden Ereignissen, an denen man selbst nicht beteiligt war und durch die zumindest keine körperliche Gesundheitsschädigung bewirkt wurde. Große Beachtung und zahlreiche Kritiker fand das Urteil des BGH vom 19. 04. 1972 (VersR 1972, 583), in dem der Tod eintrat nach Erregung über einen Stein, der von einem vorherfahrenden Lastwagen hochgeschleudert die Windschutzscheibe des vom Versicherten gesteuerten PKW zerstört hatte. Der BGH hatte in diesem Urteil auch Anregungen über die Fassung einer Ausschlußregelung gegeben und machte Formulierungsvorschläge. Aufgrund dieser vom BGH gesetzten Maßstäbe wurde bei der Neufassung der Ausschluß in den AUB 88 in § 2 IV, formuliert.

Eine so weitgehende Auslegung wie bisher soll nicht mehr möglich sein. Aufgrund der zusätzlichen Formulierung „... gleichgültig, wodurch diese verursacht worden sind" geht es nicht mehr um die Beurteilung eines Kausalzusammenhangs zwischen Unfall und psychischer Reaktion, sondern allenfalls um die nach dem Kausalzusammenhang zwischen der krankhaften Störung (des Todes) und einer psychischen Reaktion.

Mit § 10 (5) AUB a. F. 61 werden Folgen aller psychischen Reaktionen im Anschluß an einen Unfall ausgeschlossen, die auf keiner organischen nervalen Grundlage beruhen. Ausgeschlossen werden sollen damit ebenso die meist unbewußte mangelnde Erlebnisverarbeitung wie das häufig zweckbetonte und bewußte Fehlverhalten, teilweise als „Rentenneurose" bezeichnet und über die Übertreibung (Aggravation) bis zur Vortäuschung (Simulation) reichend. Für den Gutachter ergibt sich im Rahmen der Beurteilung aus dieser Bestimmung die Aufgabe, beim Vorliegen psychischer und nervöser Störungen, die auch eine Beeinträchtigung der Arbeitsfähigkeit zur Folge haben (und haben müssen), zu trennen zwischen solchen Störungen auf organischer Basis und solchen, die keine organische Veränderungen oder Störungen des Nervensystems zur Ursache haben. Es handelt sich somit primär wiederum um eine Beurteilung eines Kausalzusammenhangs. Zu der Beweislastverteilung und der Kausalitätsbeurteilung im Rahmen des § 10 (5) AUB a. F. 61 hat sich das OLG Hamburg im Urteil vom 13. 10. 1989 (VersR 1990, 513) geäußert: „Es genügt nicht, wenn eine psychische oder nervöse Störung durch eine Hirnerschütterung nur ausgelöst worden wäre, ohne mit dem Bild der Hirnerschütterung als solche etwas zu tun zu haben. Auf die Hirnerschütterung ‚zurückzuführen' sind die Störungen vielmehr in ihrem konkreten Ausmaß (‚wenn und soweit') nur dann, wenn sie ihrerseits zum Hirnerschütterungssyndrom gehören, wenn sie selbst Ausdruck der Hirnerschütterung waren."

Kommt der Gutachter zum Ergebnis, daß psychische und nervöse Störungen in ursächlichem Zusammenhang mit substantiellen Gehirnverletzungsfolgen stehen, hat er die daraus sich ergebende Invalidität gradmäßig einzuschätzen. Ist ein Kausalzusammenhang solcher Störungen mit einer organischen Erkrankung des Nervensystems, also mit substantiellen Verletzungsfolgen des Nervensystems, abzulehnen, muß der Gutachter diese Störungen und die dadurch möglicherweise bedingte Beeinträchtigung der Arbeitsfähigkeit bei seiner wertenden Beurteilung außer Betracht lassen.

Nach der wesentlich kürzeren Fassung im § 2 IV. AUB 88 werden die „psychischen und nervösen Störungen... soweit diese auf eine durch den Unfall verursachte organische Erkrankung des Nervensystems oder eine durch den Unfall neu entstandene Epilepsie zurückzuführen sind" kurz als „psychische Reaktion" bezeichnet. Nachdem gleichgültig ist, wodurch diese verursacht sind, geht es nicht mehr um die Beurteilung des Kausalzusammenhangs zwischen Unfall [der nach § 10 (5) AUB a. F. 61 ja durchaus vorliegen kann] und organischen Erkrankungen des Nervensystems, sondern ausschließlich um die Frage, ob die krankhaften Störungen auf psychischen Reaktionen beruhen oder ob sie eine andere Genese/Ursache zur Grundlage haben.

Sofern in der Kausalkette eine psychische Reaktion nicht hinweggedacht werden kann, ohne daß der weitere Verlauf der Kausalreihe oder der Erfolg entfällt, liegt ein Ausschlußtatbestand nach § 2 IV. AUB 88 vor.

In den AUB 88 ist der Ausschluß von Berufs- und Gewerbekrankheiten nicht mehr enthalten.

Die in der Risikoausschlußklausel § 3 (5) AUB a. F. 61 genannten Sachverhalte wurden wegen der Schwierigkeiten beim Nachweis eines Kausalzusammenhangs zwischen dem Unfallereignis und den krankhaften Erscheinungen und Veränderungen festgelegt. Letztere sind weit häufiger ausschließlich krankheitsbedingt, und nur in Ausnahmefällen sind Unfallverletzungen und deren Folgen ursächlich oder mitursächlich.

Bei der medizinischen Beurteilung der Krampfadern als Ausschlußtatbestand hat es in der Regel keine Schwierigkeiten gegeben. Selbst wenn Krampfadern ausnahmsweise zweifelsfrei unfallbedingt sind, sind die daraus resultierenden Unfallfolgen (Arbeitsbehinderung, Heilbehandlung und Invalidität) nach den AUB a. F. 61 nicht entschädigungspflichtig.

Wichtig ist, daß der Gutachter sich im klaren ist, daß Thrombose und Krampfadern als verschiedene Krankheitsgeschehen auseinanderzuhalten sind. Kommt es in einer Krampfader posttraumatisch zu einer Gerinnselbildung (Thrombose), stellt dies keine Verschlimmerung einer Krampfader dar, denn es kann auch zu Thrombosebildungen in nicht krankhaft erweiterten Venen (Krampfadern) kommen. Thrombosen und deren Restfolgen, soweit es sich nicht ausschließlich um Verschlimmerungen (Vermehrung oder Erweiterung) von Krampfadern, sondern vielmehr um Verstopfungen von Blutadern mit entsprechenden Blutumlaufstörungen handelt, sind also nicht als Unfallfolgen nach § 3 (5) AUB a. F. 61 von der Versicherung ausgeschlossen.

Im Einzelfall ist allerdings zu prüfen, ob vorbestandene Krampfadern nicht bei der Thrombosebildung mitgewirkt haben und inwieweit Krampfadern und deren auch schon vor dem Unfall bestandenen Folgeerscheinungen (Blutumlaufstörungen) bei den postthrombotischen Folgen beteiligt sind und an ihren Auswirkungen mitgewirkt haben [§ 10 (1) und (4) AUB a. F. 61; s. S. 122 u. 116].

Verursachung und Verschlimmerung von Krampfadern durch einen Unfall fallen unter den Versicherungsschutz, nachdem die frühere Ausschlußbestimmung nicht in die AUB 88 übernommen wurde. Haben dabei Krankheiten mitgewirkt, was v. a. in Zusammenhang mit der Verschlimmerung von Krampfadern zu erwarten ist (vorbestehende Krampfadern und Blutlaufstörungen) so ist natürlich zu prüfen, inwieweit eine Leistungsminderung (nach § 7 I. (3) bzw. § 8 AUB 88) in Betracht kommt (s. S. 116 u. 122).

Schwieriger ist die Beurteilung hinsichtlich der auch als Unfallfolgen nach AUB a. F. 61 ausgeschlossenen Unterschenkelgeschwüre. Deren Entstehung und Entwicklung durch und nach einem Unfall muß zunächst einmal keineswegs an das Vorhandensein von Krampfadern gebunden sein. Es sind also nicht nur die wohl an sich häufigeren Krampfadergeschwüre als Unfallfolgen ausgeschlossen, sondern schlechthin jede Geschwürbildung am Unterschenkel, selbst wenn sich das Geschwür ohne Vorhandensein von Krampfadern aus einer verletzungsbedingten Wunde entwickelt hat. Die primäre Frage, die der medizinische Gutachter zu beurteilen hat, ist die nach der Abgrenzung einer verzögerten Wundheilung, die noch nicht unter den Ausschluß fallen soll, von der Geschwürbildung. Diese Unterscheidung ist häufig schwierig. Was als Geschwürbildung zu gelten hat, kann nur im und für den Einzelfall entschieden werden.

Wenn die AUB 88 zu unterstellen sind und somit Unterschenkelgeschwüre nicht grundsätzlich ausgeschlossen sind, ist der Kausalzusammenhang mit dem Unfall zu prüfen und zu beurteilen. Ist gesichert davon auszugehen, daß vor dem Unfall kein Unterschenkelgeschwür bestanden hatte und sich erst im Rahmen eines postthrombotischen Syndroms als Unfallfolge entwickelte, sind diese Geschwüre und ihre Auswirkungen entschädigungspflichtig. In allen Fällen, in denen eine unfallbedingte Entstehung, v. a. aber eine Verschlimmerung eines solchen anerkannt werden muß, gilt es wiederum zu prüfen, ob Krankheiten (Stoffwechsel-, Gefäßkrankheiten, Durchblutungs- und Blutumlaufstörungen) mitgewirkt haben und wenn ja in welchem Ausmaß, so daß eine Leistungsminderung nach § 8 AUB 88 gerechtfertigt ist (s. S. 122).

AUB 88

§ 3 Nicht versicherbare Personen

I. Nicht versicherbar und trotz Beitragszahlung nicht versichert sind dauernd pflegebedürftige Personen sowie Geisteskranke.
Pflegebedürftig ist, wer für die Verrichtung des täglichen Lebens überwiegend fremder Hilfe bedarf.

II. Der Versicherungsschutz erlischt, sobald der Versicherte im Sinne von I. nicht mehr versicherbar ist. Gleichzeitig endet die Versicherung.

III. Der für dauernd pflegebedürftige Personen sowie Geisteskranke seit Vertragsabschluß bzw. Eintritt der Versicherungsunfähigkeit entrichtete Beitrag ist zurückzuzahlen

§ 3 I., II., III. AUB 88

Bereits in den Bedingungen des Jahres 1904 war bei Eintritt der Versicherungsunfähigkeit während der Vertragsdauer das Erlöschen der Versicherung vorgesehen. Die größte Ausdehnung erreichte der Katalog der nichtversicherbaren Risiken im Jahr 1910. Seither hat sich der Kreis der nichtversicherungsfähigen Personen laufend verkleinert. Seit 1970 werden Blinde wie Sehende beurteilt. 1977 wurde Epilepsie gestrichen und als Ausschluß wie Schlaganfälle behandelt. Ein Prozentsatz für Arbeitsunfähigkeit (seit 1961 betrug dieser 70%) wurde ersetzt durch dauernde vollständige Arbeitsunfähigkeit.

Soweit die AUB a. F. 61 zugrundezulegen sind, gelten als nicht versicherungsfähig Geisteskranke und Personen, die von schwerem Nervenleiden befallen oder dauernd arbeitsunfähig sind.

Für den Begriff der Geisteskrankheiten ist nicht ausschließlich die medizinische Terminologie, d. h. die bloße Krankheitsbezeichnung (endogene Psychose, Schizophrenie o. a.) entscheidend. Maßgebend ist vielmehr, welche Bedeutung die Bezeichnung Geisteskrankheit im Rechtssinn hat. Die geistigen Störungen müssen erhebliches Ausmaß haben. Folglich genügt eine Geistesschwäche nicht, eine Versicherungsunfähigkeit zu unterstellen. Die Beurteilung ist auf den Einzelfall abzustellen. Bei schweren geistigen Störungen dürfte in der Regel auch eine vollständige Arbeitsunfähigkeit bestehen bzw. eine Erwerbstätigkeit nicht mehr ausgeübt werden können.

Nachdem in § 3 I. AUB 88 der Begriff „Geisteskranke“ ohne zusätzliche Prädikate übernommen wurde, gilt das zu den AUB a. F. 61 Gesagte auch für die AUB 88.

Bei der Beurteilung, ob eine Versicherungsfähigkeit vorliegt, weil der Antragsteller oder Versicherte von einem schweren Nervenleiden befallen ist, ist es bedeutsam, daß nicht jedes Nervenleiden, sondern nur das als „schwer“ zu qualifizierende unter den § 5 (1) AUB a. F. 61 fällt. Was als „schwer“ verstanden werden soll, richtet sich nach der allgemeinen Auffassung, zumal eine solche Qualifikation der medizinischen Wissenschaft fremd ist. Entscheidend ist dabei allerdings nicht, ob die betroffene Person sich krank oder gar schwer krank fühlt oder nicht, sondern es gilt der objektive Krankheitsbegriff. In einem älteren Urteil (LG Bremen vom 12.05. 1956, VersR 1956, 775) wurde ein „schweres Nervenleiden“ als ein Leiden definiert, das progredient verläuft, unbeeinflußbar ist und somit schließlich zum Tod führt, oder es schubweise auftritt, wobei die einzelnen Schübe einen lebensbedrohlichen Zustand oder ein Siechtum herbeiführen können. Nicht mehr grundsätzlich ist bei der Parkinson-Krankheit von einem schweren Nervenleiden auszugehen, nachdem die Prognose dieser Krankheit infolge der Fortschritte in der Therapie nicht mehr so ungünstig ist, daß man in jedem Fall (allein aufgrund der Krankheitsbezeichnung) von einer Versicherungsunfähigkeit ausgehen kann (LG Stuttgart vom 17.02. 1981, VersR 81, 455).

Nach den AUB 88 ist ein Antragsteller oder Versicherter nicht allein schon deshalb versicherungsunfähig, weil er von einem schweren Nervenleiden befallen ist, sondern nur dann, wenn er wegen einer solchen Krankheit dauernd pflegebedürftig ist. Letzteres ist bei einem Großteil der neurologischen Krankheiten, die als schwere Nervenleiden zu qualifizieren sind, im fortgeschrittenen Stadium wegen der geistigen Störungen oder wegen des Schweregrads der Lähmungen der Fall.

Was unter „vollständig dauernd arbeitsunfähig“ in § 5 (1) 1. Abs. AUB a.F. 61 verstanden werden soll, ist im 2. Abs. erläutert und bestimmt. Es kommt nicht auf den Grad der Beeinträchtigung der Arbeitsfähigkeit an wie früher, als ein Prozentgrad der Arbeitsunfähigkeit Kriterium der Versicherungsunfähigkeit war. Entscheidend ist, daß der Versicherte (oder zu Versichernde) nicht mehr in der Lage ist, eine gewinnbringende Tätigkeit auszuüben. Bewertungsgrundlagen und Bewertungsmaßstäbe der Sozialversicherung sind nach wie vor unbeachtlich. Eine Berufsunfähigkeit im Sinne der Rentenversicherung muß nicht bedeuten, daß der zu Beurteilende außerstande ist, eine Erwerbstätigkeit auszuüben. Nach der Erfahrung in der Alltagspraxis wird es nur in wenigen Ausnahmefällen gelingen, eine Versicherungsunfähigkeit wegen dauernder vollständiger Arbeitsunfähigkeit, nämlich Außerstandesein, eine Erwerbstätigkeit auszuüben, beweiskräftig zu unterstellen.

Zur Versicherungsunfähigkeit führt nur eine dauernde, nicht aber vorübergehende vollständige Arbeitsunfähigkeit. Letztere bewirkt auch nicht nur eine vorübergehende Versicherungsunfähigkeit nach § 5 AUB a.F. 61. Eine solche ist nicht vorgesehen. Die Feststellung der Versicherungsunfähigkeit hat keineswegs nur vor und bei Vertragsabschluß Bedeutung. Auch und gerade während des Bestehens eines Versicherungsvertrags erlischt der Versicherungsschutz, und es endet der Vertrag, wenn der Versicherte dauernd vollständig arbeitsunfähig wird. Dies gilt auch dann, wenn eine dauernde Arbeitsunfähigkeit im Sinne des § 5 (1) AUB a.F. 61 durch die Folgen eines leistungspflichtigen Unfalls verursacht wurde, allein oder auf ggf. zusammen mit unfallfremder Beeinträchtigung der Arbeitsfähigkeit.

In den AUB 88 wird eine Versicherungsunfähigkeit nicht mehr an den Begriff der Arbeitsunfähigkeit (in prozentualem Ausmaß oder vollständig) geknüpft. Dies war schon deswegen nicht mehr möglich, weil auch der Invaliditätsbegriff in den AUB 88 neu definiert wurde. Dieser orientiert sich auch nicht mehr an der Arbeitsfähigkeit unter Berücksichtigung von Ausbildung und Beruf (vgl. § 7 AUB 88/§ 8 AUB a. F. 61, s. S. 104 u. 111). Beide Begriffsänderungen erfolgten folgerichtig, nachdem die private Unfallversicherung allen Personen ohne Rücksicht auf deren Beruf/Beschäftigung oder Alter (unter Einschluß von Kindern wie Rentnern) offenstehen soll. Es wurde neu der Begriff der Pflegebedürftigkeit gewählt. Bei der Begriffsbestimmung hat man sich von § 35 (1) Bundesversorgungsgesetz in der Fassung vom 22. 01. 1982 leiten lassen, nicht dagegen vom § 558 RVO. Bewußt hat man die Definition der Pflegeversicherung der Lebens- und privaten Krankenversicherer nicht übernommen.

Im 2. Abs. des § 3 (1) AUB 88 ist festgelegt, wer als pflegebedürftig zu gelten hat. Der Begriff entspricht in etwa dem des § 69 (3) des Sozialhilfegesetzes. Die dort als Verrichtungen des täglichen Lebens angesehenen Kriterien gelten praktisch gleichlautend auch für das, was als Grunderfordernis zur Erhaltung der rein physischen Existenz eines Menschen ganz allgemein gilt: Aufstehen und Zubettgehen, An- und Auskleiden, Einnehmen von Mahlzeiten und Getränken, Körperpflege, Verrichten der Notdurft.

Der Verband der Haftpflichtversicherer, Unfallversicherer, Autoversicherer und Rechtschutzversicherer e. V. (HUK-Verband) hat im Zuge der Einführung der AUB 88 ein Merkblatt mit Hinweisen für die Prüfung der Pflegebedürftigkeit in der privaten Unfallversicherung herausgegeben, das den Ärzten eine entsprechende Beurteilung erleichtern soll. In diesem heißt es:

„Zu prüfen ist, inwieweit der Antragsteller bzw. die versicherte Person für die notwendigen täglichen Verrichtungen (s. oben) überwiegend und dauernd fremde Hilfe benötigt. Pflegebedürftigkeit liegt schon dann vor, wenn nur einige dieser Verrichtungen nicht allein wahrgenommen werden können. Dies trifft z. B. bei dauernder Bettlägrigkeit chronisch Kranker oder Behinderter, Siechtum oder starker Altersgebrechlichkeit zu. Pflegebedürftigkeit kann auch dann vorliegen, wenn geistig-seelische Behinderungen fremde Hilfe erforderlich machen."

Unter fremder Hilfe soll die Hilfe anderer Personen, nicht aber die Unterstützung oder Hilfe durch Apparate oder andere technische Hilfsmittel verstanden werden. Wiederum führt nur eine dauernde Pflegebedürftigkeit zur Versicherungsunfähigkeit, nicht aber schon eine vorübergehende.

Vom medizinischen Sachverständigen ist einmal zu beurteilen, ob Versicherungsunfähigkeit besteht, weil eine Geisteskrankheit vorliegt oder Pflegebedürftigkeit besteht. Darüber hinaus ist der Zeitpunkt des Eintritts der Versicherungsunfähigkeit zu bestimmen. Nicht unerwähnt bleiben soll, daß die Beibehaltung der Bestimmungen über die Versicherbarkeit auch eine erhebliche Schutzfunktion für den Kunden hat. Haben die körperlichen und geistigen Störungen ein so hohes Ausmaß, daß in einem Versicherungsfall keine oder kaum noch Leistungen zu erwarten sind und somit kein sinnvoller Versicherungsschutz mehr geboten werden kann, sollte der Versicherte nicht mehr an den Vertrag und damit an die Pflicht zur Prämienzahlung gebunden sein.

AUB 88

§ 4 Beginn und Ende des Versicherungsschutzes

I. Der Versicherungsschutz beginnt, sobald der erste Beitrag gezahlt ist, jedoch frühestens zu dem im Versicherungsschein angegebenen Zeitpunkt. Wird der erste Beitrag erst danach angefordert, dann aber innerhalb von 14 Tagen gezahlt, beginnt der Versicherungsschutz zu dem im Versicherungsschein angegebenen Zeitpunkt.

II. Der Vertrag kann beendet werden durch schriftliche Kündigung eines der Vertragspartner

(1) zum Ablauf der vereinbarten Dauer.
Die Kündigung muß spätestens drei Monate vor dem Ablauf zugegangen sein; anderenfalls verlängert sich der Vertrag jeweils um ein Jahr;

(2) wenn der Versicherer eine Leistung nach § 7 erbracht hat oder gegen ihn Klage auf eine solche Leistung erhoben worden ist.

Die Kündigung muß spätestens einen Monat nach Leistung oder – im Falle eines Rechtsstreits – nach Klagerücknahme, Anerkenntnis, Vergleich oder Rechtskraft des Urteils zugegangen sein.
Sie wird erst nach Ablauf eines Monats ab Zugang wirksam.

III. Der Vertrag endet ohne Kündigung,

wenn die vereinbarte Dauer weniger als ein Jahr beträgt, zu dem im Versicherungsschein angegebenen Zeitpunkt.

IV. Der Versicherungsschutz tritt außer Kraft,

sobald der Versicherte im Krieg oder kriegsmäßigen Einsatz Dienst in einer militärischen oder ähnlichen Formation leistet. Der Versicherungsschutz lebt wieder auf, sobald dem Versicherer die Anzeige des Versicherungsnehmers über die Beendigung des Dienstes zugegangen ist.

AUB 88

§ 5 Beitragszahlung

I. Der Versicherungsnehmer hat den ersten Beitrag einschließlich der Versicherungssteuer und der vereinbarten Nebenkosten unverzüglich nach Zugang des Versicherungsscheins, Folgebeiträge am jeweiligen Fälligkeitstage zu zahlen.

II. Bei nicht rechtzeitiger Zahlung des Beitrages gelten die Bestimmungen der § 38 und 39 des Gesetzes über den Versicherungsvertrag (VVG).

Bei Teilzahlung des Jahresbeitrages werden die noch ausstehenden Raten des Jahresbeitrages sofort fällig, wenn der Versicherungsnehmer mit der Zahlung einer Rate in Verzug gerät.

Rückständige Folgebeiträge können nur innerhalb eines Jahres seit Ablauf der nach § 39 Abs. 1 VVG gesetzten Zahlungsfristen gerichtlich geltend gemacht werden.

AUB 88

§ 6 Änderung der Berufstätigkeit oder Beschäftigung, Wehrdienst

I. Während der Vertragsdauer eintretende Änderungen der Berufstätigkeit oder Beschäftigung des Versicherten sind unverzüglich anzuzeigen.

Die Ableistung von Pflichtwehrdienst oder Zivildienst sowie die Teilnahme an militärischen Reserveübungen gelten nicht als Änderung der Berufstätigkeit oder Beschäftigung.

II. (1) Ergibt sich für eine neue Berufstätigkeit oder Beschäftigung des Versicherten nach dem zur Zeit der Änderung gültigen Tarif des Versicherers ein niedrigerer Beitrag, so ist nach Ablauf eines Monats vom Zugang der Anzeige an nur dieser zu zahlen.

(2) Ergibt sich ein höherer Beitrag, so wird noch für zwei Monate von dem Zeitpunkt der Änderung der Berufstätigkeit oder Beschäftigung an Versicherungsschutz nach den bisherigen Versicherungssummen geboten. Tritt nach Ablauf dieser Frist ein Unfall ein, ohne daß die Änderungsanzeige erfolgt oder eine Einigung über den Beitrag erzielt worden ist, so vermindern sich die Versicherungssummen im Verhältnis des erforderlichen Beitrages zum bisherigen Beitrag.

AUB 88

§ 7 Die Leistungsarten

Die jeweils vereinbarten Leistungsarten und deren Höhe (Versicherungssummen) ergeben sich aus dem Vertrag. Für die Entstehung des Anspruchs und die Bemessung der Leistungen gelten die nachfolgenden Bestimmungen.

I. Invaliditätsleistung

(1) Führt der Unfall zu einer dauernden Beeinträchtigung der körperlichen oder geistigen Leistungsfähigkeit (Invalidität) des Versicherten, so entsteht Anspruch auf Kapitalleistung aus der für den Invaliditätsfall versicherten

Summe. Hat der Versicherte bei Eintritt des Unfalles das 65. Lebensjahr vollendet, so wird die Leistung als Rente gemäß § 14 erbracht.

Die Invalidität muß innerhalb eines Jahres nach dem Unfall eingetreten sowie spätestens vor Ablauf einer Frist von weiteren drei Monaten ärztlich festgestellt und geltend gemacht sein.

(2) Die Höhe der Leistung richtet sich nach dem Grad der Invalidität.

a) Als feste Invaliditätsgrade gelten – unter Ausschluß des Nachweises einer höheren oder geringeren Invalidität – bei Verlust oder Funktionsunfähigkeit

eines Armes im Schultergelenk	70 Prozent
eines Armes bis oberhalb des Ellenbogengelenks	65 Prozent
eines Armes unterhalb des Ellenbogengelenks	60 Prozent
einer Hand im Handgelenk	55 Prozent
eines Daumens	20 Prozent
eines Zeigefingers	10 Prozent
eines anderen Fingers	5 Prozent
eines Beines über die Mitte des Oberschenkels	70 Prozent
eines Beines bis zur Mitte des Oberschenkels	60 Prozent
eines Beines bis unterhalb des Knies	50 Prozent
eines Beines bis zur Mitte des Unterschenkels	45 Prozent
eines Fußes im Fußgelenk	40 Prozent
einer großen Zehe	5 Prozent
einer anderen Zehe	2 Prozent
eines Auges	50 Prozent
des Gehörs auf einem Ohr	30 Prozent
des Geruchs	10 Prozent
des Geschmacks	5 Prozent

b) Bei Teilverlust oder Funktionsbeeinträchtigung eines dieser Körperteile oder Sinnesorgane wird der entsprechende Teil des Prozentsatzes nach a) angenommen.

c) Werden durch den Unfall Körperteile oder Sinnesorgane betroffen, deren Verlust oder Funktionsunfähigkeit nicht nach a) oder b) geregelt sind, so ist für diese maßgebend, inwieweit die normale körperliche oder geistige Leistungsfähigkeit unter ausschließlicher Berücksichtigung medizinischer Gesichtspunkte beeinträchtigt ist.

d) Sind durch den Unfall mehrere körperliche oder geistige Funktionen beeinträchtigt, so werden die Invaliditätsgrade, die sich nach (2) ergeben, zusammengerechnet. Mehr als 100 Prozent werden jedoch nicht angenommen.

(3) Wird durch den Unfall eine körperliche oder geistige Funktion betroffen, die schon vorher dauernd beeinträchtigt war, so wird ein Abzug in Höhe dieser Vorinvalidität vorgenommen. Diese ist nach (2) zu bemessen.

(4) Tritt der Tod unfallbedingt innerhalb eines Jahres nach dem Unfall ein, so besteht kein Anspruch auf Invaliditätsleistung.

(5) Stirbt der Versicherte aus unfallfremder Ursache innerhalb eines Jahres nach dem Unfall oder – gleichgültig, aus welcher Ursache – später als ein Jahr nach dem Unfall und war ein Anspruch auf Invaliditätsleistung nach (1) entstanden, so ist nach dem Invaliditätsgrad zu leisten, mit dem aufgrund der zuletzt erhobenen ärztlichen Befunde zu rechnen gewesen wäre.

II. Übergangsleistung

Besteht nach Ablauf von sechs Monaten seit Eintritt des Unfalles ohne Mitwirkung von Krankheiten oder Gebrechen noch eine unfallbedingte Beeinträchtigung der normalen körperlichen oder geistigen Leistungsfähigkeit von mehr als 50 Prozent und hat diese Beeinträchtigung bis dahin ununterbrochen bestanden, so wird die im Vertrag vereinbarte Übergangsleistung erbracht. Zur Geltendmachung wird auf § 9 VI. verwiesen.

III. Tagegeld

(1) Führt der Unfall zu einer Beeinträchtigung der Arbeitsfähigkeit, so wird für die Dauer der ärztlichen Behandlung Tagegeld gezahlt. Das Tagegeld wird nach dem Grad der Beeinträchtigung abgestuft. Die Bemessung des Beeinträchtigungsgrades richtet sich nach der Berufstätigkeit oder Beschäftigung des Versicherten.

(2) Das Tagegeld wird längstens für ein Jahr, vom Unfalltage an gerechnet, gezahlt.

IV. Krankenhaustagegeld

(1) Krankenhaustagegeld wird für jeden Kalendertag gezahlt, an dem sich der Versicherte wegen des Unfalles in medizinisch notwendiger vollstationärer Heilbehandlung befindet, längstens jedoch für zwei Jahre, vom Unfalltage an gerechnet.

(2) Krankenhaustagegeld entfällt bei einem Aufenthalt in Sanatorien, Erholungsheimen und Kuranstalten.

V. Genesungsgeld

(1) Genesungsgeld wird für die gleiche Anzahl von Kalendertagen gezahlt, für die Krankenhaustagegeld geleistet wird, längstens jedoch für 100 Tage, und zwar

für den 1. bis 10. Tag 100 Prozent
für den 11. bis 20. Tag 50 Prozent
für den 21. bis 100. Tag 25 Prozent

des Krankenhaustagegeldes.

(2) Mehrere vollstationäre Krankenhausaufenthalte wegen desselben Unfalls gelten als ein ununterbrochener Krankenhausaufenthalt.

(3) Der Anspruch auf Genesungsgeld entsteht mit der Entlassung aus dem Krankenhaus.

VI. Todesfalleistung

Führt der Unfall innerhalb eines Jahres zum Tode, so entsteht Anspruch auf Leistung nach der für den Todesfall versicherten Summe.
Zur Geltendmachung wird auf § 9 VII. verwiesen.

§ 7 I. (1) AUB 88 Invaliditätsleistung

Schon vor den 1904 erstmals als Musterbedingungen genehmigten Allgemeinen Unfallversicherungsbedingungen stellte „Invalidität" die Hauptleistung dar. Der Invaliditätsbegriff ist zu verschiedenen Zeiten unterschiedlich definiert worden: in den von 1896–1904 gültigen Allgemeinen Bedingungen für Versicherung einzelner Personen gegen die Folgen körperlicher Unfälle als „voraussichtliche lebenslanger Verlust der Erwerbsfähigkeit", in den späteren Allgemeinen Versicherungsbedingungen für Unfallversicherung bis hin zu den AUB a. F. 61 als „dauernde Beeinträchtigung der Arbeitsfähigkeit".

Arbeitsfähigkeit (wie auch das Gegenteil Arbeitsunfähigkeit) und Invalidität entsprechen nicht den jetzt oder früher in der Sozialversicherung üblichen und gebräuchlichen Termini. Wer nach den Bewertungsgrundlagen in der gesetzlichen Unfallversicherung als arbeitsunfähig bezeichnet werden kann, muß keineswegs auch völlig arbeitsunfähig im Sinne des § 8 II AUB a. F. 61 sein. Umgekehrt kann ein im Sinne der gesetzlichen Krankenversicherung Arbeitsfähiger nach den AUB a. F. 61 dennoch in seiner Arbeitsfähigkeit beeinträchtigt sein. Entscheidend für den Gutachter ist, daß es sich im Rahmen der Begutachtung für die Invaliditätsentschädigung um dauernde Unfallfolgen, die eine Invalidität verursacht haben, handeln muß. Daß die Invalidität mit dem Unfall in Kausalzusammenhang stehen muß, ist selbstverständlich. Diese Frage ist stets vom Gutachter zu prüfen, und die Anerkennung des Kausalzusammenhangs ist die Voraussetzung für eine gradmäßige Einschätzung.

Eines der Hauptanliegen bei der Reform der Unfallversicherungsbedingungen war, den Invaliditätsbegriff zu ändern. Notwendig wurde dies, weil es das Ziel der Unfallversicherer ist, lebenslang Versicherungsschutz sämtlichen Versicherungsgruppen zu bieten: Kindern wie Älteren, Männern wie Frauen, gleichgültig ob sie im Arbeitsleben stehen oder nicht. Damit war für einen Großteil der Versicherten, v. a. für Kinder und Rentner, der Begriff der Beeinträchtigung der Arbeitsfähigkeit nicht mehr das zutreffende Kriterium für die Beurteilung des Invaliditätsgrades. Darüber hinaus spielte bei der Neufassung ein zweiter Gesichtspunkt eine Rolle. Nach dem Wortlaut in AUB a. F. 61 mußte eine unfallbedingte Beeinträchtigung, die sich nicht im Arbeitsleben auswirkt, bei der Bemessung des Invaliditätsgrades unberücksichtigt bleiben. Die Arbeitszeitverkürzung mit der Folge der Vergrößerung des Freizeitanteils wird andauern. Dauernde Unfallfolgen wirken sich natürlich auch im Freizeitbereich aus. Dabei kann durchaus die Auswirkung in diesem stärker empfunden werden als eine Behinderung im Arbeits- oder Erwerbsleben.

Unter ärztlicher Beratung hat die Reformkommission den Invaliditätsbegriff nunmehr als „dauernde Beeinträchtigung der körperlichen und geistigen Leistungsfähigkeit" definiert. Es spricht viel dafür, daß man damit Leistungskriterien gefunden hat, die auf jeden Unfallversicherten, ob alt oder jung, berufstätig oder im Ruhestand, gleichermaßen zutreffend angewendet werden können.

Die Invalidität muß sowohl nach den AUB a. F. 61 als auch nach den AUB 88 innerhalb eines Jahres eingetreten und spätestens vor Ablauf einer Frist von weiteren 3 Monaten ärztlich festgestellt und geltend gemacht worden sein. Diese Bestimmungen sind in den derzeit geltenden Unfallversicherungsbedingungen praktisch gleichlautend formuliert, weswegen sie auch gemeinsam besprochen werden können. Die Bedingung, daß die dauernde Invalidität innerhalb eines Jahres nach dem Unfall eingetreten sein muß, besagt nicht, daß die bleibenden Unfallfolgen zu diesem Zeitpunkt schon in vollem Umfang erkennbar und ärztlich gradmäßig festgestellt sein müssen. Für die ärztliche Feststellung stehen, wie für das Geltendmachen, 15 Monate nach dem Unfall zur Verfügung. Das ärztliche Testat darf sich allerdings nicht darauf beziehen, daß der Zustand der bleibenden Unfallfolgen erst während der 3 Monate nach dem Unfalljahr eingetreten sei. Es muß vielmehr das Vorliegen einer, durch bestimmte Symptome gekennzeichneten (BGH vom 21. 12. 1973, VersR 1974, 234) Invalidität während des 1. Jahres nach dem Unfall bestätigen. Der fristgerechte Eintritt einer Invalidität und deren fristgerechte ärztliche Feststellung sind die Voraussetzungen für die Entstehung des Invaliditätsanspruchs (ständige Rechtsprechung der Obergerichte seither).

Die Höhe des Invaliditätsgrades wird sich häufig erst nach dem 1. Unfalljahr überblicken, beurteilen und damit feststellen lassen. Somit ist auch eine Verschlimmerung von Unfallfolgen, die bereits im 1. Unfalljahr eine Invalidität verursacht hatten, die sich aber erst später entwickelt und in ihrer Auswirkung beurteilbar ist, von der Versicherung gedeckt. Das gilt z. B. für eine erst im 2. Jahr nach dem Unfall auftretende posttraumatische Kniegelenkarthrose nach ungünstig verheiltem Unterschenkelbruch, dessen unmittelbare Folge schon im 1. Jahr nach dem Unfall eine teilweise Gebrauchsunfähigkeit/Funktionsbeeinträchtigung des Beins bewirkt hatte.

Diese Abgrenzung der Voraussetzungen der einzelnen Entschädigungsleistungen soll nicht selten behauptete, in ärztlich gutachtlicher Sicht häufig in keinem ursächlichen Zusammenhang oder zumindest in fraglichem, nicht mit dem notwendigen Grad an Wahrscheinlichkeit beweisbarem Kausalzusammenhang stehende Spätschäden von der Leistungspflicht ausschließen. Hierzu gehören alle jene Spätschäden, bei denen 1 Jahr nach dem Unfall keine Invalidität nach § 8 AUB a. F. 61 bis § 7 AUB 88 eingetreten und feststellbar war, somit auch keine Brückensymptome vorlagen. Diese Fälle sind sicherlich nicht häufig. Als Beispiele sind zu nennen: Durch ein unter Versicherungsschutz fallendes Unfallereignis kam es zu einer Kniegelenkverstauchung (Distorsion) ohne größere Ergußbildung in das Kniegelenk. Klinische wie röntgenologische Erst- und spätere Kontrolluntersuchungen bis zum Ende der Behandlung etwa ¼ Jahr nach dem Unfall ließen weder Meniskuszeichen noch unfallbedingte knöcherne Veränderungen erkennen. 13 Monate nach dem Unfall konnten keine Verletzungsfolgen mehr festgestellt werden. Die Gebrauchsfähigkeit des Beins war nicht eingeschränkt. Erste Kniegelenkbeschwerden traten 1 Jahr nach Behandlungsende wieder auf und machten ärztliche Behandlung 1½ Jahre nach dem Unfall erforderlich. Nunmehr wurden positive Meniskuszeichen gefunden. 2 Jahre nach dem Unfall wurde der Meniskus entfernt. Die feingewebliche Untersuchung ergab deutliche degenerative Veränderungen sowie Teileinrisse im Meniskus. Der Zustand nach Meniskusoperationen ist, ungeachtet der Beurteilung des Kausalzusammenhangs durch den behandelnden Arzt, keine entschädigungspflichtige dauernde Unfallfolge, weil eine solche nicht innerhalb eines Jahres, vom Unfalltag an gerechnet, eingetreten und feststellbar war. Gleichermaßen sind zu beurteilen z. B. das Auftreten eines Spätglaukoms (grüner Star) oder eines grauen Stars (Linsentrübung), die sich erst Jahre nach einer einfachen Augapfelquetschung einstellen, ohne daß 1 Jahr nach dem Unfall ein posttraumatischer Befund erhoben werden konnte oder eine Beeinträchtigung des Sehvermögens aufgrund der Unfallfolgen bestand.

Eine 2. zeitliche Limitierung der Entschädigungspflicht des Versicherers, die sich in Verbindung mit § 13 (3)a) AUB a. F. 61 bzw. § 11 IV. AUB 88 (s. S. 130) ergibt, soll bereits an dieser Stelle abgehandelt werden. Versicherungsnehmer und Versicherer sind berechtigt, den Grund der Invalidität jährlich, längstens bis zu 3 Jahren nach Eintritt des Unfalls, erneut ärztlich bemessen zu lassen (Text AUB 88). Diese Bestimmung wird immer wieder dahingehend unzutreffend ausgelegt, daß der Unfallfolgezustand, wie er am Ende des 3. Jahres nach dem Unfall besteht, als Endzustand einzuschätzen ist und der Entschädigung zugrundegelegt werden muß. Behauptungen, sowohl Besserung als auch Verschlechterung nach Ablauf der Dreijahresfrist seien nicht zu berücksichtigen, findet man nicht nur in Veröffentlichung von Medizinern, sondern auch gelegentlich in Urteilen (WJ 1985, S. 59ff. zu einem Urteil des LG Frankfurt am Main). Sinn der Regelung im Rahmen der Bestimmungen über Zahlung der Entschädigung/Fälligkeit der Leistungen ist es, das Entschädigungsverfahren innerhalb eines Zeitraums von längstens 3 Jahren nach dem Unfall zum Abschluß zu bringen, wenn der Invaliditätsanspruch schon feststellbar ist. Nur insofern kann von einer Karenzzeit von 3 Jahren gesprochen werden.

Maßgebend ist nach der Rechtsprechung (BGH vom 30.06. 1958, VersR 1958, 506; WJ vom 10.01. 1983 <XXXI/2>) der voraussichtliche Grad der dauernden Beeinträchtigung der Arbeitsfähigkeit (nach AUB a. F. 61) bzw. die dauernde Beeinträchtigung der körperlichen und geistigen Leistungsfähigkeit (nach AUB 88). Im Urteil vom 08. 07. 1981 (VersR 1981, 1151) hat dies der BGH bekräftigt. Danach ist bei der Feststellung der dauernden Invalidität „auf den Sachverhalt abzustellen, der spätestens am Ende der Dreijahresfrist erkennbar ist, sowie darauf, welcher Grad der dauernden Arbeitsfähigkeit (bzw. Beeinträchtigung der körperliche und geistigen Leistungsfähigkeit) aufgrund dieses Sachverhaltes damals hätte vorausgesehen werden können und müssen“. Dürften später gewonnene Erkenntnisse im Rechtsstreit verwertet werden, so könnte jeder Beteiligte durch die Führung eines Rechtstreites die von § 13 (3) AUB a. F. 61 im Interesse eines baldigen endgültigen Abschlusses der Ermittlungen bestimmte Frist auf unbestimmte Zeit verlängern. Das würde Sinn und Zweck der genannten Bestimmungen widersprechen und einen unerwünschten Anreiz zur Führung von Prozessen darstellen (vgl. auch BGH, Beschluß vom 07. 06. 1989, r+s 89, 271 „Nach Ablauf von drei Jahren eintretende Spätfolgen sind bei der Invaliditätsbemessung nicht zu berücksichtigen“).

Für den Gutachter bedeutet dies, daß er in der wertenden Beurteilung des Invaliditätsgrades unterstellen kann und muß, was hinsichtlich der Entwicklung, Verschlechterung wie Besserung, über die Dreijahresfrist hinaus entsprechend den geltenden Beweisregeln (s. S. 76) sicher vorausgesagt werden kann. Die bloße Möglichkeit einer weiteren Besserung oder der völligen Wiederherstellung, sinngemäß somit aber auch einer weiteren Verschlechterung, ist nicht zu berücksichtigen (RG, Urteil vom 28. 7. 1939, RGZ 162, 184).

Ist nach Knochenbrüchen oder Gelenkverletzungen innerhalb der Dreijahresfrist röntgenologisch eine posttraumatische Arthrose erkennbar und nimmt diese aufgrund der Befunde bei der Verlaufskontrolle zu, muß der Gutachter aufgrund seiner traumatologischen Erfahrung und unter Berücksichtigung des tatsächlichen Verlaufs des Einzelfalles beurteilen, welche weitere Entwicklung und welcher Grad der teilweisen Gebrauchsfähigkeit/Funktionsbeeinträchtigung der verletzten Gliedmaßen sicher vorausgesagt werden kann.

Kam es nach dem Unfall zu einer Eiterung des Knochens (Ostitis/Osteomyelitis) und führte diese zunächst zu einer Fistelbildung, gelang es aber medikamentös und durch operative Maßnahmen, die Entzündung/Eiterung zum Abheilen zu bringen, und waren über Monate oder gar mehr als 1 Jahr keinerlei Hinweise auf einen floriden Prozeß mehr vorhanden, dann ist zwar ein Wiederaufflackern keineswegs auszuschließen. Ein Rezidiv ist aber unter diesen Umständen im Einzelfall allenfalls bloße Möglichkeit. Der Gutachter wird aus diesem Grund in prognostischer Hinsicht 3 Jahre nach dem Unfall eine Verschlechterung des dann nachzuweisenden Zustandes nicht hochgradig wahrscheinlich machen können und den Zustand einschätzen müssen, der sich ihm am Ende der „Karenzzeit“ darbietet. Kann andererseits bei fortschreitender Besserung bis zur Untersuchung für die Begutachtung der bleibenden Unfallfolgen eine weitere Besserung in prognostischer Beurteilung sicher vorausgesagt werden, ist dem bei der Einschätzung Rechnung zu tragen.

§ 7 I. (2)a) AUB 88

Feststehende Sätze für den Verlust oder die Gebrauchs-/Funktionsunfähigkeit von Körperteilen nennt man Gliedertaxe. Die erste überlieferte Gliedertaxe stammt aus dem 17. Jahrhundert. Die höhergradige Bewertung der rechten gegenüber den linken oberen Gliedmaßen entfiel bereits 1920. Damals wurde die Gliedertaxe um Sinnesorgane, zunächst nur Auge und Ohr, seit 1961 auch Geruchs- und Geschmacksorgane, erweitert.

Von dauernden Verletzungsfolgen sind in etwa 80% der Fälle Gliedmaßen und Sinnesorgane betroffen. Die Gliedertaxe, die somit Anwendung findet, stellt einen abstrakten Maßstab dar, der allein auf anatomischen und funktionellen Gesichtspunkten aufgebaut ist. Beruf und/oder Tätigkeit, Erwerbsminderung und/oder MdE sowie anderweitige besondere Verhältnisse eines Versicherten spielen dabei keine Rolle. Bereits 1966 hatte der BGH (Urteil vom 10. 10. 1966, VersR 1966, 1133) festgestellt, daß „im Rahmen der sogenannten Gliedertaxe des § 8 II. AUB a. F. 61 auch für die Bewertung von Teilschädigungen ein genereller Maßstab gilt; auf den Beruf des Versicherten kommt es daher bei der Frage, in welchem Grade die Gebrauchsfähigkeit eines Körperteils oder Sinnesorgans beeinträchtigt ist, nicht an“ (vgl. auch OLG Hamm, Urteil vom 13. 06. 1984, VersR 1985, 729).

Von „erhöhter Gliedertaxe“ wird gesprochen, wenn in Einzelfällen für einen bestimmten Personenkreis gegen Prämienzuschlag in Sonderbestimmungen höhere feste Invaliditätsgrade vereinbart werden, als in den AUB festgelegt sind. Besondere Schwierigkeiten ergeben sich bei der gutachtlichen Beurteilung nach der Gliedertaxe nicht. Für den Großteil der Fälle mit Invaliditätsleistung ergibt sich daraus für die Praxis eine rasche und unkomplizierte Erledigung. Darüber hinaus wird in hohem Maße eine Gleichstellung der Versicherten erreicht. Folglich mußte am Kernstück der Bestimmungen über die Invaliditätsversicherung keine Änderung vorgenommen werden, zumindest nicht unter dem Gesichtspunkt der neuen Begriffsbestimmungen. Die Prozentsätze in der Gliedertaxe sind nunmehr allerdings als gradmäßige Beeinträchtigung der körperlichen Leistungsfähigkeit aufzufassen. Ersetzt wurde der Begriff „Gebrauchsunfähigkeit“ (AUB a. F. 61) durch „Funktionsunfähigkeit“ (AUB 88), ohne daß damit eine inhaltliche Änderung bewirkt werden sollte. Folgerichtig mußte der in sich widersprüchliche Begriff „teilweise Gebrauchsunfähigkeit“ in „Funktionsbeeinträchtigung“ geändert werden.

Der feststehende Satz bei „Verlust eines Fußes mit Erhaltung der Ferse (nach Pirogoff)“ ist entfallen.

Mit den AUB 88 wurden die festen Invaliditätsgrade für Verlust bzw. Funktionsunfähigkeit von Auge und Gehör geändert. Der Verlust oder die Funktionsunfähigkeit eines Auges ist nunmehr mit 50% statt bisher mit 30%, der Verlust des Gehörs auf einem Ohr mit 30% statt bisher mit 15% festgesetzt worden.

Die Bewertung von bleibenden Verletzungsfolgen an den Augen war lange Zeit umstritten und nach der Grundsatzentscheidung des BGH vom 24. 04. 1974 (VersR 1974, 664) mit dem sich daraus ergebenden komplizierten Berechnungsmodus nicht nur dem medizinischen Laien schwer erklärbar und weitgehend unverständlich.

Kommt es zu einem unfallbedingten Teilverlust des Sehvermögens, und war das Sehvermögen auf dem anderen Auge bereits vor Eintritt des Versicherungsfalles gemindert, oder kommt es zu Verletzungsfolgen an beiden Augen, ist nach wie vor der vom BGH geforderte Bewertungsmodus zu praktizieren, wenn dem Versicherungsfall die AUB a. F. 61 zugrundeliegen. Es ist also ein zwischen 30% und 70% liegender, der teilweisen Vorschädigung bzw. der teilweisen unfallbedingten Minderung des Sehvermögens des anderen Auges entsprechender Invaliditätsgrad anzunehmen (gleitende Höherbewertung bei paarigen Organen). Dabei genügt es, wenn der Arzt die Sehschärfe auf beiden Augen nach Korrektur (BGH Urteil vom 27. 04. 1983, VersR 1983, 581) feststellt sowie unter Berücksichtigung weitergehender Sehstörungen die Minderung des Sehvermögens jedes Auges einschätzt. Die Berechnung des Invaliditätsgrades entsprechend der Ausführung des BGH im genannten Urteil muß nicht vom behandelnden Arzt oder Gutachter vorgenommen werden (s. auch Anhang A).

Analoges Vorgehen bei gleichartigem medizinischen Sachverhalt einer beiderseitigen Hörminderung ergibt sich aus dem Urteil des BGH vom 08. 07. 1987 (VersR 1987, 930).

Die Regelung in den AUB 88 hat eine wesentlich vereinfachte medizinische Beurteilung und Bearbeitung zur Folge. Durch die Regelung in den AUB 88 sind für den größten Teil der Augen- und der Gehörschädigungen in Zukunft höhere Invaliditätsleistungen zu erwarten, als nach § 8 II. (2) AUB a. F. 61 gegeben wären. Die Invaliditätsgrade bezüglich dieser Schädigungsfolgen werden in der Mehrzahl der Fälle auch deutlich höher ausfallen, als es den MdE-Sätzen für gleichwertige Unfallfolgen in der gesetzlichen Unfallversicherung entsprechen wird.

§ 7 I. (2)b) AUB 88

Eine inhaltliche Änderung dieser Vertragsbestimmung ist nicht vorgenommen worden. „Teilweiser Verlust oder teilweise Gebrauchsunfähigkeit" ist durch „Teilverlust oder Funktionsbeeinträchtigung" ersetzt worden. Für den medizinischen Gutachter ergibt sich daraus, daß er auch unter den geänderten Bezeichnungen nach beiden Unfallversicherungsbedingungen gleichermaßen vorgehen kann.

Zunächst einmal ist wichtig zu wissen, daß der dauernde „teilweise Verlust" oder die dauernde „teilweise Gebrauchsunfähigkeit" bzw. der dauernde „Teilverlust" oder die dauernde „Funktionsbeeinträchtigung" unter Abweichen von praktisch allen anderweitigen gutachtlichen Einschätzungen nicht in Prozentzahlen, sondern in Bruchzahlen angegeben werden soll. In zutreffender wertender Beurteilung in einem Gutachten für eine private Unfallversicherung soll es somit nicht heißen, die dauernde teilweise Funktionsbeeinträchtigung einer Gliedmaße oder eines Sinnesorgans sei mit einem Satz von 5%, 10%, 20% o. ä, der vollen Funktionsunfähigkeit anzunehmen. Es muß vielmehr $\frac{1}{20}$, $\frac{1}{10}$, $\frac{1}{5}$ usw. eingeschätzt werden. Schätzgrade unter $\frac{1}{20}$ sind m. E. nicht mehr vorstellbar, sie täuschen eine Genauigkeit vor, die nicht gegeben ist.

In der Praxis der Begutachtung wird dabei nach den AUB a. F. 61 auch von „Minderung der Gebrauchsfähigkeit" einer Gliedmaße oder eines Sinnesorgans gesprochen. Der sich nach der ärztlichen Schätzung ergebende Bruchteil der Funktionsbeeinträchtigung wird dann vom Versicherer auf die in der Gliedertaxe genannten festen Prozentsätze umgerechnet. Ist nach einer entsprechend maßgebenden Verletzung die Funktionsbeeinträchtigung eines Beines für dauernd mit 1/4 ärztlicherseits einzuschätzen, so ergibt sich ein Invaliditätsgrad von 17,5% der versicherten Invaliditätssumme (1/4 von 70% bei Funktionsunfähigkeit des Beins).

Zwischen einem sich so errechnenden Invaliditätsgrad und einem Grad der MdE gibt es keine echten Relationen. Häufig finden sich in Gutachten angebliche Schätzungen, die erkennbar von der Einschätzung eines MdE-Grades abgeleitet sind. Der Gutachter geht dabei von einer MdE von 30% aus und testiert dann eine dauernde Funktionsbeeinträchtigung eines Beines von 3/7 (3/7 von 70% = 30%). Ein solches Vorgehen ist unzulässig.

Beim Verbleib einer dauernden Funktionsbeeinträchtigung einer Gliedmaße können seit 1961, als einzelne Invaliditätsgrade für Verluste an Gliedmaßen in unterschiedlicher Höhe der Gliedmaßenabschnitte festgesetzt wurden (z. B. Verlust eines Armes unterhalb des Ellbogengelenkes, Verlust eines Beines bis zur Mitte des Unterschenkels), Mißverständnisse und Unsicherheiten bei der Einschätzung der Funktionsbeeinträchtigung auch bei erfahrenen medizinischen Gutachtern festgestellt werden. In solchen Fällen wird nach einem Unterschenkelbruch mit bleibenden Unfallfolgen eine „teilweise Gebrauchsunfähigkeit des Beines unterhalb des Knies" testiert. Eine solche wertende Beurteilung ist unzutreffend, nicht zuletzt deshalb, weil sich eine teilweise Gebrauchsunfähigkeit/Funktionsbeeinträchtigung einzelner Gliedmaßenabschnitte naturwissenschaftlich und klinisch-funktionell nicht wertend beurteilen läßt. Bei bleibenden Unfallfolgen an Gliedmaßen ist davon auszugehen, daß grundsätzlich nur die Funktionsbeeinträchtigung in Beziehung zum Funktionsverlust der Hand oder des Arms, des Fußes oder des Beins eingeschätzt werden soll. Ob dabei nach Verletzungen der weitgehend abgrenzbaren, eigenständigen, körperfernen Funktionseinheit eines Gliedmaßenabschnitte (also Hand oder Fuß) von einem „Hand- oder Fußwert" ausgegangen werden sollte oder gar muß, oder von der Funktionsbeeinträchtigung der gesamten Gliedmaße (Arm oder Bein), ist in den vertraglichen Regelungen (AUB a. F. 61 oder AUB 88) nicht bestimmt. Daß nach maßgebenderen bleibenden Verletzungsfolgen an körperfernen Gliedmaßenteilen, die eine selbständige Funktionseinheit bilden (Finger und Hand, Zehen und Fuß), meist oder zumindest sehr häufig auch der körpernahe Gliedmaßenanteil oder die gesamte Gliedmaße teilweise funktionsbeeinträchtigt ist, wenn auch in einem entsprechend geringeren Grad, ist sicherlich kein ausschlaggebendes Kriterium, etwa grundsätzlich nur die Funktionsbeeinträchtigung der gesamten Gliedmaße (Arm oder Bein) einzuschätzen. Im Urteil des OLG Köln vom 26. 11. 1992, r+s 93:353, heißt es: ... „nach der Gliedertaxe wird die Gebrauchsfähigkeit der dort genannten Glieder danach bemessen, wie dieses selbst unfallbedingt geschädigt wurde. Etwaige Auswirkungen auf die Gebrauchsfähigkeit anderer, nicht unmittelbar selbst geschädigter Gliedmaßen sind bereits in dem Prozentsatz der Gliedertaxe berücksichtigt. Eine mit der teilweisen Gebrauchsunfähigkeit eines Daumens verbundene Beeinträchtigung der Hand ist nach der Gliedertaxe in dem „Daumenwert“ mitberücksichtigt. ...“

Nach der Rechtsprechung ist für die wertende Beurteilung der Unfallfolgen nicht der Sitz der Verletzung, sondern der Sitz der Verletzungsauswirkung maßgebend. Siehe dazu das Urteil des OLG Köln vom 22.12. 1988 VersR 1989, 353f.:

„... Ausschlaggebend ist nämlich nicht der Sitz der Verletzung und das Ausmaß des dort durch den Unfall angerichteten Schadens, sondern, da die Gebrauchsfähigkeit eines Körpergliedes an seiner Funktion gemessen wird, nur der Sitz der Wirkung der Verletzung. ...“ (vgl. dazu auch W Grimm, Rdnr. 21 zu § 7).

Verbleiben nach primären Verletzungen im Hand- oder Fußbereich erhebliche, das übliche Ausmaß weit überschreitende Funktionsstörungen körpernahe gelegener Gliedmaßenabschnitte, v. a. Gelenke, ist, nicht zuletzt im Hinblick auf die Relevanz der Funktionsstörungen für den Grad der Funktionsbeeinträchtigung, auch bei Hand- oder Fußverletzungen (nach Hand- oder Fußwurzelknochenbrüchen) im Ausnahmefall die Funktionsbeeinträchtigung der gesamten Gliedmaße (Arm oder Bein) zu beurteilen.

Verbleiben Verletzungsfolgen an mehreren Fingern einer Hand, sind die Meinungsverschiedenheiten, ob die teilweise Gebrauchsunfähigkeit/Funktionsbeeinträchtigung der einzelnen Finger einzuschätzen und anschließend die sich errechnenden Invaliditätsgrade zu addieren sind, oder ob ausschließlich die wertende Beurteilung auf die gesamte Hand abzustellen ist, unter Medizinern groß und werden teilweise sehr vehement ausgetragen. „Bei der zu beurteilenden Frage handelt es sich um eine Rechtsfrage, so daß der gegenteiligen Meinung des Sachverständigen, die mit dem Wortlaut und der Gliederung... der AUVB nicht in Einklang steht, keine Bedeutung zukommt“ (Urteil des OGH vom 12. 11. 1987, VersR 1988, 1036). In mehreren Urteilen ist in den letzten Jahren eindeutig herausgestellt worden: „bei Fingerverletzungen wird der Invaliditätsgrad durch Addition der verschiedenen Fingerwerte bestimmt. Entscheidend ist also nicht der Funktionsgrad der ganzen Hand, mithin auch nicht der Satz für die Hand“ (Urteil LG Bad Kreuznach vom 21. 04 1989, ZfS 89/424, Urteil OLG Hamm vom 20. 03. 1959, VersR 1962, 269, Urteil LG Saarbrücken vom 24. 09. 1973, VersR 1974, 53, Urteil BGH vom 30. 05. 1990, VersR 1990, 964, Urteil BGH vom 23. 01. 1991, VersR 1991, 413, Urteil OLG Düsseldorf vom 06. 12. 1994, VersR 1996, 494, Urteil OLG Oldenburg vom 17. 04. 1996, r+s 97: 40).

§ 7 I. (2) c) AUB 88

Seit Ende des vorigen Jahrhunderts ist in den Versicherungsbedingungen für die Bemessung des Invaliditätsgrades eine besondere Regelung für Körperteile oder Sinnesorgane vorgesehen, deren Verlust oder Funktionsunfähigkeit *nicht* nach der Gliedertaxe geregelt sind. Nach dieser inhaltlich seit einem Jahrhundert unveränderten Vertragsbestimmung hat der Gutachter zunächst zu prüfen, ob Unfallfolgen, die nach der Gliedertaxe zu bewerten sind, für dauernd verbleiben werden. Diese sind in jedem Fall vorrangig einzuschätzen. Nur die Unfallfolgen, die sich nicht nach den Bestimmungen der Gliedertaxe bewerten lassen, sind anschließend nach den weiterführenden Vertragsbestimmungen zu bewerten. Dabei handelt es sich überwiegend um Unfallfolgen nach Gehirnverletzungen, Wirbelbrüchen, Verletzungen an Atmungs-, Bauch- und Harnorganen. In der Praxis ist diese Regelung, zunächst Unfallfolgen nach der Gliedertaxe vorrangig zu bewerten, häufig unbekannt. Teilweise wird eine Bewertung nach der Gliedertaxe mit dem Hinweis unterlassen, die Verletzung habe keine in der Gliedertaxe genannten Gliedmaßen oder Sinnesorgane betroffen. Kommt es nach einer schweren Gehirnschädigung zu Lähmungserscheinungen an Arm oder Bein und wird dadurch die Gliedmaße dauernd teilweise gebrauchsunfähig oder funktionsbeeinträchtigt, so sind ungeachtet dessen, daß es sich um eine Gehirnverletzung gehandelt hatte, die Lähmungserscheinungen an den Gliedmaßen vorab einzuschätzen. Erst danach sind allenfalls verbleibende Hirnleistungsschwäche, Wesensveränderungen u.ä. wertend zu beurteilen. Gleichermaßen ist nach Wirbelbrüchen mit Paraplegie oder Querschnittssymptomatik zu verfahren. Zunächst sind die Lähmungen an den Gliedmaßen zu beurteilen, und erst danach sind die Auswirkungen der Wirbelbruchfolgen nach der jeweiligen Vertragsbestimmung der zu unterstellenden AUB einzuschätzen. Dieses Vorgehen gilt für sämtliche Fälle, ob ihnen die AUB a.F. 61 zugrundezulegen ist oder die AUB 88. Einheitlich ist auch, daß die Einschätzung außerhalb der Gliedertaxe (also nach § 7 I. (2) c) AUB 88 wie nach § 8 II. (5) AUB a.F. 61) jeweils in Prozentsätzen zu erfolgen hat. Die häufige Angabe in Gutachten, durch Folgen von Wirbelverletzungen sei die Wirbelsäule um 1/4 gebrauchsgemindert/funktionsbeeinträchtigt, ist ebenso unrichtig wie die, der Verletzte sei dadurch zu 1/5 beeinträchtigt.

Der Wortlaut der Vertragsbestimmungen, wonach die Feststellung des Invaliditätsgrades außerhalb der Gliedertaxe zu erfolgen hat, ist in den letzten 100 Jahren mehrfach und sehr einschneidend geändert worden. Es war von Arbeitskraft bzw. Arbeitsfähigkeit, von Berufstätigkeit und Beschäftigung zu lesen, davon, ob der Erwerb durch Tätigkeit zu erzielen war oder ob Tätigkeiten unter Berücksichtigung des Standes oder der Lebensstellung ausgeübt werden konnten, die den Kräften und Fähigkeiten entsprechen. Die letzte Fassung einer solchen Bestimmung in § 8 II. (5) AUB a.F. 61 sieht dabei vor, daß der medizinische Sachverständige die Restarbeitsfähigkeit festzustellen habe. Nach der Differenz zu 100% wäre dann der Invaliditätsgrad bestimmt worden, nach dem der Versicherer seine Leistungen zu bemessen hat. Vielen ist dieses nach dem Wortlaut des § 8 II. (5) AUB a.F. 61 an sich vorgeschriebene Prozedere unbekannt geblieben, und in der Praxis ist man keineswegs selten den „direkten" Weg gegangen und hat den Gutachter sofort nach der „bleibenden Beeinträchtigung der Arbeitsfähigkeit" gefragt.

Im Gegensatz zu entsprechenden Bestimmungen in früheren Versicherungsbedingungen kam es schon nach diesem Wortlaut nicht mehr darauf an, inwieweit der Versicherte imstande ist, einen Erwerb durch eine Tätigkeit zu erzielen, d.h. also auf wirtschaftliche Ausnützung der Arbeitsfähigkeit. Die Bestimmungen in § 8 II. (5) AUB a.F. 61 sind häufig auch von den medizinischen Sachverständigen mißverstanden worden. Man war der Meinung, die Beeinträchtigung im konkreten Beruf oder die Behinderung in ganz bestimmten Tätigkeitsbereichen bewerten zu müssen. Erhaltene Ausbildung und ausgeübter Beruf sollten aber nur im Hinblick auf die Zumutbarkeit dessen, was an Tätigkeit noch ausgeübt werden konnte, berücksichtigt werden. Insgesamt war und ist aber der Invaliditätsgrad in der privaten Unfallversicherung schon im Hinblick auf deren Charakter nach rein abstrakten Maßstäben zu bewerten. In die wertende Beurteilung waren und sind alle Tätigkeiten einzubeziehen, die der Versicherte entsprechend seinen Kräften und Fähigkeiten ausüben konnte und nach dem Unfall noch ausüben kann. Mit „Kräften und Fähigkeiten" soll „die Begabung und das Vermögen oder Imstandesein, etwas zu tun, zu können oder zu sein" gemeint sein. Insgesamt gesehen ist es aber trotz einschlägiger Urteile von Obergerichten und BGH, trotz Kommentaren und erläuternden Darlegungen in der Literatur, in den zurückliegenden 30 Jahren, in denen die AUB a. F. 61 Grundlagen der versicherungsmedizinischen Beurteilung sind, nicht gelungen, den Gutachtern eine aussagekräftige und praktisch verwertbare Definition in positiver Diktion des Invaliditätsbegriffs für die Alltagspraxis an die Hand zu geben. Es wurde vorwiegend das herausgestellt und darauf verwiesen, was mit dem Vertragstext *nicht* gemeint war, und daß die Einschätzung grundsätzlich nach abstrakten Maßstäben zu erfolgen habe.

In 2 BGH-Urteilen (BGH-Urteil vom 08. 07. 1981, VersR 1981, 1151; BGH-Urteil vom 04. 04. 1984, VersR 1984, 576) sind außermedizinische Tatbestände in die Auslegung des § 8 II. (5) AUB a. F. 61 einbezogen und die Mitberücksichtigung der Verhältnisse auf dem Arbeitsmarkt nicht ausgeschlossen worden. Der BGH führt in seinem Urteil vom 04. 04. 1984 aus, es sei aus dargelegtem Grunde nicht zu beanstanden, wenn das Berufungsgericht im Rahmen seiner Feststellungen neben dem Gesundheitszustand des Klägers unter dem Gesichtspunkt der sozialen Zumutbarkeit auch die konkreten Verhältnisse auf dem Arbeitsmarkt am Wohnort mitberücksichtigt habe. Derartige Aussagen gehen weit über medizinische Feststellungen und ärztliche Aussagemöglichkeiten hinaus. Dies gilt an sich schon für die Frage der Zumutbarkeit der in Betracht zu ziehenden Tätigkeiten, auf die sich die Begutachtung beziehen soll, selbst wenn sie als medizinisch beurteilbar deklariert sein mag. Für all diese Fragen ist zumindest nicht jeder Gutachter sachverständig – zumal er häufig einem speziellen Fachgebiet angehört –, weil gerade dem Fachgutachter meistens spezielle Kenntnisse der Arbeits- und Gewerbemedizin sowie der Arbeitsmarktlage nicht in ausreichendem Maße zur Verfügung stehen.

Im Rahmen der Neuorientierung der privaten Unfallversicherung durch die AUB 88 mit dem Ziel, lebenslang Versicherungsschutz für praktisch alle Personen, Kinder und Rentner und nicht nur den im Arbeitsleben Stehenden zu bieten, war es erforderlich, den Invaliditätsbegriff neu zu fassen. Damit war sowohl die Gelegenheit gegeben, die Handhabung bei der Feststellung des Invaliditätsgrades zu vereinfachen, als auch der Fehlentwicklung der Rechtsprechung durch Einbeziehen außermedizinischer Sachverhalte wie z. B. Aussagen über soziale Unzumutbarkeit und Berücksichtigung der Arbeitsmarktverhältnisse entgegenzuwirken. Es bestand die Gelegenheit, Begriffe wie Arbeitsfähigkeit und Ausübung einer Tätigkeit entsprechend der Kräfte und

Fähigkeiten unter Berücksichtigung von Ausbildung und Beruf entfallen zu lassen. Es geht um die wertende Beurteilung der normalen körperlichen und geistigen Leistungsfähigkeit. Diese Beurteilung soll unter ausschließlich medizinischen Gesichtspunkten erfolgen. Der Gutachter kann und soll somit ausschließlich Kriterien seines Fachgebietes zugrundelegen. Er ist nicht mehr gehalten, etwas zu berücksichtigen, was ihm als Arzt fremd ist und was er aufgrund seiner Ausbildung, seines Wissens und Könnens nicht beurteilen kann.

Erste kommentierende Äußerungen über die Neufassung in § 7 I. (2) c) AUB 88 mit Ausführungen über Motive und Erläuterungen, aber auch Hinweise auf die Auswirkungen im Rahmen der medizinischen Begutachtung wie die praktische Handhabung durch die medizinischen Gutachter liegen vor. Im Vordergrund stehen wiederum v. a. Hinweise darauf, was durch diesen neuen Vertragstext nicht gemeint ist. Positiv ausgedrückt soll die dauernde Beeinträchtigung der Leistungsfähigkeit festgestellt und beurteilt werden ohne Rücksicht auf die Verrichtung, für die sie eingesetzt werden soll, d. h. also die körperlichen und geistigen Funktionsdefizite ohne Berücksichtigung von Umständen des Einzelfalls außerhalb des medizinischen Sachverhalts. Analog der Bewertung nach der Gliedertaxe könnte man von der wertenden Beurteilung der „Gebrauchsbeeinträchtigung des menschlichen Körpers einschließlich der geistigen Funktionen" oder von der Beeinträchtigung der normalen körperlichen und geistigen Integrität mit der dadurch bewirkten Einschränkung und Beeinträchtigung auf allen Gebieten des täglichen Lebens sprechen. Der Vergleichsmaßstab ist die normale Leistungsfähigkeit eines Unversehrten gleichen Alters und Geschlechts. Die Qualifikation „normal" soll dabei zum Ausdruck bringen, daß besondere, außerhalb der Norm liegende individuelle Fähigkeiten und Begabungen außer Betracht zu lassen sind.

Es kam schon nach den AUB a. F. 61 nicht darauf an, ob der Versicherte eine berufliche Tätigkeit ausübte und Erwerb erzielen konnte. Nach den AUB 88 soll unter Kräften und Fähigkeiten das verstanden werden, was den Versicherten in die Lage versetzt, etwas zu tun, zu können oder zu sein. Soll nunmehr nach den AUB 88 von der Beeinträchtigung der normalen körperlichen und geistigen Integrität mit entsprechender Einschränkung und Beeinträchtigung auf allen Gebieten des täglichen Lebens ausgegangen werden, dann dürften wertende Beurteilungen der Invaliditätsgrade außerhalb der Gliedertaxe nach beiden derzeit geltenden AUB größtenteils zu keinen wesentlichen unterschiedlichen Ergebnissen führen. Mit der Änderung der Definition des Invaliditätsbegriffs sollte auch kein wesentlich anderer Bemessungsbezugspunkt für die Höhe des Invaliditätsgrads gesetzt werden.

Ausnahmen könnten die Fälle sein, in denen sich die bleibenden Unfallfolgen in der Freizeit stärker auswirken als hinsichtlich der Fähigkeit zu Arbeitsleistung. In diesen Fällen, zu denen Ausfall oder Störungen der Sexualfunktionen oder z. B. erhebliche sichtbare und auffallende Narbenbildungen gehören können, könnte eine höhere Einschätzung als früher gerechtfertigt sein.

Es ist die Frage aufgeworfen worden, worin sich der Invaliditätsbegriff v. a. in den AUB 88 von der MdE in der gesetzlichen Unfallversicherung und im sozialen Entschädigungsrecht unterscheidet. Auf die große Ähnlichkeit des Invaliditätsbegriffs in den AUB 88 sowohl mit dem Begriff der Behinderungen im Schwerbehindertengesetz, in dem durch gesetzliche Novellierung 1986 der Begriff „Minderung der Erwerbsfähigkeit" (MdE) durch den „Grad der Behinderung" (GdB) ersetzt wurde, als auch in der Begriffsbestimmung der Weltgesundheitsorganisation (WHO) haben bereits die Reformer der AUB in ihren „Motiven und Erläuterungen" hingewiesen.

Nach den bisherigen Ergebnissen der Diskussion um die Frage „Gleiche MdE-Sätze in der gesetzlichen Unfallversicherung und im sozialen Entschädigungsrecht?" ist eine Übernahme der teilweise unterschiedlichen MdE-Sätze aus den verschiedenen Sozialbereichen in der Regel nicht möglich. Man ist sich aber zumindest darin einig, daß langfristig die Sachverständigen aus den Sozialrechtsbereichen mehr aufeinander zugehen sollten, um MdE-Sätze zu entwickeln, die für alle Sozialrechtsbereiche einheitlich gelten, nach dem Motto: gleiche medizinische Bewertungen gleicher medizinischer Befunde. Ist dies eines Tages verwirklicht und wurden dabei ausschließlich medizinische Gesichtspunkte zugrundegelegt, was heute noch nicht der Fall ist, weswegen die „Anhaltspunkte für die ärztliche Gutachtertätigkeit im sozialen Entschädigungsrecht und nach dem Schwerbehindertengesetz" (hrsg. vom Bundesministerium für Arbeit und Sozialordnung) derzeit nicht uneingeschränkt übernommen werden können, könnten solche geänderten Anhaltspunkte dann auch für die Einschätzung des Invaliditätsgrades außerhalb der Gliedertaxe in der privaten Unfallversicherung Geltung haben. Darüber hinaus wird es der Begutachtungs- und Regulierungspraxis überlassen bleiben müssen, die richtigen Bewertungsmaßstäbe für die Invalidität nach § 7 I. (2) c) AUB 88 zu entwikkeln.

§ 7 I. (2) d) AUB 88

Die Bestimmungen machen Aussagen über das Vorgehen bei Mehrfachverletzungen. Nach § 8 II. (4) AUB a. F. 61 sind bei Verlust oder Gebrauchsunfähigkeit von mehreren der vorgenannten Körperteile oder Sinnesorgane die sich ergebenden Prozentsätze zusammenzurechnen. Bei dieser Diktion kann sich die Bestimmung ausschließlich auf Unfallfolgen beziehen, die nach der Gliedertaxe zu bewerten sind. Verbleiben eine teilweise Gebrauchsunfähigkeit eines Armes von 1/5 (14% Invalidität) und eine teilweise Gebrauchsunfähigkeit eines Beines von 1/3 (23,3% Invalidität), ergibt sich ein Invaliditätsgrad von insgesamt 37,3%. Gleichermaßen können bleibende Unfallfolgen an einem Fuß oder einer Hand sowie der teilweise Verlust des Gehörs oder eine unfallbedingte Beeinträchtigung des Sehvermögens addiert werden. Eine Addition ist jedoch nicht möglich bei bleibenden Verletzungsfolgen in Form etwa des Verlustes eines Fingers und einer dauernden teilweisen Gebrauchsunfähigkeit der Hand oder des Armes derselben Seite. Eine bleibende, teilweise Gebrauchsunfähigkeit bewirkende Verletzungsfolge an verschiedenen Teilen einer Gliedmaße ist grundsätzlich in der Einschätzung der teilweisen Gebrauchsunfähigkeit der gesamten Gliedmaße zu subsumieren.

Über das Vorgehen bei dauernder Beeinträchtigung der Arbeitsfähigkeit (Invalidität) durch Unfallfolgen an mehreren Körperteilen und/oder Organen, die nicht in der Gliedertaxe aufgeführt sind (Folgen von Wirbelbrüchen,

Gehirnverletzungsfolgen, Unfallfolgen am Harnsystem u. ä. m.), ist in den AUB a. F. 61 nichts festgelegt.

In § 7 I. (2) d) AUB 88 wird die Addition von unfallbedingten Beeinträchtigungen mehrerer körperlicher und geistiger Funktionen zugelassen. Dies bezieht sich auf Unfallfolgen, die sowohl nach der Gliedertaxe zu bewerten sind als auch nach § 7 I. (2) c) AUB 88. Einschränkend gilt allerdings, daß sich die Unfallfolgen an verschiedenen Körperstellen und/oder Organen nicht überschneiden. Wird die Beeinträchtigung der normalen körperlichen und geistigen Leistungsfähigkeit wegen der Folgen einer tiefergreifenden Gehirnverletzung auf 30% und die durch die Folgen eines stabil verheilten Wirbelbruchs z. B. auf 15% eingeschätzt, ergibt sich ein Invaliditätsgrad von insgesamt 45%.

§ 7 I. (3) AUB 88

Ziel dieser Bestimmungen ist es, schon vor dem Unfall bestandene krankhafte Veränderungen und Funktionsstörungen, die eine Invalidität im Sinne der Versicherungsbedingungen bewirken, nicht oder nicht nochmals zu entschädigen. Man spricht von „Vorschaden" oder „Altschaden" im Gegensatz zum „Neuschaden", wie Unfallfolgen auch bezeichnet werden. Der Begriff „Vorschaden" ist seit Jahrzehnten in der Versicherungsmedizin wie auch im einschlägigen Schrifttum gebräuchlich. Er bezieht sich auf naturwissenschaftliche/medizinische Sachverhalte. Die private oder Allgemeine Unfallversicherung ist keine Schadenversicherung, ihre Leistungen bezwecken nicht den Ersatz eines konkreten Schadens. Der Begriff „Schaden" ist somit der privaten Unfallversicherung systemfremd. Aus diesem Grunde sollte man ihn möglichst vermeiden. Gänzlich und sofort wird man den Begriff nicht eliminieren können. In Berichten und gutachtlichen Äußerungen für eine private Unfallversicherung sollte man besser Bezeichnungen wie „vorbestehende krankhafte Veränderungen und Funktionsstörungen" oder „Vorschädigung" verwenden. Die dauernde Beeinträchtigung der Arbeitsfähigkeit (AUB a. F. 61) bzw. Beeinträchtigung der körperlichen und geistigen Leistungsfähigkeit (AUB 88) vor dem Unfall wird als Vorinvalidität bezeichnet.

Die Bestimmungen für die Berücksichtigung der Vorinvalidität sind in den AUB a. F. 61 umfangreich, weil sie viele Kriterien enthalten. Zunächst müssen die vorbestehenden Veränderungen und Funktionsstörungen als Krankheit oder Gebrechen zu qualifizieren sein. Altersentsprechende Abnützungs- und Verschleißerscheinungen usw. sowie eine dadurch möglicherweise bedingte Vorinvalidität sind für die Beurteilung im Rahmen des § 10 (4) AUB a. F. 61 unbeachtlich. Die dadurch bedingte Behinderung muß dauernd bestehen. War es unmittelbar vor dem entschädigungspflichtigen Unfall zu krankheits- oder verletzungsbedingten (u. U. nicht entschädigungspflichtigen) Funktionsstörungen mit entsprechender teilweiser Gebrauchsunfähigkeit einer Gliedmaße gekommen, die durch den Versicherungsfall ebenfalls so geschädigt wurde, daß Folgen verblieben, und ist aber davon auszugehen, daß diese vorbestandenen Funktionsstörungen voll ausheilen werden und nicht dauernd verbleiben werden, selbst wenn Restfolgen bei der Beurteilung des neuerlichen, entschädigungspflichtigen Unfalls noch erkennbar sind, so handelt es sich nicht um eine Vorinvalidität im Sinne des § 10 (4) AUB a. F. 61.

Nach den Bestimmungen sind Vorschädigungen, die nicht nach der Gliedertaxe, sondern nach § 8 II. (5) AUB a. F. 61 zu bewerten sind, als dauernde Beeinträchtigung der Arbeitsfähigkeit einzuschätzen. Ebenso ist dauernder Verlust oder dauernde teilweise Gebrauchsunfähigkeit der in § 8 II. (2) AUB a. F. 61 genannten Körperteile und Sinnesorgane mit der dadurch bedingten Invalidität [§ 8 II. (2) und (3) AUB a. F. 61] zu berücksichtigen.

„Vorschaden" und Unfallfolgen können sich allerdings nur überschneiden, d. h. vorbestehende krankhafte Veränderungen und Störungen sind nur dann bei der Beurteilung der Folgen eines entschädigungspflichtigen Unfalls zu berücksichtigen, wenn beides der gleichen Beurteilungsgrundlage und den gleichen Bewertungsmaßstäben unterliegt und somit gleichermaßen einzuschätzen ist. Eine Vorinvalidität von 20%, beurteilt außerhalb der Gliedertaxe, ist bei der Beurteilung von Dauerfolgen wegen einer bleibenden teilweisen Gebrauchsunfähigkeit des rechten Armes nach einem Speichenbruch unbeachtlich. Das gleiche gilt bei einer Vorschädigung des linken Beines oder eines Armes für bleibende Unfallfolgen am rechten Bein.

Nach den Bestimmungen in § 10 (4) AUB a. F. 61 ist zunächst die Gesamtinvalidität bzw. die insgesamt verbleibende Beeinträchtigung der Arbeitsfähigkeit bei Verletzungsfolgen an nicht in der Gliedertaxe aufgeführten Körperteilen und Sinnesorganen einzuschätzen. Von dieser Gesamtbewertung ist dann die Vorinvalidität abzuziehen. Besteht wegen einer Vorschädigung (Folge einer Gehirnschädigung) und wegen entschädigungspflichtigen neuerlichen Unfallfolgen (Wirbelbruchfolgen) eine Gesamtinvalidität von 50% und ist die Vorinvalidität (beides nach § 8 II. (5) AUB a. F. 61 zu beurteilen) auf 30% einzuschätzen, verbleibt eine entschädigungspflichtige Invalidität von 20%. Liegt an einem Bein nach einem entschädigungspflichtigen Unfall, bei dem es zu einem Schenkelhalsbruch mit nachfolgender postoperativer Knochen- und Knochenmarkeiterung gekommen war, insgesamt Gebrauchsunfähigkeit vor und bestand an diesem Bein wegen der Folgen eines alten Unterschenkelbruchs mit Peroneuslähmung eine teilweise Gebrauchsunfähigkeit in Höhe von ⅓, ist diese von der Gesamtinvalidität, als Gebrauchsunfähigkeit bewertet, abzuziehen. Entschädigungspflichtig ist somit eine teilweise Gebrauchsunfähigkeit von ⅔ des Beines.

Nach den wesentlich kürzer gefaßten Bestimmungen in § 7 I. (3) AUB 88 ist die Berücksichtigung einer Vorschädigung vereinfacht worden.

Um einen Abzug wegen einer Vorinvalidität vornehmen zu können, muß durch den Unfall eine körperliche oder geistige Funktion betroffen sein, die schon vor dem Unfall dauernd beeinträchtigt war. Dabei kann es sich nur um Funktionsbeeinträchtigungen des vom Unfall betroffenen Körperteils oder Organs handeln. War die Nierenfunktion bereits vor dem Unfall eingeschränkt, dann ist diese Funktionsstörung nur dann relevant, wenn diese Funktion auch durch den Unfall beeinträchtigt wurde. Eine vorbestehende Funktionsstörung des Gehirns ist nach einer unfallbedingt bleibenden Funktionsstörung wegen Wirbelbruchfolgen nicht in die Begutachtung einzubeziehen.

Abschließend soll nochmals darauf hingewiesen werden, daß der „Vorschaden" – im Gegensatz zum „Vorzustand" (s. S. 122) – nicht mit den Unfallfolgen in Kausalzusammenhang steht.

§ 7 I. (4) AUB 88

Die Bestimmungen in beiden Unfallversicherungsbedingungen, die wegen der Vorrangigkeit des Anspruchs auf die Todesfallsumme festgelegt wurden, sind eindeutig und stimmen voll überein.

Für die Praxis ergibt sich daraus, daß innerhalb eines Jahres nach dem Unfall, wenn Todesfall und Invalidität versichert sind, in aller Regel Vorschüsse nur bis zur Höhe der Todesfallsumme gewährt werden, um Rückzahlungen zu vermeiden.

§ 7 I. (5) AUB 88

In den AUB a. F. 61 ist der Fall, daß der Versicherte innerhalb eines Jahres nach dem Unfall aus unfallfremder Ursache stirbt, nicht geregelt. In der Praxis sind vom Gutachter zunächst die Fragen zu beantworten, ob zum einen innerhalb der Jahresfrist eine dauernde Beeinträchtigung der Arbeitsfähigkeit eingetreten ist, und zum anderen in prognostischer Beurteilung, ob die dauernde Beeinträchtigung der Arbeitsfähigkeit über das 3. Unfalljahr fortbestanden hätte. Werden beide Fragen bejaht, ist der mutmaßliche Invaliditätsgrad einzuschätzen.

Stirbt der Versicherte nach dem 1. Jahr nach dem Unfall aus unfallbedingter oder -fremder Ursache, ist der zuletzt festgestellte Grad der Beeinträchtigung der Arbeitsfähigkeit zu entschädigen, soweit eine Neufeststellung nach § 13 AUB a. F. 61 verlangt worden war. Läuft kein Neufeststellungsverfahren nach § 13 AUB a. F. 61, ist bei später als 1 Jahr nach dem Unfall eingetretenem Tod ungeachtet der Ursache die Invalidität, wie sie mit dem Grad ausreichender Wahrscheinlichkeit verblieben wäre, vom Gutachter einzuschätzen.

In § 7 I. (5) AUB 88 werden sowohl das Vorgehen bei Tod aus unfallfremder Ursache im Jahr nach dem Unfall als auch danach aus unfallfremder wie unfallbedingter Ursache geregelt. Entscheidend ist, daß ein Anspruch auf Invaliditätsleistung entstanden sein muß. Anschließend hat der Gutachter eine prognostische Schätzung aufgrund der zuletzt erhobenen Befunde abzugeben und darzulegen, mit welchem Invaliditätsgrad aufgrund allgemeiner traumatologischer Erfahrung bei gleichartigen und gleichwertigen Verletzungen zu rechnen gewesen wäre.

Tritt der Tod im Unfalljahr ein: s. Bestimmungen über Todesfalleistung S. 121.

§ 7 II. AUB 88 Übergangsleistung

Die Übergangsentschädigung (AUB a. F. 61) bzw. Übergangsleistung (AUB 88) wird als Einmalleistung gewährt. Die Höhe richtet sich nach dem vertraglich vereinbarten Betrag. Die Leistung wird fällig, wenn nach Ablauf von 6 Monaten seit Eintritt des Unfalles *ohne* Mitwirkung von Krankheiten oder Gebrechen noch eine Beeinträchtigung der Arbeitsfähigkeit nach AUB a. F. 61 bzw. der normalen körperlichen oder geistigen Leistungsfähigkeit (AUB 88) von mehr alls 50% besteht und diese Beeinträchtigung bis dahin ununterbrochen bestanden hat. Insofern besteht Übereinstimmung in beiden Versicherungsbedingungen. Der Versicherungsnehmer hat seinen Anspruch auf Zahlung der Übergangsleistung termingerecht geltend zu machen und mit einem ärztlichen Attest zu begründen.

Der Gutachter muß wissen und berücksichtigen, daß er bei seiner Einschätzung der Behinderung Krankheiten und Gebrechen außer Betracht lassen muß. Er hat nicht eine „Gesamtbehinderung" einzuschätzen und davon eine „Vorbehinderung" abzuziehen. Die gradmäßige Bewertung hat nur Unfallfolgen zu berücksichtigen und muß sich nur auf solche beziehen. Behinderung durch Verletzungsfolgen an Gliedmaßen und Sinnesorganen, die in der Gliedertaxe aufgeführt sind, sind nicht nach dieser zu bewerten und auf einen Invaliditätsgrad umzurechnen. Es ist der Grad der Beeinträchtigung bezogen auf die entsprechenden Kriterien der zugrundezulegenden AUB zu schätzen, wobei zu beachten ist, daß dieser mehr als 50% betragen muß (ein Testat von 50% Behinderung reicht somit nicht zur Leistungsverpflichtung des Versicherers aus) und ununterbrochen 6 Monate vom Unfall an gerechnet bestanden haben muß.

Unterschiedlich sind die Bemessungskriterien in den jeweils geltenden AUB. Nach den Bestimmungen in den AUB a. F. 61 ist für die Bemessung des Grades der Beeinträchtigung der Arbeitsfähigkeit die Berufstätigkeit oder die Beschäftigung des Versicherten maßgebend (wie beim Tagegeldanspruch, s. S. 120). In den AUB 88 ist aus den mehrfach erwähnten Gründen und nicht zuletzt im Hinblick auf die Neudefinition des Invaliditätsbegriffes aus den gleichen Motiven (s. S. 105) die „Beeinträchtigung der Arbeitsfähigkeit" durch „Beeinträchtigung der normalen körperlichen oder geistigen Leistungsfähigkeit" ersetzt worden.

In einem Merkblatt des HUK-Verbands mit Hinweisen für die Bemessung der Leistungsbeeinträchtigung in der privaten Unfallversicherung bei der Beurteilung für Übergangsleistungen heißt es: „Den Grad der Beeinträchtigung hat der Gutachter an der normalen Leistungsfähigkeit eines Unversehrten gleichen Alters und gleichen Geschlechtes zu messen. Die unbeeinträchtigte Leistungsfähigkeit ist die Summe aller körperlichen und geistigen Funktionen des menschlichen Organismus. Sie beschränkt sich nicht auf die Arbeitsfähigkeit. Auf die spezielle Berufstätigkeit oder Beschäftigung der versicherten Person kommt es daher ebensowenig an wie auf besondere Fähigkeiten und individuelle Begabung. Auch sonstige außermedizinische Gesichtspunkte dürfen bei der Beurteilung des Grades der Leistungsbeeinträchtigung nicht berücksichtigt werden. Die Beeinträchtigung selbst ist in Prozentpunkten abzustufen."

§ 7 III. (1) und (2) AUB 88 Tagegeld

Für die medizinische Begutachtung im Rahmen eines Tagegeldanspruchs sind jeweils die Ziffern (1) von Bedeutung. Der Inhalt hinsichtlich des Bewertungsmaßstabs sowie die Dauer (der ärztlichen Behandlung) unterscheidet sich in beiden AUB nicht. Der Bewertungsmaßstab „Beeinträchtigung der Arbeitsfähigkeit" ist auch in den AUB 88 beibehalten worden. Dies ist insofern begründet, weil die Tagegeldleistung tatsächlich einen Ersatz für einen durch die Unfallfolgen verursachten Einkommensverlust gewährleisten soll. Diese Vertragsform wird deshalb in aller Regel auch nur berufstätigen Personen mit eigenem Arbeitseinkommen angeboten. Im Gegensatz zur dauernden Beeinträchtigung der Arbeitsfähigkeit (Invalidität für die Invaliditätsentschädigung nach AUB a. F. 61) ist im Tagegeldanspruch von der vorübergehenden Beeinträchtigung der Arbeitsfähigkeit auszugehen. Die Beurteilungsgrundlagen zwischen der dauernden Beeinträchtigung der Arbeitsfähigkeit (für die Invaliditätsentschädigung nach AUB a. F. 61) und der vorübergehenden für die Tagegeldleistung (nach AUB a. F. 61 und 88) unterscheidet sich. Es sind nicht wie bei der Beurteilung nach § 8 II. (2) und (3) AUB a. F. 61 (Gliedertaxe) bzw. § 8 II. (5) AUB a. F. 61 (außerhalb Gliedertaxe) die Tätigkeit oder Tätigkeiten des Versicherten vor dem Unfall als Vergleichsmaßstab für die, die er nach dem Unfall noch ausüben kann, heranzuziehen, sondern die tatsächlich ausgeübte Berufstätigkeit oder die Beschäftigung. Letztere gilt zur ersteren alternativ, d. h. die Beschäftigung ist für die Einschätzung der Beeinträchtigung der Arbeitsfähigkeit als Bewertungsgrundlage nur dann heranzuziehen, wenn der Versicherte vorher keine Berufstätigkeit ausübte. Der versicherte Beruf wird in aller Regel vom Versicherer dem Arzt, den er um die gradmäßige Beurteilung der Beeinträchtigung der Arbeitsfähigkeit ersucht, mitgeteilt. Wird von dem Versicherten überhaupt kein Beruf ausgeübt oder keiner mehr (Rentner), so kann daraus nicht die Folgerung gezogen werden, es liege keine vorübergehende Beeinträchtigung der Arbeitsfähigkeit vor, und es bestehe deswegen kein Tagegeldanspruch. Der Hinweis „nicht berufstätig" des medizinischen Sachverständigen zu Fragen nach der vorübergehenden Arbeitsbehinderung ist demnach unzutreffend. Bei Hausfrauen, die keiner anderen Berufstätigkeit nachgehen, oder Rentnern ist bei der wertenden Beurteilung der vorübergehenden Einschränkung der Arbeitsfähigkeit von deren Beschäftigung auszugehen.

Der Tagegeldanspruch endet nach § 7 III. (2) AUB 88 mit dem Ende der Behandlung, während nach den AUB a. F. 61 auch nach Behandlungsschluß noch bei Fortdauer der Beeinträchtigung der Arbeitsfähigkeit die Möglichkeit für eine Tagegeldleistung gegeben ist. Voraussetzung dafür ist ein ärztliches Testat über fortbestehende Beeinträchtigung. Dabei ist grundsätzlich in Betracht zu ziehen, daß das Ende der Behandlung und der Wegfall jedweder Beeinträchtigung der Arbeitsfähigkeit in aller Regel nicht zusammenfallen. Erfahrungsgemäß besteht auch nach Behandlungsende noch eine meist geringgradige Arbeitsbeeinträchtigung fort, erst nach Tagen oder längstens einigen Wochen wird erfahrungsgemäß jedwede Beeinträchtigung der Arbeitsfähigkeit entfallen oder zumindest nicht mehr meßbar sein (unter 10%).

Der Grad der Beeinträchtigung der Arbeitsfähigkeit ist abgestuft vorzunehmen, wobei in der ersten Zeit nach dem Unfall höhergradige Beeinträchtigungen für kürzere Zeiträume anzunehmen sind und geringere Beeinträchtigungsgrade später für längere Zeitspannen bestehen, wie es dem Heilverlauf der Verletzungsfolgen in aller Regel entspricht.

Waren Grad und Dauer der vorübergehenden Beeinträchtigung der Arbeitsfähigkeit nicht allein durch Unfallfolgen bedingt, haben vielmehr Krankheiten oder Gebrechen mitgewirkt, ist der Grad der Mitwirkung durch den ärztlichen Sachverständigen zu berücksichtigen (s. S. 122), Einschränkung der Leistungen).

§ 7 IV. (1) und (2) AUB 88 Krankenhaustagegeld

Die Bestimmungen über Krankenhaustagegeldleistung sind von den AUB a. F. 61 in die AUB 88 weitgehend unverändert übernommen worden. Voraussetzung für eine Krankenhaustagegeldleistung ist eine wegen des Unfalls medizinisch notwendige vollstationäre Heilbehandlung. Eine teilstationäre Behandlung z. B. entweder in einer sog. Tagesklinik mit Entlassung nachts nach Hause oder wenn sich der Krankenhausaufenthalt nur auf die Nachtzeit beschränkt, tagsüber der Versicherte einer Beschäftigung nachgeht, rechtfertige keinen Krankenhaustagegeldanspruch. Der Sachverständige, der zur Klärung des Anspruchs auf Krankenhaustagegeldleistung herangezogen wird, muß Fragen des Kausalzusammenhangs zwischen Unfall und stationärer Behandlung beantworten und beurteilen, ob diese aus medizinischen Gründen geboten war. Haben v. a. an der Dauer der stationären Behandlung unfallfremde Krankheiten und Gebrechen mitgewirkt, ist bei der Beurteilung die Bestimmung über die Einschränkung der Leistungen zu beachten (s. S. 122).

§ 7 V. (1) bis (3) AUB 88 Genesungsgeld

Genesungsgeld wird, soweit es in die Versicherungsleistungen eingeschlossen ist, im Anschluß an den Krankenhausaufenthalt gezahlt. Die Dauer der Leistung und die Höhe der Zahlungen sind vertraglich limitiert. Zur Festsetzung der Gewährung des Genesungsgeldes bedarf es somit nicht der gutachtlichen Mitwirkung eines Arztes.

§ 7 VI. AUB 88 Todesfalleistung

Ist eine Todesfallsumme versichert, was zwar häufig, aber keineswegs immer im Rahmen einer bestehenden privaten Unfallversicherung der Fall ist, kann deren Leistung nach den praktisch übereinstimmenden Bestimmungen in den beiden AUB nicht nur dann fällig werden, wenn der durch den Unfall verursachte Tod sofort oder in engem zeitlichen Zusammenhang mit dem Unfall eintritt, sondern auch dann, wenn der Versicherte innerhalb eines Jahres nach dem Unfall stirbt und ein Kausalzusammenhang zwischen Tod und Unfall besteht. Für die Beurteilung dieses Kausalzusammenhangs wird in aller Regel eine medizinische Beurteilung eingeholt werden. Waren Unfallfolgen nicht allein ursächlich für den Eintritt des Todes und haben Krankheiten und Gebrechen mitgewirkt, hat der medizinische Sachverständige auch in diesem Zusammenhang den Grad der Mitwirkung einzuschätzen (vgl. Einschränkung der Leistungen, s. u.). Tritt der Tod später als 12 Monate nach dem Unfall ein, besteht selbst dann kein Anspruch aus einer abgeschlossenen Todesfallversicherung, wenn der Tod in Kausalzusammenhang mit dem Unfall stand.

Tritt der Tod im Unfalljahr unfallunabhängig oder nach Ablauf des Unfalljahres, gleich aus welcher Ursache ein, s. S. 118.

Nachdem fast ausnahmslos gesetzlicher oder privater Krankenversicherungsschutz besteht, hat eine Heilkostenversicherung im Rahmen einer privaten bzw. allgemeinen Unfallversicherung praktisch keine Bedeutung mehr. Die Bestimmungen über die Heilkostenversicherung, die in den AUB a. F. 61 noch enthalten sind, sind aus diesen Gründen nicht in die AUB übernommen worden. Es besteht aber die Möglichkeit, über besondere Bedingungen den Ersatz unfallbedingter Heilkosten vertraglich zu vereinbaren, wenn ein entsprechender Bedarf besteht.

AUB 88

§ 8 Einschränkung der Leistungen

Haben Krankheiten oder Gebrechen bei der durch ein Unfallereignis hervorgerufenen Gesundheitsschädigung oder deren Folgen mitgewirkt, so wird die Leistung entsprechend dem Anteil der Krankheit oder des Gebrechens gekürzt, wenn dieser Anteil mindestens 25 Prozent beträgt.

§ 8 AUB 88 Einschränkung der Leistungen

Sowohl nach den Bestimmungen in den AUB a. F. 61 als auch nach denen in den AUB 88 sollen unfallunabhängige Krankheiten und Gebrechen als Mitwirkungsfaktoren bei den bleibenden Verletzungsfolgen (also das, was in der Versicherungsmedizin als Vorzustand bezeichnet wird) bei den zu erbringenden Versicherungsleistungen berücksichtigt werden. Ehe eine solche Abgrenzung unfallfremder krankhafter Veränderungen und Erscheinungen gegenüber Unfallfolgen in einem Gutachten für eine private Unfallversicherung erfolgen kann, muß der Versicherungsfall gegeben sein, d. h. es muß ein Unfall vorliegen, mithin ein Kausalzusammenhang zwischen dem Unfallereignis und der Gesundheitsschädigung bestehen (anspruchsbegründende Kausalität). Darüber hinaus muß die konkrete Leistungspflicht des Versicherten bestehen, indem die Gesundheitsschädigung kausal für die Unfallfolgen (Tod, Invalidität, Tagegeld, Krankenhaustagegeld) war oder ist (anspruchsausfüllende Kausalität). Nachdem der Kausalitätsbegriff nach der Adäquanztheorie gilt (s. S. 74), somit auch „der letzte Tropfen, der das randvoll gefüllte Glas zum Überlaufen bringt“, noch ursächlich ist, entfällt ein Kausalzusammenhang nicht, wenn noch andere Ursachen die Gesundheitsschädigung bzw. die Unfallfolgen erst herbeigeführt oder deren Ausmaß beeinflußt haben. Sind mehrere Ursachen am Erfolg beteiligt, spricht man von Teilursachen, Partialkausalität, unfallunabhängigen Mitwirkungsfaktoren bzw. mitwirkendem Vorzustand. Unter Vorzustand versteht man kursorisch betrachtet Veränderungen und Störungen von Krankheitswert, die eine Normabweichung zwischen traumatischer Einwirkung und pathologischer Reaktion bewirken. Damit Unfallversicherer nur für den Anteil der Unfallfolgen Entschädigung zu leisten haben, die allein durch den Unfall begründet sind, müssen unfallunabhängige Mitwirkungsfaktoren von den unfallabhängigen so weit und so genau wie möglich abgegrenzt werden. Dabei steht der Vorzustand mit der Gesundheitsschädigung (Verletzung) und/oder den Unfallfolgen im Gegensatz zum „Vorschaden" (Vorinvalidität) in Kausalzusammenhang. Er stellt die Teilursache/Partialkausalität dar. Es muß durch ihn nicht auch gleichzeitig eine Beeinträchtigung der Arbeitsfähigkeit körperlichen oder geistigen Leistungsfähigkeit/Gebrauchsbeeinträchtigung einer Gliedmaße oder eines Sinnesorgans verursacht worden sein. Der Vorzustand kann zugleich eine Vorinvalidität begründen, muß es aber nicht.

Mitwirkungsfähig im Sinne der Partialkausalität sind nur Krankheiten oder Gebrechen, d. h. also Erscheinungen und Störungen, die nach dem objektiven Krankheitsbegriff als krankhaft zu qualifizieren sind. Eine spezielle Konstitution, eine bestimmte Disposition und altersübliche Veränderungen – selbst wenn sie in Aufbrauchs- oder Abnutzungserscheinungen zum Ausdruck kommen – können in aller Regel nicht als Mitwirkungsfaktoren gewertet werden. Neben der gutachtlichen Beurteilung, daß an dem Unfall sowohl die Verletzungsfolgen als auch Krankheiten und Gebrechen mitgewirkt haben, einer Begutachtung des ursächlichen Zusammenhanges also, soll der Gutachter auch den Anteil schätzen, den die unfallfremden Mitwirkungsfaktoren an den Unfallfolgen hatten. Wird die Beurteilung der Partialkausalität in manchen Fällen schon Schwierigkeiten bereiten, so sind der Schätzung des anteiligen Grades sehr häufig Grenzen gesetzt. Geringgradige Mitwirkungsfaktoren mit einem gradmäßigen Anteil von weniger als 25% sollen unberücksichtigt bleiben. Aus dem Wortlaut dieser Bestimmung ergibt sich, daß die Einschätzung des Mitwirkungsfaktors gradmäßig in Prozentsätzen auszudrücken ist. Aus dem Wissen um die Schwierigkeit exakter gradmäßiger Einschätzungen der Mitwirkungsfaktoren von Krankheiten und Gebrechen hat sich eingebürgert, diesen nur in einigen wenigen Zahlenwerten zum Ausdruck zu bringen. Man sollte es bei einem gering-, einem mittel-, einem hoch- und einem höchstgradigen Mitwirkungsfaktor bewenden lassen. Die geringgradige Mitwirkung soll zwischen 25% und 33%, die mittelgradige mit 50%, die hochgradige zwischen 75% und 90%, und die höchstgradige Mitwirkung („der letzte Tropfen") mit 95–99% gradmäßig eingeschätzt werden. Eine weitere Unterteilung würde eine Genauigkeit vortäuschen, die nicht gegeben ist.

Die Beurteilung einer Partialkausalität und die Einschätzung der Mitwirkung von Krankheiten und Gebrechen bei Unfallfolgen kann hinsichtlich der dauernden Unfallfolgen und der dadurch bedingten Beeinträchtigung der Arbeitsfähigkeit bzw. der körperlichen oder geistigen Leistungsfähigkeit, der vorübergehenden Beeinträchtigung der Arbeitsfähigkeit, dem Krankenhaustagegeld und bei unfallbedingtem Tod erforderlich sein. Bei der Übergangsleistung zählt das Fehlen jeglicher Mitwirkung (an einer Beeinträchtigung von mehr als 50%) zu den Anspruchsvoraussetzungen (s. auch S. 119). Die gutachtliche Beurteilung im Rahmen der Einschränkung der Leistungen wird besonders häufig dann notwendig sein, wenn Krankheitserscheinungen als Vorzustand bestanden, nach dem Unfall verstärkt vorhanden sind und gleichartige Erscheinungen auch als Unfallfolgen bekannt sind. Dies ist z. B. bei gelenkverbildenden Veränderungen (Arthrose) und Blutumlaufstörungen an den Gliedmaßen aufgrund von Gefäßveränderungen der Fall, weswegen sich die Begutachtung meist auf diese Erscheinungen beschränkt.

Über die Auslegung der Bestimmung in den AUB a. F. 61 hinsichtlich der Formulierung „Haben bei den Unfallfolgen Krankheiten oder Gebrechen mitgewirkt...?“ gab und gibt es Auffassungsunterschiede. Ein Teil der Unfallversicherer kürzte und kürzt in weiter Auslegung bereits die Leistung, wenn Krankheiten oder Gebrechen an der Gesundheitsschädigung (Verletzung) mitwirkten. Es wurde somit eine Mitwirkung auch schon an der Rißbildung eines krankhaft (degenerativ) veränderten Gewebes (Sehne, Meniskus, Bandscheibe der Wirbelsäule) geltend gemacht, sofern diese durch ein Unfallereignis auftrat. Begründet wurde dies damit, daß für einen Unfallversicherer eine Leistungspflicht nur für Folgen eines von außen auf den Körper einwirkenden Ereignisses bestehe, nicht aber für Gesundheitsschädigungen als Folge innerkörperlicher Krankheitsgeschehen.

Die gegenteilige Meinung, in Kommentaren und im medizinischen Schrifttum vertreten, basiert darauf, daß Unfallereignis und Gesundheitsschädigung den Unfallbegriff ausmachen, also ein Bestandteil des Unfallbegriffs nicht gleichzeitig auch Unfallfolge sein kann. Es wird diesseits die Meinung vertreten, daß die andersartige Formulierung in § 10 (2) AUB a. F. 61, wo es anders als bei § 10 (1) AUB a. F. 61 auf die überwiegende Verursachung bestimmter Gesundheitsschädigungen durch Versicherungsfall oder Vorzustand ankommt, nicht zufällig gewählt worden sein konnte. Schließlich spricht auch die historische Entwicklung der Bestimmungen über die Einschränkung der Leistungspflicht in den Versicherungsbedingungen von 1920 und 1937 für die auch diesseits vertretene Meinung.

Besondere Schwierigkeiten bereitet die Beurteilung, ob und in welchem Ausmaß degenerative Veränderungen am Stütz- und Bewegungsapparat, die nachweisbar in krankhaftem Ausmaß als Vorzustand bestanden, an den Unfallfolgen, z. B. nach Sehnenzerreißungen, Meniskusrissen und Bandscheibenvorfällen, mitgewirkt haben. Nach der diesseits vertretenen Auffassung ist nur dann eine unfallfremde Mitwirkung anzuerkennen und gradmäßig einzuschätzen, wenn am Heilverlauf und damit v. a. an Grad und Dauer der vorübergehenden Beeinträchtigung der Arbeitsfähigkeit (beim Tagegeldanspruch), beim Krankenhaustagegeld oder an dem Endzustand, den bleibenden Unfallfolgen und damit dem Invaliditätsgrad eine Degeneration mitursächlich war. Dies gilt z. B. wenn wegen erheblicher und ausgedehnter degenerativer Veränderungen im weiteren Rißbereich eine plastische operative Wiedervereinigung der gekürzten Sehnenstümpfe erforderlich war und deswegen ein ungünstigeres funktionelles Ergebnis als nach End-zu-End-Vereinigung eintritt, oder wenn durch Krankheiten oder Gebrechen (Diabetes, Herz-Kreislauf-Störungen, örtliche Blutumlaufstörungen usw.) der Riß überhaupt nicht operativ angegangen und vereinigt werden kann. Dabei wird sich der Gutachter bemühen müssen, dem ihm gegebenen subjektiven Ermessen unter Berücksichtigung aller nur nachweisbaren objektiven Fakten hinsichtlich der Befunde nicht allzuweiten Spielraum zu geben.

Die Rechtsprechung ist in der zurückliegenden Zeit nicht auf die Fragen eingegangen und hat fast durchwegs nicht zwischen Unfall/Unfallereignisfolgen und Unfallfolgen unterschieden (Urteil BGH vom 07. 06. 1989; VersR 1989, 902; r+s *16*, 1989, S. 303: „Krankheiten oder Gebrechen führen nur dann zu einer Einschränkung der Leistungspflicht nach § 4 eUZB, wenn sie neben dem Unfall zur Herbeiführung des Todes mitgewirkt haben, nicht dagegen, wenn sie für den Unfall ursächlich waren"; Urteil OLG Celle vom 02. 08. 1989, VersR 1990, 2: „Kommt beim Bandscheibenvorfall gegenüber degenerativen Veränderungen an der Wirbelsäule einem Trauma nur die Bedeutung einer auslösenden Ursache zu, so ist der Grad der Mitwirkung von Krankheiten und Gebrechen mit 80% angemessen bewertet").

Die Fassung des § 8 AUB 88 hat den unterschiedlichen Auffassungen über die Leistungseinschränkung nach den AUB a. F. 61 Rechnung getragen und mit einer eindeutigen Formulierung Klärung geschaffen. In einem Versicherungsfall, dem die AUB 88 zugrundeliegen, wird somit vom medizinischen Sachverständigen die Mitwirkung vorbestandener, unfallfremder degenerativer Veränderungen sowohl am Eintritt der Gesundheitsschädigung (Riß des degenerativ veränderten Gewebes) als auch an den Unfallfolgen (der bleibenden Funktionsbeeinträchtigung bzw. der Beeinträchtigung der körperlichen und geistigen Leistungsfähigkeit) zu beurteilen sein. Er muß also zwischen der Mitwirkung am Eintritt der Verletzung und der Mitwirkung an den Folgen eines Unfalls unterscheiden. Bejaht der Gutachter eine Mitwirkung von Krankheiten und Gebrechen an einem Sehnenriß, und schätzt er den Mitwirkungsfaktor auf 75%, dann werden sämtliche in diesem Versicherungsfall versicherten Leistungsarten (z. B. Tagegeld, Krankenhaustagegeld, Invaliditätsleistung usw.) um 75% gekürzt. Eine Mitwirkung an den Unfallfolgen bewirkt dagegen nur eine Einschränkung der Leistung bei den Leistungsarten, bei denen eine Partialkausalität nachzuweisen ist (z. B. vorbestandene Durchblutungs- und Blutumlaufstörungen, die am Eintritt der Gesundheitsschädigung, z. B. einer Verstauchung im oberen Sprunggelenk, nicht mitursächlich waren, sehr wohl aber an den Unfallfolgen, z. B. der Dauer der Krankenhausbehandlung oder der vorübergehenden Beeinträchtigung der Arbeitsfähigkeit oder dem Grad der Invalidität).

Schließlich wird es Fälle geben, in denen Krankheiten oder Gebrechen sowohl an der durch ein Unfallereignis hervorgerufenen Gesundheitsschädigung als auch an deren Folgen mitgewirkt haben, so daß beide Mitwirkungsfaktoren gradmäßig zu bewerten sind (vgl. Beispiel 3 c, S. 127).

Durch klarstellende Bestimmungen in den AUB 88 kann es in Zukunft nicht mehr zu so stark differierenden Beurteilungen der Mitwirkung von Krankheiten und Gebrechen an Meniskus- und Bandscheibenschädigungen kommen. Eine Leistungskürzung nach § 8 AUB 88 steht in Zukunft allenfalls nach einer Meniskusschädigung durch ein Unfallereignis nach § 1 III. AUB 88 zur Diskussion [vgl. § 1 IV. (1) AUB 88, s. S. 82]. Bei Bandscheibenschädigungen durch ein ebensolches Ereignis gilt § 2 III. (2) AUB 88, vgl. S. 92.

Beispiele für die Abgrenzung eines Vorzustandes:
1) Ein zuckerkranker Versicherter zieht sich durch Anstoßen eine Platzwunde am Großzehenendglied zu. Unter Wundheilungsstörungen kommt es zur Gangrän der Zehe. Die Exartikulation im Grundgelenk wird erforderlich. Es liegt zweifellos ein Unfall vor, und dieser ist auch adäquat kausal für den Dauerzustand. Komplizierter Heilverlauf und ungewöhnliches Heil- und Behandlungsergebnis sind durch die unfallfremden Stoffwechselstörungen mitverursacht worden. Der Mitwirkungsfaktor am Verlust der Großzehe (mit festem Invaliditätsgrad von 5%) wird auf 75–90% geschätzt. Es ergibt sich – vom Gutachter weder festzustellen noch zu berechnen – ein entschädigungspflichtiger Invaliditätsgrad von 1,25% bzw. 0,5% (hochgradiger Vorzustand bewirkte nicht zugleich auch eine Vorinvalidität).
2) Bei einem Versicherten kommt es zu einem Unterschenkelbruch an einem Bein, an dem seit Jahren ein Zustand nach Schienbeinkopfbruch mit mäßiggradiger Arthrose und geringer Beugehemmung im Kniegelenk vorliegt. Der Unterschenkelbruch heilt in Fehlstellung aus. Bereits 1 Jahr nach dem Unfall ist eine rapide Zunahme der vorher fast stationären Kniegelenkarthrose festzustellen. Bei der wertenden Beurteilung 2 Jahre nach dem Unfall wird die teilweise Gebrauchsunfähigkeit/Funktionsbeeinträchtigung des Beins auch wegen erheblicher Streck- und Beugehemmer auf ½ und der Vorschaden (Zustand nach Schienbeinkopfbruch) auf ¼ geschätzt. Darüber hinaus ist wegen des ungewöhnlich ungünstigen Ergebnisses nach dem Unterschenkelbruch ein Mitwirkungsfaktor (v. a. wegen der vorbestandenen Arthrose) von 33⅓% anzunehmen. Entschädigungspflichtig bleibt ein Invaliditätsgrad von 11,66% [½ Beinwert = 35% – ¼ (17,5%) abzüglich 33⅓% wegen des Vorzustandes = 11,66%; Vorzustand bewirkte zugleich auch eine Vorinvalidität].

Beide Fälle sind sowohl nach den Bestimmungen der AUB a. F. 61 als auch nach denen der AUB 88 gleichermaßen ärztlich zu beurteilen.
3) Ein Versicherter springt beim Verlassen eines Eisenbahnwagens von der untersten Stufe. Er stürzt, weil er ungeschickt aufkommt. Dabei erleidet er einen Achillessehnenriß. Die feingewebliche Untersuchung des bei der operativen Versorgung entnommenen Gewebes ergibt degenerative Veränderungen.

Es werden 3 verschiedene Verläufe mit unterschiedlichen krankhaften Befunden und jeweils verschiedenen Heil- und Behandlungsergebnissen unterstellt und entsprechende unterschiedliche Beurteilungen beispielhaft abgegeben:
a) Das Ausmaß der degenerativen Veränderung ist mäßiggradig. Das Ergebnis des Endzustandes unterscheidet sich von dem operativ versorgten Achillessehnendurchtrennungen ohne degenerative Veränderungen nicht. Ein Abzug eines Vorzustandes im Sinne der Mitwirkung der degenerativen Sehnenveränderungen nach § 10 (1) AUB a. F. 61 ist nach diesseitiger Auffassung nicht möglich, weil die degenerativen Veränderungen am Endzustand (den Unfallfolgen)

nicht mitgewirkt haben. Nach dem Vertragstext der AUB 88 ist eine Mitwirkung an der Gesundheitsschädigung (Sehnenriß) vorgesehen, dementsprechend vom Gutachter anzuerkennen und der Grad der Mitwirkung einzuschätzen. Er wird auf 50% geschätzt.
b) Das Ausmaß der degenerativen Veränderung ist hochgradig, so daß keine End-zu-End-Vereinigung möglich ist, sondern eine Überbrückungsplastik durchgeführt werden muß. Das Ergebnis ist funktionell erheblich ungünstiger als nach einer primären Naht. Die teilweise Gebrauchsunfähigkeit/Funktionsbeeinträchtigung des Beins soll $^{3}/_{10}$ (21%) betragen. Nach § 10 (1) AUB a. F. 61 ist eine Mitwirkung der degenerativen Veränderungen an den Unfallfolgen anzuerkennen. Es wird ein höhergradiger Faktor von $66^{2}/_{3}$ angenommen, so daß ein Invaliditätsgrad von 7% entschädigungspflichtig wird ($^{3}/_{10}$ = 21% abzüglich $66^{2}/_{3}$% davon – 7%). Nach den AUB 88 ist ein Mitwirkungsfaktor sowohl am Entstehen des Risses als auch an den Unfallfolgen (Endzustand) anzuerkennen und wertend zu beurteilen. Der Grad der Mitwirkung an der durch das Unfallereignis hervorgerufenen Gesundheitsschädigung (Sehnenriß) soll mit 50% und der an dem Endzustand mit $66^{2}/_{3}$% angenommen werden. Es ergibt sich somit eine entschädigungspflichtige Invaliditätsleistung von 3,5% ($^{3}/_{10}$ = 21% – 50% = 10,5% – $66^{2}/_{3}$ = 3,5%).
c) Es liegen nicht nur mittelgradige degenerative Veränderungen im Rißbereich der Sehne vor, sondern es besteht auch ein insulinpflichtiger Diabetes. Nach primärer Naht (also ohne Überbrückungsplastik) ist der Heilverlauf nach Wundheilungsstörungen aufgrund der diabetischen Stoffwechsellage gestört. Heil- und Behandlungsergebnisse sind deswegen unbefriedigend (Spitzfuß bei ungünstigen Narbenverhältnissen). Das Bein bleibt dauernd wegen der Unfallfolgen zu $^{2}/_{5}$ teilweise gebrauchsunfähig/funktionsbeeinträchtigt. Nach § 10 (1) AUB a. F. 61 ist nach diesseitiger Auffassung ein Abzug wegen des Risses (Gesundheitsschädigung im Rahmen des Unfalls) nicht zulässig, wohl aber die Mitwirkung der Stoffwechselstörungen am ungünstigen Heilergebnis (Unfallfolgen) abzugsfähig. Sie soll auf 50% geschätzt werden. Nach der Textauffassung in den AUB 88 ist ein Mitwirkungsfaktor der degenerativen Veränderungen an der Gesundheitsschädigung und darüber hinaus zusätzlich wegen der Mitwirkung der diabetischen Komplikationen an den Unfallfolgen (dem ungünstigen Ergebnis) abzugsfähig. Wird ein Mitwirkungsfaktor von 50% sowohl seitens der Sehnendegeneration als auch seitens der Stoffwechselstörungen an der bleibenden Gebrauchsminderung des Beins geschätzt, wäre eine Invaliditätsleistung von 7% fällig [$^{2}/_{5}$ des Beinwerts (70% in der Gliedertaxe) = 28% abzüglich 50% = 14% abzüglich nochmals 50% = 7%].

AUB 88

§ 9 Die Obliegenheiten nach Eintritt eines Unfalles

I. Nach einem Unfall, der voraussichtlich eine Leistungspflicht herbeiführt, ist unverzüglich ein Arzt hinzuzuziehen und der Versicherer zu unterrichten.

Der Versicherte hat den ärztlichen Anordnungen nachzukommen und auch im übrigen die Unfallfolgen möglichst zu mindern.

II. Die vom Versicherer übersandte Unfallanzeige ist wahrheitsgemäß auszufüllen und umgehend an den Versicherer zurückzusenden. Darüber hinaus geforderte sachdienliche Auskünfte sind unverzüglich zu erteilen.

III. Der Versicherte hat darauf hinzuwirken, daß die vom Versicherer angeforderten Berichte und Gutachten alsbald erstattet werden.

IV. Der Versicherte hat sich von den vom Versicherer beauftragten Ärzten untersuchen zu lassen. Die notwendigen Kosten einschließlich eines dadurch entstandenen Verdienstausfalles trägt der Versicherer.

V. Die Ärzte, die den Versicherten – auch aus anderen Anlässen – behandelt oder untersucht haben, andere Versicherer, Versicherungsträger und Behörden sind zu ermächtigen, alle erforderlichen Auskünfte zu erteilen.

VI. Der Versicherungsnehmer hat einen Anspruch auf Zahlung der Übergangsleistung spätestens sieben Monate nach Eintritt des Unfalles geltend zu machen und unter Vorlage eines ärztlichen Attestes zu begründen.

VII. Hat der Unfall den Tod zur Folge, so ist dies innerhalb von 48 Stunden zu melden, auch wenn der Unfall schon angezeigt ist. Die Meldung soll telegrafisch erfolgen. Dem Versicherer ist das Recht zu verschaffen, eine Obduktion durch einen von ihm beauftragten Arzt vornehmen zu lassen.

§ 9 I. bis VII. AUB 88 Die Obliegenheiten nach Eintritt des Unfalls

Die dem Versicherten auferlegte Pflicht, spätestens am 4. Tag (AUB a. F. 61) bzw. unverzüglich (AUB 88) nach dem Unfall einen Arzt zuzuziehen, stellt lediglich einen nochmals ausdrücklichen Hinweis auf das im Rahmen der allgemeinen Schadensminderungspflicht erforderliche Verhalten dar. Der Versicherte muß sich in diesem Rahmen den Anordnungen des Arztes normalerweise fügen. Er hat allerdings das Recht, in begründeten Fällen den Arzt zu wechseln. Eine stationäre Behandlung in einem Krankenhaus ist in aller Regel zumutbar, wenn der behandelnde Arzt dies für notwendig und zweckmäßig befindet.

Die Verpflichtung zur Duldung von Untersuchungs- und Heilmaßnahmen, aus ärztlicher Sicht besser als Zumutbarkeit diagnostischer oder therapeutischer Eingriffe bezeichnet, ist durch die Rechtsprechung z. B. auch zur Operationsduldungspflicht im Zivilrecht wie im Sozialrecht eingeschränkt. Zumutbar sind danach nur die Eingriffe und Maßnahmen, die nach sachverständigem Urteil als (relativ) gefahrlos bezeichnet werden können, nicht mit maßgebenden Schmerzen verbunden sind und die eine nennenswerte Erfolgsaussicht haben. Die Beurteilung sollte dabei grundsätzlich von dem Arzt aufgrund persönlicher Untersuchung (nicht nach Aktenbeurteilung) vorgenommen werden, der die Maßnahmen auch vornimmt.

In Zusammenhang mit den Bestimmungen über die Erstellung ärztlicher Berichte nach dem Unfall, während des Heilverfahrens sowie gutachtliche Äußerungen nach Abschluß der Behandlung, sowohl seitens der behandelnden Ärzte als auch der Gutachter, ist zu beachten, daß es auch zu den Obliegenheiten des Versicherten gehört, auf eine alsbaldige Erstellung der gewünschten Äußerungen durch die Ärzte hinzuwirken.

In der Praxis ist es üblich, daß die Vordrucke für Berichte oder gutachtliche Aussagen von den Versicherten direkt an die zu hörenden Ärzte versandt werden. Dabei ist es für die behandelnden wie gutachtlich tätigen Ärzte wichtig zu wissen, daß im Rahmen einer privaten Unfallversicherung die Entbindung von der Schweigepflicht nicht bereits generell durch denn Vertragsabschluß nach den AUB erfolgt ist. Der Versicherte gibt die Erklärung über die Entbindung von der Schweigepflicht gegenüber den Ärzten und den Berufsgenossenschaften erst im Einzelfall nach dem Unfall ab. Die befragten Ärzte müssen sich selbst davon überzeugen, daß sie rechtswirksam von ihrer ärztlichen Schweigepflicht entbunden sind, soweit dies im Anschreiben oder aus den übersandten Vordrucken nicht erkennbar ist.

Das Recht des Versicherers auf Obduktion der Leiche im Todesfall umfaßt auch das auf eine spätere Exhumierung, sofern diese zur Klärung oder Feststellung von Unfallfolgen und Todesursachen sowie des Kausalzusammenhangs zwischen Unfall und Tod erforderlich ist und die Obduktion innerhalb der normalerweise bis zur Beerdigung zur Verfügung stehenden Frist vom Versicherer versäumt wurde.

AUB 88

§ 10 Folgen von Obliegenheitsverletzungen

Wird eine nach Eintritt des Unfalles zu erfüllende Obliegenheit verletzt, so ist der Versicherer von der Leistungspflicht frei, es sei denn, daß die Verletzung weder auf Vorsatz noch auf grober Fahrlässigkeit beruht. Bei grob fahrlässiger Verletzung bleibt er zur Leistung verpflichtet, soweit die Verletzung weder einen Einfluß auf die Feststellung des Unfalles noch auf die Bemessung der Leistung gehabt hat.

AUB 88

§ 11 Fälligkeit der Leistungen

I. Sobald dem Versicherer die Unterlagen zugegangen sind, die der Versicherungsnehmer zum Nachweis des Unfallhergangs und der Unfallfolgen sowie über den Abschluß des für die Bemessung der Invalidität notwendigen Heilverfahrens beizubringen hat, ist der Versicherer verpflichtet, innerhalb eines Monats – beim Invaliditätsanspruch innerhalb von drei Monaten – zu erklären, ob und in welcher Höhe er einen Anspruch anerkennt.

Die ärztlichen Gebühren, die dem Versicherungsnehmer zur Begründung des Leistungsanspruches entstehen, übernimmt der Versicherer

bei Invalidität bis zu 1 Promille der versicherten Summe,
bei Übergangsleistung bis zu 1 Prozent der versicherten Summe,
bei Tagegeld bis zu einem Tagegeldsatz,
bei Krankenhaustagegeld bis zu einem Krankenhaustagegeldsatz.

II. Erkennt der Versicherer den Anspruch an oder haben sich Versicherungsnehmer und Versicherer über Grund und Höhe geeinigt, so erbringt der Versicherer die Leistung innerhalb von zwei Wochen.

Vor Abschluß des Heilverfahrens kann eine Invaliditätsleistung innerhalb eines Jahres nach Eintritt des Unfalles nur beansprucht werden, wenn und soweit eine Todesfallsumme versichert ist.

III. Steht die Leistungspflicht zunächst nur dem Grunde nach fest, so zahlt der Versicherer auf Verlangen des Versicherungsnehmers angemessene Vorschüsse.

IV. Versicherungsnehmer und Versicherer sind berechtigt, den Grad der Invalidität jährlich, längstens bis zu drei Jahren nach Eintritt des Unfalles, erneut ärztlich bemessen zu lassen.

Dieses Recht muß seitens des Versicherers mit Abgabe seiner Erklärung entsprechend I., seitens des Versicherungsnehmers innerhalb eines Monats ab Zugang dieser Erklärung ausgeübt werden.

Ergibt die endgültige Bemessung eine höhere Invaliditätsleistung, als sie der Versicherer bereits erbracht hat, so ist der Mehrbetrag mit 5 Prozent jährlich zu verzinsen.

§ 11 IV. AUB 88

Zu dieser 2. zeitlichen Limitierung der Entschädigungspflicht wurde bereits in Zusammenhang mit den in § 7 I. (1) AUB 88 genannten Fristen (Eintritt der Invalidität innerhalb eines Jahres sowie ärztliche Feststellung und Geltendmachung spätestens nach Ablauf einer Frist von weiteren 3 Monaten) Stellung genommen (s. S. 106).

V. Vom Versicherer nicht anerkannte Ansprüche sind ausgeschlossen, wenn der Versicherungsnehmer ab Zugang der Erklärung des Versicherers eine Frist von sechs Monaten verstreichen läßt, ohne die Ansprüche gerichtlich geltend zu machen. Die Frist beginnt mit dem Zugang der abschließenden Erklärung des Versicherers. Die Rechtsfolgen der Fristversäumnis treten nur ein, wenn der Versicherer in seiner Erklärung auf die Notwendigkeit der gerichtlichen Geltendmachung hingewiesen hatte.

§ 12 AUB a. F. 61 Verfahren bei Meinungsverschiedenheiten

Bei Meinungsverschiedenheiten über Art und Umfang der Unfallfolgen oder darüber, ob und in welchem Umfang die eingetretenen Gesundheitsschädigungen auf den Versicherungsfall zurückzuführen sind, entschied vor 1961 ausschließlich die „Ärztekommission“. Mit der Einführung der AUB a. F. 61 wurde nicht nur die Bezeichnung des Schiedsgutachterverfahrens geändert, sondern auch die wahlweise Anrufung des ordentlichen Gerichts vorgesehen. Die frühere Bezeichnung „Ärztekommission“ wurde durch „Ärzteausschuß“ ersetzt.

In den letzten Jahren wurden kaum noch Ärzteausschußverfahren durchgeführt. Aus diesen Gründen wurde das Verfahren in die AUB 88 nicht übernommen. Die AUB 88 sehen nur noch die Entscheidung der ordentlichen Gerichte über streitige Ansprüche vor. Liegen die AUB a. F. 61 zugrunde, ist die Durchführung eines Ärzteausschußverfahrens grundsätzlich noch möglich.

AUB 88

§ 12 Rechtsverhältnisse am Vertrag beteiligter Personen

I. Ist die Versicherung gegen Unfälle abgeschlossen, die einem anderen zustoßen (Fremdversicherung), so steht die Ausübung der Rechte aus dem Vertrag nicht dem Versicherten, sondern dem Versicherungsnehmer zu. Er ist neben dem Versicherten für die Erfüllung der Obliegenheiten verantwortlich.

II. Alle für den Versicherungsnehmer geltenden Bestimmungen sind auf dessen Rechtsnachfolger und sonstige Anspruchsteller entsprechend anzuwenden.

III. Die Versicherungsansprüche können vor Fälligkeit ohne Zustimmung des Versicherers weder übertragen noch verpfändet werden.

AUB 88

§ 13 Anzeigen und Willenserklärungen

Alle für den Versicherer bestimmten Anzeigen und Erklärungen sind schriftlich abzugeben und sollen an die Hauptverwaltung des Versicherers oder an die im Versicherungsschein oder in dessen Nachträgen als zuständig bezeichnete Stelle gerichtet werden. Die Vermittler sind zur Entgegennahme nicht bevollmächtigt.

AUB 88

§ 14 Rentenzahlung bei Invalidität

I. Soweit bei Invalidität Rentenzahlung vorgesehen ist (§ 7 I. (1)), ergeben sich für eine Kapitalleistung von 1000,– DM die folgenden Jahresrentenbeträge. Der Berechnung wird das am Unfalltag vollendete Lebensjahr zugrunde gelegt.

Alter	Betrag der Männer	Jahresrente für Frauen
Jahre	DM	DM
65	106,22	87,89
66	110,52	91,34
67	115,08	95,08
68	119,90	99,13
69	125,01	103,52
70	130,41	108,29
71	136,12	113,46
72	142,16	119,08
73	148,57	125,16
74	155,38	131,75
75 und darüber	162,65	138,89

II. Die Rente wird vom Abschluß der ärztlichen Behandlung, spätestens vom Ablauf des auf den Unfall folgenden Jahres an, bis zum Ende des Vierteljahres entrichtet, in dem der Versicherte stirbt. Sie wird jeweils am Ersten eines Vierteljahres im voraus gezahlt.

III. Versicherungsnehmer und Versicherer können innerhalb von drei Jahren nach erstmaliger Bemessung der Rente jährlich eine Neubemessung verlangen.

IV. Die in I. genannten Jahresrentenbeträge können mit Zustimmung der Aufsichtsbehörde auch für bestehende Versicherungen geändert werden.

Literatur

Übersichtsdarstellungen – Kommentare

Bruck E, Möller H, Wagner K (1978) Kommentar zum Versicherungsvertragsgesetz, 8. Aufl, Bd VI, Halbband 1. W. de Gruyter, Berlin New York

Grewing H (1962) Entstehungsgeschichte der AUB von 1961. VVW Karlsruhe

Grewing H (1967) Unfallversicherung. Grosse G, Müller-Lutz HL, Schmidt R (Hrsg) Schriftenreihe „Die Versicherung", Bd 9. Dr. Gabler, Wiesbaden

Grewing H fortgeführt von Riebesell H (1983) Besondere Versicherungslehre. Müller-Lutz HL, Schmidt R (Hrsg) Unfallversicherung Versicherungswirtschaftliches Studienwerk, Studienheft 47. Dr. Gabler, Wiesbaden

Grimm W (1994) Unfallversicherung, Kommentar zu den Allgemeinen Unfallversicherungsbedingungen (AUB) mit Sonderbedingungen, 2. Aufl. Beck, München

Hierholzer G, Ludolph E (1992) Das ärztliche Gutachten in der Privaten Unfallversicherung. Gutachtenkolloquium 7, Springer, Berlin Heidelberg New York Tokyo

Konen J, Lehmann R (1990) AUB 88, Motive und Erläuterungen. VVW Karlsruhe

Perret W (1980) Was der Arzt von der privaten Unfallversicherung wissen muß, 3. Aufl. Springer, Berlin Heidelberg New York

Prölls J, Martin A (1988) Versicherungsvertragsgesetz, 24. Aufl. Beck, München

Reichenbach M (1993) Die private Unfallversicherung. In: Mollowitz GG (Hrsg) Der Unfallmann, 11. Aufl. Springer, Berlin Heidelberg New York Tokyo

Riebesell H (1988) Unfallversicherung und AUB 88. Dr. Gabler, Wiesbaden

Wussow W, Pürckhauer H (1985) AUB – Allgemeine Unfallversicherungs-Bedingungen, 5. Aufl. Heymanns, Köln Berlin Bonn München

Wussow W, Pürckhauer H (1990) AUB – Allgemeine Unfallversicherungs-Bedingungen. Kommentar zu den AUB in der Neufassung von 1988, 6. Aufl. Heymanns, Köln Berlin Bonn München

Einzeldarstellungen

Conradi KH (1988) Neue Versicherungsbedingungen in der Allgemeinen Unfallversicherung. Versicherungsmedizin *40:* 76ff.

Dubois M, Zollinger F (1945) Der Einfluß des Vorzustandes auf die Folgen von Unfällen und Berufskrankheiten und seine Berücksichtigung in der obligatorischen Unfallversicherung (Teilkausalität). In: Sammlung Medizinischer Lehr- und Handbücher für Ärzte und Studierende, Bd I. Huber, Bern, S 117ff.

Erlenkämper A, Rompe G (1984) Gleiche MdE-Sätze in der gesetzlichen Unfallversicherung und im sozialen Entschädigungsrecht? Med Sach *80:* 113ff.

Erlenkämper A, Rompe G (1985) Schlußwort zur Stellungnahme Rauschelbach. Med Sach *81:* 87

Gaidzik PM (1986) Die Begutachtung des Kausalzusammenhangs durch den Arzt in der Privaten Unfallversicherung. In: Europäische Hochschulschriften, Reihe II: Rechtswissenschaft, Bd 579. Lang, Frankfurt am Main Bern New York

Gaidzik PM (1989) Die Differenzierung von „Unfall" und „Unfallfolgen" in der privaten Unfallversicherung. VersMed: 24ff.

Grimm W (1988) Die neuen Allgemeinen Unfallversicherungs-Bedingungen (AUB 88). VersWirtschaft: 132ff.

Heidemann J (1988) Neue Unfallversicherungs-Bedingungen, VP: 8ff.

Lehmann R (1987) Der Invaliditätsbegriff in der Allgemeinen Unfallversicherung. Versicherungswirtschaft: 1370ff.

Lehmann R (1989) Der Invaliditätsbegriff in der Privaten Unfallversicherung. VersMed: 197ff.

Möllhoff F (1985) „MdE"-Begriffe – eine Quelle von Querelen, Mißverständnissen in der Sozial- und Versicherungsmedizin, Lebensvers Med: 32ff.

Perret W (1968) Die Bedeutung des Vorzustandes für die Beurteilung der Unfallfolgen in der privaten Unfallversicherung, Hefte zur Unfallheilkunde 91: 120ff.

Pürckhauer H (1983) Das Merkmal der Plötzlichkeit im Unfallbegriff. VersR 83: 11

Rauschelbach H-H (1984) Der MdE-Begriff und die WHO-Definition der Behinderung. Med Sach 80: 78f.

Rauschelbach H-H (1985) Gleiche MdE-Sätze in der gesetzlichen Unfallversicherung und im sozialen Entschädigungsrecht? Stellungnahme Med Sach 80: 86f.

Reichenbach M (1962) Minderung der Erwerbsfähigkeit bei Haftpflichtansprüchen. Hefte zur Unfallheilkunde 71: 121ff.

Reichenbach M (1967) Begutachtung von Sehnenverletzungen in der privaten Unfallversicherung. Hefte zur Unfallheilkunde 91: 175ff.

Reichenbach M (1968) Die Bedeutung des Vorzustandes bei Haftpflichtansprüchen, Hefte zur Unfallheilkunde 94: 136ff.

Reichenbach M (1986) Vorschaden und Kausalität – der Gutachtenauftrag in der privaten Unfallversicherung. Hefte zur Unfallheilkunde 181: 697ff.
Reichenbach M (1987) Allgemeine Unfallversicherungsbedingungen (AUB). In: Hierholzer G, Ludolph E (Hrsg) Gutachtenkolloquium 2. Springer, Berlin Heidelberg New York Tokyo
Reichenbach M (1987) Die Begutachtung von Körperschäden während des Arbeitslebens in der privaten Unfallversicherung. In: Holfelder G (Hrsg) Praktische Orthopädie, Bd 18. Stork, Bruchsal
Reichenbach M (1988) Grundlagen für die Abgrenzung von Vorschäden gegenüber Unfallfolgen: Aus der Sicht der privaten Unfallversicherung. In: Hauptverband der gewerblichen Berufsgenossenschaften ev (Hrsg) Schriftenreihe Unfallmedizinische Tagungen der Landesverbände der Gewerblichen Berufsgenossenschaften, Heft 64. Sankt Augustin
Reichenbach M (1990) Das Gutachten in der Privaten Unfallversicherung. In: Hempfling H (Hrsg) Arthroskopie Indikation – Bedeutung – Begutachtung. Gustav Fischer, Stuttgart New York
Reichenbach M (1991) Invalidität in der Privaten Unfallversicherung. In: Hierholzer G, Ludolph E (Hrsg) Gutachtenkolloquium 6. Springer, Berlin Heidelberg New York Tokyo
Reichenbach M (1995) Invalidität in der Privaten Unfallversicherung. In: MdE und „Knochentaxe" – Sozialversicherungsausweis und Schwarzarbeit in Schriftenreihe der Arbeitsgemeinschaft Sozialrecht des Deutschen Anwaltvereins. Deutscher AnwaltVerlag, Bonn

Einschätzungsempfehlungen

Fredenhagen H (1977) Das ärztliche Gutachten. Huber, Bern Stuttgart Wien
Friedebold G, Koppelmann J (1980) Begutachtung. In: Witt AN, Rettig H, Schlegel KF, Hackenbroch M, Hupfauer W (Hrsg) Orthopädie in Praxis und Klinik in 7 Bänden, 2. Aufl. Band I: Allgemeine Orthopädie Biomechanik-Genetik-Ökologie. Thieme, Stuttgart New York
Hausotter W (1994) Die Begutachtung peripherer Nervenläsionen nach der Gliedertaxe der privaten Unfallversicherung, Med Sach 90/1: 27
Hierholzer G, Scheele H (1992) Die Bewertung von Unfallfolgen an den oberen Gliedmaßen mit Ausnahme der Finger. In: Hierholzer G, Ludolph E (Hrsg) Das ärztliche Gutachten in der privaten Unfallversicherung. Gutachtenkolloquium 7. Springer, Berlin Heidelberg New York Tokyo
Jurda F (1975) Die Hüftgelenks-Alloarthroplastik in der Begutachtung. Med Sach *71:* 82
Marx M (1992) Chirurgische und orthopädische Erkrankungen und Verletzungen. Bewertung von Unfallfolgen, Tabelle 22.1: Bewertungsrichtlinien. In: Marx HH (Hrsg) Medizinische Begutachtung, Grundlagen und Praxis, 6. Aufl. Thieme, Stuttgart New York
Merle d'Aubigné (1970) Cotation chiffrée de la fonction de la hanche. Revue de Chirurgie orthopédique et réparatrice de l'Appareil Moteur 56: 481ff.
Perret W (1975) Beurteilung des Dauerschadens bei Hüftgelenkprothese. Med Klin *70:* 114f.
Perret W (1978) Die gutachtliche Beurteilung bei Totalendoprothese im Hüftgelenk in der privaten Unfallversicherung. Aktuelle Traumatol 8: 453ff.
Perret W (1980) Was der Arzt von der privaten Unfallversicherung wissen muß, 3. Aufl. Springer, Berlin Heidelberg New York Tokyo
Rauschelbach H-H, Jochheim KA (1984) Das neurologische Gutachten. Thieme, Stuttgart New York
Reichenbach M (1995) Invalidität in der Privaten Unfallversicherung; Einschätzungsempfehlungen. In: Schriftenreihe der Arbeitsgemeinschaft Sozialrecht des Deutschen Anwaltsvereins. Deutscher AnwaltVerlag, Bonn, S 57ff.
Rompe G (1972) Gutachtliche Bewertung der Hüftgelenkalloarthroplastik. Med Sachverst 68: 9f.
Rompe G (1972) Empfehlungen zur gutachtlichen Bewertung der Hüftgelenksalloarthroplastik. Z Orthop *110:* 121f.

Rompe G, Fitzek JM (1992) Synopse der Bewertung von Leistungsbeeinträchtigungen in verschiedenen Sachgebieten. In: Rompe G, Erlenkämper A (Hrsg) Begutachtung der Haltungs- und Bewegungsorgane. Thieme, Stuttgart New York

Rompe G, Möllhoff G (1973) Begutachtung der Totalendoprothese – Versicherungsmedizinische und rechtliche Beurteilung des Hüftgelenkersatzes. In: Cotta H, Schulitz KP (Hrsg) Der totale Hüftgelenkersatz. Thieme, Stuttgart

Schröter F (1992) Die Bewertung von Unfallfolgen an den Fingern. In: Hierholzer G, Ludolph E (Hrsg) Das ärztliche Gutachten in der Privaten Unfallversicherung – Gutachtenkolloquium 7. Springer, Berlin Heidelberg New York Tokyo, S 107ff.

Schröter F, Koch R (1993) Die gutachtliche Bewertung von Thrombosen aus Sicht des Gutachters. In: Hierholzer G, Kunze G, Peters D (Hrsg) Gutachtenkolloquium 8. Springer, Berlin Heidelberg New York Tokyo, S 213ff.

Streck W (1992) Die Bewertung von Unfallfolgen an den unteren Gliedmaßen. In: Hierholzer G, Ludolph E (Hrsg) Das ärztliche Gutachten in der Privaten Unfallversicherung – Gutachtenkolloquium 7. Springer, Berlin Heidelberg New York Tokyo

Weichmann P, Weller S (1971) Die gutachtliche Beurteilung und Einschätzung von Totalendoprothesen am Hüftgelenk. Aktuelle Traumatol *2:* 121f.

Sportunfälle, sowie Unfälle bei Kindern und Jugendlichen

G. G. MOLLOWITZ

Luftsport

Folgende zwei Gerichtsentscheidungen aus jüngster Zeit dürften auch für den Gutachter von Interesse sein. Die Gerichtsurteile nach Unfällen beim Luftsport[1] (Kunstflug und Fallschirmsprung) werden stellvertretend für ähnliche Vorkommnisse wiedergegeben. Wieder einmal mehr wird empfohlen, bei Abschluß eines privaten Versicherungsvertrages sich genau über die Versicherungsbedingungen, -leistungen und deren Grenzen zu informieren. Es könnte sonst nach Eintritt eines Unfalls unangenehme Überraschungen geben, s. auch S. 84, Reichenbach, M., AUB 88 § 2, Abs. 4a, b, c.

Das OLG Hamburg entschied in seinem Urteil vom 26. 01. 1988 (7 U 120/87, abgedruckt in VersR 89, 177):

1) **Kein Versicherungsschutz für Unfälle bei einem Kunstflug.**

2) **Ob ein Kunstflug (oder ein nach § 4 Abs. 3a AUB versicherter Rundflug) stattgefunden hat, ergibt sich aus dem tatsächlichen Flugablauf (Kunstflugfiguren).**

Anmerkung

Der Entscheidung des OLG Hamburg ist zuzustimmen. Die Kritik von *Schmidt*[2] ist unberechtigt.

Kunstflüge sind keine Reise- oder Rundflüge, auf die sich der Schutz der Unfallversicherung gem. § 4 Abs. 3a AUB a. F.[3] erstreckt. Entgegen dem OLG Hamburg folgt dies allerdings nicht erst aus der Entstehungsgeschichte und dem Sinn und Zweck des § 4 Abs. 3 AUB a. F., sondern bereits aus dem Bedeutungsgehalt der Begriffe „Reiseflug" und „Rundflug". Die Formulierung des OLG, durch den Wortlaut der Bestimmung werde ein Kunstflug nicht ausdrücklich vom Versicherungsschutz ausgeschlossen, ist mißverständlich. Die Bedingung ent-

---

[1] 558 Flugunfälle mit bundesdeutschen Luftfahrzeugen im In- und Ausland registrierte 1990 das Luftfahrtbundesamt (LBA) in Braunschweig gegenüber 630 im Vorjahr. Die tödlichen Unfälle verringerten sich im gleichen Zeitraum von 57 auf 51. In keinem Fall handelte es sich bei den Toten um Fluggäste eines bundesdeutschen Verkehrsflugzeugs.

[2] VersR 1989, Heft 17, 507 (Urteilsanmerkung).

[3] VerBAV 61, 211; die Veröffentlichungen späterer Änderungen sind nachgewiesen bei *Prölss/Martin*, VVG 24, Aufl. 1988 S. 1500. Zu den AUB 88 s. VerBAV 87, 418, sowie 88,4.

hält keinen Risikoausschluß, sondern bestimmt, worauf sich der Versicherungsschutz erstreckt.[4]

„Reiseflug" und „Rundflug" sind keine eingeführten juristischen Fachausdrücke mit feststehendem Bedeutungsgehalt wie etwa die Begriffe „Kraftfahrzeug"[5] oder „falscher Schlüssel"[6]. Bei der Auslegung ist deshalb grundsätzlich auf den Sprachgebrauch des täglichen Lebens abzustellen.[7] Dies ist jedoch nur bezüglich des Begriffes „Rundflug" möglich, weil im allgemeinen Sprachgebrauch nur er, nicht aber der Begriff „Reiseflug"[8] eine hinreichend bestimmte Bedeutung hat.[9] Für die Auslegung ist deshalb entscheidend, wie ein durchschnittlicher VN ohne versicherungsrechtliche Spezialkenntnisse die Bedingung billigerweise verstehen darf.[10] Dabei sind seine Versicherungsinteressen ebenso zu berücksichtigen wie der wirtschaftliche Zweck, den der Bedingungsgeber mit der Regelung erkennbar verfolgt.[11]

§ 4 Abs. 3a AUB a. F. erstreckt den Versicherungsschutz auf Reise- und Rundflüge. Zwischen beiden wird also nur begrifflich, nicht aber sachlich unterschieden. Gleichwohl spricht die Bestimmung nicht einfach von Flug, sondern spezifiziert die Flugart. Dies spricht gegen die von *Schmid* für seine Ansicht herangezogene Entscheidung des LG Bielefeld[12], wonach der Begriff des Reiseflugs allein voraussetze, daß das Flugzeug von einem Abflughafen zu einem anderen Ort fliegt. Dies ist nur ein Begriffsmerkmal von mehreren, auf das es für die Auslegung jedoch nicht ankommt, weil es nur der Abgrenzung gegenüber dem gleichfalls versicherten „Rundflug" dient.

Für die Auslegung des § 4 Abs. 3a AUB a. F. ist nicht bedeutsam, was Reise- und Rundflüge unterscheidet, sondern was beiden Flugarten gemeinsam ist. Es ist dies die Benutzung eines Flugzeuges, um an einen anderen Ort zu gelangen, oder wegen des Begriffes „Rundflug" allgemeiner formuliert, um eine bestimmte Entfernung zu überbrücken. Nun werden allerdings auch beim Kunstflug Entfernungen überbrückt und können Fluggäste mitgenommen – sprich befördert – werden. Zur Verdeutlichung des Unterschieds bedarf es dennoch keiner Sophistik.[13] Bei Reise- und Rundflügen ist der Hauptzweck die Entfernungsüberwindung; er bestimmt die Art und Weise des Fliegens. Beim Kunstflug hingegen steht die Art und Weise des Fliegens im Vordergrund, während die Entfernungsüberwindung zweitrangig ist.

Betrachtet man den wirtschaftlichen Zweck der in Frage stehenden Klausel, so wird deutlich, daß dieser Unterschied zwischen Reise- und Rundflügen auf der einen und Kunstflügen auf der anderen Seite bei der Auslegung nicht unberücksichtigt bleiben kann. Der wirtschaftliche Zweck kommt in der Gesamtregelung des § 4 Abs. 3 AUB a. F. – auch für einen durchschnittlichen VN erkennbar – zum Ausdruck. Nach § 4 Abs. 3a AUB a. F. besteht Versicherungsschutz bei Luftfahrtunfällen nur für bestimmte Personen (Fluggäste), bei bestimmten Flug-

---

[4] Insoweit spielt der für die Beweislast bedeutsame Streit, ob die Bedingung eine primäre Risikobegrenzung enthält oder ob sie – durch sogenannte tertiäre Risikobegrenzung – eine Ausnahme von dem Grundsatz enthält, daß Unfälle bei Luftfahrten vom Versicherungsschutz ausgenommen sind, keine Rolle. Zum Meinungsstand vgl. *Wussow/Pürckhauer*, AUB 5, Aufl. 1985 S. 131.

[5] Vgl. BGH VersR 86, 537.

[6] Vgl. OLG Stuttgart VersR 83, 745.

[7] Allgemeine Ansicht, vgl. nur BGH VersR 86, 537, sowie *Prölss/Martin* a. a. O. (Fn. 2) Vorbem. III A 4 m. w. Nachw.

[8] Es ist sogar zweifelhaft, ob dieser Begriff, der mit dem Begriff „Flugreise" nicht identisch ist, überhaupt zum Sprachgebrauch des täglichen Lebens gehört.

[9] Zu dieser Voraussetzung vgl. *Prölss/Martin* a. a. O. (Fn. 2) Vorbem. III A 4.

[10] Vgl. BGH VersR 82, 841.

[11] Vgl. BGH VersR 81, 173.

[12] LG Bielefeld VersR 78, 1014.

[13] Es ist zu bezweifeln, ob die der Auslegung *Schmids* zugrundeliegende Qualifikation von Reise- und Rundflügen als „Flugdurchführungsarten" und des Kunstflugs in Anlehnung an eine für das Luftverkehrsrecht vertretene Definition als „Flugmanöver" das Verständnis eines durchschnittlichen VN prägt.

arten (Reise- oder Rundflügen) und in bestimmten Flugzeugarten (Propeller-, Strahlflugzeuge oder Hubschrauber). Alle anderen Luftfahrtunfälle sind nach § 4 Abs. 3b AUB a. F. nur bei besonderer Vereinbarung, und d. h. zu höheren Prämien, versichert. Kriterium für die Differenzierung ist die typische Gefahrträchtigkeit, welche die statistische Gefahrhäufigkeit, auf der die Differenzierung zwischen Fluggästen und anderen Insassen beruht, miteinschließt.[14] Wenn *Schmid* gegen das Argument der besonderen Gefährlichkeit von Kunstflügen einwendet, daß das Unfallrisiko gegenüber einem normalen Flug auch vergrößert wird, wenn ein Flugzeugführer im Rahmen eines normalen Fluges mißglückte und deshalb riskante Flugmanöver ausführt, so verkennt er, daß es für § 4 Abs. 3 AUB a. F. auf die *typische* Gefährlichkeit des Fluges ankommt. Es macht deshalb sehr wohl einen Unterschied, ob ein Flugzeugführer einen Kunstflug um seiner selbst willen ausführt oder ob er durch bestimmte Umstände, insbesondere äußere Ereignisse, zu einem „Kunstflug" gezwungen wird.

Das LG Oldenburg entschied in seinem Urteil vom 22. 02. 1988 (4 O 3311/87):

Ein Unfall, den ein Sportler mit einem Fallschirm erleidet, ist nach § 4 Abs. 4b AUB vom Versicherungsschutz ausgenommen, wenn der Versicherungsschutz nicht durch besondere Vereinbarung auf derartige Luftfahrten erstreckt wird (AUB § 4, Abs. 3a, b).

Der Ehemann der Kl. verunglückte am 17. 08. 1986 beim Fallschirmspringen tödlich. Er unterhielt zum Zeitpunkt des Unfalls bei der Bekl. eine am 19. 03. 1982 abgeschlossene Unfallversicherung.

Das LG hat die auf Auszahlung der vereinbarten Versicherungssumme gerichtete Klage abgewiesen.

Aus den Gründen:

Die Kl. kann keine Ansprüche aus dem Versicherungsvertrag herleiten. Ausweislich der Versicherungsverträge waren Vertragsbestandteil die AUB. Gem. § 4 Nr. 3a i. V. m. Nr. 4b AUB erstreckte sich der Versicherungsschutz auf Unfälle, die der Versicherte bei Reise- oder Rundflügen über Gebiete mit organisiertem Luftverkehr erleidet, und zwar als Fluggast eines zum zivilen Luftverkehr zugelassenen Motorflugzeugs oder als Fluggast eines zur Personenbeförderung eingesetzten Militärmotorflugzeugs.

Diese Voraussetzungen liegen hier nicht vor. Entgegen der Auffassung der Kl. handelt es sich bei dem Unfall ihres Ehemannes um einen Luftfahrtunfall. Als Luftfahrten gelten sämtliche Bewegungen eines Versicherten mit Luftfahrzeugen im Sinne der LuftVG. Darunter fallen Flüge mit Flugzeugen jeder Art, also Motor-, Strahl- und Segelflugzeugen sowie Hubschraubern, aber auch Ballonen oder Drachen, sowie Absprünge mit Fallschirmen (vgl. *Wussow*, AUB 5. Aufl. § 4 Anm. 8).

Ein Reise- bzw. Rundflug liegt nicht vor. Ein Reiseflug setzt voraus, daß der Fluggast von einem Abflughafen zu einem anderen Ort befördert wird. Rundflüge sind Flüge, die ohne Unterbrechung zum Startpunkt zurückkehren (vgl. *Wussow* a. a. O. § 4 Anm. 9). Beide Voraussetzungen liegen beim Ehemann der Kl., der mit dem Fallschirm während eines Flugs abgesprungen ist, nicht vor.

Außerdem war der Ehemann der Kl. nicht Fluggast im Sinne dieser Vorschriften. Fluggäste sind solche Personen, denen das Flugzeug ausschließlich zu ihrer Beförderung dient. Personen, denen das Luftfahrzeug zu anderen Zwecken (z. B. zur Verkehrsüberwachung, zur Verkehrsregelung, zur Verfolgung von Straftätern, als Beobachtungsstation, für Luftaufnahmen oder als Absprungbasis für Fallschirmsprünge) dient, sind nicht Fluggäste (vgl. *Wussow* a. a. O. § 4 Anm. 10).

Danach war der Unfall des Ehemannes der Kl. nicht durch den Versicherungsvertrag, der mit der Bekl. bestand, gedeckt.

---

[14] Vgl. *Wussow/Pürckhauer* a. a. O. (Fn. 3), S. 130.

Literatur

Siehe VersR 1989, Heft 6.

Flugunfälle

Der Passagierluftverkehr hat sich in den letzten 10 Jahren verdoppelt bei gleichgebliebener Unfallhäufigkeit. 1996 wurden weltweit 550 Mio. Menschen mit Zivilflugzeugen befördert, dabei sind 1185 Personen bei Unfällen mit Linien- oder Chartermaschinen ums Leben gekommen. Die Tendenz der Unfallhäufigkeit ist fallend. 1965 kamen auf 400000 Flüge ein tödlicher Unfall. 1995 lag diese Zahl wesentlich günstiger bei 900000 Flügen. Trotz gestiegener Sicherheitsbemühungen muß bei dem Verkehrszuwachs mit etwa 50 Totalverlusten pro Jahr gerechnet werden, d. h. 1 Absturz pro Woche. Das Risiko, in einen Autounfall verwickelt zu werden, ist 2500mal größer, als mit dem Flugzeug zu verunglücken. Der Spruch „Beim Fliegen ist die Autofahrt zum Flugplatz der gefährlichste Teil der Reise" ist also berechtigt. Es gibt noch eine andere beruhigendere Aussage: Theoretisch (um die Statistik zu erfüllen) müßte ein Fluggast 320 Jahre ununterbrochen zwischen Frankfurt und New York hin und her fliegen, um an einem Flugzeugabsturz beteiligt zu sein. Nachdem Piloten Georg Vongern von der Vereinigung Cockpit ist das Unfallrisiko für Flugreisende in Südamerika und Afrika am größten. Auch die Randstaaten Rußlands werden für extrem gefährlich eingestuft (Bundesamt für Luftfahrt, Klaus Neufeld). Beruhigend ist die Tatsache, daß die Sicherheitsstandards der Deutschen Lufthansa weltweit Spitzenplätze einnehmen.

Während des Fluges kann es durch Turbulenzen zu schweren Verletzungen der Passagiere und des fliegenden Personals kommen. 1997 verunglückte eine Frau tödlich, als die Maschine in eine Turbulenz kam. Turbulenzen entstehen durch Aufeinandertreffen von unterschiedlich warmer Luft und sind besonders stark bei Gewittern. Dadurch können die Maschinen durchgeschüttelt werden oder auch durchsacken. Die laienhafte irreführende Bezeichnung für Turbulenzen sind „Luftlöcher". Es gibt in der Atmosphäre Luftbewegungen, aber keine luftleeren Hohlräume. Besonders gefürchtet sind die sog. „Clear-Air-Turbulencis" (Klarluftturbulenzen), die weder beim Blick aus dem Cockpit noch auf dem Radarschirm zu erkennen sind, sodaß eine Vorwarnung der Passagiere unmöglich ist. Wegen dieser Unvorhersehbarkeit empfehlen die Piloten, vor allem bei Langstreckenflügen, angeschnallt zu bleiben, besonders in den Ruhe- und Schlafpausen, damit es kein böses Erwachen gibt. Neuerdings versucht man erfolgreich mit Hilfe des Laserstrahls, der von den auch bei klarer Luft immer vorhandenen Staubpartikeln reflektiert wird, die „Clear-Air-Turbulencis" (CATS) zu erkennen. Diese neuen Geräte arbeiten im Prinzip wie ein Radar, nur nicht mit hochfrequenten Radiowellen, sondern mit einem Laserstrahl. Sie werden „Lidar-System" (Light-Detection- and Ranging) genannt und wurden in Deutschland bereits seit Jahren zur Überprüfung der Luftqualität in Ballungsgebieten eingesetzt. Aber was nützt das beste Frühwarnsystem, wenn die Passagiere die Lautsprecheransagen überhören oder die Anschnallzeichen nicht beachten, wie bei dem Unglücksflug der United Airlines, bei dem trotz Warnung nachweislich 84 Fluggäste nicht angeschnallt gewesen sein sollen.

Literatur

Haase KF (1996) Nichts ist sicherer als Fliegen. Lions Aktuell, S 36

Rietig T (1997) Zuwachs des Luftverkehrs bringt mehr Unfälle, pro Woche ein Absturz ist „normal". Rheinische Post 17. 01.

Die Welt (1998) Turbulenzen. 07. 01.

Tödliche Sportunfälle

Tabelle 1. Rangliste der führenden 8 Sportarten nach Häufigkeit von Sporttodesfällen der Frauen

Ursache/ Sportart	Gesamtzahl	Trauma Training	Trauma Wettkampf	Kardiovaskulär Training	Kardiovaskulär Wettkampf	Altersdurchschnitt	Altersspanne
Reiten	15	15	–	–	–	25,5	11–59
Schwimmen	7	1	–	5	1	45,4	14–77
Turnen	5	–	–	4	–	57,0	38–68
Radsport	4	1	1	1	1	42,8	9–64
Trimmaktion	3	1	1	1	–	38,0	30–45
Kanu	3	2	1	–	–	30,7	18–45
Luftsport	3	2	–	1	–	37,7	19–69
Fußball	3	1	1	1	–	34,7	27–45

Tabelle 2. Rangliste der führenden 25 Sportarten nach Häufigkeit von Sporttodesfällen der Männer

Ursache/ Sportart	Gesamtzahl	Trauma, Training	Trauma, Wettkampf	Kardiovaskulär, Training	Kardiovaskulär, Wettkampf	Altersdurchschnitt (Jahre)	Altersspanne (Jahre)
Fußball	445	17	13	159	228	39,4	8–78
Tennis	125	2	1	58	64	51,1	15–79
Radsport	99	51	12	21	14	48,9	13–78
Turnen	85	6	–	66	10	53,9	3–92
Tischtennis	70	1	–	23	45	47,8	14–65
Kegeln	65	1	–	28	33	56,6	19–78
Handball	65	1	1	21	36	38,4	16–73
Leichtathletik	55	1	–	40	11	49,2	16–72
Behinderte	46	2	–	32	12	56,5	9–71
Luftsport	41	38	1	2	–	43,9	17–68
Reiten	39	30	4	4	1	38,9	7–73
Kanu	31	24	1	4	1	38,4	14–65
Schwimmen	29	4	–	21	4	49,2	6–80
Trimmaktion	28	–	2	11	15	53,6	30–80
Segelfliegen	28	28	–	–	–	41,9	13–69
Sportfischen	25	12	–	8	3	50,9	17–76
Ski alpin	18	10	1	6	1	38,4	16–61
Volleyball	22	–	–	14	8	47,5	17–65
Tauchen	13	11	–	1	–	36,3	19–59
Rudern	12	8	–	3	1	40,4	16–68
Segeln	12	8	1	1	–	43,1	23-64
Faustball	9	–	–	6	3	56,8	44–72
Schießen	8	7	–	1	–	42,5	17–57
Badminton	7	–	–	4	3	41,4	23–52
Motorsport	7	3	4	–	–	41,1	26–64

C. Raschka und M. Parzeller haben 1569 tödliche Sportunfälle von 1981 bis 1993 aus den Akten der Düsseldorfer ARAG-Sport-Versicherung, bei der fast alle Landessportvereine versichert sind, ausgewertet. Dabei handelt es sich um 1502 Männer und 67 Frauen.

Bemerkenswert an der Zusammenstellung war die Häufigkeit der tödlichen Reitunfälle bei Frauen (s. Tabelle 1), sowie das häufige Herzversagen beim Kegeln, das nach Häufigkeit auf Platz 6 der registrierten Sporttodesfälle der Männer steht (s. Tabelle 2). Ein Herzversagen beim Kegeln wurde doppelt so häufig festgestellt wie ein Todesfall beim Absturz eines Segelflugzeugs.

Literatur

Burke AP, Farb A, Virmani R, Goodin J, Smialek JE (1991) Sports-related and non-sports-related sudden cardiac death in young adults. Am Heart J 121 (2): 568–575

Ciampricotti R, El Gamal MIH, Bonnier JJ, Relik THFM (1989) Myocardial infarction and sudden death after sport. Acute coronary angiographic findings. Cathet Cardiovasc Diagn 17: 193–197

Ciampricotti R, El Gamal MIH, Relik THFM (1990) Clinical characteristics and coronary angiographic findings of patients with unstable angina, acute myocardial infarction, and survivors of sudden ischemic death occurring during and after sport. Am Heart J 120: 1267–1278

Corrado D, Thiene G, Nava A, Rossi I, Pennelli V (1990) Sudden death in young competitive athletes: clinicopathologic correlations in 22 cases. Am J Med 89 (5): 588–596

Fechner G, Püschel K (1986) Pathologisch-anatomische Untersuchungsbefunde von Todesfällen beim Sport. Dtsch Z Sportmed 37 (2): 35–40

Gottschalk K, Schrader M, Naumann A (1989) Betrachtungen zum Problem des plötzlichen Herztodes im Zusammenhang mit der Sportausübung. Med und Sport 29 (2): 33–41

Jokl E, McClellan JT (1971) Plötzlicher Herztod beim Sport. Med Welt 22 (8): 296–299

Jung K, Schäfter-Nolte W (1983) Todesfälle im Zusammenhang mit sportlicher Betätigung. Therapiewoche 33: 1048–1068

Kabisch D, Funk S (1991) Todesfälle im organisierten und angeleiteten Sport. Dtsch Z Sportmed 42 (10): 464–470

Kricke E (1980) Der tödliche Reitunfall. Unfallheilkunde 83: 606–608

Maron BJ, Roberts WC, McAllister HA, Rosing DR, Epstein SE (1980) Sudden death in young athletes. Circulation 62 (2): 218–229

Maron BJ, Epstein SE, Roberts WC (1986) Causes of sudden death in competitive athletes. JACC 7 (1): 204–214

Mueller F, Cann C (1990) Catastrophic injuries and fatalities in high school and college sports, fall 1982 – spring 1988. Med Sci Sports Exerc 22 (6): 737–741

Müller MW-D (1987) Nichttraumatische Sporttodesfälle. Med Diss, Erlangen Nürnberg

Munschek H (1974) Der akute Sporttod in der Bundesrepublik Deutschland. Sportarzt Sportmed 5: 95–101

Munschek H (1977) Ursachen des akuten Todes beim Sport in der BRD. Sportarzt Sportmed 28: 133–135

Ofer H (1978) Akute, nichttraumatische Zusammenbrüche während oder nach körperlichen Höchstleistungen von Sportlern und Soldaten. Med Diss, Mainz

Oler M, Tomson W, Pepe H, Yoon D, Branoff R, Branch J: Morbidity and mortality in the martial arts: a warning. J Trauma 31 (2): 251–253

Raschka C et al. (1996) Tod im Versicherungsport. Dtsch Z Sportmed 47/9: 17

Schäfer-Nolte W, Jung K (1979) Der Tod im Sport. Condition 10: 5

Schmid L, Hornof Z, Král J (1962) Sportunfälle mit tödlichem Ausgang und Maßnahmen zu ihrer Verhütung. VEB Verlag Volk und Gesundheit, Berlin

Siscovick D, Weiss NS, Fletcher RH, Lasky T (1984) The incidence of primary cardiac arrest during vigorous exercise. N Engl J Med 311: 874–877

Thompson PD, Stern MP, Williams P, Duncan K, Haskell WL, Wood PD (1979): Death during jogging or running. JAMA 242 (12): 1265–1267
Van Camp SP (1988) Exercise-related sudden death: Risks and causes. Physician Sportsmed 16 (5): 97–112
Vuori I, Mäkäräinen M, Jääskeläinen A (1978) Sudden death and physical activity. Cardiology 63: 287–304
Wybitul K, Thiel M, Keller E, Lindenmaier M, Merten K (1983) Der plötzliche Tod beim Sport. Med Welt 34 (40): 1098

Unfälle bei Kindern und Jugendlichen

Etwa 300 Kinder verunglücken täglich in der BRD. Eine Studie der Versicherungsgruppe Deutsche Lloyd zeigt, daß Kinder im Vorschulalter häufiger als alle anderen Altersgruppen betroffen sind.

Abbildung 1 zeigt die Verteilung der Unfallereignisse nach dem *Unfallort*. Dabei ist die Straße erwartungsgemäß meistens der Ort des Geschehens.

Die Zusammenstellung der Unfall*arten* zeigt, etwa die Hälfte der Unfälle im Vorschulalter mit schweren Verletzungen sind auf Stürze (dabei auch Fahrradstürze) zurückzuführen (Abb. 2). Verbrühungen mit heißen Flüssigkeiten – thermische Verletzungen – liegen in einem Viertel der Fälle vor. Jeder 7. Unfall erfolgt im Straßenverkehr. Dabei läuft die Hälfte der Betroffenen vor ein Auto, ein Drittel verunglückt als Pkw-Beifahrer. Dabei sind entweder keine Kindersitze vorhanden oder die Sitze sind nicht vorschriftsmäßig befestigt. Daß der Airbag das Anschnallen nicht ersetzen kann, beweist der Unfall eines 4jährigen Mädchens in den USA, das bei einem relativ leichten Auffahrunfall der Mutter vom Beifahrersitz gegen den sich aufblähenden Airbag geschleudert wurde, wobei es zum Abriß des Kopfes kam. Zum Kummer durch den Verlust der Tochter und den damit verbundenen Schuldgefühlen droht der Mutter

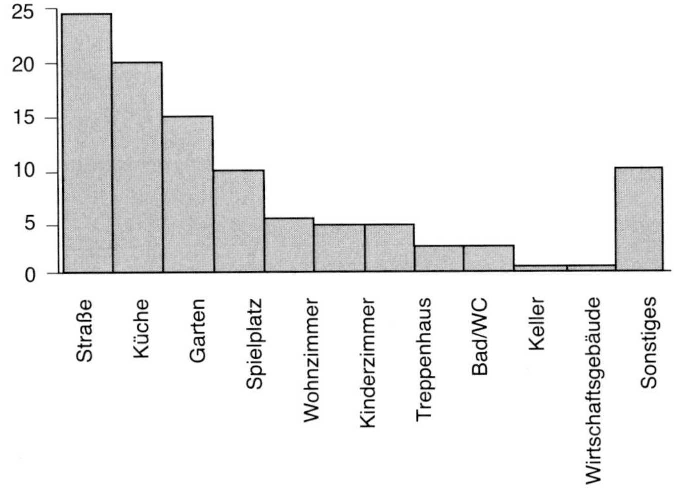

Abb. 1. Verteilung der Unfallereignisse nach dem Unfallort

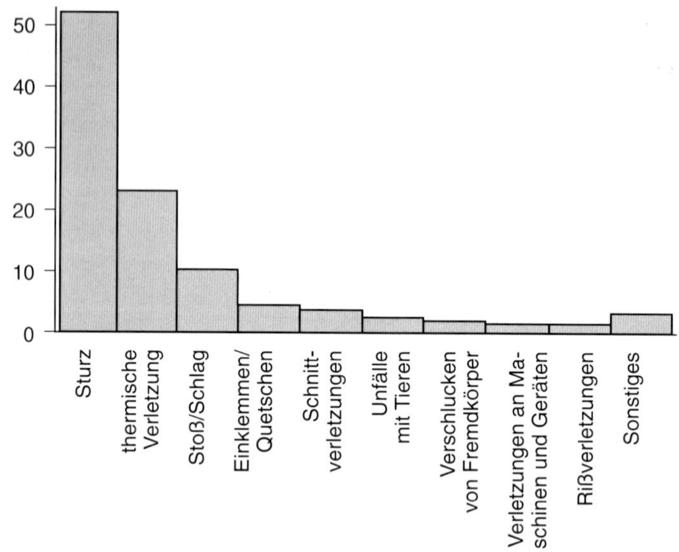

Abb. 2. Anteile der einzelnen Unfallarten am Gesamtunfallgeschehen

jetzt noch eine Bestrafung wegen Vernachlässigung der Anschnallpflicht. Der ADAC empfiehlt, Kinder unter 12 Jahren gehören auf die Rückbank und nicht auf den Beifahrersitz.

Es zeigt sich einmal mehr, daß es immer wieder gelingt, mit sinnvollen, sogar lebensrettenden Einrichtungen (wie z. B. Airbag) Schaden anzurichten.

Eine neue Unfallmöglichkeit für Kinder ist der Sturz vom oder mit dem Einkaufswagen meist im Supermarkt (Dr. C. Fischer, Med. Redakteur). Während die Mütter einkaufen und für einen Augen*blick* die Kinder aus den Augen lassen, kommt es zu Stürzen, die sich etwa 3000mal pro Jahr in Deutschland ereignet haben sollen, bei steigender Tendenz. Dabei kommt es in 74% der Fälle zu schweren Kopf- und Halsverletzungen der Kinder.

Gefahren im Schulbus (KN 16. 01. 1997, Nr. 13). Eine Richtlinie der EU verlangt, daß ab 01. 10. 1997 alle neuen Bustypen mit 2-Punkt-Gurten und ab 01. 10. 1999 mit 3-Punkt-Gurten ausgerüstet sein müssen. Was für Reisebusse vorgesehen ist, ist für Schulbusse nicht einmal geplant, da nach Angaben des Verkehrsministeriums 1995 nur 3 Kinder in Schulbussen leicht verletzt wurden. In Linien- und vor allem in Reisebussen wurden dagegen 1995 231 zum Teil Schwerverletzte gezählt. Ein unerfreuliches Thema ist bei den Schulbussen der zunehmende Vandalismus der Kinder. Nothammer werden gestohlen, Sitzpolster aufgeschlitzt, Busfahrer belästigt. Einige Unternehmer weigern sich daher, wegen der dadurch notwendigen Instandhaltungskosten ihre Fahrer und Fahrzeuge zur Verfügung zu stellen. In Schleswig-Holstein plant man, außer dem Berufsfahrer mindestens einen Erwachsenen im Bus dabei zu haben. Unsere Generation wurde nicht zur Schule gefahren. Wir mußten oft weite Strecken zu Fuß zurücklegen und hatten dabei auf dem Schulweg viel Spaß. Allerdings war damals das Verkehrsaufkommen und die damit verbundenen Unfallgefahren wesentlich geringer.

Das Mitnehmen von Kindern auf dem Fahrrad. Wie und von wem Kinder auf dem Fahrrad mitgenommen werden dürfen, ist nach Feststellungen der Deutschen Verkehrswacht weitgehend unbekannt. Entsprechend schwer seien oft die Unfallfolgen. Für das Mitnehmen von Kindern auf Fahrrädern gelten folgende Vorschriften:

Das mitgenommene Kind muß *unter 7 Jahre alt* sein.

Die mitnehmende Person selbst *muß mindestens 16 Jahre alt* sein.

Vorgeschrieben ist ein *Kindersitz*, der verhindert, daß die Füße des Kindes in die Speichen geraten können (häufiger, typischer Kinderunfall).

Verboten ist Beförderung von Kindern auf dem Gepäckträger, in Tragetüchern oder Rückentragegestellen.

Im Sitz muß das Kind durch *Gurte oder Bügel* in „stabiler Sitzstellung" gesichert sein: Die Füße dürfen nicht abgleiten können.

Der Kindersitz darf *nur am Fahrradrahmen*, auf keinen Fall an beweglichen Radteilen wie Lenker oder Gabel befestigt sein.

In Sitzen *vor* dem Fahrer dürfen nur Kinder bis zu einem Gewicht von 15 kg, in Sitzen *hinter* dem Fahrer bis zu 22 kg befördert werden.

Im Dezember 1978 erschienen innerhalb der Schriftenreihe der Deutschen Verkehrswacht e. V. mit Unterstützung durch das Jugendwerk der Deutschen Shell Arbeiten zum Thema „Kinderunfälle im Straßenverkehr" mit Beiträgen von B. Schlag „Grundlegende Daten und Ergebnisse bisheriger Forschungen zu Kinderunfällen im Straßenverkehr", und von W. Böcher und B. Schlag „Empirische Untersuchungen zu Entstehungsbedingungen von Kinderunfällen im Straßenverkehr – Analyse psychologischer, sozialer und ökologischer Einflußfaktoren und pädagogische Konsequenzen". Die Wiedergabe der detaillierten Darstellung ist hier wegen ihres Umfanges nicht möglich.

Literatur

Gliewe R, Schwarzmann F, Berr W: Der Schulbus. ADAC Schriftenreihe Straßenverkehr (1989) Heft 20: Zur Unfallverhütung und Sicherheitserziehung

Schlag B (1978) Kinderunfälle in NRW. Eine sozio-psychologische Analyse. Untersuchungen im Auftrag des Ministers für Wirtschaft, Mittelstand und Verkehr. NRW, Essen

Sicherheit in Heim und Freizeit (1993). C. Hefner, Heidelberg, Jahrgang 36, Nr. 4

Inline-Skater-Unfälle

Die starke Verbreitung der *Inline-Skater* bietet neue Verletzungsmöglichkeiten. Inline-Skater sind Rollschuhe, bei denen die 4 Laufräder hintereinander stehen. Mit ihnen kann man, je nach Straßengefälle, 50 km/h, das sind etwa 15 m pro Sekunde und mehr, erreichen.

Inline-Skater vor dem Gesetz: Inline-Skater sind keine Fahrzeuge, sondern besondere Fortbewegungsmittel (§ 24 StVO) wie etwa Kinderfahrräder, Roller oder Kinderwagen. Damit gehören sie auf den Gehweg.

Inline-Skater sind Spielgeräte (§ 31 StVO). Mit ihnen darf man weder auf Fahrbahnen noch auf Seitenstreifen oder Fahrradwegen fahren. Ausnahmen gibt es nur, wenn eine Straße eine besondere Zulassung hat, die durch entsprechende Beschilderung ausgewiesen ist (z. B. Spielstraße).

Inline-Skater müssen ihr Verhalten den jeweiligen Ortsverhältnissen anpassen: Ist der Gehweg breit oder schmal? Gibt es viele Fußgänger oder wenige? Dementsprechend heißt es runter mit der Geschwindigkeit – bis hin zum Schrittempo. Ein Inline-Skater darf andere Benutzer des Gehweges weder gefährden noch schädigen, behindern oder belästigen (§ 1 StVO).

In der letzten Zeit ist diskutiert worden, ob die Inline-Skater auf die Fahrbahn gehören und nicht mehr die Fußwege benutzen sollen. Der ADAC hat sich dagegen ausgesprochen, da Zusammenstöße mit Kraftfahrzeugen auf der Fahrbahn zu schwereren Unfallfolgen führen würden.

In einer Studie haben US-Ärzte 161 Skater-Unfälle untersucht. Nur 7% der Verletzten haben Schoner und Helme getragen. Fast die Hälfte verzichtete auf jeden Schutz und war damit 10mal so gefährdet wie Skater mit entsprechender Ausrüstung für Kopf, Ellbogen, Handgelenke und Knie. Empfehlung: Skater nur mit Schutzausrüstung schenken und aufpassen, daß sie auch wirklich angewendet werden.

Auf dem Deutschen Chirurgen-Kongreß 1997 wurde erstmalig von D. Krenz, M. Majetschak und H. S. Kock von Inline-Skating-Unfällen berichtet. Danach wurden in den USA in einem Jahr 31000 derartige Unfälle registriert, wobei auch schwere Verletzungen beschrieben wurden. Als Unfallursache waren angegeben Sturz über Hindernisse, Balanceverlust und Artistik. Hauptsächlich kam es zu Verletzungen der oberen Extremitäten, aber auch Felsenbeinfrakturen mit subduralem Hämatom, sowie eine Nierenkontusion wurden gesehen. Auffällig war bei den in Essen behandelten Fällen, daß 53,7% ohne jede Schutzkleidung liefen. Besonders unfallgefährdet scheinen Anfänger und Fortgeschrittene mit risikoreicher Fahrweise (Artistik) zu sein. Bemerkenswert ist, daß bei den Vorträgen über Inline-Skater-Unfälle nicht über Zusammenstöße der Inline-Skater mit Fußgängern berichtet wurde. Bei den unterschiedlichen Geschwindigkeiten und den Bewegungen auf engem Raum (Gehwegen) wären Karambolagen eigentlich zu erwarten gewesen. Ihr Ausbleiben spricht für die Rücksichtnahme der Skater oder die Aufmerksamkeit der Fußgänger.

Bei der 160. Tagung der Vereinigung Nordwestdeutscher Chirurgen in Hamburg im Dezember 1997 berichteten Jungbluth und Mitarbeiter über die Erfahrungen bei der Behandlung von 200 Inline-Skating-Verletzungen in 30 Monaten (Jan. 95–Juni 97). In dem gesamten Beobchtungszeitraum mußte nur ein Fußgänger behandelt werden, der von einem Skater angefahren war (Abb. 3 und 4).

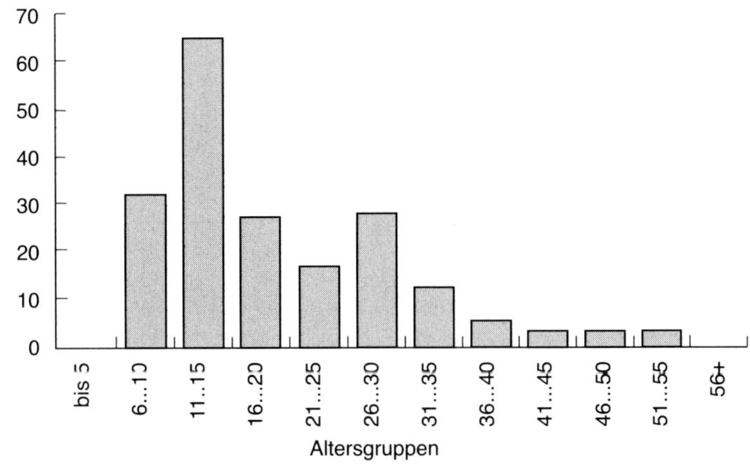

Abb. 3. Altersverteilung aller 200 verletzten Inline-Skater. (Nach R. E. Hilgert, M. Dallek u. K. H. Jungbluth)

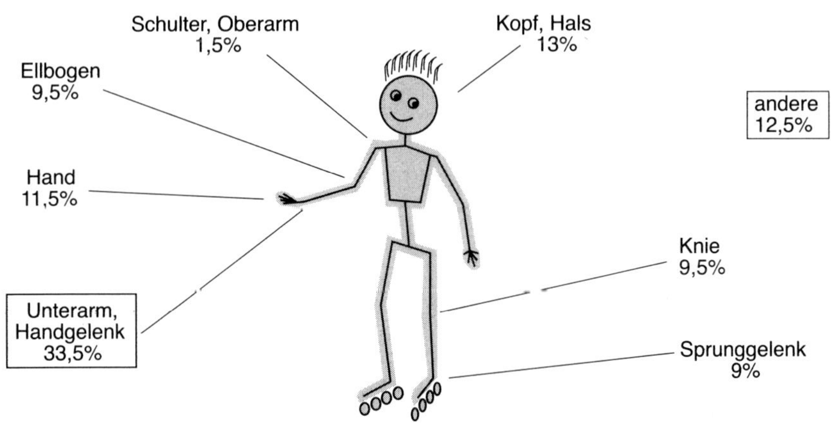

Abb. 4. Verletzte Regionen bei 200 Inline-Skatern. (Nach R. E. Hilgert, M. Dallek u. K. H. Jungbluth)

Zusammenfassung:
1. Mechanismen, die die Verletzungen herbeiführen: Sturz auf ausgestreckten Arm dominierend, Sturz auf angewinkelten Ellbogen oder auf die Knie vernachlässigbar selten, Rotation/Torsion des Beins unerwartet häufig
2. Verteilung der betroffenen Regionen
3. Konkret
   - Handgelenk/Unterarm und Ellbogen als Regionen, in denen sich der Mechanismus der axialen Stauchung auswirkt
   - Knie/Sprunggelenk: Supinationstrauma ist zu vernachlässigen! Rotation/Torsion führt zu den meisten Verletzungen der unteren Extremität
   - Kopfverletzungen: Erwachsene fallen vorwärts und haben Gesichtsverletzungen, Kinder fallen rückwärts und erleiden schwerere Kopfverletzungen
4. Schutzkleidung ist unverzichtbar, Sturztechnik aber fast genauso wichtig

Im Bekanntenkreis des Hrgs. erlitt eine 13jährige Skaterin ein stumpfes Oberbauchtrauma beim Anprall gegen ein eisernes Gartentor. Dabei kam es zu einer Pankreasruptur, die eine über 3monatige stationäre Behandlung erforderte und zu einer weitgehenden Ausheilung führte.

Von einem interessanten, wenn auch völlig überflüssigen Rekord berichtet die *Welt* am 07. 04. 1997. Ein Inline-Skater ließ sich von einem Rennporsche schleppen und erreichte für Sekunden eine Geschwindigkeit von 307 km/h. Das sind etwa 50% mehr als die Maximalgeschwindigkeit, die der menschliche Körper beim freien Fall in der Atmosphäre erreicht.

In Amsterdam wurde eine Polizeieinheit jetzt mit Inline-Skatern ausgerüstet als schnelle Waffe gegen Taschendiebe, Dealer und Straßenräuber, die oft selbst auf Skatern in der Fußgängerzone ihr Unwesen treiben. So können die Beamten schnell an Orte kommen, die mit dem Auto oder Motorrad schwer oder nicht zu erreichen sind. Nach neuesten Meldungen (15. 07. 1997) wurde erstmalig in Deutschland in Braunschweig einem Polizeibeamten die Genehmigung erteilt, seinen Dienst auf Skatern auszuüben.

Wegeunfälle auf Skatern bei anderen Berufen wurden bereits beobachtet. Neu dürften in Zukunft Dienstunfälle auf Skatern bei der Polizei sein.

Literatur

ADAC motorwelt (1997) Inline-Skater vor dem Gesetz, 05.
Calle SC, Eaton RG (1993) Wheels-in-line roller skating injuries. J Trauma 35(6): 946–951
Die Welt (1997) Inline-Skater-Rekordversuch, 07. 04.
Ellis JA, Kierulf JC, Klassen TP (1995) Injuries associated with inline skating from the Canadian hospitals injury reporting and prevention program database. Can J Public Health 86 (2): 133–136
Hilgert RE, Dallek M, Jungbluth KH: Inline-Skating-Verletzungen im Kindesalter 160. Tg. NW Chir Dez. 1997
Jacques LB, Grzesiak E (1994) Personal protective equipment use by in-line roller skaters. J Fam Pract 38 (5): 486–488
Krenz D (1997) Inline-Skating-Verletzungen bei Kindern. 114. Kongreß Dtsch Ges f Chir, München
Majetschak M, Koch HJ (1997) Inline-Skater-Unfälle. 114. Kongreß Dtsch Ges f Chir, München
Mitts KG, Hennrikus WL (1996) In-line Skating fractures in children. J Paediatr Orthop 16 (5): 640–643
Powell EC, Tanz RR (1996) In-line skate and rollerskate injuries in childhood. Pediatr Emerg Care 12 (4): 259–262
Schieber RA, Branche-Dorsey CM (1995) In-line skating injuries. Sports Med 19 (6): 427–32
Schieber RA, Branche-Dorsey CM, Ryan GW (1994) Comparison of In-line skating injuries with rollerskating and skateboarding injuries. JAMA 271: 1856–1858
Schieber RA, Branche-Dorsey CM u.a. (1996) Risk factors for injuries from In-Line Skating and the effectiveness of safety gear. N Engl J Med 335: 1630–1635
Young CC, Mark DH (1995) In-line skating. An observational study of protective equipment used by skaters. Arch Fam Med 4(1): 19–23

Teil 2
Zusammenhangsfragen

Zusammenhangsfragen zwischen Unfall und Körperschaden

Chirurgischer Teil: G. G. MOLLOWITZ
Internistischer Teil: D. HÖFFLER

Bewegungsapparat

Arthrosis deformans

1) Die primäre Arthrosis deformans ist eine anlagebedingte, schleichende Abnutzungserkrankung der Gelenke, die ohne nachweisbare Ursache auftritt. Betroffen werden meist ältere Menschen, gelegentlich auch jüngere. Die Erkrankung kann sowohl ein Gelenk als auch mehrere und auch alle Gelenke betreffen. Im allgemeinen hat das Leiden die Neigung zum Fortschreiten.

2) Als sekundäre Arthrosis deformans bezeichnet man Gelenkabnutzungen, die nach meist bekannten primären Schädigungen als deren Folge auftreten. Beispiele für Schädigungen, die zur sekundären Arthrosis deformans führen, sind:
   a) Schwere direkte Gewalteinwirkung auf das Gelenk. Gelenke mit schweren Verletzungen, mit Knorpel , Knochen- und Kapselbeschädigungen unterliegen nach Wiederaufnahme der Belastung einem besonderen Verschleiß, der in der sekundären Arthrosis deformans seinen Ausdruck findet.
   Leichte Gelenkverletzungen, Prellungen, Zerrungen führen im allgemeinen nicht zur sekundären Arthrosis deformans.
   Zur Anerkennung der sekundären Arthrosis deformans als Unfallfolge wird gefordert:
   - ein erhebliches Trauma;
   - das erkrankte Gelenk muß tatsächlich direkt betroffen gewesen sein;
   - kein freies Intervall, zwischen Unfall und Auftreten der Arthrosis deformans müssen Brückensymptome nachweisbar sein;
   - das Gelenk muß vor dem Unfall gesund gewesen sein. Völlige Arbeitsfähigkeit vor dem Unfall ist aber kein Beweis dafür, daß die Gelenke gesund waren. Bestand bereits zum Zeitpunkt des Unfalls eine Arthrosis deformans, dann ist die Klärung der Frage notwendig, ob eine Verschlimmerung eines vorher bestandenen Leidens vorliegt (s. unten).

   b) Dauernde Fehlbelastung und Überanspruchung von Gelenken. Wenn z. B. Knochenbrüche mit erheblicher Verkürzung oder Verbiegung ausgeheilt sind, so kann es in den benachbarten Gelenken zu Fehlbelastung und Überanstrengung kommen, die einen vermehrten Gelenkknorpelverschleiß zur Folge haben, der dann zur sekundären Arthrosis deformans führt.

Hiervon können aber nicht nur die unmittelbar benachbarten Gelenke betroffen werden, sondern auch Gelenke ferner Körperabschnitte durch erhebliche Veränderungen der Statik.

c) Dauernde Überlastung der Gelenke. Eine dauernde Überlastung einzelner Gelenke ist auch bei bestimmten Berufs- und Sportarten gegeben und führt zur sekundären Arthrosis. In dieser Gruppe wird das Auftreten der Arthrose oft noch begünstigt durch Einwirkung kleiner Erschütterungen (Mikrotraumen).
Beispiele: Einwirkung ständiger Erschütterung auf das Ellbogengelenk bei Arbeiten mit Preßlufthämmern. Gleiches gilt z. B. für Fußballspieler, bei denen sehr häufig arthrotische Veränderungen am Knie und Sprunggelenk festgestellt werden (s. S. 207–208 und Anhang C, D).

d) Arbeiten in Druckluft. Reihenuntersuchungen an Tauchern haben am Oberarm bzw. Hüftkopf häufig Veränderungen an der Knorpel-Knochen-Grenze gezeigt, die man als Folge von Gasembolien aus dem mit Gas überladenen Blut und Gewebe beim Auftauchen ansieht. Im weiteren Verlauf kann es durch Knochentod (Nekrose) in diesem Bereich zur Gelenkdeformierung und damit zur sekundären Arthrosis deformans kommen.

Bei Tauchern werden meist Schulter- und Hüftgelenke, sowohl ein- als auch doppelseitig betroffen, bei Caissonarbeitern vorwiegend Hüftgelenke, was auf die verschiedene Haltung des Körpers bei der Arbeit zurückgeführt wird.

Diese Erkrankungen werden unter dem Begriff der Dekompressionskrankheiten zusammengefaßt und spielen auch eine Rolle für die Höhenfliegerei, da sich bei Beschädigung einer Druckkabine ähnliche Vorgänge wie beim Auftauchen abspielen (s. S. 257–259).

e) Entzündung und Vereiterung im Gelenk (Arthritis). Nach Entzündung und Vereiterung der Gelenke, ganz gleich welcher Ursache, kann es durch Überdehnung und anschließender Schrumpfung des Kapselgelenkapparates zur sekundären Arthrosis deformans kommen, wodurch die Funktion des Gelenkes erheblich bis zur völligen Versteifung eingeschränkt sein kann.

f) Gelenknahe Brüche und Schußverletzungen des Knochens. Gelegentlich beobachtet man bei jüngeren Menschen nach gelenknahen Schußverletzungen des Knochens, bei denen also das Gelenk nicht direkt verletzt war, in der Folgezeit das Auftreten einer sekundären Arthrosis deformans, deren Entstehungsweise sich nicht sicher erklären läßt. Wie weit hierbei entzündliche Vorgänge eine Rolle spielen, ist unbekannt.

g) Auch nach längeren Zeiträumen nach Meniskusoperationen können an den betroffenen Kniegelenken arthrotische Veränderungen auftreten. So zeigten Untersuchungen von Rothascher (1960) an 353 Patienten 8–14 Jahre nach Meniskusoperationen in rund 7% der Fälle eine vermehrte und in rund 2% eine stärkere Arthrose, die als sekundär angesehen werden muß.

Bei schweren arthrotischen Veränderungen der Hüftgelenke, die meist mit Schmerzen einhergehen, ist heute die endoprothetische Versorgung der Hüfte ein verbreitetes Verfahren. Dabei wird entweder nur der Hüftkopf oder der Hüftkopf und die Hüftpfanne (Totalendoprothese) ersetzt. Der Totalendoprothese wird der Vorzug gegeben, da diese Patienten bessere Dauerergebnisse aufweisen, als wenn nur der Hüftkopf ohne die Gelenkpfanne ersetzt wurde.

In zunehmender Zahl kommen Endoprothesenträger zur Begutachtung. Sie sind nicht etwa Ober- oder Unterschenkelprothesenträgern gleichzustellen, sondern haben meist eine geringere Minderung der Erwerbsfähigkeit (MdE). Der Wiedereintritt der Arbeitsfähigkeit ist durchschnittlich etwa 12 Wochen nach der Hüftoperation. Die MdE beträgt dann unter optimalen Bedingungen 40%. Wenn nach 1–1,5 Jahren nach der Operation die volle Belastungsfähigkeit erreicht ist, sollte nur noch das Tragen schwerer Lasten vermieden werden. Zu diesem Zeitpunkt beträgt die MdE meist 20–30% , vorausgesetzt, daß nach störungsfreiem Verlauf einwandfreie Verhältnisse im Operationsbereich vorliegen. Nachuntersuchungen werden alle 2 Jahre empfohlen.

Auch bei optimaler Funktion wird sich häufig – v. a. bei Stehberufen – die Notwendigkeit zur Rehabilitation ergeben, sei es zur beruflichen Umsetzung oder zum Berufswechsel.

Im Rahmen der gesetzlichen Rentenversicherung können bei guter Funktion der Hüfte dem Endoprothesenträger zugemutet werden: ganztägige, leichte bis mittelschwere überwiegend sitzende Tätigkeiten, soweit sie nicht mit häufigem Bücken oder Tragen schwerer Lasten verbunden sind.

Anmarschwege zu Fuß bis zu 1 km Wegstrecke werden als zumutbar angesehen.

3) Verschlimmerung der Arthrosis deformans durch einen Unfall. Wird ein Gelenk mit arthrotischen Veränderungen verletzt, so erhebt sich die Frage nach der Verschlimmerung dieser vorher bestandenen Erkrankung. Eine Verschlimmerung der Arthrosis deformans tritt viel seltener auf, als i. a. angenommen wird. Bei der Anerkennung einer Verschlimmerung der Arthrosis deformans durch einen Unfall wird ein Trauma gefordert, das auch beim Gesunden nicht folgenlos geblieben wäre. Das Trauma muß bei dem reizempfindlichen arthrotischen Gelenk wenigstens einen nachweisbaren Reizzustand mit starken Schmerzen und Schwellungen hervorgerufen haben.

Bemerkenswert ist die Tatsache, daß nach Wirbelbrüchen an fernen Wirbeln in keinem Fall das Fortschreiten spondylotischer Veränderungen (Arthrosis deformans der Wirbelgelenke) beobachtet wurde (Lob 1954; 1958; Bürkle de la Camp 1961, 1968).

Nach den Krankheitszeichen und Röntgenbefunden ist eine Unterscheidung der primären Arthrosis deformans von der sekundären Form nicht möglich. Stets finden wir ein verstärktes Gelenkreiben bei der Bewegung der Gelenke, Einschränkung der Beweglichkeit, Schmerzhaftigkeit bei Bewegungen, manchmal auch in Ruhe, in fortgeschrittenen Stadien

Gelenkergüsse und bereits äußerlich sichtbare Verformung der Gelenke. Reizzustände der die erkrankten Gelenke umgebenden Muskulatur können zu Kontrakturen führen.

Im Röntgenbild finden sich an den Rändern der Gelenke Zacken und Wulstbildungen, die Gelenkflächen können Rauhigkeiten aufweisen, der Gelenkspalt verschmälert sein. Eine Knochenatrophie tritt meist erst nach längerem Bestehen des Prozesses auf.

Die Beurteilung des Alters der im Röntgenbild zu erkennenden Veränderungen, zu deren Entstehung meist Jahre nötig sind, ist außerordentlich schwierig. Hier können fortlaufende Röntgenkontrollen des verletzten Gelenks sowie Vergleichsaufnahmen der unverletzten Seite weiterhelfen.

Von größter Bedeutung ist das unmittelbar nach dem Unfall angefertigte Röntgenbild, das leider in strittigen Fällen oft unauffindbar ist.

Bandscheibenvorfall
(Bandscheibenhernie, Diskushernie, Nukleusprolaps)

Die Bandscheiben liegen als Puffer zwischen den Wirbelkörpern und ermöglichen die Bewegungen der Wirbel gegeneinander.

Die Bandscheiben bestehen aus einem weichen Kern, der von einem Faserring umgeben ist. Nach oben und unten werden die Bandscheiben durch Knorpelplatten, die den Wirbelkörpern fest anliegen, begrenzt.

Am gesamten Binde- und Stützgewebe des Organismus kommt es zu degenerativen Abnutzungs- und Abbauvorgängen, die im 3. und 4. Lebensjahrzehnt einsetzen und bei jedem einzelnen aus unbekannten Gründen sehr verschieden stark ablaufen. Sie bestehen ganz allgemein in einem Nachlassen der Elastizität und des Flüssigkeitsgehalts des Gewebes.

Die Degenerationsvorgänge an der Wirbelsäule, die sich an der Bandscheibe und den angrenzenden Knochenplatten der Wirbel abspielen, werden als Osteochondrose bezeichnet und stellen ein sich schicksalsgemäß entwickelndes Leiden dar. Sie sind im Röntgenbild durch Verminderung der Höhe der Bandscheibe und Verdichtung der angrenzenden knöchernen Deckplatten zu erkennen. Aber auch ein in dieser Hinsicht negatives Röntgenbild schließt eine beginnende Osteochondrose nicht aus. Vorzugsweise betroffen werden die Bandscheiben, die am Übergang von einem beweglichen zu einem unbeweglichen Wirbelsäulenabschnitt einer besonderen Beanspruchung ausgesetzt sind. Hierbei handelt es sich ganz besonders um die untere Lendenwirbelsäule (letzte und vorletzte Bandscheibe) und auch die untere Halswirbelsäule. Durch die Osteochondrose kommt es zur Riß- und Spaltbildung im Bereich des Faserringes, durch den dann zermürbtes Bandscheibengewebe heraustreten, „vorfallen" kann. Dieses Ereignis des Vorfallens kann bei allen üblichen Verrichtungen des täglichen Lebens, die keinen Unfallcharakter haben und denen nur der Wert einer Gelegenheitsursache zukommt, eintreten. Immer wieder wird das Anheben von Lasten ursächlich für das Entstehen eines Bandscheibenschadens angeschuldigt. Fast immer handelt es sich dabei um betriebsübliche Arbeitsverrichtungen, die keinen Unfallcharakter haben. Für die Anerkennung der bandscheibenbedingten Erkrankungen der LWS und HWS als Berufskrankheit wird eine mindestens 10jährige Tätigkeit mit Heben und Tragen schwerer Lasten oder Arbeit in extremer Rumpfbeugehaltung gefordert. Einzelheiten s. Merkblätter zu BK 2108, 2109, 2110 (s. Anhang C und D).

Für die Begutachtung von Bandscheibenschäden ist es besonders erschwerend und wichtig, daß die Osteochondrose, die Degeneration der Bandscheibe im allgemeinen, zunächst ohne Beschwerden und ohne Beeinträchtigung der Leistungsfähigkeit abläuft. Erst bei entsprechender Lokalisation des Vorfalls können durch seinen Druck auf die aus der Wirbelsäule austretenden Nervenwurzeln neurologische Erscheinungen hervorgerufen werden, die sich bis zu Lähmungen steigern können. Das häufigste hierdurch vorgerufene Krankheitsbild ist das Lumbago-Ischias-Syndrom, das aber nicht immer Folge eines Bandscheibenvorfalls zu sein braucht, sondern auch durch an den peripheren Nerven angreifende Schädigung verursacht werden kann (Rheuma).

Durch einen Unfall kann eine Bandscheibe verletzt werden, wenn die angrenzenden Wirbelkörperknochen brechen. Diese Form der Bandscheibenzerstörung führt niemals zu einem chronischen Leiden mit Rückfällen, wie es die oben beschriebene Krankheit darstellt.

Zur Frage der isolierten Verletzung einer Bandscheibe durch einen Unfall sei vereinfachend gesagt, daß die gesunde Bandscheibe außerordentlich widerstandsfähig ist, so daß unter der Gewalteinwirkung eher die Wirbelknochen brechen, als daß die Bandscheibe verletzt würde.

Ausnahmsweise sind Bandscheiben isoliert verletzt worden, d. h. ohne Beschädigung der angrenzenden Wirbelknochen. Im Versuch entstanden derartige Verletzungsformen nur bei rein axialer Belastung der Wirbelsäule, nicht aber bei Rotations-, Scher-, Hyperextensions- oder Hyperflexionsbewegungen. Die Kernspintomographie kann in Problemfällen hilfreich sein wegen ihrer Weichteildarstellung.

Zur Anerkennung des Zusammenhangs zwischen Unfall und Bandscheibenvorfall wird daher gefordert:

1) der Nachweis einer erheblichen Gewalteinwirkung auf die Wirbelsäule muß erbracht werden;
2) diese Gewalt muß nach Art und Richtung in der Lage gewesen sein, eine gesunde Bandscheibe zu zerreißen;
3) der zeitliche Zusammenhang muß gewahrt bleiben, es müssen gleich nach dem Unfall heftige Beschwerden bestanden haben;
4) ein sicherer Ausschluß von Bandscheibensymptomen vor dem Unfall ist zu fordern (Neigung zu Hexenschuß und Ischias);
5) das nach dem Unfall angefertigte erste Röntgenbild darf keine Veränderungen im Sinne einer vorbestandenen Osteochondrose zeigen.

Nach Reischauer (1949, 1956/57) betreffen die echten Bandscheibenverletzungen (mit und ohne Wirbelbruch) immer für den Bandscheibenvorfall atypische Wirbelsäulenabschnitte, nämlich die, an denen wir auch die Wirbelbrüche am häufigsten zu sehen gewohnt sind. Klinisch zeigen die Bandscheibenverletzungen (mit und ohne Wirbelbruch) nach gröbsten Anfangssymptomen eine definitive Rückbildung in 3–4 Monaten. Die funktionstüchtige Restabilisierung ist in einem Jahr abgeschlossen, eine Neigung zu späten Rückfallssymptomen ist der echten Bandscheibenverletzung fremd.

Auch bei der Anerkennung der Verschlimmerung eines vorher bestandenen Leidens muß ein Unfallereignis gefordert werden, das imstande war, auch eine gesunde Bandscheibe zu verletzen, und daß unmittelbar nach dem Unfall Beschwerden auftraten. Hieraus geht hervor, daß auch die Anerkennung der Verschlimmerung nur in Ausnahmefällen in Frage kommt.

Bei den Privatversicherungen gibt es durch die AUB 88 eine Neuerung. § 2 III (2) schließt auch Schädigungen an den Bandscheiben aus, die jedoch wieder eingeschlossen werden, wenn ein unter den Vertrag fallendes Unfallereignis im Sinne des § 1 III die überwiegende Ursache ist. Überwiegend heißt mehr als 50%, s. S. 85.

Ab 01.01. 1993 werden unter Nr. 2108, 2109 und 2110 bandscheibenbedingte Erkrankungen der Lendenwirbelsäule oder der Halswirbelsäule in die Liste der Berufskrankheiten aufgenommen und die Voraussetzungen zur Anerkennung als BK festgelegt, s. S. 476–506.

Bechterew-Krankheit *(Spondylarthritis ankylopoetica)*

Die Bechterew-Krankheit ist eine Gelenkentzündung, die an den kleinen Wirbelgelenken beginnend über die ganze Wirbelsäule sich ausdehnen kann und zu einer fortschreitenden Versteifung der Wirbelsäule führt. Rippen-, Sternoklavikular-, Ileosakral- und Hüftgelenke werden in Mitleidenschaft gezogen. Schon am Ende des 2. Lebensjahrzehnts kann die Krankheit beginnen. Frühzeitig finden sich Entzündungen der Ileosakralfuge, häufig sind Regenbogenhautentzündungen.

Die Erkrankung zeigt eine enge Beziehung zur Gewebseigenschaft HLA B27: Ca. 90% aller Erkrankten haben diese Konstellation, die in einer unausgewählten Bevölkerung nur in etwa 7% vorkommt. Etwa 1–2% aller Menschen mit HLA B27 erkranken. Die Konkordanz bei eineiigen Zwillingen liegt bei 60%, so daß neben der genetischen Krankheitsbereitschaft eine infektiöse Auslösung diskutiert werden muß.

Im Frühstadium ist die Erkrankung schwer zu diagnostizieren und wird fast stets verkannt. Im Spätstadium findet sich eine völlige Versteifung der Wirbelsäule, die röntgenologisch durch Verkalkung der Längsbänder das Bild eines „Bambusstabs" zeigt.

Ein ursächlicher Zusammenhang mit Unfällen wird allgemein abgelehnt. Umgekehrt: Die Patienten neigen wegen ihrer „Steifheit" zu Unfällen (z. B. können sie sich schlecht abfangen, wenn sie etwa im Badezimmer ausgleiten).

Wirbelbrüche bei bereits vorhandener Bechterew-Krankheit führen zu nachhaltigen Folgen aufgrund der ungünstigen statischen Verhältnisse.

Chondropathia patellae
(retropatellare Chondromalazien, retropatellare Arthrosen)

Dabei handelt es sich um Knorpelerweichungsherde an der Hinterseite der Kniescheibe, die zunächst ohne Beschwerden einhergehen. Erst wenn Schmerzen auftreten, also ein Leidenszustand entsteht, spricht man von der Chondropathie.

Meist beherrschen dumpfe Knieschmerzen das Krankheitsbild, manchmal plötzlich beim Gehen auftretende Schmerzen, die zu einem Einknicken des Kniegelenkes führen (Giving-way-Phänomen).

Die Angaben über die Häufigkeit des Leidens sind sehr unterschiedlich. Silverskjöld (1923) sah bei Sektionen von 30jährigen bereits in 35% der Fälle eine Chondromalazie. An anderer Stelle wird bei über 30jährigen sogar eine Häufigkeit von 65% angegeben (Helbing 1982).

Als Ursachen kommen in Frage: akute direkte Gewalteinwirkungen, die mit Knorpelläsionen einhergehen, ferner chronische Belastungen durch Sport, Übergewicht oder Berufsarbeit mit entsprechender Belastung. Es ist bekannt, daß das Auftreten der Chondromalazie durch Formvarianten des Femoropatellargelenks begünstigt werden kann (Einteilung nach Wiberg 1941). Außer Gelenkinfektionen werden auch Allgemeinerkrankungen wie Rheuma, Gicht, Diabetes mellitus, Osteoporose zur Pathogenese angeführt.

Die Arthroskopie ermöglicht einen direkten Einblick in die Kniegelenkhöhle und damit die Betrachtung der Knorpeloberflächen. Die Chondromalazie wird in 3 Stadien eingeteilt (Burri u. Mutschler 1982):

Grad I: Der Gelenkknorpel erscheint gelbbräunlich verfärbt und ist in seiner Elastizität gemindert. Er kann so weich sein, daß eine Faltenbildung möglich ist. Der Proteoglykangehalt der Grundsubstanz nimmt ab.

Grad II: Der Knorpel weist umschriebene Risse und Schuppen auf, die noch auf die oberen Schichten begrenzt sind. Histologisch sind eine Demaskierung der fibrillären Struktur, ein verstärkter Verlust an Grundsubstanz und teilweise degenerierte Chondrozyten nachzuweisen.

Grad III: Die Fissuren am Knorpel reichen bis an den Knochen. Charakteristisch sind im histologischen Präparat sog. Brutnester oder Cluster, die als Ausdruck eines frustranen Knorpelregenerationsversuchs angesehen werden. In diesem Stadium lösen abgeschilferte Knorpelpartikel eine hypertrophe aseptische Synoviitis aus.

Helbing u. Mutschler (1982) haben ein 4. Stadium hinzugefügt, das den Übergang zur Arthrose darstellt.

Die Beurteilung der Zusammenhangsfrage zwischen Unfall und einer Chondromalazie ist durch die relative Häufigkeit der Erkrankung (auch ohne vorangegangenes Trauma) erschwert. Das gleiche gilt für die Anerkennung der Chondromalazie als Berufskrankheitsfolge.

Die Anerkennung als Unfallfolge ist gerechtfertigt, wenn

1) Beschwerdefreiheit vor dem Unfall bestand;
2) ein einwandfreies, geeignetes Trauma vorangegangen ist;
3) unmittelbar nach dem Unfall starke Beschwerden bei Kniebewegungen bestanden, die zur Arbeitsniederlegung und Unfallmeldung führten;
4) eine baldige Ergußbildung auftrat;
5) Knochenverletzungen an der Patella, die die Anerkennung der Chondropathie als Unfallfolge erleichtern, vorliegen.

Noch schwerer dürfte die Anerkennung der Chondropathie als Folge berufsbedingter Überbeanspruchung sein.

Neben der kritischen Prüfung aller Umstände sind verbindliche Regeln schwer zu geben (s. auch Anhang C, D).

Dornfortsatzabbruch

Dornfortsatzabbrüche durch direkte Gewalteinwirkung, Schlag oder Sturz auf den Rücken werden als Unfallfolge anerkannt. Hierbei finden sich meist Zeichen einer äußeren Gewalteinwirkung, Hautverletzungen und Blutergüsse.

Dornfortsatzabbrüche durch indirekte Gewalt treten nach längerer Schaufelarbeit auf und betreffen meist Menschen, die diese Arbeit nicht gewohnt sind (z. B. früher beim Reichsarbeitsdienst häufiger beobachtet), oder Arbeiter, die nach längerer Arbeitspause die Arbeit wieder aufnehmen. Hierbei handelt es sich um eine Materialermüdung des Knochens der Dornfortsätze, die sich röntgenologisch in Umbauzonen zeigt. Betroffen wird nach Häufigkeit der 1. Brustwirbeldorn, der 7. Halswirbeldorn, der 2. Brustwirbeldorn, der 6. Hals- oder 3. Brustwirbeldornfortsatz. Auch mehrere Dornfortsätze können gleichzeitig abbrechen. Diese Dornfortsatzabbrüche im Sinne der „Schipperkrankheit“ werden als Berufskrankheit und nicht als Unfall anerkannt.

Das Bewußtsein, einen Bruch an der Wirbelsäule zu haben, führt häufig zu einer Überbewertung der Erkrankung durch die Betroffenen.

Dupuytren-Kontraktur

Bei der Dupuytren-Kontraktur handelt es sich um Knoten- und Strangbildungen im Bereich der Palmaraponeurose, einer Sehnenplatte in der Hohlhand. Dieser Vorgang führt zu einer zunehmenden Beugekontraktur der betroffenen Finger. Die Erkrankung tritt meist nach dem 4. Lebensjahrzehnt und bevorzugt bei Männern auf (Männer 85% , Frauen 15%).

Eine Zusammenstellung von Skoog (1948) zeigt anhand von 2000 Fällen, daß in 54,9% beide Hände, in 29, 1% die rechte Hand und in 16% die linke Hand allein von der Dupuytren-Kontraktur betroffen war.

Am häufigsten wird der 4. Finger zusammen mit dem 5. Finger befallen. Erwähnt sei, daß die Dupuytren-Kontraktur sehr selten auch einmal an allen 4 Extremitäten vorkommen kann. Von Laien wird häufig schwere Handarbeit ursächlich für die Entstehung der Erkrankung angeschuldigt. Die vergleichende Untersuchung von Beck (1954) von Geistesarbeitern (1,4%,) und körperlichen Schwerarbeitern (0,83%) ergab aber eine annähernd gleiche Häufigkeit der Dupuytren-Kontraktur bei beiden Gruppen. Es zeigte sich kein vorzugsweiser Befall der Schwerarbeiter, wie man annehmen sollte, wenn die Erkrankung ursächlich auf eine Beanspruchung der Hände und Arme zurückzuführen wäre.

Bei Nachuntersuchungen von Patienten mit Lunatummalazie (Mondbeintod) fanden wir bei 12 von 100 Patienten eine Dupuytren-Kontraktur, davon 8mal doppelseitig.

Die Ursache der Dupuytren-Kontraktur ist noch unklar, zahlreiche Ursachen werden im Schrifttum angegeben, aber nicht sicher bewiesen. Eine familiäre Häufung der Erkrankung ist bekannt, daher faßt man heute die Dupuytren-Kontraktur als ein erblich-konstitutionell bedingtes Leiden auf. Daß eine einmalige Verletzung der Hohlhand eine Dupuytren-Kontraktur auslöst, ist unwahrscheinlich. Erwähnt sei, daß die Dupuytren-Kontraktur nach Neuritiden und Verletzungsfolgen des N. ulnaris sowie bei Epileptikern häufiger auftritt.

Epikondylitis *(Periostalgie, Epikondylose, Periotose)*

Bei der Epikondylitis handelt es sich um Schmerzzustände meist am äußeren, aber auch am inneren Oberarmhöcker (Epicondylus humeri lateralis bzw. medialis).

1) Akute Epikondylitis

Nach extremen Dauerbeanspruchungen, wie z. B. intensivem Tennisspielen nach längerer Ruhepause und unvollkommener Technik, können Reizzustände an den Epikondylen oder den Unterarmsehnen auftreten (Tennisellbogen). Beim Tennisspieler ist der äußere Epikondylus und beim Golfspieler meist der innere Epikondylus betroffen. Bei Golfspielern werden manchmal auch am äußeren Epikondylus Schmerzzustände beobachtet. Diese Reizzustände sind aber reversibel und gehen meist nicht in chronische Erkrankungen über.

2) Chronische Epikondylitis

Bei fortgesetzter Dauerbeanspruchung kann eine akute Epikondylitis in eine chronische übergehen.

Die chronische Epikondylitis wird u. a. auch ursächlich dem zervikalen Bandscheibensyndrom zugeordnet. Dies besteht in einer Nervenreizung im Bereich der unteren Halswirbelsegmente, welche die Muskelansätze und Sehnen des Arms so überempfindlich macht, daß schon normale Arbeitsbeanspruchung die Erkrankung auslösen kann. Ein Übergang in ein rezidivierendes Leiden ist dann die Regel. Das zervikale Bandscheibensyndrom kann nicht immer im Röntgenbild nachgewiesen werden, hier kann die klinische Untersuchung dann weiterhelfen, wenn Sensibilitätsausfälle im Ausbreitungsgebiet der entsprechenden Halsnerven zu finden sind.

Bei der chronischen Epikondylitis werden auch toxisch-rheumatoide Formen angenommen, die nach Entfernung von Zahn- oder Tonsillenherden ohne örtliche Behandlung ausheilen (Bürkle de la Camp).

Nach Lob gibt es auch traumatisch entstandene Fälle von Epikondylitis. Sie sind aber sehr selten. Die Epikondylitis kann nur dann als Verletzungsfolge angesehen werden, wenn ein eindeutiges Trauma mit sofort auftretendem Bluterguß den Ort der Gewalteinwirkung gekennzeichnet hat. Oft handelt es sich nämlich nur um unbestimmte, alltägliche Vorgänge, die die Schmerzen der vorher bestandenen Epikondylitis dem Kranken erst zum Bewußtsein gebracht haben.

Wird die Entstehung der Epikondylitis auf eine beruflich bedingte Dauerbelastung zurückgeführt, so ist zu prüfen, ob ein Schaden im Sinne der Berufskrankheit (BK) 2101 vorliegt.

Epiphysenlösung

Unter Epiphysenlösung versteht man eine Durchtrennung der Wachstumszonen der Knochen von Kindern und Jugendlichen.

1) Spontane Epiphysenlösung

Die Epiphysenlösung kann spontan erfolgen aufgrund innerer Ursachen, z.B. endokriner Störungen. Dies trifft zu für die Epiphysenlösung des Schenkelkopfes, die schleichend ohne Gewalteinwirkung bei Jugendlichen erfolgt, wobei Knaben bevorzugt erkranken. Oft wird bei diesen Fällen zu Unrecht ein Unfallereignis ursächlich angeschuldigt, wenn die Gewalteinwirkung die bereits gelockerte Epiphyse traf. In diesen Fällen wäre es auch ohne Unfall in absehbarer Zeit zur Epiphysenlösung gekommen. Hat eine gröbere Gewalteinwirkung, die den Schenkelhals traf, zur Epiphysenlösung geführt, so ist zu prüfen, ob der Unfall als Gelegenheitsursache oder mitwirkende Ursache zu werten ist, ohne die der Schaden in gleicher Schwere oder Schnelligkeit nicht aufgetreten wäre.

2) Traumatische Epiphysenlösung

Von dieser spontanen Epiphysenlösung abzugrenzen ist die traumatische, auch Epiphysenbruch genannt. Bevorzugt wird ebenfalls das männliche Geschlecht im Alter von 10–17 Jahren. Die traumatischen Epiphysenlösungen können auch mit anderen Brüchen gemeinsam auftreten. Der Häufigkeit nach sind betroffen: untere Speichenepiphyse, untere Oberarm- und die Schienbein-Epiphyse. Andere Lokalisationen sind seltener. Auch am Oberschenkelkopf kennen wir eine traumatische Epiphysenlösung, und zwar als typisches Geburtstrauma.

Die Unterscheidung der spontanen von der traumatischen Epiphysenlösung ergibt sich im wesentlichen aus der Lokalisation, den Röntgenbefunden und der Art der Gewalteinwirkung.

Ermüdungsbrüche (Marschfrakturen)

Durch stärkere, ungewohnte Zug-, Druck- oder Biegebeanspruchungen kann es im Knochen zu der in der Technik auch an der toten Materie bekannten und gefürchteten Materialermüdung durch Zerrüttung der Mikrostrukturen kommen.

Ein Beispiel ist beim Untrainierten nach größeren Marschleistungen das Auftreten schleichender Frakturen der Mittelfußknochen, „Marschfrakturen".

Auch die Veränderungen des Mondbeins (BK 2103, s. Anhang C, D) nach Arbeiten mit vibrierenden Preßluftgeräten sind wahrscheinlich ganz oder zum Teil als Folgen einer Materialermüdung anzusehen.

Auch die Schipperkrankheit (BK 2107, s. Anhang C, D), die zu Abrißbrüchen der Dornfortsätze im Brust- und Halswirbelbereich führt, ist als Materialermüdung des Knochens zu verstehen. Betroffen sind jüngere Menschen, die ungewohnte, intensive Schaufelarbeit verrichten.

Für die Anerkennung des ursächlichen Zusammenhangs der Marschfraktur durch entsprechende Belastung ist die Vorgeschichte entscheidend. Die Marschfraktur heilt stets durch konservative Behandlung in kurzer Zeit folgenlos aus.

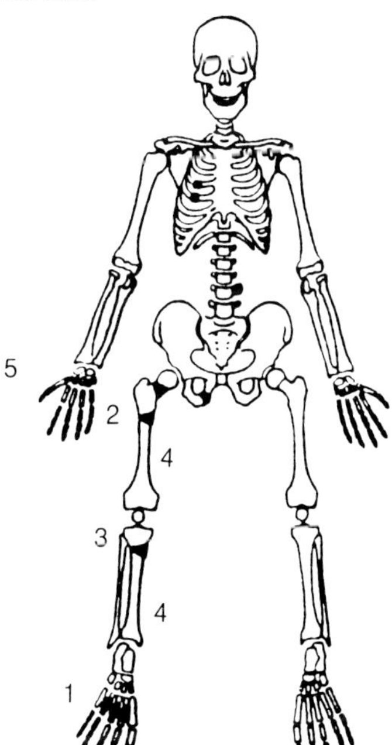

Die Abbildung zeigt die typischen Lokalisationen der Ermüdungsbrüche in der Reihenfolge der Häufigkeit nach Debrunner (1985). Nicht erwähnt in dieser Darstellung sind die Dornfortsatzabrisse (Schipperkrankheit, BK 2107), die besonders nach Einführung des Reichsarbeitsdienstes in Deutschland beobachtet wurden, sowie die vibrationsbedingten Veränderungen am Os lunatum und auch am Os naviculare des Handgelenks (BK 2103, s. Anhang C, D).

1 Metatarsale II und III
2 Schenkelhals
3 Tibiakopf
4 Femur- und Tibiaschaft
5 andere

Falschgelenk *(Pseudarthrose; s. auch S. 181 u. 579–580)*

Die Mindestzeiten der Knochenbruchheilung sind in der folgenden Übersicht nach Böhler (1957) für die verschiedenen Bruchlokalisationen wiedergegeben.

Finger	2(–4) Wochen
Rippen	3 Wochen
Klavikula	4 Wochen
typische Radiusfraktur	3–4 Wochen
Radius oder Ulna oder Fibula je	5 Wochen
beide Vorderarmknochen	8–10 Wochen
Humerus	6 Wochen
Tibia	7 Wochen
Unterschenkel	8 Wochen
Knöchelbrüche	6–10–12 Wochen
Femur	2–3 Monate
Schenkelhals	3–6 Monate

Erfolgt die Knochenbruchheilung wesentlich später als in diesen durch Erfahrung gewonnenen Zeiträumen, so spricht man von verzögerter Bruchheilung.

Bleibt die Heilung eines Knochenbruchs aus, so spricht man von einer Pseudarthrose oder Falschgelenkbildung. Dabei findet sich röntgenologisch eine Verbreiterung des Bruchspalts und Abdeckelung der Markhöhlen. Die Pseudarthrosen können straff oder schlaff sein, letzteres ist an der krankhaften Beweglichkeit der Knochenbruchstücke gegeneinander zu erkennen.

Straffe Pseudarthrosen verursachen manchmal keinerlei Beschwerden und stellen dann keine Funktionsstörung dar, ja sie sind oft dem Verletzten gar nicht bekannt.

Man unterscheidet nach Form und Vitalität:
- reaktionsarme Pseudarthrosen,
- avitale Pseudarthrosen,
- Defektpseudarthrosen,
- Elefantenfußpseudarthrosen.

Letztere Form war früher am häufigsten nach konservativer Behandlung mit nicht ausreichender Ruhigstellung der Bruchstücke zu beobachten.

Auch die Einteilung in atrophe und hypertrophe Pseudarthrose ist üblich.

Durch den Bewegungsreiz kann sich aus der Pseudarthrose ein gelenkartiges Gebilde entwickeln mit Kopf und Pfanne, eine sog. Nearthrose.

Als Ursache der verzögerten Bruchheilung bzw. der Pseudarthrosenbildung sind v. a. die lokalen Faktoren zu erwähnen wie mangelhafte Blutversorgung der Bruchstücke, übermäßige Extensionsbehandlung, unzulängliche Ruhigstellung, Infektion bei offener Fraktur, Weichteilzwischenlagerung, Defektbildung z. B. beim Schußbruch. Allgemeine Faktoren wie Alter, Konstitution und Ernährung treten gegenüber den lokalen Ursachen, die die Bruchheilung stören können, an Bedeutung zurück.

Im allgemeinen kann man mit der Röntgenaufnahme und ggf. mit Schichtaufnahmen eine Pseudarthrose diagnostizieren. Darüber hinaus kann das Szintigramm wichtige Hinweise liefern, z. B. zur Beurteilung der Vitalität „dritter" Fragmente.

Gelenkkörper, freie

Bei den freien Gelenkkörpern (Corpora libera), auch Gelenkmäuse genannt, handelt es sich um abgelöste Knorpel- oder Knochenstücke, die in der Gelenkhöhle frei beweglich sind oder auch in Gelenktaschen „ruhen". Die Gelenkmäuse können wachsen und bis Eigröße erreichen. Sie finden sich am häufigsten im Kniegelenk, Ellbogen- und Schultergelenk.

Die freien Gelenkkörper können sich im Gelenkspalt einklemmen und so zu Schmerz- und Reizzuständen mit Gelenkergüssen führen. Als Folge der Einklemmungen können Gelenkschäden im Sinne der sekundären Arthrosis deformans (s. S. 151–154) auftreten.

Für die Entstehung von freien Gelenkkörpern werden 5 Ursachen angenommen:

1) Arthrosis deformans (sowohl die primäre als auch die sekundäre Form),
2) Osteochondrosis dissecans,
3) Chondromatose,
4) Gelenkschädigungen durch Arbeit mit Preßluftwerkzeugen,
5) äußere Gewalteinwirkung auf das Gelenk.

Zu 1: Bei Vorhandensein von Gelenkdegenerationen im Sinne der Arthrosis deformans können Knorpel- oder Knochenstücke sowohl durch Gewalteinwirkung abgebrochen werden als auch spontan sich ablösen und zu freien Gelenkkörpern werden, deren Nachweis durch frühzeitig angefertigte Röntgenbilder erfolgt.

Bei Nachweis einer erheblichen Gewalteinwirkung, die zur Schädigung eines gesunden Gelenks geeignet gewesen wäre, wird man bei gleichzeitigem Vorliegen einer Arthrosis deformans den ursächlichen Zusammenhang zwischen solchen freien Gelenkkörpern und dem Unfall anerkennen können.

Zu 2: Die Osteochondrosis dissecans ist ein bisher letztlich ungeklärtes Krankheitsbild (König 1906), bei dem es ohne nennenswerte Gewalteinwirkung zur Lösung von Knorpel-Knochen-Stücken aus der Gelenkoberfläche und damit zur Gelenkmausbildung kommt. Die bevorzugten Gelenke sind Ellbogen-, Knie- und oberes Sprunggelenk.

In 20% der Fälle tritt das Leiden, von dem das männliche Geschlecht bevorzugt befallen wird und das vom 10. Lebensjahr ab in jedem Alter beobachtet wurde, doppelseitig auf.

Die Arthroskopie eignet sich für die Erfassung von Knorpelschäden. Deshalb wird sie von Blauth u. Mann (1982) nach jedem geeigneten Knietrauma oder nach Patellaluxationen zum Ausschluß von röntgenologisch stummen Knorpel-Knochen-Verletzungen empfohlen.

Als Ursache der Osteochondrosis dissecans werden angenommen: schleichende Knochenentzündungen, embolische Gefäßverschlüsse sowie wiederholte traumatische Verletzungen des Gewebes durch Bewegungen des täglichen Lebens, die aber nicht den Charakter eines Unfalls haben.

Die letzte Ursache des Leidens, das in 3 Phasen abläuft, ist unklar.

Es kann nun eine in Lösung befindliche Gelenkmaus durch eine Gewalteinwirkung von außen aus ihrem „Mausbett“ herausgestoßen werden. Bei der Beurteilung dieser Zusammenhangsfrage ist entscheidend die Art und Erheblichkeit der Gewalteinwirkung.

Bei einer geeigneten Gewalteinwirkung und nachgewiesener Osteochondrosis dissecans wird man für die Dauer der Beschwerden den Unfallzusammenhang im Sinne einer vorübergehenden Verschlimmerung also anerkennen können.

Da sich am gleichen Gelenk im Laufe der Zeit auch mehrere Abstoßungsvorgänge auch ohne größeres Trauma abspielen können, wird man spätere Abstoßungen einem vorangegangenen Unfall nicht mehr zur Last legen können.

Zu 3: Bei der Chondromatose handelt es sich um eine Wucherung der Gelenkinnenhaut unklarer Ursache.

Es entstehen gestielte Gebilde, die sich ablösen und zu freien Gelenkkörpern werden können. Betroffen werden vorwiegend Männer zwischen dem 20. und 40. Lebensjahr.

In der Hälfte der Fälle erkrankt das Kniegelenk, und zwar meist einseitig, aber auch doppelseitig.

Eine traumatische Entstehung ist abzulehnen.

In Lösung begriffene Wucherungen können bei einem geeigneten Unfall abgelöst bzw. abgetrennt werden. Eine vorübergehende Verschlimmerung bis zum Abklingen der eigentlichen Unfallfolgen kann anerkannt werden.

Eine durch Unfall bedingte Beschleunigung des Wachstums der durch die Chondromatose hervorgerufenen Wucherung wurde bisher nicht beobachtet.

Zu 4: Gelenkschäden durch Arbeit mit Preßluftwerkzeugen fallen unter die Berufskrankheit 2103 und führen durch kleine sich rhythmisch wiederholende Traumen zu Gelenkveränderungen und Bildung von freien Körpern.

Betroffen werden hierbei vorzugsweise die Gelenke der Arme und des Schultergürtels.

Zu 5: Da eine Gelenkmaus ausnahmsweise auch einmal durch ein schweres Gelenktrauma entstehen kann, sind bei der Beurteilung strenge Maßstäbe anzulegen (Häbler 1933).

Die durch einen Unfall bedingte Entstehung einer Gelenkmaus kann nur als wahrscheinlich angesehen werden, wenn:
- das Gelenk vor dem Unfall voll gebrauchsfähig war;
- ein schweres Trauma das Gelenk betroffen hat;
- die im Anschluß an den Unfall gemachte Röntgenaufnahme mit Sicherheit eine Mauserkrankung ausschließen läßt;
- die ersten Erscheinungen einer Mauskrankheit nicht früher als 3 Wochen und nicht später als 1 Jahr aufgetreten sind.

Ein blutiger Gelenkerguß ist für die Begutachtung in diesen Fällen nicht richtungsweisend, da er auch bei der Spontanablösung und bei Spontaneinklemmungen einer Gelenkmaus auftreten kann.

Anhand der mikroskopischen Befunde an der Gelenkmaus selbst kann nur innerhalb der ersten 2–3 Wochen entschieden werden, ob eine durch Unfall bedingte Entstehung angenommen werden kann. Nach diesem Zeitpunkt setzen degenerative und reparative Vorgänge ein. Nur selten aber wird man zu einem so frühen Zeitpunkt zu einer feingeweblichen Untersuchung in der Lage sein.

Gelegentlich wird irrtümlich die Einklemmung eines alten freien Gelenkkörpers als Unfall aufgefaßt, um so mehr, als durch das Versagen des betroffenen Gelenks der Kranke stürzen kann. Die Einklemmung eines alten Gelenkkörpers kann nur als unfallbedingt angesehen werden, wenn eine Gewalteinwirkung das Gelenk betraf, die geeignet gewesen wäre, am gesunden Gelenk eine Gelenkinnenschädigung zu erzeugen. Es handelt sich dann um eine unfallbedingte einmalige Verschlimmerung eines vorher bestandenen Leidens bis zum Abklingen der Einklemmungserscheinungen.

Fraktur des Os naviculare *(Kahnbeinbruch),* ***Pseudarthrose des Os naviculare*** *(Falschgelenkbildung am Kahnbein)*

Verletzungen des Kahnbeins am Handgelenk, und nur davon soll hier die Rede sein, weisen einige ganz typische Besonderheiten auf.

Das Kahnbein gehört zu den normalerweise vorhandenen 8 Handwurzelknochen. Gegenüber den übrigen Handwurzelknochen wird es mit Abstand am häufigsten von Verletzungen betroffen.

Der häufigste Unfallhergang ist das Abfangen eines Sturzes mit dem vorgestreckten Arm. Es ist ganz typisch, daß Kahnbeinbrüche ohne Verschiebung der Bruchstücke zueinander unmittelbar nach dem Unfall oft nicht erkannt werden. Die haarfeinen Knochenrisse werden im Röntgenbild nur dann sichtbar, wenn zufällig die Röntgenstrahlen genau in den Bruchspalt treffen, andernfalls wird der Bruchspalt vom angrenzenden Knochen überlagert und ist so nicht erkennbar. Normalerweise werden nach entsprechenden Handgelenkverletzungen 2 Röntgenaufnahmen gemacht, und zwar von vorne nach hinten und seitlich. Theoretisch könnte man nun fordern, daß in jedem Fall noch mehr Aufnahmen in verschiedenen Ebenen durchgeführt werden sollten. Aber auch da würde man nicht sicher sein, jede Kahnbeinfraktur zu erkennen.

Rompe u. Erlenkämper (1978) nehmen an, daß Röntgenaufnahmen erst 4 Wochen nach der Gewalteinwirkung erlauben, den Verdacht auf einen Kahnbeinbruch sicher zu widerlegen.

In der Praxis wird i. allg. so vorgegangen, daß nach einer entsprechenden Handverletzung nach den Röntgenaufnahmen, die keine Fraktur gezeigt haben, das Handgelenk vorübergehend ruhiggestellt wird. Klingen die Beschwerden nicht ab oder nehmen sie gar zu, dann sollte nach 12–14 Tagen erneut Röntgenaufnahmen angefertigt werden, und zwar in verschiedenen Ebenen, denn jetzt besteht eine größere Aussicht, den Bruch zur Darstellung zu bringen.

Eine zweite typische Eigenschaft der Kahnbeinbrüche ist die schlechte Heilungstendenz trotz optimaler Behandlungsmaßnahmen. Die Frakturen heilen nicht aus, und es bilden sich Falschgelenke (Pseudarthrosen), die meist Beschwerden verursachen und erfolgreich operativ behandelt werden können. Man erlebt aber auch manchmal ganz zufällig als Nebenbefund bei anderen Untersuchungen eine Kahnbeinpseudarthrose, die kaum Beschwerden verursacht, und die Patienten sind meist nicht in der Lage, ein entsprechendes Unfallereignis anzugeben.

Der Vollständigkeit halber sei auch erwähnt, daß Kahnbeinpseudarthrosen als Berufskrankheit (BK 2103) auftreten können, und zwar nach Arbeiten mit preßluftgetriebenen Werkzeugen als Folge der Vibrationswirkung auf das Handgelenk (s. Merkblätter, Anhang C). Die beschriebenen Eigenheiten hinsichtlich schwerer Erkennbarkeit und schlechter Heilungstendenz führen nicht selten zu Unzufriedenheiten der Patienten mit ihrem behandelnden Arzt bis zum Klageverfahren. Ein aufklärendes Gespräch bei der ersten Untersuchung könnte das in vielen Fällen vermeiden. Man brauchte dem Verletzten nur zu sagen, daß man heute auf den Bildern keinen Bruch erkennen könne, trotzdem aber ein feiner Knochenriß vorliegen kann und daß bei Fortbestehen der Beschwerden Kontrollaufnahmen gemacht werden müssen, um dann vielleicht mehr erkennen zu können.

Hinsichtlich der Festsetzung der MdE kann man von der Versteifung des Handgelenks ausgehend entsprechende Abschläge machen.

Ischämische Kontraktur

Unter ischämischer Muskelkontraktur versteht man eine schwere Funktionsstörung der Hand und des Unterarms (im vorigen Jahrhundert bereits von Volkmann 1881 beschrieben), die verhältnismäßig selten nach suprakondylären Extensionsfrakturen des Oberarms auftritt. Die Erkrankung, die, wenn auch sehr selten, nach anderen Frakturen im Bereich des Arms, z. B. Vorderarmbruch, auftreten kann, ist bei Jugendlichen und Kindern am häufigsten.

Die akute Ischämie nach der Gliedmaßenverletzung erkennt man an Pulslosigkeit und Schmerz im betroffenen Glied sowie an Lähmung und Blässe.

Ursächlich werden für die ischämische Muskelkontraktur schnürende Verbände und Gefäßverletzungen und Gefäßspasmen angeschuldigt.

Die ischämische Muskelkontraktur ist somit stets Unfallfolge und kann durch scholligen Zerfall der Muskulatur, die durch Narbengewebe ersetzt wird, zu Funktionsstörungen führen, die dem Verlust des Arms gleichkommen können. Nicht selten ist die ischämische Kontraktur mit Nervenschädigungen kombiniert; wobei meist der N. medianus und der N. ulnaris betroffen sind.

Diesen unmittelbar beim Unfallereignis eingetretenen Nervenschädigungen messen manche Autoren große ursächliche Bedeutung bei der Entstehung der ischämischen Muskelkontraktur bei.

Knochenbrüchigkeit, abnorme

(Osteogenesis imperfecta congenita – tarda –, Osteopsathyrosis congenita – Lobstein –, Fragilitas ossium hereditaria)

Es handelt sich bei diesen Krankheiten um eine angeborene (erbliche) abnorme Knochenbrüchigkeit. Die meisten von diesen Krankheiten befallenen Kinder sterben früh.

Bei der letztgenannten Krankheit finden sich noch blaue Skleren und nach dem 10. Lebensjahr eine Innenohrschwerhörigkeit.

Abzugrenzen sind diese Krankheiten von der Rachitis, Chondromalazie und der Chondrodystrophie.

Die abnorme Knochenbrüchigkeit, die zu zahlreichen Frakturen führen kann, heilt allgemein zwischen dem 10. und 20. Lebensjahr spontan aus.

Bei der Frage nach dem Zusammenhang zwischen einem Unfall und einer Fraktur ist zu prüfen, ob die Gewalteinwirkung in der Lage war, einen gesunden Knochen zu brechen, oder ob es sich um den Bruch eines in seiner Festigkeit stark verminderten Knochens ohne Gewalteinwirkung, eine sog. Spontanfraktur, handelt, d. h. um die Fraktur eines kranken Knochens.

Bei der Osteogenesis imperfekta ist die Frage der *Hilflosigkeit* von der Häufigkeit der Knochenbrüche abhängig, soweit nicht bereits Funktionseinschränkungen der Gliedmaße allein schon eine Hilflosigkeit bedingen. In der Regel führen 2 oder mehr Knochenbrüche pro Jahr zur Hilflosigkeit. Die durch Bruchneigung bedingte Hilflosigkeit ist beendet, wenn innerhalb von 2 Jahren keine Knochenbrüche mehr aufgetreten sind, längstens bis zur Vollendung des 16. Lebensjahres.

Literatur

Anhaltspunkte für die ärztliche Gutachtertätigkeit (1996), Bundesministerium für Arbeit und Sozialordnung, S. 42 und 138.

Knocheninfarkt

Siehe S. 257–258 Druckluftererkrankungen.

Knochenmarkentzündung

Siehe S. 181, 246–254 u. Anhang C, D, Osteomyelitis, Ostitis, Infektionskrankheiten, Wundinfektion.

Knochennekrose, aseptische

Spontane aseptische Knochennekrose

Hierbei handelt es sich um einen nekrotischen Zerfall an den Epiphysen und Metaphysen von Röhrenknochen, an den Apophysen und Wirbeln. Betroffen sind meist ältere Kinder und Jugendliche.

Ursächlich werden angeschuldigt erbliche konstitutionelle Einflüsse, hormonal bedingte Knochenbildungsstörung, Ernährungsstörungen durch embolische Gefäßverschlüsse. Letztlich ist die Ätiologie der spontanen aseptischen Knochennekrosen jedoch unbekannt.

Ein einmaliges Trauma ist als Ursache abzulehnen. Sich ständig wiederholende, leichte Gewalteinwirkungen können, wie das Beispiel des Mondbeintodes bei Preßluftarbeitern zeigt, als Ursache in Frage kommen.

Der Mondbeintod (Lunatummalazie) der Preßluftarbeiter (Bk. 2103) führt zu einer Verdichtung der Struktur des Mondbeins, gelegentlich auch mit zystischen Aufhellungen, zur Zusammensinterung oder Aufteilung desselben in verschieden zahlreiche Stücke. Nach unseren Untersuchungen tritt die Erkrankung bei 8% der Patienten doppelseitig auf, was die Forderung nach Röntgenuntersuchung beider Handgelenke unterstreicht.

Bei einseitigem Befall beträgt bei der Mehrzahl der Kranken die MdE 20% , aber auch höhere oder niedrigere Werte sind möglich.

Nach Einstellen der ursächlich anzuschuldigenden Tätigkeit sind Verschlimmerungen des Leidens selten.

Besserungen können sogar noch nach 10–20 Jahren möglich sein, was in etwa ¼ der Nachuntersuchungen festgestellt wurde und sich im wesentlichen mit den Ergebnissen anderer Untersucher (Andreesen 1970) deckt.

Auf das häufige Zusammentreffen der Lunatummalazie mit der Dupuytren-Kontraktur wurde auf S. 158–159 u. Anhang C, D hingewiesen.

Zu dieser Gruppe von Erkrankungen, die mit Eigennamen benannt wurden, gehören: Perthes-Erkrankung des Hüftkopfes, Kienböck-Lunatummalazie, Osgood-Schlatter-Erkrankung der Tibiaapophyse, erste Köhler-Erkrankung = Nekrose des Kahnbeines am Fuß, zweite Köhler-Erkrankung = Nekrose des Mittelfußköpfchens, Scheuermann-Erkrankung = Osteochondrosis juvenilis dorsi, Calve-Erkrankung = Vertebra plana osteonecrotica, König-Erkrankung = Osteochondrosis dissecans u. a. m.

Traumatische aseptische Knochennekrose

Nicht selten kommt es nach knöcherner Ausheilung einer medialen Schenkelhalsfraktur auch bei günstiger Stellung der Fragmente zueinander zu einer teilweisen oder vollständigen Erweichung des Schenkelkopfes, der unter der Belastung dann zusammenbricht.

Bewegungseinschränkung und Schmerzen sind die Folgen dieses Ereignisses, das innerhalb der ersten 2 Jahre nach dem Unfall, also nach dem Schenkelhalsbruch, aber auch noch später eintreten kann, und das seine Ursache in einer durch die Verletzung bedingten mangelhaften Blutversorgung des Kopffragmentes hat.

Auch nach Hüftluxationen kann es durch Verletzung der Kapselgefäße später zur Kopfnekrose kommen.

Ob der von Kümmell (1928) beschriebene verspätete Wirbelkörperzusammenbruch nach Traumen auch in diesen Rahmen der traumatischen, aseptischen Knochennekrosen gehört, ist schwer zu entscheiden, da es für derartige Wirbelzusammenbrüche auch andere Erklärungsmöglichkeiten gibt, wie unerkannte entzündliche Veränderungen (Spondylitiden) oder Materialermüdungen des Knochens.

Kompartmentsyndrom (KS)

Das KS, das erstmals bereits 1840 von Hamilton beobachtet wurde, besteht in einem Druckanstieg in dem nicht ausdehnbaren Raum einer Muskelloge.

Die Ursache dieses Druckanstieges kann traumatisch sein, z. B. als Folge eines Knochenbruchs oder einer Gewebsquetschung mit Einblutungen in das Muskelfach.

Auch ohne äußere Traumen können Überlastungen durch ausgedehnte Märsche oder Langstreckenläufe zu derartigen Druckanstiegen führen, die man dann als funktionelles KS bezeichnet.

Einteilung des Kompartmentsyndroms (KS):

1) traumatisch:
   - drohendes Kompartmentsyndrom,
   - manifestes Kompartmentsyndrom,
2) durch Überbeanspruchung (nicht traumatisch):
   - funktionelles Kompartmentsyndrom
     akute Form,
     chronische Form.

Für das chronische Kompartmentsyndrom werden folgende Synonyme verwendet:

- vorderes Tibialissyndrom,
- vorderer Tibialisschmerz,
- chronisches Anterior-tibialis-Syndrom,
- vorderes Kompartmentsyndrom,
- rezidivierendes Kompartmentsyndrom,
- übungsbedingtes Kompartmentsyndrom.

Drohendes Kompartmentsyndrom

Beim drohenden KS besteht keine periphere Minderdurchblutung. Neurologische Störungen fehlen oder sind nur dezent vorhanden. Hervorstechendes Merkmal ist der im Verhältnis zur Primärverletzung unverhältnismäßig starke Schmerz, welcher gewöhnlich als tiefes Spannungsgefühl beschrieben wird. Der Schmerz wird durch Immobilisation nicht vermindert, sondern durch Anlegen zirkulärer Verbände eher verstärkt. Die Druckmessung in der betroffenen Faszienloge ergibt Werte an der oberen Grenze der Norm. Nach Mubarak (1981) kommt es ab Druckwerten von 30 mmHg und mehr zu einer erheblichen Schmerzzunahme. Die obere Grenze des intrakompartmell gemessenen Drucks für das drohende KS liegt zwischen 30 und 40 mmHg beim normotensiven Patienten.

Für Patienten im Schockzustand sind aufgrund experimenteller Untersuchungen von Matsen et al. (1980) und Zweifach (1980) bereits niedrigere Druckwerte eine Entscheidungshilfe für die chirurgische Dekompression.

Manifestes Kompartmentsyndrom

Die beiden objektiven Symptome des manifesten KS sind Schwellung und palpatorisch erfaßbare Zunahme der Gewebespannung des betroffenen Kompartments. Das manifeste KS ist durch ein bereits eingetretenes neurologisches Defizit charakterisiert. Der subfaszial gemessene Gewebsdruck liegt bei 40 mmHg und mehr, bezogen auf den normotensiven Patienten.

Funktionelles Kompartmentsyndrom

Eine funktionell bedingte Muskelischämie nach muskulärer Betätigung wurde v. a. in der Tibialis-anterior-Loge beschrieben und kann in eine akute und in eine chronische Form unterteilt werden. Das *akute* funktionelle Tibialis-anterior-Syndrom entsteht bei jungen gesunden Menschen häufig nach Märschen, weshalb es auch die Bezeichnung „march gangrene" trägt. Die Beschwerden treten unmittelbar nach dem Übungsprogramm oder bis zu 12 h später auf, wenn der Patient zur Ruhe kommt. Die akute Form erfordert die sofortige Dekompression. Das *chronische* funktionelle Tibialis-anterior-Syndrom tritt nach anstrengenden Betätigungen wie Marschieren oder Laufen, nicht aber beim gewöhnlichen Gehen auf. Die chronische Form ist wesentlich häufiger als die akute Form des funktionellen KS und tritt nach Reneman (1968) in 95% aller Fälle bilateral auf. Die chronische Form entsteht, weil der zur Verfügung stehende Raum zu eng ist, um die funktionell bedingte Schwellung der Muskulatur aufnehmen zu können. Die Muskelmasse kann nach intensiver Betätigung um mehr als 20% akut ansteigen.

Die Anerkennung des Unfallzusammenhangs mit dem KS macht meist keine Schwierigkeiten, wenn unfallunabhängige Krankheiten wie Gefäßleiden, Venenthrombose, Tendovaginitis, Periostitis oder Ostitis ausgeschlossen werden können. Die Folgen, besonders des nicht rechtzeitig behandelten KS, können erheblich sein und sind nach den dadurch entstandenen funktionellen Ausfällen zu bewerten.

Zum Kompartmentsyndrom kann es bei zirkulären Verbrennungen vom Grad 3 durch das resultierende Ödem kommen. Die Folgen davon sind Mikro- und Makrozirkulationsstörungen und Nervenschädigungen, sowie am Thorax Einschränkungen der Atmung. Verhindern kann man bei den Verbennungspatienten das Kompartmentsyndrom nur durch die Escharotomie, d.h. Entlastungsschnitte in Form von zickzackförmigen Inzisionen des Verbrennungsschorfes. S. auch Verbrennungen, S. 263–265.

Literatur

Delacerda FF (1980) A study of the anatomical factors involded in shin splints. J Orthop Sports Phys Ther 2(2): 55–59

Echtermeyer V (1985) Das Kompartmentsyndrom. Springer, Berlin Heidelberg New York

Echtermeyer V (1986) Das Kompartment-Syndrom. Langenbecks Arch Chir 369 (Kongreßbericht)

Hamilton (1840) in Echtermeyer V (1985) Das Kompartmentsyndrom. Springer, Berlin Heidelberg New York, S 26–27

Hargens AR (eds) Compartment syndroms and Volkmann's contractures. Saunders, Philadelphia (Saunders Monographs in Clinical Orthopaedics, vol III, pp 147–165)

Logen et al. (1983) The measurement of dynamic compartment pressure during exercise. Am J Sports Med 11: 4

Matsen III F (1980) Compartment syndromes. Grune & Stratton, New York London Toronto Sydney San Francisco

Mubarak FJ (1981) Lower extremity compartment syndroms: treatment. In: Mubarak FJ

Preston W et al. (1987) A primary car perspective of chronic compartment syndrome of the leg. Phys Sportsmed 3: 111–120

Puhl W, Wölffle G, Scharf H-P (1990) Das chronische Kompartmentsyndrom beim Sportler. H Unfallheilkd 212: 291

Reneman RS (1968) The anterior and lateral compartment syndrom of the leg. Mouton, The Hague Paris

Subotnik SJ (1976) The shin splints syndrome of the lower extremity. J Am Pediat Assoc 66(1): 43–45

Sudmann P (1979) The painfull chronic anterior lower leg syndrom. A prospective clinical and experimental study. Acta Orthop Scand 50: 573–581

Taunton JE, Clement DB, Webber D (1981) Lower extremity stress fractures in athelets. Phys Sports Med 9(1): 77–86

Tscherne H (1982) Kompartment-Syndrom. Editorial Unfallheilk 85: 125

Vogt PR, Ischemic muscular necrosis following marching. Oregon State Med Soc 143 (zit. nach Horn CE 1945)
Wright S (1965) Applied physiology. Oxford Univ Press, London New York Toronto
Zweifach SS, Hargens AR, Evans KL, Consalves MR, Smith RK, Mubarak FJ, Akeson WH (1980) Sceletal muscle necrosis in pressurized compartment associated with haemorrhagic hypotension. J Trauma 20: 941–947

Meniskusschaden des Kniegelenkes

Bei Meniskusschäden handelt es sich um Einrisse oder Ablösungen der Knorpelscheiben, die zwischen den Gelenkflächen des Oberschenkelknochens und des Schienbeinkopfes liegen. Diese Beschädigungen, die bei der hiesigen Bevölkerung den inneren Meniskus 15- bis 20mal häufiger als den äußeren treffen, sind auf Ursachen zurückzuführen:

Frischer Unfallriß

Bei den natürlichen Bewegungen des täglichen Lebens weichen die gesunden Menisken infolge ihrer anatomischen Form, Elastizität und Beweglichkeit der Knochenzange, die durch Oberschenkelrollen und Schienbeinkopf gebildet wird, aus; vorausgesetzt, daß der Kapsel-, Muskel- und Bandapparat des Kniegelenkes intakt ist.

Durch einen ganz typischen Unfallmechanismus, der die Belastbarkeit der Kniebänder übersteigt, kann ein frischer Unfallriß auftreten. Er entsteht meist durch indirekte Gewalteinwirkung, z. B. beim Treten eines Fußballes in gebeugtem und sich drehendem Standknie bei fixiertem Fuß, oder bei Fluchtbewegungen aus hockender Stellung, wie das im Bergbau beobachtet wird. Das Kennzeichnende für diesen Unfallmechanismus ist das plötzliche Auftreten starker, drehender und scherender Kräfte, die in der Lage sind, die gesunden Menisken in die „Knochenzange" einzuklemmen und zu verletzen.

Ein weiterer Unfallmechanismus, der zu einer Meniskusverletzung führen kann, ist der seitliche Knieanprall bei fixiertem Fuß. Dabei kann es zu einer Zerrung oder Zerreißung des Lig. collaterale tibiale und des medialen Meniskus kommen, da das Band mit der Gelenkkapsel und dem medialem Meniskus verwachsen ist.

Manche Autoren (Contzen 1976) haben Zweifel, ob eine isolierte Verletzung des gesunden Meniskus überhaupt denkbar ist. Es ist möglich, daß die fast immer gleichzeitig erlittenen Kapselbandverletzungen vielfach durch Ruhigstellung ausheilen und lediglich der nicht geheilte Meniskus Ursache weiterer Beschwerden ist.

Erwähnt sei, daß Tibiakopfbrüche mit Meniskusverletzungen kombiniert sein können, wobei es keine Zusammenhangsprobleme gibt.

Beim einfachen Vertreten oder Umknicken oder Gang auf unebenem Boden mit Einknicken kann es bei intaktem Bandapparat nur zu einer Lösung in einem erkrankten Meniskusgewebe kommen.

Erwähnt sei, daß der am Rand abgelöste Meniskus spontan oder nach Naht wieder anheilen kann wegen der hier vorhandenen Blutgefäßversorgung. Verletzungen, die den gefäßlosen Anteil des Meniskus treffen, heilen dagegen nicht aus, sondern erfordern eine operative Behandlung, d. h. Meniskusentfernung oder Teilentfernung.

Spätschaden nach Unfallriß

Alle Kniegelenke, an denen eine Meniskusoperation durchgeführt worden war, sind verschleißgefährdeter im Sinne der Arthrosis deformans im Vergleich zu gesunden, nichtoperierten Kniegelenken. Was die Häufigkeit der Arthrose nach Meniskusoperation anbelangt, so schwanken die Angaben im Schrifttum außerordentlich, und zwar von 6,4% 10–18 Jahre nach der Operation und bis 81% 15–20 Jahre nach der Operation (Wolf 1971).

Einer noch größeren Verschleißgefährdung ausgesetzt ist jedoch ein Knie mit einer nicht ausgeheilten Meniskusverletzung. Dabei kann es zu weiteren Gewebedegenerationen kommen, wobei auch bei den normalen Bewegungen des täglichen Lebens erneut Einrisse, Abrisse, Quetschungen und Ergußbildungen auftreten können.

Meniskusschäden bei Gelenkinstabilität

Nach unzureichend behandelten Bandschäden am Kniegelenk kann es zum Einknicken (Schiebebewegung der Gelenkflächen gegeneinander) infolge unzureichenden Gelenkschlusses kommen. Hierdurch können auch bis dahin gesunde Menisken Gefahr laufen, durch die „Knochenzange" verletzt zu werden. Durch diese Veränderungen der statischen Verhältnisse und der Gelenkmechanik kann es zu einer fortgesetzten zunehmenden Schädigung sowohl der Menisken als auch der übrigen Gelenkanteile wie Knorpel und Gelenkinnenhaut kommen.

Spontanlösung (Degenerationen, Meniskopathie, Bergmannsknie, Berufskrankheit 2102)

Durch degenerative Gewebsveränderungen an den Menisken, die schon in der Jugend einsetzen können, kann es ohne Gewalteinwirkung bei Bewegungen des täglichen Lebens, die von den Verletzten oft als Unfall angesehen werden, zu einer Spontanablösung des Meniskus kommen, ohne daß in der Vorgeschichte ein Unfallereignis festzustellen ist oder jemals Kniebeschwerden bestanden haben.

Besonders häufig finden sich degenerative Veränderungen der Menisken bei Bergleuten. Man spricht vom Bergmannsknie. Durch dauerndes Arbeiten in kniender oder hockender Stellung, wie es unter Tage in niedrigen Flözen häufig erforderlich ist, kann es zu Druckschädigungen mit anschließender

Degeneration der Menisken kommen, die dann bei normalen Bewegungen, die keinen Unfallcharakter haben, „bersten". Man benutzt diesen Ausdruck bersten im Gegensatz zu einer Zerreißung des gesunden Gewebes bei Unfällen.

Seit 1952 wurde das Bergmannsknie als Berufskrankheit anerkannt und findet sich im Katalog der Berufskrankheiten unter Nr. 2102 (s. Anhang C, D).

Erwähnt sei, daß beim Bergmannsknie nicht nur die Menisken allein von der Schädigung betroffen sind, sondern mehr oder weniger stark auch die übrigen Elemente des Kniegelenks wie Haut, Schleimbeutel, Unterhautgewebe, Bänder, Gelenkkapseln, Knorpel und Knochen.

Es darf daher nicht überraschen, daß bei diesen entsprechenden Berufsgruppen nach indizierter und korrekter Entfernung oder Teilentfernung des erkrankten Meniskus, d. h. der Entfernung eines Gliedes aus der Kette der geschädigten Strukturen, oft noch erhebliche Beschwerden und Behinderungen zurückbleiben, die in der entsprechenden Einschätzung der Minderung der Erwerbsfähigkeit ihren Niederschlag finden.

Erwähnt sei, daß auch bei Nichtbergleuten bei entsprechenden zeitlichen und arbeitstechnischen Voraussetzungen mit kniender Arbeit auch schon früher eine BK 2102 anerkannt werden konnte.

Mit der Änderung der Berufskrankheitenverordnung (BeKV), geltend ab 01. 04. 1988, wurde bei der BK 2102 der Zusatz weggelassen: „nach mindestens 3jähriger, regelmäßiger Tätigkeit unter Tage". Die Neufassung der BK 2102 heißt jetzt: „Meniskusschäden nach mehrjährigen, andauernden oder häufig wiederkehrenden, die Kniegelenke überdurchschnittlich belastenden Tätigkeiten" (s. Anhang C, D).

Nunmehr ist der Nachweis entscheidend, daß eine andauernde oder häufig wiederkehrende überdurchschnittliche Belastung der Kniegelenke vorlag.

Die überdurchschnittliche Belastung der Kniegelenke ist biomechanisch gebunden an eine belastende Dauerzwanghaltung, vorwiegend durch Hocken oder Knien bei gleichzeitiger Kraftaufwendung oder häufig wiederkehrender erheblicher Bewegungsbeanspruchung wie beim Laufen oder Springen, verbunden mit Scherbewegungen auf grob unebener Unterlage.

Beispiele für Berufe mit überdurchschnittlichen Belastungen der Kniegelenke sind: Bergleute unter Tage, Linoleum- und Parkettleger, Nieter, Schweißer, Heizungsmonteure, Fliesenleger, Dachdecker, Steinsetzer, Ofenmaurer, Rangierarbeiter. Es kommen auch Arbeiten in Betracht, die in engen Räumen bei entsprechender Zwangshaltung der Knie ausgeführt werden, wobei zusätzlich schwere Arbeitsgeräte zu bedienen sind.

Es kam vor, daß sich auch nach Aufgabe der bergmännischen Tätigkeit die Zusammenhangsfrage zwischen Meniskusschaden und länger zurückliegender Tätigkeit im Untertagebetrieb stellte. Dabei wurde davon ausgegangen, daß eine BK 2102 anzuerkennen sei bei Vorliegen der sonstigen Anspruchvoraussetzungen, wenn der Versicherte während seiner Tätigkeit in ausreichendem Maße Arbeiten in Zwangshaltungen verrichtet hatte und die erstmaligen Beschwerden innerhalb von 5 Jahren nach Aufgabe dieser Tätigkeit auftraten. Lag der zeitliche Abstand über dieser Grenze, war eine kritische Prüfung des Kausalzusammenhangs nach dem Grundsatz der Wahrscheinlichkeit erforderlich. Hierbei wurde Arbeitsvorgeschichte, Umfang der schädigenden Tätigkeit sowie das Vorliegen von Brückensymptomen berücksichtigt.

Durch die sinnvolle Erweiterung der BK 2102 auf entsprechende Tätigkeiten, auch außerhalb des Bergbaus, ist zu erwarten, daß in diesen neu hinzugekommenen Berufsgruppen auch nach länger zurückliegender kniebelastender Berufstätigkeit gelegentlich Ansprüche gestellt werden. Auch bei diesen Fällen wird man ähnlich verfahren, wie man es früher nach vorangegangener bergmännischer Tätigkeit getan hätte.

Bei der Begutachtung der Zusammenhangsfrage zwischen Meniskusschaden und Unfall haben die von Bürkle de la Camp zusammengestellten Leitsätze noch heute ihre Gültigkeit.

1) Eine unmittelbar auf das Kniegelenk einwirkende äußere Gewalt erheblichen Grades ist geeignet, einen gesunden Meniskus zu beschädigen. Im allgemeinen wird aber der Meniskus von plötzlichen verwindenden unmittelbaren Gewalten in Beugestellung oder Kreiselung getroffen.
2) Schmerzen, Bewegungsbehinderung, Belastungsunfähigkeit müssen sich sofort oder in kürzester Zeit einstellen.
3) Die Gelenksperre kann schnell verschwinden, ein Erguß muß sich aber unmittelbar anschließen. Nur die Punktion beweist, daß ein Bluterguß und nicht nur ein Reizerguß vorliegt.
   Hierbei sei angemerkt, daß die Punktatdiagnostik weitere Fortschritte gemacht hat, auf die im folgenden eingegangen wird.
4) Sofortiges Niederlegen der Arbeit, frühzeitige Anmeldung des Unfallgeschehens und sofortiger Beginn einer ärztlichen Behandlung sind zu fordern.
5) Gleichzeitige Verletzungen der Seiten- und Kreuzbänder beweisen ein Unfallgeschehen.
6) Jeder operativ entfernte Meniskus muß histologisch untersucht werden, auch wenn die Operation länger als 4 Monate nach dem angeschuldigten Unfallereignis stattfindet.
   Der differentialdiagnostische Wert der histologischen Untersuchung des Meniskus nimmt i. allg. allerdings ab, je länger der Unfall zurückliegt. Darüber hinaus sollte stets eine zusätzliche Probeexzision aus der Kniegelenkinnenhaut (Synovialmembran) gefordert werden, die den Eingriff nicht ausweitet, dem Pathologen aber die Diagnosestellung erleichtert bzw. sie komplettiert.
7) Der Versicherungsträger muß so früh wie möglich durch einen kundigen Sachbearbeiter eine Unfallverhandlung durchführen lassen.
8) Der ausführliche schriftlich niedergelegte Befund und die genaue Darstellung des Unfallvorganges bei der ärztlichen Untersuchung erleichtern die Begutachtung.

Im Rahmen der Begutachtung sollte man auch von den Möglichkeiten der Untersuchung des Kniepunktates Gebrauch machen (s. S. 273–277).

Die Arthrographie des Kniegelenks in Form der Doppelkontrastmethode mit Luft- und Kontrastmitteleinspritzung in der modernen Technik mit Röntgenbildverstärker und Feinstfokus hat eine Zuverlässigkeit von etwa 95% im Vergleich mit den Operationsbefunden an den Menisken.

In Einzelfällen, in denen eine Operation des Kniegelenks wegen des Alters oder anderer Erkrankungen nicht zu empfehlen war, sind schon allein aufgrund eindeutiger arthrographischer Befunde Berufskrankheiten anerkannt worden.

Die Arthrographie, die sich nicht für frische Unfälle eignet, hat auch ihren Eingang in die Begutachtung gefunden. Sie hat aber nur eine Aussagekraft, wenn sie vom Spezialisten ausgeführt wird, denn sie erfordert viel Erfahrung und auch Zeit.

Einen immer breiteren Raum nimmt heute die Arthroskopie ein, die eine direkte Betrachtung von Bandstrukturen, Menisken und Knorpeloberflächen gestattet.

Greinemann (1984) erwartet für die Zukunft eine Erweiterung der Berufskrankheit 2102 vom Meniskus auf das gesamte Kniegelenk, was, wie oben ausgeführt, auch sinnvoll wäre. Es ist nicht nur schwer vorstellbar, sondern widerspricht auch der klinischen Erfahrung, daß ein so komplexer Belastungsvorgang wie eine langjährige kniende Arbeit nur einen Teil des Kniegelenks schädigen würde.

Greinemann (1984) begründet seine Ansicht mit der Gegenüberstellung von Untersuchungsergebnissen an je 500 Männern von 50 Jahren, und zwar einmal mit kniebelastender bergmännischer Tätigkeit und einmal ohne besondere Kniebelastungen. In der Gruppe mit Kniebelastung fanden sich 13mal mehr Kniehauptgelenkarthrosen (65 gegenüber 5). Interessant in dieser Untersuchung war auch die Häufigkeit der Meniskusoperationen (Unfall und Berufskrankheit zusammengenommen). Bei der Gruppe mit kniebelastender Arbeit wurden 4mal mehr Meniskusoperationen ausgeführt als in der Kontrollgruppe.

Aufgrund der Tatsache, daß nicht alle Menschen nach kniebelastenden Arbeiten eine Arthrose erleiden, sind für die Erkrankungen folgende Begriffe geprägt worden:

- präarthrotische Elementarläsion (Hackenbrochs 1953),
- anlagemäßige Gewebeminderwertigkeit (Bürkle de la Camp u. Andreesen 1968),
- vermindertes Knorpelregenerationspotential (Laarmann 1965).

Diese Erklärungsversuche beschreiben im Grunde nicht mehr als die bekannte Tatsache, daß die Konstitution der Menschen unterschiedlich ist.

Zusammenfassend ist zu sagen, daß der Ansicht von Greinemann (1984) grundsätzlich zuzustimmen ist, allerdings hat man von jeher bei der Begutachtung der BK 2102 – Folgen am Knie – sich nicht nur auf den Verlust von Menisken beschränkt, sondern doch stets alle schädigungsbedingten Veränderungen aufgezählt und entsprechend gewürdigt.

In diesem Zusammenhang darf aber auch nicht folgende bereits bestehende Bestimmung unerwähnt bleiben: nach § 551 Abs. 2 RVO sollen die Träger der Unfallversicherung im Einzelfall eine Krankheit, auch wenn sie nicht in der Rechtsverordnung bezeichnet ist oder die dort bestimmten Voraussetzungen nicht vorliegen, wie eine Berufskrankheit entschädigen, sofern nach neuen Erkenntnissen die übrigen Voraussetzungen erfüllt sind.

Meniskuszeichen

Steinmann I: Schmerzen am medialen Kniegelenkspalt bei Außenrotation des Unterschenkels.

Steinmann II: Der Druckschmerzpunkt im Kniegelenkspalt (medial oder lateral) verlagert sich während der Beugung nach hinten.

Mc Murray: Tastbarer Klick im Bereich des medialen Gelenkspaltes, wenn das Knie aus voller Beugung und Außenrotation rasch passiv gestreckt wird.
Der mediale Kondylus springt hierbei über das nach innen geschlagene Hinterhorn.

Thromboembolische Komplikationen nach Meniskusoperationen

Öfter als allgemein vermutet treten sogar manchmal noch Wochen nach Meniskusoperationen thromboembolische Erscheinungen auf, deren Ursache nicht sicher geklärt ist. Möglicherweise ist die bei der Operation sehr nützliche Blutsperre daran nicht ganz unbeteiligt, was allerdings von einigen Autoren (Weber et al. 1908; Angus et al. 1983; Rath u. Wischhöfer 1984) bestritten wird. Der Verfasser selbst sah nach komplikationslosem postoperativem Verlauf 2 tödliche Lungenembolien, was die Notwendigkeit der Thromboseprophylaxe bei diesen Eingriffen unterstreicht.

Es sollte eine Thrombose bzw. Embolie, die innerhalb von 6–8 Wochen nach einer Meniskusoperation auftritt, als indirekte Unfallfolge bzw. Berufskrankheitsfolge angesehen und entsprechend entschädigt werden.

Bei Thromboembolien, die nach Kniegelenkarthroskopie bzw. arthroskopischen Operationen auftreten, sollte man in gleichem Sinne entscheiden.

Meniskusganglion

Hierbei handelt es sich um eine besondere Form der Gewebedegeneration im Meniskusgewebe mit mehr oder weniger großen Hohlraumbildungen (Zysten), die sich manchmal auf die angrenzenden Nachbargewebe ohne Unterbrechung fortsetzen. Wie die gewöhnliche Meniskusdegeneration kann auch die Ganglionisierung ihre Ursache in einer vermehrten Kniebeanspruchung im Sinne der BK 2102 haben und ist entsprechend anzuerkennen.

Auffällig ist, daß bei der Ganglienbildung der Außenmeniskus im Verhältnis 7: 1 gegenüber dem Innenmeniskus bevorzugt wird, während die sonstigen Veränderungen häufiger am Innenmeniskus vorkommen.

Muskel- und Sehnendurchtrennungen

Drei verschiedene Entstehungsursachen können zu Sehnen- oder Muskeldurchtrennungen führen:

1) scharfe offene Durchtrennung,
2) geschlossene Durchtrennung durch direkte Gewalt,
3) geschlossene Durchtrennung durch indirekte Gewalt.

Alle 3 Verletzungsformen können z. B. an der Achillessehne vorkommen.

Zu 1: Scharfe offene Durchtrennungen können beim ungeschickten Gebrauch von z. B. Sensen oder Motorsägen auftreten. Auch zur Beseitigung von Sehnenverkürzungen werden operativ Sehnen durchtrennt (Tenotomien).

Im Altertum durchtrennte man den Gefangenen die Achillessehnen, um eine Flucht zu erschweren.

Bei der offenen Muskel- oder Sehnenverletzung ist der Unfallzusammenhang klar. Manchmal sind die Muskel- oder Sehnenstümpfe in der klaffenden Wunde zu erkennen. Stellung und typischer Bewegungsausfall der betroffenen Gliedmaßenabschnitte geben uns Hinweise auf die Lokalisation der Verletzung. Dies gilt auch für die geschlossenen Verletzungen der Sehnen. Es sei bemerkt, daß nicht jeder Bewegungsausfall auf eine Sehnendurchtrennung zurückzuführen ist, sondern auch in einem Knochenbruch oder einer Verletzung eines motorischen Nervs seine Ursache haben kann. Genaue Festlegung der Erstbefunde schützt den Arzt und den Versicherungsträger vor unbegründeten Ansprüchen von seiten des Verletzten.

Zu 2: Bei etwa 5% der Achillessehnendurchtrennungen handelt es sich um eine geschlossene Verletzung durch direkte Gewalt. Dazu ein Fallbeispiel: Beim Einsteigen in den Autobus unbeabsichtigter Fußtritt gegen die angespannte Achillessehne. Sofort Schmerzen und Gehbehinderung. Klinisch besteht ein Verdacht auf Achillessehnenruptur, der sich bei der Operation bestätigt. Die histologische Untersuchung einer Probe aus dem Verletzungsbereich der Sehne ergibt keinen Vorschaden von Bedeutung, der Unfallzusammenhang ist eindeutig.

Weitere Beispiele an anderen Sehnen, bei denen es durch Schlag oder Stoß auf das angespannte Muskel-Sehnen-System ohne Verletzung der bedeckenden Haut zu Muskel- oder Sehnenrissen kommen kann: Abriß der Strecksehnenansätze an den Endgliedern der Finger mit und ohne Knochenausriß bei Ballspielen durch Stauchung der Finger, ferner Ausriß des Ansatzes der Bizepssehne an der Speiche beim Tragen einer Last und zusätzlichem Schlag auf die Sehne. Auch der Riß der langen Bizepssehne kann ausnahmsweise Unfallfolge sein, wenn ein entsprechendes Unfallereignis vorgelegen hat, meist aber ist der Riß der langen Bizepssehne Folge der Gewebsdegeneration oder von Rauhigkeiten und damit Reibungen im Gleitlager der Sehne.

Eine besondere Form ist die Spätruptur der Daumenstrecksehne, die meist 3 Wochen bis 3 Monate nach typischen Speichenbrüchen mit und ohne Verschiebung, Handgelenkverstauchungen u. ä. auftritt. Sie wird auf Quetschung der Sehne von außen oder an den Knochenbruchstücken oder am scharfen Rand des Lig. carpi dorsale zurückgeführt und als Unfallschaden anerkannt.

Zu 3: Die geschlossene Durchtrennung der Achillessehne durch indirekte Gewalt kommt z. B. vor beim Start zum Kurzstreckenlauf oder beim Spurt beim Tennis, d. h. bei gewollten und geordneten Bewegungsabläufen ohne Fremdeinwirkung, allein durch die Kraft der eigenen Muskulatur.

Eine Besonderheit haben die geschlossenen Achillessehnenrupturen, sie werden häufig primär nicht erkannt und als Prellungen oder Zerrungen gedeutet, nach Jungmichel (1963) in etwa 2/3 der Fälle.

Die Diagnose der Achillessehnenruptur wird u. a. dadurch erschwert, daß etwa 60% der Patienten infolge der nicht mitzerrissenen Sehne des M. plantaris im Liegen noch in der Lage sind, auf der verletzten Seite den Fuß in Spitzfußstellung zu bringen. Dadurch kann bei dem Untersucher der falsche Eindruck entstehen, daß die Achillessehne nicht oder nicht vollständig durchtrennt wäre.

Die Mehrzahl der betroffenen Patienten steht im 4. Lebensjahrzehnt, was an Altersveränderungen denken läßt. Daher sollten stets histologische Untersuchungen durchgeführt werden, auch wenn die Meinungen über ihren Aussagewert geteilt sind.

Doppelseitige Achillessehnenrisse sind nach Viernstein (1963) nicht selten. In 6% der Fälle soll es innerhalb eines Jahres auf der noch unverletzten Seite zu einem Riß kommen. Probst (1985, pers. Mitteilung) berichtete über eine 42jährige Patientin, die beim Tanzen auf der einen Seite einen Achillessehnenriß erlitt und weitertanzte, bis die 2. Achillessehne rupturierte.

Nach erfolgreicher Operation können Sportler ihre alte Leistungsfähigkeit wiedererlangen. Muskelrisse durch indirekte Gewalt finden sich an der Wade (Tennisbein), am Oberschenkel, am Oberarm und in den Bauchdecken. Auch Risse der Schulterblatt-, Brust- und Gesäßmuskulatur sind bekannt.

Als Ursache der zuletzt beschriebenen Form der Sehnenverletzung sind willentliche Handlungen mit außergewöhnlichen Kraftanstrengungen anzusehen. Damit entfallen die Merkmale Plötzlichkeit und Fremdeinwirkung, die in der Rechtsprechung zur Anerkennung eines Unfalles meist gefordert werden. Die Sätze: „Eine gesunde Sehne reißt nicht bei gewollten und geordneten Bewegungsabläufen" oder: „Wenn eine Sehne reißt, dann war sie eben krank" sind in dieser vereinfachenden Form nicht mehr vertretbar. Die Muskulatur läßt sich erheblich trainieren, bei den Sehnen ist das nur in sehr begrenztem Umfang möglich. Dadurch kann es zu einem Mißverhältnis zwischen Muskelkraft und der Belastbarkeit der Sehnen kommen und somit zu Sehnenrissen auch bei gewollten und geordneten Bewegungsabläufen, wie sie im Rahmen beruflicher oder sportlicher Betätigung vorkommen.

Der Vollständigkeit halber seien noch die unfallunabhängigen Spontanrupturen von Muskeln oder Sehnen erwähnt.

Eine durch krankhafte Veränderungen (Rheuma, Lues, Gonorrhö, unspezifische Entzündungen) in ihrer Festigkeit geschädigte Sehne kann unter normaler Beanspruchung reißen. Spontanrupturen eines Muskels können bei Erkrankungen wie Typhus, Malaria, Tbc, Tabes, Hämophilie, Skorbut und Leukämie auftreten.

Im Falle einer wiederherstellenden Operation kann die histologische Untersuchung des Muskel- oder Sehnengewebes manchmal einen Vorschaden aufdecken.

Durch dauernde einförmige Beanspruchung bestimmter Sehnenabschnitte können diese in ihrer Festigkeit geschädigt werden, so daß es ohne Unfallereignis zum Sehnenriß kommt. Als Beispiel hierfür wird die Trommlerlähmung genannt, die keine Lähmung ist, sondern in einem Abriß der langen Daumenstrecksehne besteht. Bei dieser Gruppe der Sehnenrisse durch Dauerbeanspruchung ist die Frage einer Berufskrankheit (s. diese) zu klären.

Der Riß der langen Bizepssehne tritt häufig als Folge primär arthrotischer Veränderungen im Schulterbereich auf und ist nicht Unfallfolge. Durch Rauhigkeiten ihres Gleitkanals kommt es zum fortschreitenden Verschleiß der Sehne und dann zur Ruptur.

Die traumatische Entstehung eines Muskel- oder Sehnenrisses ist unwahrscheinlich, wenn ein eindeutiges Unfallereignis mit sichtbaren Unfallfolgen, wie Bluterguß, fehlt. Weiterarbeiten, verspätete Unfallmeldung, hohes Alter sowie Zugehörigkeit zu bestimmten Berufsgruppen (Glasbläser, Preßluftarbeiter, Trommler) sprechen ebenfalls gegen die traumatische Entstehung eines Muskel- oder Sehnenrisses.

***Muskelverknöcherung** (Myositis ossificans)*

Die Myositis ossificans besteht in einer Knochenbildung in der Muskulatur, die auf verschiedene Einflüsse zurückzuführen ist.

Traumatische Form

Bei Ellbogenverrenkungen, Oberarmbrüchen in der Nähe des Ellbogengelenkes, aber auch nach stumpfer Gewalteinwirkung auf die Muskulatur kann es in den gequetschten Muskelmassen zur Knochenneubildung kommen, die je nach Lage und Ausdehnung die Beweglichkeit der Gelenke behindern kann.

Auch nach Schußverletzungen und in Operationswunden treten manchmal Verknöcherungen auf.

Chronisch-traumatische Form

Durch dauernden Druck oder Erschütterung kann es in umschriebenen Muskelbezirken zu Verknöcherungen kommen. Am bekanntesten ist der „Reiterknochen“ an der Innenseite der Oberschenkel und der „Exerzierknochen“ im Deltamuskel.

Bestimmte Berufsgruppen sind für diese Veränderungen prädisponiert (Sattler, Schuhmacher usw.).

Myositis ossificans nach Nervenstörungen

Nach Verletzungen oder Erkrankungen des Rückenmarks (Tabes, Syringomyelie sowie Querschnittslähmung nach Verrenkungsbrüchen der Wirbelsäule) kann es ebenfalls zur Myositis ossificans kommen.

Erwähnt sei, daß es im Gegensatz zu diesen umschriebenen Muskelverknöcherungen eine allgemeine fortschreitende Muskelverknöcherung als selbständige, unfallunabhängige Krankheit gibt.

Osteomyelitis

Siehe S. 168, Knochenmarkentzündung.

Ostitis fibrosa generalisata *(Recklinghausen-Krankheit)*

Hierbei handelt es sich um eine Systemerkrankung des ganzen Skelettes, die auf Nebenschilddrüsenüberfunktion zurückgeführt wird. Die Entstehung der Erkrankung oder ihre Verschlimmerung durch einen Unfall ist abzulehnen.

Bei Brüchen von Knochen, die durch diese Systemerkrankung vorgeschädigt waren, ist zu prüfen, ob der Unfall geeignet gewesen wäre, einen gesunden Knochen zu brechen. Wenn dies nicht der Fall ist, dann ist dem Unfall nur der Wert einer Gelegenheitsursache beizumessen (s. Kap. „Abnorme Knochenbrüchigkeit, Spontanfraktur“ S. 167 u. 187.

Pseudarthrose

Siehe S. 162, Falschgelenk.

Rheumatische Erkrankungen

Die rheumatischen Erkrankungen können in 4 Gruppen unterteilt werden:

1) Die entzündlichen Gelenk- und Wirbelsäulenprozesse:
   a) Arthritiden unklarer Ätiologie,
   b) prä- und postinfektiöse Arthritiden (rheumatisches Fieber),
   c) allergische Arthritiden,
   d) Kollagenerkrankung.
2) Die degenerativen Gelenk- und Wirbelsäulenerkrankungen:
   a) Arthrosen der Extremitätengelenke,
   b) degenerative Wirbelsäulenveränderungen.
3) Die weichteilrheumatischen Affektionen.
4) Die pararheumatischen Krankheitsbilder, wobei das rheumatische Symptom nur Zeichen einer anderweitigen Erkrankung ist, wie z. B. rheumatische Syndrome bei Stoffwechsel- und Endokrinenerkrankung, bei Neoplasie und Knochen- und Knorpelerkrankungen.

Bei der Unfallbegutachtung der verschiedenen Formen der rheumatischen Erkrankungen müssen folgende Punkte beachtet werden:

1) ob bis zum Unfall bereits eine rheumatische Gelenkerkrankung bestanden hat oder nicht,
2) ob das Trauma zu erheblichen Schädigungen der erkrankten Gelenke führte,
3) ob das vom Unfall betroffene Gelenk zuerst erkrankte,
4) ob die rheumatische Erkrankung in einem kurzen zeitlichen Abstand nach dem Unfall auftrat und Brückensymptome bestanden haben.

Bei der Beurteilung der MdE ist außer dem entzündlichen Prozeß auch die Funktionseinschränkung der betroffenen Gelenke zu berücksichtigen. Bei den pararheumatischen Erkrankungen liegt eine Unfallfolge nur dann vor, wenn für die Grundkrankheit die Zusammenhänge nachgewiesen werden können.

Schleimbeutelentzündung (Bursitis)

Eine chronische Schleimbeutelentzündung kann traumatisch entstehen, wenn es durch einen Unfallvorgang in einem natürlich vorgebildeten Schleimbeutel zu einem Bluterguß gekommen war. Ein derartiger Bluterguß kann aber auch vom Gewebe wieder aufgesaugt werden und braucht keine Folgen zu hinterlassen.

Wesentlich häufiger ist die Entstehung der chronischen Schleimbeutelentzündung durch ständigen Druck, wie er bei bestimmten berufsbedingten Verrichtungen auftritt, so z. B. an den Knien der Bergleute durch häufiges Knien oder an den Ellbogen der Zeichner durch Abstützen. Bei diesen Fällen kommt es zu einer vermehrten Flüssigkeitsansammlung und dadurch polsterartigen Auftreibung der betroffenen Schleimbeutel, in denen man körnerartige Einlagerungen tastet. Meist sind die Bedingungen zur Anerkennung einer Berufskrankheit 2105 gegeben. Durch Einwanderung von Erregern kann ein chronisch veränderter Schleimbeutel vereitern. Erwähnt sei, daß die Schleimbeutelerkrankungen durch operative Behandlung ausgeheilt werden können. Das Vorliegen einer Schleimbeutel Tbc oder einer rheumatischen Schleimbeutelerkrankung oder Gichterkrankung ist auszuschließen.

Schnellender Finger

Durch Verdickung der Fingersehnen oder Einengung der sie umgebenden Sehnenscheiden wird die normale Gleitfähigkeit gestört, so daß die Fingerbewegungen ruckartig, d. h. „schnellend“ werden. Meist ist der schnellende Finger als Krankheit aufzufassen, er kann aber auch als Folge einer Quetschung oder Stichverletzung der Sehnenscheide auftreten.

Schulterluxation

Da die Gelenkfläche des Oberarmkopfes etwa 4mal größer ist als die Gelenkfläche der Pfanne, besteht zwar eine hervorragende Beweglichkeit, wie bei keinem anderen Gelenk, der Preis dafür ist aber eine erhöhte Ausrenkungsgefahr.

Die Schulterluxationen entstehen meist durch Sturz auf die Schulter oder auf den Arm, aber auch bei epileptischen und tetanischen Krämpfen sowie bei Schockbehandlungen. Auch bei Stromunfällen kommen Schulterluxationen vor. Als Begleitverletzungen sind Kapsel- und Sehnenrisse, Nervenschädigungen (N. axillaris) und Knochenverletzungen bekannt. Sie können bestehen in einer Schädigung des Pfannenrandes (Bankart-Läsion), dem Abbruch des Tuberculum majus (seltener minus), Abbruch des Rabenschnabelfortsatzes, subkapitaler Humerusfraktur, Impressionen am Humeruskopf (Sachs-Hill-Läsion).

Bei der gutachterlichen Untersuchung ist stets eine Vergleichsaufnahme der unverletzten Seite anzufertigen, daneben können wegen der Begleitverletzungen Spezialaufnahmen erforderlich werden, z. B. in verschiedenen Rotationsstellungen, transaxilläre Aufnahmen und Tangentialaufnahmen des Humeruskopfes. Als MdE wird, wenn keine wesentlichen Begleitverletzungen vorliegen, eine Gesamtvergütung von 20% für 3–6 Monate vorgeschlagen.

Die wichtigste Spätkomplikation ist die habituelle Schulterluxation (gewohnheitsmäßige Schulterverrenkung). Durch Schädigung des Pfannenrandes (Bankart-Läsion) kann es bei alltäglichen Bewegungen des Armes ohne Unfallcharakter zu erneuten, sich wiederholenden Ausrenkungen der Schulter kommen, die man als habituelle Schulterluxation bezeichnet.

Die Beseitigung dieses Zustandes, für den man bei häufigen Ausrenkungen eine MdE von 30% annimmt, ist nur durch Operation möglich.

Da die habituelle Schulterluxation auch ohne Gewalteinwirkung aufgrund von angeborenen Gewebeschwächen oder anatomischen Formvarianten, die nicht immer zu erfassen sind, auftreten kann, unterscheiden manche Autoren zwischen

1) habitueller Schulterluxation ohne Trauma bei der Erstverrenkung,
2) habitueller Schulterluxation nach entsprechender Gewalteinwirkung bei der Erstverrenkung.

In diesen Fällen dürfte wegen des erwiesenen Unfallereignisses die Anerkennung nicht schwierig sein.

Schultersteife, schmerzhafte (*Periarthritis humeroscapularis, Duplay-Erkrankung, Rotatorenmanschettenruptur*)

Die Bezeichnung wird oft als Sammelbegriff für Schmerzzustände im Bereich der Schulter und des Armes benutzt, die sich z. T. aber voneinander abgrenzen lassen. Ursächlich kommen hierfür in Frage Osteochondrose der Halswirbelsäule, zervikaler Bandscheibenvorfall, Einengung der Zwischenwirbellöcher, Skalenussyndrom, rheumatische Affektionen und arthrotische Veränderungen des Schultergelenks, Reizung der Nerven im Hals- und Schulterbereich.

Die Ansichten über die Entstehung der schmerzhaften Schultersteife gehen weit auseinander. Da häufig nach Prellungen und Zerrungen auch leichterer Art im Schulterbereich, besonders bei älteren Patienten, über nachhaltige Schmerzzustände geklagt wird, ist bei der Begutachtung zunächst die Frage eines Vorschadens (evtl. auch ohne vorangegangene Beschwerden) zu klären, wobei Krankenkassenauszüge, evtl. Röntgenaufnahmen und Befunde sowie Seitenvergleiche helfen können, ggf. Zielaufnahmen unter Bildwandlerkontrolle und Funktionsaufnahmen.

Bei der Abgrenzung der oben genannten verschiedenen Krankheitsbilder kann neben der klinischen und röntgenologischen Untersuchung die Hilfe eines Neurologen nützlich sein.

Die Folgen einfacher Schulterprellungen klingen nach einiger Zeit ab und führen nicht zu diesen chronischen Schmerzzuständen, die in den meisten Fällen eine unfallfremde Ursache haben.

In den letzten Jahren ist die sog. Rotatorenmanschettenruptur von den übrigen Schultererkrankungen abgegrenzt worden. Die Muskulatur der Rotatorenmanschette, die aus den M. supraspinatus, M. infraspinatus, M. teres minor und M. subscapularis zusammengesetzt ist, bildet eine Einheit und dient der Haltefunktion des Oberarms im Schultergelenk, sie stellt die gemeinsame Sehnenplatte der oben aufgeführten Muskeln dar.

Nach dem 60. Lebensjahr wurden autoptisch bei allen Untersuchten degenerative Veränderungen an der Rotatorenmanschette gefunden. Risse fanden sich bei 40- bis 56jährigen in 25% und bei 56- bis 76jährigen in 39% der Fälle (Weber 1985). Neben der Rotatorenmanschettendegeneration bestehen im Schulter- und Schultereckgelenk meist Arthrosen, so daß es sich um ein komplexes Verschleißproblem handeln dürfte. Abzugrenzen voneinander sind die unfallbedingten Rupturen (mit und ohne Degeneration) von den Spontanrupturen. Auch sollte unterschieden werden, ob es sich um direkte oder indirekte Gewalteinwirkung handelt.

Im Röntgenbild erkennt man etwa 8 Wochen nach einer Rotatorenmanschettenruptur Veränderungen im Akromion und am Tuberculum majus. Beschrieben werden zystische Veränderungen, Sklerose oder Atrophie im Bereich der subchondralen Grenzlamellen des Tuberculum majus, Vertiefung der Rinne zwischen anatomischem Hals und der Gelenkfläche des Humerus, Verschmälerung des Spaltes zwischen Akromion und Humeruskopf unter 7 mm, Hochstand des Humeruskopfes, Osteophyten an der Unterseite des Akromion mit Zystenbildung und Verlust der konvexen Form der Akromionunterseite.

Reichelt (1985) hält das Ergebnis der Arthrographie des Schultergelenks beweisend für das Vorliegen einer Ruptur der Rotatorenmanschette, mißt aber der Sonographie besonders bei weiterer Erfahrung in Zukunft eine diagnostische Bedeutung auch in diesem Bereich bei.

Keyl u. Gretenkord (1985) berichten über 1000 Schulterarthrographien (Monokontrast und Doppelkontrast) und fordern 4 Standardaufnahmen, da die übliche Arthrographie zur Differentialdiagnose der Manschettenruptur keine zuverlässige Aussage erlauben würde.

Normalerweise ist die Bursa subacromialis vom Schultergelenk getrennt. Die Kontrastmittelansammlung in der Bursa bei der Arthrographie des Schultergelenks ist für die Manschettenruptur beweisend.

Lundberg (1985, Diskussionsbemerkung) sah bei postoperativen Arthrographien ⅓ der Fälle erneute Rupturen und trotzdem gute Ergebnisse. Nach Lilleby (1985) kann man mit der Arthroskopie Größe und Lokalisation der Ruptur gut feststellen. Er wählt den hinteren Zugang zum Gelenk in Seitenlage des Patienten und sieht die Indikation nur, wenn nach dem klinischen Befund eine Operation vorgesehen war.

Als adäquates Trauma, das eine Rotatorenmanschettenruptur herbeiführen könnte, sind Unfälle anzusehen, die z. B. zu einem Ausriß des Tuberkulums geführt haben, meist Bewegungen in der Frontalebene. Häufig aber macht ein Unfall dem Patienten erstmalig oder wieder seine vorbestandene Schultererkrankung bewußt und stellt daher nur eine Gelegenheitsursache dar.

Eine Rotatorenmanschettenruptur ist als Unfallfolge anzuerkennen, wenn ein geeigneter Unfall vorlag, die Röntgenbefunde sich innerhalb von 3 Monaten verschlechterten und vor dem Unfall ein degenerativer Manschettendefekt ausgeschlossen werden konnte, was in Anbetracht der Häufigkeit der Degenerationsprozesse im Alter schwierig sein kann.

Ludolph et al. (1985) schreiben zur Anerkennung des Traumas als Ursache:

„Die Anerkennung einer Rotatorenmanschettenruptur in der *gesetzlichen Unfallversicherung* (Arbeits-/Wegeunfall) setzt eine direkte oder indirekte Gewalteinwirkung auf das Gewebe voraus. Eine, wenngleich plötzliche, bewußte und damit kontrollierte Kraftanstrengung reicht hier nicht aus. Gemeint sind die Fälle des sogenannten „Verhebens“ wie Heben, Stemmen und Schieben schwerer Lasten. Die Kausalität zwischen angeschuldigtem Ereignis und Schaden ist in der gesetzlichen Unfallversicherung nur zu bejahen, wenn das Ereignis nach der Auffassung des praktischen Lebens *wesentlich* mitgewirkt hat. Zu dieser wesentlichen Bedingung steht im Gegensatz die Gelegenheitsursache oder das Anlaßgeschehen, typische Begriffe des Sozialrechts. So ist z. B. das kontrollierte Stemmen einer Last für einen Riß der Rotatorenmanschette eindeutig eine Gelegenheitsursache – die degenerierte Sehnenplatte reißt gelegentlich dieser Verrichtung. Ein derartiger Vorgang – von Versicherten aus einem verständlichen Kausalitätsbedürfnis heraus immer wieder zu Unrecht als Unfall angeschuldigt – ist kein geeigneter Mechanismus für eine traumatische Schädigung der Rotatorenmanschette.

Geeignete Ereignisse (adäquate Traumen) sind folgende: erhebliche, direkte Gewalteinwirkung auf die Vorder-Außenseite des Schultergelenkes durch Stoß, Schlag oder Sturz sowie indirekte Gewalteinwirkung durch Sturz auf den ausgestreckten Arm bzw. das rechtwinklig gebeugte Ellenbogengelenk. Durch die starke axiale Stauchung des Oberarmkopfes gegen das Schulterdach kann es hierbei zur Kompression und damit zur Verletzung der Sehnenplatte kommen. Zu diskutieren sind weiterhin plötzliche, starke Zerrungen des Armes (Ad-, Abduktion, Ante-, Retroversion), insbesondere dann, wenn die Schultergürtelmuskulatur unter starker Anspannung steht. Mechanismen wie das Aufhalten oder Abfangen einer überraschend einwirkenden schweren Last werden als Grenzfälle stets umstritten bleiben.“

Die Schwierigkeit bei der Begutachtung des Rotatorenmanschettenschadens besteht darin, daß degenerative Veränderungen gleichzeitig mit traumatischen Veränderungen bestehen können und schwer voneinander abzugrenzen sind.

Nach Hansis wird die bisherige gutachterliche Praxis als zu simpel eingestuft, nach der nur unterschieden wird zwischen degenerativer und traumatischer Ruptur und bei der üblicherweise die traumatische Ruptur schon deswegen als nicht existent angesehen wird, weil ein passender Geschehensablauf nicht stattgefunden hat und immer dann, wenn eine degenerative Ruptur vorliegt, das gesamte Krankheitsbild als unfallunabhängig angesehen wird.

Durch regelmäßige Untersuchungen der Schulterverletzung während der gesamten Behandlungsdauer und Dokumentation der Untersuchungsbefunde wäre eine Begutachtung wahrscheinlich weniger problematisch.

Die *privaten Unfallversicherungen* nehmen bereits in den alten AUB einen anderen Standpunkt ein, der in der AUB 88 wie folgt definiert wird unter § 1 (1, 2): Als Unfall gilt auch, wenn durch eine erhöhte Kraftanstrengung an Gliedmaßen oder Wirbelsäule

1) ein Gelenk verrenkt wird oder
2) Muskeln, Sehnen, Bänder oder Kapseln gezerrt oder zerrissen werden.

Gegen die Anerkennung der Degeneration der Rotatorenmanschette als **Berufskrankheit** sprachen sich Kroh (s. Weber 1985) und v. a. Idelberger (s. Weber 1985) aus. Durch Untersuchungen an einem nichtselektierten Krankengut konnten Petersson (1982) autoptisch und Wagenhäuser (s. Weber 1985) klinisch feststellen, daß in über 80% der Fälle die degenerativen Veränderungen sowohl am Gelenk als auch an der Rotatorenmanschette bilateral ausgeprägt sind, daß keine signifikanten Unterschiede zwischen links und rechts bestehen und daß Frauen sogar häufiger als Männer Rotatorenmanschettenrupturen und Knorpelschäden aufweisen, während Jäger u. Keyl (1980) sowie Reichelt (1985) (70 Männer, 30 Frauen) eine deutlich größere Beteiligung der Männer sahen und außerdem Bevorzugung der rechten Seite bei den Rechtshändern.

Zur Arbeitsanamnese konnte keine Beziehung hergestellt werden.

Sehnenplattenriß *(Faszienriß)*

Durch direkte und indirekte Gewalteinwirkung können Faszienrisse entstehen. Sie können mit Muskelrissen kombiniert sein. Tritt durch einen Faszienriß Muskulatur hervor, spricht man von einem Muskelbruch.

Faszienrisse aufgrund angeborener Schwäche des Bindegewebes können unter normaler Beanspruchung entstehen.

Sehnenscheidenentzündung *(Tendovaginitis crepitans, Peritendovaginitis crepitans, Paratendinitis, Tendovaginitis stenosans)*

Unter diesen Bezeichnungen versteht man eine bakterienfreie Entzündung der Sehnenoberflächen und der Sehnenscheiden bzw. dort, wo keine Sehnenscheiden vorliegen, eine Entzündung des die Sehnen umgebenden Gleitgewebes. Diese Entzündungen und Reizzustände sind häufig Folge sich ständig wiederholender einseitiger Bewegungen, wie sie im Beruf (Schreibmaschinenschreiber, Dreher, Klavierspieler usw.) und Sport (Fechter, Tennisspieler, Tänzer usw.) vorkommen. Diese Sehnenscheidenentzündungen, bei denen bei Bewegungen der betroffenen Glieder deutliche Reibegeräusche tast- und hörbar sind, die mit Schmerzen einhergehen und das Gefühl der Lahmheit des Gliedes hervorrufen, können nach akuten Erscheinungen in ein chronisches Leiden übergehen, wobei dann die Frage, ob eine Berufskrankheit (Nr. 2101) vorliegt, geklärt werden muß.

Sehnenscheidenentzündungen als Folge von Knochenbrüchen oder anderen Knochenverletzungen sind seltener, heilen aus und haben nicht die Neigung, in ein chronisches Leiden überzugehen.

Die stenosierende Tendovaginitis ist ein Krankheitsbild, das ebenfalls auf chronische Überanstrengung zurückgeführt wird (s. Berufskrankheiten) und in einer Verengung des Faches der Sehne des M. extensor pollicis brevis und M. abductor pollicis longus besteht und beim Bewegen des Daumens ausstrahlende Schmerzen hervorruft. Meist werden Frauen von der Erkrankung betroffen.

Sehnenverrenkung (Sehnenluxation)

Sehnenverrenkungen treten sowohl als Unfallfolge als auch als angeborenes Leiden (z. B. Peronäussehnenverrenkung als Folge von Knickfußbildung) auf. Am häufigsten betroffen werden Peronäussehnen und Fingerstrecksehnen.

Durch direkte Gewalteinwirkung oder starke ruckartige Muskelanspannung kann die Sehne aus ihrem Lager herausgerissen werden und so die Verrenkung entstehen.

Das Unfallereignis braucht nicht immer sehr schwerwiegend gewesen zu sein, ärztliche Hilfe wird oft erst nach einiger Zeit in Anspruch genommen. Der Restzustand nach Peronäussehnenverrenkung wird mit einer MdE vom 10–20% bewertet.

Spontanfraktur

Knochen, deren Festigkeit durch angeborene oder erworbene Leiden vermindert ist, können bei normalen täglichen Verrichtungen, die keinen Unfallcharakter haben, brechen.

Man spricht dann von Spontanfraktur oder von Fraktur im pathologisch veränderten Knochen. Diese Bezeichnungen sind präziser als die ungenaue Beschreibung „pathologische Fraktur". Nach Lindenschmidt (pers. Mitteilung) ist jede Fraktur ein pathologischer Zustand, also auch die, die durch ein entsprechendes Trauma am gesunden Knochen aufgetreten ist.

Spontanfrakturen können hervorgerufen werden durch verschiedene Krankheiten wie z. B.: Osteopsathyrose, Osteomalazie, Knochenzysten, Tuberkulose, Syphilis, Ostitis fibrosa, Sarkome, Karzinommetastasen, Tabes, Syringomyelie.

Ist das Grundleiden als Unfallfolge anerkannt, so müssen auch die Spontanfrakturen entsprechend entschädigt werden.

Nicht selten wird man durch eine Spontanfraktur überhaupt erst auf eine gut- oder bösartige Knochenveränderung aufmerksam, die dann nur zu oft von den Verletzten guten Glaubens ursächlich auf den Unfall zurückgeführt wird. Oft werden sogar nachträglich Unfälle konstruiert.

Bei allen Frakturen in pathologisch veränderten Knochen ist zu prüfen, ob der angeschuldigte Unfall geeignet gewesen wäre, einen gesunden Knochen zu brechen.

Überbein (Gelenkganglion)

Überbeine finden sich auf der Streckseite der Handgelenke am häufigsten, seltener an der Beugeseite, ferner an den Grundgelenken der Finger 2–5, am Fußrücken in der Nähe des Würfelbeines und des Kahnbeines sowie in der Kniekehle.

Das Kniekehlenganglion, das über hühnereigroß werden kann, kommuniziert oft mit der Kniegelenkhöhle (Baker-Zyste)[1] und kommt daher meist bei der Kniegelenkarthrographie zur Darstellung.

Nach Debrunner (1985) entstehen die Baker-Zysten bei Erwachsenen meist als Ausstülpung der Gelenkkapsel bei chronischen Kniegelenkergüssen, z. B. bei einer Gonarthrose.

Die Entstehung der Überbeine wird auf während der Entwicklung des Organismus versprengtes Gelenkgewebe oder auf Erweichung des die Gelenke umgebenden Gewebes zurückgeführt.

Fortdauernde einseitige Beanspruchung der betreffenden Gelenke wirkt sich bei entsprechender Gewebsdisposition begünstigend auf die Entstehung der Überbeine aus.

Die Entstehung durch ein einmaliges Trauma ist unwahrscheinlich. Es sei bemerkt, daß man häufig durch direkte Gewalteinwirkung, durch Zerklopfen, die Überbeine zum Platzen und damit zum Verschwinden bringen kann. Gelegentlich können sie dann manchmal wieder auftreten, weil die Kapsel des Ganglions erhalten geblieben ist.

Umknicken

Der Vorgang des Umknickens ist ein sehr häufiges Unfallgeschehen. Es tritt häufiger auf als in statistischen Zahlenangaben wiedergegeben, weil viele leichtere Fälle gar nicht erfaßt werden. Frauen sind 2,5mal häufiger betroffen.

Als Ursache des Umknickens werden in 70% der Fälle äußere Einwirkungen angegeben wie Treten auf einen Gegenstand, Bordsteinkante, wasserglatter Boden, Unebenheiten, Besteigen von Treppenleitern und Geräten.

Häufig fehlen Angaben über äußere Einwirkung. Das Umknicken ohne jegliche äußere Veranlassung auf völlig ebenem Boden – mit körperlicher Schädigung als Folge – ist grundsätzlich ein Arbeitsunfall (Urteil v. 28. 07. 1977, Kartei Lauterbach Nr. 10271). Entscheidend für die Anerkennung als Arbeitsunfall ist die versicherte Tätigkeit und der damit zusammenhängende Weg, das „sich Fortbewegen“ des Versicherten. Tritt das Umknicken aufgrund einer

---

[1] Baker, William Morrant (1839–1896), Chirurg in London.

inneren Ursache auf, wie Vorschäden am Bandapparat aus vorangegangenen nicht versicherten Unfällen oder angeborener Bänderschwäche, so wird ein wesentlicher ursächlicher Zusammenhang mit der versicherten Tätigkeit abgelehnt und eine Gelegenheitsursache angenommen, da der Unfall auch bei jeder anderen Tätigkeit wahrscheinlich aufgetreten wäre.

Als Ausnahme davon werden innere Ursachen anerkannt, wenn sie betriebsbedingt waren, wie z. B. Überanstrengungen, lange Arbeit bei drükkender Hitze.

Zusammenfassend wird das Urteil des Landessozialgerichtes Baden-Württemberg erwähnt (Breithaupt 1967, S. 1005): „‚Knickte' ein Versicherter, der sich auf einem versicherten Weg ‚fortbewegte', um und bleibt nach Ausschöpfen aller geeigneten und erreichbaren Beweismittel unerklärbar, ob eine innere Ursache verantwortlich sein kann, so geht dies zu Lasten des Versicherungsträgers."

Wirbelbrüche *(ohne neurologische Ausfälle)*

Besonders günstig ist der Kompressionsbruch ohne Keilverformung des Wirbelkörpers. Auch eine Blockwirbelbildung kann günstig sein. Nach den herkömmlichen Röntgenaufnahmen stimmen manchmal Befund und Beschwerden nicht überein. Die Computertomographie bringt Knochenbrüche und andere Strukturveränderungen zur Darstellung, die früher nicht erkennbar waren.

Die MdE liegt meist nach 2 Jahren nach dem Unfall unter 20%, wenn kein stärkerer Achsenknick und kein Verlust der Stabilität infolge Atrophie der Rückenmuskulatur besteht.

Die Richtlinie 10° Achsenknick = 10% MdE ist nicht mehr vertretbar.

Die Achsenfehlstellungen in der Brustwirbelsäule sind geringer einzuschätzen als in der Lendenwirbelsäule.

Es werden Röntgenaufnahmen in 3 Ebenen gefordert, ggf. Computertomogramm.

Wirbelgleiten *(Spondylolisthesis)*

Infolge angeborener Spaltbildung (Spondylolysis) im sog. Zwischengelenkstück der Bögen der Lendenwirbel kann es zum Wirbelgleiten kommen. Dabei gleitet ein Wirbelkörper über den darunterliegenden langsam nach vorne, während der durch die Spaltbildung abgetrennte hintere Bogenabschnitt mit Dornfortsatz sich in seiner Lage nicht wesentlich verändert. Dieser Gleitprozeß, der am 5., 4. oder 3. Lendenwirbel auftritt, kann sich unbemerkt von der Kindheit an über Jahrzehnte erstrecken. Nicht selten wird das Wirbelgleiten zufällig anläßlich von Röntgenuntersuchungen erkannt.

Für die Entstehung der Spaltbildung bzw. des Wirbelgleitens wird ein Unfall als Ursache abgelehnt.

Die Beschwerden einer Spondylolisthesis sind verschieden stark. Sie können durch einen geeigneten Unfall vorübergehend verschlimmert werden. Die Aufdeckung einiger seltener Fälle traumatisch bedingten Wirbelgleitens wurde erst mit Hilfe des Computertomogramms möglich.

Wirbelsäulenprellung

Bei Wirbelsäulenprellungen steht die örtliche Schmerzhaftigkeit des betroffenen Skelettabschnittes im Vordergrund. Die Beschwerden klingen meist rasch ab und neigen nicht zum Rückfall.

Im Gegensatz dazu neigen die Folgen unfallunabhängiger degenerativer Wirbelsäulenerkrankungen zu Rückfällen, und ihre Beschwerden nehmen im Laufe der Zeit zu.

Halswirbelsäulenzerrung, Halswirbelsäulenstauchung, Halswirbelsäulendistorsion

Während die Begutachtung der Wirbelfrakturen i. allg. verhältnismäßig unproblematisch ist, erweist sich die Beurteilung des oft als „harmlose Weichteilverletzung" beschriebenen Zustandes als wesentlich schwieriger, besonders im Bereich der Halswirbelsäule.

Von den jährlich etwa 3000 von der Schweizerischen Unfallversicherungsgesellschaft erfaßten Halswirbelsäulenverletzungen laufen 90% unter der Diagnose Halswirbelsäulendistorsion, und bei 10% der Patienten finden sich Frakturen, wovon ¼ der Verletzten zugleich eine Rückenmarkverletzung erleidet. Das zeigt die zahlmäßige Verteilung in der Schweiz, die nicht wesentlich von der der Bundesrepublik abweichen dürfte.

In einer repräsentativen Stichprobe, bei der 320 Patienten ausgewertet werden konnten, fanden Dvorak et al. (1985), daß 45% der Halswirbelsäulenverletzungen von Verkehrsunfällen herrühren, wobei Auffahrunfälle (s. auch Schleudertrauma, S. 191 am häufigsten sind. Die restlichen 55% verteilen sich auf Stürze, Schläge, Sportverletzungen usw.

Unmittelbar nach dem Unfall treten bei etwa der Hälfte der Patienten Schmerzen in der Nacken-Schulter-Region auf, aber auch Schwindel sowie vegetative Symptome können vorhanden sein. Psychische Symptome treten meist erst mit einer Latenz von Wochen und Monaten auf, insbesondere bei Patienten, die später berentet werden. Somatische Beschwerden, welche nach einer Latenz von mehr als einer Woche auftreten, sollten vorsichtig interpretiert werden.

Bei der Erstuntersuchung ist besonders auf neurologische Ausfälle zu achten. Auch wenn initial durch Schmerzen erschwert, sollte eine funktionelle Untersuchung der Halswirbelsäule baldmöglichst erfolgen, wobei der kraniozervikale Übergang gesondert vom mittleren Abschnitt und gesondert vom zervikothorakalen Übergang der Halswirbelsäule beurteilt werden sollte wegen der hier bestehenden biomechanischen und funktionell-anatomischen Unterschiede.

An Röntgenuntersuchungen werden die Aufnahmen im anterio-posterioren und seitlichen Strahlengang und ggf. auch Schrägaufnahmen durchgeführt. Zum Ausschluß einer Instabilität eignen sich Funktionsaufnahmen in Flexion und Extension der Halswirbelsäule. Bei Verdacht auf Rotationsinstabilitäten der oberen Halswirbelsäule sind funktionstomografische Untersuchungen zu empfehlen (maximale Rotation des Kopfes nach rechts und links).

Eine Läsion der Mechano- und Nozirezeptoren im Bereich der Wirbelbogengelenkkapseln sowie der subokzipitalen Muskulatur kann sich als Zervikalnystagmus manifestieren. Die Tatsache, daß die Mechanorezepturen der Halswirbelsäule ihr Projektionsfeld neben den Vestibulariskernen in der Medulla oblongata haben, mag dies erklären.

Die Objektivierung des Zervikalnystagmus und damit auch des Zervikalschwindels kann gelegentlich durch die Elektronystagmografie gelingen.

Die Umfrage von Dvorak et al. (1985) 4–7 Jahre nach dem Unfall bei 207 Antworten ergab, daß, ⅓ aller Patienten, die keine Rente bezogen, unter therapieresistenten Nacken- und Schulterschmerzen litten; ¼ der Patienten an nicht näher definierbaren Schwindelzuständen, die von der Kopfrotation abhängig waren. Ferner wurden psychische Symptome angegeben wie Depressionen, Konzentrationsstörungen, Nachlassen der Kreativität, der allgemeinen Leistungsunfähigkeit, Störungen von Libido und Potenz.

Ein Drittel der nicht berenteten Patienten stand noch nach 4–7 Jahren nach dem Unfall in ärztlicher oder physiotherapeutischer Behandlung, bei den Berenteten waren es mehr als ⅔.

55% der Patienten, die eine Rente erhielten, (1,5% des gesamten Patientengutes) waren mit der Entscheidung der Versicherung bzw. der Kostenträger nicht einverstanden, aber auch 48% der Patienten, die noch unter weniger ausgeprägten Beschwerden seit dem Unfall litten und keine Rente erhielten, waren mit der Entscheidung der Versicherung nicht einverstanden. Diese Zahlen aus der Erhebung von Dvorak et al. (1985) decken sich mit der Studie von Zenner (1985).

Schleudertrauma der Halswirbelsäule

Für die Entstehung der Halswirbelsäulendistorsion kann eine ganz typische Unfallform verantwortlich sein, das sog. Schleudertrauma, im angloamerikanischen Schrifttum „whiplash injury" genannt. Dieser Peitschenhiebmechanismus tritt meist bei Fahrzeuginsassen auf beim Auffahren oder wenn man angefahren wird. Aber auch Fußgänger oder Radfahrer können bei entsprechend gerichteter Gewalteinwirkung davon betroffen sein. Manche Autoren wollen nur das Anfahren von hinten als Ursache für das Schleudertrauma gelten lassen, was eine unzutreffende Einengung bedeutet. Entscheidend ist die durch plötzliche Abbremsung oder Beschleunigung auf den Hals-Brust-Übergang der Wirbelsäule einwirkende Kraft bei freibeweglichem Kopf, der aufgrund des Beharrungsvermögens in seinem Bewegungszustand verbleibt und so die Halswirbelsäule abknickt bzw. Scher- oder Torsionskräfte erzeugt, zu deren Aufnahme die Halswirbelsäule ungeeignet ist.

Bei dieser Verletzungsform tritt nach dem Unfall oft ein schmerzfreies Intervall von 4–16 h, meist 12 h auf, in dem der Verletzte noch körperlich voll leistungsfähig sein kann. Wesentlich längere schmerzfreie Intervalle lassen Zweifel am Zusammenhang zwischen dem Unfall und den vorgetragenen Beschwerden aufkommen. Nach Hinz (1971) sind über 80% der Schleudertraumen leichter Natur und führen nicht zu einer Rente auf die Dauer.

Alle Autoren sind sich einig, daß das leichte Schleudertrauma meist folgenlos ausheilt. Die schweren Schleudertraumen mit Frakturen und Weichteilschäden stellen hinsichtlich der Kausalitätsfrage kein Problem dar. Dagegen bereiten die nicht seltenen Fälle, die zunächst als banale Distorsion imponieren und dann von langdauernden schwer objektivierbaren Beschwerden gefolgt sind, Schwierigkeiten. Nach Ramseier (1991) sind bei diesen manchmal schwer leidenden Patienten mit den klassischen Methoden der Radiologie, Orthopädie und Neurologie keine objektiven Befunde zu erheben. Diese Patienten geraten rasch in den Verdacht der Simulation. Ramseier (1991) empfiehlt zur Klärung neuropsychologische Methoden und funktionelle CT-Untersuchungen.

Für die Beurteilung der Schwere einer Schleuderverletzung messen Ludolph u. Hierholzer (1991) dem Unfallmechanismus (s. auch polizeiliche Unfallaufnahme) und dem Erstbefund eine große Bedeutung zu.

Es gibt Formen des Schleudertraumas, die Therapeuten wie Gutachter vor große Probleme stellen, deren Lösung immer ein Gefühl der Unsicherheit hinterläßt.

Die Ursache dafür, daß in diesem Bereich manchmal relativ geringfügige Einwirkungen zu schwer faßbaren und nachhaltigen Schmerzen führen können, ist wahrscheinlich bedingt durch die außerordentliche Beweglichkeit der Halswirbelsäule, den komplizierten Aufbau der Wirbelverbindungen und die unmittelbare Nähe von Nerven- und Gefäßstrukturen, wie sie nicht an anderen Wirbelgelenken und schon gar nicht an den übrigen Gelenken anzutreffen sind.

Folgender vom Verfasser beobachteter Verlauf dürfte eine Seltenheit sein:

Ein 74jähriger erleidet als Beifahrer bei einem Auffahrunfall ein Schleudertrauma und wird im mittleren Schockzustand, der leicht beherrschbar ist, stationär aufgenommen. Äußere Verletzungszeichen finden sich nicht. Sowohl bei der Aufnahme als auch in der Folgezeit wird über nur geringe Nackenbeschwerden geklagt. Bei der Entlassung nach Hause nach einer Woche ist der Patient praktisch beschwerdefrei. 10 Tage nach dem Unfall tritt zu Hause nachts ohne äußere Gewalteinwirkung oder sonstigen besonderen Anlaß eine hohe Querschnittslähmung auf, an der der Patient 3 Tage später stirbt. Die Autopsie ergibt eine Blutung im Bereich des Marks am Halsbrustübergang, eine Hämatomyelie. Frakturen oder Luxationen wurden an der Wirbelsäule nicht festgestellt.

Wirbelsäulenveränderungen nach Amputation an den unteren Extremitäten

Da die Gutachter bei Amputationen an den unteren Extremitäten häufig mit der Zusammenhangsfrage zwischen Amputation und Rückenbeschwerden bzw. Wirbelsäulenveränderungen konfrontiert werden, führen Imhäuser und Steinhauser (1981) im Auftrag des Bundesministers für Arbeit und Sozialordnung eine Studie durch, die ihren Niederschlag in einem Forschungsbericht fand. Wegen der Wichtigkeit dieser Zusammenhangsfrage soll das Ergebnis im Wortlaut wiedergegeben und jedem Gutachter zugänglich gemacht werden.

Diskussion der Ergebnisse

Bei den 330 Amputierten fällt auf, daß Stumpfbeschwerden relativ häufig sind, jedoch nur ein geringer Prozentsatz der Amputierten (7,6%) klagten ständig und 26,1% häufig über Mißempfindungen am Amputationsstumpf.

Bei den Beinamputierten standen Phantomschmerzen und Wetterfühligkeit im Vordergrund, während bei den Armamputierten der Phantomschmerz überwog. Mißempfindungen am Stumpf waren abhängig von den jeweiligen Gegebenheiten am Weichteilmantel, am Knochen selbst und auch von der Qualität der prothetischen Versorgung.

Beschwerden am Kniegelenk der erhaltenen Seite empfanden 25,4% der Oberschenkelamputierten und 13,9% der Unterschenkelamputierten und der Fußamputierten. Beschwerden an anderen Gelenken wurden nur relativ selten angegeben.

Bemerkenswert ist, daß von den Armamputierten teilweise Beschwerden an Gelenken beklagt wurden, die mit der Amputation sowie mit der statischen und dynamischen Situation nicht in Zusammenhang gebracht werden konnten.

Bei der Untersuchung der bei Beinamputierten besonders geklagten Beschwerden an den Kniegelenken der erhaltenen Seite war nur selten ein gravierender klinischer Befund erkennbar. Von 185 Oberschenkelamputierten und Hüftexartikulierten hatten nur 8 Untersuchte eine Streckbehinderung von 10–20° und alle eine Beugefähigkeit weit über den rechten Winkel.

Bei den 108 Unterschenkelamputierten und Fußamputierten hatten 10 Untersuchte ein Streckdefizit von 10–20°. Auch bei diesen Untersuchten betrug die Beugefähigkeit in allen Fällen über 90°.

Röntgenologisch wurde an den Kniegelenken der erhaltenen Seite bei 25,4% der Oberschenkelamputierten ein normaler Befund erhoben, bei 24,9% wurde eine leichte Arthrose und bei 43,2% eine deutliche Arthrose gefunden.

Bei den Unterschenkelamputierten und Fußamputierten hatten 33,3% auf der erhaltenen Seite einen normalen Befund am Kniegelenk, eine leichte Arthrose hatten 13,9% und eine schwere Arthrose 46,3%.

Diese Zahlen zeigen, wie problematisch statistische Auswertungen von Befunden sind. Der höhere Vomhundertsatz an deutlichen Arthrosen des Kniegelenks der erhaltenen Seite bei Unterschenkelamputierten und Fußamputierten gegenüber der etwas geringeren Zahl bei Oberschenkelamputierten ist nicht verständlich und kann mit statischen oder dynamischen Faktoren nicht in Einklang gebracht werden. Auf alle Fälle ist dieser Unterschied jedoch unter besonderer Berücksichtigung der Alterszusammensetzung nicht signifikant.

Die auch von anderer Seite aufgestellte Behauptung, daß es einen sog. Überlastungsschaden am erhaltenen Kniegelenk nicht gibt, wird auch durch unsere Untersuchung bestätigt.

Rückenschmerzen hatten vor der Amputation bereits 1,5% der Untersuchten. Nach der Amputation klagten 4 der 33 Armamputierten, 23,8% der Oberschenkel- und 19,4% der Unterschenkelamputierten und Fußamputierten über häufige und anhaltende Rückenbeschwerden. Das bedeutet, daß es praktisch keinen Unterschied zwischen den Oberschenkelamputierten und den Unterschenkel- und Fußamputierten hinsichtlich der Rückenschmerzen gibt.

Eine Beckensenkung durch relative Prothesenkürze war häufig. Die statischen Konsequenzen waren quantitativ und qualitativ ganz verschieden. Auffällig war, daß bei den Oberschenkelamputierten und den Unterschenkelamputierten sich die Wirbelsäule immer um das Lot orientierte, während bei den Armamputierten Überhänge des Rumpfes beobachtet wurden. Letztere traten ganz besonders dann ein, wenn von Oberarmamputierten keine Prothese getragen wurde. Statische Umbiegungen im Lendenbereich bei den Beinamputierten versteiften selbst nach Jahrzehnten nicht, während eine relativ rasche Fixation der Fehlhaltungen im Bereich der Brust- und Halswirbelsäule bei Armamputierten festgestellt werden konnte.

Die Wirbelsäulenbeweglichkeit blieb im Hals- und Lendenteil bei allen Amputiertengruppen relativ gut.

In seitlicher Blickrichtung gab es – selbst bei den Oberschenkelamputierten – keine Häufung von tiefen Lendenlordosen. Letzteres könnte man vermuten, weil durch Abstützung der Körperlast unter dem Tuber ossis ischii eine Vorwärtsdrehung des Beckens möglicherweise erzwungen werden könnte. Unsere Untersuchungen haben jedoch gezeigt, daß ein solcher Mechanismus mit Dauerwirkung nicht eintritt. Es kann daher mit Sicherheit gesagt werden, daß die Rückenform in der Sagittalebene infolge der Amputation nicht verändert werden kann. Diese Aussage betrifft jedoch nicht die Fälle von Beugekontrakturen in der Hüfte des amputierten Beines, wenn der Kontraktur bei der Prothesenherstellung nicht Rechnung getragen wird.

Röntgenologische Veränderungen an der Wirbelsäule sind in den verschiedenen Etagen auch beim Amputierten häufig.

Die Prädilektionsstellen für röntgenologisch erkennbare, degenerative Veränderungen entsprechen denen von Nichtamputierten. Eine vergleichende Zahlengegenüberstellung kann nicht gegeben werden.

Schlußfolgerungen

1) Eine Querschnittuntersuchung kann die Frage eines eventuellen Zusammenhangs zwischen Amputation und Veränderungen an den Gelenken und an der Wirbelsäule nicht hinreichend beantworten; dafür sind Längsschnittuntersuchungen notwendig. Selbst bei diesen wird es je nach der individuellen Toleranz der Gewebe zu unterschiedlichen Verlaufsformen kommen, und auch äußere Faktoren (Stumpfverhältnisse, Qualität der Prothesen, Gehleistung, berufliche und sportliche Tätigkeiten) werden eine große Rolle spielen.
2) Die Untersuchungen haben keinen Anhaltspunkt dafür gegeben, daß eine zwangsmäßige Koppelung von Amputation und Schäden am Bewegungssy-

stem besteht, wobei Fragen der Gehqualität, der Gehquantität, der Situation an Stumpf und Prothese nicht angesprochen sind. Letztere sowie Stumpfkontrakturen und krankhafte Situationen an den Gelenken verlangen gegebenenfalls eine gesonderte Beurteilung.

3) Ein Fahrplan für Begutachtungsfragen kann aus den vorliegenden Untersuchungen nicht abgeleitet werden. Jeder einzelne Fall muß individuell und kritisch analysiert werden, wobei möglichst viele Kriterien zu berücksichtigen sind.

Was bei unseren umfangreichen Erhebungen schließlich nicht herausgekommen ist, ist eine Gesetzmäßigkeit des Verhaltens des Bewegungssystems nach der Amputation. Was aber erreicht wurde, ist die Erarbeitung eines Querschnitts der körperlichen Situation von Amputierten nach bis zu mehreren Jahrzehnten.

Es ist zu hoffen, daß entsprechende Untersuchungen auch an Nichtamputierten durchgeführt werden, damit man unmittelbare Vergleichswerte erhält.

Wirbelsäulenverletzungen *(Einteilungen)*

Wegen der Vielfalt der Wirbelsäulenverletzungen kann man ohne klare Einteilung keine unmißverständliche gutachterliche Aussage machen.

Klassifizierungen erfolgten u. a. durch Böhler (1954), Lob (1954), Louis (1977, s. Ruidisch 1990) und Wolter u. Magerl (1985).

Nach Ruidisch (1990) eignet sich die Einteilung nach Lob (1954) am besten für die Begutachtung, da Bandscheibe und Bandapparat mitberücksichtigt werden.

Einteilung der Wirbelsäulenverletzungen nach Lob (1954)

1) Kontusionen und Distorsionen ohne röntgenologisch faßbare Folgen am Wirbelsäulenskelett,
2) isolierte Bandscheibenverletzung,
3) isolierter Wirbelkörperbruch,
4) Wirbelkörperbruch mit Bandscheibenverletzung;
5) voll ausgebildete Wirbelsäulenverletzung:
   a) Wirbelkörperbruch mit Bandscheiben-, Bogen- und Querfortsatzverletzung sowie Zerreißungen im Bandapparat und in der Muskulatur,
   b) Wirbelverschiebung mit Frakturen (Luxationsfraktur),
6) echte Wirbelverrenkung, die nur an der Halswirbelsäule (HWS) vorkommt,
7) isolierter Bogen- und Fortsatzabbruch.

Diese Einteilung schien bei der aufkommenden operativen Therapie der Wirbelsäulenverletzungen den Ansprüchen nicht mehr zu genügen. Insbesondere trat das Kriterium der stabilen oder instabilen Fraktur in den Vordergrund. Neben Einteilungen der Verletzungen der knöchernen Elemente der Wirbelsäule ist auch eine einheitliche Aussage über eventuell bestehende neurologische Ausfälle notwendig.

Im internationalen Schrifttum ist bei Lähmungen folgende Angabe üblich: genannt wird das *letzte neurologisch intakte* Segment. Die Lähmung ist dann motorisch und sensibel komplett oder inkomplett unterhalb davon. Sensible und motorische Ausfälle weisen dabei nicht selten eine Höhendifferenz auf.

Das funktionelle Ausmaß der Schwere der Verletzung kann durch das Frankel-Schema (Frankel et al. 1969) dargestellt werden. Dabei bedeutet:

Frankel-Grad A: vollständige motorische und sensible Lähmung,
Frankel-Grad B: Lähmung motorisch komplett, sensibel inkomplett,
Frankel-Grad C: Lähmung motorisch inkomplett ohne Funktionswert,
Frankel-Grad D: Lähmung motorisch inkomplett mit Funktionswert.

Zwerchfellriß

Zwerchfellrisse, die linke Seite ist wegen der Lage der Leber bevorzugt, entstehen durch Schuß- und Stichverletzungen oder Berstungen und führen zum Eingeweideprolaps in die Brusthöhle.

Dieser Zustand, der manchmal jahrelang nicht erkannt wird und mit Magen-, Darm- und Atembeschwerden einhergeht, kann eine MdE bis 100% verursachen. In den meisten Fällen ist, besonders wegen der Einklemmungsgefahr, eine Operation unumgänglich.

Verdauungsorgane

Blinddarmentzündung *(Appendizitis)*

Die Entstehung einer typischen Appendizitis durch einen Unfall ist in hohem Maße unwahrscheinlich.

Bei der Häufigkeit von Unfällen einerseits und Wurmfortsatzentzündung andererseits ist gelegentlich ein rein zufälliges zeitliches Zusammentreffen oder Aufeinanderfolgen unausbleiblich, ohne daß ein kausaler Zusammenhang besteht.

Geeignete Verletzungen können aber zur Quetschung oder gar zum Abriß ganzer Darmteile, so auch des Wurmfortsatzes, führen. Diese Befunde lassen sich leicht von der akuten Appendizitis, mit der sie nichts zu tun haben, abgrenzen.

Bauchbrüche *(Leisten-, Schenkel-, Nabel- und andere Bauchbrüche)*

Ein Bauchbruch besteht aus einer Ausstülpung des Bauchfelles, die den sog. Bruchsack bildet. Diese Ausstülpung, die durch eine Bauchwandlücke hindurchtritt, kann sein:
1) angeboren (vorgebildet),
2) im Laufe des Lebens langsam erworben (durch Dehnung, Abmagerung),
3) ein durch Unfall entstandener Rißbruch.

Die Anerkennung einer traumatischen Entstehung ist nur beim Rißbruch möglich.

Da Leistenbrüche sehr häufig auftreten, eine Entstehung durch einen Unfall aber zur außerordentlichen Seltenheit gehört, sind bei Anerkennung der unfallmäßigen Entstehung folgende Forderungen aufzustellen:

1) ein geeigneter Unfall muß nachgewiesen werden,
2) sofort nach dem Unfall müssen Schmerzen aufgetreten sein, die zur Niederlegung der Arbeit zwangen und das Aufsuchen eines Arztes veranlaßten,
3) Vorhandensein eines entsprechenden Lokalbefundes: Schwellung, Blutung, Gewebezerreißung,
4) bei der in diesen Fällen stets notwendigen Operation findet sich eine blutige Durchtränkung des Gewebes, ferner ist ein angeborener Bruchsack auszuschließen.

Alle übrigen Bauchbrüche, die diese Forderungen nicht erfüllen, entstehen aufgrund anlagebedingter Fehlentwicklungen im entsprechenden Bauchdekkenbereich.

Der sog. Preßbruch wird häufig von den Patienten irrtümlich als unfallbedingt angesehen. Hierbei handelt es sich aber um die erstmalige Füllung eines bereits vorgebildeten Bruchsackes durch Betätigung der Bauchpresse.

Brucheinklemmung

Die Einklemmung eines vorbestandenen Bruches; die während der üblichen Betriebsarbeit eintritt, ist keine Unfallfolge.

Tritt die Einklemmung eines vorbestandenen Bruches durch einen geeigneten Unfall auf, so ist die Verschlimmerung eines vorbestandenen Leidens anzuerkennen.

Tritt bei einem Rißbruch sofort eine Einklemmung auf, so sind Rißbruch und Einklemmung als Unfallfolge anzuerkennen.

Bei der Frage der Anerkennung von Brüchen als Wehrdienstbeschädigung wird nicht nach einem plötzlichen, umgrenzten Ereignis gefragt, sondern es kommt darauf an, ob der Bruch durch Umstände entstanden ist, die dem Militärdienst eigentümlich sind, bzw. ob er unter dem Einfluß dienstlicher Verrichtungen allmählich entstanden ist oder verschlimmert wurde.

Bauchspeicheldrüsennekrose, Bauchspeicheldrüsenzyste *(Pankreasnekrose, Pankreaszyste)*

Nur ein erhebliches, den Oberbauch treffendes stumpfes oder penetrierendes Trauma vermag zu einer Verletzung der Bauchspeicheldrüse zu führen. In diesen seltenen Fällen kann dann eine akute Pankreasnekrose auftreten oder als Folge eines Pankreasrisses eine Zystenbildung.

Die wichtigste Ursache der akuten Pankreatitis ist ein Verschluß des Ductus pancreaticus durch Gallensteine. Patienten mit hohem Alkoholkonsum erleiden aus unbekannten Gründen öfter eine akute Pankreatitis als solche ohne.

Die Erkrankung tritt häufig bei Dialysepatienten auf.

Im Zusammenhang mit einer akuten Pankreasnekrose kann sich ein Diabetes mellitus entwickeln.

Bauchverletzungen, stumpfe

Bei stumpfen Bauchverletzungen, von denen Männer wesentlich häufiger betroffen sind als Frauen, können folgende Organe der Bauchhöhle verletzt werden, der Häufigkeit nach an erster Stelle: Leber, Nieren, Milz, es folgen dann Darm, Magen, Gallenblase und Bauchspeicheldrüse.

Ultraschalluntersuchung und Lavage haben bei Frischverletzten die Diagnostik verbessert. Es sei erwähnt, daß nicht immer nur *schwere* Gewalteinwirkungen zu inneren Verletzungen im Bauchraum führen. Es genügen manchmal auch verhältnismäßig leichte Traumen, um schwere innere Verletzungen des Bauchraumes herbeizuführen, bei deren Entstehung auch die Beschaffenheit und der Spannungszustand der Bauchdecken sowie die Füllung der Eingeweide eine Rolle spielen.

Die Hauptgefahren, die diesen Verletzten drohen, sind Verblutung und Bauchfellentzündung, aus der sich dann eine Darmlähmung (paralytischer Ileus) entwickeln kann.

In diesem Zusammenhang sei erwähnt, daß Darmlähmungen auch ohne Verletzungen der Bauchhöhle auftreten können, z. B. nach Hoden- oder Thoraxquetschungen.

Wird ein Bauchtrauma überlebt und war wegen der Verletzung eine Bauchoperation notwendig geworden, so können wegen Verwachsungsbeschwerden Ansprüche seitens des Verletzten geltend gemacht werden. Hierzu ist grundsätzlich folgendes zu sagen: Jede Bauchoperation führt zu Verwachsungen. Der Verwachsungsfreudigkeit des Bauchfelles verdanken wir einerseits die gefahrlose Durchführbarkeit vieler Operationen im Bauchraum. Ungünstig liegende Darmverklebungen oder Strangbildungen können andererseits die Ursache sich wiederholender Schmerzattacken im Bauch sein bzw. zu einem akuten Darmverschluß führen. Röntgen- und Operationsbefunde sowie gegebenenfalls die Befunde der Autopsie tragen in diesen Fällen entscheidend zur Klärung der Zusammenhangsfrage bei.

Sich wiederholende Subileusattacken, die durch Operation nicht zu beseitigen waren, werden mit 25–50% zu entschädigen sein.

Stumpfes Bauchtrauma während der Schwangerschaft

Traumatische Ursache für Abort oder Fruchtschädigung.

Stumpfe Bauchtraumen aller Art können zu einer Fehlgeburt oder Schädigung des Kindes führen. Im Schrifttum ist darüber erstaunlich wenig zu finden. Helbing (1966) meint, daß ein kausaler Zusammenhang zwischen Trauma und

Abort höchst selten gegeben ist, und daß auch bei zeitlichem Zusammentreffen gewöhnlich andere Abortursachen vorliegen dürften.

Nach Heiss (1968) kommt es beim traumatisch bedingten Abort meist sofort oder innerhalb einer kürzeren Zeitspanne nach dem Unfall zur Genitalblutung und zur Ausstoßung der Frucht; der zeitliche Faktor ist wohl wichtig für die Entscheidung des Gutachters, aber nicht allein ausschlaggebend, denn auch nach längerer Zeit (bis 6 Wochen) werden Aborte als Folge eines Traumas beobachtet und anerkannt. Es wird auch auf die Möglichkeit des Schreckabortes und die Gefahren der psychischen Labilität in der Frühschwangerschaft hingewiesen.

In diesem Zusammenhang berichtet Heynemann (Heynemann u. Mayer 1966), daß er im letzten Kriege niemals bei bombenverletzten Frauen habe geburtshilflich eingreifen müssen. Ob das allerdings daran lag, daß schwangere Frauen in weniger gefährdeten Gebieten untergebracht waren, bleibt offen.

Es gibt auch erstaunliche Mitteilungen, wonach schwere Traumen mit Bruch des knöchernen Beckens keinen Einfluß auf den Verlauf der Schwangerschaft und die Geburt hatten (Heynemann u. Mayer 1966).

Neben den körperlichen Traumen kommt, wie gesagt, dem psychischen Trauma auch eine Rolle als auslösender Ursache des Abortes zu, die dadurch bedingte Adrenalinausschüttung führt zur Ischämie im Bereich des Uterus.

Schädigungen der Leibesfrucht (Nasciturus) selbst sind selten. Hepp et al. (1972) stellten 10 Fälle von kindlichen Schädelbrüchen während der Schwangerschaft aus dem Weltschrifttum zusammen, denen sie eine eigene Beobachtung hinzufügten. Von den 3 überlebenden Kindern wurden 2 spontan geboren und 1 durch Kaiserschnitt entbunden. Alle Mütter überstanden Verletzung und Entbindung.

Das Tragen von Anschnallgurten, deren verletzungsmindernder und oft lebensrettender Wert statistisch einwandfrei erwiesen ist, wirft in diesem Zusammenhang neue Probleme auf. Dazu 2 Fallbeispiele, bei denen davon ausgegangen werden darf, daß ohne die schützenden Gurte die Mütter die Unfälle nicht überlebt hätten.

Lehmann berichtet 1985 von einer Schwangeren, die in der 35. Schwangerschaftswoche angeschnallt einen Autounfall erleidet:

Bei der Aufnahme werden sonographisch Herzaktionen und Bewegungen des Feten nachgewiesen.
Bei der Schwangeren bestehen Gurtmarken waagrecht im Unterbauch und schräg im Oberbauch, ferner eine Platzwunde an der Stirn, Außenknöchelfraktur rechts, Schienbeinfraktur links und Kniescheibenfraktur links. Wegen Verschlechterung des Kardiotokogrammbefundes erfolgt vor der chirurgischen Endversorgung eine Sectio mit Entwicklung eines 2300 g schweren Mädchens, in deutlichem Schockzustand, eine intrakranielle Blutung wird durch Ventrikelpunktion entlastet.
An der Plazenta finden sich Blutungen, daneben ischämische Bezirke. Der Verlauf ist ohne Störungen, das Kind nach 1,5 Jahren ohne nachweisbare neurologische Störungen.

Bauermeister berichtet 1985 (persönl. Mitteilung) von einer 27jährigen, erstmalig Schwangeren in der 25.–26. Schwangerschaftswoche, die als angeschnallte Pkw-Fahrerin auf dem Weg zur Arbeit mit einem anderen Pkw zusammenstieß. Bei Einlieferung sind keine kindlichen Herzaktionen und keine Kindesbewegungen festzustellen. Die Ultraschalluntersuchung ergibt einen Verdacht auf eine retroplazentare sowie eine intraabdominale Blutung. Ferner findet sich auf der rechten Seite eine Serienfraktur der 2., 3., 5., 6., 7., 8. und 9. Rippe, ein Hämatom der Bauchdecken, sowie Abschürfungen der Brusthaut durch die Anschnallgurte. Die Laparotomie ergibt Risse in den Bauchdecken und etwa 1 l Blut in der Bauchhöhle. Im unteren Uterinsegment ist es zu einer Ruptur gekommen, in der der Kopf des abgestorbenen Kindes zu erkennen ist. Nach Entfernung des Kindes und der Plazenta wird die Naht des Uterus ausgeführt. Der Verlauf ist ungestört. Die Autopsie des Kindes ergab: fleckförmige, subpleurale Blutungen der rechten Lunge, subkapsuläres Hämatom des rechten Leberlappens, Einblutungen der Falx und des Tentorium, geringe Mengen flüssigen Blutes am Hirnstamm und der Kleinhirnbasis.

Der Zusammenhang zwischen Unfall und Tod des ungeborenen Kindes war eindeutig und dürfte keine versicherungsrechtlichen Probleme aufwerfen.

Bei den geschilderten Fällen handelt es sich um wichtige Einzelbeobachtungen, die erfreulicherweise Seltenheitswert haben.

Da die Zahl der berufstätigen Frauen, und damit der schwangeren Frauen im Beruf, zugenommen hat, wird heute die Frage des Einflusses der beruflichen Tätigkeit auf die Abortquote sowie die Schädigung des ungeborenen Kindes durch die berufliche Tätigkeit der Mutter weit mehr ins Blickfeld gerückt.

Es gibt kaum einen Beruf oder einen Lebensbereich ohne Umgang mit chemischen Noxen, auf die meist nicht mehr verzichtet werden kann, und deren Schädlichkeit noch nicht erforscht ist. So kann heute noch nicht der Einfluß der Berufstätigkeit der Frau auf die Abortrate einheitlich beurteilt werden, auch wenn einige Schadstoffe klar erkannt und in ihrer Wirksamkeit definiert sind, wie z. B. Blei, Quecksilber, Vinylchlorid, organische Lösungsmittel, Lötdämpfe, Formaldehyd usw.

Auch der Einfluß ionisierender Strahlung auf die Abortrate ist bekannt und von Dosis und Schwangerschaftsstadium abhängig.

All diesen Tatbeständen versuchte das Bundesverfassungsgericht mit Beschluß vom 22. 06. 1977 gerecht zu werden, indem es entschied:

Es ist mit Art. 3 Abs. 1 des Grundgesetzes in Verbindung mit dem Sozialstaatsprinzip (Art. 20 Abs. 1 GG) nicht vereinbar, wenn ein Kind, das vor der Geburt durch eine Berufskrankheit seiner unfallversicherten Mutter geschädigt ist, von den Leistungen der gesetzlichen Unfallversicherung ausgeschlossen bleibt.

Gallenblasenentzündung, Gallensteine (Cholezystitis, Cholelithiasis), Gallenblasenruptur

Nach einem Bauchtrauma kann sich das klinische Bild einer Cholezystitis oder einer Cholelithiasis nur dann entwickeln, wenn bereits zu einem früheren Zeitpunkt eine Infektion der Gallenblase bestanden hat oder ein Gallensteinleiden vorliegt, die durch das Trauma aktiviert wurden (Kalk 1969). Hat das Trauma direkt die Lebergegend getroffen, so setzen die Beschwerden sofort nach dem Trauma ein. Damit kann auch eine für den weiteren Verlauf richtungsgebende Verschlimmerung eintreten.

Hat das Trauma nicht die Lebergegend getroffen, so ist ebenfalls eine Aktivierung einer alten Cholestitis bzw. -lithiasis möglich. Sie kommt zustande durch einen stärkeren mit dem Trauma verbundenen Eiweißzerfall. Charakteristisch für eine solche Aktivierung einer bereits bestehenden Cholezystitis und

Cholelithiasis ist, daß die Gallenblasenbeschwerden erst nach dem Verstreichen eines Intervalls von 2–3 Wochen einsetzen. Die Aktivierung in diesen Fällen ist meist nur vorübergehend.

Steine können durch Trauma dann entstehen, wenn es infolge eines Traumas zu einer Blutung in die Gallenwege gekommen ist (Colombo 1968). Zweifellos handelt es sich dabei um außerordentlich seltene Fälle. Durch typische Unfallmechanismen kann es auch zu einer Gallenblasenruptur kommen. Der frühzeitige Nachweis einer solchen Verletzung ist mit Sonographie oder der Computertomographie zumeist möglich. Die Therapie der Wahl ist die Cholezystektomie.

Gastritis

Siehe Magenschleimhautentzündung, S. 202.

Leberverletzungen (*Leberruptur*)

Stumpfe Traumen, die den Bauchraum oder das rechte untere Brustkorbviertel treffen, können zu Leberverletzungen führen. In Abhängigkeit von der Schwere des Traumas können weitere Organe mitbetroffen sein. Ein Leberriß sollte so bald wie möglich diagnostiziert und genäht werden, da die Überlebensaussichten mit vom Zeitpunkt der Operation abhängen. Bleibt bei einer solchen Leberverletzung die Kapsel unversehrt, so kann ein Bluterguß in der Leber entstehen. Nach Tagen vermag er zur Ruptur zu führen (zweizeitige Leberruptur). Gelegentlich kann nach einem die Leber treffenden Trauma ein kurzdauernder Ikterus, wahrscheinlich infolge einer Leberkreislaufstörung, auftreten. Die Entstehung einer Leberzirrhose hiernach ist jedoch unwahrscheinlich. Dagegen kann eine bereits bestehende Leberzirrhose durch ein Trauma eine richtunggebende Verschlimmerung erfahren.

Die traumatische Pfortaderthrombose scheint ein seltenes Vorkommnis zu sein. Da die Entwicklung der Erkrankung meist langsam erfolgt, wird für die ätiologisch unklaren Fälle ggf. der Nachweis des Zusammenhangs mit einem Trauma schwer zu erbringen sein.

Magengeschwür

Als Ursache von über 90% der Fälle von Magen- und Zwölffingerdarmgeschwüren wird heute eine Infektion mit Helicobacter pylori (H. P.) angenommen. Eine H. P.-Eradikationsbehandlung reduziert die Rezidivquote dramatisch. Unklar bleibt, weshalb viele mit H. P. infizierte Menschen nicht an Geschwüren erkranken. Für den Unfallzusammenhang ergibt sich: Ein Magen- und Zwölffingerdarmgeschwür kann nicht als Unfallfolge gesehen werden. Vielleicht wäre eine Kausalität zu diskutieren, wenn jemand in Abwässer fällt und sich so akut mit H. P. infizierte. Anders ist ein „Streßulkus“ zu sehen. Es tritt bei schweren Belastungen des Organismus auf, so bei Verbrennungen von über 15% der Körperoberfläche, nach schweren Traumen und Blutverlusten, nach ausgedehnten chirurgischen Eingriffen, bei respiratorischer Insuffizienz bzw. Beatmung, bei Hirn- und Schädeltraumen.

Magenschleimhautentzündung (Gastritis)

Bei der Gastritis haben wir die akute von der chronischen Form zu unterscheiden. Für die Unfallbegutachtung sind die akuten Magenschleimhautentzündungen wichtig, die als Folge einer Laugen- oder Säureverätzung auftreten und zu Narbenbildungen bzw. Stenosen führen können. Auch im Zusammenhang mit Hautverbrennungen, wahrscheinlich durch den erhöhten Eiweißzerfall, vermögen gelegentlich Gastritiden zu entstehen. Für die chronische Gastritis, wobei wir aufgrund zahlreicher bioptischer Untersuchungen zwischen der Oberflächengastritis und der atrophischen Gastritis unterscheiden können, sind bei entsprechender Berufsanamnese dauernde Schädigungen durch gewerbliche Gifte in manchen Fällen mit von Bedeutung.

Verletzungen der Milz

Folgen des Milzverlustes, OPSI-Syndrom:

Zur Zerreißung einer gesunden Milz sind erhebliche Gewalteinwirkungen erforderlich. Ist die Milz krankhaft vergrößert (Beispiel: infektiöse Mononukleose), reichen geringere Gewalteinwirkungen. Bei einer Milzverletzung brauchen äußere Zeichen wie Prellmarken nicht vorhanden zu sein. Das klinische Bild der Milzruptur ist in erster Linie abhängig von der Größe der Blutung. Schwere Zerreißungen können in kurzer Zeit zum Verblutungstod führen, wenn die Verletzung nicht rechtzeitig erkannt und operativ versorgt wird.

Einen besonderen Verlauf nimmt die *zweizeitige Ruptur* der Milz: Beim Unfall kommt es zu einer Milzquetschung und anschließend zur Ausbildung eines subkapsulären Hämatoms. Nach einem freien Intervall von Stunden bis zu 2–3 Tagen kann die gespannte Kapsel platzen. Es kommt dann zu einer Blutung in die freie Bauchhöhle. Derartige Spätblutungen sind auch noch Monate nach dem Unfall beobachtet worden.

Da der Verlust der Milz nicht ohne Folgen ist (s. unten), versucht man, die verletzte Milz zu erhalten oder aber zum Teil zu replantieren. Die Immunkompetenz scheint aber nur dann gesichert zu sein, wenn wenigstens 30% des Milzgewebes erhalten ist. Der Wert der Replantation von Milzpartikeln wird somit neuerdings angezweifelt. Dennoch ist zumindest der Versuch berechtigt, zieht man die physiologischen Grundlagen der Milzfunktion in Betracht sowie die Regenerationsfähigkeit des Milzgewebes. Bei der Begutachtung müssen aber Patienten mit unzureichender Implantation von Milzgewebe genauso eingestuft werden wie Splenektomierte.

Folgen der Splenektomie

Wenn die Filtrationsfunktion der Milz ausfällt, finden sich vermehrt Erythrozyten mit Kernresten, z. B. Howell-Jolly-Körperchen, im peripheren Blut. Dieser Befund im Blutausstrich ist also ein Hinweis darauf, daß die Milzfunktion ausgefallen ist. Wurde die Milz replantiert und es finden sich entsprechende Blutbildveränderungen, kann geschlossen werden, daß die Replantation unzureichend war. Ein Leukozytenanstieg ist nach Splenektomie vorübergehend und dauert etwa nur 1–2 Wochen. Anfangs ist es eine Neutrophilie, später mehr eine Lymphozytose und Monozytose. Weiterhin besteht nach Splenektomie eine Thrombozytose (bis zu 1 Mio. und mehr), die bei 40% der Patienten persistiert. Das Thromboembolierisiko ist nach traumatischem Milzverlust erhöht.

Es finden sich auch Änderungen der Plasmazusammensetzung: die Immunglobuline, vorwiegend das IgM, sind bis auf 60% des Normalwertes vermindert. Das α_1-Antitrypsin sinkt, das Transferrin steigt. Das Tuftsin, ein unspezifisches Immunoglobulin, das die Phagozytose der Neutrophilen steigert, fällt.

Wichtig sind die Veränderungen des Immunsystems durch den Ausfall der Filtrationsfunktion und der proteolytischen Aktivität der Milz. Durch die Verminderung des IgM gelingt die Opsonisation der Polysaccharidkapseln bestimmter Bakterien nicht mehr optimal. Insofern werden Infektionen mit Streptococcus pneumoniae, Haemophilus influenza und Neisseria meningitidis besonders gefährlich. Sie können das OPSI-Syndrom („overwhelming post-splenectomy infection") hervorrufen. Es wurde in einer Zusammenstellung aus dem Jahre 1973 bei 2795 Splenektomierten in 1,5% der Fälle gefunden, 0,6% endeten tödlich.

Eine besondere Situation ergibt sich bei *Kindern:*
Diese sind unterhalb des 1. Lebensjahres besonders gefährdet. Man rechnet hier mit einem Infektionsrisiko von 50%. Mit zunehmendem Alter nimmt das Infektionsrisiko ab.

Auch ohne OPSI-Syndrom können nach einer Splenektomie Beschwerden auftreten wie Leistungsabfall bei körperlichen Anstrengungen, Müdigkeit, Schlafstörungen, Alkoholintoleranz, chronische Bauchbeschwerden, Gewichtsverlust, vermehrte Anfälligkeit gegenüber banalen Infekten und Wundheilungsstörungen. Treten beim Erwachsenen nach unfallbedingtem Milzverlust wiederholt Infektionen auf, so ist zu prüfen, ob die Infektionsanfälligkeit gegenüber der Zeit vor dem Unfall wesentlich zugenommen hat.

Als Prophylaxe des OPSI-Syndroms sind *Impfungen* zu empfehlen. Immunisiert werden sollte gegen Streptococcus pneumoniae, Neisseria meningitidis und Haemophilus influenzae. Der Patient kann durch intraerythrozytäre Protozoen wie Plasmodium malariae besonders schwer erkranken. Insofern kann *Tropentauglichkeit nicht ohne weiteres bejaht* werden.

Nach der Splenektomie dürften bis zum Wiedereintritt der *Arbeitsfähigkeit* 2–3 Monate vergehen. Der *Grad der Behinderung* wird nach den „Anhaltspunkten für die ärztliche Gutachtertätigkeit" 1983 wie folgt beziffert:

Verlust der Milz vor Vollendung des 12. Lebensjahres, je nach Infektanfälligkeit, 20 bis 30%, bei späterem Verlust 10%. Beger (1986) empfiehlt, für das erste Jahr nach Wiedereintritt der Arbeitsfähigkeit 30%, danach wie die „Anhaltspunkte" 10% anzunehmen. Dieser Prozentsatz muß bei Komplikationen neu abgeschätzt werden.

Speiseröhrenblutungen

Traumatische Speiseröhrenblutungen können die Folge einer Ösophaguszerreißung sein. Bei den seltenen Fällen mit Ösophagusrupturen handelt es sich um sog. Berstungsrupturen mit Längsrissen im unteren Abschnitt der Speiseröhre. Als Folge solcher Rupturen können neben der Blutung noch auftreten: 1) Mediastinitis, 2) Pleuraempyem und Pneumothorax. Eine weitere unfallbedingte Möglichkeit der Ösophagusblutungen besteht darin, daß bereits vorhandene Ösophagusvarizen, wie z. B. bei Leberzirrhose, durch ein Trauma zum Bersten kommen.

Ulkus

Siehe S. 201, Magengeschwür.

Zahnschäden

Durch Unfall bedingte Zahnschäden, wie Lockerungen, Schmelzdefekte, Abbrüche oder Verluste, werden oft vom Erstbehandelnden nicht registriert, besonders dann, wenn noch wesentlich schwerere Verletzungen im Vordergrund stehen. Sie sollten aber unbedingt protokolliert werden, genauso wie Beschädigungen oder Verluste von Zahnersatz, um unberechtigten Ansprüchen zuvorzukommen. Die Beantwortung von Anfragen der Versicherungsträger nach längeren Zeitabständen ist immer mit Unsicherheiten hinsichtlich des tatsächlichen Sachverhaltes belastet. Außerdem sei bemerkt, daß das Übersehen eines Zahnverlustes dem Verletzten die Möglichkeit einer Replantation des ausgeschlagenen Zahnes nimmt. Nach Hoppe (1986) ist die Einheilungschance eines Zahnes fast 100%, wenn es gelingt, die Replantation in der ersten halben Stunde nach dem Unfall durchzuführen. Mit der Vergrößerung des Zeitabstandes sinken die Aussichten auf Wiedereinheilung des Zahnes.

Die Haltbarkeit eines replantierten und damit devitalen Zahnes ist natürlich kürzer als die eines vitalen Zahnes. Besonders wichtig sind Replantationen im Wachstumsalter, um Wachstumsschäden am Kiefer durch Zahnverlust zu vermeiden.

R	18	17	16	15	14	13	12	11	21	22	23	24	25	26	27	28	L
	48	47	46	45	44	43	42	41	31	32	33	34	35	36	37	38	

Die Abbildung stellt das heute gebräuchliche Zahnschema dar.
Dabei bedeutet die vorangestellte Ziffer 1 = rechts oben 2 = links oben
4 = rechts unten 3 = links unten.
So kann man durch Angaben von nur 2 Ziffern eindeutig beschreiben, um welchen Zahn es sich handelt.

UV der Leibesfrucht *(Nasciturus)*

§ 555a[1, 8a, 9]

Wer als Leibesfrucht[1] durch einen Arbeitsunfall[2] der Mutter während der Schwangerschaft[3] geschädigt[4] worden ist, steht einem Versicherten gleich, der einen Arbeitsunfall erlitten hat.[5] Bei Anwendung des § 551[6] braucht die Mutter weder krank im Sinne der Krankenversicherung[7] noch in ihrer Erwerbsfähigkeit gemindert[8] gewesen zu sein.
Durch die Einfügung der Änderungen in die Reichsversicherungsordnung sollen künftig Personen, die als Leibesfrucht durch einen während der Schwangerschaft eingetretenen Arbeitsunfall (einschl. Berufskrankheit) ihrer Mutter geschädigt worden sind, in den Schutz der gesetzlichen Unfallversicherung einbezogen und wie Versicherte nach einem Arbeitsunfall entschädigt werden.

Literatur

Hamacher (1981) Unfallversicherungsschutz für die Leibesfrucht (§ 555a RVO). BG 1981: 150
Wolber (1980) Die Einbeziehung der Leibesfrucht (Nasciturus) in die gesetzliche Unfallversicherung. SozVers 1980: 319
Wolber (1982) Rechtsfragen zu § 555a RVO (Nasciturus-Regelung). SozVers 1982: 210

1 Wer als Leibesfrucht: Durch diese Vorschrift wird klargestellt, daß auch Schädigungen, die dem Fetus (der ungeborenen Leibesfrucht) vor der Geburt entstehen, zu entschädigen sind und daß der Unfallversicherungsträger ggf. alle Maßnahmen zur Verhütung solcher Schädigungen zu treffen hat (vgl. hierzu Wolber in Soz. Vers. 1982, S. 210). Der Nasciturus hat also eigene, von der Mutter unabhängige Rechte (so richtig Wolber a. a. O.).

2 Arbeitsunfall i. S. der § 548ff.

3, 4, 5 Während der Schwangerschaft: Der Arbeitsunfall der Mutter, der die Schädigung der Leibesfrucht verursacht, muß „während der Schwangerschaft" eingetreten sein. Durch diese Vorschrift ist klargestellt, daß Schädigungen der Mutter, die vor Beginn der Schwangerschaft eingetreten sind oder die in Erbanlagen ihre Ursache haben, außer Betracht bleiben.

6, 7, 8 Zuständigkeit: Die Frage, wer bei der Schädigung einer Leibesfrucht als zuständiger UV-Träger in Betracht kommt, ist im Gesetz nicht geregelt. Da die Schädigung durch den Arbeitsunfall der Mutter verursacht ist, dürfte es naheliegen, für die Entschädigung der Leibesfrucht die Zuständigkeit desjenigen UV-Trägers für begründet zu halten, der für die Entschädigung des Arbeitsunfalls der Mutter zuständig ist. Wolber hält dagegen die Zuständigkeit des für Kinder in Kindergärten zuständigen UV-Trägers für gegeben (SozVers. 1982, S. 210, 211).

Herz- und Gefäßsystem

Aneurysma

Ein Aortenaneurysma bzw. eine Aortenruptur können bei einem vorher Gesunden nur nach einem besonders schweren Trauma, das den Brustkorb oder den Bauch getroffen hat, auftreten. Bei der gutachterlichen Beurteilung der Frage der unfallsweisen Entstehung eines Aortenaneurysmas muß neben der Schwere und dem Ort des Traumas noch die zeitliche Beziehung zwischen Unfall und Erstbeschwerden bzw. Krankheitserscheinungen (Brustbeklemmung, Schockzustand, unregelmäßige Herztätigkeit) zugrunde gelegt werden, wobei zu berücksichtigen ist, daß die Zeit, in der sich nach dem Unfall ein Aneurysma entwickelt bzw. die ersten klinischen Erscheinungen erkennbar sind, verschieden lang sein kann.

Bei bereits vor dem Unfall bestehenden Aortenaneurysma oder auch Veränderungen der Aorta, die zu Zerreißungen disponieren, wie z. B. ausgeprägte Alters- und Abnutzungsveränderungen und Gefäßanomalien, ist die Frage zu beantworten, ob der Unfall geeignet war, zur Ruptur oder Aneurysmenbildung zu führen. Zu klären ist hierbei, ob erstens ein entsprechend erhebliches Trauma vorgelegen hat und wann zweitens nach dem Unfall bei einem noch vorher leistungsfähigen Menschen schwere sich verschlimmernde Symptome von seiten des Aneurysmas aufgetreten sind.

Aneurysmen peripherer Gefäße können als Folge von Stich, Schuß, Schnitt, Quetschung und Zerreißung vorkommen, in seltenen Fällen auch nach stumpfen Verletzungen, wenn eine erhebliche direkte Gewalteinwirkung das Gefäß unmittelbar getroffen hat, wobei dann kurze Zeit danach ein Bluterguß mit Pulsation nachzuweisen ist. Kommunikationen zwischen 2 großen Arterien oder zwischen einer Arterie und einer Vene entstehen zuweilen infolge von penetrierenden Verletzungen.

Die Aneurysmen der Hirnarterie sind einerseits angeboren und finden sich dann häufig an bestimmten Stellen lokalisiert, andererseits können sie auch erworben sein auf dem Boden entzündlicher oder degenerativer Veränderungen der Arterienwand. Eine Ruptur eines solchen Aneurysmas als Unfallfolge im Sinne einer wesentlich mitwirkenden Teilursache könnte nur ausnahmsweise einmal dann anerkannt werden, wenn eine einmalige außergewöhnliche körperliche Belastung, die auch für einen Gesunden eine Überforderung bedeutete, vorliegt.

Angioneurosen

Siehe S. 207–208 u. Anhang C, D; Gefäßschäden.

Arterienverkalkung (Arteriosklerose)

Im Verlauf des normalen Alterns wird elastisches Gewebe durch kollagenes ersetzt, die Gefäße werden weiter und länger. Kalkeinlagerungen in der Media der Gefäße können hinzutreten. Eine weitere Form der Arteriosklerose beginnt mit Veränderungen im Bereich der Intima mit nachfolgender Bildung von arteriosklerotischen Beeten, Ulzera und Thromben. Diese Veränderungen der inneren Wandschichten werden gefördert durch sog. Risikofaktoren: Diabetes mellitus, Hypertonie, Fettstoffwechselstörung, Nikotin. Eine Entstehung oder Verschlimmerung einer Arteriosklerose kann i. allg. nicht unfallbedingt sein.

Endangiitis obliterans

Bei der Endangiitis obliterans entstehen an umschriebenen Stellen des Gefäßsystems entzündliche Herde, die alle Wandschichten befallen und auf der Intima thrombotische Vorgänge auslösen können. Die Endangiitis obliterans ist nicht nur auf die Arterien beschränkt, sondern kann auch an den Venen auftreten und befällt fast nur rauchende Männer im Alter von 18–45 Jahren. Sie verläuft in Schüben und führt zum Verschluß vieler der erkrankten Arterienabschnitte. Für diese entzündliche Gefäßerkrankung kommen eine Reihe von Faktoren ursächlich in Betracht wie konstitutionelle, hormonelle und ferner auch die Anlage zu einer hyperergischen Reaktion. Ein einmaliges Unfallereignis ist ohne Bedeutung für die Entstehung und den Verlauf der Endangiitis obliterans. Kälteeinwirkungen sind nicht geeignet, eine Endangiitis obliterans hervorzurufen.

Gefäßschäden durch Arbeit mit Preßluftwerkzeugen (traumatische Angioneurosen)

Durch die Erschütterung durch Preßluftwerkzeuge kommt es verhältnismäßig häufig zu Gefäßschäden, sog. traumatische Angioneurosen an den Händen und Unterarmen, und zwar bei Arbeitern der Eisen-, Stein- und Schuhindustrie.

Nach Seyring (1930) erkranken nach 10 Arbeitsjahren 60% der Arbeiter.

Einer Anerkennung als Berufskrankheit stehen keine Bedenken entgegen (Berufskrankheit Nr. 2104).

In schweren Fällen ist stets ein Arbeitsplatzwechsel anzuraten. Die Störung pflegt dann in einigen Monaten zu verschwinden oder zumindest in ihrer Intensität stark nachzulassen. Aus diesem Grunde ist es schwer, irgendwelche Vorhersagen zu machen. Erwähnt sei, daß die Gefäßstörungen in manchen Fällen sogar zur Fingergangrän geführt haben, was allerdings sehr selten ist (Fall bei Junghanns 1937).

Die Gefäßschäden bei Preßluftarbeitern kommen fast ausschließlich in der Eisen-, Stein- und Schuhindustrie vor und werden im Bergbau kaum beobachtet. Die Ursache liegt in der unterschiedlichen Arbeitsweise. Bei den erstgenannten Industrien sind die Finger der Arbeitseinwirkung des Hammers ausgesetzt, genau wie der zu bearbeitende Werkstoff, während im Bergbau nur Andruck, Schlag und Prellschlag auf die Extremität einwirken.

Von Taylor (1974) stammt eine Einteilung des Vibrationssyndroms der Finger:

Einteilungskriterien: Klinik, Beeinträchtigung der Aktivität

Stadium 0:	Keine Beeinträchtigung der Aktivität, kein Abblassen der Finger. Normalbefund.
Stadium 0_T:	Intermittierendes Kribbeln, keine Beeinträchtigung der Aktivität.
Stadium 0_N:	Intermittierende Taubheit, keine Beeinträchtigung der Aktivität.
Stadium 1:	Abblassen eines oder mehrerer Finger mit oder ohne Kribbeln oder Taubheit. Keine Beeinträchtigung der Aktivität.
Stadium 2:	Abblassen eines oder mehrerer Finger mit Taubheit, v. a. im Winter. Leichte Beeinträchtigung privater bzw. sozialer Aktivität. Keine Behinderung der Arbeit.
Stadium 3:	Ausgeprägtes, bilaterales Abblassen aller Finger, gehäufte Attacken im Sommer und im Winter. Deutliche Beeinträchtigung im privaten, sozialen und beruflichen Bereich. Behinderung der Freizeitaktivitäten.
Stadium 4:	Ausgeprägte Abblaßattacken aller Finger im Sommer und im Winter. Leistungsfähigkeit bei Arbeit vermindert, Vermeiden vibrationsexponierter Tätigkeit, Berufswechsel.

Literatur

Gerber P, Wicki O (1990) Stadien und Einteilungen in der Medizin. Thieme, Stuttgart New York, S 230

Junghanns H (1937) Blutgefäßschädigung durch Dauererschütterungen infolge Arbeit mit Preßluftwerkzeugen als Berufskrankheit. Arch Klin Chir 188/3: 466–479

Leyhe A (1986) Das sekundäre Raynaud-Syndrom beim Vibrationssyndrom. Dtsch Med Wochenschr 111: 871–876

Seyring (1930) Arch Gewerbepathol 1: 359 (zit. bei Junghanns 1937)

Taylor W (ed) (1974) Vibration syndrome. Academic Press, New York London

Herzverletzung

Im Rahmen der Unfallbegutachtung muß zwischen den mittelbaren und unmittelbaren Schädigungen des Herzens unterschieden werden. Die Ursachen der unmittelbaren Schädigungen sind penetrierende Verletzungen wie z. B. durch Stich, Hieb, Schuß und Schnitt, die zu groben Zerstörungen im Herzen führen können. Das klinische Bild, der Verlauf und die Spätschäden hierbei sind weitgehend davon abhängig, welcher Herzabschnitt verletzt wurde (Perikard, Myokard, Gefäßapparat, Endokard einschließlich Klappen) und welcher Zerstörungsgrad vorliegt. Bei der Beurteilung der Folgezustände einer unmittelbaren traumatischen Schädigung ist nicht nur der anatomische bzw. röntgenologische und elektrokardiographische sowie echokardiographische Befund zu berücksichtigen, sondern auch der Funktionszustand des Herzens.

Die mittelbaren traumatischen Schädigungen des Herzens, die auch noch in Contusio und Commotio cordis unterteilt werden, sind Folgen einer stumpfen, herznahen Gewalteinwirkung auf den Thorax. Am häufigsten kommt es dabei zu einer Läsion des Herzmuskels entweder direkt oder indirekt durch Störungen des Koronarkreislaufs. Gelegentlich findet sich auch ein Hämoperikard und Pneumoperikard sowie eine lokale seröse Perikarditis, die später zu Perikardverwachsungen führen können. In seltenen Fällen wird der Klappenapparat beschädigt.

Das akute Zustandsbild der Contusio bzw. Commotion cordis kann einhergehen mit Ohnmacht, kurz oder länger dauernd, akuter Herzdilatation, Pulsveränderungen (Beschleunigung, Verlangsamung, Arrhythmie). Extrasystolen sind meist heterotopen Ursprungs, auch AV-Überleitungsstörungen im Sinne eines partiellen AV-Blocks werden gefunden.

Die Diagnose einer Klappenruptur infolge eines Traumas wird nur dann mit einiger Sicherheit gestellt werden können, wenn bei einem vorher Gesunden bald nach der Herzkontusion die aus auskultatorischen und echokardiographischen Zeichen eines Klappenfehlers nachweisbar sind. Da Klappenfehler zuweilen länger ohne Beschwerden bestehen können, ist es für die gutachterliche Beurteilung wichtig, vor dem Unfall vorliegende Untersuchungsbefunde heranzuziehen. Die Prognose ist mit abhängig von der Schwere der Schädigung des Herzmuskels. Kleine Nekrosen im Myokard können klinisch ohne Folgen abheilen, bei mittelschwerer Schädigung ist die Prognose trotz anfänglich bedrohlichen Verlaufes quoad vitam meist günstig. Schwere Veränderungen können zu einer Herabsetzung der Lebensdauer führen.

Noch schwieriger gestaltet sich zumeist die Beurteilung im Hinblick auf eine abgrenzbare oder richtunggebende Verschlimmerung, wenn bereits ein Vorschaden vorlag, wie z. B. eine Koronarsklerose, eine Hypertonie oder ein Herzklappenfehler. Auch hierbei dürfte dem zeitlichen Zusammenhang zwischen Trauma und der objektiv nachweisbaren zusätzlichen Herzschädigung eine wesentliche Bedeutung zukommen.

Erleidet ein Patient bei einer das betriebsübliche Maß überschreitenden körperlichen Anstrengung oder einer schweren seelischen Belastung einen Herzinfarkt, so stellt sich immer wieder die Frage, ob diese Anstrengung als wesentliche Teilursache des Infarktes anzusehen ist. Feststeht in jedem Fall, daß keine noch so große Anstrengung oder Aufregung allein einen Infarkt auslösen kann, daß vielmehr vorgeschädigte Koronararterien vorgelegen haben müssen. In diesem Falle aber hätte auch eine andere körperliche Anstrengung oder Aufregung, etwa beim Freizeitsport oder im Autoverkehr, an die Stelle der angenommenen Ursache treten können. Anders formuliert: während beim Herzinfarkt die Koronarsklerose die Conditio sine qua non ist, ist das angeschuldigte Ereignis stets austauschbar. Man wird also äußeren Ereignissen beim Herzinfarkt stets nur die Rolle des Tropfens einräumen können, der das Faß zum Überlaufen brachte.

Barmeyer, Bochum, berichtete 1995 auf dem Unfallkongreß in Berlin über vorübergehende Herzrhythmusstörungen nach schwerem stumpfem Thoraxtrauma.

Traumatisch bedingte Schockzustände treten außer durch eine direkte Herzschädigung auch noch als Folge von Vasomotorenschädigung, Fettembolien und Luftembolien auf.

Hochdruckleiden (Hypertonie)

Wenn nach wie vor die Pathogenese des Hochdrucks auch heute noch nicht vollständig geklärt ist, so ist jedoch i. allg. ein traumatisch verursachter Hypertonus abzulehnen. Bei der gutachterlichen Beurteilung eines Hochdrucks sollte jeweils nach einem Grundleiden gefahndet werden.

Krampfadern (Varizen)

Bei den Krampfadern („Krumpadern", krumme Adern) handelt es sich um Erweiterung der Venen an den Beinen. Vorzugsweise erkranken Frauen und Angehörige von Berufen, bei denen die Arbeit im Stehen verrichtet wird.

Ursächlich wird eine Minderwertigkeit der Venenwand angeschuldigt, die dem Druck der auf ihr lastenden Blutsäule auf die Dauer nicht gewachsen ist. Krampfadern sind also der Gruppe von Erkrankungen zuzuordnen, die Folge des aufrechten Ganges sind (wie Plattfüße, Leistenbrüche u. a.).

Entzündliche Veränderungen, die die Gefäßwand schädigen und auch zur Venenklappeninsuffizienz führen, können das Leiden verschlimmern.

Krampfadern werden als traumatisch bedingt angesehen, wenn als Folge eines Unfalls eine Thrombose auftrat und hierdurch der Blutabfluß auf die Dauer gestört wurde (postthrombotisches Syndrom).

Als Folge der Krampfadern kann es zu Hautveränderungen, Hautatrophie und spontan ohne Gewalteinwirkung zur Geschwürsbildung am Unterschenkel (Ulcus cruris) kommen. Aber auch leichte Verletzungen können bei der in ihrer Widerstandsfähigkeit geschädigten Haut die Geschwürsbildung, die dann Unfallfolge ist, herbeiführen. Unter entsprechender Behandlung heilen die Geschwüre meist wieder ab, haben aber eine starke Neigung zum „Wiederaufbrechen".

Es ist dann zu entscheiden, ob das „Wiederaufbrechen", das Geschwürrezidiv, noch Unfallfolge ist oder zu Lasten des Grundleidens, der Krampfaderbildung, geht, die stets eine venöse Durchblutungsstörung der betroffenen Extremität zur Folge hat.

Im Falle der Anerkennung als Unfallfolge empfiehlt es sich, bei häufig wechselnden Befunden mit Abheilung und Wiederaufbrechen des Geschwürs eine entsprechende Durchschnittsrente zu bewilligen.

Bei den privaten Unfallversicherungen waren nach den AUB 61 § 3 Abs. 6 die Unfälle ausgeschlossen, die Krampfadern oder Unterschenkelgeschwüre herbeigeführt haben. Nach den AUB 88 entfällt der Ausschluß unfallbedingter Krampfadern und Unterschenkelgeschwüre. Wenn auch nur in wenigen Ausnahmefällen Unfallfolgen ursächlich an der Entstehung beider krankhafter Geschehen beteiligt sind, bedeutet die neue Regelung für diese Fälle eine Verbesserung.

Krampfaderbruch (*Varikozele*)

Es handelt sich bei diesem häufigen Leiden um eine Erweiterung und Verlängerung der Venen des Samenstranges.

Der Krampfaderbruch, der aus inneren Ursachen entsteht, ist im Gegensatz zu den sonstigen Venenerweiterungen am häufigsten im jugendlichen Alter und zur Zeit der höchsten Potenz; das Alter von 15–25 Jahren ist besonders bevorzugt. Die linke Seite ist nicht nur in der überwiegenden Mehrzahl der Fälle befallen, sondern bei doppelseitigem Auftreten ist die linke Seite immer stärker ausgebildet als die rechte.

Wenn nach einer Quetschung ein Krampfaderbruch festgestellt wird, so handelt es sich fast immer um eine schon früher vorhanden gewesene Krankheit, die sich nur in sehr seltenen Fällen durch den Unfall entwickelt hat; sie wird sehr häufig erst durch den Unfall entdeckt, gelegentlich auch durch einen solchen verschlimmert. Alle Fälle, in denen die traumatische Entstehung eines Krampfaderbruchs behauptet wird, bedürfen scharfer Nachprüfung; möglichst früh muß ein Sachverständiger über den Fall befragt werden.

Wird ein Krampfaderbruch als Folge eines Unfalls anerkannt, so kommt eine Rente von höchstens 10% in Betracht.

Thrombose, Embolie

Die Thrombose ist eine Blutgerinnselbildung innerhalb der Gefäße, für deren Entstehung hauptsächlich 3 Faktoren angeschuldigt werden:
1) Steigerung der Gerinnungsfähigkeit des Blutes,
2) Strömungsverlangsamung des Blutes,
3) Gefäßwandveränderung.

Nach Operationen oder Verletzungen kann die Gerinnungsfähigkeit des Blutes zunehmen. Bettruhe und fixierende Verbände führen nachweislich zu einer Strömungsverlangsamung des Blutes (Zusammenballung der Erythrozyten, „Schlammbildung“ an den Engpässen der Gefäße, besonders bei bettlägerigen Patienten). Vorher bestandene degenerative Gefäßveränderungen oder entzündliche Gefäßwandprozesse, wie sie besonders häufig bei Krampfadern vorkommen, führen zu Rauhigkeiten an der Innenfläche der Venen. Hier können die Blutplättchen anhaften und den Gerinnungsvorgang und damit die Thrombenbildung einleiten. So erwünscht und zweckmäßig die Thrombenbildung im Bereich einer Wunde als physiologische Blutstillung ist, so unerwünscht und gefährlich ist sie in Gefäßabschnitten, die fernab des Operations- oder Verletzungsgebietes liegen. Diese Fernthrombosen bevorzugen die Beinvenen und tiefen Beckenvenen. Ihre Gefährlichkeit besteht einmal in der Schädigung und Verlegung von Venenabschnitten, die zum postthrombotischen Syndrom führen kann, zum anderen in dem häufig tödlichen Ereignis der Lungenembolie. Hierunter versteht man eine Loslösung von Blutgerinnseln, die in eine Lungenarterie hineingeschleudert werden und in Verbindung mit einem dadurch ausgelösten Gefäßkrampf zur lebensgefährlichen Gefäßverstopfung führen.

Kleinere Thromben führen zu Lungeninfarkten, die durch Stiche beim Atmen und blutigen Auswurf klinisch zu erkennen sind und meist eine gute Rückbildungstendenz haben. Bei Vorhofseptumdefekten des Herzens kann ein Embolus in die arteriellen Gefäßschenkel übertreten und zu einem arteriellen Gefäßverschluß führen, z. B. an den Herzkranzgefäßen, Hirngefäßen oder Gliedmaßenarterien.

Thrombosen, Lungeninfarkte und Embolien, die nach schweren Unfällen mit längerer Bettruhe auftreten, sind Unfallfolgen. Auch das postthrombotische Syndrom an den Extremitäten muß nach geeigneten Unfällen als deren Folge anerkannt werden.

Blut

Blutarmut (*Anämie*)

1) Hypochrome Anämie. Die hypochromen Anämien sind eine heterogene Krankheitsgruppe, der eine Störung der Blutfarbstoffbildung zugrunde liegt. Die charakteristischen Veränderungen sind dabei eine Hypochromie der Erythrozyten, deren Zahl dabei normal oder vermindert sein kann. Weitere hämatologische Leitsymptome sind ferner die Erniedrigung des mittleren korpuskulären Hämoglobingehalts pro Erythrozyten (MCH) sowie auch der mittleren korpuskulären Hämoglobinkonzentration (MCHC) und des mittleren korpuskulären Volumens der Erythrozyten (MCV). Hauptvertreter dieser Gruppe ist die Eisenmangelanämie, der ein Eisenverlust (Blutung) zugrunde liegen kann, ferner eine verminderte Eisenresorption (Absorptionsstörung, eisenarme Nahrung u. a.) oder ein gestörter Eisenverbrauch (Infekt, Tumor, Schwangerschaft, Wachstum). Bei der Begutachtung wird man stets nach dem der hypochromen Anämie zugrundeliegenden Leiden suchen müssen.

2) Normochrome Anämie. Bei der normochromen Anämie sind Erythrozyten und Hämoglobin in gleichem Maße vermindert. Ursachen dieser Form der Blutarmut sind:
1. akuter Blutverlust,
2. hämolytische Anämie,
3. ungenügende Bildung der roten Blutkörperchen im Knochenmark (aplastische Anämie).

Akute Blutverluste bieten zumeist in unfallmedizinisch-gutachterlicher Hinsicht keine Schwierigkeiten, wenn nicht als Folge des Blutverlustes Komplikationen auftreten. Solche Komplikationen drohen in erster Linie von seiten des Kreislaufschocks. Hierdurch können v. a. Störungen der Nierenfunktion im Sinne eines akuten Nierenversagens mit ihren Folgen auftreten sowie zentralnervöse Störungen. Hierbei sind Enzephalomalazien und Erblindungen zu erwähnen, für die charakteristisch ist, daß sie unmittelbar bis höchstens 14 Tage nach der Blutung auftreten. Der Ausschluß anderer Erkrankungen als Ursache der Erblindung ist immer notwendig.

Die hämolytische Anämie ist durch eine Verkürzung der Erythrozytenlebenszeit, einen vermehrten Abbau der Erythrozyten in der Peripherie und eine kompensatorisch verstärkte Erythrozytenneubildung charakterisiert. Sie ist erkennbar an einer normochromen Anämie, Erhöhung des indirekten Bilirubins sowie einer Erhöhung der Retikulozytenzahl, der kernhaltigen roten Vorstufen und einer Verminderung der osmotischen Resistenz. Wir unterscheiden dabei zwischen der korpuskulären und der extrakorpuskulären Form. Für die Unfallbegutachtung sind die hämolytischen Anämien als Folge physikalischer oder chemischer Noxen von Bedeutung wie z. B. bei Verbrennungen, durch Schwermetalle, Industriegifte, tierische und pflanzliche Gifte. Unter anderem finden sich solche hämolytischen Anämien bei chronischer Benzol- und Bleivergiftung.

Für die aplastische Anämie im engeren Sinne ist charakteristisch das fast vollständige Fehlen der Retikulozyten im peripheren Blut bei normalen Leukozyten- und Thrombozytenwerten. Sind auch diese gleichzeitig vermindert, so besteht ein Zustand völligen Versagens des blutbildenden Gewebes (Panmyelopathie). Zur weiteren diagnostischen Klärung ist eine Sternalpunktion notwendig. Für die differentialdiagnostische Klärung der Unfallbegutachtung sind die Formen der aplastischen Anämie oder der Panmyelopathie wichtig, die durch chemische Schädigung, z. B. Benzol und Benzolderivate, oder Strahlenschädigung hervorgerufen werden.

3) Hyperchrome Anämie. Bei der hyperchromen Anämie ist die Bildung der Erythrozyten stärker als die Hämoglobinbildung gestört. Dies beruht auf einer gestörten DNA-Synthese, die zu einem überwiegenden Teil auf einer Störung des Vitamin-B_{12}- und Folsäurestoffwechsels beruht. Infolge des Mangels an Vitamin-B_{12} oder Folsäure kommt es nicht nur zu Veränderungen im hämopoetischen System (Erythropoese, Granulopoese, Thrombopoese), sondern auch an anderem rasch proliferierenden Gewebe wie Schleimhäuten des Gastrointestinaltraktes sowie zu Störungen im Bereich des zentralen und peripheren Nervensystems. Die perniziöse Anämie kann als Prototyp der megaloblastischen Anämie gelten. Sie ist zumeist eine Erkrankung des höheren Lebensalters. Leitsymptom ist die hyperchrome Anämie mit erhöhtem MCH-Wert und erhöhten MCV, ferner fällt eine Verminderung der Leukozyten sowie Thrombozytenzahl auf. Die Retikulozytenzahl ist in der Regel vermindert. Im Knochenmark findet sich eine Zellvermehrung mit Überwiegen der roten Vorstufen. Diagnostisch spezifisch ist der pathologische Schilling-Test.

Wie sich aus der Pathogenese dieser Form der hyperchromen Anämie ergibt, entsteht sie unabhängig von äußeren Faktoren und kann somit nicht durch ein Trauma verursacht werden. Anders verhält es sich in dieser Hinsicht bei der Beurteilung der symptomatischen Form der hyperchromen Anämie. Auch hier dürfte ein Mangel an Vitamin-B_{12} für die Pathogenese entscheidend sein, z. B. infolge einer ungenügenden Resorption nach Magenresektion, Dünndarmresektion, bei Schleimhautverletzungen nach Ätzung, Fischbandwurmbefall und Lebererkrankungen u. a. Steht eine dieser Erkrankungen mit einem Unfall in Zusammenhang, so muß auch die symptomatische hyperchrome Anämie als hierdurch bedingt angesehen werden.

Leukämien, Myelodysplasien, myeloproliferative Syndrome

Die Leukämien beruhen auf einer irreversiblen, progredienten Wucherung einer Zellart sowohl im Knochenmark als auch in den außerhalb des Knochenmarks gelegenen Blutbildungsstätten. Dabei können wir nach dem klinischen Verlauf die akute von der chronischen Leukämie unterscheiden, und in Abhängigkeit von der Zellart die myeloische, die myeloblastische und die lymphoblastische Leukose sowie die Monozytenleukämie, Erythrozytenleukämie und Plasmazellenleukämie. Ein signifikanter, allein verantwortlicher Faktor ist in der Regel nicht belegbar, man muß an ein Zusammenwirken verschiedener Faktoren denken.

Bei der Unfallbegutachtung gilt es, die mögliche Bedeutung exogener Faktoren für das Auftreten der Leukämie zu beurteilen. Während das Trauma bisher als Ursache einer Leukämie nicht als gesichert angesehen werden kann, darf der Zusammenhang mit einer vorausgegangenen Schädigung durch Benzol und seinen Homologen Toluol und Xylol dann bejaht werden, wenn nach Moeschlin (1980) folgende Bedingungen erfüllt sind (BK 1303):

1) Nachweis des Kontaktes mit Benzol oder seinen Homologen,
2) langjährige Einwirkungszeit von wahrscheinlich mindestens 3, meistens aber 5 und mehr Jahren, und
3) Nachweis oder überzeugende Wahrscheinlichkeit, daß relativ hohe Konzentrationen vorlagen.

Strahlenbelastungen können dosisabhängig das Leukämierisiko steigern, ebenso wie wahrscheinlich auch Medikamente mit allgemeiner potentieller Myelotoxizität.

Bei der Myelofibrose bzw. Osteomyelosklerose handelt es sich um eine zunehmende Fibrosierung bzw. Sklerosierung des Knochenmarks und einer Aktivierung der embryonalen Blutbildungsstätten mit dadurch bedingter Leber- und Milzvergrößerung. Anämie und Thrombozytopenie bei gleichzeitiger Ausschwemmung roter und weißer Vorstufen. Auch hier können unter ganz bestimmten Voraussetzungen, wie auch bei der Leukämie, Benzol und seine Homologen Toluol und Xylol von Bedeutung sein (BK 1303).

Maligne Lymphogranulomatose (Hodgkin)

Bei der Lymphogranulomatose handelt es sich um eine bisher in ihrer Ätiologie noch nicht geklärte fortschreitende Erkrankung, die die Lymphknoten, die Lymphfollikel und auch das lymphoretikuläre Gewebe in anderen Organen befällt. Die Erkrankung findet sich etwas häufiger bei Männern als bei Frauen und kommt am häufigsten im 3.–4. Lebensjahrzehnt vor. Zuerst werden zumeist die Halslymphknoten befallen, dann folgen in etwa gleicher Häufigkeit axilläre, subklavikulare und mediastinale Knoten, später kommt es dann meist zu einer Generalisation. Nach Ansicht von Begemann u. Rastetter (1986) muß bei der Wirkung bekannter Realisationsfaktoren (wie z. B. anhaltende Störungen am Ort entzündlicher oder traumatischer Gewebeschädigung mit einer im regionalen Lymphknotenbereich entstandenen histologisch gesicherten Lymphgranulomatose) unwahrscheinlich gemacht werden, ehe die endogene Entstehung angenommen werden kann.

Maligne Nicht-Hodgkin-Lymphome

Bei allen Nicht-Hodgkin-Lymphomen handelt es sich um eine ätiologisch unklare Neoplasie. Vieles weist auf die potentielle Rolle einer genetischen Disposition bei wohl multifaktoriellem Auslösungsmechanismus hin. So ist z. B. auch bei der chronischen lymphatischen Leukämie eine Induktion durch Strahlen- oder Medikamenteinfluß weitgehend auszuschließen. Dies trifft auch für die anderen Formen der zu dieser Gruppe zählenden Lymphome zu.

Atmungsorgane

Lungenblutung

Lungenblutungen (blutiger Auswurf, Blutsturz) können bei allen Verletzungen der Lunge, sowohl perforierenden als auch solchen, die durch stumpfe Gewalt hervorgerufen werden, auftreten. Für die Beurteilung des Zusammenhangs zwischen Trauma und Lungenblutung müssen beachtet werden:
1) die zeitliche Aufeinanderfolge und
2) ob die Einwirkung bzw. der Hergang des Traumas geeignet waren, eine Lungenverletzung hervorzurufen.

Die Lungenblutung wird zumeist unmittelbar nach dem Unfall in Erscheinung treten und nur in seltenen Fällen später. Hierbei muß dann diskutiert werden, ob die Rißränder sehr rasch verklebt sind oder die blutenden Gefäße durch Thromben verschlossen wurden. Wenn die Einwirkung des Traumas nur geringfügig war, so ist es eher wahrscheinlich, daß es sich um eine bereits vorher erkrankte Lunge, z. B. Tuberkulose, Zystenlunge, Bronchialkarzinom, gehandelt hat, bei der es auch spontan zur Blutung kommen kann. Große Schwierigkeiten ergeben sich auch häufig bei der Frage, ob eine körperliche Anstrengung einen Blutsturz hervorgerufen hat, zumal es sehr zweifelhaft ist, wie weit bei einer gesunden Lunge unter dem Einfluß einer körperlichen Anstrengung eine Hämoptoe aufzutreten vermag. Hingegen ist es verständlich, daß eine schon kranke Lunge bzw. geschädigte Gefäßwand leichter einzureißen vermag. Bestand schon vor der Lungenblutung eine Lungenerkrankung, so ist es häufig überhaupt nicht sicher zu beantworten, ob die Lungenblutung infolge der Betriebsarbeit oder zufällig während dieser in Erscheinung getreten ist. Ersteres dürfte nur dann angenommen werden, wen die Hämoptoe mit einem zeitlich eng begrenzten Ereignis bei gleichzeitig das Maß der gewöhnlichen Arbeit übersteigender körperlicher Anstrengung zusammenfällt. Die Begutachtungssituation ähnelt hier der beim Herzinfarkt (s. S. 85). In jedem Fall mit der Frage der Beurteilung einer traumatischen Lungenblutung ist es wegen der aufgezeigten Schwierigkeiten in der Beurteilung notwendig, nicht nur die unmittelbar nach dem Unfall angefertigten Röntgenaufnahmen zu verwerten, sondern auch früher angefertigte Aufnahmen mit heranzuziehen.

Lungenentzündung (Pneumonie)

Eine Lungenentzündung nach einer Brustkorbverletzung oder auch Brustkorbkontusion ist selten. Für die Anerkennung einer Lungenentzündung als Unfallfolge müssen aufgrund allgemeiner Erfahrungen folgende Bedingungen erfüllt sein:

1) Bis zum Zeitpunkt des Unfalls muß Arbeitsfähigkeit vorgelegen haben.
2) Das Trauma, das den Brustkorb betroffen hat, muß so erheblich gewesen sein, daß die Lunge mitbeteiligt war. Äußere Verletzungszeichen brauchen nicht nachweisbar zu sein. Wichtig ist es jedoch, auf sofort auftretende Symptome wie Hämoptoe, blasses Aussehen, bzw. Schockzeichen und heftige Brustschmerzen zu achten, ebenso auf evtl. vorhandene Rippenfrakturen. Die Folge einer wesentlichen Verletzung wird außerdem zumeist sein, daß der Verletzte sofort die Arbeit einstellt und einen Arzt aufsucht.
3) Die zeitliche Beziehung zwischen Trauma und Lungenentzündung muß eng sein. Die Zeit schwankt meistens zwischen 2 und 6 Tagen. Ist der zeitliche Abstand größer, so ist der Zusammenhang unwahrscheinlich, ausgenommen wenn deutliche Brückensymptome bestanden haben.

   Die Vorstellung, eine plötzliche Abkühlung, wie z. B. ein Sturz in kaltes Wasser, könnten zu einer Pneumonie führen, hält sich hartnäckig, ist aber nicht zu belegen.

Lungentuberkulose

Während die traumatische Entstehung einer Lungentuberkulose abzulehnen ist, kann dagegen die Möglichkeit der Aktivierung eines bereits bestehenden tuberkulösen Prozesses durch ein Trauma unter Berücksichtigung bestimmter Kriterien bejaht werden. Die Schwierigkeiten bei der Beurteilung des Zusammenhangs zwischen Trauma und Tuberkulose liegen darin begründet, daß es sich hierbei um ein Leiden handelt, dessen Verlauf meist unabhängig von der Einwirkung äußerer Faktoren ist. Das Reichsversicherungsamt (RVA) fordert daher in einer grundsätzlichen Entscheidung eine der Gewißheit nahekommende Häufung von Wahrscheinlichkeit dafür, daß der Unfall von wesentlichem Einfluß auf die Entwicklung des Leidens gewesen ist, daß ohne das Dazwischentreten des Unfalls der Verlauf der Krankheit sich wesentlich anders gestaltet haben würde, als es tatsächlich der Fall gewesen ist. Diese strengen Anforderungen lassen es nicht nur notwendig erscheinen, bei jedem Brustverletzten bzw. jedem von einem Thoraxtrauma Betroffenen sofort eine Röntgenaufnahme der Lunge anzufertigen, sondern auch bei Vorliegen einer Lungentuberkulose die vor dem Unfall vorliegenden Röntgenaufnahmen zur Beurteilung heranzuziehen. Ferner sind zu beachten:

1) die zeitlichen Beziehungen zwischen Unfall und dem ersten Auftreten von Zeichen der aktiven Lungentuberkulose (frühestens Ende der 1. Woche, längstens 4 Monate danach),
2) die Schwere und der Ort des Traumas.

Pneumonie

Siehe S. 216, Lungenentzündung.

Rippenfellverletzungen

Eine Rippenfellerkrankung bzw. -beteiligung, wie z. B. Hämatothorax, Chylothorax oder auch Pleuraempyem, kann sowohl bei penetrierenden als auch stumpfen Verletzungen des Brustkorbs auftreten. Ein Pneumothorax (Lufteintritt in den Rippenfellraum) findet sich einmal als unmittelbare Folge von penetrierenden Brustverletzungen und infolge Lungenverletzung bei Rippenbrüchen, ferner auch nach Lungeneinrissen bei einem stumpfen Trauma, wobei allerdings gutachterlich zu berücksichtigen ist, ob nicht bereits ein Vorschaden der Lunge vorgelegen hat (z. B. Zysten, Emphysemblasen, Tuberkulose) und dieses Trauma lediglich eine Gelegenheitsursache darstellt. Eine Rippenfellentzündung (Pleuritis) kann in ihren verschiedenen Formen in Zusammenhang mit einem Brustkorbtrauma auftreten. Um den Unfallzusammenhang wahrscheinlich zu machen, ist die gleichzeitige Lokalisation von Trauma und Pleuritis notwendig, ferner ein enger zeitlicher Zusammenhang evtl. mit Brükkensymptomen. Wichtig ist es v. a., eine nicht unfallbedingte Ursache auszuschließen.

Als Folge einer Rippenfellentzündung kann eine Schwartenbildung zurückbleiben. Zur gutachterlichen Beurteilung der hierdurch bedingten MdE ist eine Lungenfunktionsbeurteilung notwendig.

Schocklunge

Unfallbedingte Schockzustände, z. B. nach schweren Verbrennungen, großen Blutverlusten oder Polytraumen können durch Störungen der Mikrozirkulation zur Schocklunge führen. Die akuten Lungenveränderungen bilden sich meist zurück. Es sind aber auch Spätschäden nach Schocklunge mit interstitieller Lungenfibrose, alveolärer Hyalinisierung und Atelektasenbildung bekannt, die einer lungenfachärztlichen Zusatzbegutachtung mit Lungenfunktionsanalyse zuzuführen sind.

Harn- und Geschlechtsorgane

Nierenerkrankungen, entzündliche (Glomerulonephritis)

Die Glomerulonephritis kann als Folge einer Systemerkrankung (z. B. M. Wegener, systemischer Lupus erythematodes u. a.) oder als eigenständige Erkrankung ungeklärter Ursache auftreten. Die früher häufige Poststreptokokkenglomerulonephritis („Feldnephritis" der beiden Weltkriege) ist heute eine Rarität.

Ein Zusammenhang zwischen einer Glomerulonephritis und einem Trauma ist generell nicht erkennbar. Hiervon mögen als Ausnahme gesehen werden:

1. Erhielt ein Patient infolge eines Traumas Fremdeiweiß (passive Tetanusimmunisierung) und erlitt er dadurch eine Serumkrankheit mit einer Nephritis, muß überprüft werden, ob ein evtl. fortbestehender Nierenschaden auf dieses einmalige Ereignis zurückzuführen ist.
2. Chronische Eiterungen, auch mit Staphylokokken, können in seltenen Fällen eine Glomerulonephritis hervorrufen. Besteht also nach einem Unfall eine Osteomyelitis und entwickelt sich eine Glomerulonephritis, wird man einen Zusammenhang unterstellen müssen.

Die Vorstellung, daß einmalige oder wiederholte Kälteeinwirkungen zu einer Glomerulonephritis führen könnten („Kältetraumanephritis"), läßt sich nicht belegen.

Eine Verschlimmerung eines vorbestehenden Nierenleidens ist positiv zu entscheiden, wenn

- der Patient infolge des Unfalles ein akutes Nierenversagen (ANV) erlitt und dadurch weiteres Nierengewebe verlor,
- der Unfall eine gesunde Niere betraf und der Patient jetzt auf die Ausscheidungsfunktion der zweiten, vorgeschädigten Niere angewiesen ist.

Weiter kann ein präexistentes Nierenleiden die Unfallfolgen beeinflussen: bei höheren Graden der Niereninsuffizienz besteht

- eine komplexe Blutgerinnungsstörung, die naturgemäß selbst jeden kleinen Unfall gefährlich machen kann,
- eine Immuninkompetenz, die den posttraumatischen Verlauf beeinflussen kann (Wundheilungsstörungen, postoperative Pneumonie u. a.).

Nierensteinbildung, Sackniere (Hydronephrose)

In erster Linie beruht eine Nierensteinbildung auf Veränderungen im Kolloidschutz des Harnes. Hierzu kann jede krankhafte Veränderung der Schleimhautoberfläche des Nierenbeckens führen, ebenso wie eine Harnstauung. Bei der gutachterlichen Beurteilung des Zusammenhanges zwischen einem Trauma und einer Nierensteinbildung bedarf es deshalb der Klärung der Ursachen, die zu der Konkrementbildung geführt haben können. Hierzu gehört eine genaue Analyse der verschiedenen ursächlichen Möglichkeiten, u. a. die Analyse evtl. abgegangener Konkremente und die Überprüfung des Kalziumstoffwechsels.

Posttraumatisch kann eine Nierensteinbildung im Zusammenhang mit einer Blutgerinnselbildung im Nierenbecken auftreten, ebenso wie bei einer Harnstauung im Nierenbecken als Folge einer Nierenverletzung und bei chronischen entzündlichen Prozessen im Nierenbecken, wie z. B. der Querschnittslähmung. Bekannt ist ferner, daß Nierenkonkremente (Urat- und Oxalatsteine) dann auftreten können, wenn ein Patient längere Zeit immobilisiert werden mußte (Inaktivität – Knochenabbau – Erhöhung der Kalziumausscheidung). Geschlossene Frakturen des Beckens und der Oberschenkel führen i. allg. nicht zu einer Nierensteinbildung. Der Zeitraum zwischen Unfall und Konkremententstehung sollte 6 Monate nicht überschreiten. Bei bereits vorhandenen Nierensteinen wird gelegentlich durch Unfall eine Kolik ausgelöst.

Eine traumatisch bedingte Hydronephrose (sackartige Erweiterung des Nierenbeckens durch angestauten Harn) entsteht einerseits durch Narbenstenosen am Harnleiter bzw. Nierenbecken, andererseits infolge Verlegung des Harnleiters durch Steine oder Blutkoagula. Für die Anerkennung der traumatischen Entstehung einer Hydronephrose sind notwendig.

1) das Fehlen anderer Ursachen und von Nierensymptomen vor dem Unfall,
2) der Nachweis der Erheblichkeit des Traumas und
3) das Vorhandensein von Brückensymptomen.

Akutes Nierenversagen *[abgekürzt ANV. Synonyma: akute Tubulusnekrose, Crush-Syndrom, engl. „acute tubular necrosis" (ATN)]*

Sinkt der Blutdruck z. B. infolge eines Unfalls, so, daß die Glomerula nicht mehr durchblutet werden können und folglich über das arterielle Wundernetz die Tubulusepithelien keine O_2-Zufuhr mehr erhalten, kommt es zum oben genannten Krankheitsbild. In der Mehrzahl der Fälle spielt nicht allein das Absinken des Perfusionsdrucks, sondern eine toxische Schädigung des Tubulusepithels eine zusätzliche Rolle, z. B. durch freies Hb, Myoglobin, Endotoxin-gramnegative Erreger u. a.

Das ANV kann Folge jeder schweren Gewebe- und Muskelzerstörung sein, wie z. B. durch Verschüttung, Verbrennung, Erfrierung, Stromeinwirkung, Mißhandlung, operative Eingriffe, Muskelzerstörung durch langes immobiles Liegen nach einem Unfall oder einer Vergiftung.

In der Schädigungsphase des ANV steht die Stabilisierung des Kreislaufs, in der oligurischen Phase des ANV die Beseitigung der harnpflichtigen Stoffe (Harnstoff, Kalium, Wasser) durch die Hämodialyse im Vordergrund.

Das ANV kann je nach Schwere des auslösenden Ereignisses 1–2 Tage bis 8–10 Wochen dauern. In vielen Fällen kommt es zur Restitutio ad integrum, doch gibt es auch Defektheilungen. Sind diese nicht an einem erhöhten Plasmakreatinin erkennbar, muß bei entsprechender gutachterlicher Fragestellung eine Clearanceuntersuchung vorgenommen werden. Hierbei kann die Kreatininclearance wegen einer Reihe methodischer Mängel nicht akzeptiert werden. Es sind vielmehr nuklearmedizinische Methoden erforderlich. Bei der Entscheidung, ob eine Einschränkung der Nierenfunktion die Folge eines ANV ist, muß geprüft werden, ob vor dem Unfall bereits ein Nierenleiden bestand. Ist dies nicht der Fall und wird nach einem schweren Unfallereignis mit Schock und ANV eine auch nur geringe Niereninsuffizienz festgestellt, muß diese als Unfallfolge angesehen werden.

Wasserbruch (Hydrozele)

Unter Wasserbruch versteht man eine Ansammlung von wäßriger Flüssigkeit in einem anatomisch vorgebildeten Spalt zwischen den Hodenhüllen.

Wasserbrüche entwickeln sich meistens langsam und ohne erkennbare Ursache. Sie können aber auch als Begleiterscheinung einer Tuberkulose, Lues, Gonorrhö, einer unspezifischen Entzündung oder eines bösartigen Hodentumors auftreten, die gerade bei jüngeren Männern häufig sind. Es gibt aber auch Fälle, bei denen die Hydrozele nach Quetschung des Hodens und Nebenhodens, wie z. B. durch Hufschlag, Fußtritt, Fall, besonders rittlings auf einen Balken oder eine Leitersprosse, auftritt.

Hoden- und Nebenhodenquetschungen sind bekanntlich außerordentlich schmerzhaft, oft werden die Betroffenen ohnmächtig, ein Weiterarbeiten ist unmöglich. Ferner sind derartige Quetschungen meist mit starken Blutungen in den Hodensack verbunden. Fehlt die große Schmerzhaftigkeit in unmittelbarem Anschluß an den Unfall und sind keine äußeren Verletzungsspuren, insbesondere Blutunterlaufungen am Hodensack, vorhanden, so liegt wahrscheinlich keine traumatische Hydrozele vor.

Sieht man kurz nach dem Unfall eine große Hydrozele, evtl. sogar mit verdickten Wandungen, so handelt es sich um einen alten Wasserbruch.

Wasserbrüche durch indirekte Verletzung, wie Überheben, Ausgleiten usw., sind in ganz seltenen Fällen beobachtet worden. Diese Fälle bedürfen schärfster Nachprüfung, besonders hinsichtlich des behaupteten Unfalls und der sofort im Anschluß an ihn behaupteten Beschwerden.

Die Verschlimmerung eines alten Wasserbruchs ist möglich. In diesen Fällen muß eine Quetschung desselben mit Verletzungserscheinungen nachzuweisen sein. Ein einfacher Unfallwasserbruch ist mit 10% ausreichend entschädigt. Die Punktion eines Wasserbruches muß sich der Verletzte gefallen lassen.

In der Privatunfallversicherung werden Wasserbrüche nur in ganz seltenen Ausnahmefällen als Unfallfolge anerkannt, s. S. 91.

Stoffwechsel und Drüsen mit innerer Sekretion

Schädigung der Hypophyse

Bei Schädelunfällen bzw. -traumen kann es in seltenen Fällen zu Schädigungen der Hypophyse kommen. Ist der Hypophysenvorderlappen betroffen, so kann das Bild der Hypophysenvorderlappeninsuffizienz auftreten, bei einer Schädigung des Hinterlappens das klinische Bild des sekundären Diabetes insipidus.

Nebennierenrindenunterfunktion *(Nebennierenrindeninsuffizienz, Hypokortikoidismus)*

Bei der Nebennierenrindeninsuffizienz handelt es sich um eine ungenügende Bildung der Nebennierenrindenhormone. Die akute Insuffizienz, bei der beim Erwachsenen der Kreislauf im Vordergrund steht, wird als Waterhouse-Friderichsen-Syndrom bezeichnet, die chronische Verlaufsform als Morbus Addison. Die Hauptsymptome hierbei sind Adynamie, Hypotension, eine eigenartige graubraune Verfärbung der Haut, auch der Mundschleimhaut, und Verschiebung der Blutmineralien. Ferner können auch Schwund der Sekundärbehaarung, Anorexie und Erbrechen auftreten.

Der Zusammenhang einer akuten und chronischen Nebennierenrindeninsuffizienz mit einem Unfall kann nur dann angenommen werden, wenn es infolge des Traumas zu einer Zerstörung beider Nebennieren gekommen ist. Treten ferner die Erscheinungen der Nebennierenrindenunterfunktion im Zusammenhang mit einer Tuberkulose oder einer anderen schwer verlaufenden Infektionskrankheit auf, so ist nach dem Grundleiden zu entscheiden.

Schilddrüsenüberfunktion *(Hyperthyreose)*

Bei der Hyperthyreose (Synonym: M. Basedow, engl. „Graves' disease") besteht eine vermehrte Bildung des Schilddrüsenhormons Thyroxin, erkennbar an der erhöhten Konzentration von T_3 und T_4 im Blut. Als klinische Symptome finden sich Gewichtsabnahme, Struma, Augensymptome (wie z. B. Exophthalmus), kardiovaskuläre Erscheinungen (Tachykardie u. a.) und ein feinschlägiger Tremor der Hände. Eine Schilddrüsenüberfunktion kann entstehen durch eine Erkrankung der Schilddrüse selbst oder (sehr selten) durch Regulationsstörungen, die direkt oder indirekt vom Hypophysenzwischenhirnsystem ausgehen. Die wichtigsten Bestimmungsmethoden bei der Schilddrüsendiagnostik sind: Gesamt-T_4 im Serum, Gesamt-T_3 im Serum, TSH (Thyroidea-stimulierendes Hormon)-Basalwert, TRH (Thyreotropin-releasing-Hormon)-Test, TSH-Stimulationstest, Ultrasonographie, Szintigramm und Feinnadelaspirationszytologie.

Die Basedow-Erkrankung ist bei Frauen etwa 7mal häufiger als bei Männern. Sie zeigt bei Kaukasiern eine Verbindung zu der Gewebseigenschaft HLA B8 und DRw3. Es besteht dementsprechend eine familiäre Belastung. Wegen der Übergänge zur Hashimoto-Thyreoiditis betrachtet man heute die Hyperthyreose als Autoimmunerkrankung: bei genetisch fixierter Krankheitsbereitschaft muß ein auslösendes Moment hinzukommen. Es besteht auch eine Verbindung zum Jodmangel: in Kropfendemiegebieten ist der M. Basedow häufiger.

Während man in der älteren Literatur psychische Erregungen als Ursache einer Schilddrüsenüberfunktion diskutierte, sieht man die Zusammenhänge heute so: Erleidet eine Patientin mit einem latenten M. Basedow ein psychisches Trauma, so reagiert sie auf dieses infolge ihrer Schilddrüsenüberfunktion verstärkt. Ein seelisches Trauma kann somit die ja oft lange unentdeckte Erkrankung plötzlich manifest werden lassen.

Zuckerkrankheit *(Diabetes mellitus)*

Beim Diabetes mellitus handelt es sich um eine Störung der Insulinhomöostase mit Auswirkungen in erster Linie auf den Kohlenhydratstoffwechsel, aber auch auf den Fett- und Proteinstoffwechsel. Verursacht sein können diese Störungen durch eine fehlerhafte Insulinsynthese, eine falsche Insulinsekretion sowie ein vermindertes Ansprechen der peripheren Organe. Die Hauptsymptome sind Hyperglykämie und Glukosurie. Zur Diagnosestellung können noch Funktions- und Belastungsproben sowie der Nachweis von Inselzell- und Insulinantikörpern beitragen. Entgleist das vielseitige Kräftespiel der Zuckerstoffwechselregulation, so entsteht der Diabetes mellitus mit relativem oder absolutem Insulinmangel, wobei jedoch i. allg. kein Zweifel bestehen kann, daß die hereditäre Belastung für die Manifestation der Zuckerkrankheit die überwiegende Rolle spielt.

Im Hinblick auf die Beurteilung der Bedeutung exogener Faktoren ist deshalb genauestens zu überprüfen, ob nicht die Störung des Zuckerstoffwechsels bzw. deren Auffinden und das Trauma, das für die Entstehung des Diabetes mellitus angeschuldigt wird, zufällig zusammentrafen. Wie wichtig die Prüfung dieser Frage ist, geht aus den Untersuchungsergebnissen ganzer Bevölkerungsgruppen hervor, wobei sich fand, daß auf einen bekannten Diabetiker bis zu 5 weitere nicht bekannte Zuckerkranke kommen können. Am ehesten vermögen noch schwere Oberbauchtraumen, die das Pankreas schädigen, sowie auf die Bauchspeicheldrüse übergreifende Entzündungen die Auslösung eines Diabetes mellitus im Sinne einer richtungsgebenden Teilursache oder in seltenen Fällen die Krankheit selbst veranlassen. Die Entstehung der Zuckerkrankheit durch eine seelische Belastung muß i. allg. verneint werden, da eine anlagemäßig intakte Stoffwechselregulation dadurch nicht dekompensieren kann. Lediglich bei mit Todesangst verbundenen Erregungen ist es, nach vereinzelten Mitteilungen in der Literatur, möglich, die Frage der vorzeitigen Manifestation des Diabetes mellitus zu erörtern. Nach Schädeltraumen ist die Abgrenzung gegenüber einer transitorischen Glukosurie notwendig.

Nerven und Sinnesorgane

B. Hübner

Apoplektischer Insult

(s. S. 235, „Schlaganfall“)

Fallsucht, traumatische *(traumatische Epilepsie)*

Zu unterscheiden sind

1) Frühanfälle als Rindenreizsyndrom in den ersten Tagen nach dem Trauma und
2) die traumatische Epilepsie.

Frühanfälle, ein sog. Rindenreizsyndrom, werden zunächst mit Barbituraten behandelt. Nach Sistieren der Anfälle und hirnelektrischer Untersuchung ist das weitere Vorgehen zu entscheiden. Eine längere Prophylaxe wird vielfach empfohlen.

Eine traumatische Epilepsie wird herdförmig, generalisiert oder gemischt, je nach ihrem Erscheinungsbild, genannt. Sie tritt meist im Laufe des 1. Jahres nach dem Unfall auf, nicht selten aber auch erst Jahre später. Sie wird wesentlich häufiger nach offenen Hirnverletzungen und nach Impressionsfrakturen als nach den üblichen gedeckten Hirnverletzungen (Kontusionen) beobachtet. Nach Kontusionen zählt sie bei den Erwachsenen zu den Seltenheiten (1–2 Fälle auf 1000). Bei Kindern ist sie häufiger. Hier ist deshalb an eine länger andauernde medikamentöse Prophylaxe nach einem Unfall zu denken, v. a. wenn im EEG verdächtige Anzeichen auf eine erhöhte Anfallbereitschaft zu finden sind. Bei der Begutachtung zur Zusammenhangsfrage ist darauf zu achten, ob das Trauma genügend schwer und geeignet war, eine Epilepsie hervorzurufen. Differentialdiagnostisch sind u. a. abzugrenzen: symptomatische Epilepsien anderer Genese (z. B. nach frühkindlichen Hirnschäden, bei Hirntumoren und Gefäßerkrankungen, nach Enzephalitiden), eine genuine Epilepsie und die nichtepileptischen Anfallsleiden wie z. B. kardiovaskuläre Störungen, inkretorisch und stoffwechselbedingte sowie psychogen-funktionelle Anfälle. Eine Begutachtung durch einen erfahrenen Neurologen ist notwendig.

Nervenschäden, traumatische

Sie lassen sich in verschiedene Schweregrade einteilen. Das bekannteste ist das Schema von Seldon (1942). Er unterscheidet

die *Neuropraxie*, das ist eine vorübergehende Blockade der Nervenleitung ohne anatomische Durchtrennung des Axons (z. B. die sog. Schlaflähmung). Sie kann Stunden bis Wochen andauern, heilt aber eigentlich immer vollständig. Zu diagnostizieren ist sie durch die erhaltene Erregbarkeit des distalen Nervenabschnitts,

die *Axonotmesis*, eine Kontinuitätsunterbrechung der Axone bei erhaltenen Nervenhüllen. Es kommt zur Waller-Degeneration der distalen Nervenfaserabschnitte, aber es bestehen gute Regenerationsaussichten (Beispiel: Phrenikusquetschung zur temporären Zwerchfellähmung),

die *Neurotmesis*. Bei ihr besteht eine komplette Durchtrennung des Nerven einschließlich seiner Hüllen. In seltenen Fällen ist eine spontane Regeneration möglich, allerdings mit Defekt.

Mehr im Hinblick auf therapeutische Entscheidungen hat Sunderland (1978) ein 5-teiliges Schema angegeben:

1. die Blockade der Nervenleitung ohne Axonverletzung (entspricht der Neuropraxie),
2. die Axonverletzung bei erhaltenem Neurilemm und erhaltener Faszienhülle (Beispiel: chronische Kompressionssyndrome),
3. die Verletzung von Axonen und endoneuralem Bindegewebe bei erhaltenem Perineurium (z. B. stumpfe Verletzungen mit ausgedehnten Blutungen),

4. Verletzung von Axon, endoneuralem Bindegewebe und Perineurium, wobei die Kontinuität makroskopisch erhalten bleibt,
5. die totale Durchtrennung des Nerven mit Dehiszenz.

In der Praxis finden sich oft Kombinationen.

Zur *Therapie:* Eine abwartende Behandlung ist in allen den Fällen angezeigt, in denen keine sichere Durchtrennung des Nerven vorliegt. Die frühzeitige operative Behandlung hingegen ist bei allen offenen Verletzungen und eindeutigen Kontinuitätsdurchtrennungen angezeigt, notfalls in aufgeschobener Dringlichkeit, aber unter Nutzung aller modernen Kenntnisse und Hilfsmittel (mikrochirurgisches Vorgehen, Überbrückung von Defekten mit spannungslos eingesetzten autologen Transplantaten, Achten auf möglichst genaue Adaptation der Nervenkabel, sorgfältigste Blutstillung usw.). Auch Spätoperationen können noch sinnvoll und erfolgreich sein, ihre Indikation ergibt sich oft erst nach wiederholter, vergleichender Untersuchung. Die Therapie richtet sich nach dem vorherrschenden Befund. Nach ihm ist auch die Prognose zu stellen. Grundsätzlich kann gesagt werden, daß das Ergebnis um so schlechter ist, je proximaler die Läsion und je länger die Regenerationsstrecke ist. Restlähmungen, Masseninnervation, sekundäre Veränderungen der Erfolgsorgane und Neurombildungen sind die häufigsten Faktoren eines unbefriedigenden Ergebnisses, hinzu treten Dystrophien, Dysästhesien, Schmerzen und andere Störungen bei unvollständiger Regeneration.

Ursachen der traumatischen Nervenschädigung sind nicht nur Schnitt-, Schuß- und Quetschverletzungen sowie Zerreißungen etwa bei Knochenbrüchen, sondern auch Überdehnungen, Zerrungen und chronischer Druck, z. B. Lagerungsschäden bei der Operation oder der Intensivpflege, und Engpaßsyndrome unterschiedlichster Form, v. a. traumatischer Genese. Bei operativen Eingriffen an der Schilddrüse und an Lymphknoten sind Nervenläsionen wohlbekannt. Sie kommen aber auch bei anderen Eingriffen und nach Bestrahlungen gelegentlich vor. Selten entstehen Schäden nach Injektionen durch ein schädliches Agens (Ischiadikusparese infolge i. m-Injektion von Antiphlogistika) oder durch Setzen einer intraneuralen Blutung z. B. bei einer Plexusanästhesie. Sehr seltene Fälle lokaler toxischer Nervenschäden sind nach Insektenstichen beschrieben. Auch die serogenetische Lähmung (Neuritis) einzelner Nerven nach Impfungen und Serumgaben (Tetanusserumgaben) ist selten, wird aber immer wieder einmal beobachtet. In entsprechendem Zusammenhang sind all diese Schädigungsmöglichkeiten als mittelbare Unfallfolgen zu werten.

Die *gutachterliche Bewertung* von Nervenschäden ist Sache des Neurologen. Eine endgültige Beurteilung ist bei proximalen Läsionen oft nicht vor der Zweijahresfrist möglich. Sowohl die Früh- als auch die Spätdiagnostik erfordern neben der neurologischen Untersuchung eine sorgfältige elektrische, elektromyographische und neurographische Beurteilung. In bestimmten Fällen ist auch die Untersuchung mittels somatosensorisch evozierter Potentiale sinnvoll (z. B. zur Differentialdiagnose/Plexusschädigung/Zervikalsyndrom).

Literatur

Jörg J, Hielscher H (1993) Evozierte Potentiale. Springer, Berlin
Mumenthaler M, Schliack H (1993) Läsionen peripherer Nerven, 6. Aufl. Thieme, Stuttgart

Neurose

Unter dem Neurosebegriff werden in der Traumatologie ganz verschiedene Zustandsbilder zusammengefaßt. Außer den Kernneurosen sind es vor allem die Entschädigungsneurosen oder die psychogenen Zweckreaktionen. Die Kriegserfahrungen lehrten, daß es „traumatische" Neurosen nicht gibt. Es gibt nur Wunsch- und Zweckvorstellungen. Für die Beurteilung derartiger Fälle sollte stets der Psychiater hinzugezogen werden.

Rückenmarkschäden, traumatische

Wir unterscheiden

1) *Rückenmarkerschütterung, Commotio medullae spinals:* Sie entsteht durch Stoß oder Schlag gegen die Wirbelsäule und ist ohne erkennbare anatomische Schädigung des Markes. Als direkte Folge können vorübergehende neurologische Reizerscheinungen, auch Defizite, die auf Gefäßirritationen, Ödem oder anderen Gewebsreaktionen beruhen, beobachtet werden. Grundsätzlich ist aber definitionsgemäß nicht mit bleibenden Schäden zu rechnen.
2) *Rückenmarkquetschung, Contusio medullae spinalis.* Sie entsteht durch mehr oder weniger umschriebene Gewalteinwirkung, z. B. Eindringen von Fremdkörpern in den Wirbelkanal (Schuß oder Stich) und durch Wirbelkörper- oder Bandscheibenfragmente bei Wirbelsäulenverletzungen, aber auch bei schweren Prellungen ohne erkennbare knöcherne Verletzung der Wirbelsäule. Die in den letzten Jahren häufiger vorgenommenen Kernspintomographien des Rückenmarks nach Trauma haben gezeigt, daß nach Kontusionen nicht selten Höhlenbildungen, Syringomyelien, entstanden sind, ohne daß initial oder überhaupt jemals eindeutige neurologische Befunde erhoben werden konnten. Als Entstehungsursache dieser Höhlenbildungen nimmt man anhaltendere posttraumatische lokale Perfusionsstörungen in der Region des Zentralkanals an.

   Berichtet werden seltene Fälle von Querschnittsymptomatik nach relativ leichten Traumen bei vorgeschädigtem Myelon, etwa durch Poliomyelitis, MS oder andere sog. Systemerkrankungen. Hier bestehen in der Unfallzusammenhangsfrage, etwa der Frage der Verschlimmerung erhebliche Probleme, die nur sehr erfahrene Gutachter bearbeiten sollten. Die Lähmungsbilder bei der Rückenmarkquetschung sind natürlich abhängig vom Grad und der Höhe der Schädigung. Eine frühzeitige, wiederholte und sorgfältige Dokumentation der Befunde ist für die Therapie, Prognose und Begutachtung unverzichtbar.

Die Indikation zu einer operativen Behandlung richtet sich nach der Verletzungsart der Wirbelsäule (s. dieses Kapitel) und nach der computertomographisch festgestellten Einengung des Spinalkanals. Nur eine wesentliche Kompression sollte eine Indikation zur Dekompression des Spinalkanals bilden, ist doch jeder Eingriff in der Nähe des verletzten Markes mit der Gefahr einer weiteren Markschädigung verbunden. Eine Duraverletzung ist leider nicht immer auszuschließen, sie sollte aber versorgt werden.

Bei der vollständigen Querschnittlähmung besteht neben dem motorischen und sensiblen Ausfall abwärts der Schädigung auch eine Lähmung von Blase und Mastdarmfunktion. Spätkomplikationen der Querschnittlähmung, die auch bei sorgfältigster Pflege nicht immer zu vermeiden sind, sind aufsteigende Harnwegsinfektionen, Steinbildungen in den Harnwegen und Druckgeschwüre (Dekubitus) des Haut-, Unterhaut- und Fasziengewebes, die zu phlegmonösen Eiterungen führen können.

3) *Rückenmarkblutung, Hämatomyelie:* Unmittelbar nach einem Rückenmarktrauma oder nach einem Intervall von Tagen können Blutungen in das Mark auftreten, die je nach Ausdehnung das Bild einer teilweisen oder vollständigen Querschnittlähmung hervorrufen. Ihre operative Entleerung ist nach rascher und genauer Klärung (z. B. durch NMR) zuweilen erfolgreich. Aber auch konservativ behandelte Hämatomyelien können sich in gewissem Grade zurückbilden.

   Erwähnt sei, daß es auch Hämatomyelien ohne vorangegangene Gewalteinwirkung gibt. Sie sind dann meist durch krankhafte Gefäßveränderungen verursacht (Angiome, Kavernome, arteriovenöse Fisteln). Dies sollte bei Begutachtungen berücksichtigt werden.

Schädel-Hirn-Trauma

Vorbemerkung

Der Unfallchirurg sollte in jedem Falle des Verdachts auf eine Schädel-Hirn-Verletzung einen Neurologen oder Neurochirurgen hinzuziehen. Dies liegt nicht nur im Interesse des Verletzten sondern auch in seinem eigenen. Er sichert sich vor Ansprüchen und sammelt Erfahrungen in den Grundzügen der Neurotraumatologie.

Um bei der Beurteilung der Schädel-Hirn-Traumen zu einheitlichen, vergleichbaren Befunden und Ergebnissen zu gelangen, ist eine einheitliche Begriffsbildung notwendig.

a) Gedecktes Schädel-Hirn-Trauma

Eine *Kopf- oder Schädelprellung* ist eine Traumatisierung des Schädels ohne Schädigung des Gehirns oder überhaupt des Schädelinhalts.

Finden sich Anzeichen für eine Hirnbeteiligung, wird nach der alten, immer noch weit verbreiteten Gewohnheit je nach Symptomatologie von einer *Commotio cerebri* (Hirnerschütterung) oder einer *Contusio cerebri* (Hirnprellung oder besser Hirnquetschung) gesprochen, nämlich, wenn der Befund auf anatomische Veränderungen hinweist.

Die entscheidenden Kriterien für die *Commotio cerebri* sind eine nur kurze Bewußtseinsstörung, meist verbunden mit einer kürzeren Rückerinnerungslosigkeit (retrograde Amnesie), und vegetativen Störungen in Form von Übelkeit, Erbrechen, Schwindelgefühl und Pulsveränderungen, insbesondere aber die rasche Rückbildung aller Symptome zur Norm. Eine *Commotio cerebri* hinterläßt definitionsgemäß keine anatomischen Spuren. Die Beschwerden klingen nach wenigen Tagen ab.

Anders ist es bei der *Contusio cerebri*. Je nach Schwere, Ort und Ausdehnung der Schädigung kommt es zu Störungen und Ausfällen unterschiedlicher Stärke, zu Kombinationen von motorischen und sensiblen Paresen, ataktischen und Hirnwerkzeugstörungen, Hirnnervenparesen bis hin zur tödlichen Verletzung vitaler Zentren.

Die Vielfalt der Verletzungsbilder bei der *Contusio cerebri* und ihre ganz unterschiedliche Bedeutung für den Verlauf, die Behandlung und das Heilungsergebnis, sowie die Beobachtung, daß das klinische Bild nicht immer dem pathologisch-anatomischen Befund entspricht, haben Tönnis u. Löw (1953) bewogen, ein handliches Schema der Schwere der Hirnverletzungsgrade zu entwickeln. Inzwischen sind weitere Beobachtungen und Befunde in dieses Schema einbezogen worden, es ist auch kongruent mit der Glasgow-Koma-Skala (s. unten). Es sollte daher auf die sehr summarischen und unscharfen Begriffe *Commotio* und *Contusio cerebri* verzichtet werden und nur noch das folgende Schema benutzt werden:

Schema der Einteilung des gedeckten Schädel-Hirn-Traumas (nach Tönnis u. Löw 1953)

Symptome bzw. Befunde	Grad I (leicht)	Grad II (mittel)	Grad III (schwer)	Grad IV (schwerst)
Bewußtlosigkeit	wenige Minuten	Stunden	Tage	Wochen
Benommenheit, Verwirrtheit	bis 1 Tag	bis 4 Tage	über 4 Tage	
Paresen, Pyramidenzeichen	keine	bis 4 Tage	über 4 Tag	schwere (vitale) Ausfälle
Reflexdifferenzen	bis 4 Tage	über 4 Tage	über 4 Tage	
CT-Befund	0	(+)–+	++	+++
Liquor	0	leicht blutig	blutig	blutig
EEG	0–(+)	+	++	+++
Hirndruck	0	(+)–+	++	+++
Outcome (Heilungsergebnis)	sehr gut	meist gut	mäßig, auch mit Defekt	schlecht, oft tödlich
Vergleich mit GKS (Glasgow-Koma-Skala)	14	13/12	11–6	5–3

Der Schweregrad *I* entspricht weitgehend dem Begriff der bisherigen *Commotio cerebri*, er fordert aber nicht die anatomische Unversehrtheit des Gehirns. Die Schädigung ist aber so gering, ja belanglos, daß sie später nicht mehr ohne weiteres nachweisbar ist, insbesondere ist die Leistungsfähigkeit des Zentralnervensystems später nicht erkennbar beeinträchtigt.

Beim Schweregrad *II* handelt es sich um eine mittelschwere Hirnschädigung. In der akuten Phase (etwa bis zum 4. Tag) bestehen deutlichere Störungen: die Bewußtlosigkeit und die anschließende Benommenheit dauern länger. Auch können sich Zeichen der organischen, herdförmigen Schädigung finden, die aber bald geringer werden. Im Computertomogramm sind anatomische Veränderungen zu erkennen. Auch ist ein diskretes Hirnödem öfters nachzuweisen, der Liquor kann etwas blutig sein. Das EEG zeigt vorübergehend deutlichere Herd- und auch Allgemeinveränderungen. Hirndruckzeichen fehlen aber meist. Die klinische Erholung benötigt meist einige Wochen. Beschwerden und neurologische Störungen diskreten Umfangs können andauern.

Der Schweregrad *III* bezeichnet eine schwere Hirnschädigung. Die Bewußtlosigkeit hält einige Tage, andere psychische Veränderungen Wochen an, es finden sich deutliche neurologische Störungen, die sich in Tagen bis Wochen nur teilweise zurückbilden. Computertomographisch bestehen deutliche Kontusionszeichen, auch Einblutungen, oft ein erhebliches Begleitödem. Der Hirndruck kann tagelang deutlich erhöht sein. Das EEG zeigt neben schweren Allgemeinveränderungen oft eindeutige Herdveränderungen. Die Erholung benötigt mehrere Wochen. Die Prognose ist zwar quoad vitam günstig, je nach Art der Schädigungen können aber beträchtliche Folgen der Hirnverletzung zurückbleiben (Paresen, Hirnwerkzeugstörungen, Hirnleistungsschwäche, Wesensänderung).

Beim Schweregrad *IV* bestehen schwere bis schwerste Ausfälle und Störungen. In nicht wenigen Fällen tritt nach Stunden oder Tagen der Tod ein durch Versagen der zentralen Regulationen, eine Folge von massivem Hirnödem oder -blutung oder anderen posttraumatischen Komplikationen. Oft besteht eine wochenlang anhaltende Bewußtlosigkeit, die in ein apallisches oder dyspallisches Syndrom übergeht (auch als *persistierendes vegetatives Syndrom* bezeichnet). Meist finden sich massive neurologische Ausfälle, z. B. eine Tetraspastik, Hemiplegie, Aphasie und andere Hirnwerkzeugstörungen. Die Prognose richtet sich außer nach der Summe der Schäden v. a. nach der schwersten und am längsten anhaltenden Störung.

Die frühzeitige *Klassifizierung* der Schädigung ist v. a. aus therapeutischen Gründen geboten. Eine Schematisierung ist dabei nicht zu umgehen. Inzwischen ist es international zu einer großen Zahl von Schemata und Skalen, auch Scores genannt, gekommen, die mit unterschiedlicher Einteilung und Gewichtung die Folgen des Schädel-Hirn-Traumas klassifizieren. Der Glasgow-Koma-Skale kommt unter den bekannteren Einteilungen wegen ihrer internationalen Verbreitung, ihrer guten Validität, Reliabilität und Einfachheit die größte Bedeutung zu. Für einzelne Fragestellungen können weitere Skalen nützlich sein, z. B. die Innsbruck-Koma-Skala u. a. (s. unten im Literaturverzeichnis).

Die Glasgow-Koma-Skala

Anwendung bei Koma/Bewußtseinsstörungen nach Schädel-Hirn-Trauma, grundsätzlich für alle Komaformen anwendbar, geeignet für klinische Routine und wissenschaftliche Studien, in 1–2 min zu erheben. Ergebnisbereich 3–14 Punkte (je geringer die Punktzahl, desto tiefer das Koma).

Augenöffnung		Beste verbale Reaktion		Beste motorische Reaktion	
spontan	4	orientiert	5	auf Aufforderung	5
auf Ansprechen	3	verwirrt	4	gezielte Abwehr	4
auf Schmerzreiz	2	unangemessen	3	Beugen auf Schmerz	3
keine	1	unverständlich	2	Strecken auf Schmerz	2
		keine	1	keine	1

Maximale Punktzahl: 14 Punkte, geringste: 3 Punkte.

Die Innsbruck-Koma-Skala

dient ebenfalls der Beurteilung der Bewußtseinslage, sie ist aber genauer, da eine Reihe weiterer Parameter benutzt werden, v. a. die Befunde der Augen- und der Pupillenmotorik. Die Erhebung eines Status erfordert 10–15 min. Der Ergebnisbereich liegt zwischen 0 und 23 Punkten, auch hier gilt, je geringer die Punktzahl, desto tiefer das Koma.

Reaktion auf akustische Reize	Zuwendung	3
	besser als Streckreaktion	2
	Streckreaktion	1
	keine Reaktion	0
Reaktion auf Schmerz (Kneifen am Trapeziusrand)	gerichtete Abwehr	3
	besser als Streckreaktion	2
	Streckreaktion	1
	keine Reaktion	0
Körperhaltung	normal	3
	besser als Streckstellung	2
	Streckstellung	1
	schlaff	0
Lidposition	Augenöffnen spontan	3
	Augenöffnen auf akustischen Reiz	2
	Augenöffnen auf Schmerzreiz	1
	kein Augenöffnen	0
Pupillenweite	normal	3
	verengt	2
	erweitert	1
	weit	0
Pupillenreaktion	ausgiebig	3
	unausgiebig	2
	Spur	1
	fehlend	0

Bulbusstellung	optisches Folgen	3
	Bulbuspendeln	2
	divergent wechselnd	1
	divergent fixiert	0
Orale Automatismen	spontan	2
	auf äußere Reize	1
	keine	0
Maximale Punktzahl		23

Mit Hilfe dieser Skala ist nicht nur eine gute Beurteilung und Überwachung des Krankheitsverlaufes, sondern auch eine recht sichere Prognosestellung möglich.

Die Führung solcher Protokolle ist heute zwingend notwendig. Sie lassen Komplikationen rasch erkennen, helfen in der Verlaufs- und Therapiebeurteilung, zwingen zur sorgfältigen Beobachtung und sind auch wegen einer gewissen Einheitlichkeit für die Übermittlung von Befunddaten geeignet, z. B. vor Verlegungen oder bei telefonischen Konsilen. Der didaktische Wert für jüngere Ärzte und Pflegepersonal ist groß, und das sorgfältig geführte Protokoll gibt wichtige Grundlagen für spätere Beurteilungen und Begutachtungen. Nicht zuletzt aus haftpflichtrechtlichen Gründen ist ein solches Protokoll unabdingbar.

Die Bewertung *ergänzender Untersuchungsverfahren* hat sich in letzter Zeit gewandelt:

Die obligate Röntgennativuntersuchung des Kopfes in 2 Ebenen bei jedem Schädel-Hirn-Trauma wird zunehmend für entbehrlich gehalten. Ist sie doch bei der Mehrzahl der leichteren Schädel-Hirn-Traumen ohne pathologischen Befund. Eine mehr zufällig festgestellte Fissur oder auch Fraktur ist häufig ohne besondere Bedeutung. Die Kenntnis des Verletzungsmechanismus und des klinischen Befundes sind in vielen Fällen leichterer Traumen ausreichend.

Bei schwereren gedeckten Verletzungen ist ohnehin eine computertomographische Untersuchung anzustreben. Sie ist auch zunehmend in mittleren und kleineren Krankenhäusern möglich. Nur bei begründetem Verdacht auf Nebenhöhlen- oder Schädelbasisverletzungen, Impressionsfrakturen und bei offenen Schädel-Hirn-Verletzungen, insbesondere aber bei dem Verdacht auf eine zusätzliche Halswirbelsäulenverletzung ist die Nativröntgenuntersuchung noch immer hilfreich. Dann sind aber meist auch zusätzliche Spezialeinstellungen und schließlich doch noch ein Computertomogramm notwendig.

Auch für eine spätere versicherungsrechtliche Beurteilung ist eine sog. Übersichtsaufnahme des Schädels in 2 Ebenen nicht unbedingt erforderlich. Der Verzicht kann immerhin zur Minderung der Strahlenbelastung und der Kosten beitragen.

Eine Lumbalpunktion ist nur zur selten notwendigen Differentialdiagnose zwischen Liquorblutung und Meningitis indiziert. Bei offensichtlichem Hirndruck ist die gefährlich! Wegen der Gefahr einer sog. „Leckage“, einer inneren Liquordrainage durch offenen Punktionskanal mit der Möglichkeit einer Hirnstammeinklemmung im Foramen magnum, sollte immer eine möglichst feine Punktionsnadel benutzt werden.

Die oft geforderte Spiegelung des Augenhintergrundes zur Feststellung von Hirndruckzeichen ist im Ergebnis oft nicht zuverlässig, v. a. in den ersten Tagen nach dem Trauma und bei älteren Menschen. Die hierzu gewünschte medikamentöse Pupillenerweiterung sollte unbedingt vermieden werden, da die Pupillenreaktion v. a. in unklaren Fällen für die wiederholte neurologische Beurteilung unverzichtbar ist.

Die Möglichkeit einer frühzeitigen EEG-Untersuchung dürfte häufig nicht gegeben sein. Ihre Bedeutung ist für die akute Verlaufsbeobachtung gering, zur Erkennung der Notwendigkeit einer frühzeitigen Anfallsprophylaxe aber wertvoll, ebenso zur späteren Verlaufsbeobachtung.

Die Hirndruckmessung, gleich, ob mittels epiduraler oder intrathekaler Methode, setzt nicht nur eine aufwendige, in der Handhabung nicht einfache Apparatur voraus, sondern erfordert große Übung und Erfahrung in der Überwachung und Auswertung. Da erhöhte Werte nur wenig effektiv zu beeinflussen sind (d. h. die Therapie des akuten Hirndrucks ist auf medikamentösem Wege meist nur vorübergehend, ja nur kurze Zeit wirksam und nicht selten mit Nebenwirkungen verbunden, z. B. Austrocknung!), ist ihre Bedeutung in der täglichen Routine meist nicht entscheidend. Sie ist nicht ungefährlich wegen der Infektionsgefahr, Blutungen und nicht zuletzt falschnegativer Befunde.

Die Behandlung des Schädel-Hirn-Traumas besteht in der akuten Phase in erster Linie in der Bekämpfung einer vitalen Bedrohung. Ihre Vermeidung oder Beseitigung erfordert:

1) Beatmung, ggf. Intubation und Kontrolle der Blutgase,
2) Lagerung, auch zur Beseitigung des Aspirationsgefahr,
3) Kreislaufsubstitution in Form der Infusionstherapie mit der Möglichkeit der Blutdruck- und evtl. Hirndruckbeeinflussung,
4) Bilanzierung des Wasserhaushaltes.

Die wirksamste Hirnödembehandlung besteht in einer optimalen Atmung, notfalls mit Hilfe einer Intubation, und Kontrolle der Blutgaswerte und in einer leicht erhöhten Oberkörper-Kopf-Lagerung von bis zu 30°. Ein kritischer Hirndruck, verursacht durch Blutung oder Liquorblockade, ist u. U. umgehend operativ zu behandeln (s. Abschn. b). Die operative Behandlung des schweren Ödems durch ausgiebige Entlastungstrepanation wird immer wieder empfohlen und versucht, sie ist aber sehr problematisch, auch meist vergeblich.

Der Hirnverletzte benötigt frühzeitig reichliche Kalorienzufuhr, die Mobilisierung mit Hilfe der Krankengymnastik sollte bald einsetzen. Dies ist auch beim Polytrauma meist möglich und sinnvoll. Überhaupt soll die Rehabilitation zügig ingang kommen. Die Organisation der fachspezifischen Nachsorge bei den Verletzten der Schweregrade II–IV sollte lückenlos anschließen.

Der Leichtverletzte (Schweregrad *I*) braucht i. allg. keine längere und spezifische Nachbehandlung. Er ist nur für eine kurze Zeit arbeitsunfähig, eine Minderung der Erwerbsfähigkeit (MdE) ist ausnahmsweise für wenige Monate anzunehmen.

Der Verletzte des Schweregrades *II* benötigt meist eine Krankenhausbehandlung von 2–4 Wochen. Eine Rehabilitationsbehandlung in Form eines Anschlußheilverfahrens ist nicht immer notwendig und wünschenswert, sie sollte sorgfältig überlegt werden. Die Arbeitsunfähigkeit beträgt durchschnittlich 1–2 Monate. In den ersten 2 Jahren kann eine Minderung der Erwerbsfähigkeit von 40–20% angenommen werden, eine andauernde MdE ist nur selten, etwa in Höhe von 20%, berechtigt.

Beim Verletzten des Schweregrades *III* ist mit einem längeren Krankenhausaufenthalt, u. U. bis 6 Wochen zu rechnen. Ein nahtlos anschließendes Heilverfahren in einer spezifischen Rehabilitationsklinik ist meist sehr zweckmäßig. Die Arbeitsunfähigkeit kann über Monate andauern, bis eine gewisse Arbeitsfähigkeit bei einer MdE von 60–30% eintritt. Die Höhe der Dauerrente bedarf einer sorgfältigen fachneurologischen Beurteilung.

Die überlebenden Schwerstverletzten (Grad *IV*) schließlich bedürfen je nach Art der verbliebenen Schädigung und Ausfälle nach einer mehrmonatigen Krankenhaus- und Rehabilitationsbehandlung der sachgemäßen Nachsorge, der Apalliker und auch der Dyspalliker wegen des persistierenden vegetativen Syndroms der Pflege und Betreuung in dafür geschaffenen stationären oder häuslichen Einrichtungen. In solchen Fällen können Minderungen der Erwerbsfähigkeit bis zu 100%, u. U. mit Gewährung von Pflegezulagen und anderen Sozialleistungen verbleiben.

Die Begutachtung aller Verletzten und die Beurteilung ihrer verbliebenen Schäden und Behinderungen wird wesentlich erleichtert und verbessert durch eine sorgfältige Dokumentation des Unfallherganges, der Erstbefunde und des Verlaufs.

Bei den geringsten Anzeichen neurologischer Schäden oder den Klagen über erheblichere Beschwerden sollte zur Begutachtung ein in der Traumatologie erfahrener Neurologe hinzugezogen werden.

b) Traumatisches intrakranielles Hämatom

1) Das *akute epidurale Hämatom* entsteht typischerweise durch Verletzung der A. meningica media oder ihrer Äste, ausnahmsweise der A. menigica frontalis oder der A. meningica occipitalis, – meist im Zusammenhang mit einer Fraktur des Schädelknochens in diesem Bereich. Lage, Ausdehnung und Geschwindigkeit der bedrohlichen Entwicklung können außerordentlich verschieden sein. Die Verletzung des Gefäßstammes an der Schädelbasis nahe dem Foramen spinae kann binnen Stunden zur tödlichen Hirnkompression führen. Bei langsamerer Entwicklung des Hämatoms treten je nach dem Ort der Blutung halbseitige Pyramidenzeichen, u. U. Krampfentladungen und schließlich die charakteristische gleichseitige Pupillenerweiterung und -starre auf.

Es gilt als Faustregel, daß die Entwicklung der tödlichen Hirnkompression etwa die gleiche Zeit benötigt, wie sie zwischen Unfall und erstem Auftreten der charakteristischen Symptome liegt. Dies bedeutet, daß frühzeitig nach einem Unfall entstehende Symptome eine sofortige Therapie erfordern; des weiteren, daß in solchen Fällen eine umständliche und zeitraubende Diagnostik oder ein Transport in eine Fachklinik fatal sein können. In solchen Fällen ist der Chirurg verpflichtet, so rasch als möglich, notfalls unter sehr behelfsmäßigen Umständen, von einem Bohrloch aus eine Entlastungstrepanation vorzunehmen. Die Blutstillung mit bipolarer Koagulation, Silberclip oder Holzstift im Foramen spinae erfordert einige Geschicklichkeit und Umsicht.

In allen protrahierter verlaufenden Fällen ist eine sorgfältige Diagnostik, am besten mittels CT, und eine geplante Operation möglich. Die Prognose in den rasant verlaufenden Fällen ist nur ausnahmsweise gut, in allen anderen Fällen vorzüglich.

2) *Das akute subdurale Hämatom* entsteht meist aus verletzten Hirnrindenvenen, seltener aus abgerissenen sog. Brückenvenen. Da die Entwicklung der Raumforderung im allgemeinen nicht so foudroyant verläuft wie beim epiduralen Hämatom, ist eine sorgfältige Diagnostik und Operationsvorbereitung meist möglich. Die Blutstillung ist oft auch mit Hilfe moderner Hilfsmittel schwierig. Sie erfordert gelegentlich eine ausgedehnte Trepanation.

3) *Das chronisch-subdurale Hämatom* hat ebenfalls oft eine traumatische Genese. Zur ursprünglich nicht bedrohlichen akuten subduralen Blutung tritt das Unvermögen des Subduralspaltes hinzu, das Hämatom zu resorbieren. Es wird vom Organismus eine dem Granulationsgewebe ähnliche Kapsel gebildet, die durch Diffusion oder aktive Sekretion ein progredient raumforderndes Hämatom erzeugt, das schließlich die Anpassungsfähigkeit des Hirngewebes in der Schädelkapsel überschreitet. Die Entleerung des Hämatominhaltes von 1 oder 2 Bohrlöchern aus und die partielle Resektion der Kapsel ist meist für eine Rückbildung und Heilung ausreichend. Nur sehr alte und sehr große Hämatome müssen nach ausgiebiger Kraniotomie vollständig exstirpiert werden. In solchen Fällen ist die Heilung insbesondere infolge einer mangelhaften Ausdehnungstendenz des chronisch komprimierten Gehirns manchmal problematisch. Da chronisch-subdurale Hämatome nicht selten ohne jedes erinnerliche Trauma oder nach sog. Bagatelltraumen erst nach Monaten klinisch in Erscheinung treten, ist ihre traumatische Genese keinesfalls immer gegeben. Zur Anerkennung als Unfallfolge gehören ein adäquates, gerichtetes Schädeltrauma, sogenannte Brückensymptome und die Abwesenheit von Stoffwechselstörungen, Blutungsübeln und anderen Dispositionen.

4) *Die akute subarachnoidale und intrazerebrale* Blutung ist i. allg. Folge von Quetschungsherden mit Gefäßverletzungen. In rasant verlaufenden Fällen kann eine operative Hilfe zu spät kommen. Auch tiefer gelegene Blutungen haben häufig eine schlechte Prognose wegen des progredienten, auf den

Hirnstamm und die vitalen Zentren übergreifenden Ödems. Die Stellung der Operationsindikation erfordert große Erfahrung. Mit Hilfe stereotaktischen, minimal-invasiven Vorgehens haben sich die Aussichten einer operativen Behandlung in letzter Zeit etwas gebessert.

Die sog. Schlaganfallsblutung, sei sie spontan aus einem krankhaft veränderten arteriellen Gefäß, aus einem Angiom, aus einem rupturierten Aneurysma oder in einem zerfallenden Tumor entstanden, ist i. allg. unfallunabhängig. Nur in Ausnahmefällen ist bei der Entstehung solcher Blutungen ein Zusammenhang mit einem Trauma wahrscheinlich zu machen, etwa in Sinne der Mitwirkung oder Auslösung.

c) Offene Schädel-Hirn-Verletzung

Unter einer *offenen Schädel-Hirn-Verletzung* wird nicht nur eine penetrierende Verletzung verstanden, bei der Kopfhaut, Schädelknochen und Hirnhaut bis zum Hirn hin, u. U. das Hirn selbst verletzt sind, sondern auch der Schädelgrundbruch, der zu einem Liquorfluß infolge Duraverletzung und Nebenhöhleneröffnung geführt hat. In solchen Fällen ist der Eintritt von Keimen und auch Luft in den Liquorraum möglich, was zu den meist bedrohlichen Komplikationen einer Hirnhautentzündung und/oder eines Pneumozephalus führen kann. Die offene penetrierende Hirnverletzung bedarf der klassischen Versorgung mit Säuberung einschließlich Wundexzision, Blutstillung und des Dura- und Wundverschlusses. Eine persistierende Liquorfistel, insbesondere mit Pneumozephalus, muß im Bereich der vorderen Schädelgrube plastisch von einem Neurochirurgen oder Hals-Nasen-Ohren-Arzt verschlossen werden. Der Liquorfluß aus dem Gehörgang ist nur ausnahmsweise operativ zu versorgen, da er meist spontan sistiert.

In das Hirn eingedrungene Fremdkörper (Knochensplitter, Schmutz, Geschosse) sollen, soweit möglich, von der Eintrittspforte her entfernt werden, tiefgelegene Fremdkörper u. U. später in einem 2. Eingriff.

Die geschlossene Impressionsfraktur bedarf der baldigen operativen Hebung nur dann, wenn die Tiefe der Impression die Knochendicke überschreitet, ferner wenn schon die tangentiale Röntgenaufnahme eine Verletzung der Dura vermuten läßt, und wenn zerebrale Herdzeichen, insbesondere fokale Krämpfe, beobachtet werden.

Der nach offenen Hirnverletzungen immer wieder auch trotz antibiotischer Prophylaxe einmal auftretende *Hirnabszeß* ist im akuten Hirndruck- und -ödemzustand zu punktieren und zu spülen, u. U. zu drainieren. Meist gelingt es, ihn durch örtliche und systemische antibiotische Behandlung (nach Testen der Erreger!) zur Ausheilung zu bringen. Seine verbliebene Narbe sollte später exstirpiert werden, wenn sie zu fokalen Anfällen oder Äquivalenten führt.

Die Genesung und Wiederherstellung nach diesen Verletzungsarten und -graden ist nur bedingt vorherzusagen. Hilfreich und recht einfach zu handhaben ist in den ersten Wochen die *Glasgow-Outcome-Skala* mit einer Graduierung von 1 (verstorben) bis 5 (gesund). Im einzelnen:

1 Patient verstorben
2 persistierender vegetativer Status (apallisch/dyspallisch)
3 schwer behindert (zur Bewältigung des täglichen Lebens auf ständige fremde Hilfe angewiesen)
4 mäßig behindert
5 keine/minimale Behinderung

Eine genaue Beurteilung durch den Neurologen ist nach einigen Wochen schon wesentlich aussagekräftiger, erst recht nach längerer Rehabilitation. Ein end gültiger Überblick über den verbliebenen Schaden ist meist erst nach 2 Jahren zu gewinnen.

Bei Kindern und Jugendlichen ist zu berücksichtigen, daß die Plastizität ihres Gehirns eine rasche Rückbildung von Symptomen und Störungen zuläßt, daß aber eine zunächst nicht genauer erkennbare Allgemeinschädigung die Entwicklung und Reifung des Gehirns nachhaltig aufhalten und stören kann. Daher sind Nachuntersuchungen bei Kindern und Jugendlichen noch nach Jahren notwendig, die Prognose ist lange mit großer Vorsicht zu stellen.

Die Richtlinien zur Bestimmung des Hirntodes können nicht Aufgabe dieser Darstellung sein.

Literatur

Delank HW et al. (1988) Checkliste Neurologische Notfälle. Thieme, Stuttgart
Herrmann H-D (1991) Neurotraumatologie. VCH, Weinheim
Masur H (1995) Skalen und Scores in der Neurologie. Thieme, Stuttgart
Rauschelbach HH, Jochheim KA (1995) Das neurologische Gutachten. Thieme, Stuttgart
Schönberger A, Mehrtens G, Valentin H (1984) Arbeitsunfall und Berufskrankheit. Berlin
Tönnis W, Löw F (1953) Einteilung der gedeckten Hirnschädigung. Ärztl Prax 5: 3

Schlaganfall *(apoplektischer Insult)*

Unter einem Schlaganfall versteht man eine plötzliche, „schlagartig" auftretende Lähmung oder andere charakteristische neurologische Störung oder Auffälligkeit, die auch mit Bewußtseinsveränderung, ja Koma verbunden sein kann. Da hierfür die verschiedensten Ursachen in Betracht kommen (intrazerebrale Blutung oder Erweichung, anatomische oder funktionelle Kreislaufstörungen, arterielle oder venöse Thrombosen, Tumorblutungen oder -erweichungen), wird in jedem zu begutachtenden Fall eine genaue ätiologische Klärung erfolgen müssen, wobei Computertomographie, Angiographie und auch die Kernspintomographie wertvolle Hilfe leisten können.

Während ein epidurales und ein akutes subdurales Hämatom nahezu stets eine Unfallfolge sind, ist das chronische subdurale Hämatom nur gelegentlich Unfallfolge. Hier wie bei der Anerkennung einer unfallbedingten intrazerebralen Blutung, einer Aneurysmablutung oder einer Karotisthrombose müssen bestimmte Voraussetzungen erfüllt sein, und zwar sowohl im Hinblick auf die Art und Schwere der Gewalteinwirkung und die zeitlichen Zusammenhänge als auch auf die Lokalisation der Blutung (häufig im Schläfenlappen), des Aneurysmas und die Beschaffenheit der Gefäße zum Zeitpunkt eines Unfalls.

Selbstmord *(Suizid)*

Die Anerkennung des Selbstmords als Unfallfolge setzt voraus, daß die Tat begangen wurde

1) Im Zustand geistiger Unzurechnungsfähigkeit, die in einem ursächlichen Zusammenhang mit dem Unfall steht, und
2) in einem die freie Willensbestimmung ausschließenden Zustand als Folge eines durch einen Unfall bedingten Leidens, z. B. bei starken Schmerzzuständen nach Amputationen wie Kausalgie und Phantomschmerz, unerträglich gewordenen, quälenden, unfallbedingten Leiden oder Aussichtslosigkeit auf Heilung.

Bestand eine Beschwerdefreiheit nach dem Unfall, so spricht das im Falle einer Selbsttötung gegen einen ursächlichen Zusammenhang mit dem Unfall und seinen Folgen.

In letzter Zeit wurde eine neue Selbstmordart beobachtet. Beim Fallschirmsprung wurde absichtlich die manuelle Auslösung des Öffnungsvorganges des Schirmes nicht bedient, was eindeutig an Hand von Abschiedsbriefen rekonstruiert werden konnte. Absichtlich in selbstmörderischer Absicht herbeigeführte Autounfälle, z. B. Auffahren gegen Brückenpfeiler, sind seit langem bekannt. Dabei ergibt sich stets die versicherungsrechtliche Frage, ob es sich um Selbstmord oder Unfall handelt. Neu ist aber der absichtlich herbeigeführte Sturz mit dem Fallschirm, der bereits in einem US-Spielfilm dargestellt wurde, so daß der Gedanke an Nachahmungstaten naheliegt. (Der englische Filmtitel hieß: „Gipsy Moths", der deutsche Titel: „Die den Hals riskieren" mit Burt Lancaster in der Hauptrolle; 1968).

Ohne Fallschirm im freien Fall erreicht der menschliche Körper eine maximale Fallgeschwindigkeit von etwa 200 km/h. Wegen des Luftwiderstandes ist eine weitere Steigerung nicht möglich. In Ausnahmefällen wurden Abstürze sogar überlebt, allerdings mit schweren Verletzungen, wenn z. B. der Aufprall durch Bäume oder Sträucher gedämpft wurde. Der Aufschlag aufs Wasser ist, im Gegensatz zur Laienmeinung, fast immer tödlich. Der Verfasser sah nach einem Sprung von der Brücke ins Wasser in Selbstmordabsicht einen Einriß der Aorta, der zum Tode geführt hat.

Sudeck-Syndrom

Wegen der Bedeutung und wegen des – für Laien und auch für Mediziner – oft unbegreiflichen Verlaufs des Sudeck-Syndroms, wie es allgemein genannt wird, soll etwas ausführlicher darauf eingegangen werden. G. Friedebold hat 1987 auf dem Unfallkongreß umfassend und dem Stand der Wissenschaft entsprechend das Krankheitsbild und seine Problematik dargestellt. Bald nach der Entdeckung des Röntgenverfahrens stellte im Jahr 1900 Paul Sudeck dem Deutschen Chirurgenkongreß die „akute Knochenatrophie", wie er sie damals nannte, erstmals vor, von der wir heute wissen, daß die Vorgänge nicht nur auf den Knochen beschränkt sind. Die ersten Beobachtungen Sudecks betrafen zunächst nur entzündliche und keine posttraumatischen Zustandsbilder. Die Bezeichnung „akute" Atrophie grenzte den Vorgang von der nach Monaten auftretenden Inaktivitätsatrophie und der über Jahre sich erstreckenden Altersatrophie ab. Die plötzlich auftretende Hyperämie mit folgender Schwellung und Überwärmung ließ den Vorgang zunächst als Entzündung, also als sinnvollen Heilungsprozeß, deuten. Rieder (1933) erkannte durch histologische Untersuchung, daß es sich bei der fleckigen Höhlenbildung im Knochen nicht allein um *Abbauvorgänge*, wie Sudeck annahm, handelte, sondern um *Umbauvorgänge* mit gleichzeitigem Auf- und Abbau. Sudeck hatte erkannt, daß bei Fortbestehen der auslösenden Noxe, wie z. B. Infektion oder mangelhafter Ruhigstellung eines Frakturbereiches, das Heilungsbestreben des Körpers entgleist, was er als Dystrophie bezeichnete, die dann zuletzt in das Endstadium, die Endatrophie, ausmündet. Alle 3 Stadien sind nicht scharf voneinander abzugrenzen und auch von verschiedener Dauer. Erwähnt sei, daß auf diesem Gebiet nicht leicht zu entscheiden ist, welche – auch eindrucksvollen – Befunde noch normal und welche bereits pathologisch sind. Hier spielen auch Definitions- und Interpretationsfragen hinein. Dadurch finden die sehr unterschiedlichen Zahlenangaben hinsichtlich der Häufigkeit des Sudeck-Syndroms zumindest eine teilweise Erklärung.

Sudeck hatte bereits angenommen, daß die Ursache des Geschehens in Fehlregulationen des Nervensystems zu suchen sei. Da nun nicht alle Patienten nach Infektionen oder Weichteil- und Knochenverletzungen ein Sudeck-Syndrom bekommen – Böhler nahm 1956 nur 0,3% (!) bei seinen Patienten an – war es naheliegend, eine vorbestehende, zu dem Syndrom disponierende Veranlagung zu vermuten. Eine Freiburger Arbeitsgruppe (s. Friedebold 1987) hat sich 1980 bemüht, eine „Sudeck-Persönlichkeit" zu definieren. Dabei drängt sich immer die Frage auf: Ist eine abnorme Persönlichkeitsstruktur Ursache oder Folge des Syndroms, oder haben beide Faktoren ihren Anteil dazu beigetragen. Mit anderen Worten: Kann es sein, daß im vorliegenden Fall erst durch die chronischen Schmerzzustände die Veränderung der Persönlichkeitsstruktur eingetreten ist, post oder propter?

Äußerst wichtig ist die seelische Führung der Patienten, da die Schwere der Folgekrankheit, nämlich des Sudeck-Syndroms, im Hinblick auf die manchmal geringfügige Primärverletzung, unerklärbar ist. Hier hat sich die Zusammenkunft mehrerer Patienten mit ähnlichen Krankheitsbildern bewährt. Sie sehen dabei, daß sie kein Einzelfall sind und daß sie nicht „verpfuscht" wurden. Ergänzt sei auch, daß es am Schädel, am Thorax, an der Wirbelsäule und am Becken keine Veränderungen im Sinne des Sudeck-Syndroms gibt. Auch bei Kindern tritt dieses Syndrom nicht auf. Zwar kommt es bei entsprechenden Traumen auch bei Kindern zu Entzündungs- und Reizzuständen. Sie heilen aber infolge des großen Kompensationsvermögens in diesem Alter aus und führen nicht zum Vollbild des Sudeck-Syndroms.

Ein Sudeck-Syndrom ohne erkennbare auslösende Ursache gibt es nicht.

Als häufigste Ursachen kommen in Betracht:
Knochenbrüche, Verrenkungen, Nervenstörungen, ferner Erfrierungen und Verbrennungen sowie entzündliche Prozesse wie Phlegmonen oder Tuberkulose. Auch nach Operationen an unverletzten Extremitäten kann das Sudeck-Syndrom auftreten, z. B. nach Operation einer Dupuytren-Kontraktur.

Die Tatsache, daß gelegentlich auch geringfügige Verletzungen schwerste Folgezustände im Sinne des Sudeck-Syndroms auszulösen vermögen, weist auf eine abnorme Reaktionsbereitschaft des Verletzten hin, berechtigt uns aber nicht, einen Unfallzusammenhang abzulehnen, vorausgesetzt, daß der Unfall erwiesen ist und unfallfremde Ursachen ausgeschlossen werden.

Das Sudeck-Syndrom wird aus dem klinischen Bild diagnostiziert und durch die Röntgenuntersuchung gestützt.

Obwohl die Übergänge fließend sind, unterscheidet man 3 Phasen des Syndroms:

1) Akute Phase (Umbau, akute fleckige Knochenatrophie):
   Die betroffene Extremität ist heiß, geschwollen und auch in Ruhe schmerzhaft, die Gelenkbeweglichkeit schmerzhaft behindert, die Muskulatur abgemagert. Die Schweißabsonderung ist vermehrt.
   Im Röntgenbild findet sich eine fleckige Entkalkung des Knochens.
   Dieses Stadium tritt in der 4.–8. Woche nach dem Trauma auf und dauert etwa 3–5 Monate. Danach tritt die Heilung ein.
   Bleibt die Heilung aus, findet ein Übergang in die 2. Phase statt.
2) Chronische Phase (Dystrophie):
   Die betroffene Extremität ist kühl, blaß-bläulich verfärbt und glänzend. Es bestehen derbe Schwellungen der Weichteile, Schmerzen, Muskelabmagerung. Die Nägel sind rissig. Es kommt zu dauerhaften Einschränkungen der Gelenkbeweglichkeit.
   Im Röntgenbild findet sich eine gleichmäßige Entkalkung des Knochens mit scharf begrenzter Umrandung.
   Der Patient ist meist noch arbeitsunfähig und behandlungsbedürftig.
3) Endphase (Endatrophie):
   Dieses Stadium bedeutet die Defektheilung mit endgültiger Muskelabmagerung und Verringerung der Gelenkbeweglichkeit. Die Fettpolster sind verringert, Schweißbildung und Nägel sind wieder normal.
   Im Röntgenbild ist eine gleichmäßige Zunahme der Kalkeinlagerung im Knochen nachweisbar.
   Die Zusammenhangsfrage bereitet meist keine Probleme. Entweder ist das Sudeck-Syndrom auf den Unfall selbst oder auf die dadurch notwendig gewordene Behandlung zurückzuführen.

Die MdE richtet sich nach dem Grad der Funktionseinschränkung und kann manchmal erheblich sein.

Literatur

Böhler L (1956) Handverletzungen. In: Tagungsbericht Unfallchir.

Friedebold G (1987) Morbus Sudeck. Gegenwärtiger Wissensstand – Diagnostik, Therapie und Diagnose. In: 5. Dtsch-Österr-Schweiz. Unfalltgg. Wien, S 518–530

Rieder W (1933) Zur Behandlung der akuten schweren Gliedmaßendystrophie. Arch Orthop Chir 34: 216

Rieder W (1933) Histologisches Bild der akuten Knochendystrophie. Arch Orthop Unfallchir 34

Rieder W (1937) Bedeutung der Sudeckschen Gliedmaßendystrophie in der Unfallbegutachtung. Chirurg

Sudeck P (1900) Akute Knochenatrophie. In: 29. Kongreß Dtsch Ges Chir

Sudeck P (1943) Heilentzündung – Dystrophie – Atrophie. Fortschr Röntgenstr 68: 1–15

Lähmung des M. trapezius durch Schädigung des N. accessorius

Verletzungen oder seltener neuritische Erkrankungen des N. accessorius können zur Lähmung des von ihm versorgten M. trapezius führen. Verletzungen dieses Nervs können durch Schuß oder Stich erfolgen. Nicht selten sind iatrogene Verletzungen nach Lymphknotenexstirpation im Hals-Nacken-Bereich.

Die seltene Entstehungsursache einer Akzessoriusparese beschreibt Risos (1978). Ein Amateurimker erhält einen Insektenstich (Biene) am Hinterrand des M. sternocleidomastoideus, worauf ohne lokale oder allgemeine Reaktion sofort eine Lähmung des oberen Trapeziusanteils auftritt. Diese führt zu einer irreversiblen Atrophie des Muskelabschnitts. Als Ursache wird eine selektive Allergie des Nervenmyelins gegenüber dem Bienengift angenommen. Eine direkte Stichwirkung auf den N. accessorius wird abgelehnt, da die Eindringungstiefe des Bienenstachels dazu nicht ausreichen würde.

Bei einem Berufsimker wären die Bedingungen eines Arbeitsunfalls gegeben.

Die Akzessoriuslähmung führt zu einer Verminderung der aktiven Beweglichkeit des Schultergürtels. So kann der Arm im Schultergelenk nicht über die Horizontale gehoben werden, was bei sog. Überkopfarbeiten sehr hinderlich sein kann.

Der M. trapezius atrophiert dabei bis auf einen kleinen Rest am oberen Rand, der von C3 und C4 innerviert wird. Der laterale Anteil des Schulterblatts senkt sich, der mediale Rand hebt sich vom Brustkorb ab, die Schulter hängt nach vorne unten. Dadurch kann es zu einer Kompression der Armnerven und Armgefäße kommen mit ausstrahlenden Schmerzen bis in die Fingerspitzen und Durchblutungsstörungen der Extremität.

Trotz der eindrucksvollen Symptome wird die Ursache der Lähmung, die Schädigung des N. accessorius, leicht verkannt.

Für die Lähmung des N. accessorius wird eine MdE von 20% angenommen.

Literatur

Goldstein NP, Rucker CW, Woltmann HW (1960) Neuritis occuring after insect stings. J Am Med 173: 1727–1730
Goldstein NP, Rucker W, Klass DW (1964) Encephalopathy and papilloedema after bee sting. JAMA 188: 1083–1084
Habermann E (1968) Biochemie, Pharmakologie und Toxikologie der Inhaltsstoffe von Hymenopterengiften. Ergeb Physiol Biol Chem Exp Pharmakol 60: 220–325
Habermann E (1974) Pharmakologisch bedeutsame Inhaltsstoffe von Bienen- und Nervengiften. Pharm Unserer Zeit 3: 145–151
Jung RC (1971) Insect bites and infestations with cutaneous involvement. In: Fitzpatrick BA et al. (eds) Dermatology in general medicine. Mc Graw-Hill, New York
Lhermitte I, Haskovec W (1936) Sur l'action neurolytique du vénin d'abeille. Rev Neurol (Paris) 65: 93–100
Murnaghan MF (1960) Site and mechanism of tick paralysis. Science 131: 418–420
Odland GF, Short J (1971) Structure and development of the skin. In: Fitzpatrick BA et al. (eds) Dermatology in general medicine. Mc Graw-Hill, New York
Petersdorf RG, Wallace DF (1974) Disorders caused by venoms bites and stings. In: Wintrobe MM et al. (eds) Harrisson's principles of internal medicine. Mc Graw-Hill, New York
Risos A (1978) Accessoriusparese nach einem Insektenstich. Nervenarzt 49: 475–479
Ross AT (1939) Peripheral neuritis: allergy to honeybee stings. J Allerg 10: 382–394
Skorpil V (1965) Conduction velocity of human nerve structures. Rozpravy Cesk Akac, Prag

Haut

Artefakt

Unter Artefakt versteht man Selbstbeschädigungen, die meistens von psychopathischen Persönlichkeiten zur Erlangung irgendeines Zieles vorgenommen werden.

Häufig werden Hautbeschädigungen absichtlich herbeigeführt durch Reiben, Kratzen, Scheuern oder Anwendung von Hitze oder Kälte, auch werden Chemikalien verschiedener Art auf die Haut gebracht oder unter die Haut gespritzt. Das Einbringen von Fremdkörpern in Wunden oder Fisteln sowie das Einnehmen von Medikamenten und Schlucken von Fremdkörpern gehört auch in diesen Rahmen.

Ebenso zählt hierzu das traumatische Handrückenödem, das durch wiederholtes Beklopfen künstlich erzeugt werden kann.

Beim Selbststau wird durch wiederholtes Anlegen von Abschnürbinden an den Extremitäten ein chronischer Schwellungszustand erzeugt, der bis zu einem Krankheitsbild im Sinne der Elephantiasis sich entwickeln kann. Scharfrandige, zirkuläre Begrenzungen der Schwellung, pigmentierte Schürränder und ein unbehinderter venöser Abfluß der tiefen Venen geben Hinweise auf diese Form des Artefaktes. Entkalkungen der Knochen der betroffenen Extremität sind kein Beweis gegen einen Selbststau, sondern können Folge der Schonhaltung sein.

Was die Häufigkeit artifizieller Störungen anbelangt, fanden Lipsitt et al. (1982) bei ihren Studien bei 2% der Patienten aus allgemeinen Krankenhäusern artifizielle Symptome. Dabei handelt es sich zu 80% um weibliche Patienten. Auffallend ist eine Häufung medizinischer Berufe (etwa ein Drittel der Betroffenen sind Krankenschwestern, Röntgenassistentinnen oder medizinische Assistentinnen). Grob kann man folgende Formen unterscheiden:

1. leichte oder schwere artifizielle Störungen,
2. Münchhausen-Syndrom nach dem Internisten Asher 1951,
3. erweitertes Münchhausen-Syndrom (engl. „Munchhausen by proxy") nach dem Kinderarzt Meadow 1977.

„by proxy" heißt auf deutsch: in Vertretung. Sinngemäß läßt man jemand anderen, meist die eigenen Kinder, leiden. Bisher wurden 130 Fälle beschrieben. Vereinzelt wurden auch Erwachsene betroffen.

Die Patienten mit Münchhausen-Syndrom werden typischerweise auch als „Krankenhauswanderer" oder ihre Tätigkeit als „doctor shopping" bezeichnet. Ein besonderes Aufsehen dieses verhältnismäßig unbekannten Krankheitsbildes „Munchhausen by proxy" erregte der Fall von Jennifer Bush aus Coral Springs, Florida, der durch die Presse (z. B. *HÖR ZU*, Heft 3, 1997) ging und über Jahre ganz Amerika zu Tränen rührte. Die Mutter hatte durch Manipulationen, u. a. Einspritzungen von Fäkalien, erreicht, daß ihre jetzt 9jährige Tochter von der Geburt an über 200mal ins Krankenhaus mußte und mehr als 40mal operiert wurde. Der Höhepunkt dieser „Münchhausen-by-proxy-Karriere" war der Empfang der Mutter bei Hillary Clinton aus Mitleid. So avancierte die Mutter aus ihrer Bedeutungslosigkeit zum Medienstar und hatte ihr Ziel erreicht.

Von Eckhardt entnehmen wir die Zusammenstellung der diagnostischen Kriterien der artifiziellen Störungen sowie der häufigsten Methoden der Selbstmanipulation.

Diagnostische Kriterien der artifiziellen Störungen *[Universitätsklinik für Psychosomatische Medizin und Psychotherapie (Direktor Prof. Dr. Sven Olaf Hoffmann) der Johannes-Gutenberg-Universität Mainz]*

1. Vortäuschung, Aggravation und/oder künstliches Hervorrufen körperlicher und/oder seelischer Krankheitssymptome.
2. Wiederholte Wundheilungsstörungen bei Ausschluß wesentlicher organischer Ursachen.
3. Symptomverstärkung vor geplanter Entlassung.
4. Suchtartiges Verlangen nach ständig neuen Krankenhausaufnahmen.
5. Auffällige Bereitschaft, sich invasiven diagnostischen und therapeutischen, einschließlich operativen Eingriffen zu unterziehen.
6. Auffallende Gleichgültigkeit bezüglich des Krankheitsverlaufes.
7. Hinweise auf mehrere vorangegangene Eingriffe und Operationen.
8. Pathologische Arzt-Patienten-Beziehung.

Zusätzliches Münchhausen-Syndrom

1. Pseudologia-phantastica-Vorgeschichte, die aus einer Mischung aus Wahrheit und Unwahrheit geprägt ist; zwanghaftes Lügen.
2. Oft bizarre Symptomatik.
3. Wiederholte Beziehungsabbrüche, oft mit völliger sozialer Entwurzelung.
4. Tendenz zu extensivem Reisen.
5. Häufige Selbstentlassungen, auch gegen ärztlichen Rat.

Häufige „Methoden" der Selbstmanipulation

▶ **Artifizielle Hauterkrankungen**
Aufbringen von Säuren und Laugen oder anderen Substanzen; Kneten, Reiben, Quetschen der Haut; Strangulation von Extremitäten (artifizielle Lymphödeme); subkutanes Einspritzen von infizierten Lösungen, Speichel, Milch, Kot und anderem.

▶ **Artifizielle interne Erkrankungen**
Artifizielles Fieber durch Einnahme pyrogen wirkender Substanzen; Thermometermanipulationen; Fälschung des Krankenblattes.

▶ **Artifizielle hämatologische Erkrankungen**
Selbstabnahme von Blut zur Erzeugung von Anämien; selbst herbeigeführtes Bluten; Einnahme von Antikoagulanzien; Vortäuschen von HIV-Infektionen.

▶ **Artifizielle Stoffwechselerkrankungen**
Hyperthyreose durch Einnahme von Schilddrüsenhormonen, Hyperglykämien durch Injektion von Insulin oder Einnahme oraler Antidiabetika; Hypokaliämien durch Einnahme von Diuretika, Lakritzenabusus, Laxanzienabusus; Hyperkalzämie durch Einnahme von Kalzium oder Vitamin D; Cushing-Syndrom durch Einnahme von Prednison, Hyperamylasurie durch Speichelzusatz zum Urin; Anticholinergikaintoxikation durch Einnahme von Sympathomimetika.

▶ **Artifizielle kardiologische Symptome**
Vortäuschung einer koronaren Herzkrankheit; Einnahme von β-Blockern, Clonidin und anderem.

▶ **Artifizielle pulmonologische Symptome**
Hämoptysis durch vorher geschlucktes Eigen- oder Tierblut.

▶ **Artifizielle gynäkologische Symptome**
Vortäuschung von abdominalen Schmerzen, Abwehrspannung; vaginale Blutungen durch mechanische Manipulationen an Portio oder Vagina oder Einführen von Blut; intravaginales Einbringen von ätzenden Lösungen.

▶ **Artifizielle chirurgische Symptome**
Vortäuschen abdominaler Schmerzen, Stuhl- und Urinverhalt; Manipulationen an Operationswunden; Erzeugen von Abszessen durch Einspritzen von Kot, Fremdkörpermaterial und vielem mehr. Manipulationen an zentralvenösen Zugängen, Wunddrainagen und anderem.

▶ **Artifizielle urologische Symptome**
Einbringen von Eigen- oder Tierblut durch die Harnröhre oder durch Infektion durch die Bauchdecke in die Blase zur Erzeugung einer Hämaturie; Kontamination des Urins durch Fäkalien, Blut und anderes.

▶ **Artifizielle neurologische Symptome**
Vortäuschen von Lähmungszuständen, Dysästhesien; Einnahme von Anticholinergika; Vortäuschung epileptischer Anfälle, teilweise unter Zuhilfenahme von Medikamenten.

▶ **Artifizielle psychiatrische Symptome**
Vortäuschung von akuter Suizidalität oder psychotischen Zuständen; auch Delirien werden vorgetäuscht; Vortäuschung von Verwirrtheitszuständen oft unter Zuhilfenahme von Medikamenten.

▶ **Artifizielle Symptome in der Kinderheilkunde**
„Munchhausen by proxy“ oder genuine artifizielle Symptome bei Kindern und Jugendlichen: meist artifizielles Fieber oder dermatologische Symptome; prinzipiell ist aber auch hier alles möglich.

Die Erkennung von Artefakten, die häufiger vorkommen, als der Laie annimmt, erfordert viel Erfahrung. Da es sich bei diesen gewollten Krankheiten fast immer um einen bewußten Rentenbetrug handelt, sollte man sich bei der Überführung der Betroffenen der Gegenwart von Zeugen vergewissern und alle Beobachtungen sofort schriftlich fixieren. Auch photographische Aufnahmen verschiedener Zustandsbilder können von größtem Wert sein.

Bei der Feststellung artifizieller Störungen erhebt sich meist die Frage, ist der behandelnde Arzt verpflichtet, den Versicherungsträger darüber zu informieren. Dazu können hier keine juristisch verbindlichen Empfehlungen gegeben werden,, zumal hierdurch auch unter den Juristen keine einheitliche Meinung zu bestehen scheint. Es sollte im Einzelfall erwogen werden, ob es im Interesse aller Versicherten sinnvoll ist oder ob der behandelnde Arzt sogar verpflichtet ist, den Versicherungsträger von einem derartigen Vorfall (Betrug) zu benachrichtigen. Das heißt die Entscheidung darüber sollte in das Ermessen des einzelnen gestellt werden. Abschließend sei angemerkt, daß eine besondere Schwierigkeit darin besteht, daß Patienten mit artifiziellen Störungen gleichzeitig auch an nicht selbst herbeigeführten Krankheiten leiden können. Die Gefahr ihrer Nichterkennung ist besonders gegeben, wenn die Patienten bereits als Simulanten abgestempelt sind. Merke: Auch sogenannte Simulanten können z. B. eine Appendizitis oder ein Krebsleiden haben.

Der Nachdruck erfolgt nach Genehmigung durch die Autorin Dr. med. A. Eckhard und der Deutschen Ärzteverlag GmbH, Köln.
C-1130 (34) Deutsches Ärzteblatt 93, Heft 24, 14. Juni 1996.

Literatur

Asher R (1951) Munchhausen's syndrome. Lancet: 339–341
Barker J (1966) Hospital and operation addicition. Br J Clin Pract 2: 63–68
Chrengappa KNR, Baker RU, Sirri C (1995) The successful use of clozapine in ameliorating severe self mutilation in a patient with borderline personality disorder. J Pers Disorders 9 76–82
Dilling H, Mombour W, Schmider MH (Hrsg) (1993) Internationale Klassifikation psychischer Störungen – ICD-10. Kapitel V (F), 2. Aufl. Huber, Bern
Eckhardt A (1988) Die Dynamik der Arzt-Patient-Beziehung bei der chronischen vorgetäuschten Störung. Psychother Psychosom Med Psychol 38: 352–358
Eckhardt A (1989) Das Münchhausen-Syndrom – Formen der Selbstmanipulierten Krankheit. Urban & Schwarzenberg, München Wien Baltimore
Eckhardt A (1992) Artifizielle Krankheiten (selbstmanipulierte Krankheiten) – Eine Übersicht. Nervenarzt 63: 409–415
Eckhardt A, Hoffmann SO (1993) Depersonalisation und Selbstbeschädigung. Psychosom Med 39: 284–306
Eckhardt A (1994) Im Krieg mit dem Körper – Autoaggression als Krankheit. rororo Sachbuch. Rowohlt, Reinbek
Eckhardt A, Klemm K, Winter-Klemm B (1996) Heimliche Selbstbeschädigung – Problempatienten in der Septischen Chirurgie. Osteo Int I/1996: 10–17
Hoffmann SO, Hochapfel G (1993) Neurosenlehre, Psychotherapeutische und Psychosomatische Medizin, 5. Aufl. Schattauer, Stuttgart
Krause U, Eigler FW (1990) Artifizielle Krankheiten in der Chirurgie. Dtsch Med Wochenschr 115: 1379–1385
Lipsitt DR (1982) The engima of factitious illness. Encyclopedia Britannia, Med & Health Annual
Meadow R (1977) Munchhausen syndrome by proxy. Lancet 2: 343–345
Moffaert M van (1990) Self-Mutilation: Diagnosis and practical treatment. Int Jr Psychiatr Med 20: 373–382
Plassmann R (1990) Der Arzt der Artefakt-Patient und der Körper. Psyche 41: 883–889
Siebenmann R, Biedermann K, Maire R, Oelz O, Largiader F (1984) Skalpellophilie – Chirurgische Aspekte des Münchhausen-Syndroms. Schweiz Rundsch Med 73: 1215–1221
Willenberg H (1994) Probleme in der Klassifikation heimlicher Selbstbeschädigung und Entwicklung eines Alternativvorschlages. Psychother Psychosom Med Psychol 44: 331–336

Bißwunden

Abgesehen von der Gruppe der oberflächlichen Bißwunden, die nur mit einem oberflächlichen Epithelverlust einhergehen, handelt es sich meist um tiefe Riß- und Quetschwunden, in denen es fast immer durch den eingeimpften Speichel zur Eiterung kommt, manchmal zu außerordentlich gefährlichen und hartnäkkigen Phlegmonen.

Am häufigsten sind Hundebisse, doch kommen auch solche von anderen Lebewesen vor, z. B. Pferden, Schweinen, Kühen, Kälbern, Affen, Kaninchen, Papageien, Schlangen und auch von Menschen.

Der Grund für die üblen Folgen liegt meist in der Schwere der Verletzung, einer Infektion der Sehnenscheiden und Gelenke, Beteiligung von Knochen usw.

Hinsichtlich der Entschädigungsansprüche ist ein großer Unterschied zu erkennen zwischen Fällen, die gegen Unfall versichert sind gegenüber solchen, bei denen die Haftpflicht eines Dritten in Betracht kommt. In letzteren Fällen entwickeln sich fast regelmäßig angeblich infolge der psychischen Einwirkung nervöse Zustände, die auch regelmäßig vom behandelnden Arzt anerkannt und hoch bewertet werden. Es sind die typischen Reaktionen auf das Entschädigungsverfahren, meist läßt sich grobe Übertreibung, ja direkter Schwindel, feststellen. Von den Gerichten wurden z. T. aufgrund völlig verfehlter Gutachten hohe Entschädigungen zuerkannt, und es wurde besonders auffallend immer wieder die Einwirkung des Schreckens überschätzt. Charakteristisch ist, daß viele Verletzte nach vorgenommener Abfindung sofort wieder gesund und arbeitsfähig werden.

Nach Dachs-, Fuchs- Hunde- und Katzenbissen kann Tollwut (Lyssa) auftreten. Die Tollwutinfektion, die 3–9 Wochen nach dem Biß auftritt, ist nicht abhängig von der Schwere der Bißverletzung, sondern lediglich von der Erkrankung des Tieres.

Dekubitalgeschwüre (Druckstellen, Durchliegen)

An freiliegenden Körperpartien sind Druckschädigungen weitgehend vermeidbar. Eine Ausnahme bilden Patienten mit Lähmungen. Bei ihnen liegen oft neben Schädigungen der sensiblen und motorischen Nerven Gewebsernährungsstörungen vor. Trotz aller Sorgfalt und dem Einsatz moderner technischer Geräte sind Gewebsschädigungen durch Druckwirkungen, das sog. Durchliegen, nicht immer zu verhindern, besonders wenn noch altersbedingte Zirkulationsstörungen dazukommen.

Ganz anders liegen die Verhältnisse an durch fixierende Verbände (Gips, Kunststoff) verdeckten Körperabschnitten, die der Betrachtung nicht zugänglich sind. Hier ist der Arzt und das Pflegepersonal auf die Angaben des Patienten angewiesen. Der Patient kann aber oft nicht unterscheiden ob die Schmerzen von der Unfallverletzung oder von einer vorangegangenen Operation herrühren, oder ob es sich um einen durch den Druck des Verbandes bedingten Schmerz handelt. Ein stärkerer Schmerz kann auch einen geringeren Schmerz völlig überlagern.

Gröbere Stauungen durch verbandbedingte Abschnürungen sind leichter zu erkennen an Verfärbung oder Anschwellung der Finger- oder Zehenspitzen, die daher stets der direkten Betrachtung zugängig sein müssen.

Das Erkennen kleinerer Druckstellen unter Verbänden wird ein schwer lösbares Problem bleiben, da sie oft erst bei der Abnahme der Verbände sichtbar werden.

Es wäre auch keine Lösung des Problems, zu fordern, daß bei allen Patienten fixierende Verbände laufend zur Kontrolle der Gewebsdurchblutung abzunehmen und wieder anzulegen sind. Dieses Vorgehen wäre in der weitaus größten Mehrzahl der Behandlungsfälle nicht nur überflüssig, da Druckgeschwüre i. allg. selten sind, sondern der Heilungsprozeß würde auch noch unnötig gestört werden, ganz abgesehen von den zusätzlichen Schmerzen durch den Wechsel des fixierenden Verbandes.

Das Auftreten von Druckstellen unter fixierenden Verbänden ist der Verletzung oder dem Grundleiden anzulasten, das die Anlegung des Verbandes notwendig machte.

Zur Einteilung der Dekubitalgeschwüre hat sich die Daniel-Klassifikation bewährt. Sie kann mit der Einteilung des Wundzustands nach Seiler (Küng 1986) kombiniert ein Dekubitalgeschwür klar definieren.

Daniel-Klassifikation der Dekubitalgeschwüre:
I. Hautrötung
II. oberflächliche Hautgeschwüre,
III. Nekrose des Unterhautfettgewebes,
IV. Befall aller tiefer gelegenen Strukturen außer Knochen,
V. ausgedehnte Nekrosen mit Ostitis, Knochensequestration oder Gelenkdestruktion.

Die Daniel-Klassifikation der Dekubitalgeschwüre und die Stadieneinteilung des Wundzustands nach Seiler (Küng 1986) können kombiniert werden, z. B. Stadium III B für ein schmierig belegtes Dekubitalgeschwür mit Ausdehnung in das subkutane Fettgewebe.

Einteilung des Wundzustandes nach Seiler (Küng 1986):
A. Wunde „sauber" , Granulationsgewebe, keine Nekrosen,
B. Wunde schmierig belegt, Restnekrosen, keine Infiltration des umgebenden Gewebes,
C. Wunde wie Stadium B mit Infiltration des umgebenden Gewebes und/oder Allgemeininfektion (Sepsis).

Literatur

Küng LG (1986) Das praesakrale Dekubitalalkus. Helv Chir Acta 53: 79–82
Siehe VCH Verlagsgesellschaft: Vaubel/Hussmann, Illustrated (Fr. Grössl), TDV 30, 24. 11. 1989

Infektionskrankheiten, Wundinfektion

Aids („acquired immunodeficiency syndrome")

Die Übertragung des Aids-Virus erfolgt durch Geschlechtsverkehr und Kontakt mit infiziertem Blut oder Gewebsflüssigkeit. Neuerdings sind Aids-Übertragungen nach Knochenverpflanzungen von einem an Aids verstorbenen Rauschgiftsüchtigen beobachtet worden. Ein Aids-Test wurde offensichtlich nicht durchgeführt (!). Die Knochenverpflanzungen erfolgten 1985 an 12 Patienten. 2 Patienten starben an den Folgen von Aids, einem infizierten Überlebenden mußte nach Gerichtsbescheid die Klinik, in der die Behandlung durchgeführt worden war, 300000,– DM Schmerzensgeld zahlen (Kieler Nachrichten 24. 04. 1997).

Das Center of Disease Control, Atlanta, gibt eine praktische Stadieneinteilung:

Stadium I	Akute HIV-Infektion
Stadium II	Asymptomatische Infektion
A	Positive Serologie
B	plus pathologische Laborbefunde
Stadium III	Generalisierte Lymphadenopathie
A	Positive Serologie
B	plus pathologische Laborbefunde
Stadium IV	Weitere Erkrankungen
A	Allgemeinsymptome
B	Neurologische Symptome
C1/C2	Opportunistische Infektionen
D	Malignome (Kaposi-Sarkom, ZNS-Lymphome)
E	Andere

Eine Infektion von Beschäftigten im Gesundheitswesen ist – im Vergleich zu Hepatitis B und Hepatitis C – zwar selten, kommt aber leider vor.

Als „gesichert“ gilt eine berufsbedingte HIV-Infektion, wenn eine Exposition (Patient, Material) existiert, ein negativer HIV-Test („Nullserum“) vor oder kurz nach der Exposition und ein positiver HIV-Test („Serokonversion“) in der Folge der Exposition dokumentiert sind. Außerberufliche Infektionsrisiken wie sexuelle Kontakte, i. v.-Drogengebrauch, Transfusion von Blut- und Blutproduktion müssen unwahrscheinlich sein.

Als „wahrscheinlich“ berufsbedingt werden HIV-Infektionen angesehen, wenn ein berufliches Risiko besteht, keine außerberuflichen Risiken identifizierbar sind, aber eine oder mehrere der übrigen oben aufgeführten Bedingungen erfüllt werden.

Die bislang dokumentierten Fälle berufsbedingter HIV-Infektionen zeigen, daß über die Hälfte der Betroffenen den Serostatus ihrer Patienten kannten und daß mindestens ein Drittel die bekannten Vorsichtsmaßnahmen außer Acht ließ. Fast alle dieser HIV-Infektionen sind durch Nadelstich- und Schnittverletzungen erfolgt, nur wenige durch Schleimhaut- oder Wundkontakte (InFo 1/96 des Robert Koch-Instituts). Ende 1995 waren weltweit 223 beruflich erworbene HIV-Infektionen registriert. Bei einem Drittel (n = 79) galt der ursächliche Zusammenhang mit einer beruflichen Exposition als sicher, bei den übrigen (n = 144) als wahrscheinlich.

Die genannte InFo des Robert-Koch-Instituts nennt für Deutschland 19 Fälle, von denen 6 von den Unfallversicherungen als Berufskrankheit (BK) anerkannt wurden. Insgesamt werden 5 dieser 19 Fälle als gesichert und 14 als wahrscheinlich eingestuft.

Unter den Expositionsarten weist die internationale Übersicht ca. 90% Nadelstich- oder Schnittverletzungen und ca. 10% Schleimhaut- oder Wundkontakte aus. Eine Übersicht über die Daten – soweit vorhanden – vermittelt Tabelle 1.

Zur Anerkennung einer HIV-Infektion als Berufskrankheit nach Nr. 3101 der Anlage 1 zu Berufskrankheiten-Verordnung (BeKV) s. S. 525–529, Anhang D, muß wahrscheinlich gemacht werden, daß die Infektion durch die versicherte Tätigkeit verursacht wurde und keine andere Infektionsquelle ernstlich in Betracht kommt. Die Versicherten tragen die Beweislast. Es genügt eine hinreichende Wahrscheinlichkeit. In der Regel wird der Einzelfallnach-

Tabelle 1. Daten zur HIV-Infektion

		HIV-Infektionen Gesichert Deutschland (n = 5)	Weltweit (n = 64)	Wahrscheinlich Deutschland (n = 14)
Geschlecht	Frauen	3	46	4
	Männer	2	9	10
	Unbekannt		9	
Art der Exposition	Schnitt-/Stichverletzung	3	58	2
	Schleimhaut-/Hautkontakt	2	5	2
	Beides		1	
	Unbekannt			10
Beruf	Pflegeberuf	3	34	10
	Arzthelfer/in	1	1	
	Laborant/in		16	1
	Ärztin/Arzt	1	5	1
	Andere		8	2

weis nach einem bestimmten Blutkontakt gefordert. Bei Tätigkeiten in einem besonders infektionsgefährdeten Bereich (z. B. Aids-Station, Dialyseeinrichtung) kann eine HIV-Infektion auch ohne Einzelnachweis anerkannt werden („besondere berufliche Exposition“). Die Infektionsgefährdung hängt vom Ausmaß der Virämie des Patienten ab und ist besonders hoch, wenn der Patient präterminal ist (Definition: Tod 2 Monate nach dem Ereignis). Eine Postinfektionsprophylaxe scheint das Risiko einer Infektion ungefähr um 80% zu vermindern (Geberding JL (1996), Ann Intern Med 125: 497–501, hier auch genaue Angaben, wann diese indiziert ist und wie sie durchgeführt werden sollte.). Zur HIV-Postexpositionsprophylaxe (HIV-PEP) wird auf die Neuauflage der Broschüre „Hygiene, Unfallverhütung und Sofortmaßnahmen“ und „Empfehlungen zur HIV-Postexpositionsprophylaxe“ hingewiesen, die im *Chirurg BDC* (1997) 36/3, vorgestellt wurde. (J. Bauch, K. Juhl, J. Jarke). Beratung zu Übertragungsrisiken und HIF-PEP: AIDS-Beratungsstelle, Lübeckertordamm 5, 20099 Hamburg, Tel. 040/2488-3443.

Literatur

Schumpelick V, Braun J (1991) Human immunodeficiency Virus – HIV in der Chirurgie (Beilage zu den Mitteilungen der Dtsch Ges Chir, Heft 3)

Furunkel

Beim Furunkel handelt es sich um eine eitrige Entzündung der Talgdrüse eines Haarbalges. Furunkel, die in der Umgebung einer als Folge eines Arbeitsunfalls anerkannten eiternden Wunde auftreten, sind ebenfalls als Unfallfolge anzusehen.

Knochenmarkentzündung (Osteomyelitis)

1) Exogene Osteomyelitis:
   Durch Verletzung der den Knochen umgebenden Weichteile, z. B. bei offenen Knochenbrüchen, Schuß-, Stich- oder Hiebverletzungen, können Erreger von außen in den Knochen gelangen und zu Infektionen führen, die man auch als exogene Ostitis bezeichnet. Die Folge dieser Infektionen, an deren Unfallzusammenhang nicht zu zweifeln ist, sind häufig Fisteln, Sequester- und Höhlenbildungen im Knochen. Auch heute ist ein Übergang in ein chronisches Stadium keine Seltenheit.

2) Akute hämatogene Osteomyelitis:
   Bei der akuten hämatogenen Osteomyelitis handelt es sich um eine Entzündung und Vereiterung des Knochenmarks durch Erreger, meist Staphylokokken, die von unbekannten oder bekannten Herden wie Hauteiterungen oder Mandeleiterungen stammen und in das Mark der Knochen auf dem Blutweg eingeschwemmt werden. Am häufigsten erkranken Kinder und Jugendliche. Betroffen sind meist die Röhrenknochen, wobei der Oberschenkel mit 30% an erster Stelle steht.

   Diese Erkrankung, die mit Fieber und schwerer Störung des Allgemeinbefindens einhergeht, führte früher durch Absterben und Abstoßung großer Knochenteile zu schweren Verstümmelungen und Funktionsstörungen. Die Sterblichkeit betrug 10%, heute 0%.

   Durch die modernen Mittel zur Infektionsbekämpfung gelingt es heute meist, die Erkrankung im Frühstadium zu beherrschen. Wenn früher im Röntgenbild frühestens nach 3–4 Wochen ein Befund am erkrankten Knochen in Form einer Entkalkung festgestellt werden konnte, findet man unter der heutigen Behandlung häufig keine Knochenveränderungen auf der Röntgenaufnahme, weil vorher schon die Keime unschädlich gemacht werden.

Da es sich bei der akuten hämatogenen Osteomyelitis in der weitaus größten Mehrzahl der Erkrankungsfälle um ein unfallunabhängiges Leiden handelt und nur in ganz seltenen Fällen ein Zusammenhang zwischen einem Unfall und einer akuten hämatogenen Osteomyelitis besteht, muß geprüft werden, ob es sich nicht um ein rein zufälliges Zusammentreffen von Unfall und Erkrankung handelt unter Zugrundelegung folgender Bedingungen:

1) Ein Unfall muß einwandfrei erwiesen sein.
2) Es muß sich um einen erheblichen Unfall gehandelt haben. Für Erheblichkeit eines Unfalles spricht, daß der Verletzte die Arbeit wegen Unfallfolgen unterbrochen hatte, einen Arzt aufsuchte und der Unfall gemeldet wurde.
3) Es muß erwiesen sein, daß der Unfall tatsächlich den später erkrankten Skelettabschnitt getroffen hat.
4) Die Erkrankung muß sich in wenigen Tagen an den Unfall anschließen. Je später eine Osteomyelitis nach einem (angeblichen) Unfall auftritt, desto unwahrscheinlicher wird der ursächliche Zusammenhang.

Lentz berichtet von einem 8jährigen Mädchen, das sich eine geschlossene Grünholzfraktur des Radius zuzog, und bei dem 3–4 Tage danach die ersten Entzündungszeichen im Frakturbereich auftraten, wonach sich eine Osteomyelitis mit Staphylokokken im Punktat ausbildete, ohne sonstigen Herdnachweis. Ein Zusammenhang zwischen Unfall und nachfolgender Osteomyelitis wurde anerkannt. Dieser Fall dürfte eine ausgesprochene Rarität darstellen.

Verschlimmerung bei vorbestandener Osteomyelitis: Nicht selten kommt es nach überstandener akuter Osteomyelitis in dem seinerzeit erkrankten Skelettabschnitt manchmal noch nach Jahrzehnten zu einem Wiederaufflackern einer Entzündung, ohne daß dafür ein äußerer Anlaß erkennbar ist.

Wird aber für ein derartiges Wiederauftreten einer Osteomyelitis ein Unfall angeschuldigt, so muß nach den gleichen Grundsätzen geprüft werden, die für die Anerkennung des Zusammenhangs zwischen Unfall und der akuten Osteomyelitis maßgeblich sind, um ein zufälliges Zusammentreffen oder eine Gelegenheitsursache auszuschließen.

Schweinerotlauf (Erysipeloid)

Die Infektion mit dem Schweinerotlaufbazillus betrifft vorwiegend Personen, die mit Fleisch- und Fischverarbeitung zu tun haben. Dabei handelt es sich meist um infizierte Fingerverletzungen. Erwähnt sei der zuweilen chronische Verlauf der Infektion.

Sehnenscheidentuberkulose

Bei der Berufsgruppe der Lohn- und Kopfschlächter besteht eine Gefährdung hinsichtlich des Auftretens der unfall- oder berufsbedingten Sehnenscheidentuberkulose. Da es aber nicht gerechtfertigt ist, beim Metzgerberuf ganz allgemein automatisch jede Sehnenscheidentuberkulose anzuerkennen, sind für die Prüfung des Einzelfalles von Burckart (1959, 1960) Richtlinien erarbeitet worden.

I. Anerkennung der Sehnenscheidentuberkulose als Berufskrankheit durch unfallweise Entstehung.

1) Die Richtigkeit der Diagnose einer Sehnenscheidentuberkulose muß histologisch oder durch Erregernachweis, am besten durch beides, bestätigt werden.
2) Das Unfallereignis muß lückenlos bewiesen sein.
3) Das Unfallereignis muß für die Entstehung einer Impftuberkulose der Sehnenscheiden geeignet gewesen sein, d. h. die Verletzung muß die Sehnenscheide erreicht haben.
4) Verletzungsstelle und Lokalisation bzw. Ausgangspunkt der Sehnenscheidentuberkulose müssen übereinstimmen.
5) Der Unfallvorgang muß die ausreichende Wahrscheinlichkeit für das Vorhandensein einer tuberkulösen Infektionsquelle bieten. Alle außerhalb und

nach dem eigentlichen Schlachtvorgang behaupteten tuberkulösen Infektionen, insbesondere bei der späteren Zerlegung, der Fleischverarbeitung sowie im Ladenbetrieb müssen in der Regel als unwahrscheinlich bezeichnet werden.

6) Die objektiven Anzeichen der Sehnenscheidentuberkulose müssen zwischen einer Mindestzeit von 4 Wochen und einer Höchstzeit von 6 Monaten nach dem angeschuldigten Unfall aufgetreten sein.
7) Eine Typendifferenzierung muß erfolgt sein und den Nachweis eines bovinen Erregers der Sehnenscheidentuberkulose erbracht haben. Der Nachweis eines humanen Erregers der Sehnenscheidentuberkulose schließt den Unfallzusammenhang aus.
8) Bei gleichzeitig bestehender Tuberkulose anderer Lokalisation wird der Unfallzusammenhang unwahrscheinlich.

II. Anerkennung der Sehnenscheidentuberkulose als Berufskrankheit ohne unfallweise Entstehung.

1) Die Richtigkeit der Diagnose einer Sehnenscheidentuberkulose muß histologisch oder durch Erregernachweis – am besten durch beides – bestätigt sein.
2) Der Nachweis des bovinen Erregers durch Typendifferenzierung ist obligat. Ein humaner Erreger schließt die Berufskrankheit aus.
3) In jedem Einzelfall muß der Nachweis einer besonderen berufsbedingten Exposition für die Übertragung einer bovinen Tuberkulose erbracht werden.

Tetanus

Siehe S. 253, Wundstarrkrampf.

Tuberkulose der Knochen, Gelenke, Weichteile

Tuberkulöse Erkrankungen der Knochen und Gelenke entstehen immer durch Verschleppung von tuberkulösem Material aus einem zentralen Herd, der meist in den Lungen oder deren Lymphknoten sitzt. Derartige Herde brauchen weder klinisch nachgewiesen zu sein noch vorher Beschwerden gemacht zu haben.

Die Tuberkulose nach Unfall ist so selten, daß es jedesmal eines genauen Nachweises bedarf, um den behaupteten Zusammenhang annehmen zu können. Auch die Vorgeschichte muß in gesundheitlicher Hinsicht durchforscht werden!

Es müssen folgende Bedingungen erfüllt sein:

1) Der Unfall muß einwandfrei erwiesen sein.
2) Er muß erheblich gewesen sein.
   Für die Erheblichkeit eines Unfalles spricht, daß der Verletzte die Arbeit wegen Unfallfolgen unterbrochen hatte, einen Arzt aufsuchte und der Unfall gemeldet wurde.

3) Es muß erwiesen sein, daß der Unfall tatsächlich den später erkrankten Skelettabschnitt getroffen hat.
4) Die Tuberkulose muß einen für die behauptete unfallweise Entstehung charakteristischen Verlauf genommen haben. (Das tuberkulöse Leiden darf nicht vor 4 Wochen und nicht nach 6 Monaten offenkundig werden. Je mehr diese Zeiten nicht eingehalten werden, um so unwahrscheinlicher ist der Unfallzusammenhang.)

Die Frage, ob ein Unfall eine schon bestehende Knochen- und Gelenktuberkulose wesentlich verschlimmern kann, wird von allen Autoren übereinstimmend bejaht. Es müssen auch hier die gleichen Bedingungen wie bei der unfallweisen Entstehung gestellt werden. Ein erheblicher Unfall muß einwandfrei nachgewiesen sein, die wesentliche Verschlimmerung des Leidens muß bald in Erscheinung treten.

Das tuberkulöse Leiden darf sich nicht im letzten Stadium befunden haben. Das Trauma muß die ungünstige Wendung in den Fall gebracht haben. Eine Verschlimmerung liegt nicht vor, wenn z. B. bei normaler Tätigkeit ein weitgehend zerstörter Wirbel zusammenbricht.

Tuberkulöse Herde im Knochen sind manchmal erst spät im Röntgenbild sichtbar. Oft wird der Senkungsabszeß früher festgestellt als der tuberkulöse Herd im Wirbel.

Die tuberkulösen Erkrankungen der Weichteile, Schleimbeutel, Hoden usw. entstehen ebenfalls sehr selten nach Unfall. Diese Leiden entwickeln sich erfahrungsgemäß oft ohne erkennbaren Anlaß als Krankheit, so daß auch nach einem Unfall mit einem zufälligen zeitlichen Zusammentreffen zu rechnen ist.

Wundinfektion

Eine Wundinfektion entsteht durch ein Eindringen von Infektionserregern in eine Wunde.

Die Wundinfektion ist als Folge eines Arbeitsunfalles anzusehen, wenn mit überwiegender Wahrscheinlichkeit anzunehmen ist, daß
1) die Wunde und die Infektion durch die Betriebsarbeit verursacht wurde;
2) die Wunde im Betrieb entstand, die Infektion aber später eintrat (für die Beurteilung des Unfallzusammenhangs ist es dabei gleichgültig, ob die Infektion bei der Entstehung der Wunde oder später erfolgte);
3) die Wunde außerhalb der versicherten Tätigkeit erworben wurde, die Infektion aber durch die Betriebsarbeit erfolgte.

Die Infektion kann sich auf die Wunde selbst bzw. ihre Umgebung beschränken oder sich auf dem Lymph- oder Blutweg auf den ganzen Organismus ausbreiten und zu einer Allgemeininfektion führen. Grundsätzlich ist bei Allgemeininfektionen auszuschließen, ob andere vorbestandene, unfallfremde Infektionsherde, z. B. an Tonsillen, Adnexen, Prostata, Appendix, Zahnwurzeln usw. ursächlich in Frage kommen.

Wird die Allgemeininfektion als Unfallfolge anerkannt, so müssen auch alle hierdurch bedingten Folgen, wie Herz- und Kreislaufschäden, Amyloidose, als Unfallfolge anerkannt werden. Tritt hierdurch eine Verkürzung der Lebensdauer ein, so ist eine Entschädigung dann zu zahlen, wenn der Tod wenigstens um 1 Jahr verfrüht eintritt.

Wundrose *(Erysipel)*

Beim Erysipel handelt es sich um eine durch besondere Erreger (Streptokokken) hervorgerufene Infektion. Bei dem von Geschwüren oder Fisteleiterungen ausgehenden Erysipel ist dann eine Unfallfolge anzuerkennen, wenn die Verletzung, die zur Fistel- oder Geschwürsbildung führte, als Unfallfolge anerkannt war und mit überwiegender Wahrscheinlichkeit angenommen wird, daß das Erysipel seinen Ausgang von der Fistel oder dem Geschwür genommen hat.

Wundstarrkrampf (Tetanus)

Der Wundstarrkrampferreger ist überall verbreitet, deshalb kann jede Wunde, auch die, die durch Verbrennung und Erfrierung entstanden ist, mit diesem Erreger infiziert werden. Sogar nach Zahnextraktionen und auch nach sog. aseptischen Operationen wurden schwere Tetanusinfektionen beobachtet. Eine Tetanusinfektion kann auch auftreten, wenn die Wunde, die den Erregern als Eintrittspforte diente, bereits abgeheilt ist. Dabei kann die Wunde so unbedeutend sein, daß sie dem Verletzten gar nicht bewußt geworden ist. In derartigen Fällen wird man prüfen müssen, ob die Wahrscheinlichkeit für eine Infektion im Betrieb spricht. Besonders groß ist die Tetanusinfektionsgefährdung bei Verunreinigungen der Wunde mit gedüngter Erde (Landwirtschaft), Fußverletzungen und bei Fremdkörpereinsprengungen. Bei Fremdkörperentfernung kann auch nach jahrzehntelang zurückliegender Verwundung oder Verletzung durch Freiwerden eingekapselter, lebensfähiger Erreger ein Spättetanus auftreten (aktive Immunisierung vor der Operation!).

Bei schweren Wundstarrkrampfanfällen können Verrenkungen oder Knochenbrüche an der Wirbelsäule und am Oberarmkopf auftreten, die dann als Unfallfolge gewertet werden müssen.

Zellgewebsentzündung *(Phlegmone)*

Als Eintrittspforte für die Erreger, die zur Zellgewebsentzündung führen, genügen oft unbeachtete, unerkannte Hautverletzungen wie Stiche, Risse, Schrunden.

Die Anerkennung der Phlegmone als Folge eines Arbeitsunfalles ist gegeben, wenn nach allgemeiner Lebenserfahrung die Wahrscheinlichkeit für eine betriebliche Entstehung der Hautschädigung spricht. Dies ist besonders gegeben bei eisenverarbeitender Tätigkeit, Steinschleifereien, Schaufelarbeit usw.

Auch für infizierte Blasen und Schwielenabszesse muß als Voraussetzung für die Anerkennung als Folge eines Unfalles die Entstehung durch die Betriebsarbeit nicht nur möglich, sondern wahrscheinlich sein.

Spritzpistolenverletzungen

Betroffen von Verletzungen durch Spritzpistolen sind vorwiegend Finger und Hände. Es handelt sich hierbei um handchirurgische Notfälle, die einer schnellstmöglichen Spezialbehandlung bedürfen.

Nach der Zusammenstellung derartiger Unfälle aus dem amerikanischen Schrifttum durch Scharizer (1981) ist die Zeitspanne zwischen Unfall und der notwendigen Operation entscheidend für die Prognose, sowie natürlich auch die Beschaffenheit des ins Gewebe eingesprengten Materials (Öl. Benzin, Farbe). Bereits 4 h nach dem Unfall können schon erhebliche irreparable Gewebszerstörungen auftreten.

Nach Bauer u. Haas (1979) erfolgt die Schädigung durch:

1) perakute Ballonierung mit Ischämie des Gewebes,
2) chemische Irritation mit toxischer Schädigung,
3) sekundäre Infektion.

Die Drücke an den Düsen, die bis zu 3000 atü angegeben werden, können einen gepolsterten Handschuh durchdringen und das Spritzmittel durch die Haut pressen.

Typisch für diese Traumaform ist, daß ihre Folgen häufig von allen Beteiligten unterschätzt werden, weil primär geringe oder keine Hautveränderungen und Beschwerden vorhanden sind und weil Verletzungen durch Spritzpistolen relativ selten sind, trotz weiter Verbreitung dieser Werkzeuge.

So berichten Bauer u. Haas (1970–1977, BG-Unfallklinik Frankfurt) über 7 Patienten, Zellner u. Lehmköster (1979–1983, BG-Unfallklinik Ludwigshafen) über 11 Patienten und Brandt (1991, BG-Unfallklinik Duisburg, persönliche Mitteilung) über 1 Fall pro Jahr.

Da das eingedrungene Fremdmaterial meist schattengebend ist, sind in jedem Fall Röntgenaufnahmen erforderlich.

Die Therapie besteht im wesentlichen in der Ausräumung des nekrotischen Gewebes und des Fremdmaterials. Dabei wird die Benutzung der Lupenbrille empfohlen, nicht zuletzt um wichtige Strukturen nicht zu verletzen.

Zusammenhangsfragen sind in diesem Rahmen nicht das Problem, sondern meist Schadenersatzforderungen wegen verspäteter oder ungeeigneter Versorgung.

Literatur

Bauer HP Haas HG (1979) Spritzpistolenverletzungen an der Hand. Chir Prax 25: 303–310
Blue A, Direstine MJ (1965) Grease gun damage. Subcutaneous injection of paint, grease and other materials hy pressure guns. Northwest Med 64: 342–344

Brunner U, Egloff B (1966) Handverletzungen mit Spritzpistole. Schweiz Med Wochenschr 96: 1087–1097
Cameron AG (1974) Airless paint gun injuries: definition and management. Am J Surg 128: 383–391
Daum RG (1977) Spritzpistolenverletzungen der Hand. Notfallmedizin 3: 18–23
Dial DE (1938) Hand injuries due to injection of oil at high pressure. Am Med Assoc 110: 1747–1751
Frank E (1955) Fingerverletzung durch Schmieröl unter hohem Druck. Wien Klin Wochenschr 67: 23–24
Kaufmann HD (1968) The clinicopathological correlation of high pressure injektion injuries. Br J Surg 55: 214–217
Koneczny O (1967) Handverletzungen durch hochdruckbetriebene Maschinenwerkzeuge. Mschr Unfallheilkd 70: 204–218
Morley R (1967) Injuries due to accidental injections of paint from high-pressure paint guns. Br Med J I: 25–27
Nahigan SH (1966) Airless spray-gun: A new hand hazzard. J Am Med Assoc 195: 688–691
Niiminimaki T, Kairaluoma MI, Ala Ketola L (1976) High pressure injektion injuries of the hand. Duodecim 92: 1326–1330.
Rees CE (1937) Penetration of tissue by fuel oil under high pressure from Diesel engine, J Am Med Assoc 109: 866–867
Scharitzer E (1981) Der Zeitfaktor bei der Behandlung von Spritzpistolenverletzungen. Akt Traumatologie 11: 84–86
Waters WR, Pum J, Ross HM (1967) Airless paint-gun injuries of the hand: A clinical and experimental study. Plast Reconstr Surg 39: 613–621
Zellner PR, Lehmköster A (1984) Operative Versorgung von Verletzungen mit Druckpistolen. Unfallmed. Tagung der Landesverbände der Gewerblichen Berufsgenossenschaften, Heft 55: 207–219

Geschwülste

Der Zusammenhang zwischen bösartigen Geschwülsten (Karzinom, Sarkom) und Unfällen ist nur in ganz seltenen Fällen gegeben.

Bei der Häufigkeit der Krebserkrankungen einerseits und der Unfälle andererseits ist ein rein zufälliges Zusammentreffen keine Seltenheit. Die Ablehnung eines Unfallzusammenhanges erscheint dem Laien besonders dann unverständlich und ungerechtfertigt, wenn das Krebsleiden bis zum Unfall unerkannt geblieben war und keine Symptome zeigte.

Einige wenige Beispiele für einen erwiesenen Zusammenhang zwischen Unfall und späterer Krebserkrankung seien angeführt: Im Bereich von Narben, insbesondere Brandnarben, kann es im Laufe der Zeit zu einer Krebsentstehung kommen, sogar noch nach Jahrzehnten. Bekannt sind die ebenfalls bösartigen Gewebeveränderungen in der Umgebung metallischer Fremdkörpereinlagerungen. Ferner kann es durch den chronischen Entzündungsreiz im Bereich eiternder Fisteln, z. B. nach einem Schußbruch des Knochens, nach Jahren zur Krebsentstehung im Bereich des Fistelkanals kommen.

Bereits 1963 hat Bauer zu diesem Thema ausführlich Stellung genommen und Richtlinien für die Anerkennung des Zusammenhangs zwischen Unfall und Krebs aufgestellt, die auch heute noch zu vertreten sind:

1) das gesicherte einmalige Trauma,
2) eine mit sonstigen Krebserfahrungen in Einklang stehende längere Latenzzeit von vielen Monaten bis zu vielen Jahren,

3) die Übereinstimmung von Ort der Gewalteinwirkung und Ort der Krebsentstehung,
4) ein gewisses Maß innerer Wahrscheinlichkeit dafür, daß das Trauma aus dem späteren Geschwulstgeschehen schwer wegdenkbar ist.

Die Malignität der Geschwulst muß durch die histologische Untersuchung erwiesen sein.

Dazu paßt eine Beobachtung bei einem 65jährigen Mann: Seit vielen Jahren bestand eine senfkorngroße Warze am Unterlidrand. Durch Abprallen eines Tennisballs vom Schläger auf das Auge kommt es zu einem leichten Bluterguß am Ober- und Unterlid. Die Spiegelung des Augenhintergrundes ergibt eine kleine Netzhautblutung. Etwa innerhalb von 6 Wochen wächst die Warze auf Pfefferkorngröße und fängt an zu jucken, und das Oberflächenepithel schuppt ab. Die histologische Untersuchung des Exzisates ergibt ein Basaliom, das im Gesunden entfernt wurde. Zwölf Jahre lang ist kein lokales Rezidiv beobachtet worden.

Lag hier ein zufälliges Zusammentreffen vor, oder hat das Trauma den Anstoß zur Entwicklung zum Basaliom gegeben? Letzteres wurde als wahrscheinlich angenommen.

Während die Entwicklung eines malignen Melanoms nach einmaligem Trauma allgemein abgelehnt wird auch bei vorbestehendem Nävuszellnävus, bleibt die Frage nach der ungünstigen Beeinflussung des Verlaufes bei bestehendem malignen Melanom durch ein entsprechendes Trauma. Wozniak (1978) sah bei einem 38jährigen mit einem wachsenden und nässenden Leberfleck am Oberschenkel, der sich als spindelzelliges Melanozystoblastom erwies, nach einer erodierenden Verletzung eine Lymphangitis. Trotz der Exstirpation des Primärtumors kam es zu einer generalisierten Metastasierung, die in 6 Monaten zum Tode führte. Eine Beeinflussung des Krebsleidens durch das Trauma wurde gutachterlich anerkannt. Ob das Leiden ohne das Trauma einen wesentlich anderen Verlauf genommen hätte, bleibt offen (Anm. des Autors).

Hinsichtlich der sog. Berufskrebse bestimmter Berufsgruppen wird auf das Kapitel Berufskrankheiten verwiesen.

Bei einem befreundeten Linienpiloten wurde ein Basaliom der Haut an der Nase entfernt. Er berichtete, daß bei 2 Berufskollegen ebenfalls Basaliome der Gesichtshaut operiert werden mußten. Es erhebt sich daher die Frage, ob beim Cockpitpersonal in dieser Hinsicht eine besondere berufliche Belastung und damit eine Berufskrankheit vorliegen würde. Diesbezügliche Anfragen bei einem Fliegerarzt (S. A. K. Klevinghaus) der Bundesluftwaffe, dem Bundesluftfahrtamtes in Braunschweig und dem Krebsforschungszentrums Heidelberg (Prof. G. Wagner) ergaben keine Hinweise auf eine „neue“ Berufskrankheit.

Literatur

Blettner M, Grosche G (1997) Tumorrisiko bei fliegendem Personal. Dtsch Ärztebl 94: A 104–A 109

Zusammenhangsfragen zwischen physikalischen Einwirkungen und Körperschaden

Internistischer Teil: D. HÖFFLER
Chirurgischer Teil: G. G. MOLLOWITZ

Drucklufterkrankungen

Einem erhöhten Luftdruck ausgesetzt sind Taucher und Caissonarbeiter. Hierbei handelt es sich um eine allseitig gleiche Luftdruckerhöhung. Ferner kommt es mit der Zunahme des Gesamtdrucks zu einem Anstieg der Partialdrücke der einzelnen Gase in der Einatmungsluft und hierdurch entsprechend dem Henry-Dalton-Gesetz zu einer vermehrten Gasaufnahme im Körper. Wichtig ist zu beachten, daß die Löslichkeit des N_2 im Fettgewebe gegenüber der Löslichkeit im Wasser etwa das 5- bis 6fache beträgt. Während der Dekompression, also beim Austauchen bzw. Ausschleusen, überwindet dann der Druck der im Gewebe und in den Körperflüssigkeiten gelösten Gase die Kohäsion des Lösungsmittels. Dadurch bilden sich kleinste N_2-Bläschen, die mit dem Blutstrom zur Lunge transportiert und durch Diffusion nach außen abgegeben werden.

Akute Erkrankungen infolge des Aufenthalts unter Druckluft können auftreten wenn

1) es zu Verschiebungen der Druckgradienten zwischen Körperhöhlen, wie Paukenhöhle, Nasen-Neben-Höhlen und Thoraxinnenraum, kommt (sog. Barotrauma),
2) die Partialdrücke für O_2, CO_2 und N_2 der Einatmungsluft die physiologischen oberen Grenzwerte überschreiten (Intoxikationserscheinungen) und
3) infolge zu rascher Dekompression Gasblasenbildungen im Blut und Gewebe auftreten (Dekompressionskrankheit, Taucherkrankheit, Caissonkrankheit).

Die häufigste Form des Barotraumas ist die Aerootitis als Folge einer Undurchlässigkeit der Tuba eustachii mit einem hieraus resultierenden relativen Unterdruck in der Paukenhöhle. Es bestehen hierbei starke Ohrenschmerzen. Das Trommelfell wölbt sich nach innen vor, es kommt zu Hyperämie, Blutungen und Trommelfelleinrissen. Die bedrohlichste Form des Barotraumas ist das Blaukommen der Taucher. Dieses tritt auf, wenn bei zu raschem Auftiefegehen oder Absturz die Luftzufuhr der Druckdifferenz nicht angeglichen ist, wodurch es zu einem relativen Unterdruck im Thoraxraum kommt. Der Tod tritt durch Ersticken ein, die Blauverfärbung und ödematösen Schwellungen im Hals-Kopf-Bereich sind durch eine Störung des Blutrückflusses verursacht. Das gleiche Ereignis kann eintreten infolge Abrisses des luftzuführenden Schlauchs und gleichzeitig defektem Rückschlagventil. Wird das Blaukommen lebend überstanden, so sind später zumeist keine bleibenden Schädigungen mehr festzustellen.

Von den Intoxikationserscheinungen sei zunächst die CO_2-Vergiftung erwähnt (Partialdruck $<0{,}02$ atm = 2026,5 Pa), die infolge ungenügender Luftdurchspülung auftreten kann. Sie geht mit folgenden Symptomen einher: vergrößerte Atmung, Schweißausbruch, Ohrensausen, Erbrechen und schließlich Bewußtlosigkeit. Eine O_2-Vergiftung kann bei Tauchen mit reinem Sauerstoff ab 10 m Tiefe bereits nach Minuten in der akuten Verlaufsform auftreten (Muskelzuckungen, Tremor, Verwirrung, Seh- und Hörstörung u. a.). Bei geringerem O_2-Partialdruck kann es noch nach mehreren Stunden zu dem klinischen Bild der subakuten O_2-Intoxikation kommen (Hustenreiz, Druckgefühl hinter dem Sternum, Lungenödem und Lungenentzündung u. a.).

Bei Verwendung von Preßlufttauchgeräten kann es in Tiefen über 40 m zum sog. Tiefenrausch kommen. Bei Reduzierung des N_2-Partialdruckes verschwindet dieser Zustand augenblicklich. Durch die verunreinigte Atmosphäre im Caisson z. B. infolge Schweißarbeiten oder Sprengung kann es durch dabei auftretende Giftstoffe zu entsprechenden Intoxikationserscheinungen kommen.

Die am häufigsten vorkommende Form der akuten Drucklufterkrankung ist die Dekompressionskrankheit oder Taucher- bzw. Caissonkrankheit. Sie beruht auf Gewebeschäden durch arterielle N_2-Blasenembolien und direkter Druckwirkung von N_2-Blasen. Die ersten Symptome einer Dekompressionskrankheit können sofort auftreten, aber auch bis zu 12 h später. Am häufigsten werden dabei von solchen Schädigungen die Gelenke befallen. Die Arthralgien, sog. „bends“, gehen zumeist mit heftigsten Schmerzen einher, die zum proximalen und distalen Körper ausstrahlen. Bei Tauchern sind v. a. die Schultergelenke, bei Caissonarbeitern die Hüftgelenke befallen. Röntgenologisch werden als Folge der intra- und extravasalen N_2-Entbindung subchondrale Sklerosen und verkalkte Knocheninfarkte beobachtet. Das neurologische Bild der Dekompressionskrankheit hängt davon ab, welche Gebiete des Zentralnervensystems geschädigt werden. So kann sich ein multizentrales Syndrom finden, die Zeichen der Hirnstammläsion, Bulbopontozerebrale und spinale Läsionen. Bei der myalgischen Form der Taucherkrankheit wird über heftige Schmerzen in der Muskulatur geklagt. Manchmal sind recht erhebliche Funktionsstörungen vorhanden und bereits palpatorisch weiche und harte Schwellungen nachzuweisen. Als Zeichen von N_2-Blasenembolien an den inneren Organen können kolikartige Schmerzen sowie Diarrhöen eintreten, ferner ein Kreislaufschock, Herzinfarkt, vorübergehende Erythrozyturien u. a. An Hautveränderungen sind Marmorierungen verbunden mit einem starken Juckreiz zu beobachten. Bleibende Schädigungen finden sich überwiegend nach Erkrankungen der Gelenke und des Nervensystems.

Beim Gerätetauchen, bei dem Atemgasdruck und -volumen lungenautomatisch geregelt werden, kann es während des Aufstiegs, infolge ungenügender Ausatmung, zur Lungenüberdehnung mit Lungenriß, Pneumothorax und Mediastinalemphysem kommen.

Von den chronischen Drucklufterkrankungen sind v. a. die Schäden am Bewegungsapparat von gutachterlicher Bedeutung. Alnor et al. (1964) unterscheiden dabei nach dem röntgenologischen Erscheinungsbild 4 Typen: Typ 1 ist gekennzeichnet durch eine Knochenrarifizierung mit Entmineralisation weiter Gebiete, Typ 2 geht mit Paget-artigen Verdichtungen, v. a. subkortikal, sowie mit Auftreten einzelner Zysten oder Zystengruppen einher, Typ 3 weist größere Destruktionsherde auf sowie Knocheninfarkte größten Ausmaßes. Zum Typ 4 gehören die Fälle, bei denen sekundäre Veränderungen der Gelenke eingetreten sind. Bei der Beurteilung der MdE ist die Funktionsstörung zugrundezulegen, die Frage der Berufsfähigkeit ist im Einzelfall nach Betrachtung der gesamten körperlichen und geistigen Leistungsfähigkeit zu entscheiden.

Elektrisches Trauma

Ein elektrischer Unfall tritt dann auf, wenn 2 Punkte, zwischen denen eine elektrische Spannung herrscht (zwischen 2 Leitungen oder Leitung und Erde), berührt werden. Der Umfang der dadurch eintretenden Schädigung ist in erster Linie von der bestehenden Stromstärke und der Einwirkungszeit abhängig. Ferner sind noch von Bedeutung die Art des Kontaktes und der Körperwiderstand. Wechselstrom gilt als gefährlicher als Gleichstrom.

Die durch den elektrischen Strom gesetzten typischen Hautveränderungen sind die Strommarken, die elektromechanischen Verletzungen und die elektrische Verbrennung.

An Herz- und Kreislaufstörungen unterscheidet Koeppen (1966) aufgrund tierexperimenteller Untersuchungen 4 Stromstärkenbereiche, innerhalb deren bestimmte Reaktionen auftreten:

Bereich I, Stromstärke bis etwa 25 mA:
Im allgemeinen keine lebensbedrohlichen Unfälle und keine bleibenden Schäden.

Bereiche II, Stromstärke 25–75 m:
Blutdruckanstieg, vorübergehender Herzstillstand, Herzrhythmusstörungen infolge von akuten Störungen der Koronardurchblutung.

Bereich III, Stromstärke etwa 80 mA bis ca. 3–5 A:
Tödliches Herzkammerflimmern, wenn das Herz in der Strombahn liegt und die Stromeinwirkung länger als 1 s andauert.

Bereich IV, Stromstärke über 5 A:
Keine bleibenden Herzschäden oder tödliches Kammerflimmern, da infolge der dabei auftretenden Hautverbrennungen der Organwiderstand erhöht wird.

Im Hinblick auf die Begutachtung unterteilt Koeppen die nach einem elektrischen Trauma auftretenden Herzstörungen in folgende Gruppen:
1) funktionelle Angina pectoris electrica,
2) organisch bedingte Angina pectoris electrica,
3) Angina pectoris bei älteren Menschen mit Koronarsklerose, die durch das Trauma ausgelöst sein kann, aber oft nicht unfallbedingt ist',

4) Herzerkrankungen (Klappenfehler, Muskelerkrankung), die wohl vom Laien als unfallbedingt, vom Arzt jedoch nicht als Folge der elektrischen Wirkung angesehen werden können.

Im Bereich der Muskulatur kann es infolge eines elektrischen Unfalls zu Muskelkontraktionen mit Einrissen kommen, bei Befall der Atemmuskulatur zu vorübergehendem Atemstillstand. Infolge ausgedehnter Nekrosen der Haut und Muskulatur kann ein akutes Nierenversagen auftreten. Im Zusammenhang mit dem Muskelkrampf können Frakturen an den Gliedmaßen vorkommen, als elektrothermische Knochenschäden finden sich Verkohlung oder Schmelzung der Knochensubstanz. Als Gefäßveränderungen sind neben vasomotorischen Begleiterscheinungen im Zusammenhang mit Muskelabrissen Zerreißungen der Gefäße beobachtet worden. Organisch bedingte periphere Durchblutungsstörungen dürften i. allg. nicht Folge eines elektrischen Unfalls sein. Als direkte oder Spätfolge im Bereich des Nervensystems können auftreten Elektronarkose und Elektrokrampf, rasch abklingende Lähmungen, spinalatrophische Folgezustände und Sensibilitätsstörungen.

Elektrischer Strom ruft bei genügender Intensität Verbrennungen verschiedenen Grades hervor. Am Auge speziell entstehen u. a. Netzhautödeme, Berlin-Trübungen, Vorderkammer-, Netzhaut- und Chorioidalblutungen (infolge Infratrotwirkung), Glaskörpertrübungen, Neuritis n. optici mit anschließender Optikusatrophie, Sehbahnschäden u. a. m., in den ersten Tagen auch eine belanglose Keratoconjunctivitis photoelectrica infolge Ultraviolettstrahlung. Nicht selten bleiben Dauerschäden zurück. Später kann es zu einer Katarakt mit langsamer Progredienz kommen (Cataracta electrica, Elektrostar); ihre Latenzzeit beträgt 18 Monate bis 3 Jahre; sie ist rückbildungsfähig (Elschnig 1930). Häufig zeigt sich am Ort des Eindringens der elektrischen Energie eine Strommarke in Form eines verbrannten, begrenzten Hautbereiches. Sofern die Kontaktfläche sehr groß und die Haut stark durchblutet oder feucht war, kann eine Strommarke fehlen.

Unfälle durch Blitzschlag

Täglich gibt es weltweit 45000 Gewitter mit fast 9 Mia. Blitzen. Mit Temperaturen von 30000°Celsius ist ein Blitz 5mal heißer als die Oberfläche der Sonne. Jährlich gibt es weltweit 3000 Tote durch Blitzschlag, davon 10–15 Tote in Deutschland. Der Rat „Vor Eichen sollst du weichen, Buchen sollst du suchen“ ist Unsinn. Die Wahrscheinlichkeit für einen Blitzeinschlag hängt v. a. von der Höhe und nicht von der Art des Baumes ab, d. h. unter einer niedrigen Eiche ist man unter gleichen Umständen sicherer als unter einer hohen Buche. Ein verbreiteter Irrglaube ist auch die Annahme; „Der Blitz schlägt niemals 2mal ein“. Das Empire State Building in New York z. B. wurde in den ersten 10 Jahren seiner Existenz 68mal vom Blitz getroffen.

Wer bei einem Gewitter von einem vom Blitz getroffenen Baum unter einen anderen Baum flüchtet, hat dort die gleiche Chance vom Blitz getroffen zu werden, als unter dem Baum, unter dem er bisher gestanden hat.

Bei ungeklärten Flugzeugabstürzen wird manchmal ein Blitzschlag als Ursache vermutet, aber nicht jeder Blitzschlag in ein Flugzeug muß zum Absturz führen. Flugzeuge und Limousinen wirken wie ein Faradayscher Käfig, den wir vom Physikunterricht kennen. Sie können die Insassen vor der direkten Einwirkung des Blitzes schützen. Blitzeinschläge in Golfschläger mit Todesfolge sind beobachtet worden. Einem tödlichen Blitzschlag erlag ein polnischer Soldat, als ein Blitz in sein Maschinengewehr einschlug.

Durch Blitzschlag können entstehen: Keratitis photoelectrica, Iritis, Uveitis, Netzhaut- und Sehnervenveränderungen, aber auch sensomotorische Fehlleistungen, des weiteren Schockzustände, Verbrennungen, Myokardschäden, exogene Psychosen. Über eine psychogene Amaurose nach Blitzschlag berichtet Gehrke (1966).

Literatur

Krämer W (1995) Trugschlüsse aus der Welt des Zufalles und der Zahlen. Verlag Vito von Eichborn GmbH u. Co., Frankfurt am Main

Krämer W, Trenkler G (1996) Lexikon der populären Irrtümer. Verlag Vito von Eichborn GmbH u. Co., Frankfurt am Main

Lightning im microsoft. CD-Rom Encyclopädie Encarte 1994

Newcott WR (1993) Lightning, nature's high-voltage spectacle. National Geographic 7: 83–103

Elektrisches Trauma und Fehlgeburt

P. Tippmann hat zu diesem Thema 1967 Tierversuche angestellt. Danach kön nen die Ursachen der vorzeitigen Beendigung einer Schwangerschaft aufgrund eines Stromunfalls sein:

1) Primäre Schädigung der Mutter
Hier muß in erster Linie an den einige Zeit nach dem Unfall erfolgten Tod der Leibesfrucht bei ausgedehnten Verbrennungen der Mutter gedacht werden. Auch ein Abort infolge irreversibler Schäden am mütterlichen Nervensystem wäre zu diskutieren. Er ist aber nach dem Ergebnis der durchgeführten Tierversuche wenig wahrscheinlich. Es war dabei nämlich in einer gewissen Anzahl von Fällen zu Querschnittslähmungen der Muttertiere nach dem elektrischen Schlag gekommen. Bei diesen Tieren waren jedoch die fetalen Mortalitätsziffern nicht höher als bei den nicht gelähmten.

Mit dem intrauterinen Fruchttod aufgrund einer Schädigung des mütterlichen Herzens ist ebenfalls nicht zu rechnen. Bei Überleben eines Stromunfalls zurückbleibende Veränderungen am Herzen verursachen i. allg. keine wesentlichen Funktionsstörungen. Auch kann bei anderen Herzerkrankungen Schwangerer der Schweregrad der Erkrankung i. allg. nicht als Maßstab für den zu erwartenden Tod der Frucht herangezogen werden.

2) Schädigung der Schwangerschaft

Die Uterusmuskulatur sowie die zum Uterus führenden Nerven sind durch galvanische und faradische Ströme erregbar. Das Ausstoßen der Frucht infolge einer einmaligen Uteruskontraktion während des Stromdurchflusses bei einem elektrischen Unfall ist jedoch ohne das Vorliegen anderer pathologischer Verhältnisse wie etwa einer Zervixinsuffizienz wenig wahrscheinlich. Auch die Erregung regelmäßiger Wehen durch einen einmaligen Stromstoß erscheint in Hinblick auf die bekannten hormonellen Schutzmechanismen der Schwangerschaft ebenfalls für die Zeit kurz vor der natürlichen Geburt möglich. Nachdem dem Krampf bei einem epileptischen Anfall oder beim Elektroschock der Psychiater ein schädigender Einfluß auf eine bestehende Schwangerschaft nicht zugesprochen wird, dürfte es zum Abort infolge des mit diesem vergleichbaren tetanischen Krampf der gesamten Muskulatur während des Stromflusses durch den Körper ebenfalls nicht kommen.

3) Primäre Schädigung der intrauterinen Frucht

Der Tod beim elektrischen Unfall tritt in erster Linie durch Herzkammerflimmern infolge einer Schädigung der Erregungsbildungs- und Reizleitungssysteme des Herzens auf. Die Annahme einer Übereinstimmung dieser Systeme beim Erwachsenen und der intrauterinen Frucht aufgrund solcher Pathomechanismen wäre denkbar.

Dem widersprechen jedoch die Ergebnisse der durchgeführten Tierversuche. Sie werden erklärlich durch die Tatsache, daß die Vernix caseosa mit einer elektrischen Leitfähigkeit von $1{,}2 \cdot 10^{-8}$ Ohm^{-1} cm^{-1} gleich einer Isolierschicht einen ausgezeichneten Widerstand und Schutz des fetalen Organismus dem elektrischen Strom gegenüber darstellt. Bei Intaktheit des Vernix-caseosa-Mantels und bei vorherigem Stromdurchgang durch die Haut und den Körper der Mutter dürften die die lebenswichtigen kindlichen Organe berührenden Ströme in so niedrigen Stromstärkebereichen liegen, daß es zum fetalen Herztod nicht kommt.

Folgerung: Die Beendigung einer Schwangerschaft durch die physikalischen Wirkungen des elektrischen Stroms ist demnach bei einem Unfall im letzten Schwangerschaftsdrittel ohne ausgedehnte Verletzungen der Mutter etwa in Form von Verbrennungen oder ohne das gleichzeitige Bestehen anderweitiger pathologischer Verhältnisse nicht wahrscheinlich.

Die Möglichkeit der Beendigung einer Schwangerschaft auf dem Wege der Erregung von Wehen oder des Absterbens der Frucht aufgrund von psychischen Schreck- oder Schockreaktionen der Mutter beim elektrischen Unfall kann demgegenüber jedoch nicht ausgeschlossen werden.

Literatur

Kiebag D, Thürauf J, Valentin H (1976) Grundlagen der Beurteilung vor Unfällen durch elektrischen Strom. Herausgegeben vom Hauptverband der gewerblichen Berufsgenossenschaften e. V., 53129 Bonn, Langwartweg 103

Koeppen S (1966) Elektrischer Unfall. In: Bürkle de la Camp H, Schwaiger M (Hrsg) Handbuch der gesamten Unfallheilkunde, Bd I. Enke, Stuttgart, S 244
Koeppen S, Panse F (1955) Klinische Elektropathologie. Thieme, Stuttgart
Koeppen S, Panse F (1955) Klinische Elektropathologie. In: Schönberger A, Mehrtens G
Valentin H (1981) Arbeitsunfall und Berufskrankheit. Erich Schmidt, Berlin (Monatsschr Unfallheilkd, Bd 109, S 803)

Hitzeschäden

In Abhängigkeit von der Außentemperatur, der Luftfeuchtigkeit und Luftbewegung sowie der Strahlenverhältnisse der Umgebung können die verschiedensten Hitzeschädigungen auftreten. Der *Sonnenstich* ist die Folge einer intensiven Wärmestrahlung auf das Gehirn mit Dilatation der Gehirngefäße bis zur Gefäßparalyse einschließlich Diapedeseblutungen (Insolationsenzephalitis), Hirnödem, meningealen Reizerscheinungen. Die zerebrale Symptomatik (Bewußtseinsstörungen, Krämpfe, Lähmungen, Meningismus u. a.) tritt zumeist plötzlich auf, der Liquordruck ist erhöht, Eiweiß und Zellzahl (Lymphozyten) mäßig vermehrt. Leichte Fälle von Sonnenstich heilen folgenlos ab, während bei schweren Fällen Folgeerscheinungen zurückbleiben können.

Eine weitere Folge der akuten Hitzeeinwirkung, *strahlender Hitze* bei gleichzeitig schwerer körperlicher Arbeit sind die Hitzekrämpfe. Als Prodromalerscheinungen finden sich hierbei häufig Übelkeit, Brechneigungen und Durchfall, dann erst setzen die Muskelkrämpfe ein, die v. a. die bei der Arbeit beanspruchten Muskelpartien befallen. Die Ursache der Hitzekrämpfe scheint ein Kochsalzverlust zu sein.

Der *Hitzschlag* stellt die gefährlichste Form der Hitzeschädigung dar und wird verursacht durch eine Wärmestauung im Körper, für die außer der hohen Außentemperatur der Feuchtigkeitsgehalt und eine ungenügende Luftbewegung von wesentlicher Bedeutung sind. Die Symptome der Erkrankung: starke und plötzliche Erhöhung der Körpertemperatur (bis über 40°C), Störung der Atem- und Herztätigkeit, Bewußtlosigkeit und Krämpfe u. a. Ferner können auch noch Erscheinungen von seiten des Magen-Darm-Kanales und der Niere mitauftreten. Als Folgeschäden des Hitzschlages können langdauernde neurologische Ausfälle beobachtet werden sowie gelegentlich psychische Störungen.

Verbrennungen und Verbrühungen

Da Therapievorschläge nicht das Hauptthema dieses Buches sind, wird auf die Arbeit „Der Verbrennungsunfall" von H. Lemke, K. H. Bauer und H. U. Langendorff verwiesen, der im Dtsch. Ärztebl. 93, Heft 27, 05. 07. 1997, erschienen ist. Danach haben die Primärmaßnahmen am Unfallort und bei der Erstbehandlung im Krankenhaus einen entscheidenden Einfluß auf den weiteren Verlauf der Verbrennungsfolgen. Das sofortige Übergießen, Berieseln oder Eintauchen der verbrannten Hautbezirke in kaltes Wasser (12–18°) für mindestens 15 min kann weitere Schäden, die z. B. durch das sog. Nach- oder Weiterbrennen („after burning“) entstehen können, vermindern, wenn die Wasserkühlung innerhalb von 30 min nach dem Unfall angewendet wird.

Die Schwere der Verbrennungen werden in 4 Grade eingeteilt (s. Übersicht). Die Einschätzung der flächenhaften Ausdehnung, die für die Berechnung der Infusionsmengen wichtig ist, erfolgt nach der altbewährten Neuner-Regel von Wallace (Abb. 1). Ferner wird auf die Gefahren des Kompartmentsyndroms, das bei zirkulären Extremitätenverbrennungen auftreten kann, hingewiesen, denen durch Entlastungsschnitte (Escharotomie) begegnet werden kann.

Verbrennungsgradeinteilung

Schädigung	**Symptomatik**	**Lokalisation**
Grad I	Rötung, Schwellung, Schmerz	Oberste Epidermis, Heilung spontan
Grad IIa	Rötung, Blasen, Schmerz	Epidermis, teils Korium, oberflächlich dermal
Grad IIb	Blässe, Blasen, Schmerz	Epidermis, teils Korium, tief dermal
Grad III	Nekrosen, grauweiß-schwarz, Analgesie	Epidermis und Korium völlig zerstört, Defektheilung

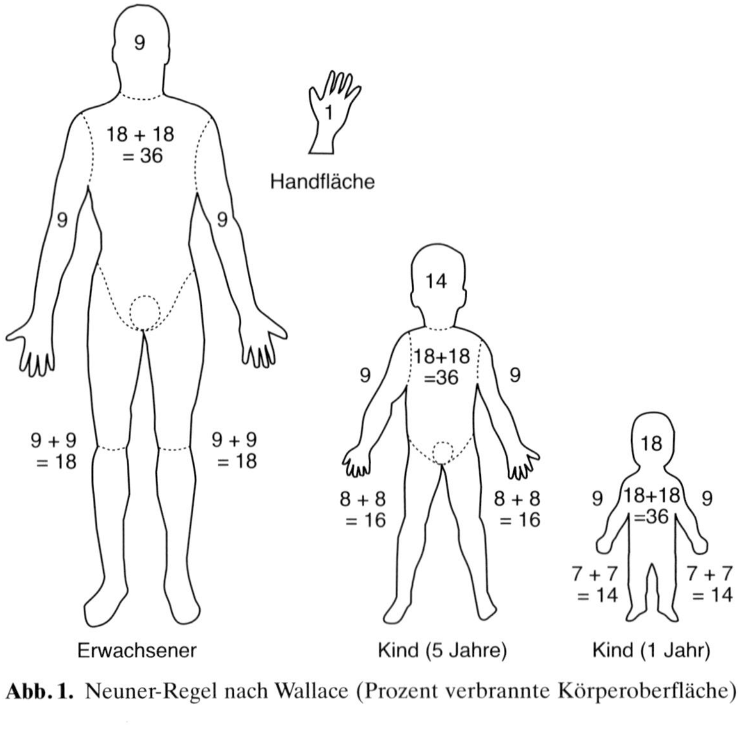

Abb. 1. Neuner-Regel nach Wallace (Prozent verbrannte Körperoberfläche)

Hinweise zur Indikation, zur stationären Aufnahme und zur Verlegung in Spezialkliniken sowie kontraindizierte Medikamente und eine Bettenübersicht für Schwerverbrannte in der BRD, die in der darauffolgenden Auflage des Dtsch. Ärztebl. vervollständigt wurde, sowie die Rufnummer der Verbrennungszentrale in Hamburg (0 40/28 82 39 98-99) die 24stündig Auskunft über die Bettenlage erteilt, runden das Bild der Arbeit ab.

Die Begutachtung von Verbrennungsfolgen betrifft Entstellungen durch Narbenbildung, Gliedmaßenverluste und Bewegungseinschränkungen der Gelenke durch Narbenkontrakturen.

In der Frühphase nach Verbrennungen können Streßulzera im Verdauungstrakt auftreten, wie sie auch bei Intensivpatienten nach Polytrauma und großen operativen Eingriffen bekannt sind. Im Spätstadium nach schweren Verbrennungen können Nieren- und Leberschäden auftreten. Auch nach Jahren nach dem Unfall hat man im Bereich von Verbrennungsnarben das Auftreten von Karzinomen beobachtet, sog. Narbenkarzinome.

Literatur

Anhaltspunkte 1996, S. 317

Häring R, Zilch H, Vaubel E (1988) Lehrbuch der Chirurgie, 2. Aufl de Gruyter, Berlin

Kälteschäden

Für das Auftreten einer Kälteschädigung sind von wesentlicher Bedeutung Art und Dauer der Kälteeinwirkung sowie der Zustand des betroffenen Organismus. Örtliche Kälteschäden, bei denen es durch Vasokonstriktion zu Ischämie und Gewebetod gekommen ist, werden als Erfrierung bezeichnet. Hiervon sind v. a. betroffen Nase, Ohrläppchen und Ohrrand, Finger, Zehen und Fersen. Es können verschiedene Grade der Erfrierung unterschieden werden. Zur Anerkennung eines Erfrierungsschadens als Arbeitsunfall ist mit überwiegender Wahrscheinlichkeit glaubhaft zu machen, daß die Art und Dauer der betrieblichen Arbeit geeignet war, die Erfrierung hervorzurufen. Im Hinblick auf den Zusammenhang zwischen Kälteschaden und peripheren Durchblutungsstörungen wird auf die Ausführung bei den entzündlichen Gefäßerkrankungen verwiesen.

Gutachterlich werden ferner als Kälteschäden die sowohl nach lokaler als allgemeiner Abkühlung auftretenden Erkältungskrankheiten häufig zur Erörterung stehen. Im Hinblick auf die Ätiologie dieser Erkrankungen wird v. a. zu klären sein, ob die Abkühlung oder die Infektion als wesentlicher Faktor für das Auftreten der Erkrankung in Betracht kommt. Die Anerkennung einer Erkältungskrankheit als Unfallfolge erfordert ferner, daß ein Kältetrauma plötzlich oder während mehrerer Stunden bis zu einer Arbeitsschicht eingewirkt hat und die Krankheitserscheinungen in engem zeitlichen Zusammenhang mit dem Kältetrauma auftreten. Bezüglich der Zusammenhänge zwischen Kältetrauma und Lungenentzündung bzw. entzündlichen Nierenerkrankungen wird auf die entsprechenden Kapitel hingewiesen.

Lärmschäden

Die durch die Art und Intensität als unangenehm empfundenen Geräuschwirkungen werden als Lärm bezeichnet. Die Lautstärkeneinheit ist Phon. Der gesamte Hörbereich des menschlichen Ohres zerfällt in etwa 130 Lautstärkestufen (0–130 Phon).

Für das Auftreten einer Lärmschwerhörigkeit werden meist als Minimum zur Erzeugung bleibender Schäden 90–95 Phon bei mehrjähriger Einwirkung, etwa 10 Jahre, gefordert. Bei höheren Phonzahlen können die Dauerschäden in kürzerer Zeit eintreten. Der Lärmschaden beruht auf einer Schädigung des Corti-Organs und Hörnervs und kann audiometrisch von der Altersschwerhörigkeit abgegrenzt werden. Um eine Lärmschädigung nachzuweisen, genügt aber der audiologische Befund allein nicht, sondern es muß auch das Lärmspektrum im Betrieb mitgemessen werden. Es ist in diesen Fällen also die Zusammenarbeit von Arzt und Physiker zu empfehlen.

Durch heftige akute Schalleinwirkung kann es zu Blutungen und Einrissen des Trommelfelles kommen, ferner zu vorübergehenden Übertäubungen und Hörausfallerscheinungen. Weiterhin vermag Lärm auch zu vegetativen Erkrankungen zu führen, wenn die Lärm- bzw. Hörimpulse vom Corti-Organ aus auf andere Hirnbezirke, wie z. B. das Zwischenhirn, weitergeleitet werden. Bei der gutachterlichen Beurteilung solcher Fälle ist es wichtig, eine Abgrenzung gegenüber der vegetativen Überregbarkeit aus konstitutionellen. Gründen vorzunehmen.

Lärm führt zu keiner Augenschädigung. Daß stärkere Lärmschädigungen Gesichtsfeldeinengungen zur Folge hätten, wurde mehrfach widerlegt.

Körperschäden durch Laserstrahlen
(**L**ight **a**mplification by **s**timulated **e**mission of **r**adiation)

Lasergeräte erzeugen eine stark gebündelte Strahlung im Bereich des sichtbaren Lichtes und im infraroten und ultravioletten Strahlenbereich.

Die Wirkung der Laserstrahlung hängt von der Strahlungsleistung, der Strahlungsdauer und vom Querschnitt des Strahles ab.

Es ist wichtig zu wissen, daß der Laserstrahl auch in mehreren hundert Metern Entfernung von der Strahlenquelle nichts von seiner Energie verliert.

Die Schäden durch Laserstrahlen entstehen hauptsächlich durch Wärmewirkung.

Es bieten sich viele Anwendungsbereiche an, z. B. in der Medizin, in der Industrie und im militärischen Bereich. Das „Europäische Komitee für elektrotechnische Normung" hat 1981 folgende Einteilung der Lasergefahrenklassen veröffentlicht [DIN IEC 76(Co)6 bzw. VDE 0837/81):

Laser der Klasse 1 sind völlig sichere Geräte, für die keine Schutzmaßnahmen vorgeschrieben sind. Hierbei ist es möglich, daß entweder die gesamte Laserleistung so gering ist, daß auch bei dauernder Einwirkung keine Schädigung möglich ist, oder aber das Lasergerät so abgekapselt ist, daß keinerlei Strahlung das System verlassen kann.

In der Gefahrenklasse 2 befinden sich nur Laser, die im sichtbaren Bereich (λ = 400–700 nm) emitieren. Derartige Laser sind bis zu Bestrahlungszeiten von 0,25 s als ungefährlich anzusehen, wenn ihre maximale Ausgangsleistung bis zu 1 mW beträgt. Bei der Festlegung dieser Klasse ist der Lidschutzreflex berücksichtigt worden, wobei man ansetzt, daß die reflektorische Verschlußzeit der Augenlider maximal 0,25 s dauert.

Laser der Klasse 3A dürfen im Bereich von λ = 400–700 nm eine maximale Ausgangsleistung von 5 mW haben (die maximale Leistungsdichte des Strahles muß kleiner als 2,5 W pro cm^2 sein). Unter Berücksichtigung einer mittleren Pupillenweite ist damit bei ungewollter Bestrahlung eine maximale Leistung von 1 mW im Bereich der Netzhaut anzunehmen, die noch als gerade ungefährlich gilt.

Laser der Klasse 3B überschreiten die obengenannten Werte. Ihre Strahlung ist normalerweise nicht nur für die Augen, sondern auch für die Haut gefährlich; die diffus gestreute Strahlung von Lasern der Klasse 3B kann aber nur unter bestimmten Voraussetzungen noch ungefährlich sein.

Laser der Klasse 4 sind solche Laser, bei denen nicht nur der direkte Strahl, sondern auch der diffus gestreute Strahl sowohl für das Auge als auch für die Haut gefährlich sein kann.

Der Hauptverband der gewerblichen Berufsgenossenschaften hat 1973 eine Unfallverhütungsvorschrift herausgegeben unter der Bezeichnung VBG 93.

Da die Netzhaut das durch Laserstrahlen am meisten gefährdete Organ des menschlichen Körpers ist, bedingt durch die Optik des Auges selbst und die fehlende Regenerationsfähigkeit der Netzhautrezeptoren, wurden Personen mit bestimmten Vorschäden am Sehorgan für Laserarbeitsplätze als ungeeignet angesehen.

Die Arbeitsgruppe „Laserstrahlen" beim Hauptverband der gewerblichen Berufsgenossenschaften faßte die neueren Erkenntnisse am 28. 10. 1982 dahingehend zusammen, daß

- keine Augenerkrankungen bekannt sind, die durch Laserstrahlen hervorgerufen wurden, sondern nur unfallartige Ereignisse,
- durch den Grundsatz G 19 einäugige und funktional einäugige Personen von der Arbeit mit Lasern ausgeschlossen werden. In anderen Berufen mit höherer Unfallhäufigkeit bezüglich Augenverletzungen unterliegen einäugige Personen aber keinen Einschränkungen,
- bereits wenige Tage nach einer Laserschädigung der Netzhaut diese Läsion nur äußerst schwer von anderen Netzhautnarben oder natürlichen Pigmentunregelmäßigkeiten zu unterscheiden ist und Funktionsausfälle durch Laserexposition ohne ophthalmoskopisch sichtbare Läsionen vorhanden sein können. Eine retrospektive jährliche Untersuchung des Augenhintergrundes ist daher nur bedingt geeignet zur Feststellung von Laserläsionen.

Untersuchung bei einem Laserunfall

Laserunfälle mit schweren oder schwersten Augenverletzungen sind wegen der umfangreichen Sicherheitsmaßnahmen, insbesondere der Abkapselung starker Lasersysteme, bisher nicht aufgetreten. Sie sind jedoch denkbar, insbesondere wenn bei kriegerischen Auseinandersetzungen Hochleistungslaser als Waffen oder Zielgeräte eingesetzt würden. Derartige Augenverletzungen, bei denen der Bulbus eröffnet ist oder schwere Aderhautblutungen eingetreten sind, gehören sicher in die klinische Behandlung. Für den praktizierenden Augenarzt dagegen ist es wichtig, Unfälle mit schwächeren Lasern, die im allgemeinen schwerer diagnostizierbare Schäden verursachen, beurteilen zu können. Dabei dient die augenärztliche Untersuchung primär der Dokumentation der aufgetretenen Schädigung, um für versicherungsrechtliche Klärungen die notwendigen Fakten bereitzustellen. In diesem Zusammenhang ist darauf hinzuweisen, daß die augenärztliche Untersuchung, wenn ein Verdacht auf Laserunfall besteht, so schnell wie möglich nach dem Unfallgeschehen stattfinden sollte.

Die wichtigsten Daten, die der Augenarzt bei einer Laserunfalluntersuchung festhalten muß, sind neben den Parametern der wahrscheinlich empfangenen Strahlungsdosis (Laserleistung, Einwirkungsdauer, Wellenlänge, Fleckgröße) auch die Frage der räumlichen Anordnung des Lasers und der Person im Augenblick des Unfalls. Die Untersuchung sollte neben der ophthalmoskopischen Inspektion auf jeden Fall ein Fundusfoto und eine Fluoreszenzangiographie umfassen. (Zit. nach Burggraf u. Burggraf 1984.)

Körperschäden durch Radar

Radar (Radio detecting and ranging) ist ein Echolotverfahren, bei dem eine Abtastung des Raumes mit hochfrequenter elektromagnetischer Strahlung erfolgt. Aus der Flugsicherung, der Schiffahrt und der Wetterbeobachtung ist Radar nicht mehr wegzudenken.

Wiederholt ist von Linsenschädigungen durch Radarwellen berichtet worden, v. a. bei Radarmechanikern. Die Radarkatarakt hat hinsichtlich ihrer Entstehungsweise und Morphologie große Ähnlichkeit mit einer Röntgen-Radium-Katarakt und sollte gutachterlich wie diese bewertet werden. Die Radarkatarakt zeigt wie die Röntgenkatarakt an den hinteren Linsenschichten schillernde Reflexe. Die Trübungen sind strahlenförmig angeordnet und liegen subkapsulär: Allmählich erscheinen vielfarbige Reflexe auch an der vorderen Linsenfläche. Der Kern und die übrige Linse bleiben lange Zeit klar. Das Intervall zwischen Schädigung und Katarakt beträgt im Regelfall 1 Jahr oder etwas länger, die initialen Trübungen beeinflussen das Sehen zunächst kaum, bei Zunahme der Trübungen wird die Sehschärfe erheblich herabgesetzt. Betroffen sind vor allem Radartechniker (Dougherty et al. 1965; Thalabard et al. 1965). Auch andere Mikrowellen können Katarakte verursachen (Cleary et al. 1966). Gramberg-Danielsen (1991) hält Linsenschäden durch Radar für nicht bewiesen.

Körperschäden durch Röntgenstrahlen, durch Strahlen radioaktiver Stoffe oder andere ionisierende Strahlen

Siehe Berufskrankheit Nr. 2402.

Teil 3

Beurteilung der Gelenkbeschaffenheit und Gelenkfunktion

Beurteilung der Gelenkbeschaffenheit und Gelenkfunktion

G. G. Mollowitz

Allgemeine Hinweise

Die meisten Unfallverletzungen treffen heute den Bewegungsapparat. Sofern es nicht zum Verlust des verletzten Körperteiles kommt, führen die Unfallfolgen häufig zu einer vorübergehenden oder dauernden Störung der Gelenkfunktionen, deren Beurteilung im Rahmen der Begutachtung daher große Bedeutung zukommt.

Die Beurteilung der Gelenkfunktionen bei der Begutachtung stützt sich wesentlich auf die Messung der nach der Schädigung des Gelenkes verbliebenen oder wieder erlangten Bewegungsmöglichkeiten.

Daneben finden Umfangsmessungen der Gelenke und der Muskulatur an standardisierten Meßpunkten, auf vorgegebenen Meßbögen niedergeschrieben, ihre Anwendung. Ferner sind zu berücksichtigen Gelenkkonturen, Gelenkergüsse, Weichteilbeschaffenheit, Hautfarbe und Hauttemperatur, Bänderlockerungen, Reibegeräusche bei Bewegungen der Gelenke und nicht zuletzt die geklagten Beschwerden.

Schon bei der Beschreibung der oben angegebenen Befunde werden manchmal Fehler gemacht. So wird bei Gelenklockerungen nicht angegeben, in welcher Stellung sie nachgewiesen wurden. Erst allmählich hat sich die Erkenntnis durchgesetzt, daß die Uberprüfung der Bandfestigkeit in den funktionsrelevanten Kniefunktionen, d. h. in den letzten Streckgraden, etwa von 30° an wesentlich aussagekräftiger ist, als die herkömmlichen Schubladentests in der weniger bedeutenden 90°-Position (s. S. 299–301).

Bei Bewegungsstörungen der Gelenke wird häufig von Versteifung des Gelenks gesprochen, obwohl nur eine Bewegungseinschränkung vorliegt. Auch liest man manchmal die Bezeichnung Einsteifung, die im Duden nicht zu finden ist. Gelenkergüsse werden als Blutergüsse beschrieben, obwohl der zu fordernde Nachweis von Blut durch Untersuchung oder Betrachtung des Punktats nicht erfolgte.

Untersuchungsmethoden

Erinnert sei, daß die *Punktatuntersuchung* vervollkommnet wurde und dem Gutachter eine differentialdiagnostische Hilfe sein kann, wie die Übersicht von Thomas (1984) zeigt (s. Tabelle s. S. 274–277).

Die *Röntgenuntersuchung* ist eine Selbstverständlichkeit geworden, wobei alleinige Untersuchung in 2 Ebenen oft nicht ausreicht, z. B. bei Wirbelsäulen- oder Kahnbeinverletzungen. *Schichtaufnahmen* decken manchmal eine auf der Übersichtsaufnahme nicht erwartete Ausdehnung von Verletzungen am Knochen auf.

Arthrographie und *Arthroskopie* in der Hand des Geübten haben die Gelenkdiagnostik sicherer gemacht. Arthrographie und Arthroskopie sind nicht duldungspflichtig, da sie mit der Einbringung von Material in die Gelenkhöhle verbunden sind.

Was die Gefährlichkeit der Arthrographie anbelangt, so sah Thiemann (Duisburg 1985, pers. Mitteilung) bei über 10000 Kniegelenkarthrographien nur 4 stärkere Gelenkreizungen, die sich in einigen Tagen zurückbildeten und folgenlos ausheilten.

Mutschler (1982) fand bei 3714 Arthroskopien 5 nennenswerte Blutungen oder Ergußbildungen, 4mal ein subkutanes Emphysem nach Gasfüllung und 2 Narkosezwischenfälle (Dick 1978).

Die *Szintigraphie* (*scintilla* = der Funke) ist die externe Messung der Gammastrahlung, mit bildlicher Darstellung der Verteilung der Radioaktivität im Organismus nach vorangegangener Verabreichung einer Substanz, die mit einem Gammastrahlen aussendendem Radionuklid markiert ist.

Die Szintigraphie kann Knochenregionen mit erhöhtem oder erniedrigtem Mineralstoffwechsel nachweisen, und zwar oft früher als röntgenologisch erkennbar.

Die Szintigraphie wird zur Erkennung entzündlicher Knochenherde sowie von Knochentumoren und zum Nachweis von Gelenkendoprothesenlockerungen angewandt. Infolge der Membrandurchlässigkeit bei Entzündungen soll sich die Szintigraphie besonders für die Darstellung der Synovitis eignen.

Einen ganz großen Fortschritt stellt das *Computertomogramm* (CT) dar, mit dem Frakturen dargestellt werden, die früher unentdeckt blieben, z. B. am Schädel, an der Wirbelsäule, am Hüftgelenk, im Ileosakralgelenk. Außerdem ermöglicht das CT die rasche und gefahrlose Darstellung intrakranieller Blutungen sowie abdomineller Verletzungen.

Zur Untersuchung der Kreuzbänder nach frischen und alten Verletzungen sowie nach rekonstruktiven Eingriffen wird das CT erfolgreich eingesetzt.

Die *Kernspintomographie* (Magnetic Resonance Imaging, MRI) wird auch im Bereich des Bewegungsapparats neue Möglichkeiten der Darstellung eröffnen und das Röntgenverfahren sinnvoll ergänzen. Die von Reiser et al. (1983) zusammengestellten Erfahrungen mit diesem neuen Verfahren ergeben folgende Nach- und Vorteile:

1) die erheblichen Anschaffungs- und Betriebskosten,
2) die erforderlichen baulichen Voraussetzungen,
3) die störende Artefaktbildung bei Vorliegen von Metallimplantaten,
4) die Schädigung von Herzschrittmachern mit ferromagnetischen Bauteilen und
5) die gegenüber dem konventionellen Röntgenbild und der CT bisher unterlegene räumliche Auflösung.

Demgegenüber zeichnen sich jedoch entscheidende Vorteile ab:
1) der hohe Kontrastunterschied zwischen verschiedenen gesunden Gewebearten und zwischen gesundem und pathologisch verändertem Gewebe,
2) der empfindliche Nachweis von tumorösen oder entzündlichen Knochenveränderungen und von aseptischen Knochennekrosen, der den anderen radiologischen Verfahren überlegen zu sein verspricht.
3) die dreidimensionale Abbildung durch freie Wahl der Schichtebene zur präzisen Beurteilung von Lokalisation und Ausdehnung pathologischer Veränderungen,
4) die Vermeidung ionisierender Strahlen,
5) das Fehlen bekannter Schädigungen durch die Magnetfelder und Hochfrequenzimpulse.

Daher scheint uns die Kernspintomographie auch im Bereich des Skelettsystems ein wertvolles und vielversprechendes Verfahren darzustellen, das in zahlreichen Fällen seine Überlegenheit anderen Methoden gegenüber bereits bewiesen hat.

Die *elektroakustische Aufzeichnung von Tonphänomenen bei Bewegungen der Gelenke* (Reiben, Knirschen, Knacken usw.) steckt noch in den Anfängen. Es gibt Untersuchungen am Kiefer und am Kniegelenk. Da die Untersuchten hierbei in keiner Weise belastet oder gefährdet werden, ist die Methode zumutbar und kann unbegrenzt wiederholt werden. Sie erlaubt Rückschlüsse auf die Oberflächenbeschaffenheit und das Verhalten der Gelenkflächen zueinander in der Bewegung, natürlich auch bei Endoprothesen. Für dieses Verfahren bietet sich ein breites Anwendungsgebiet, auch außerhalb der Traumatologie, z. B. bei den degenerativen Gelenkerkrankungen, an.

Franke u. Pässler haben ein entsprechendes Gerät entwickelt und 1989 vorgestellt, das sich durch einfache Handhabung und beschwerdefreie Fixierung der Sensorik am Knie des Patienten auszeichnet. Sie nennen das Verfahren Phonoarthrographie.

Synovialanalyse

Bei der operativen Eröffnung der großen Gelenke, insbesondere des Kniegelenks, sollte man Gewebe von der Synovialmembran zur histologischen Untersuchung entnehmen. Diese einfache, in Sekunden ausführbare Maßnahme, auf die bereits im Meniskuskapitel hingewiesen wurde, bedeutet keine Ausweitung des Eingriffs. Sie gibt uns aber Aufschluß über das Vorliegen eines Entzündungs- oder Reizzustands des Gelenks. Liegt ein Gelenkerguß vor, dann sollte man auch im Rahmen der Begutachtung die Möglichkeit der Synovialanalyse nutzen.

Die Synovialflüssigkeit ist ein Ultrafiltrat des Plasma mit einem hohen Gehalt an polymerisierter Hyaluronsäure.

Da auch in großen Gelenken physiologisch höchstens 1 ml Flüssigkeit vorhanden ist, kann aus gesunden Gelenken praktisch keine Synovialflüssigkeit gewonnen werden. Jede punktierbare Synovialflüssigkeit ist also das Produkt eines pathologischen Prozesses. Das Gelenkpunktat sollte immer in einem sterilen Gefäß aufgefangen werden, um eine mikrobiologische Untersuchung zu ermöglichen, und es sollte umgehend der Analyse im Labor zugeführt werden, weil einzelne Parameter, v. a. die zellulären Bestandteile, schon nach kurzer Zeit nicht mehr eindeutig interpretiert werden können.

Aus einer gezielten Synovialanalyse lassen sich, wie die folgende Übersicht zeigt, Verletzungsfolgen von Krankheiten an den Gelenken abgrenzen. Wenn schon klinisch ein bestimmter Diagnoseverdacht besteht, reicht auch die Anforderung weniger Parameter zur Bestätigung; z. B. Harnsäurebestimmung bei Verdacht auf Gicht, Bestimmung des Rheumafaktors bei Verdacht auf Polyarthritis (rheumatoide Arthritis) oder Bestimmung des Antistreptolysintiters bei Verdacht auf rheumatisches Fieber. In Zweifelsfällen sollte man dem Laborarzt die Auswahl der zu bestimmenden Parameter überlassen, wobei anamnestische und diagnostische Hinweise weiterhelfen können.

Laborbefunde in der Synovialflüssigkeit bei Traumen oder Erkrankungen des Gelenks (nach Thomas 1984)

Trauma	Farbe: gelb bis blutig, Trübung: klar bis trüb, Viskosität und Verklumpung: normal. Leukozytenzahl unter 10000/μl, es überwiegen die lymphomonozytären Zellen. Bei frischer Blutung in das Gelenk werden Erythrozyten nachgewiesen. Xanthochromie spricht für eine ältere Blutung. Nicht selten werden amorphe Fragmente im Nativpräparat nachgewiesen, die von Knorpelabsprengungen herrühren.
Arthrose	Es handelt sich um Reizergüsse mit bernsteinfarbener klarer Flüssigkeit. Die Leukozytenzahl beträgt unter 2000/μl bei normaler Zellverteilung. Viskosität und Verklumpung der Synovialflüssigkeit sind normal. Der Gesamteiweißwert steigt nicht über 30 g/l. Im Nativpräparat können amorphe Fragmente und dystrophische Verkalkungen gefunden werden.
Rheumatoide Arthritis	Der Gelenkerguß ist vom entzündlichen Typ. Aussehen: gelb-grünlich, klar bis trüb und/oder flockig. Viskosität und Verklumpung sind vermindert. Die Leukozytenzahl beträgt bis 100000/μl, der Anteil der Granulozyten ist über 75%. Die Granulozyten sind teilweise übersegmentiert und/oder haben Einschlußkörperchen (Ragozyten). Ragozyten sind nicht typisch für die rheumatoide Arthritis, sie werden auch beim Morbus Reiter und der Psoriasisarthritis gefunden. Im Nativpräparat können Cholesterinkristalle mit einer eingekerbten Ecke gefunden werden. Der Gesamteiweißgehalt liegt zwischen 30 und 60 g/l. Die LDH-Erhöhung ist abhängig von der entzündlichen Aktivität. Häufig ist der Nachweis rheumafaktorenenthaltender Immunkomplexe.

Gicht	Der Gelenkerguß ist vom entzündlichen Typ. Aussehen: gelb oder milchig/trüb, Druckschrift (am Boden einer Nierenschale) ist nicht mehr lesbar. Viskosität und Verklumpung sind vermindert. Die Leukozytenzahl beträgt über 5000/μl, der Anteil der Granulozyten über 75%. Charakteristisch für die Gicht ist der Nachweis von Natriumuratkristallen gelegen in Leukozyten oder extrazellulär. Ein Harnsäurewert über 7 mg/dl (416 μmol/1) spricht auch bei fehlendem Nachweis von Natriumuratkristallen für eine Arthritis urica, da die Kristallbildung und die Phagozytose gewöhnlich nur beim akuten Gichtanfall nachweisbar sind. Der Gesamteiweißwert ist über 30 g/l, die LDH ist erhöht.
Pseudogicht (Chondrokalzinose)	Gelenkerguß vom entzündlichen Typ, Aussehen wie bei Gicht, Leukozytenzahl über 6000/μl, der Granulozytenanteil ist über 50%. Gesamteiweißwert 30 bis 40 g/l, Harnsäure und LDH normal. Als Kriterium der Labordiagnostik der Pseudogicht gilt der Nachweis von Kalziumpyrophosphatkristallen. Sie werden lediglich in der akuten Phase nachgewiesen und verschwinden innerhalb von 96 h nach Entnahme der Synovialflüssigkeit in vitro.
Morbus Bechterew	Entzündlicher gelb-klarer Erguß mit verminderter Viskosität und Verklumpung. Die Leukozytenzahl beträgt etwa 1000/μl mit einem Granulozytenanteil von ca. 50%. Das Gesamteiweiß ist leicht erhöht, auch kann die LDH erhöht sein.
Psoriasis-Arthritis	Entzündlicher gelb-grün trüber Erguß mit verminderter Viskosität und Verklumpung. Leukozytenzahl über 5000/μl, über 60% Granulozyten. Die LDH-Aktivität liegt häufig über 300 U/l.
Rheumatisches Fieber, Kollagenosen (aktiver systemischer Lupus erythematodes, Sklerodermie, Morbus Reiter)	Entzündliche gelb bis gelbtrübe Synovialflüssigkeit mit verminderter Viskosität und Verklumpung. Leukozytenzahl etwa 5000–10000/μl, 50% und mehr lymphomononukleare Zellen. Der Eiweißgehalt kann bis auf 40 g/l erhöht sein.
Mikrobielle Gelenkerkrankung	Der Gelenkerguß ist grau-trüb oder graugelb-trüb und flockig. Viskosität und Verklumpung sind aufgehoben. Die Leukozytenzahl ist über 20000/μl, der Anteil der Granulozyten beträgt über 90%. Die Glukose ist stärker vermindert, Laktat und die LDH sind erhöht. Der kulturelle Nachweis von Bakterien gelingt häufig nicht, gelegentlich werden Bakterien, phagozytiert von Leukozyten. im gefärbten Präparat nachgewiesen. Bei der tuberkulösen Arthritis sind die Leukozytenzahlen geringer, der Granulozytenanteil beträgt etwa 50%, die Synovialflüssigkeit ist weniger trüb.

Bewertungshinweise für Synovialanalyse (nach Klietmann 1990 und Thomas 1984)

Parameter	Normal	Arthrose	Arthritis urica	Pseudogicht Kalzium synovitis	Rheumatoide Arthritis	Septische Arthritis	Rheumatisches Fieber	Trauma
Farbe und Aussehen	strohgelb klar	gelb klar	milchig weiß	gelb trüb	gelbgrün trüb	eitrig grau cremig	gelbgrün	gelb, blutig klar
Viskosität	fadenziehend	fadenziehend	vermindert	vermindert	vermindert	vermindert	vermindert	fadenziehend
Zellzahl [pro μl]	< 200	< 800–2000	< 6000	< 6000	6000–40000	< 60000	5000–10000	< 2000
Granulozyten [%]	20–30	< 25	> 75	25–50	> 75	> 90	10–50	~ 50
Lymphozyten [%]	50–70	> 80	< 25	< 75	< 25	< 10	ca. 50	~ 50
Ragozyten	negativ	negativ	negativ	negativ	positiv	negativ	negativ	negativ
Synovialzellen	negativ	positiv	negativ	negativ	negativ	negativ	negativ	negativ
Erythrozyten	negativ	negativ	negativ	negativ	negativ	negativ	negativ	positiv

Sediment-kristalle	negativ	unspezi-fisch	Urat	Kalzium-pyro-phosphat	Chole-sterin	unspezi-fisch	unspezi-fisch	amorph (Knorpel)
Harnsäure [mg/dl]	wie Serum (2.6–7.1)	wie Serum	> 7	wie Serum	wie Serum	wie Serum	wie Serum	wie Serum
LDH [U/l]	wie Serum (100–240)	wie Serum	> 200	wie Serum	> 300	> 300	wie Serum	wie Serum
CRP	negativ	negativ	(positiv)	negativ	positiv	(positiv)	(positiv)	negativ
AST [U/ml]	wie Serum	wie Serum	wie Serum	wie Serum	wie Serum	wie Serum	> 300	wie Serum
ANF	negativ	negativ	negativ	negativ	positiv	negativ	negativ	negativ
Rheumafaktor (Titer)	negativ	negativ	negativ	negativ	positiv	negativ	negativ	negativ
Gesamteiweiß [g/dl]	1.1–2.2	2–3	3–5	2–4	4–6	4–6	3–4	2–3
Bakterien	negativ	negativ	negativ	negativ	negativ	positiv	negativ	negativ
Glukose [mg/dl]	wie Serum	wie Serum	wie Serum	wie Serum	erniedrigt	stark erniedrigt	erniedrigt	wie Serum
Laktat [mg/dl]	normal 9–16	normal	normal	normal	> 30	> 60	> 30	normal

Gelenkmessungen

Neutral-0-Methode

Die Messung der Bewegungsausschläge der Gelenke wurde früher sehr unheitlich durchgeführt, so daß Befundvergleiche oft nicht nur erschwert, sondern unmöglich wurden. So konnte theoretisch durch unterschiedliche Meßtechnik eine Verschlimmerung als Besserung dargestellt werden.

Für eine Vereinheitlichung des Verfahrens haben sich eingesetzt: K. H. Bauer, L. Böhler, A. Bürkle de la Camp, K. H. Hackethal, M. Lange, S. Mayr, J. Schlaaff, H. H. Schnelle, zuletzt H. U. Debrunner (1968, 1971), O. A. Russe u. a.

Eine Grundforderung an eine Meßmethode ist die Unmißverständlichkeit ihrer Protokollierung. Die Neutral-0-Methode, nach der heute die Gelenkmessungen einheitlich durchgeführt werden, beschrieb nach Debrunner bereits 1936 Cave u. Roberts. 1958 wurde das Verfahren vom American College of Surgeons (Comitee on Trauma) empfohlen. Mit der uneingeschränkten Durchführung der Neutral-0-Methode ab 01. 01. 1974 glaubte man, alle Unklarheiten auf diesem Gebiet beseitigt zu haben.

Aber trotz aller Sorgfalt können sich bei der Meßtechnik immer wieder Fehler einschleichen.

Erstaunlich häufig wird die Ellen- und Speichenseite verwechselt, sogar auf vorgedruckten Meßblättern. Auch Lehrbücher sind vor solchen Pannen nicht sicher.

Diese dargestellten Fehlerhinweise sollten nicht als Kritik, sondern als Hilfen aufgefaßt werden. Auch dieses Buch wird wahrscheinlich nicht fehlerfrei sein.

Die Vorteile der Neutral-0-Methode neben der international notwendigen Vereinheitlichung der Untersuchungsergebnisse sind:

1) Die Normalstellung zeigt alle Gelenke in der 0°-Stellung. Somit weiß der Untersucher auch ohne besondere Hilfsmittel, wie der Winkelmesser anzulegen ist.

   Die Normalstellung wird im Stand eingenommen mit hängenden Armen und gestreckten Fingern. Dabei zeigen die Daumen nach vorn, die Füße stehen parallel. In dieser Normal- oder Neutral-0-Stellung befinden sich *alle Gelenke* im Winkel von 0°.

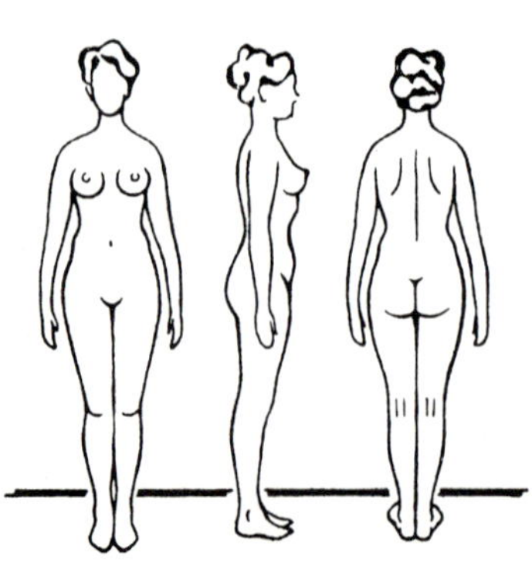

Normal- oder Neutral-0-Stellung

2) Ein weiterer Vorteil der Neutral-0-Methode ist, daß mit kleineren, besser vorstellbaren Zahlenangaben gearbeitet wird. Man kann sich einen Winkel von 30° besser vorstellen als einen Winkel von 150°, wie man diesen Gelenkwinkel früher beschrieben hätte.
3) Durch Aufschreiben des Streckwinkels und des Beugewinkels und der Angabe 0° dazwischen, entsprechend den Vordrucken der Berufsgenossenschaften, lernt man bald auf einen Blick, sich ein Bild von der niedergeschriebenen Gelenkfunktion zu machen. Man kann auch sofort erkennen, ob eine Bewegung über die 0°-Stellung hinaus durchführbar war.

   Kann ein Gelenk die 0°-Stellung nicht erreichen, wird die 0 vorangestellt und dann der Bewegungsausschlag in Form von 2 Zahlen angegeben.

   Beispiel: Knie 0–10–90. Das heißt, dieses Knie kann nicht vollständig gestreckt werden, aber von 10° Beugung bis 90° Beugung bewegt werden.

Winkelmessung

Neben der Definition der 0°-Stellung und einem einheitlichen Meßverfahren ergeben sich noch einige weitere Mindestforderungen. Alle Umfangs- und Gelenkwinkelmessungen sollten im Rahmen der Begutachtung mit Bandmaß und Winkelmesser durchführbar sein, den man aber auch wirklich immer benutzen sollte. Winkelangaben sind wertvoller im Interesse der Meßgenauigkeit und der Selbstkontrolle als vage Beschreibungen, wie z. B. „das Gelenk ist leicht in seiner Beweglichkeit eingeschränkt“.

Alle Winkelmessungen werden bei *aktiver* Betätigung der Gelenke von seiten des Patienten durchgeführt. Passive Bewegungen sind als solche anzugeben.

Welchen Winkelmesser sollte man benutzen?

Jeder Gutachter hat ein Gerät, mit dem er am besten zurechtkommt. Es ist eine Reihe von Meßgeräten entwickelt worden. 1905 erfand De Quervain ein Gerät, das nach dem Pendelprinzip arbeitete, 1907 Ludloff ebenfalls ein Pendelgerät, 1937 der Meßfächer von Schlaaff, 1961 das Elkameter von Hackethal, das eine Kombination von Lot und Kompaß darstellte, 1983 das Plurimeter von Rippstein, das auch nach dem Lotprinzip arbeitet.

Viele Geräte haben sich nur in der Hand der Erfinder oder ihres Arbeitskreises bewährt, darüber hinaus aber wenig Anwendung gefunden.

Es erhebt sich die Frage, wie die Winkelmesser anzulegen sind, z. B. an der Innen- oder Außenseite eines Gelenkes.

Die Mehrzahl der Untersucher legt die Schenkel des Winkelmessers an den Extremitäten im Verlauf einer gedachten Längsachse an.

Am Handgelenk und an den Fingern ist es üblich, den Winkelmesser an der Streckseite anzulegen, weil dann die Messung einfacher zu handhaben ist.

Alle Winkelangaben sollten auf 10°, allenfalls auf 5°, gerundet werden. Angaben darüber hinaus, also auf 1° etwa, sind, ähnlich wie z. B. Umfangsmessungen auf 1 mm, eine Scheingenauigkeit. Erwähnt sei auch, daß die Rundung, damit nicht zu große Differenzen entstehen, stets in gleicher Richtung erfolgen sollte: einheitlich stets nach oben.

Meßbeispiele mit „Normalwerten" der Bewegungsumfänge der Gelenke

Wirbelsäule

Halswirbelsäule

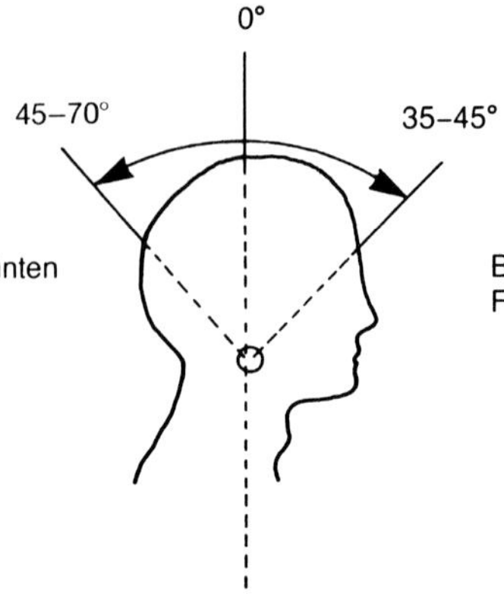

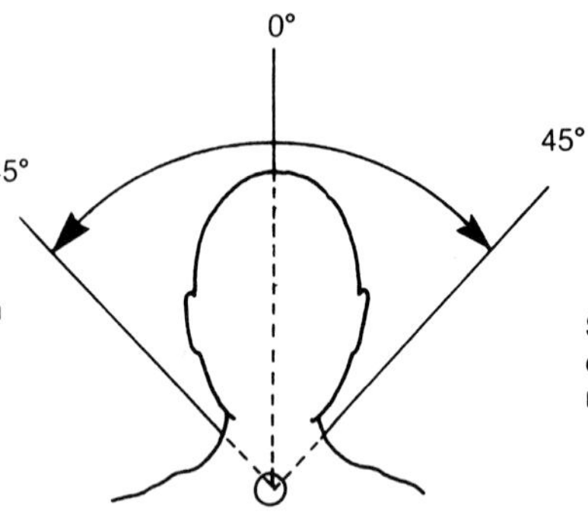

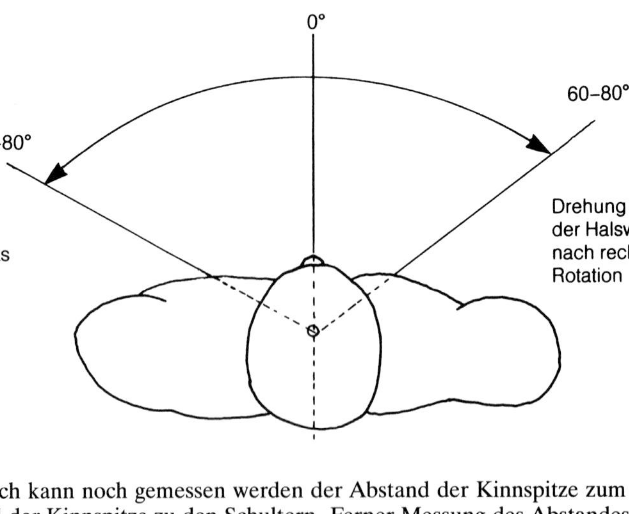

Zusätzlich kann noch gemessen werden der Abstand der Kinnspitze zum Jugulum sowie der Abstand der Kinnspitze zu den Schultern. Ferner Messung des Abstandes der Kinnspitze zur Unterlage in Bauchlage.

Brust- und Lendenwirbelsäule

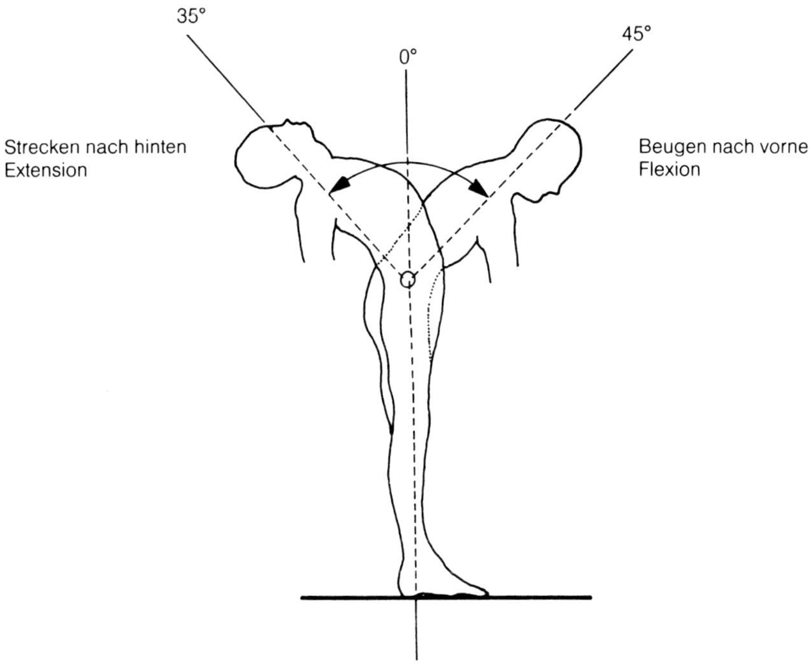

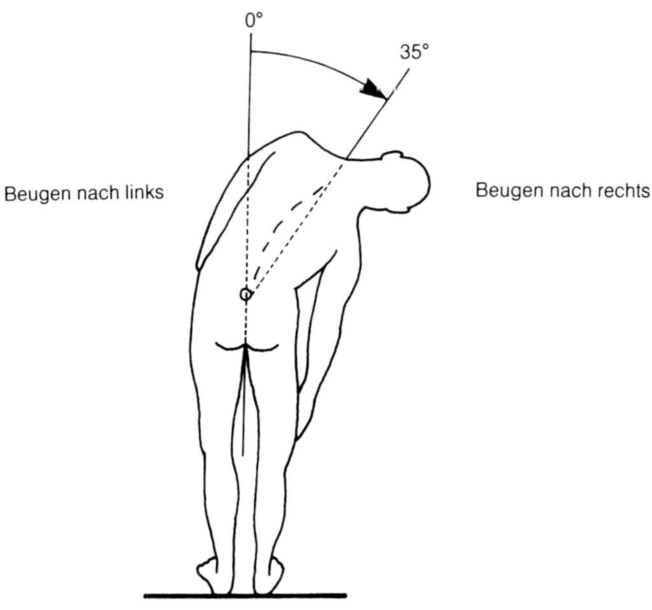

Gemessen wird der Winkel zwischen der Verbindungslinie C7–S1 und der Senkrechten.

Zusätzliche Meßmethoden an der Wirbelsäule

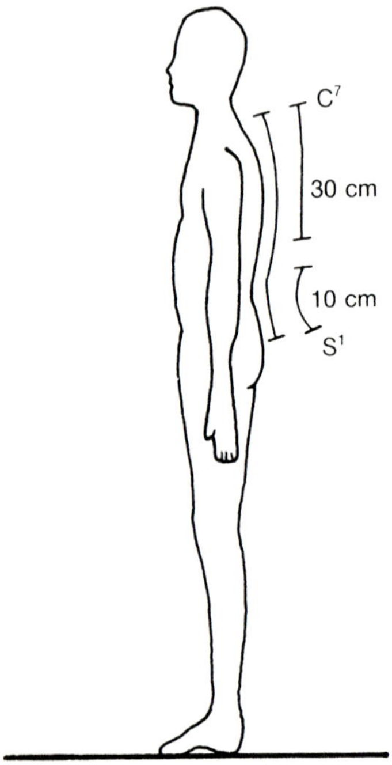

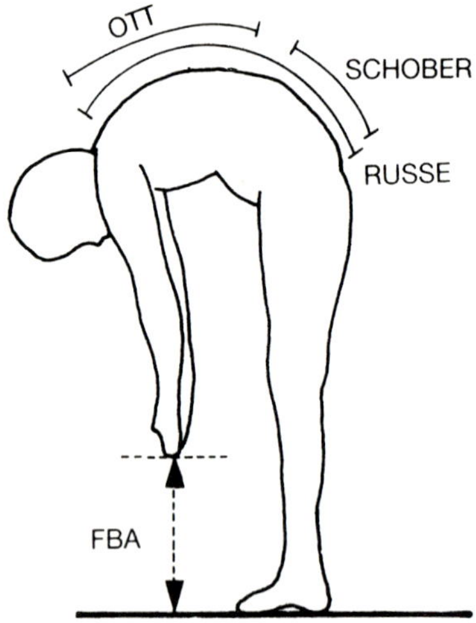

Fingerspitzen-Boden-Abstand (FBA)

Abstandsmessungen zwischen den Dornfortsätzen in aufrechter Haltung und stärkster Beugung

Ott-Zeichen: Im Stehen Markierung des Dornfortsatzes C7 und Anzeichnen einer weiteren Marke 30 cm kaudal. Bei freier Beweglichkeit verlängert sich diese Strecke bei der Rumpfvorwärtsbeuge bis zu 8 cm. Aufschreibung: Ott Brustwirbelsäule 30/38 cm.

Schober-Zeichen: Im Stehen Markierung des Dornfortsatzes S1 und Anzeichnen einer weiteren Marke 10 cm oberhalb. Bei freier Beweglichkeit der Lendenwirbelsäule verlängert sich diese Strecke bei der Rumpfvorwärtsbeuge um 10 cm bis zu 15 cm.
Aufschreibung: Schober Lendenwirbelsäule 10/20 cm.

Russe et al. (1982) Messen im Stehen die Strecke zwischen C7 und S1 und finden bei stärkster Beugung der Wirbelsäule beim gesunden Erwachsenen eine Verlängerung um ungefähr 10 cm.

Ferner Messung des *Fingerspitzen-Boden-Abstandes* im Stehen mit gestreckten Knien (FBA).

Dabei handelt es sich um eine Kombinationsbewegung, an der neben der Wirbelsäule auch die Hüftgelenke besonders beteiligt sind. Gut bewegliche Hüften können dabei Versteifungen der Wirbelsäule z.T. kompensieren.

Ferner sind bei der Wirbelsäulenuntersuchung *seitliche Verbiegungen* anzugeben und ihre Lage zu beschreiben sowie das *besondere Hervortreten von Dornfortsätzen*. Beim *Beckenschiefstand* ist festzustellen, ob durch Unterlegen von Brettchen unter die Fußsohlen derselbe ausgeglichen werden kann, wobei auch auf die Beinlängenunterschiede zu achten ist. Muskelverspannungen sowie Klopf- und Stauchungsschmerzen sind zu beschreiben, s. S. 295–296.

Schultergelenk

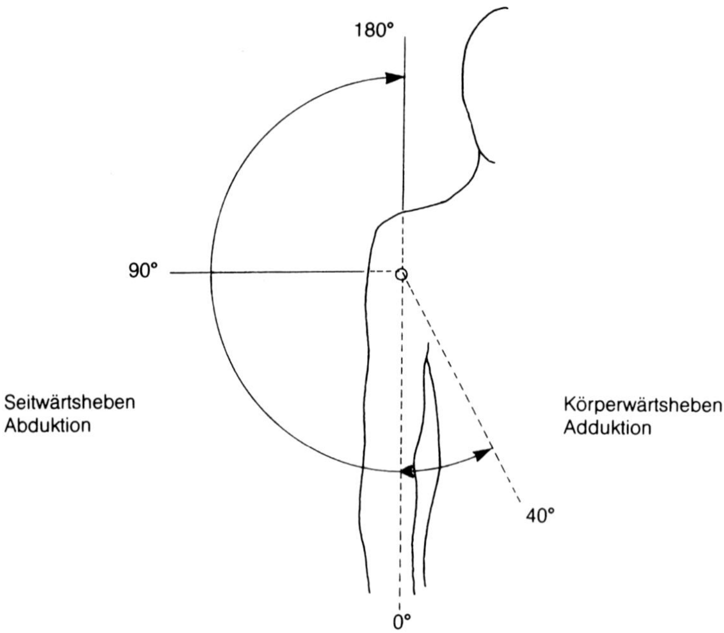

Seitwärts-/Körperwärtsheben 180 - 0 - 40

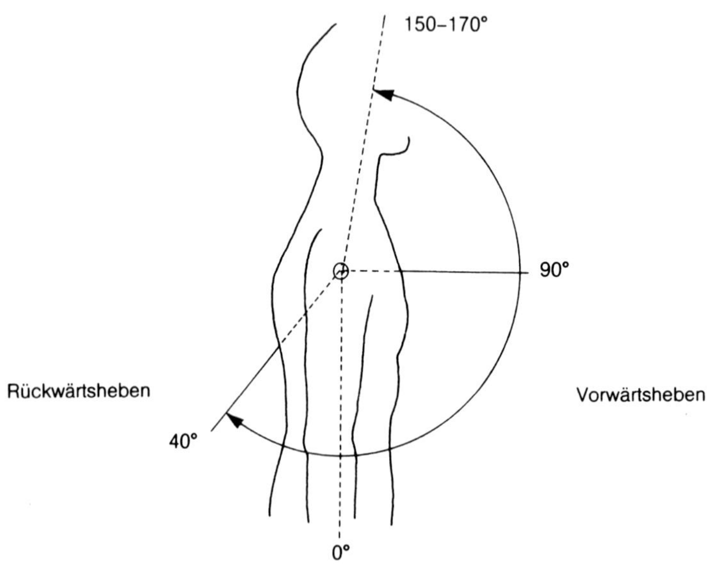

Rückwärts-/Vorwärtsheben 40 - 0 - 170

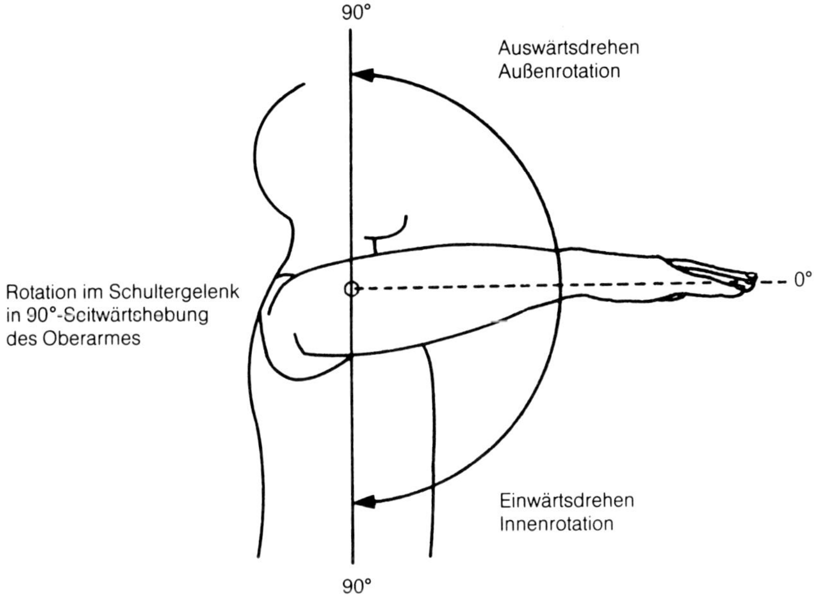

Auswärts-/Einwärtsdrehen 90 – 0 – 90

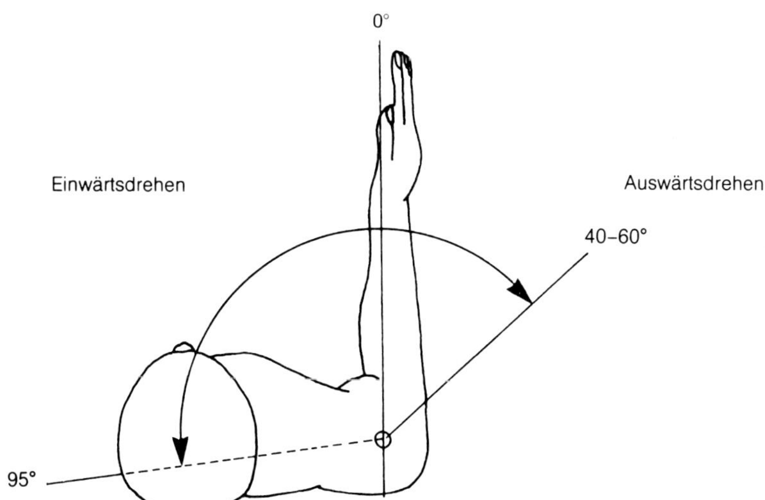

Einwärts-/Auswärtsdrehen 95 – 0 – 60
(Oberarm anliegend)

Ellenbogengelenk

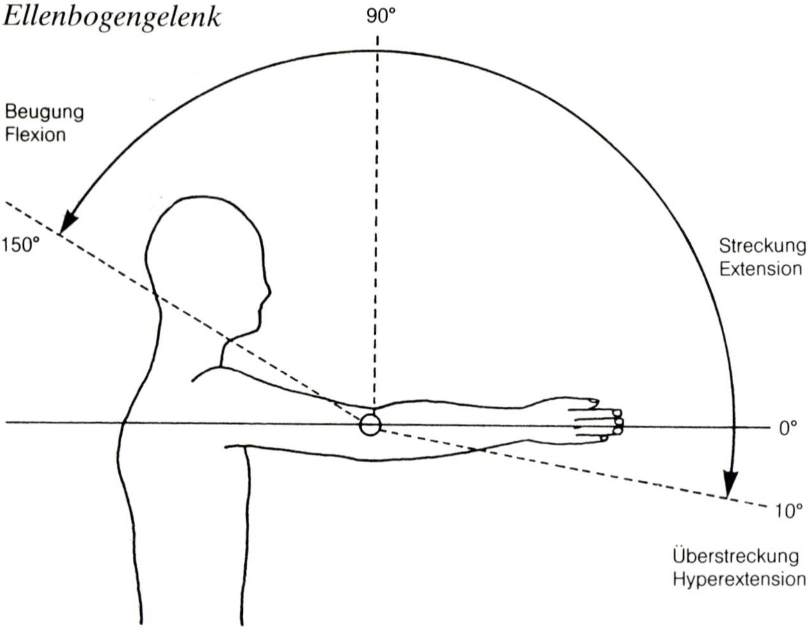

Beugung/Streckung (Überstreckung) 150 – 0 – 10

Unterarm[1]

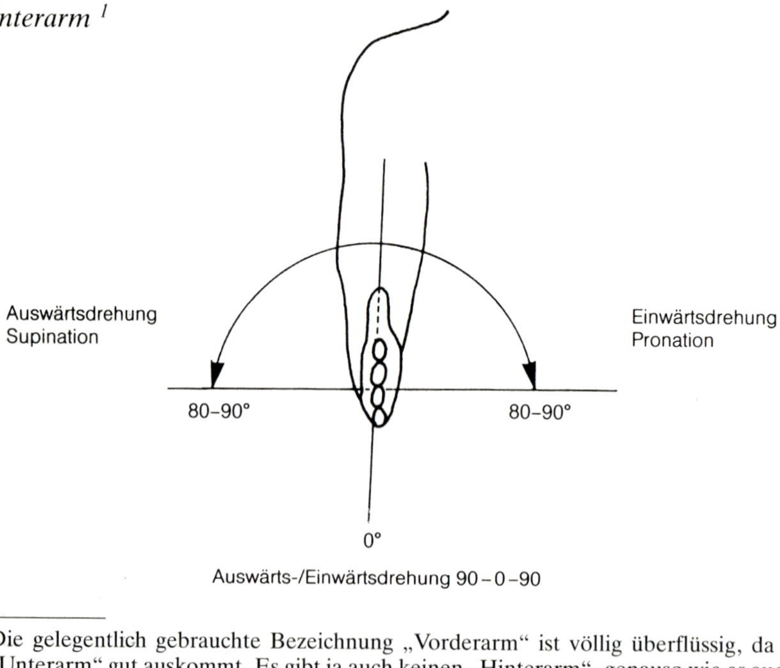

Auswärts-/Einwärtsdrehung 90 – 0 – 90

---

[1] Die gelegentlich gebrauchte Bezeichnung „Vorderarm" ist völlig überflüssig, da man mit „Unterarm" gut auskommt. Es gibt ja auch keinen „Hinterarm", genauso wie es auch keinen „Hinterschenkel" gibt.

Handgelenk

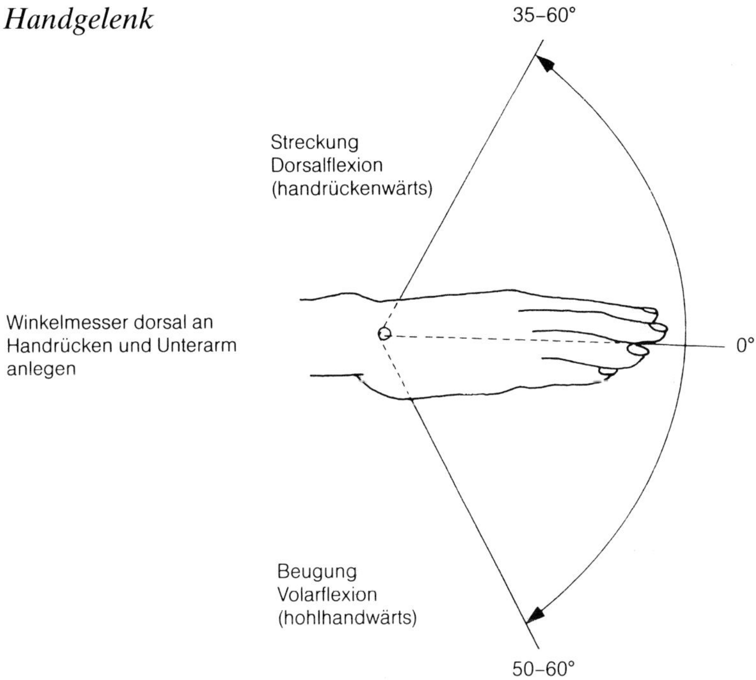

Streckung/Beugung 60 – 0 – 60

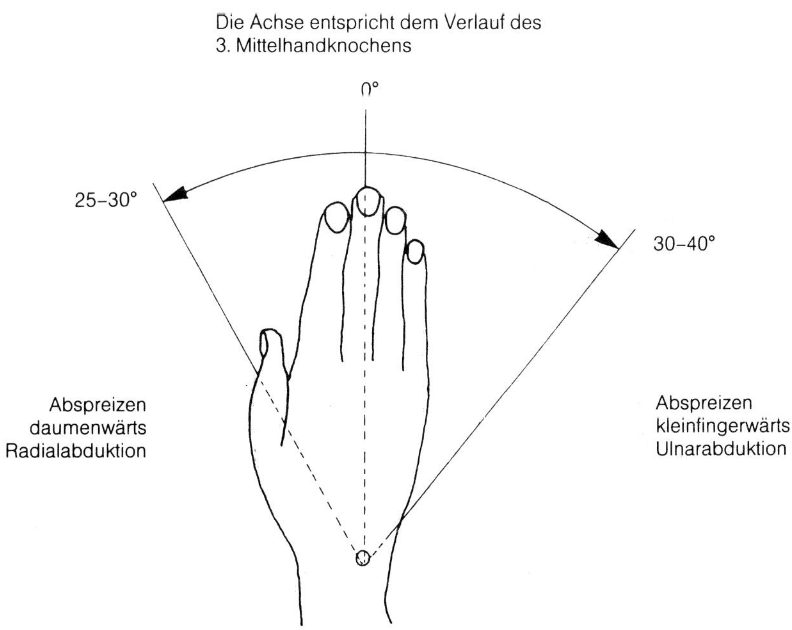

Abwinkeln speichen-/ellenwärts 30 – 0 – 40

Fingergelenke

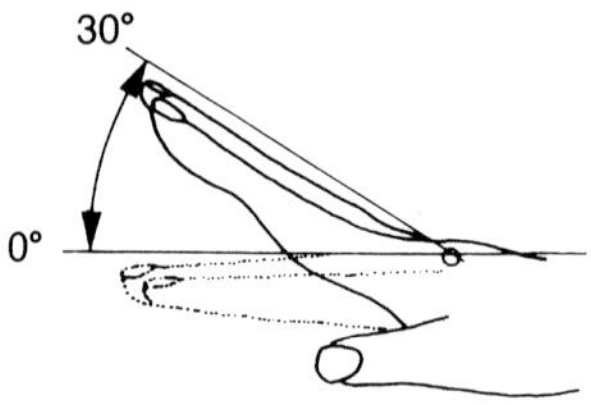

Überstreckung im Grundgelenk
Hyperextension im Grundgelenk

Überstreckung/Beugung 30 – 0 – 90

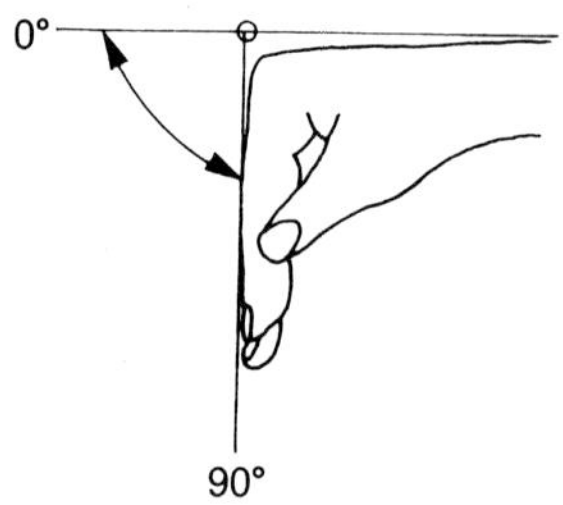

Beugung im Grundgelenk
Flexion im Grundgelenk

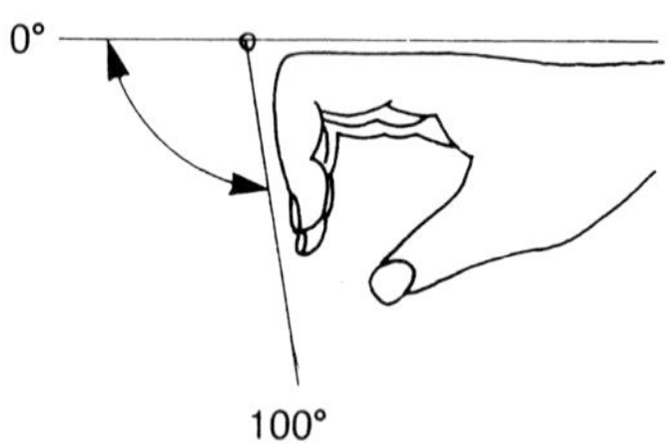

Beugung im Mittelgelenk
Flexion im Mittelgelenk

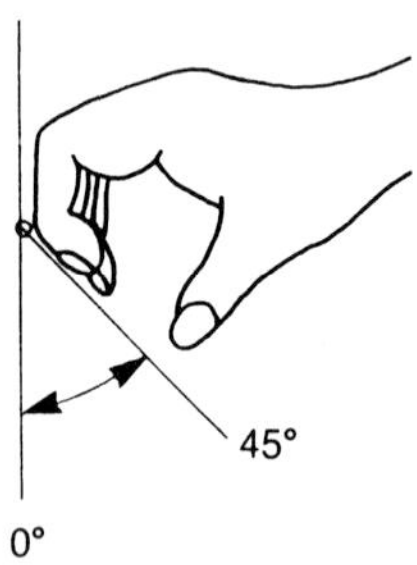

Beugung im Endgelenk
Flexion im Endgelenk

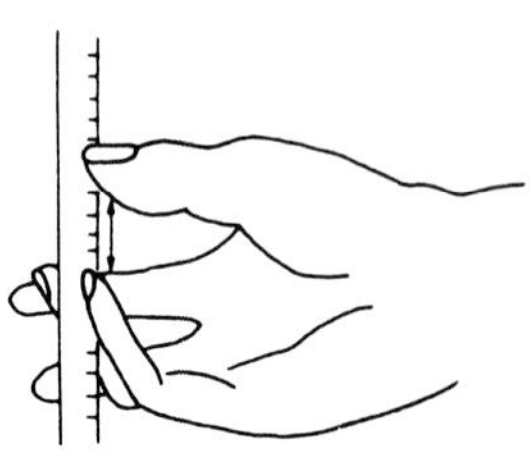

Messung des Abstandes
Daumenkuppe – Kleinfingerkuppe
sowie des Abstandes der
Daumenkuppe zu den übrigen Fingern
(aktiv und passiv messen)

Hüftgelenk

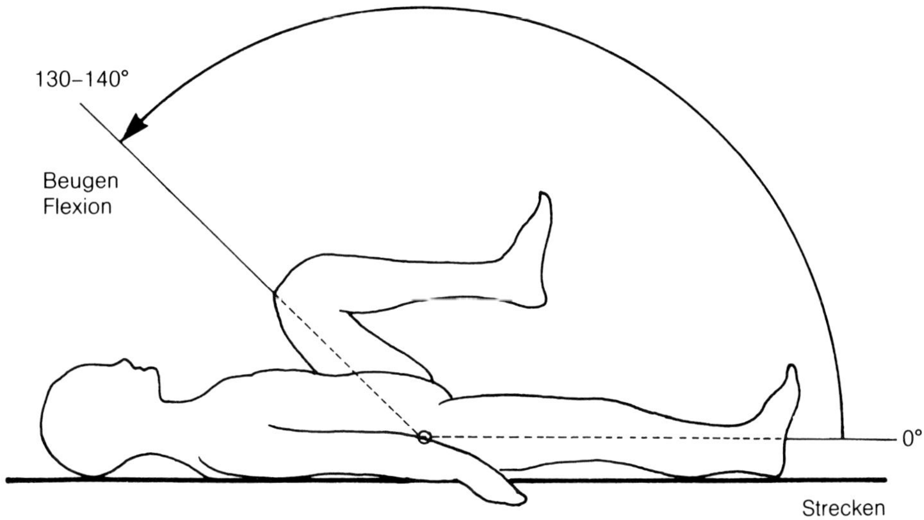

Beugen/Strecken 140 – 0 – 0

Die Lendenlordose wird durch das Halten des nicht zu untersuchenden Beines in maximaler Beugestellung ausgeglichen.

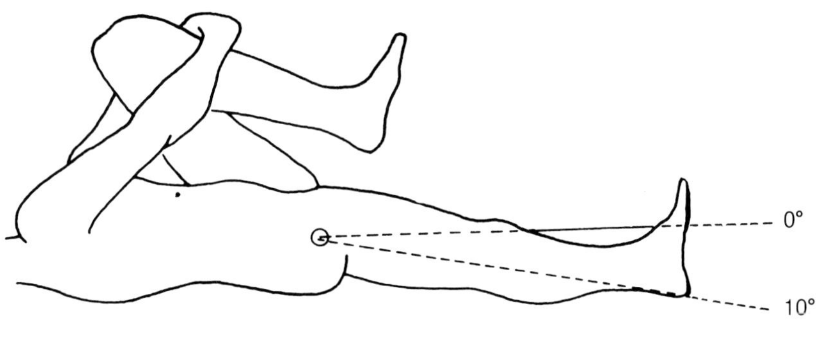

Überstreckung/Streckung im Hüftgelenk
Hyperextension/Extension
Messung in Seitenlage

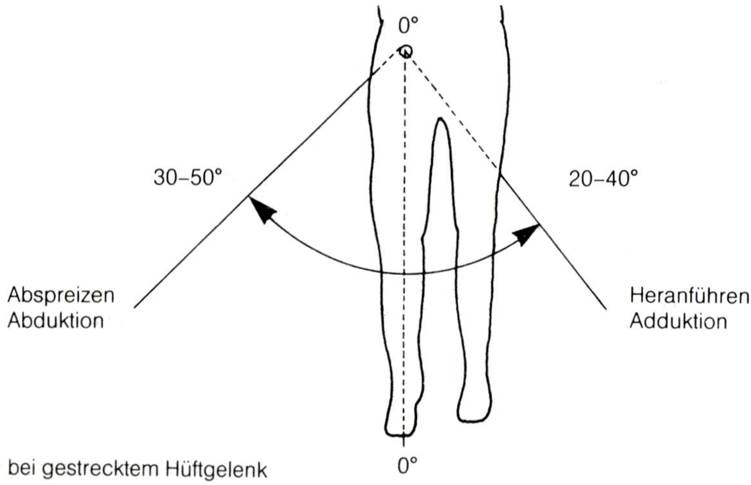
0°
30–50°
20–40°
Abspreizen
Abduktion
Heranführen
Adduktion
bei gestrecktem Hüftgelenk
0°

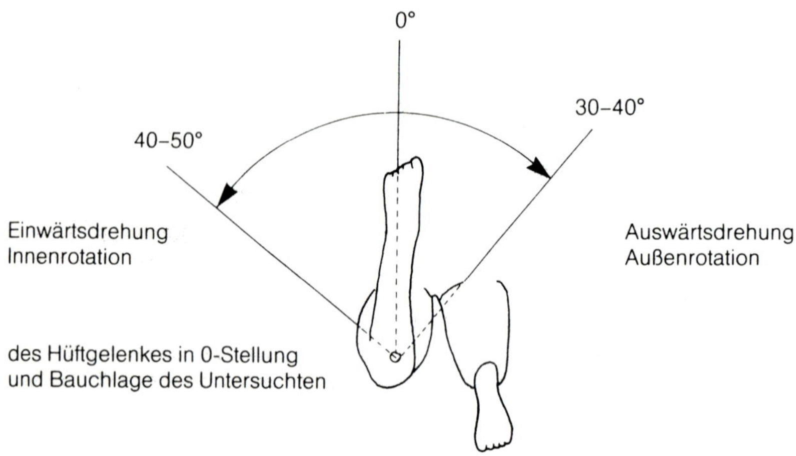
0°
30–40°
40–50°
Einwärtsdrehung
Innenrotation
Auswärtsdrehung
Außenrotation
des Hüftgelenkes in 0-Stellung
und Bauchlage des Untersuchten

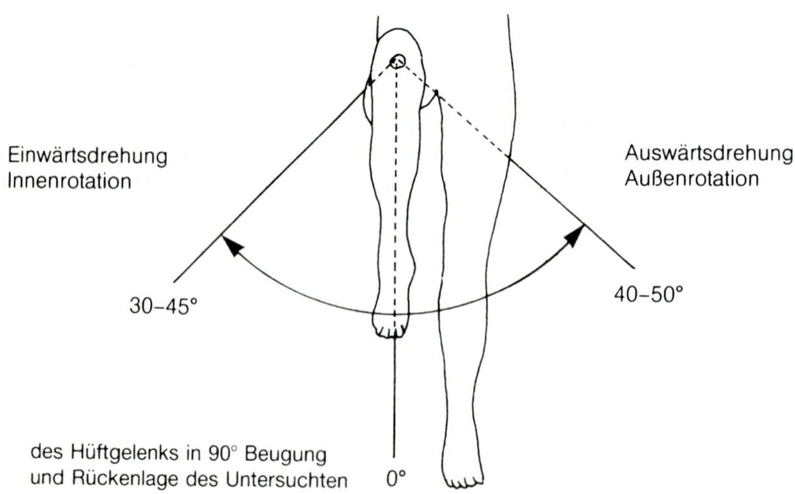
Einwärtsdrehung
Innenrotation
Auswärtsdrehung
Außenrotation
30–45°
40–50°
des Hüftgelenks in 90° Beugung
und Rückenlage des Untersuchten
0°

Knie

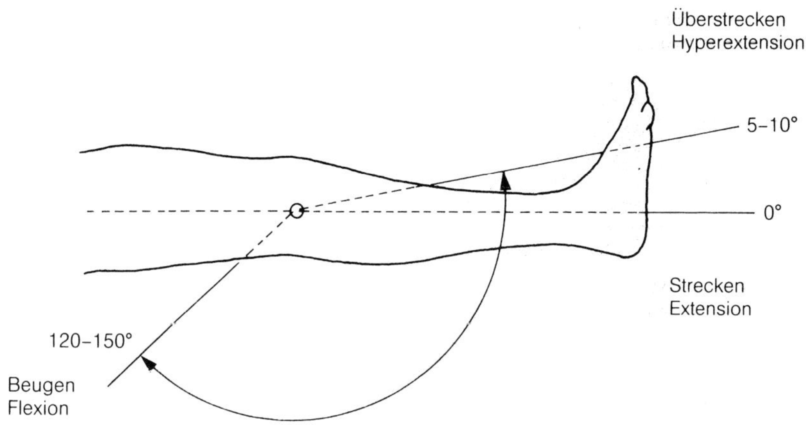

Beugen/Strecken (Überstrecken) 150 – 0 – 10

Oberes Sprunggelenk

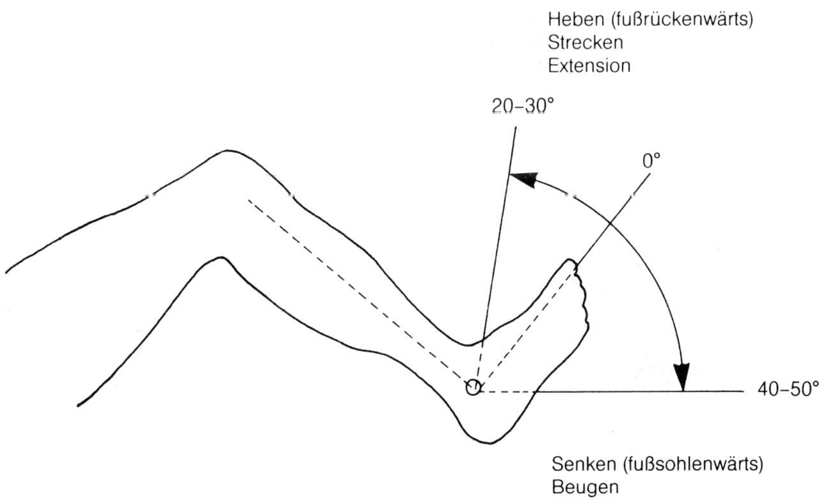

Heben/Senken des Fußes 20 – 0 – 50

Unteres Sprunggelenk

Dieses Gelenk setzt sich aus 2 Abschnitten zusammen, und zwar aus dem Articulus talocalcanearis und dem Articulus talocalcaneonavicularis. Beim Gesunden bilden diese Gelenke eine funktionelle Einheit mit einer zwangsläufigcn Zusammenordnung von jeweils 3 Teilbewegungen (Lanz-Wachsmuth 1938).

Supination des Fußes ist mit Adduktion und Plantarflexion gekoppelt, Pronation mit Abduktion und Dorsalflexion.

Diese „Kreiselbewegungen" können am einfachsten gemessen werden durch den Winkelausschlag einer in der Sagittalebene des Fußes gelegenen Achse.

Einschränkungen der Beweglichkeit des unteren Sprunggelenkes werden nicht in Winkelgraden, sondern in Bruchteilen im Vergleich zur gesunden Seite angegeben, z. B.: Die Beweglichkeit im unteren Sprunggelenk ist um die Hälfte eingeschränkt.

Vorfuß

(Gesamtbeweglichkeit in Bruchteilen der normalen Beweglichkeit ausdrükken)

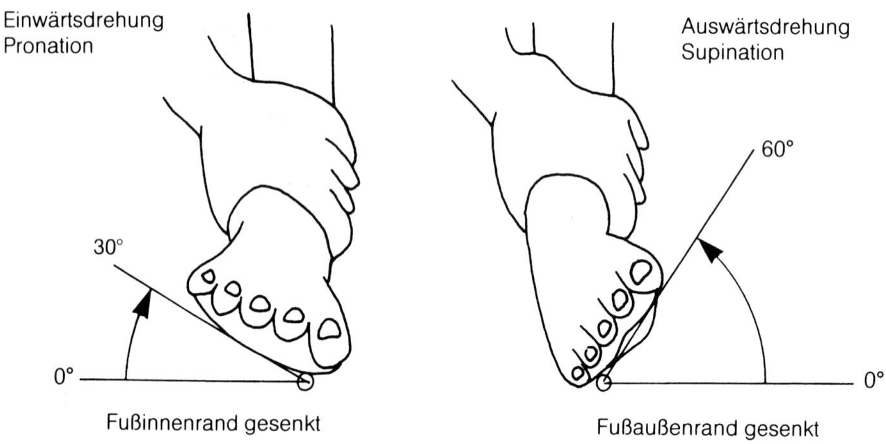

Zehen

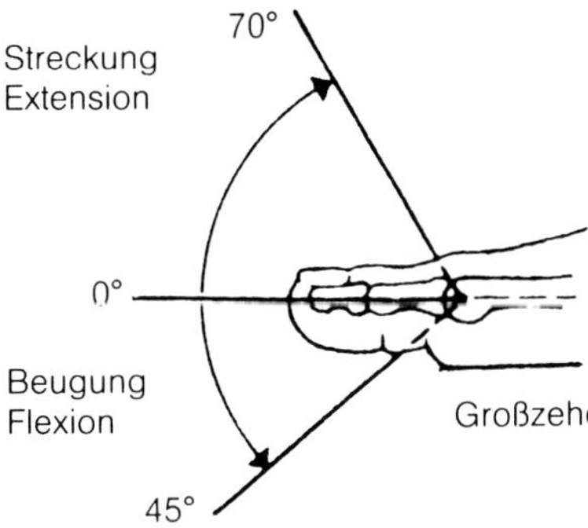

Großzehengrundgelenk

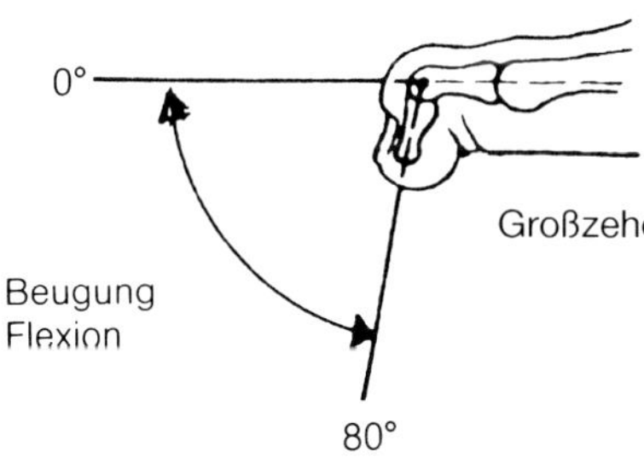

Großzehenendgelenk

Beweglichkeit der übrigen, d. h. dreigliederigen Zehen im Grund-, Mittel- und Endgelenk

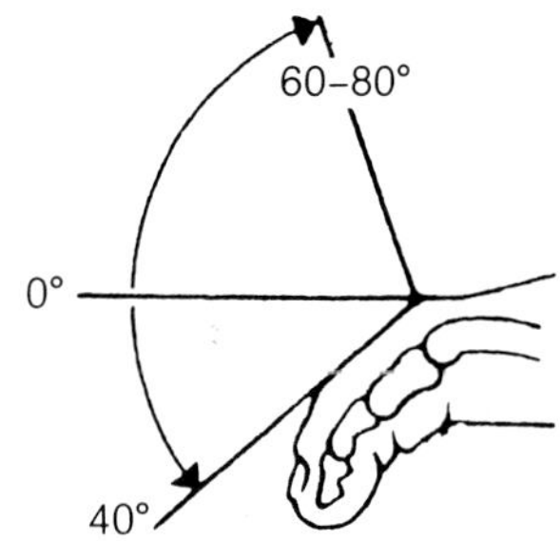

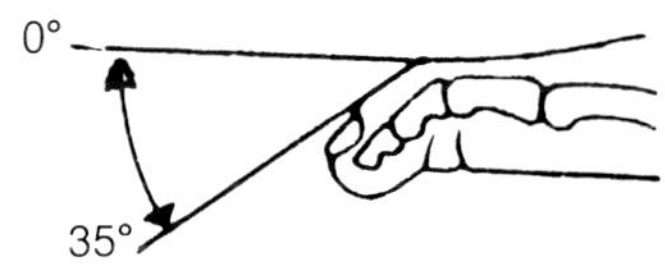

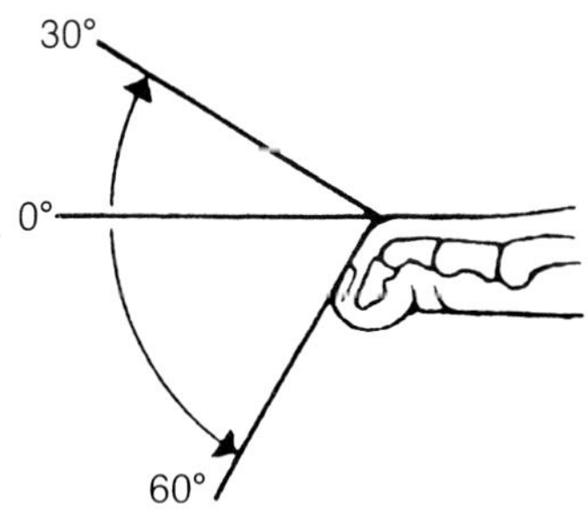

Längen- und Umfangmessung

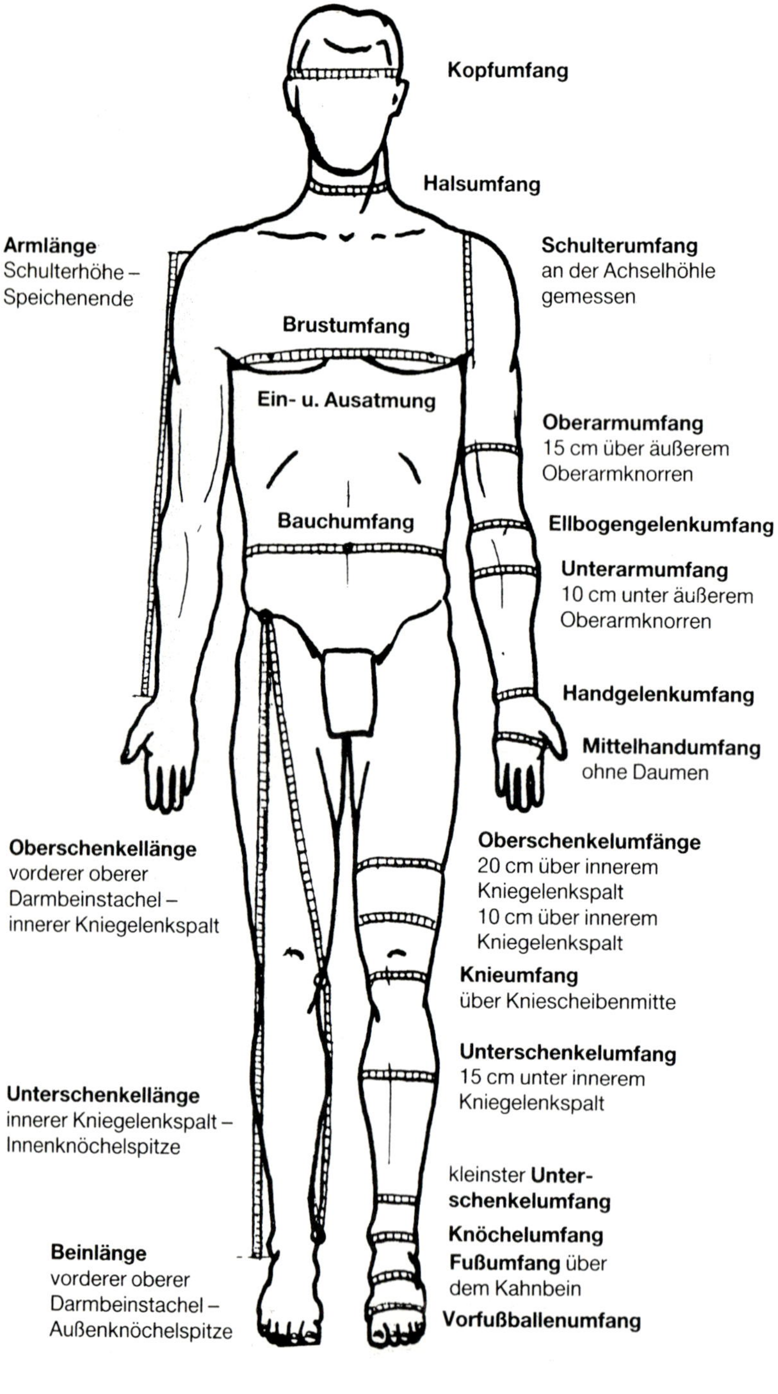

Die Messungen erfolgen mit einem einfachen Bandmaß, das sich den Konturen des zu messenden Körperabschnittes anpaßt.

Die Zahlenangaben werden auf 0,5 cm gerundet, und zwar stets nach oben aus Gründen der Einheitlichkeit. Meßwerte, z. B. auf den Millimeter genau, sind bei dieser groben, aber für die gutachterlichen Angaben völlig ausreichenden Meßmethode nicht zu empfehlen.

Die Abbildung auf S. 294 zeigt die wichtigsten und gebräuchlichsten Meßpunkte, die, wenn erforderlich, noch durch Hinzunahme weiterer Meßstellen ergänzt werden können, die dann entsprechend zu beschreiben sind.

Bewährt hat sich für die Aufzeichnung der Werte die Benutzung von Vordrucken.

Beinlängendifferenz und Beckenschiefstand

Der Beckenschiefstand kann eine Beinlängendifferenz vortäuschen.

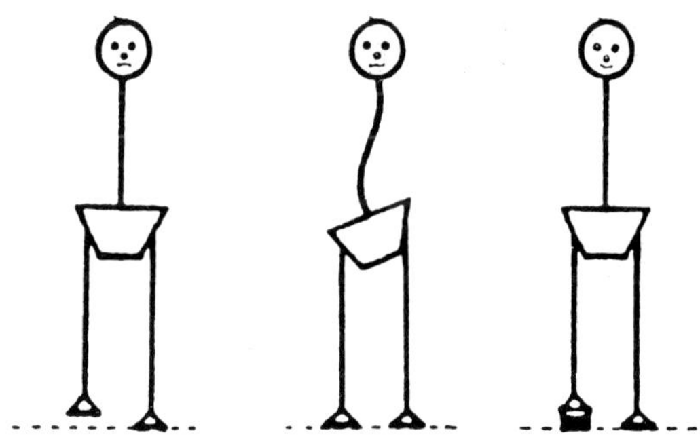

a b c

Echte Beinlängendifferenz

a) *Echter Beinlängenunterschied im Liegen:* Bei horizontalem Becken ist die Verkürzung eindeutig.
b) Im *Stehen* wird sie automatisch ausgeglichen: Bei geringgradiger Verkürzung in der Regel durch *Beckenschiefstand.* Dieser wiederum hat eine *skoliotische Haltung* zur Folge.
c) Ausgleich durch Sohlenerhöhung: Die Statik ist wieder im Lot.

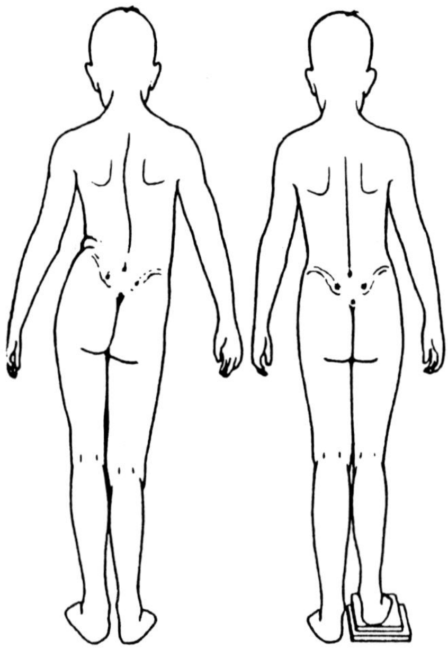

Beinlängenmessung im Stehen. Durch Unterlage von Brettchen von 1 cm bzw. ½ cm Höhe wird der Beckenschiefstand ausgeglichen. Sobald das Becken horizontal steht und die Wirbelsäule genau im Lot ist, kann die Verkürzung durch Zählen der Brettchen abgelesen werden.

Diese Bestimmung ist genauer als die direkte Messung der Beinlängen, weil der *symmetrische Aspekt* von bloßem Auge recht genau zu erkennen ist (besonders beim Vornüberneigen), während die Meßpunkte am Bein beim liegenden Patienten nicht sehr genau fixiert werden können.

Da es schwierig ist, den Beckenstand zu beurteilen, etwa bei übergewichtigen Patienten oder fixierten Skoliosen, wird eine Röntgenaufnahme (Becken ap. im *Stehen* bei ausgeglichenen Beinlängen) gemacht, d. h. mit untergelegten Brettchen. Auf dem Röntgenbild sieht man, ob das Becken jetzt tatsächlich horizontal steht oder wieviel es noch gekippt ist.

Kann der Beckenschiefstand durch Brettchenunterlage *nicht* ausgeglichen werden, oder kann der Patient gar nicht gerade auf beiden Beinen stehen, liegt offensichtlich eine *fixierte Fehlstellung* in einem oder mehreren Gelenken, also eine *Kontraktur* oder eine fixierte *Skoliose* vor, und damit in der Regel auch eine *funktionelle Beinlängendifferenz* (Abbildungen und Text aus Debrunner 1985, S. 295).

Gelenkinstabilität, Kapselbandschäden

Die Stabilität eines Gelenks hängt im wesentlichen von den statischen Elementen, das sind Knochen, Menisken, Gelenkkapseln und Bänder, sowie von den dynamischen Elementen, das sind gelenkumgreifende Muskeln und Sehnen, ab.

Die Ursache für Gelenkinstabilitäten sind neben den seltenen angeborenen Veränderungen meist primär unzureichend behandelte Kapselbandläsionen. Diese können zu mangelnder Belastbarkeit, Unsicherheit, Schmerzen und vorzeitigem Verschleiß des Gelenks führen.

Besonders betroffen von Bandschädigungen ist das größte Gelenk, das Kniegelenk, das nahezu schutzlos stärkeren inneren und äußeren Gewalteinwirkungen ausgesetzt ist.

Neuere Erkenntnisse und Möglichkeiten auf dem Gebiet der Kniegelenkdiagnostik haben in den letzten Jahren zur Verbesserung der Therapie und Beurteilung beigetragen. Deshalb soll ausführlich dazu Stellung genommen werden.

Blick auf die Gelenkfläche des rechten Schienbeinkopfes

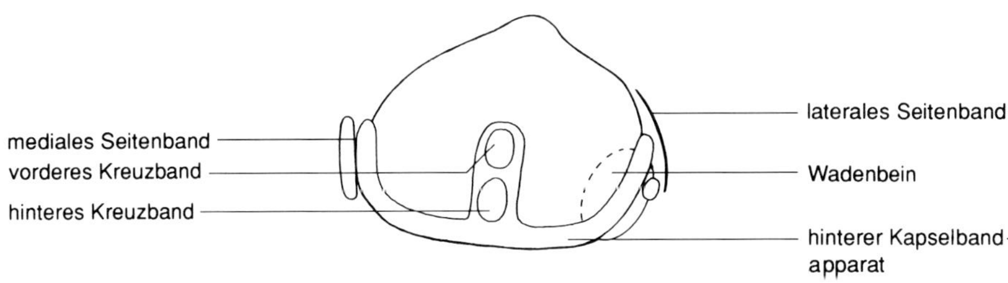

Am Kniegelenk hat man die aktiven und passiven Stabilisatoren zu einem medialen, lateralen, vorderen und hinteren Komplex zusammengefaßt. Man spricht bei entsprechenden Schäden von Komplexinstabilitäten, die von Nicholas (1973) in 4 Gruppen eingeteilt wurden (schwarze Flächen = lädierter Bandapparat, schwarzer Kreis = Drehpunkt).

1. *Anteromediale Instabilität:*
(Valgus/Außenrotation/Flexion)

Verletzt:
mediales Seitenband
Kapselbänder
vorderes Kreuzband und Meniskus
("unhappy triad")

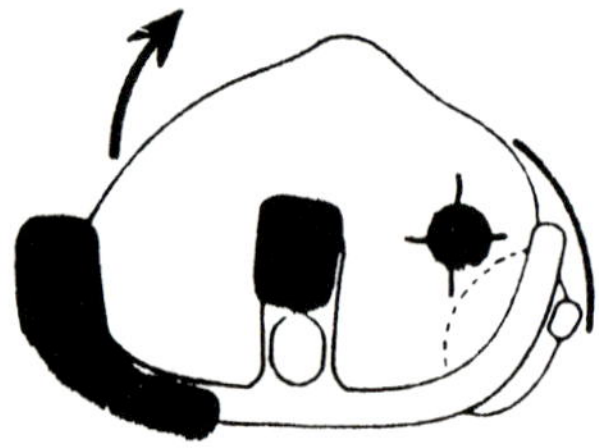

2. *Posteromediale Instabilität:*
Hyperextension (direkt)

Verletzt:
mediales Seitenband
Kapselbänder
hinteres Kreuzband

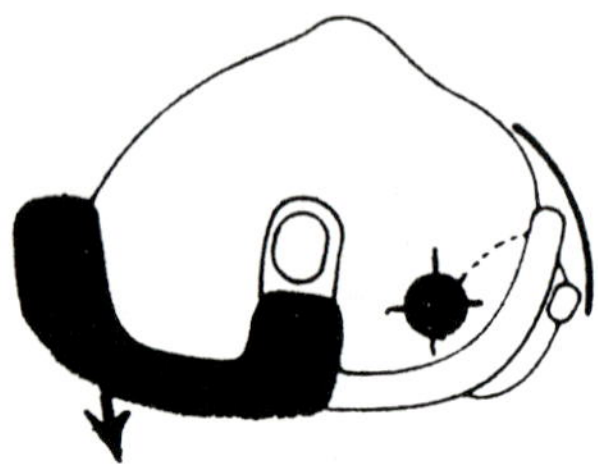

3. *Anterolaterale Instabilität:*
(Varus/Innenrotation/Flexion)

Verletzt:
laterales Seitenband
Kapsel
vorderes Kreuzband

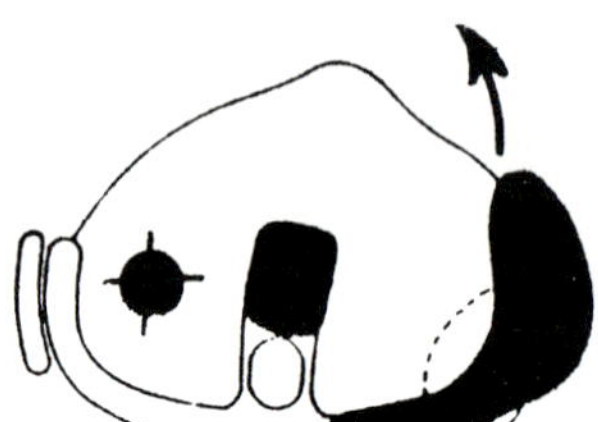

4. *Posterolaterale Instabilität:*
(direktes Trauma)

Verletzt:
laterales Seitenband
Kapsel
hinteres Kreuzband

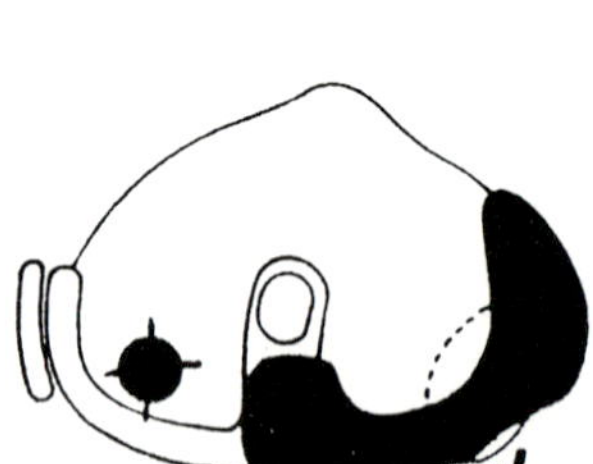

Darüber hinaus können entsprechend starke Gewalteinwirkungen noch umfassendere Schäden am Knie herbeiführen (aus Burri u. Mutschler 1982).

Instabilitätstests

Zur klinischen Stabilitätsprüfung, die selbstverständlich auch am gesunden Knie durchzuführen ist, werden folgende Untersuchungen und Tests empfohlen:

Abduktionstest bei voller Streckung

Fehlende Aufklappbarkeit des Gelenks beweist in dieser Stellung lediglich die Unversehrtheit der hinteren Kapselanteile, die das Gelenk stabilisieren, und schließt das Vorliegen einer Verletzung des inneren Seitenbandes oder vorderen Kreuzbandes nicht aus. Die früher vertretene Ansicht, daß das innere Seitenband nur in voller Streckstellung zu prüfen wäre, war falsch, da, wie oben ausgeführt, in dieser Position die intakte Kapsel das Gelenk zu stabilisieren vermag und so der falsche Eindruck der Unversehrtheit der Bänder entstehen kann. Besteht jedoch in Streckstellung eine deutliche mediale Aufklappbarkeit, dann spricht das für eine Ruptur des inneren Seitenbandes, Ruptur der hinteren Gelenkkapsel und möglicherweise des vorderen Kreuzbandes.

Abduktionstest bei 30° Beugung

Dabei ist die hintere Gelenkkapsel entspannt. Die vermehrte mediale Aufklappbarkeit spricht für Innenbandläsion bei Verdacht auf Verletzung der Kreuzbänder.

Abduktionstest in Streckstellung und bei 30° Beugung

Zur Klärung der Schädigung des äußeren Kollateralbandes oder einer Mitverletzung der posterolateralen Kapselschale angewandt.

Vorderes Schubladenzeichen in Neutralstellung

Es deutet nicht nur auf eine Läsion des vorderen Kreuzbandes, sondern auch auf eine Schädigung der medialen und lateralen Kapselanteile hin. Bei der alleinigen (experimentellen) Durchtrennung des vorderen Kreuzbandes kann man ohne Kapselschädigung keine vordere Schublade auslösen.

Vorderes Schubladenzeichen bei 30° Außenrotation der Tibia

Dabei finden sich je nach Schwere der Gewalteinwirkungen Verletzungen in der Reihenfolge: mediales Kapselband, Innenband, dorsomediale Kapselschale, Innenmeniskus, vorderes Kreuzband.

Vorderes Schubladenzeichen bei 15° Innendrehstellung

Dabei finden sich je nach Schwere der Gewalteinwirkung folgende Verletzungen in der Reihenfolge: laterales Kapselband, Außenband, dorsolaterale Kapselschale, Außenmeniskus.

Hinteres Schubladenzeichen in Neutralstellung, bei 30° Außenrotation, bei 15° Innenrotation

Dieser Test ist unsicher; so fand Hughston (1973) bei 18 Kreuzbandrupturen nur 9mal einen positiven Befund.

Jerk-Test

In 90° Beugung des Kniegelenks wird der Unterschenkel innenrotiert und das Kniegelenk einem Valgusstreß ausgesetzt. Der Test fällt positiv aus, wenn bei langsamer Streckung bei etwa 30° ein Ruck zu spüren ist, nämlich dann, wenn der laterale Tibiakondylus gegen den Femurkondylus nach vorn luxiert als Folge einer Ruptur des lateralen Kapselbandes.

Pivot-shift-Test (umgekehrter Jerk-Test)

Das gestreckte Knie wird unter Beibehalten des Valgusstreß gebeugt. Bei Vorliegen einer Schädigung des lateralen Kompartiments und des vorderen Kreuzbandes kann man den lateralen Tibiakondylus gegen den Femurkondylus subluxieren. Bei 30–50° Beugung kommt es spontan zu einer Reposition der Subluxation.

Slocum et al. (1976) untersuchen in Halbseitenlage und haben dadurch einen lagerungsbedingten Valgusstreß mit Innenrotation gefunden.

Lachman-Test

In etwa 15° Beugung des Kniegelenks Auslösen des vorderen Schubladenphänomens zur Feststellung der Verletzung des vorderen Kreuzbandes geeignet, auch beim frischen Unfall von großem Aussagewert.

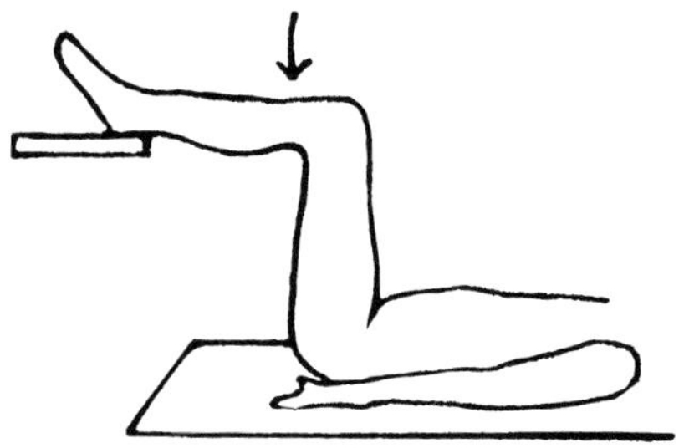

Lagerung beim „gravity-sign"

Bei positivem Ausfall sinkt der Tibiakopf nach dorsal bzw. nach unten aufgrund des Eigengewichts des Unterschenkels, was für eine Verletzung des hinteren Kreuzbands spricht.

Bei der Untersuchung von Knieverletzungen unmittelbar nach dem Unfall hat sich immer mehr die Arthroskopie in Narkose, ggf. mit anschließender Operation, durchgesetzt. Dabei sind vorangegangene Aufklärung und die Einwilligung des Patienten selbstverständliche Voraussetzungen.

Im Rahmen der Begutachtung werden Gelenkinstabilitäten durch die klinische Untersuchung und mit Hilfe von Tests erkannt und durch „gehaltene Aufnahmen" dokumentiert.

Gehaltene Aufnahmen

Die Gelenkinstabilitäten werden durch die klinische Untersuchung mit Hilfe von Tests erkannt und durch gehaltene Aufnahmen *dokumentiert*. Das heißt, während der Röntgenaufnahme wird der Gelenkspalt passiv entfaltet, um anhand der vermehrten Aufklappbarkeit des Gelenks einen Bandschaden in seinem Ausmaß erfassen zu können.

Scheuba hat ein Gerät[1] entwickelt, mit dem man Bänderlockerungen am Knie- und besonders am Fußgelenk feststellen kann, und zwar bei gleicher meßbarer Krafteinwirkung während der Untersuchung von 15 kp.

Von Rippstein stammt das Gerät „Multistreß" zur Durchführung gehaltener Aufnahmen, das mit Saugnäpfen an jedem Röntgentisch befestigt werden kann.

Die folgenden Bilder veranschaulichen die vermehrte Aufklappbarkeit im Bereich des oberen Sprunggelenks und des Kniegelenks sowie die vermehrte Verschiebbarkeit des Oberschenkelknochens gegenüber dem Unterschenkelknochen bei der Anwendung des Gerätes durch Scheuba. Die elektronische Kraftmeßeinrichtung der Geräte mit Digitalanzeige erlaubt vergleichbare Messungen, was besonders beim Seitenvergleich wichtig ist.

Die Druckbelastung von 15 kp reicht fast immer aus. Daher hat man sich international auf diesen Wert geeinigt.

Bei frisch verletzten, muskelkräftigen Personen können auch 20 kp erforderlich werden, s. S. 301–321.

[1] Hersteller des Scheuba-Gerätes: Firma Telos, Unter den Linden 26, D-35410 Hungen-Obbornhofen.

Oberes Sprunggelenk im seitlichen Strahlengang
Überprüfung des Ligamentum fibulotalare anterius

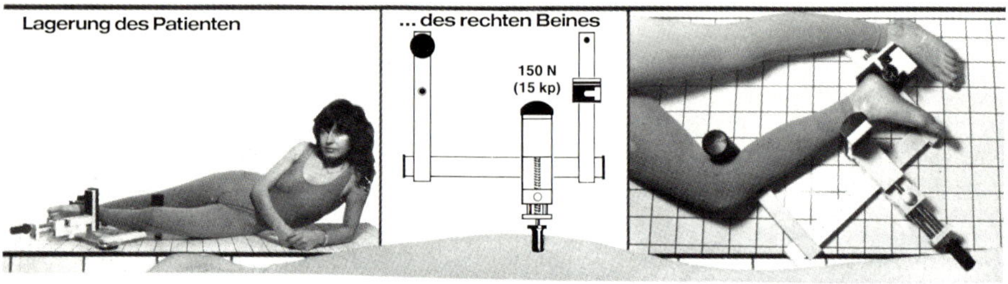

... des linken Beines

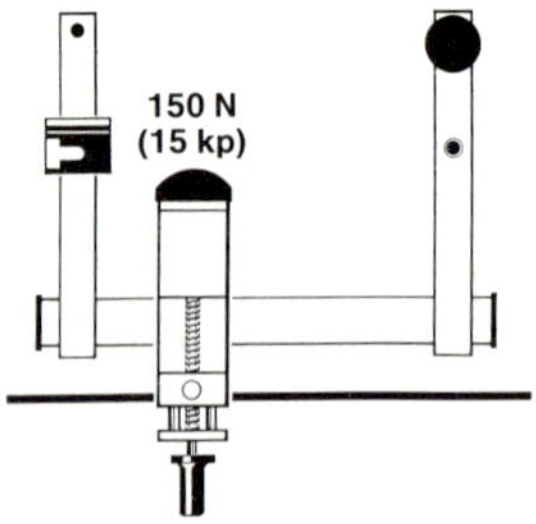

Bitte beachten Sie:

- Fußhalteteil mit dem geraden Bolzen in das Kugellager einstecken, so daß es auf dem Rahmen fixiert ist.
- Gegenlager hinten in die Bohrbuchsenführung einsetzen.
- Das Gerät schräg auf den Tisch stellen (Abb.).
- Patienten wie abgebildet seitlich (Sie sehen das Bein von innen) mit einer Kniebeugung von mindestens 30° lagern.
- Ferse muß fest am Mittelsteg des Fußhalteteils anliegen.
- Ferse darf *nicht* mit Schwenkbügel fixiert werden.
- Druckplatte des Supports im Abstand von 2 cm oberhalb des Innenknöchels ansetzen.
- Auflagedruck zur routinemäßigen Untersuchung 15 kp.
- Röntgenaufnahme erst 1 min nach Druckgebung.

Hinweise zur Diagnostik:

- Oberes Sprunggelenk im seitlichen Strahlengang
- Überprüfung des Ligamentum fibulotalare anterius

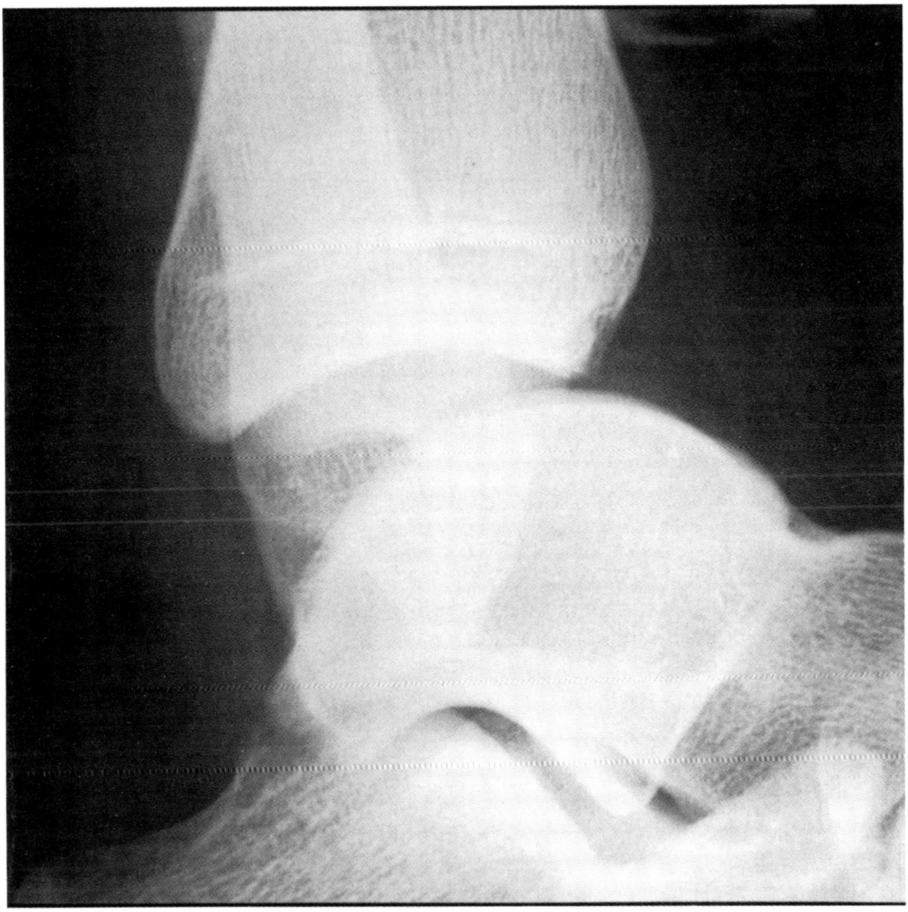

Gemessen wird die Subluxationsstellung (Schubladenphänomen) des Talus nach ventral:

- Abstand zwischen dem hintersten Teil der Tibiagelenkfläche zum nächstgelegenen Punkt der Talusoberfläche mehr als 10 mm – klarer Befund.
- Bei klinischem Befund und Abstand 5–10 mm Vergleichsaufnahme notwendig.

Oberes Sprunggelenk im a.-p.-Strahlengang Überprüfung des Ligamentum fibulocalcaneare

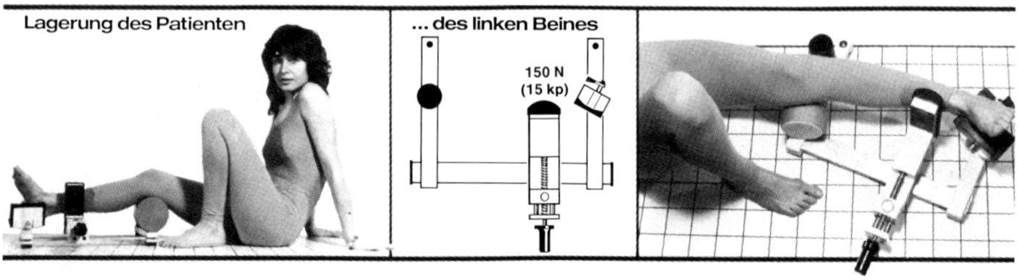

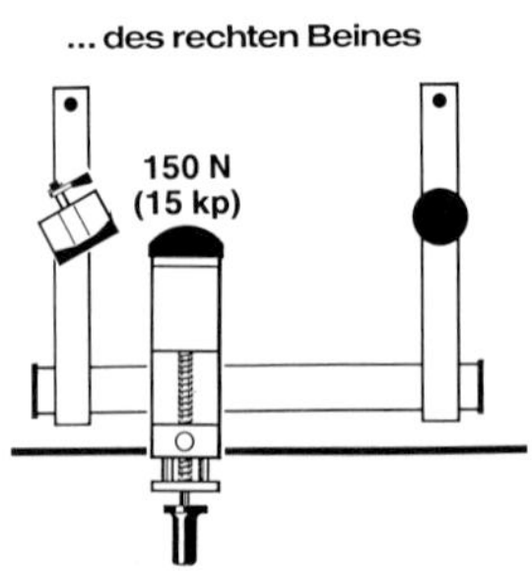

Bitte beachten Sie:

- Fußhalteteil mit 15° geneigtem Bolzen in das Kugellager einstecken.
- Gegenlager in das gegenüberliegende *Kugellager* einsetzen.
- Patienten sitzend mit einer Kniebeugung von ca. 20° lagern (Knierolle oder Keil unter die Kniekehle legen).
- Ferse muß fest am Mittelsteg des Fußhalteteils anliegen.
- Die Fixierung der Ferse durch Andrücken des Schwenkbügels und kleine Drehung des Griffes muß so erfolgen, daß der Patient den Fuß nicht mehr aus der Halterung herausziehen kann.
- Druckplatte des Supports im Abstand von 2 cm oberhalb des Innenknöchels ansetzen.
- Auflagendruck zur routinemäßigen Untersuchung 15 kp.

Hinweise zur Diagnostik:

- Oberes Sprunggelenk im a.-p.-Strahlengang
- Überprüfung des Ligamentum fibulocalcaneare

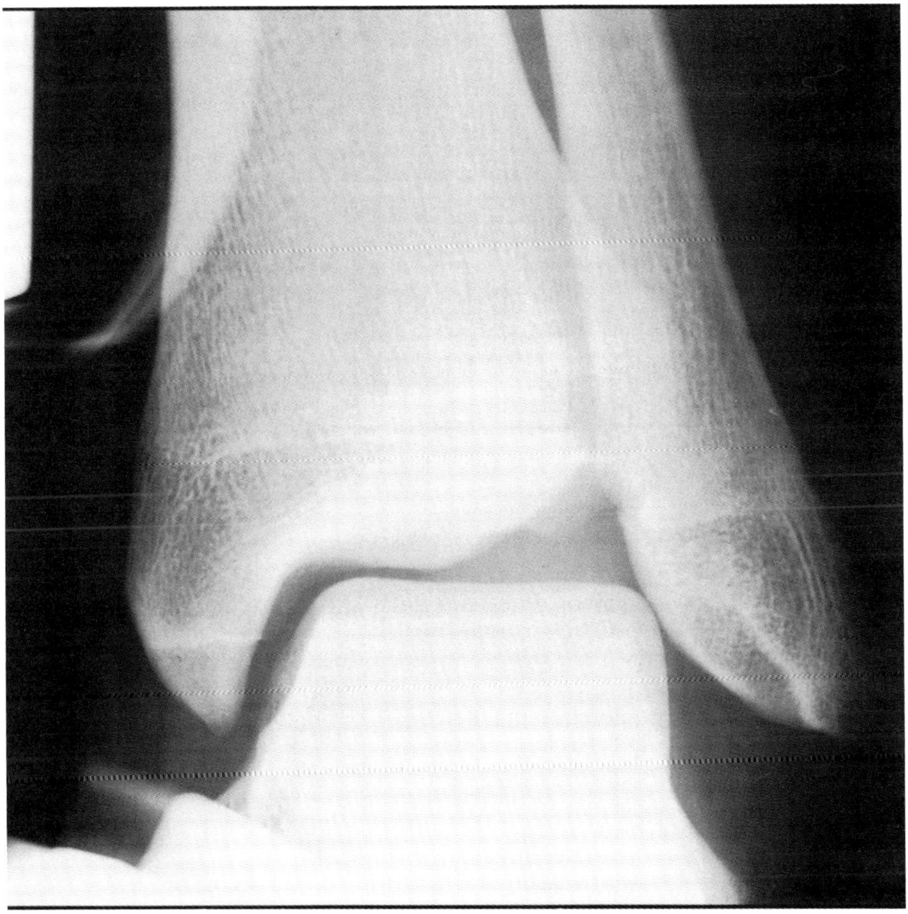

Gemessen wird der Öffnungswinkel zwischen Tibia und Talus.

- Mehr als 10° klarer Befund.
- Zwischen 5° und 10° Vergleichsaufnahme notwendig.
- Daneben weist eine durch die Vergleichsaufnahme festgestellte Veränderung des Abstandes zwischen Außenknöchelspitze und Talus auf eine Ruptur hin.

Oberes Sprunggelenk im a.-p.-Strahlengang
Überprüfung des medialen Bandapparates

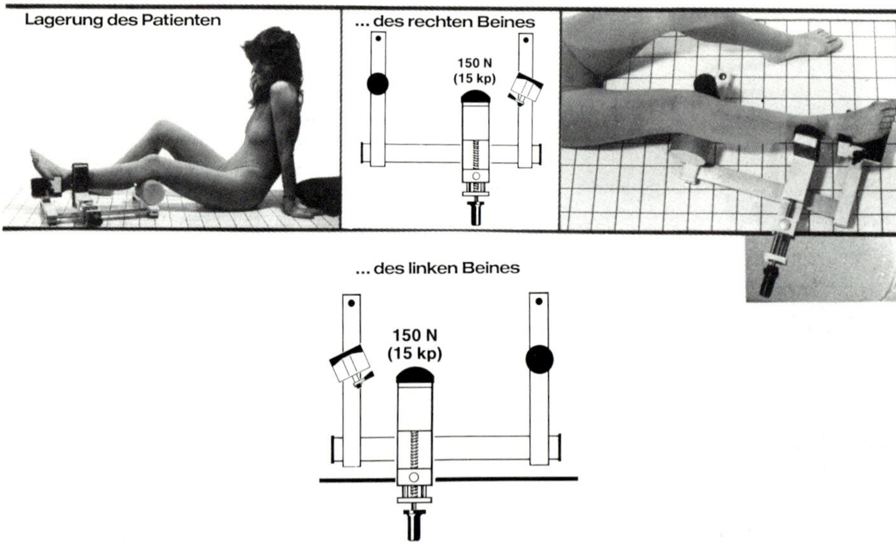

Bitte beachten Sie:

- Fußhalteteil mit 15° geneigtem Bolzen in das Kugellager einstecken.
- Gegenlager in das gegenüberliegende *Kugellager* einsetzen.
- Patienten sitzend mit einer Kniebeugung von ca. 20° lagern (Knierolle oder Keil unter die Kniekehle legen).
- Ferse muß fest am Mittelsteg des Fußhalteteils anliegen.
- Die Fixierung der Ferse durch Andrücken des Schwenkbügels und kleine Drehung des Griffes muß so erfolgen, daß der Patient den Fuß nicht mehr aus der Halterung herausziehen kann.
- Druckplatte des Supports im Abstand von ca. 2 cm oberhalb des Außenknöchels anlegen.
- Auflagendruck zur routinemäßigen Untersuchung 15 kp.

Hinweise zur Diagnostik:

- Oberes Sprunggelenk im a.-p.-Strahlengang
- Überprüfung des medialen Bandapparates

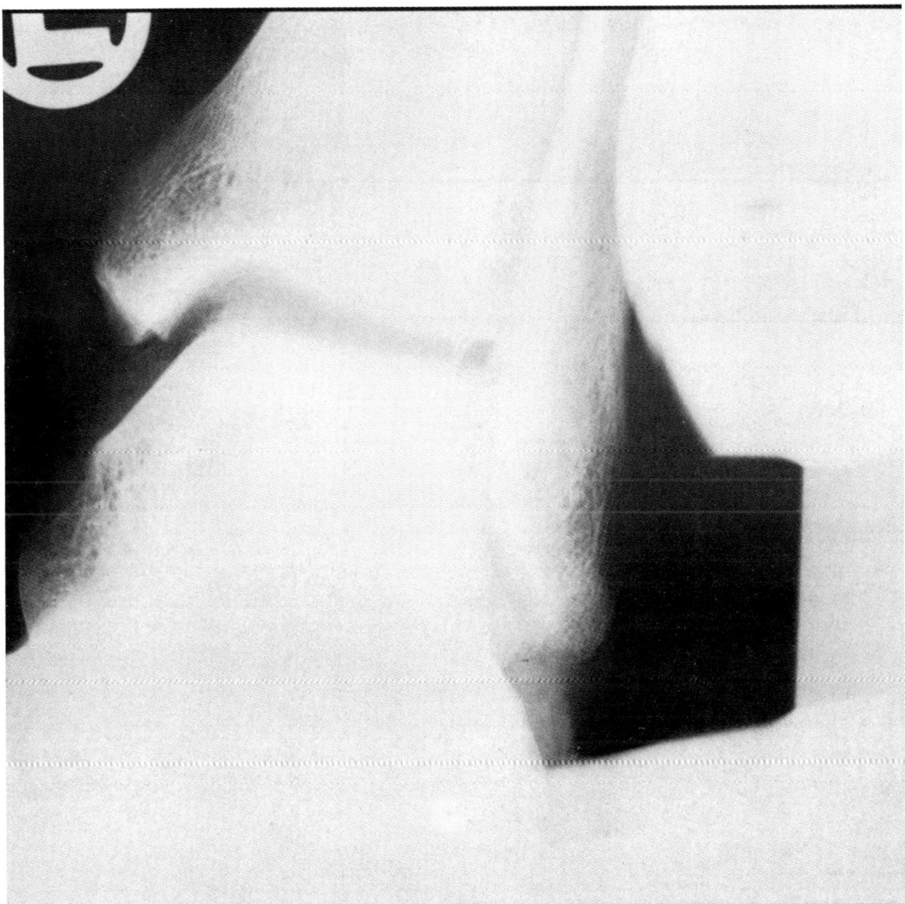

Gemessen wird der Öffnungswinkel zwischen Tibia und Talus:

- Mehr als 10° klarer Befund.
- Zwischen 5° und 10° Vergleichsaufnahme notwendig.
- Diese Untersuchungstechnik findet in der Routinediagnostik kaum Anwendung, weil das typische Pronationstrauma in der Regel mit einer Fibulafraktur verbunden ist.

Überprüfung des lateralen Chopart-Gelenks – Ligamentum calcaneocuboideum dorsale

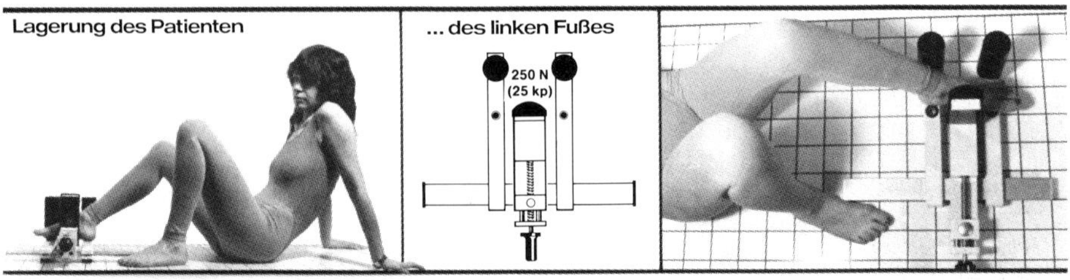

... des rechten Fußes

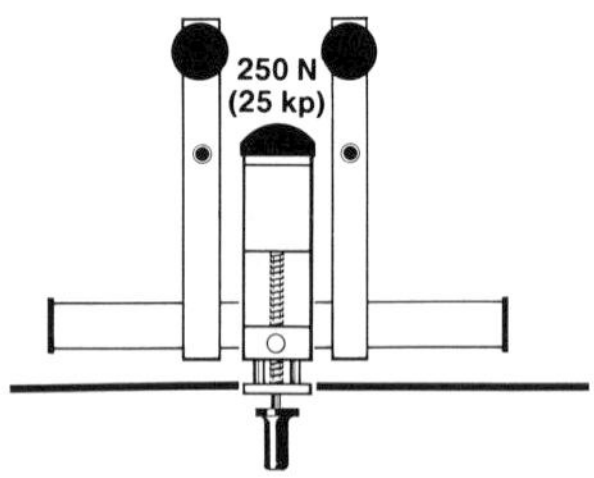

Bitte beachten Sie:

- Support muß etwas proximal der Tuberositas ossis navicularis liegen. (Das laterale Chopart-Gelenk liegt weiter distal als das mediale Chopart-Gelenk.)
- Patient muß sitzend gelagert werden: Kniebeugung von etwa 90° bei flach aufliegender Fußsohle.
- Auflagedruck zur routinemäßigen Untersuchung 25 kp.

Hinweise zur Diagnostik:

Seitenband des lateralen Chopart-Gelenks
im a.-p.-Strahlengang

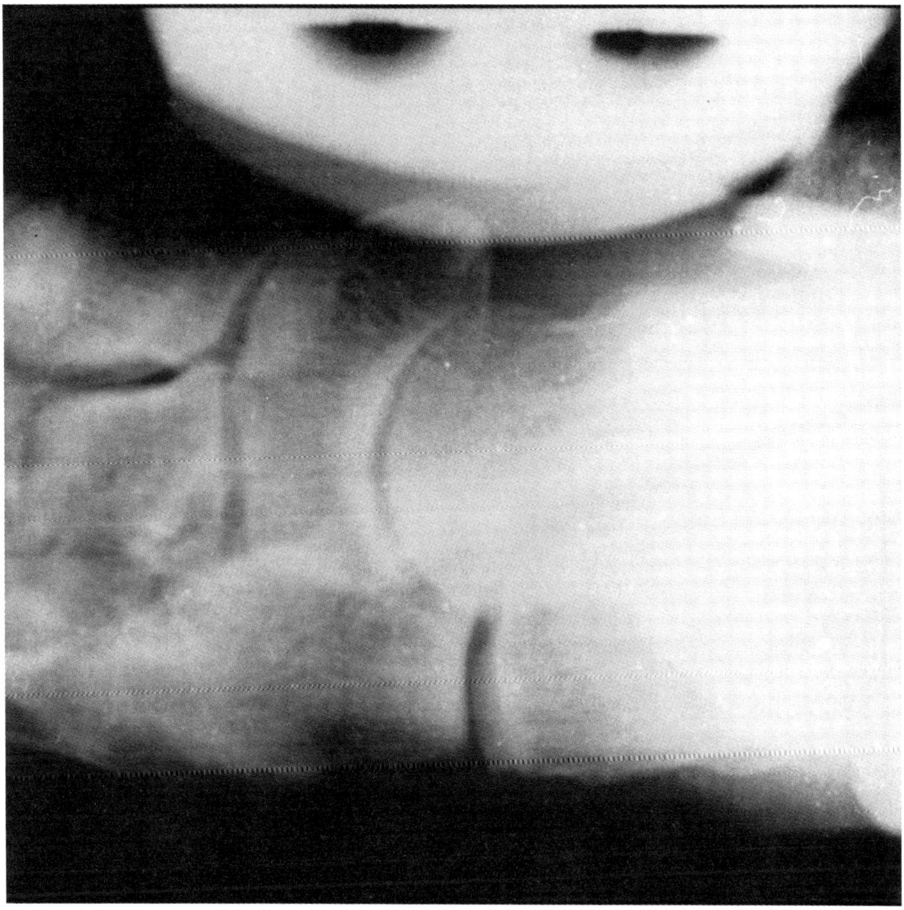

Gemessen wird die Breite des lateralen Gelenkspaltes:

- Bei einer Aufklappbarkeit von über 5 mm klarer Befund.
- Differenz von mehr als 2 mm bei Vergleichsaufnahme pathologisch.

Überprüfung des medialen Knieseitenbandes

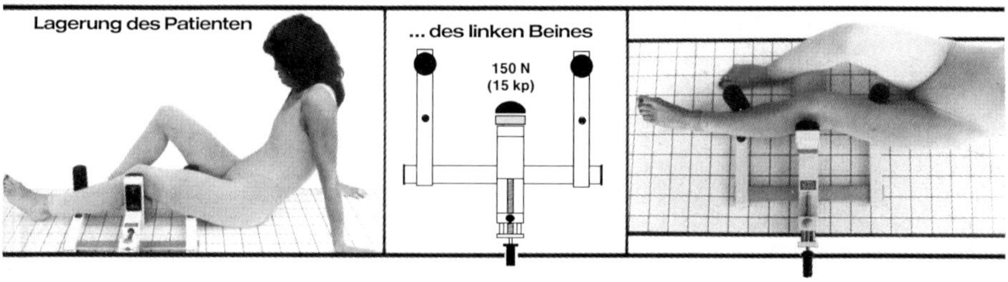

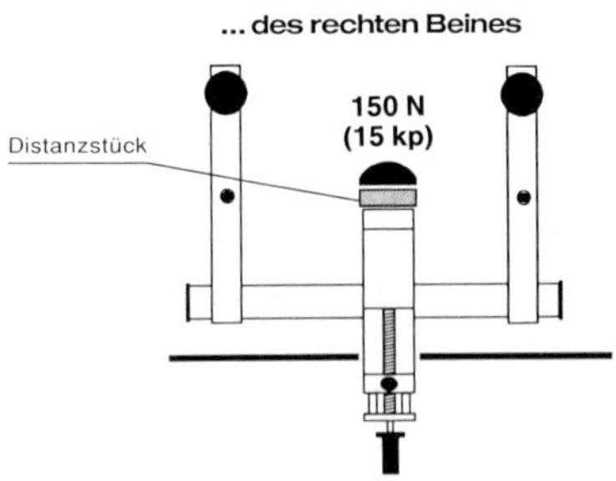

Bitte beachten Sie:

- Support muß exakt in der Mitte zwischen den Gegenlagern stehen.
- Druckplatte des Supportes muß auf dem Gelenkspalt aufliegen.
- Patient soll sitzend gelagert werden: Eine Kniebeugung von mindestens 15° ist für die Routineuntersuchung notwendig.
- Die Knieflexion darf 30° nicht übersteigen.
- Auflagedruck zur routinemäßigen Untersuchung 15 kp.

Hinweise zur Diagnostik:

Überprüfung des medialen Knieseitenbandes

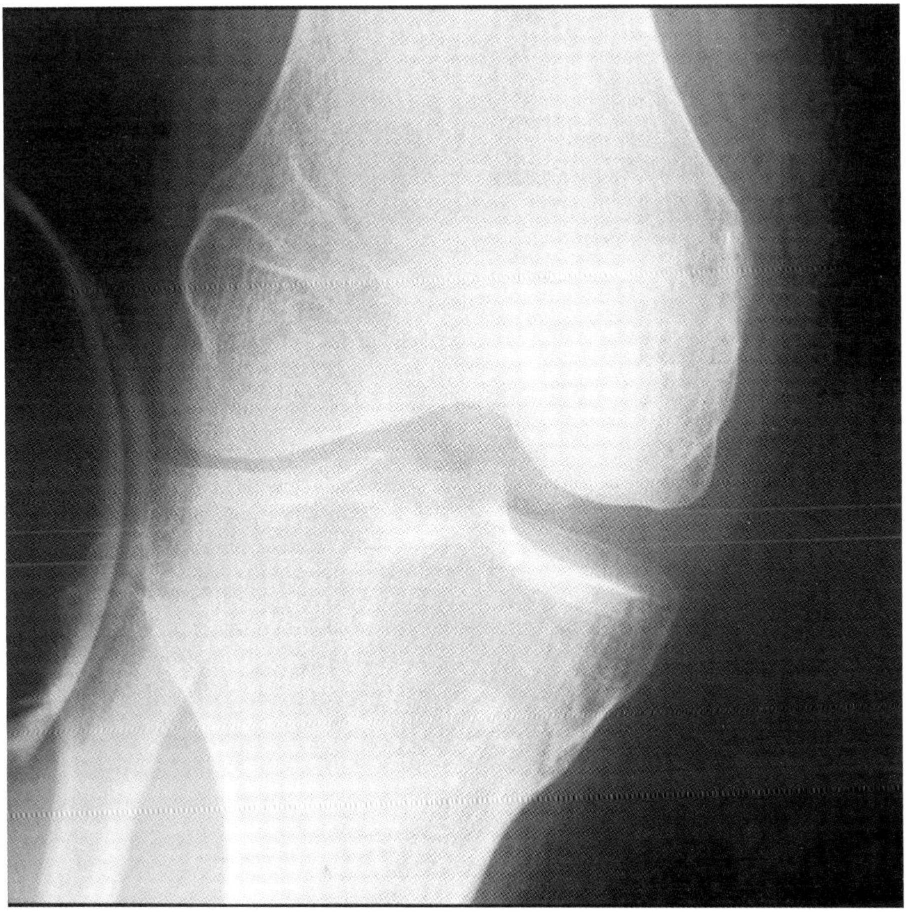

Gemessen wird die Breite des Gelenkspaltes:

- Bei einer Aufklappbarkeit von mehr als 15 mm – klarer Befund.
- Mehr als 10 mm – Vergleichsaufnahme notwendig.
- Differenz von mehr als 3 mm pathologisch.

Überprüfung des lateralen Knieseitenbandes

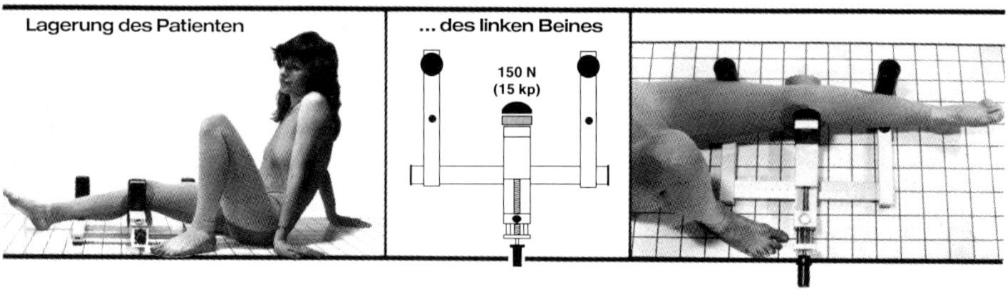

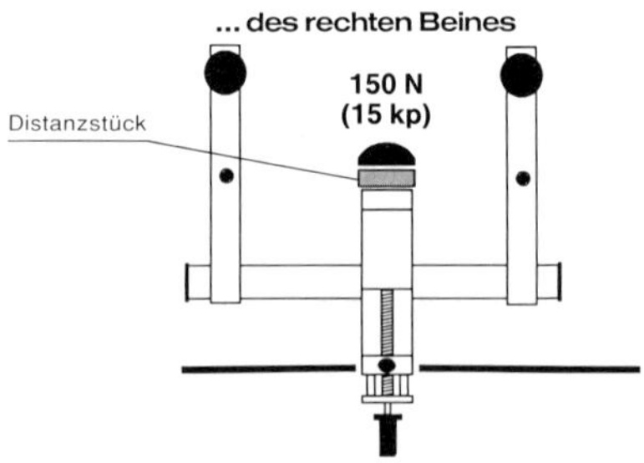

Bitte beachten Sie:

- Support muß exakt in der Mitte zwischen den Gegenlagern stehen.
- Druckplatte des Supports muß auf dem Gelenkspalt aufliegen.
- Patient soll sitzend gelagert werden: Eine Kniebeugung von mindestens 15° ist für die Routineuntersuchung notwendig.
- Die Knieflexion soll 30° nicht übersteigen.
- Auflagedruck zur routinemäßigen Untersuchung 15 kp.

Hinweise zur Diagnostik:

Überprüfung des lateralen Knieseitenbandes

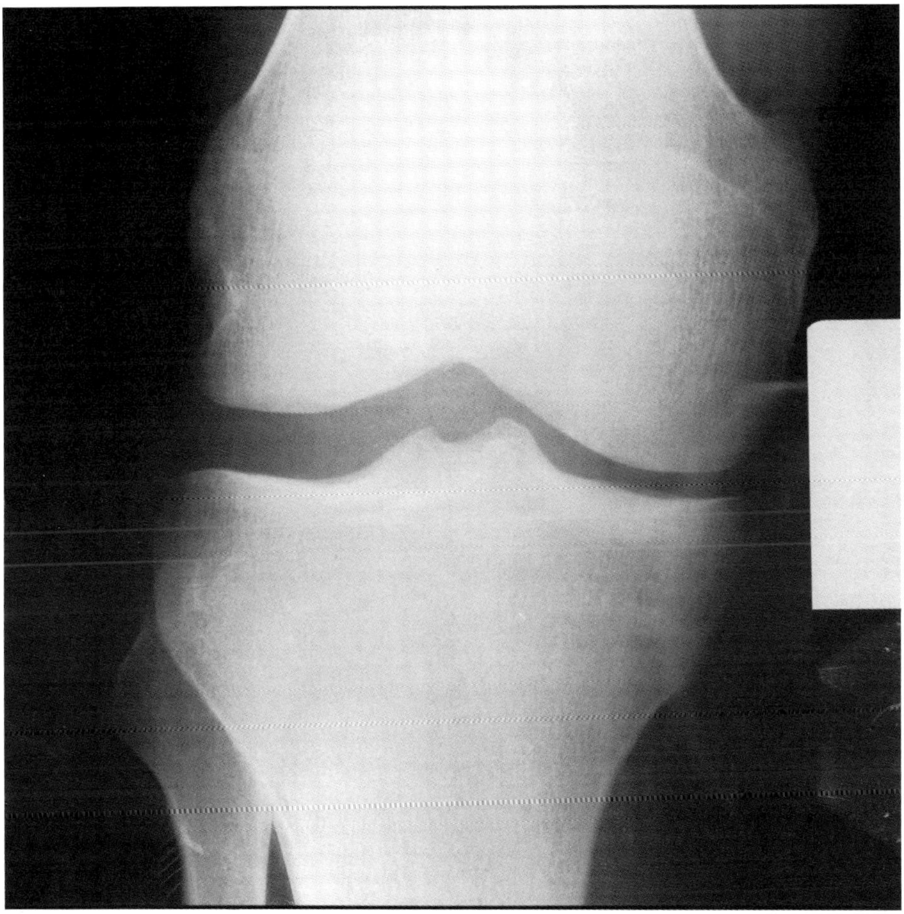

Gemessen wird die Breite des Gelenkspaltes:

- Bei einer Aufklappbarkeit von mehr als 15 mm – klarer Befund.
- Mehr als 10 mm – Vergleichsaufnahme notwendig.
- Differenz von mehr als 3 mm pathologisch.

Überprüfung des vorderen Kreuzbandes („anterior cruciate ligament", ACL) (Lachman-Test)

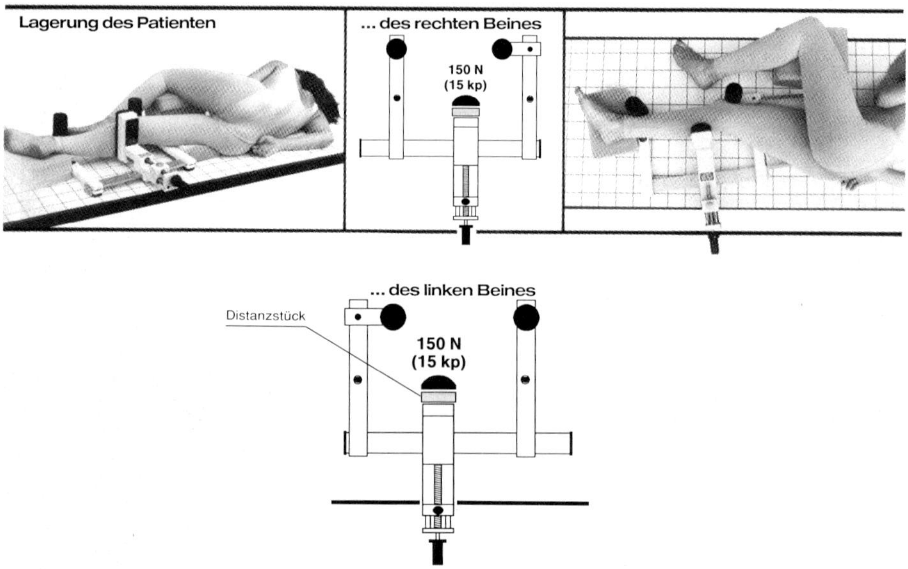

Bitte beachten Sie:

- Patient lagern wie abgebildet. Knieflexionswinkel 10–20°, leichte Außenrotation des Unterschenkels durch „stabile Seitenlage".
- (Support muß ca. 6 cm unterhalb der Kniekehle liegen) Auflagedruck 15 kp.
- Bei frisch verletzten, muskelkräftigen Sportlern evtl. 20 kp.
- Um das Becken gerade zu stellen, sollte das Kniegelenk des unverletzten Beines unterpolstert werden.
- Um eine streßfreie Aufnahme zu erhalten, ist es notwendig, den Oberschenkel gegen den Ausleger abzupolstern und den Höhenunterschied Unter- zu Oberschenkel auszugleichen.

Hinweise zur Diagnostik:

Überprüfung des vorderen Kreuzbandes
(„anterior cruciate ligament", ACL)
(Lachman-Test)

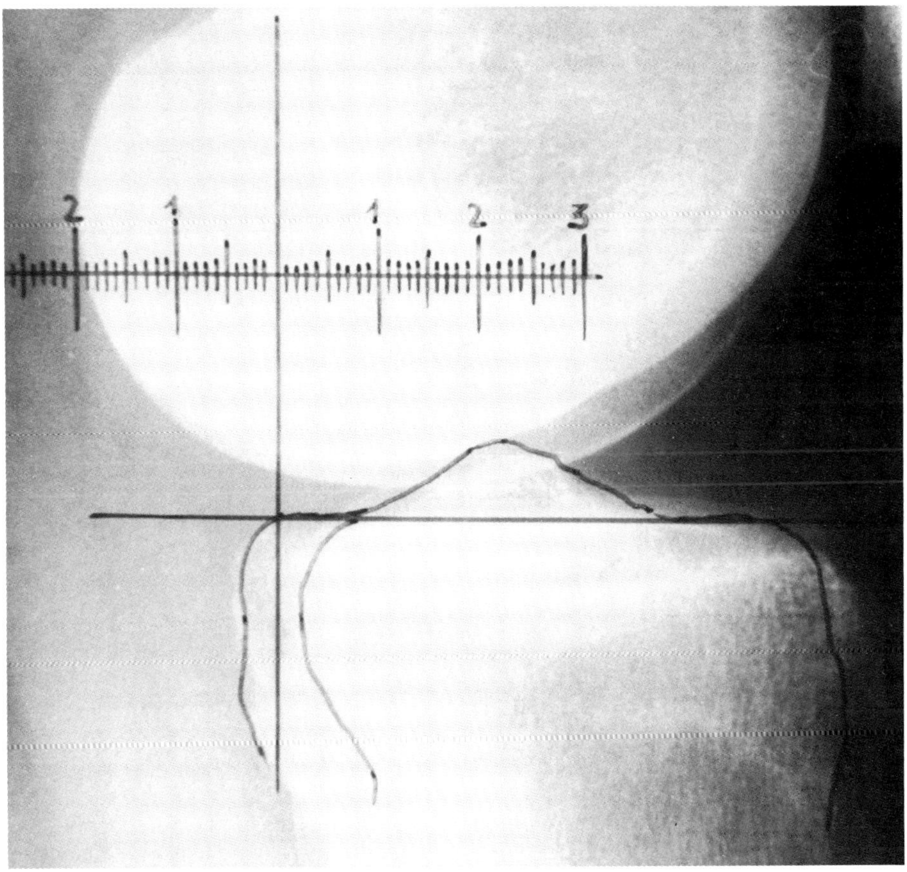

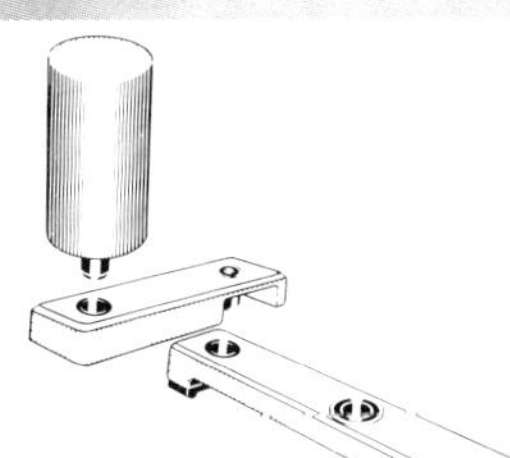

Vergleichsaufnahmen empfehlenswert:

- Konturen der hinteren Kante des medialen und lateralen Tibiaplateaus sollten möglichst dicht aneinanderliegen, ebenso die Konturen der hinteren Femurkondylenbegrenzung (ausreichende Außenrotation). Schubladenwerte ab 10 mm pathognomonisch für vordere Kreuzbandläsion.
- Selten ist ein Übereinanderlegen der Aufnahmen beider Kniegelenke notwendig.

Überprüfung des hinteren Kreuzbandes („posterior cruciate ligament“, PCL) (Lachman-Test)

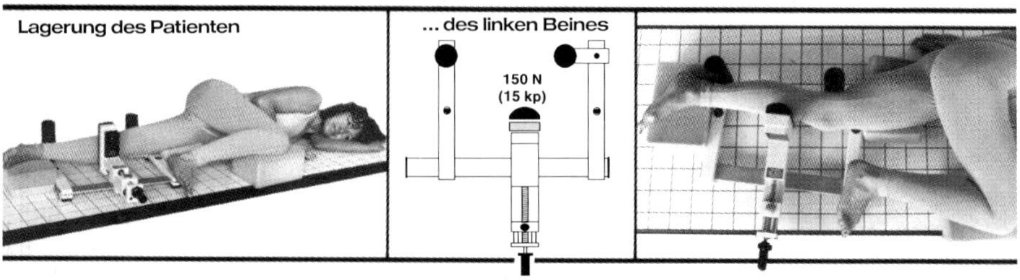

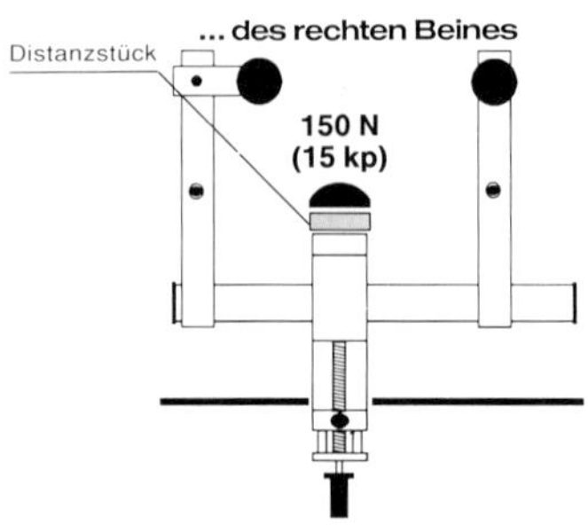

Bitte beachten Sie:

- Patient lagern wie abgebildet. Knieflexionswinkel 10–20°, leichte Außenrotation des Unterschenkels durch „stabile Seitenlage“.
- Support sollte in Höhe der Tuberositas tibiae ansetzen.
- Bei frisch verletzten, muskelkräftigen Sportlern evtl. 20 kp.
- Um das Becken gerade zu stellen, sollte das Kniegelenk des unverletzten Beines unterpolstert werden.
- Um eine streßfreie Aufnahme zu erhalten, ist es notwendig, den Oberschenkel gegen den Ausleger abzupolstern und den Höhenunterschied Unter- zu Oberschenkel auszugleichen.

Hinweise zur Diagnostik:

Überprüfung des hinteren Kreuzbandes
(„posterior cruciate ligament", PCL)
(Lachman-Test)

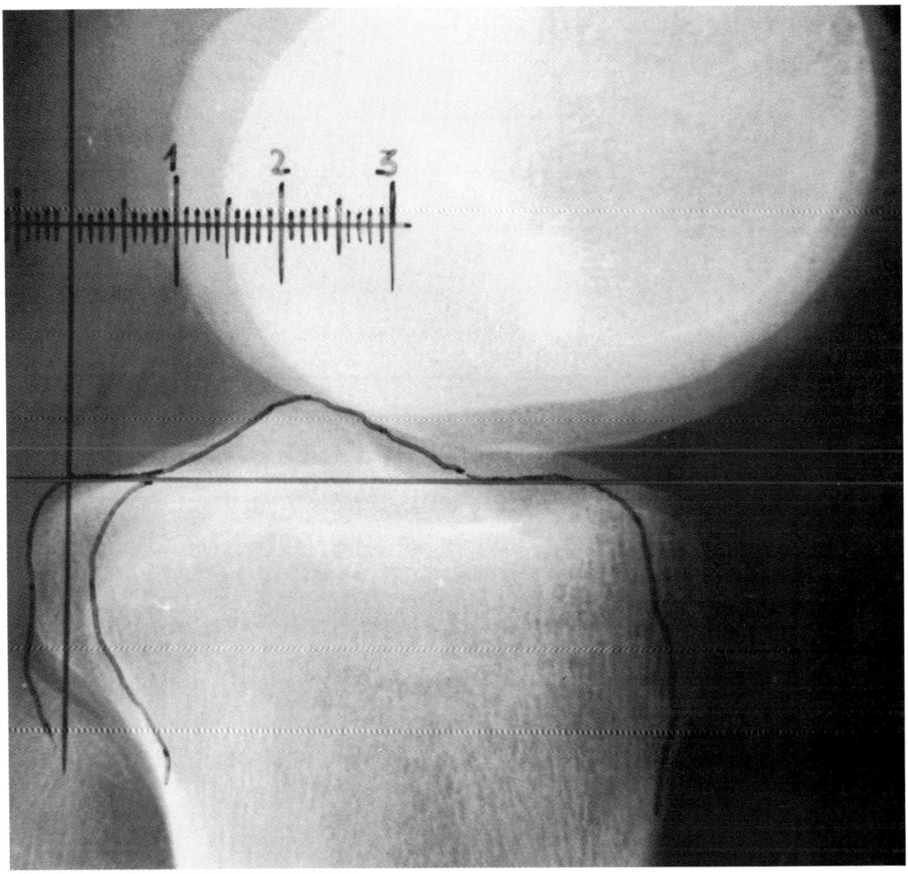

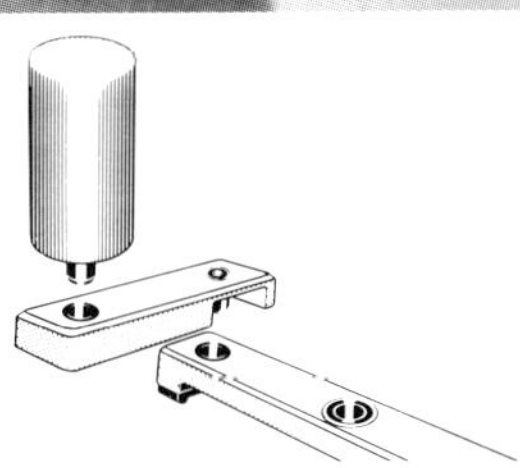

Vergleichsaufnahmen unentbehrlich:

Lage der hinteren Begrenzung von Femurkondylus und Tibiaplateau wie für vorderen Lachman-Test. Schubladenwerte ab 10 mm pathognomonisch. Notfalls Übereinanderlegen der Aufnahmen beider Kniegelenke.

Überprüfung des vorderen Kreuzbandes im seitlichen Strahlengang

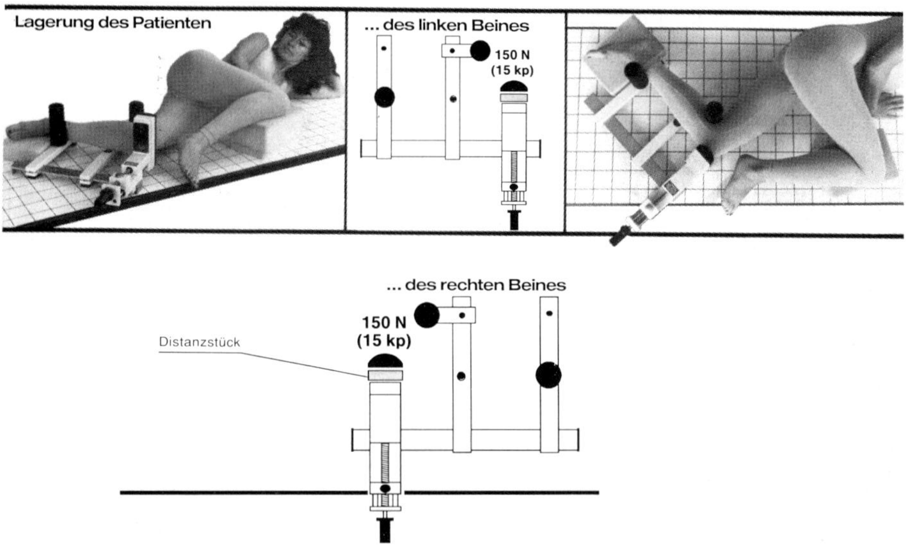

Bitte beachten Sie:

- Patient wie abgebildet lagern (Knieflexionswinkel 90°).
- Support muß exakt auf die Patella drücken.
- Auflagedruck zur routinemäßigen Untersuchung 15 kp.
- Kleinen Sandsack oder Polster unter den Außenknöchel legen, um die Tibia parallel zur Tischfläche zu lagern (Vermeidung der Doppelkonturierung der Femurkondylen).

Hinweise zur Diagnostik:

Vorderes Kreuzband im seitlichen Strahlengang, 90°-Position

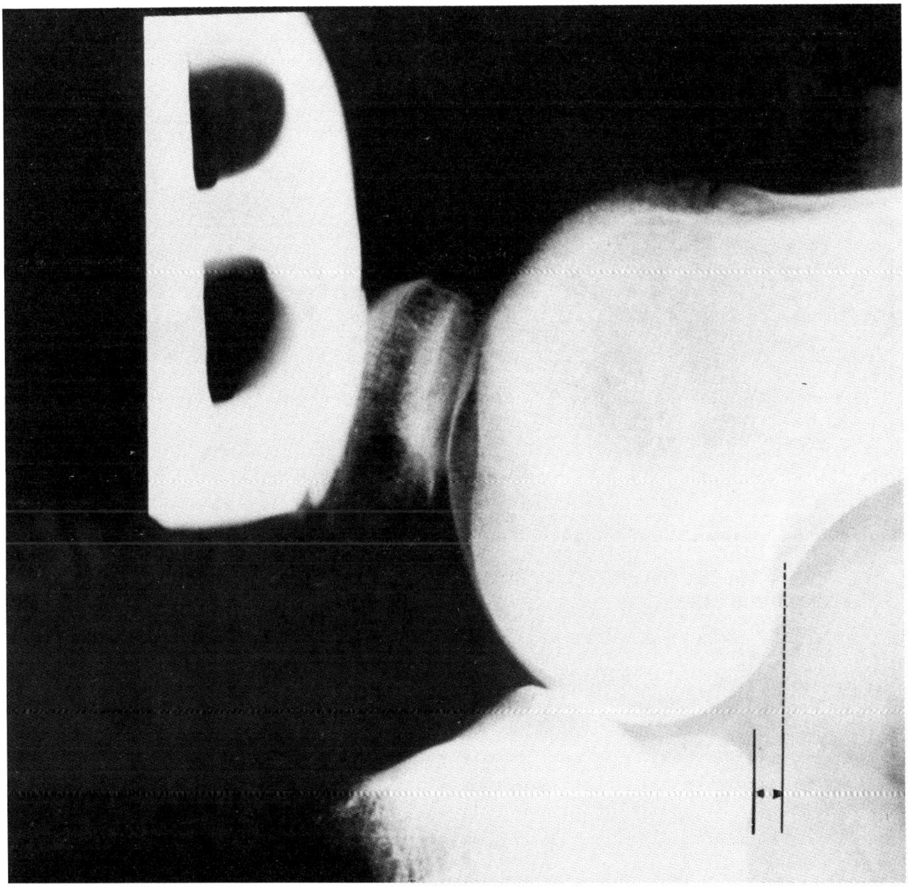

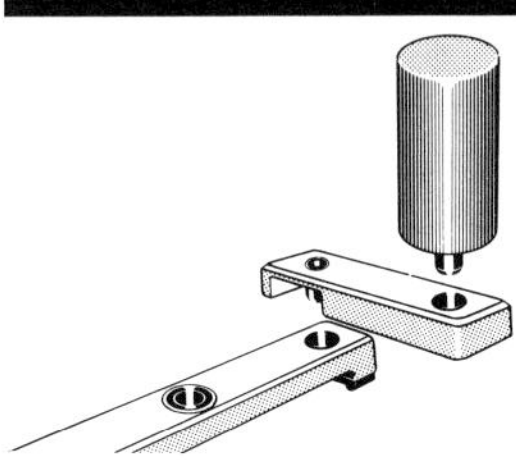

Vergleichsaufnahme zwingend notwendig

- Durch Aufeinanderlegen der Bilder (Femurkondylen) Verschiebung des Tibiakopfes nach ventral überprüfen (Schubladenphänomen).
- Unterschied ab 3 mm pathologisch.
- Eine Schublade von nur 2 mm kann schon bei entsprechendem klinischen Befund eine Ruptur bedeuten.

Sonderzubehör:

Überprüfung des hinteren Kreuzbandes im seitlichen Strahlengang

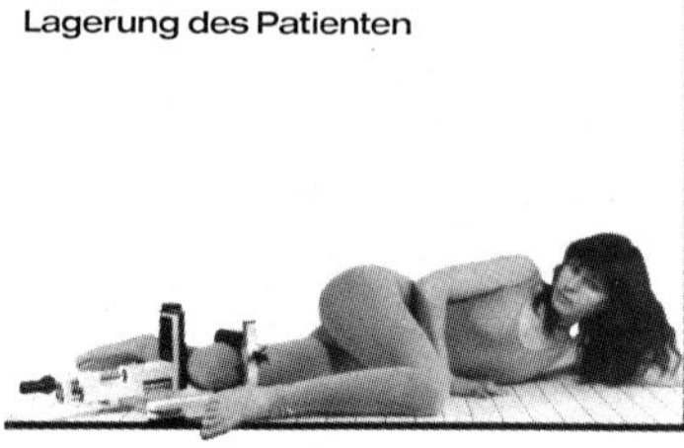

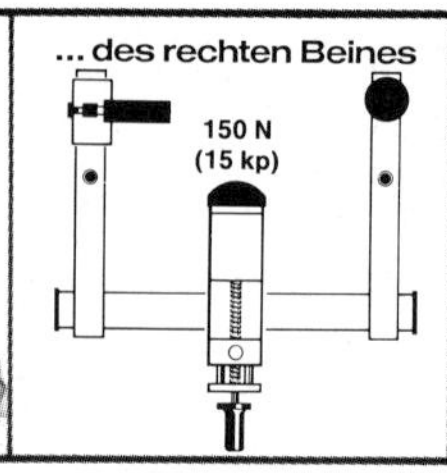

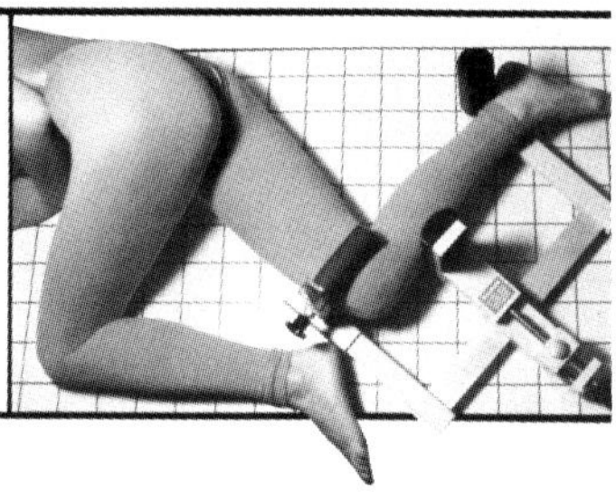

... des linken Beines

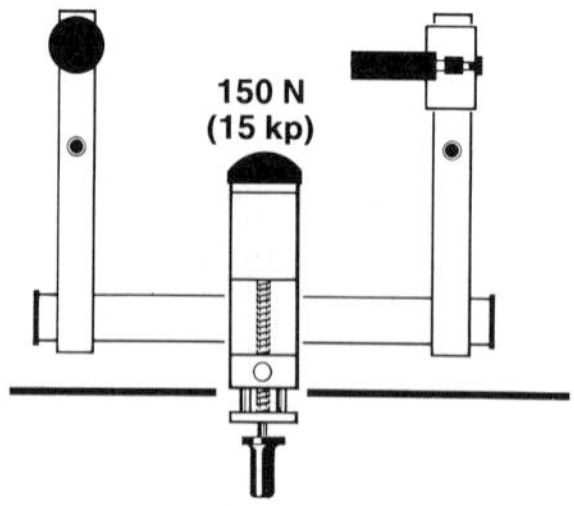

Bitte beachten Sie:

- Patient wie abgebildet lagern (Knieflexionswinkel 90°).
- Ansatzpunkt des Kniehalteteils oberhalb der Femurkondylenwangen.
- Druckplatte des Supports 2 cm unterhalb des Tibiakopfes ansetzen.
- Auflagedruck zur routinemäßigen Untersuchung 15 kg.
- Kleinen Sandsack unter den Außenknöchel legen, um die Tibia parallel zur Tischfläche zu lagern (Vermeidung der Doppelkonturierung der Femurkondylen).

Hinweise zur Diagnostik:

Hinteres Kreuzband im seitlichen Strahlengang, 90°-Position

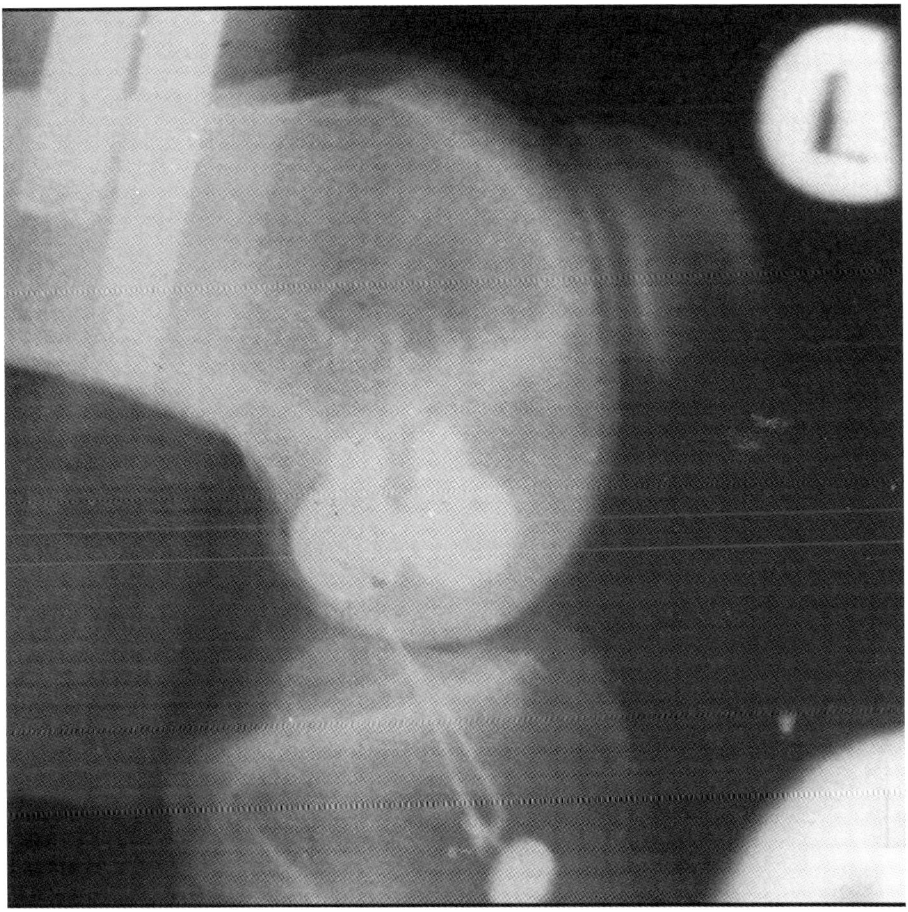

Vergleichsaufnahme zwingend notwendig

Durch Aufeinanderlegen der Bilder (Femurkondylen) Verschiebung des Tibiakopfes nach dorsal überprüfen (Schubladenphänomen).

Das Programm der Fa. Telos wurde um folgende 5 Geräte erweitert: Schulterhaltegerät nach Georgousis/Zimmer; Fußhalter nach Zwipp; Handhalter nach Wolfram; Daumenhalter nach Frau E. Bayer; Fußwinkelgerät nach Janssen. Auf Wunsch stellt die Fa. Telos Info-Material zur Verfügung.

Gelenkversteifungen

Beispiele für die Protokollierung

Ist ein Gelenk versteift, so wird die 0 bei der Beschreibung vorangestellt und der Winkel, in dem das Gelenk versteift ist, 2mal geschrieben. Ist z. B. ein Knie in 10°-Beugestellung versteift, dann lautet die Aufschreibung 0-10-10.

Man hat sich international auf diese Art der Beschreibung und Notierung von Gelenkversteifungen geeinigt.

Weitere Beispiele für die Beschreibung von Gelenkversteifungen nach der Neutral-0-Methode:

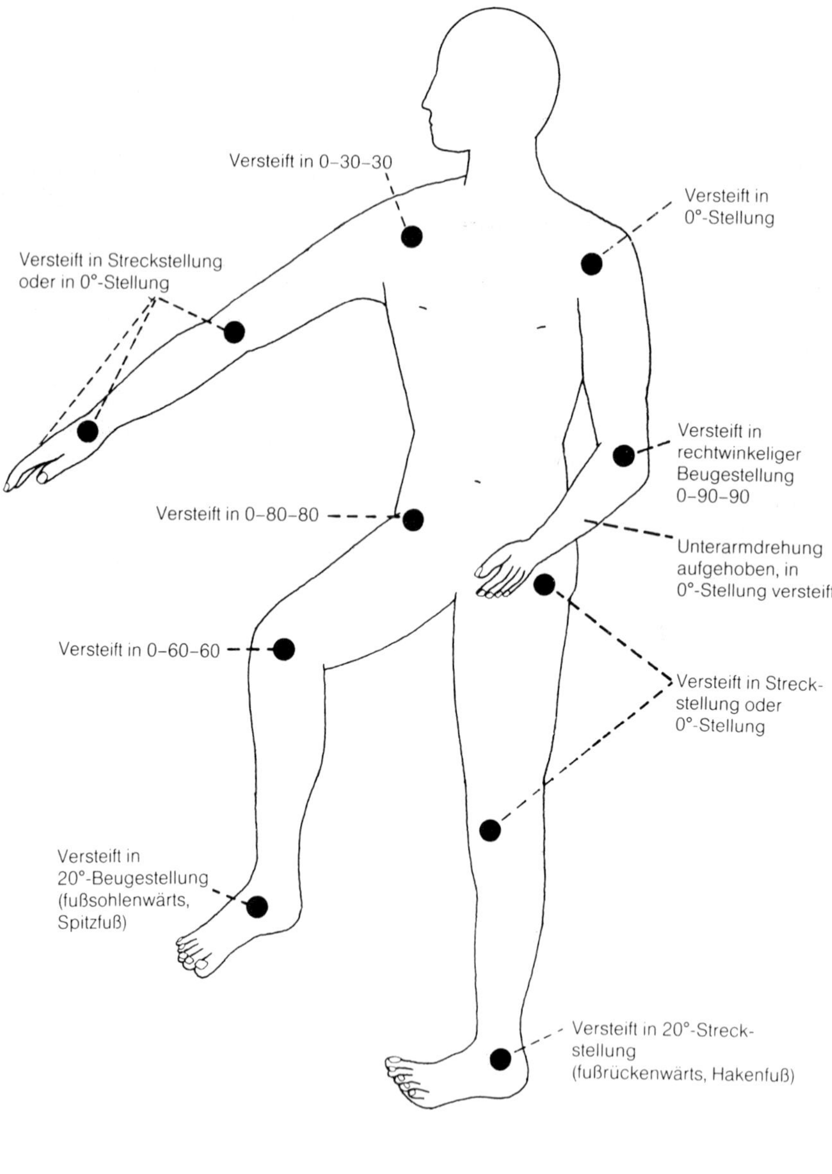

Wegen der Sonderstellung des Daumens als wichtigstem Finger sei auf die Versteifung der Daumengelenke besonders eingegangen. Es wird dabei die Darstellung von Krösl u. Zrubecky (1980) zugrunde gelegt, die keinen Unterschied zwischen der rechten und linken Hand machen.

Die Darstellung zeigt die vorgeschlagenen MdE-Sätze auch im Rahmen einer Gesamtvergütung, die sich aus der verschiedenen funktionellen Wertigkeit der Daumengelenke ergeben. Dabei kommt dem Sattelgelenk des Daumens die wichtigste Bedeutung zu.

Die vorgegebene Einschätzung ist aber nur dann angezeigt, wenn die Gelenke in Funktionsstellung schmerzfrei stabilisiert sind (ggf. durch Arthrodese), die benachbarten Gelenke frei beweglich, die entsprechenden Muskelabschnitte funktionstüchtig und der betroffene Daumen ein normales Hautgefühl besitzt und seine Durchblutung nicht gestört ist.

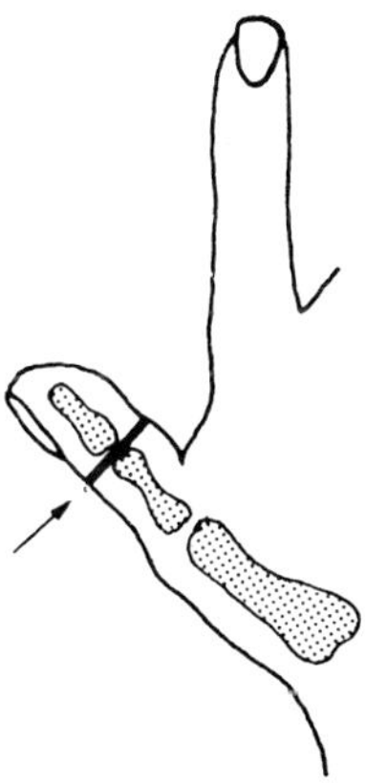

Gesamtvergütung
für 4 Monate 20%
danach 0%

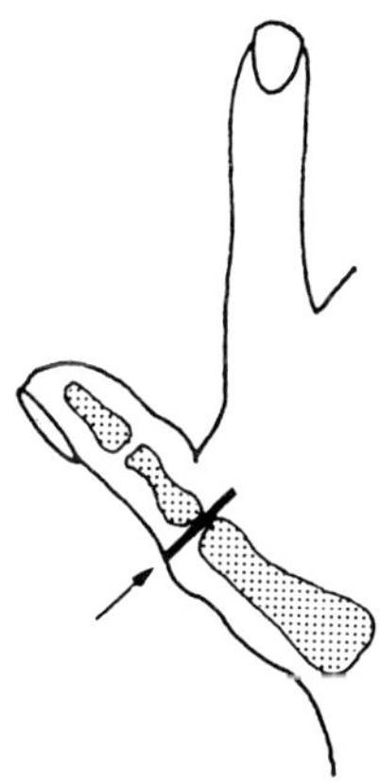

Gesamtvergütung
für 6 Monate 20%
danach 0%

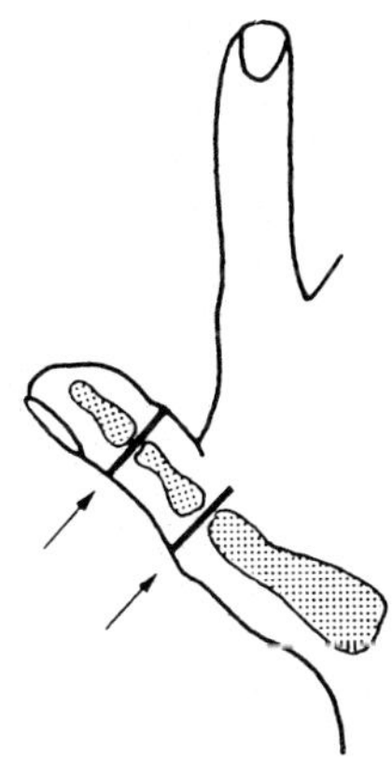

Gesamtvergütung
für 9 Monate 20%
danach 10%

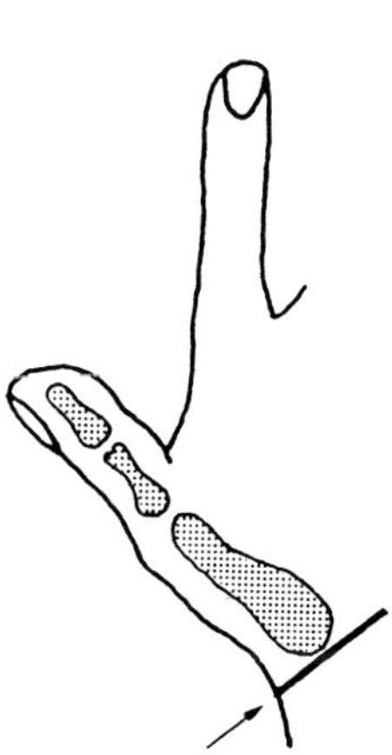

Gesamtvergütung
für 9 Monate 20%
danach 10%

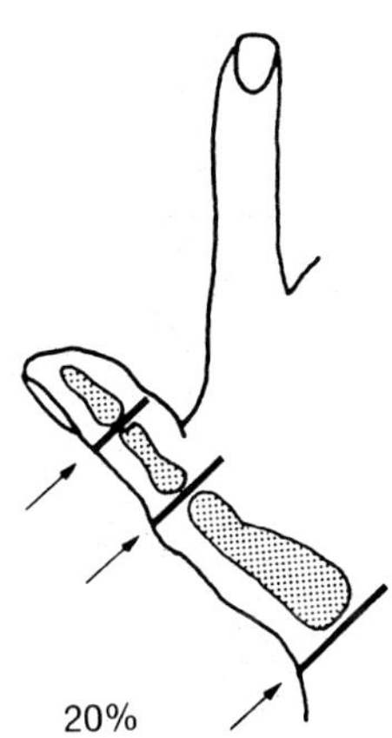

20%

Teil 4
Einschätzung der Minderung der Erwerbsfähigkeit bei Unfallfolgen

Einschätzung der Minderung der Erwerbsfähigkeit bei Unfallfolgen

im Rahmen der gesetzlichen Unfallversicherung und auf der Grundlage des Versorgungsrechts sowie Gegenüberstellung der Invaliditätsgrade der privaten Unfallversicherung

G. G. Mollowitz

Zur Problematik der Minderung der Erwerbsfähigkeit (MdE)

Die Einschätzung der Höhe der Erwerbsfähigkeit ist die auf Vergleich und Erfahrung basierende Ansicht des jeweiligen Gutachters. Vergleiche im Schrifttum zeigen verhältnismäßig geringe Unterschiede. Trotzdem kann es nicht ausbleiben, daß verschiedene Gutachter bei gleichen Befunden zu unterschiedlichen Ergebnissen kommen, was jedoch verhältnismäßig selten der Fall ist und sich in Grenzen hält. Man muß sich darüber klar sein, daß eine exakte Beurteilung eines jeden Falles gar nicht möglich ist. Wir können uns lediglich bemühen, den tatsächlichen Verhältnissen so nahe wie möglich zu kommen.

In der ehemaligen DDR wurde der Begriff „MdE" nicht mehr verwendet. Er wurde durch die, wie es hieß, „wertfreie Bezeichnung" Grad des Körperschadens (GdK) ersetzt. MdE und GdK sind aber nach unserem Verständnis nicht unbegrenzt vergleichbar, da sie z.T. unterschiedliche Inhalte haben. Alle Gutachtenpatienten machen Körperschäden geltend, die durch Krankheit oder Unfall entstanden sind. Die Körperschäden werden unter Unfallfolgen (oder Berufskrankheitsfolgen) im Gutachten aufgelistet. Nach der Schwere der Unfallfolgen schätzt dann der Gutachter die MdE. Es sei betont, daß die MdE eine von der beruflichen Tätigkeit unabhängige Größe ist, d. h. eine abstrakte Größe. So ist es zu erklären, daß es unter geeigneten Umständen möglich ist, daß ein Verletzter mit einer MdE von 100% noch vollständig seiner beruflichen Tätigkeit nachgehen kann.

Beispiele: Ein Richter mit beidseitiger Oberschenkelamputation oder ein blinder Pianist.

Geldmacher 1989 hat darauf hingewiesen, daß es in Einzelfällen sogar durch die Unfallfolgen zu einer Verbesserung der wirtschaftlichen Situation des Unfallverletzten kommen kann. So kann z. B. eine unfallbedingte Umschulung auch einmal zu einem beruflichen Aufstieg führen, der ohne den Unfall vielleicht nicht eingetreten wäre.

Es ist denkbar, daß es einmal möglich sein wird, die MdE nach Eingabe von Befunden anonym elektronisch zu errechnen. Ob das Vorteile gegenüber dem heutigen Vorgehen bietet, muß die Zukunft lehren.

Bei der Erstellung der Anamnese, der Untersuchung und bei der Beratung der Antragsteller wird man auf den Arzt niemals verzichten können.

Die folgenden Übersichten und Tafeln (s. S. 350–368) der Sätze der Minderung der Erwerbsfähigkeit bedeuten kein bindendes Recht, sie stellen nur grobe Hilfen für den Gutachter dar. Sie nennen z.T. auch nur die anatomischen Verluste, wobei diese dann aber die regelhaften Funktionseinbußen miteinschließen.

Im Vordergrund der Beurteilung steht die verlorene Funktion, d.h. die Begutachtung sollte von funktionellen Gesichtspunkten ausgehen. Darüber hinaus muß z.B. bei der Begutachtung nach Amputationen u.a. die Beschaffenheit der Amputationsstümpfe, der Narben, die Durchblutung und der Zustand der Haut und der übrigen Weichteile sowie die Funktion der angrenzenden Gelenke berücksichtigt werden.

Die Beurteilung der Stumpf- oder Amputationsschmerzen können größte Schwierigkeiten bereiten. Es muß berücksichtigt werden, daß die dargestellten Sätze nur für voll funktionstüchtige Stümpfe gelten und daß die Versorgung mit leistungsfähigen Kunstgliedern ebenfalls Voraussetzung ist. Daher sollten bei der Begutachtung Amputierter stets Angaben gemacht werden über Beschaffenheit und Paßform sowie die Funktion der verwendeten orthopädischen Hilfsmittel.

„Grad der Behinderung“ anstelle von „Minderung der Erwerbsfähigkeit“?

Mit der Neufassung des Schwerbehindertengesetzes (SchwG) vom 26.08. 1986 wurde auf diesem Sektor der Begriff Minderung der Erwerbsfähigkeit (MdE) gegen die Bezeichnung Grad der Behinderung (GdB) ausgetauscht. Begründet wurde diese Maßnahme u.a. mit der Angabe, daß der Begriff Minderung der Erwerbsfähigkeit mißverständlich und einstellungshemmend sei und nichts über die Leistungsfähigkeit des Behinderten an seinem Arbeitsplatz aussagen würde.

Es ist zu erwarten – oder zu hoffen – daß es im Laufe der Zeit bei allen Sozialgesetzen schon allein aus Gründen der Vereinfachung zu einer einheitlichen Bezeichnung kommen wird, wobei sich wahrscheinlich die Bezeichnung Grad der Behinderung durchsetzen wird.

Definitionen der Behinderung – Begriffsbestimmung der Weltgesundheitsorganisation (nach Rauschelbach 1984, 1989)

Die Weltgesundheitsorganisation WHO hat 1976 (Agenda Nr. A29 vom April 1976, 3) Behinderung definiert als

„eine vorhandene Schwierigkeit bei der Ausübung einer oder mehrerer Tätigkeiten, die dem Alter, Geschlecht und der normativen sozialen Stellung entsprechend als wesentliche grundlegende Komponenten des täglichen Lebens angesehen werden, wie z.B. Selbständigkeit, soziale Beziehungen und berufliche Betätigung“.

Dabei hat die WHO die Behinderung aus 3 Faktoren abgeleitet:
- dem „impairment", dem Schaden,
- der „disability", der funktionellen Einschränkung und
- dem „handicap", der eigentlichen Behinderung, der sozialen Beeinträchtigung.

Alle 3 Faktoren müssen hierbei vorhanden und voneinander abhängig sein: Zunächst einmal muß ein Gesundheitsschaden bestehen, dieser muß zu funktionellen Einschränkungen führen, und diese wiederum müssen soziale Beeinträchtigungen zur Folge haben.

Der Schaden („impairment") ist „die Beeinträchtigung oder der Verlust von normalerweise vorhandenen physischen, psychischen oder geistigen Strukturen", wie es die Bundesarbeitsgemeinschaft für Rehabilitation 1984 formuliert hat [5]. Ein solcher Schaden wäre beispielsweise der Verlust einer Hand, die Unterbrechung von Rückenmarkbahnen, der Verletzungsherd am Gehirn oder der Ausfall eines Lungensegments.

Funktionelle Einschränkung („disability") meint – nach einer Formulierung der WHO 1976 – „die teilweise oder totale Unfähigkeit, jene Betätigungen durchzuführen, die notwendig sind für motorische, Sinnes- oder Geistesfunktionen innerhalb der Reichweite und Art und Weise, wozu ein Mensch normalerweise fähig ist". Bei den vorgenannten Schadensbeispielen wären funktionelle Einschränkungen beim Verlust einer Hand die einseitige Greifunfähigkeit, bei der Unterbrechung von Rückenmarkbahnen die Teillähmung oder Lähmung der unteren Gliedmaßen mit einer Beeinträchtigung oder Aufhebung des Gehvermögens, beim Verletzungsherd am Gehirn vielleicht Störungen der geistigen Leistungsfähigkeit und beim Ausfall eines Lungensegments die Einschränkung der Atemfunktion. Das „handicap", die Beeinträchtigung im sozialen Feld, macht dann letztendlich erst die *Behinderung* aus. Hierzu gehören ebenso persönliche wie familiäre und gesellschaftliche Folgen, ebenso Einschränkungen der wirtschaftlichen und beruflichen Möglichkeiten wie auch Beeinträchtigungen in der Privatsphäre, z. B. im Zusammenleben mit der Familie oder bei Freizeitaktivitäten.

Besonders deutlich läßt sich das, was eine Behinderung ausmacht, am Beispiel *einer Gesichtsentstellung* erläutern, wie ich (Rauschelbach) dies schon einmal dargelegt habe [11]: Einer Gesichtsentstellung liegen zumeist als Gesundheitsschaden („impairment") Narben zugrunde. Aus dem Vorhandensein von Narben kann aber für sich allein noch nicht auf eine wesentliche Beeinträchtigung geschlossen werden. Gesichtsnarben werden jedoch auch zu einer funktionellen Einschränkung („disability"), einer Beeinträchtigung der mimischen Bewegungen, führen. Aber auch diese hätten, solange nicht etwa das Kauen oder Sprechen mitbetroffen ist, ohne Berücksichtigung ihrer besonderen Auswirkungen noch kein besonderes Gewicht. Eine Behinderung ist erst unter dem Aspekt der sozialen Beeinträchtigung anzunehmen. Entscheidend ist das „handicap", das aus der entstellenden Wirkung auf die Umwelt – ebenso im beruflichen wie im privaten Bereich – und auch aus den Rückwirkungen auf die Psyche des Betroffenen infolge der abweisenden Reaktionen anderer Menschen resultiert.

Nach Meinung einiger Autoren (Erlenkämper [6], Goetz [7], Rauschelbach [10, 11, 18]) sollte auch bei der Begutachtung im Rahmen der gesetzlichen Unfallversicherung der Begriff MdE abgeschafft werden. Rauschelbach empfiehlt Bezeichnungen wie „Grad der Unfallfolgen", „Grad der Beschädigung", Grad der Schädigungsfolgen", da diese Benennungen u. a. einen Bezug zur Kausalität beinhalten.

Literatur

1. Anhaltspunkte für die ärztliche Gutachtertätigkeit im sozialen Entschädigungsrecht und nach dem Schwerbehindertengesetz. Bundesministerium für Arbeit und Sozialordnung (Hrsg). Köllen, Bonn 1996
2. Bundesminister für Arbeit und Sozialordnung, Rundschr. v. 18. 09. 1986 – Vlb2-58102/7
3. Bundesregierung, Begründung zur Novellierung des Schwerbehindertengesetzes v. 3. 04. 1985 – BT Drucksache 10/3138
4. Bundestagsausschuß für Arbeit und Sozialordnung, Bericht v. 19. 06. 1986 – BT-Drucksache 10/5701
5. Die Rehabilitation Behinderter, Wegweiser für Ärzte. Bundesarbeitsgemeinschaft für Rehabilitation (Hrsg). Deutscher Ärzte-Verlag, Köln 1984
6. Erlenkämper A, Rompe G (1984, 1985) Gleiche MdE-Sätze in der gesetzlichen Unfallversicherung und im sozialen Entschädigungsrecht? Med Sachverst 80: 112–114 (1984); Med Sachverst 81: 87–88 (1985)
7. Goetz E (1975) Die Bewertung der Minderung der Erwerbsfähigkeit (MdE). Öff Gesundh Wesen 37: 161–166
8. Keitz W von (1967) Das Gutachten im Versorgungswesen. Schattauer, Stuttgart
9. Kunze T (1987) Das neue Schwerbehindertenrecht – Probleme und Konsequenzen im sozialrechtl. Bereich. Versorg Beamte 1987: 2–7
10. Rauschelbach H H (1975) Zur Bedeutung der „MdE"; Z Allgemeinmed 51: 58–60
11. Rauschelbach H H (1984) Der MdE-Begriff und die WHO-Definition der Behinderung. Med Sachverst 80: 78–79
12. Schimanski W (1984) MdE oder GdB? SozSich 1984: 368–374
13. Schimanski W (1986) Das Schwerbeschädigte-Schwerbehinderten-Gesetz. Sozialvers, 1986: 57–64, 85–91
14. BSG-Urteil v. 30. 07. 1964, SGb 1964, 277
15. BSG-Urteil v. 5. 10. 1971, BSGE 33, 151
16. BSG-Urteile v. 26. 11. 1968, BSGE 29, 41; v. 8. 10. 1969, ZfS 1969, 346; v. 11. 06. 1970, SGb 11/70
17. Hess. LSG-Urteil v. 21. 11. 1978, Soz-Sich 1981, 31
18. Rauschelbach H H (1989) Der Grad der Behinderung (GdB) im novellierten Schwerbehindertengesetz. Med Sachverst 80: 82–85

Zur Problematik des Rechts-links-Unterschiedes hinsichtlich der Einschätzung der MdE bei Unfallfolgen an den oberen Extremitäten*

Im Rahmen der gesetzlichen Unfallversicherung wurden an den oberen Extremitäten bei der Einschätzung der MdE Seitenunterschiede gemacht, so daß die MdE bei einer Schädigung im Bereich des rechten Arms beim Rechtshänder höher liegt. Selbst diese Seitenunterschiede waren nicht gleich. An einer Stelle der Extremität betrug der Unterschied nur 5%, an einer anderen 10%. Das Argument, daß die verschiedenen Abschnitte eines Arms unterschiedliche Wertigkeit hätten, ist in diesem Zusammenhang keine stichhaltige Erklärung.

Nur beim vollständigen Verlust des Daumens hat man unserem Vorschlag von 1974 folgend die Unterscheidung zwischen rechts und links fallen lassen und nimmt gleichermaßen eine MdE von 20% an. Dies ist ein Beispiel dafür, daß auch die Einschätzung der MdE nichts Starres ist und sich im Laufe der Zeit ändern kann.

In der Bundesrepublik Deutschland wurden *nur* bei der gesetzlichen Unfallversicherung Seitenunterschiede gemacht, die es beim Versorgungswesen und bei den Privatversicherungen nicht gibt, seit 1920, s. S. 108.

Es gab Autoren, die grundsätzlich die Rechts-links-Unterscheidung an der oberen Extremität ablehnen (Krösl u. Zrubecky 1980, Österreich). Arens (1975) hält eine Seitenunterscheidung mit unterschiedlicher Einschätzung der MdE sowohl bei Schultergelenkversteifungen als auch bei Handverlusten nicht für richtig. Rompe (Rompe u. Erlenkämper 1978) spricht sich für die Vereinheitlichung der Einschätzung der MdE sowohl im Rahmen der gesetzlichen Unfallversicherung als auch im Bereich des Bundesversorgungsgesetzes aus. Haas (Haas u. Lenner 1989) nimmt für den Handverlust rechts wie links die gleiche MdE an.

In der ehemaligen DDR (Kürzinger et al. 1987), in Österreich (nach pers. Mitt. von Krösl) und in der Schweiz (nach Mitt. der Winterthur-Versicherungsgesellschaft) wurden die Unfallfolgen der oberen Extremitäten nicht mehr seitenunterschiedlich beurteilt.

Im Hinblick auf die immer mehr wachsenden Gemeinsamkeiten in Deutschland und in Europa hat man sich endlich zu einem einheitlichen Grundverständnis in dieser Frage durchgerungen.

Stichhaltige Argumente für die Beibehaltung der bisherigen Praxis gab es nicht. Bei der Arbeit mit Hacke, Spaten oder Schaufel sowie beim Lenken eines Zweirades ist man gleichermaßen behindert, egal ob die Amputation rechts oder links vorgenommen wurde.

---

* Vorgetragen vom Hrsg. am 26. 01. 1993 beim Seminar der Mitglieder der Rentenausschüsse und Widerspruchsstellen der BGW in Bad Reichenhall. Dabei fand die Gleichstellung links = rechts der MdE bei Unfallfolgen an den Extremitäten allgemeine Zustimmung.

Dazu auch einmal die Bemerkung eines Nichtmediziners, des Komponisten Prof. Siegfried Matthus aus Ostberlin: „Es gibt zwar Klavierstücke für eine Hand. Im allgemeinen aber kann ein Instrumentalmusiker, der eine Hand verloren hat, allenfalls nur noch Triangel spielen."

Wer behauptet, daß das moderne Arbeitsleben nur noch aus dem Drücken von Knöpfen bestehen würde, der dürfte die Dinge sehr realitätsfremd beurteilen. Das Argument der Bevorzugung der Schreibhand zählt auch nicht. Die zahlreichen im letzten Krieg Handamputierten haben *alle* mit der verbliebenen „Nichtschreibhand" mehr oder weniger gut oder schnell schreiben gelernt, je nach Alter, Geschicklichkeit, Intelligenz und Motivation.

Auch die Anmerkung der Rechtshänder: „Meine rechte Hand ist mir wichtiger als die linke" geht in diesem Zusammenhang am Sinn vorbei. Es soll dem Rechtshänder z. B. im Fall des Verlustes der rechten Hand nichts an Rente genommen werden, aber im Fall des Verlustes seiner linken Hand soll die Rente in gleicher Höhe bemessen werden, wie wenn der Verlust rechts eingetreten wäre. Es ist nicht zu übersehen, daß es sich insgesamt nicht um eine Verschlechterung, sondern um eine Verbesserung für die Versicherten handelt.

Zur Problematik der „Händigkeit"[1]

Durch die Gleichstellung erledigt sich die Frage: Wer ist nun tatsächlich Rechts- oder Linkshänder oder umgeschulter Linkshänder? Viele Untersuchte können dazu keine sicheren Angaben machen, da sie bei manchen Verrichtungen die rechte und bei anderen die linke Hand bevorzugen.

Über die „Händigkeit" sind in den letzten Jahren umfangreiche Untersuchungen in USA und in Deutschland mit bemerkenswerten Ergebnissen durchgeführt worden, z. B. zum Thema „Pseudo-Rechtshänder". Das sind die Linkshänder, die von Kind an auf rechts getrimmt wurden. Es wird angenommen, daß mindestens 30% der Bevölkerung, wenn nicht sogar 50%, Linkshänder sind und nur etwa 1% Beidhänder. Aufgrund der bisher nicht voll erkannten Kompliziertheit der „Händigkeit" muß es in der Vergangenheit in einer Reihe von Fällen zwangsläufig zu ungerechten Beurteilungen im Rahmen der Begutachtung gekommen sein.

Nach dem Vortrag des Herausgebers 1993 beim Seminar der Mitglieder der Rentenausschüsse und Widerspruchstellen der BGW in Bad Reichenhall fand die Gleichstellung links = rechts der MdE bei Unfallfolgen an den Extremitäten allgemeine Zustimmung. Daraufhin hat der Hauptverband der gewerblichen Berufsgenossenschaften auch eine Gleichbewertung aller Schä-

---

[1] Bei Fragen zum Thema Händigkeit kann man sich an die Beratungsstelle für Linkshänder und umgeschulte Linkshänder wenden die von der Psychologin Dr. Barbara Sattler geleitet wird 80331 München, Sendlingerstr. 18, Telefon 089/268614). Sattler JB (1996) der umgeschulte Linkshänder oder der Knoten im Gehirn. Ludwig Auer, Donauwörth.

den an beiden Händen beschlossen, und zwar in Höhe der MdE für die bisherige Haupthand[2].

Lassen wir zu dieser Fragestellung Krösl u. Zrubecky zu Wort kommen. Sie schreiben in ihrem Buch *Die Unfallrente* bereits 1980:

Die bisher geübte Annahme, daß grundsätzlich gleiche Schäden bei einem Rechtshänder höher zu bewerten sind als bei einem Linkshänder, ist nicht mehr haltbar. Am Beispiel des vollständigen Verlustes des Daumens kann dies überzeugend dargestellt werden.
Der Daumen ist zur Bildung des Spitzgriffes unbedingt erforderlich, hat daher bei der Funktion der rechten Hand gleiche Bedeutung wie bei der linken Hand. Somit ist der Verlust dieses Fingers – bei funktioneller Betrachtungsweise – an *beiden* Händen gleich zu bewerten, und eine Unterscheidung „rechte und linke Hand" sinnwidrig, da sowohl der linke als auch der rechte Daumen als Gegenspieler der dreigliedrigen Finger eine vollständige gleichwertige Funktion im Rahmen des Greif- und Tastvorganges der Hand zu erfüllen hat.
Ein weiterer Grund, die Unterscheidung in Rechts- und Linkshändigkeit bei der Einschätzung der MdE endlich aufzugeben, sei noch erwähnt: *Pieper* stellte 1969 fest, daß bei den meisten Arbeitsvorgängen *beide Hände gleichzeitig* erforderlich sind. Eine Hand hält das Werkstück (Hilfshand), welches von dem in der anderen Hand gehaltenen Werkzeug (Gebrauchshand) bearbeitet wird. Somit ist ersichtlich, daß die Leistungsfähigkeit der Gebrauchshand nicht voll genützt werden kann, wenn die Greif- und Haltefähigkeit der Hilfshand durch eine Verletzung gemindert ist.
Die Hände sind ein paariges Organ, dessen Leistungsfähigkeit von der Funktion beider Hände zu gleichen Teilen abhängig ist. Da die erworbene größere Geschicklichkeit der einen Hand fast ausnahmslos auf die andere Hand übertragen werden kann (schreiben), soll zukünftig nicht mehr in Rechts- und Linkshänder" gedacht und diese Verletzungen im Gutachten nicht mehr unterschiedlich eingeschätzt werden.
Verletzungsfolgen an beiden Händen sind, von der Annahme ausgehend, daß sowohl der Verlust der *rechten* wie auch der *linken* Hand mit 60% zukünftig einzuschätzen ist, gleich hoch zu bewerten.
Wir sind davon überzeugt, daß diese Feststellung nicht nur Widerspruch hervorrufen, sondern daß es auch geraume Zeit brauchen wird, bis diese Erkenntnis von allen Gutachtern und Richtern der Schieds- bzw. Sozialgerichte als richtig anerkannt werden wird.

Replantationschirurgie

Zur Schadensbegrenzung für die Unfallverletzten und auch für die Versicherer wird im folgenden auf die Möglichkeit der Replantationschirurgie hingewiesen. Hier zeigt sich die Beziehung der Replantationschirurgie zur Unfallbegutachtung. Die Replantationschirurgie hat heute, 34 Jahre nach der ersten erfolgreichen Replantation eines Oberarmes durch Malt und McKhann in Boston, einen festen Platz im Rahmen der Behandlung von Unfallfolgen. Friedel, Jena, stellte die Geschichte der Replantationen in einem Bericht zusammen. Wegen der für den Erfolg derartiger Eingriffe notwendigen personellen und apparativen Voraussetzungen und des Aufwandes kann dieses Arbeitsgebiet nur den dafür eingerichteten Zentren vorbehalten werden. Mit entscheidend für den Erfolg sind bestimmte Grundkenntnisse. Jeder Arzt, der mit Unfallpatienten konfrontiert wird, sollte über die Lage der nächsten Replantationszentren informiert sein, um Zeitverluste durch Irrwege zu ersparen. Der

[2] Wenn beim Daumenverlust die heute übliche Einschätzung der MdE links = rechts für richtig angesehen wird, dann konnte das empfohlene gleiche Vorgehen, z. B. beim Hand- oder Armverlust nicht falsch sein.

Arzt sollte auch wissen, daß mitentscheidend für den Behandlungserfolg die Zeitspanne ist, die zwischen Unfall und Operation verstreicht. Friedel verdanken wir einen entsprechenden Plan in alphabetischer Reihenfolge mit Namen der Ansprechpartner, Telefon und FAX-Nr., der im Anschluß, S. 337–350, wiedergegeben wird, und internationale Literatur.

Nach Biermer werden Amputationen proximal des Hand- oder Sprunggelenks als Makroamputation und distal davon als Mikroamputation bezeichnet. Die von Friedel dargestellte Tabelle stellt die absolute und relative Indikation zur Replantation von der Lage der Amputation dar.

Indikationen zur Replantation an den Extremitäten

	Absolute Indikationen	Relative Indikationen
Mikrobereich	Mehrere Langfinger Daumen proximal IP-Gelenk Mittelhand Hand	Einzelner Langfinger Distal IP-Gelenk
Makrobereich	Unterarm (Einzelverlust) Unterschenkel (Einzelverlust)	Oberarm Oberschenkel (Kinder)

Stets sollte bei einem entsprechenden Unfall nach dem Amputat gesucht werden (s. „Celler Urteil"). Das Amputat sollte in sterile Kompressen gewickelt in eine wasserdichte Plastiktüte gebracht werden. Die Tüte mit dem Amputat gibt man in eine zweite Tüte, die mit Eiswasser gefüllt ist. Direkter Kontakt mit dem Eis ist zu vermeiden. Die Außentemperatur ist wichtig für die Anoxietoleranzzeit des abgetrennten Gewebes. Bei Mikroamputaten läßt sich die Ischämietoleranz so von 8–10 auf bis 20 h verlängern, bei Makroamputaten von 4–5 auf 8–10 h steigern. Die Einheilungsraten werden im Schrifttum nach Mikrotransplantaten bei 80–90% und bei Makrotransplantationen bei bis zu 95% angegeben. Auch bei Amputationen im männlichen Urogenitalbereich hat die Replantationschirurgie spektakuläre Erfolge aufzuweisen. So zeigten Becker et al. an Hand von 3 Fällen Rekonstruktionsmöglichkeiten und funktionelle Ergebnisse nach Penisamputationsverletzungen auf dem NW deutschen Chirurgen-Kongreß in Hamburg 1996. Dabei handelte es sich im allgemeinen meist um Selbstbeschädigungen, selten um Unfallfolgen. Am eindrucksvollsten war der Fall eines 30jährigen, der sich in einer psychotischen Situation das komplette externe Genitale amputiert hatte. Es wurde ein Hoden revaskularisiert, sowie beide Aa. und Vv. penis profundae und die Aa. und Vv. dorsalis penis rekonstruiert. Der Patient erlangte eine normale Miktions- und Erektionsfähigkeit bei positivem Spermiogramm.

Das „Celler Urteil". Der folgende Hinweis auf das sog. „Celler Urteil" ist für jeden Arzt, der Unfallpatienten behandelt, von Wichtigkeit und nicht allgemein bekannt (BGB § 611, 832).

Zum Sachverhalt: Der Kläger gegen den erstbehandelnden Arzt ist selbständiger Glasermeister. Bei der Arbeit mit einem sog. Trennjäger trennte er sich 1980 den Daumen der linken Hand vollständig und Zeige-, Mittel- und Ringfinger so weit ab, daß sie nur noch an einem Hautfetzen hingen. Er wird in das 1 km weit entfernte Krankenhaus gebracht. Es erfolgt Abdeckung der Wunden, Infusionen, Gabe von Schmerzmitteln. „Der Daumen sei nicht vorhanden", heißt es im ärztlichen Bericht. Zur endgültigen Versorgung (Annähern der Finger 2, 3, 4) wird der Patient mit Hubschrauber in das BG-Krankenhaus geflogen. Der Sohn des Verletzten findet den Daumen in der Werkstatt und teilt das telefonisch 4 oder 6 h (die Angaben des Sohnes und der Ärzte weichen von einander ab) nach dem Unfall den erstbehandelnden Ärzten mit. Die erklären, daß der Daumen jetzt unbrauchbar sei. Daraufhin wirft der Sohn den Daumen weg. Die 3 noch an der Hand hängenden Finger heilen nach der Operation an, können aber nicht vollständig gestreckt werden. Der Patient verklagt die Ärzte auf Schmerzensgeld und Schadensersatz. LG und OLG weisen die Klage ab. In der Begründung heißt es: „Es ist zwar grundsätzlich davon auszugehen, daß für Krankenhäuser in der heutigen Zeit (ab 1983) eine Verpflichtung besteht, bei Amputationen oder Skalpierungen nach dem Verbleib der Amputate zu fragen und gegebenenfalls Nachforschungen in gewissem Umfange vornehmen zu lassen. Auch bei rechtzeitigem Auffinden des Daumens nahm der Sachverständige im Termin eine Anheilungschance von nur unter 50% zum damaligen Zeitpunkt an. Entlastend war auch für die erstbehandelnden Ärzte die Tatsache, daß die hochspezialisierten Transplantationsärzte auch nicht weiter nach dem fehlenden Daumen gefragt hatten. In Anbetracht aller Umstände kommt daher – wenn überhaupt – allenfalls eine ganz leichte Pflichtverletzung der beklagten Ärzte in Betracht." Die Überlassung des vollständigen „Celler Urteil" verdanke ich Priv.-Doz. Dr. med. B. D. Partecke, Chefarzt der Abt. für Handchirurgie, Plastische Chirurgie und Mikrochirurgie, BG-Unfallkrankenhaus Hamburg.

1. BGB §§ 611, 823 (Zum Umfang der ärztlichen Pflicht zur Sicherstellung von Amputaten)

1. Bei Gliedabtrennungen besteht eine Verpflichtung von Krankenhäusern, in die ein entsprechender Patient eingeliefert wird, nach dem Verbleib der Amputate zu fragen und gegebenenfalls auch Nachforschungen in gewissem Umfang vorzunehmen.

2. Eine Verletzung dieser Pflicht ist zumindest für das Jahr 1980 nicht als grober Behandlungsfehler anzusehen, der zu Beweiserleichterungen für den Patienten führt. (Leitsätze der Redaktion).

OLG Celle, Urt. v. 16. 5. 1983 – 1 U 53/82

Literatur: Med R 1983, Heft 6

Literatur

Barraud O, Thouveny A, Peretti F de, Giboin P, Perraud M, Argenson C (1990) Cross-forearm replantation in bilateral amputation. Ann Chir Main Memb Super 9(3): 236–239

Berger A, Brenner P, Flory P, Schaller E, Schneider W (1990) Progress in limb and digital replantation: Part B. World J Surg 14(6): 807–818

Beris AE, Soucacos PN, Malizos KN, Mitsionis GJ, Soucacos PK (1994) Major limb replantation in children. Microsurgery 15(7): 474–478

Beris AE, Soucacos PN, Malizos KN (1995) Microsurgery in children. Clin Orthop 314 112–121

Biemer E (1990) Indications and limits of replantation. Chirurg 61(2): 103–108

Brantley SK, Davidson SF, Talbot PJ, Das SK (1990) Protocol for replantation and revascularization of digits and limbs. J Miss State Med Assoc 31(2): 33–36

Braun C, Olinger A (1992) Staged major limb replantation: a concept to minimize the risk in replantation of the lower extremity. J Reconstr Microsurg 8(3): 185–192; discussion 193–194

Chang WG, Tang YQ, Lin SZ (1990) A case of heterotopic transplantation after bilateral traumatic above-knee amputations. J Trauma 30(4): 496–502

Daigle JP, Kleinert JM (1991) Major limb replantation in children. Microsurgery 12(3): 221–231

Demiri E, Bakhach J, Tsakoniatis N, Martin D, Bandet J (1995) Bone growth after replantation in children. J Reconstr Microsurg 11(2): 113–122; discussion 122–123

Deutlinger M, Girsch W, Kroitzsch U, Galle P (1990) Successful replantation of the lower leg in a child. Unfallchirurgie 16(6): 302–305

Dubert T, Oberlin C, Alnot JY (1993) Partial replantation after traumatic proximal lower limb amputation: a one-stage reconstruction with free osteocutaneous transfer from the amputated limb. Plast Reconstr Surg 91(3): 537–540

Feller AM, Roth AC, Russell RC (1990) Tissue protection by elimination of oxygen free radicals in the post-ischemic reperfusion phase. Handchir Mikrochir Plast Chir 22(1): 4–13

Friedel R (1996) Replantationschirurgie-Auftrag, Möglichkeiten und Grenzen. Med Rep

Gayle LB, Lineaweaver WC, Buncke GM, Oliva A, Alpert BS, Billys JB, Buncke HJ (1991) Lower extremity replantation. Clin Plast Surg 18(3): 437–447

Giebel G, Braun C (1991) Lower limb replantation with primary foreshortening and secondary lengthening by callus distraction. Handchir Mikrochir Plast Chir 23(4): 174–182

Ipsen T, Lundkvist L, Barfred T, Pless J (1990) Principles of evaluation and results in microsurgical treatment of major limb amputations. A follow-up study of 26 consecutive cases 1978–1987. Scand J Plast Reconstr Surg Hand 24(1): 75–80

Magin MN, Kattner H, Winkler H, Wentzensen A (1994) Amputation injuries of large extremity segments. Clinical management. Aktuel Traumatol 24(6): 207–214

Meyer VE (1990) Wound closure and decompression in upper limb replantation. Ann Chir Main Memb Super 9(2): 129–134

Rezkov GI (1993) Sensory disorders in patients with replanted upper extremities. Zh Nevropatol Psikhiatr Im S S Korsakova 93(1): 64–67

I. Replantationszentren in Deutschland (Stand 4/96)

Aachen

Klinikum der RWTH Aachen
Nachfolge Prof. Dr. Hettich
Pauwelsstr. 30, D-52074 Aachen
Tel.: 0241/8089701
Fax: 0241/975992

Berlin

Orthopädische Klinik und Poliklinik der FU Berlin,
Oskar-Helene-Heim, Clayallee 229, D-14195 Berlin
Kontaktperson: Prof. Dr. A. Eisenschenk
Tel.: 030/81004–201

Bochum

Prof. Dr. H. U. Steinau
BG-liche Krankenanstalten Bergmannsheil, Universitätsklinik
Abt. für plastische Chirurgie und Verbrennungskrankheiten
Gilsingstr. 14, D-44789 Bochum
Tel.: 0234/3026841/43
Fax: 0234/330734

Freiburg

Handchirurgie, Chirurgische Universitätsklinik,
Hugstetter Str. 55, D-79106 Freiburg i. Br.
Kontaktperson: Prof. Dr. Stark
Tel.: 07061/2702802

Gelsenkirchen

Abteilung für Handchirurgie, Knappschaftskrankenhaus
Schernerweg 4, D-45894 Gelsenkirchen-Buer
Kontaktperson: Dr. F. E. Dietrich
Tel.: 0209/5902-272

Hamburg

Mikrochirurgie, Plastisch-rekonstruktive Chirurgie
Berufsgenossenschaftliches Unfallkrankenhaus
Bergedorfer Str. 10, D-21033 Hamburg
Kontaktperson: Priv.-Doz. B. D. Partecke
Tel.: 040/73060

Hannover

Klinik für Plastische, Hand- und Wiederherstellungschirurgie
der Medizinischen Hochschule Hannover
Podbielskistr. 380, D-30659 Hannover
Kontaktperson: Prof. Dr. A. Berger
Tel.: 0511/906-3423
Fax: 0511/906-3480

Jena

Prov.-Doz. H. Friedl
Chirurgische Univ. Klinik
Bachstr. 18, D-07743 Jena
Tel.: 03641/633170

Ludwigshafen

Abteilung für Verbrennungen, Plastische Chirurgie und Handchirurgie,
Berufsgenossenschaftliche Unfallklinik
Pfennigsweg 13, D-67071 Ludwigshafen-Oggersheim
Kontaktperson: Prof. Dr. Germann
Tel.: 0621/68101

Magdeburg

Prof. Dr. W. Schneider
Klinik für Plastische, Wiederherstellungs- und Handchirurgie
Otto-von-Guericke-Universität
Leipziger Str. 44
D-39120 Magdeburg
Tel.: 0391/672519

München

Abteilung für Plastische und Wiederherstellungschirurgie
Klinikum rechts der Isar der Technischen Universität München
Ismaninger Str. 22,
D-81675 München
Kontaktperson: Prof. Dr. E. Biemer
Tel.: 089/4140-2170/71
Fax: 089/41805169

Bad Neustadt a. d. Saale

Klinik für Handchirurgie Bad Neustadt,
Salzburger Leite 1,
D-97616 Bad Neustadt a. d. Saale
Kontaktperson: Prof. Dr. U. Lanz
Prof. Dr. B. Landsleitner
Tel.: 09771/914-0
Fax: 09771/97467

Saarbrücken

Unfallchirurgische Klinik, Klinik der Stadt Saarbrücken,
Theodor-Heuss-Straße, D-66130 Saarbrücken
Kontaktperson: Priv.-Doz. Dr. L. Zwank
Tel.: 0681/9630

Siegen

St. Marienkrankenhaus Siegen gem. GmbH
Klinik für Hand-, plastische und
Wiederherstellungschirurgie
Kampenstr. 51
D-57072 Siegen
Kontaktperson: Dr. Vrsalovic
Tel.: 0271/231-3138/39
Fax: 0271/231-4281

Würzburg

Prof. Dr. E. Eckert
Klinik für Plastische Chirurgie
Chirurgische Univ.-Klinik
Josef-Schneider-Str. 2
D-97080 Würzburg
Tel.: 0931/2013286
Fax: 0931/2012241

Wuppertal

Priv.-Doz. Dr. G. Ingianni
Ferdinand-Sauerbruch-Klinik
Arrenberger Str. 20
D-42117 Wuppertal
Tel.: 0202/394575
Fax: 02023/94453

II. Replantationszentren in Österreich

(Tel.-Vorwahl: 0043)

Innsbruck

Universitätsklinik für Plastische- und Wiederherstellungschirurgie
Anichstr. 35, A-6020 Innsbruck
Kontaktperson: Prof. Dr. H. Anderl
Tel.: 0512/5040 App. 5040

Linz

Prof. Dr. Brücke
Klinik für Unfall- und Handchirurgie
Krankenhausstr. 9
A-4020 Linz
Tel.: 0043/7078060

Salzburg

Unfallkrankenhaus Salzburg
Dr. Franz-Rehrl-Platz 5, A-5020 Salzburg
Kontaktperson: Dr. med. A. Kröpfl
Tel.: 0662/72521-0; 0662/6580-0

Wien

Abteilung für Plastische- und Rekonstruktive Chirurgie
I. Chirurgische Universitätsklinik, Alserstr. 5, A-1090 Wien
Kontaktperson: Prof. Dr. M. Frey
Tel.: 0222/4800-2255

III. Replantationszentren in der Schweiz (Stand 4/96)

(Tel.-Vorwahl: 0041)

Aarau

Klinik für Plastische und Wiederherstellungschirurgie
Kantonsspital Aarau, CH-5001 Aarau
Kontaktperson: Dr. med. P. Helaly
Tel.: 064/214141

Basel

Abteilung für Chirurgie der Hand und der peripheren Nerven
Kantonsspital Basel, CH-4031 Basel
Kontaktperson: Prof. Dr. med. H. Tröger
Tel.: 061/252525

Bern

Abteilung für Plastische und Wiederherstellungschirurgie
Inselspital, CH-3010 Bern
Kontaktperson: Prof. Dr. U. Büchler
Tel.: 041/642111

Genf

Universitätspoliklinik, Kantonsspital Geneve
Case Postale 166, CH-1211 Geneve 4
Kontaktperson: Dr. P. Rheiner
Tel.: 022/226111

St. Gallen

Kantonsspital St. Gallen
Klinik für Orthopädische Chirurgie
CH-9007 St. Gallen
Kontaktperson: Priv.-Doz. R. Stober
Tel.: 07126/1111
Fax: 07126/2873

Zürich

Klinik für Wiederherstellungschirurgie
Universitätsspital Zürich, Rämistr. 100, CH-8091 Zürich
Kontaktperson: Prof. Dr. V. Meyer
Tel.: 01/2551111

IV. Replantationsdienste in Deutschland (Stand: 9/94)

Baden-Baden

DRK-Klinik Baden-Baden, Abt. für Handchirurgie, plastische
und rekonstruktive Chirurgie, Lilienmattstr. 5, D-76530 Baden-Baden
Kontaktperson: Prof. Dr. P. Haußmann
Tel.: 07221/358218

Berlin

Prof. Dr. J. C. Bruck
Krankenhaus am Urban
Dieffenbachstr. 1
D-10967 Berlin
Tel.: 030/697360
Fax: 030/6927907

Bonn

Prof. Dr. P. Brüser
Abt. für Hand-, Mikro- und Wiederherstellungschirurgie
Malteser-Krankenhaus
Von-Hompesch-Str. 1
D-53123 Bonn-Duisdorf
Tel.: 0228/6481860/1

Bremen

Handchirurgische Klinik, Zentralkrankenhaus
St.-Jürgen-Straße
D-28205 Bremen
Kontaktperson: Dr. H. Vossmann
Tel.: 0421/4975545

Bremerhaven

Prof. Dr. H. Seiler
Klinik für Unfall-, Hand- und Plastische Chirurgie
Zentralkrankenhaus Reinkenheide
Postbrookstraße
D-27574 Bremerhaven
Tel.: 0471/2991

Duisburg

Dr. K. A. Brandt
BG Unfallklinik Duisburg-Buchholz
Großenbaumer Allee 250
D-47249 Duisburg
Tel.: 0203/76883116
Fax: 0203/76884148

Erlangen

Chirurgische Universitätsklinik Erlangen
Abt. Hand- und Plastische Chirurgie
Krankenhausstr. 12
D-91054 Erlangen
Kontaktperson: Prof. Dr. Grünert
Tel.: 09131/853277

Frankfurt am Main

Abteilung für Handchirurgie, Berufsgenossenschaftliche Unfallklinik
Friedberger Landstr. 430, D-60389 Frankfurt am Main
Kontaktperson: Dr. Winkel
Tel.: 069/4750

Greifswald

Priv.-Doz. Dr. W. Köcher
Unfallchirurgische Klinik
Löfflerstr. 23
D-17487 Greifswald
Tel.: 03834/77951

Hamburg

Handchirurgische Abteilung, Allgemeines Krankenhaus Elim
Hohe Weide 17, D-20259 Hamburg
Kontaktperson: Dr. R. Neumann
Tel.: 040/4906-1 App. 247

Hannover

Klinik für Handchirurgie,
Plastische Chirurgie und Wiederherstellungschirurgie,
Unfallkrankenhaus des Friederikenstiftes, Marienstr. 37, D-30171 Hannover
Kontaktperson: Frau Prof. Dr. R. Flügel
Tel.: 0511/12431

Heidelberg

Handchirurgische, Orthopädische Klinik der Universität Heidelberg
Schlierbacher Landstr. 200a, D-69118 Heidelberg
Kontaktperson: Prof. A. K. Martini
Tel.: 06221/806-1

Hofheim am Taunus

Klinik für Plastische, Hand- und Wiederherstellungschirurgie
Kreiskrankenhaus Hofheim, Lindenstr. 10, D-65719 Hofheim am Taunus
Kontaktperson: Prof. Dr. C. Tizian
Tel.: 06192/200-1, App. 292/293

Ingolstadt

Chirurgische Klinik II, Klinikum Ingolstadt,
Krumenauerstr. 25, D-8070 Ingolstadt
Kontaktperson: Prof. Dr. W. Duspiva
Tel.: 0841/8802451

Leipzig

Priv.-Doz. Dr. M. Steen
Klinik für Plastische und Handchirurgie
Delitzscher Str. 141
D-04129 Leipzig
Tel.: 0341/5652390

Leverkusen

Abteilung für Unfall-, Hand- und Wiederherstellungschirurgie
Städtisches Krankenhaus, Dhünnberg 60, D-51375 Leverkusen
Kontaktperson: Dr. R. Rahmel
Tel.: 0214/13-0, App. 2151

Lübeck

Klinik für für Plastische Chirurgie
Ratzeburger Allee 160
D-23562 Lübeck
Kontaktperson: Nachfolger von Herrn Prof. Lösch
Tel.: 0451/5002060
Fax: 0451/5002190

Mainz

Prof. Dr. G. Ritter
Abteilung für Unfallchirurgie
Klinik der Johann-Gutenberg-Universität
Langenbeckstr. 1, D-55131 Mainz
Tel.: 06131/177292

München

Chirurgische Klinik und Poliklinik der Universität München,
Klinikum Großhadern der Ludwig-Maximilians-Universität,
Mikro-, Hand-, Wiederherstellende Chirurgie,
Marchioninistr. 15, D-81377 München 70
Kontaktperson: Prof. Dr. R. G. Baumeister
Tel.: 089/7095-1

München

Abteilung für Plastische-, Wiederherstellungs- und Handchirurgie,
Zentrum für Schwerbrandverletzte,
Städtisches Krankenhaus München-Bogenhausen,
Englschalkinger Str. 77, D-81925 München
Kontaktperson: Prof. Dr. W. Mühlbauer
Tel.: 089/92700

München

Plastische Chirurgie, Chirurgische Klinik Innenstadt der Universität München
Nußbaumstr. 20, D-80336 München
Kontaktperson: Prof. Dr. W. Stock
Tel.: 089/5160-2698
Fax: 089/5160-4427

Münster

Prof. Dr. E. Brug
Westfälische Wilhelms-Universität Münster
Klinik und Poliklinik für Unfall- und Handchirurgie
Jungeblodtplatz 1
D-48149 Münster
Tel.: 0251/836837

Murnau

Dr. M. Trauner
BG-Unfallklinik
Professor-Küntscher-Str. 8
D-82148 Murnau
Tel.: 08841/482487

Oldenburg

Dr. R. Hoffmann
Handchirurgie und Plastische Chirurgie
Evangelisches Krankenhaus
Steiweg 13–17
D-26122 Oldenburg
Tel.: 0441/236912

Regensburg

Prov.-Doz. Dr. R. Neugebauer
Abt. für Unfall-, Wiederherstellungs- und Handchirurgie
Krankenhaus der Barmherzigen Brüder
D-93049 Regensburg
Tel.: 0941/3692251

Tübingen

BG-Klinik
Schnarrenbergstr. 95
D-72076 Tübingen
Kontaktperson: Nachfolge von Herrn Dr. Reill
Tel.: 07071/6062277

Ulm

Sektion Hand- und Plastische Chirurgie
Chirurgische Universitätsklinik Ulm
Steinhövelstr. 9, D-89075 Ulm
Tel.: 0731/1792251

Villingen-Schwenningen

Handchirurgische Abteilung, Goldenbühl-Krankenhaus
Berliner Str. 23, D-78048 Villingen-Schwenningen
Kontaktperson: Priv.-Doz. Dr. D. Goth
Tel.: 07721/602116

Zittau

Priv.-Doz. Dr. Pollack
Klinik für Handchirurgie
Kreiskrankenhaus Zittau
Dörlitzer Str. 10
D-02763 Zittau
Tel.: 03583/88280

V. Replantationsdienste in Österreich (Stand 4/96)
(Tel.-Vorwahl: 0043)

Feldkirch

Abteilung für Unfallchirurgie, Landeskrankenhaus Feldkirch
Carinagasse 49, A-6807 Feldkirch
Kontaktperson: Prim. Dr. D. Fink
Tel.: 0552/24621

Graz

Arbeitsgruppe Mikrochirurgie, Chirurgische Universitätsklinik
Auenbrugger Platz 36, A-8036 Graz
Kontaktperson: Dr. med. H. Hoflehner
Tel.: 0316/385-2704/2205

Wien

Handchirurgie, Unfallkrankenhaus Meidling,
Kundrastr. 37, A-1120 Wien
Kontaktperson: Prim. Univ.-Doz. H. Kuderna
Tel.: 0222/601500

VI. Replantationsdienste in der Schweiz (Stand 4/96)

(Tel.-Vorwahl: 0041)

Lausanne

Service de chirurgie plastique et reconstructive, CHUV
CH-1011 Lausanne
Kontaktperson: Dr. R. M. Guignard
Tel.: 021/314111

Winterthur

Abteilung für rekonstruktive Traumatologie,
Handchirurgie und Mikrochirurgie
Chirurgische Klinik, Kantonsspital
CH-8401 Winterthur
Kontaktperson: Dr. C. Osterwalder
Tel.: 052/822121

VII. Abteilungen mit Mikrogefäßchirurgischer Erfahrung Deutschland

Berlin

Unfallchirurgische Abteilung
Rudolf-Virchow-Krankenhaus
Augustenburger Platz 1
D-13353 Berlin
Kontaktperson: Prof. Dr. P. Hertel
Tel.: 030/4505-3906

Hamburg

Handchirurgische Abteilung, Allgemeines Krankenhaus Wandsbek,
Alphonsstr. 14, D-22043 Hamburg
Kontaktperson: Dr. W. Epping
Tel.: 040/65665-331/318

München

Abteilung für Unfall-, Hand- und Plastische Chirurgie
der Klinik Dr. M. Schreiber GmbH, Scheinerstr. 3, D-81679 München
Kontaktperson: Prof. Dr. H. E. Köhnlein
Tel.: 089/92810

Nürnberg

Abteilung für Handchirurgie und Plastische Chirurgie,
Kliniken Dr. Erler GmbH, Kontumazgarten 4–18, D-90429 Nürnberg
Kontaktperson: Dr. M. Martin
Tel.: 0911/27280

VIII. Abteilungen mit Mikrogefäßchirurgischer Erfahrung
Schweiz
(Tel.-Vorwahl: 0041)

Oberdiessbach

Bezirksspital, CH-3515 Oberdiessbach
Kontaktperson: Dr. W. Zimmerli
Tel.: 031/970441

Winterthur

Dr. C. Osterwalder
Abteilung für rekonstruktive Traumatologie,
Handchirurgische und Mikrochirurgie
Chirurgische Klinik
Kantonsspital
CH-8401 Winterthur
Tel.: 052/822121

Vergleich der durchschnittlichen MdE-Sätze und Invaliditätsgrade

Verglichen werden:
I. die MdE-Sätze in der *gesetzlichen Unfallversicherung* (Berufsgenossenschaften usw.),
II. die MdE-Sätze im *sozialen Entschädigungsrecht* (Versorgungsämter) bzw. GdB nach dem Schwerbehindertengesetz,
III. die Invaliditätsgrade in der *privaten Unfallversicherung* (die Wiedergabe der Einschätzungen im Rahmen der privaten Unfallversicherung erfolgt in Spalte III sowohl in Prozentsätzen als auch in Bruchteilen).

Dazu werden die 3 tragenden Säulen des Unfallversicherungswesens noch einmal vorgestellt:

I. Gesetzliche Unfallversicherung
betrifft *Berufsgenossenschaften*, Bund, Länder, Gemeinden und Ausführungsbehörden.
Rechtsgrundlage: Reichsversicherungsordnung (RVO).

II. Für die soziale Entschädigung auf der Grundlage des Versorgungsrechtes sind die Versorgungsämter und Landesversorgungsämter zuständig
Rechtsgrundlagen: Gesetz, über die Versorgung der Opfer des Krieges (Bundesversorgungsgesetz – BVG),

Gesetz über die Versorgung für die ehemaligen Soldaten der Bundeswehr und ihrer Hinterbliebenen (Soldatenversorgungsgesetz – SVG).

Gesetz über den Zivildienst der Kriegsdienstverweigerer (Zivildienstgesetz – ZDG),

Gesetz über Hilfsmaßnahmen für Personen, die aus politischen Gründen außerhalb der Bundesrepublik Deutschland in Gewahrsam genommen wurden (Häftlingshilfegesetz – HHG),

Gesetz über die Entschädigung für Opfer von Gewalttaten (OEG), *Bundesseuchengesetz* (BSeuchG, betrifft, Impfschäden).

Die Grundlage für die MdE-Beurteilung bilden die „Anhaltspunkte für die ärztliche Gutachtertätigkeit im sozialen Entschädigungsrecht und nach dem Schwerbehindertengesetz", deren MdE Tabelle[1] auch in der beamtenrechtlichen Unfallfürsorge nach dem Beamtenversorgungsgesetz Bundesentschädigungsgesetz (BEG) Anwendung findet.

III. Private Unfallversicherung
Rechtsgrundlagen: Allgemeine Unfallversicherungsbedingungen (AUB) 88.

Die Aufklärung über diese in der Bewertung voneinander abweichenden 3 Hauptanwendungsgebiete, die mit eigenen Bemessungsrichtlinien ausgestattet sind, würde Mißverständnisse bei den Antragstellern, die sich manchmal ungerecht behandelt fühlen, vermeiden.

[1] Herausgegeben vom Bundesministerium für Arbeit und Sozialordnung (1996).

Durchschnittliche MdE-Sätze bzw. Invaliditätsgrade in den verschiedenen Formen des Unfallversicherungswesens

Unfallfolgen im Bereich des Kopfes

	MdE, gesetzliche Unfallversicherung (BG) [%]	MdE, soziales Entschädigungsrecht bzw. Grad der Behinderung nach dem SchwbG („Anhaltspunkte") [%]	Invaliditätsgrade (Privatversicherung) [% oder Bruchteile]
Knochenlücken im Schädeldach je nach Größe ohne Hirnfunktionsstörung	10–40	30 (gilt nur für erhebliche Knochenlücken)	
Einbruch des Augendachrandes und des Jochbeins ohne Sehstörungen	0–15		
Abstoßend wirkende Entstellungen des Gesichts, die den Umgang mit anderen Menschen erschweren	20–50	50	
Lähmung des N. fazialis einseitig			
Kosmetisch wenig störend ausgeprägte Restparese	10	0–10	
Doppelseitig, komplette Lähmung	30	50	
Skalpierung, Frauen (bei Lieferung und Instandhaltung einer Perücke)	30		
Skalpierung oder Vernarbung der Kopfhaut (Männer)	10–20		
Verlust einer Ohrmuschel	10	20	
Verlust beider Ohrmuscheln	20	30	
Vollständiger Verlust der Nase	30–50	50	
Teilverlust der Nase (Nasenspitze)	10–20	10	
Stark entstellende Sattelnase	15–20		
Einseitige leichte bis mittelgradige Schwerhörigkeit	0		1/5–2/5
Einseitige Taubheit	15	15	30%
Doppelseitige Taubheit	70	70	60%
Ermittlung der MdE aus den Schwerhörigkeitsgraden beider Ohren (s. Tabelle, Anhang B)			
Doppelseitige mittelgradige Schwerhörigkeit	30		2/5 + 2/5
Doppelseitige hochgradige Schwerhörigkeit	45		3/4 + 3/4

Unfallfolgen im Bereich des Kopfes (Fortsetzung)

	MdE, gesetzliche Unfallversicherung (BG) [%]	MdE, soziales Entschädigungsrecht bzw. Grad der Behinderung nach dem SchwbG („Anhaltspunkte") [%]	Invaliditätsgrade (Privatversicherung) [% oder Bruchteile]
Luftröhrenschnitt, Kanülenträger auf Dauer	50	40–70	
Verlust des Kehlkopfes	50–80	70	
Erhebliche Verengung der Nasengänge	15–25	20	
Verengung der Mundöffnung oder Kiefersperre, nur Aufnahme flüssiger Nahrung möglich	30	50	
Verlust einzelner Zähne (evtl. Ersatz)	0		
Verlust aller Zähne	25		
Verlust des Gaumens	30	20–30	
Lippendefekt mit Speichelfluß	20	20–30	
Lähmung des N. recurrens einseitig, Stimme (wieder) gut	10	0–10	
Lähmung des N. recurrens doppelseitig, Kanülenträger auf Dauer	50	40–50	
Einseitige unkomplizierte Erblindung oder Verlust eines Auges bei uneingeschränktem Sehvermögen des 2. Auges	25	30	50%
Doppelseitige Herabsetzung des Sehvermögens auf 0,25 (s. Tabelle, Anhang A)	40	40	13/30 + 13/30
Einseitige Erblindung mit Herabsetzung der Sehschärfe auf dem anderen Auge auf 0,4 (s. Tabelle, Anhang A)	50	50	
Doppelseitige Herabsetzung der Sehschärfe auf 0,05 (s. Tabelle, Anhang A)	100	100	25/30 + 25/30

Unfallfolgen im Bereich des Arms

	MdE, gesetzliche Unfallversicherung (BG) [%]	MdE, soziales Entschädigungsrecht (Versorgungsamt) [%]	Invaliditätsgrade (Privatversicherung) [% oder Bruchteile]
Alle Gelenkbeweglichkeitsmessungen nach der Neutral-0-Methode			
Verlust des Arms im Schultergelenk (Exartikulation)			70%
oder sehr kurzer Stumpf	80	80	65%
Verlust Mitte Oberarm	70	70	65%
Verlust im Ellbogengelenk	70	70	
Versteifung des Schultergelenks in günstiger Stellung bei gut beweglichem Schultergürtel (beste Stellung: 30° Abduktion 30° Flexion 30° Innenrotation)	30	30	2/5 Arm
Vollständige Versteifung des Schultergelenks in ungünstiger Stellung oder bei erheblich gestörter Beweglichkeit des Schultergürtels	40–50	40–50	2/5–2/3 Arm
Habituelle Schulterverrenkung oder rezidivierende Verrenkung	20–30	10–30	1/10–1/5 Arm
Schulterbeweglichkeit 0-0-120	15	10	1/10 Arm
Schulterbeweglichkeit 0-0-90	25	20	1/5 Arm
Verlust mittlerer Unterarm bei frei beweglichem Ellbogengelenk	60	50	60%
Verlust der Hand	60	50	55%
Verlust aller Finger einer Hand	50	50	
Handgelenk in leichter Dorsalflexion versteift (beste Stellung)	30	30	1/4 Arm
Handgelenk in Bewegung oder Streckung von 45° und mehr versteift	40	40	1/10–1/3 Arm
Kahnbeinspeudarthrose, je nach Bewegungseinschränkung und Beschwerden	0–30		1/5–3/10 Hand
Mondbeintod je nach Bewegungseinschränkung und Beschwerden	10–20		1/4 Hand

Unfallfolgen im Bereich der Bauchorgane und Bauchdecken

	MdE, gesetzliche Unfallversicherung (BG) [%]	MdE, soziales Entschädigungsrecht (Versorgungsamt) bzw. Grad der Behinderung [%]
Bauchnarbenbruch je nach Größe und Beschwerden	10–40	0–50
Verlust der Milz, 2–3 Monate nach Unfall arbeitsfähig: Beim Erwachsenen im 1. Jahr	30	10
Danach, wenn keine Komplikationen auftreten	10	10
Bei Kindern unter 4 Jahren im 1. Jahr	50	20–30
Danach, wenn keine Komplikationen auftreten (bei Auftreten des OPSI-Syndroms erneute Beurteilung)	20–30	20–30
Kunstafter (Dickdarm), gut verschließbar	50	50
Dünn- und Dickdarmfistel je nach Absonderung	20–40	
Stuhlinkontinenz	30	20–40
Stärkerer Mastdarmvorfall	30	20–40
Komplikationslos verlaufende Virushepatitis (abgeheilt):		
Akute Krankheitsphase (meistens 8–12 Wochen)	100	
Rekonvaleszenz (4–6 Wochen)	50–60	
Hepatitis, entzündlicher Restzustand	20–30	
Protrahiert verlaufende Hepatitis	40–50	
Chronische, nicht sicher klassifizierbare Hepatitis	30–40	
Chronisch persistierende Hepatitis	20–30	20–30
Chronisch aggressive Hepatitis	40–80	20–100
Narbenleber ohne Ösophagusvarizen	30–40	20–40
Mit Ösophagusvarizen	60–100	60–100
Primäres Leberkarzinom	100	100

Unfallfolgen im Urogenitalbereich

	MdE, gesetzliche Unfallversicherung (BG) [%]	MdE, soziales Entschädigungsrecht (Versorgungsamt) bzw. Grad der Behinderung [%]
Einseitige erhebliche Funktionsschädigung mit massivem Harnbefund und wechselnder Beschwerden	10–20	
Einseitiger Nierenstein und Pyelonephritis (Operationsindikation)	30	
Funktionsausfall mit ständigen Beschwerden und massivem Harnbefund, Nephrektomie angezeigt	30–40	
Doppelseitige Nierenschädigung, leichte Funktionsbeeinträchtigung, geringer Harnbefund	10–20	20–30
Deutliche Funktionsstörung, chronische Pyelonephritis beidseitig mit entsprechendem Harnbefund, Bakteriurie, latenter Kompensationszustand	30–50	
Schwere Nierenschädigung, Organschrumpfung je nach Kompensationszustand	50–100	80–100
Notwendigkeit dauernder Dialysebehandlung	100	100
Nierenbeckenentzündung	10–50	
Lageveränderung der Gebärmutter je nach Beschwerden	10–20	
Scheiden- und Gebärmuttervorfall, durch Ring gut zurückzuhalten	20	
Völliger Vorfall der Scheide und Gebärmutter, auch durch Ringe und Bandagen nicht zurückzuhalten	60	
Vaginalfistel	30	
Nierenfistel	30	
Verlust des Penis	40	50
Verlust eines Hodens bei intaktem anderen Hoden	0	0
Wasserbruch, sehr groß	20	10
Verlust beider Hoden bis 40 Jahre, wenn Substutionstherapie keinen ausreichenden Erfolg bringt	50	20–40
Über 40 Jahre	30	
Über 60 Jahre	10	
Harninkontinenz mit nächtlichem Einnässen	10–30	
Völlige Harninkontinenz je nach Begleiterscheinungen	50–100	50
Urinfistel mit der Notwendigkeit, ein Urinal zu tragen	50	50

Unfallfolgen im Bereich der Beine

	MdE, gesetzliche Unfallversicherung (BG) [%]	MdE, soziales Entschädigungsrecht (Versorgungsamt) [%]	Invaliditätsgrade (Privatversicherung) [% oder Bruchteile]
Verlust beider Oberschenkel	100	100	
Verlust eines Beins und eines Arms	100	100	
Verlust beider Unterschenkel bei frei beweglichen Kniegelenken	70–80	80	
Verlust eines Beins im Hüftgelenk	80	80	70%
Verlust eines Beins bis zum kleinen Rollhügel	70	80	70%
Verlust des Beins im mittleren oder unteren Oberschenkeldrittel	60	70	60 oder 70%
Verlust des Beins im Kniegelenkspalt	60	70	60%
Verlust des Beins im Unterschenkel[a]	50	50	45 oder 50%
Verlust des Fußes im Chopart-Gelenk	35	30	1/2 Fuß
Verlust des Fußes im Lisfranc-Gelenk	30	30	2/5 Fuß
Amputation nach Pirogoff	35	40	30%
Verlust des Fußes im Mittelfuß	25	30	1/3 Fuß
Verlust beider Füße im Mittelfußgelenk	50	50	1/3 + 1/3 Fuß
Verlust der Großzehe einschließlich des Mittelfußköpfchens	20	20	
Versteifung einer Hüfte, günstige Stellung	30	40	2/5 Bein
Versteifung beider Hüften in günstiger Stellung	80	80–100	2/5 + 2/5 Bein
Versteifung der Hüfte in ungünstiger Stellung	40–50	50–60	2/3 Bein

[a] Eine Unterschenkelamputation stellt eine so erhebliche Veränderung der Unversehrtheit des menschlichen Körpers mit den entsprechenden körperlichen und auch seelischen Rückwirkungen, die allerdings selten berücksichtigt werden, dar, daß trotz der Fortschritte auf dem Gebiet der Prothesentechnik, die man aber gerechterweise auch nicht zu hoch einschätzen darf, eine MdE von 50% empfohlen wird.
Es wird immer wieder das Argument ins Feld geführt, daß Unterschenkelamputierte sogar große sportliche Leistungen zu vollbringen in der Lage seien, z. B. beim Tennis oder Skilauf. Im 2. Weltkrieg flog ein erfolgreicher englischer Jagdflieger sogar mit 2 Beinprothesen, und in den USA gibt es einen aktiven Fallschirmspringer, der doppelt beinamputiert ist. Das darf aber nicht darüber hinwegtäuschen, daß das Ausnahmen und Ausnahmemenschen sind, die die genannten Betätigungen nicht „regelmäßig und ganzschichtig" auszuüben genötigt sind oder waren.
Die gutachtliche Praxis spricht mehr für eine MdE von 50% bei der Unterschenkelamputation. So mußte Hymmen, der sich für eine MdE von 40% einsetzt, 1980 auf der unfallmedizinischen Tagung der gewerblichen Berufsgenossenschaften in Mainz feststellen, daß von 30 anscheinend glatten Unterschenkelverlusten im Rahmen der Dauerrente 11mal eine MdE von 40%, 19mal eine MdE von 50% geschätzt wurde.

Unfallfolgen im Bereich der Beine (Fortsetzung)

	MdE, gesetzliche Unfallversicherung (BG) [%]	MdE, soziales Entschädigungsrecht (Versorgungsamt) [%]	Invaliditätsgrade (Privatversicherung) [Bruchteile]
Versteifung eines Kniegelenks in bester Stellung 0-5-5	30	30	2/5 Bein
Versteifung eines Kniegelenks in 20° Beugestellung, 0-20-20	40		1/2 Bein
Versteifung eines Kniegelenks in 30° Beugestellung, 0-30-30	50		3/5 Bein
Versteifung beider Kniegelenke	80	80	2/5 + 2/5 Bein
Kniebeweglichkeit 0-10-60, stärkere Beinschwäche	30		3/10 Bein
Kniebeweglichkeit 0-0-90, leichte Beinschwäche	10	0–10	1/7 Bein
Wackelknie, Stützapparat nötig, starke Beinschwäche	30–50	30–50	1/2 Bein
Leichtes Wackelknie	20	10–20	1/10–1/5 Bein
Nach Entfernung oder Teilentfernung eines verletzten oder erkrankten Meniskus je nach Befund	0–30		0–1/10 Bein
Versteifung des oberen und unteren Sprunggelenks in günstiger Stellung	20	30	3/7 Bein
Versteifung des unteren Sprunggelenks	15	10	1/4–1/3 Fuß
Versteifung des Fußes in Spitzfußstellung von mehr als 20°	30		2/5 Bein
Totalendoprothese des Hüftgelenks einseitig nach Wiedereintritt der Arbeitsfähigkeit	40		
Nach weiteren 3 Monaten	30		
Nach 1–1,5 Jahren	20–30	(20)–30	
Danach bei optimaler Beweglichkeit und Belastbarkeit	20		1/4 Bein
Bei schmerzhafter Bewegungseinschränkung oder Infektionen wesentlich höhere MdE-Grade			
Ausgeheilte Oberschenkelfraktur, 6 cm Beinverkürzung, Gelenke frei beweglich, Bein leicht geschwächt	30	30	1/3 Bein
Ausgeheilte Oberschenkelfraktur, bis 4 cm Beinverkürzung, Gelenke frei beweglich, Bein leicht geschwächt	20	20	1/5 Bein

Unfallfolgen im Bereich der Beine (Fortsetzung)

	MdE, gesetzliche Unfallversicherung (BG) [%]	MdE, soziales Entschädigungsrecht (Versorgungsamt) [%]	Invaliditätsgrade (Privatversicherung) [Bruchteile]
Ausgeheilte Oberschenkelfraktur, 2 cm Beinverkürzung, sonst keine wesentlichen Störungen	0	0	1/10 Bein
Versteifung des Fußgelenks in extremer Spitzfußstellung	40–50		1/2 Bein
Totalendoprothese des Kniegelenks einseitig	30–40	30	2/5 Bein
Rezidivierende Synovialitis je nach Schwere bis	40		
Chronische Osteomyelitis, Ostitis mit Fistelbildung am Oberschenkel	30–50		
am Schienbeinkopf	30–50		
am Unterschenkel	20–40		
Schnappende Hüfte je nach Beschwerden und Beeinträchtigung der Standfestigkeit	0–20		1/5 Bein

Unfallfolgen im Bereich der Wirbelsäule

	MdE, gesetzliche Unfallversicherung (BG) [%]	MdE, soziales Entschädigungsrecht (Versorgungsamt) bzw. Grad der Behinderung [%]
Dorn- und Querfortsatzfrakturen	0–20	0–10
Wirbelkörperbrüche ohne neurologische Ausfälle im 1. Jahr nach dem Unfall	10–40	20–30
Vollständige Halsmarkschädigung mit vollständiger Lähmung beider Beine und Arme mit Störungen der Blasen-Mastdarm-Funktion	100	100
Vollständige Brustmark-, Lendenmark- oder Caudaschädigung mit vollständiger Lähmung des Stammes und der Beine, mindestens von Segment D1 an abwärts mit Störungen der Blasen-Mastdarm-Funktion	100	100
Unvollständige schwere Halsmarkschädigung mit gewichtigen Teillähmungen beider Arme und beine mit Störungen der Blasen- und Mastdarmfunktion	80–100	100

Unfallfolgen im Bereich der Wirbelsäule (Fortsetzung)

	MdE, gesetzliche Unfallversicherung (BG) [%]	MdE, soziales Entschädigungsrecht (Versorgungsamt) bzw. Grad der Behinderung [%]
Unvollständige leichte Halsmarkschädigung mit beiderseitig geringem motorischen und sensiblen Restausfällen ohne Störung der Blase und Mastdarmfunktion	30–60	
Unvollständige Brustmark-, Lendenmark- oder Caudaschädigung mit Teillähmung beider Beine, mit Störungen der Blase und Mastdarmfunktion	60–80	
Unvollständige Brustmark-, Lendenmark- oder Caudaschädigung mit Teillähmung beider Beine ohne Störung der Blasen-Mastdarm-Funktion	0–60	

Unfallfolgen nach Schädel-Hirn-Traumen

	MdE, gesetzliche Unfallversicherung (BG) [%]	MdE, soziales Entschädigungsrecht (Versorgungsamt) bzw. Grad der Behinderung [%]
Hirnverletzung mit Hirnleistungsschwäche leichten Grades	20–30	40–50
mittelschweren Grades	30–50	50–70
schweren Grades	50 und mehr	70–100
Zerebrale Anfälle (Krämpfe, Bewußtseinsstörung, andere Anfallfolgen)	40–100	40–100
Vegetative Störungen leichter Art bis	30	30
mittelschwerer Art bis	50	40
schwerer Natur bis	80	50–60
Blasen-Darm-Lähmung	100	
Herdbedingte Ausfälle (z. B. Aphasie, Apraxie) leicht bis	50	30–50
mittelschwer bis	60	60–80
schwer	80–100	100
Koordinations- und Gleichgewichtsstörung zerebellarer Ursachen	30–100	40–100
Wesensänderung	50–100	50–100
Hirnerkrankung, je nach Leistungsausfällen	50–100	

Unfallfolgen im Bereich der peripheren Nerven

	MdE, gesetzliche Unfallversicherung (BG) [%]	MdE, soziales Entschädigungsrecht (Versorgungsamt) [%]	Invaliditätsgrade (Privatversicherung) [Bruchteile]
Ausfall des N. thoracicus longus (großer Sägemuskel)	30	20	
Ausfall des N. accessorius	20		
Ausfall des N. axillaris	30	30	1/4 Arm
Lähmung des N. facialis einseitig	10	0–30	
Doppelseitig	30	50	
Ausfall des ganzen N. radialis	30–40	30	2/5 Arm
Ausfall des N. radialis mittlerer Bereich	25	20	1/3 Arm
Ausfall des N. radialis distal	20	20	1/4 Arm
Ausfall des N. ulnaris distal	30	30	1/4 Arm
Ausfall des N. medianus proximal	35	40	2/5 Arm
Ausfall des N. medianus und des N. ulnaris	60	50	3/5 Arm
Ausfall des N. radialis, N. ulnaris und N. medianus in Schulterhöhe	75		1/1 Arm
Ausfall des N. femoralis	40	40	2/5–1/2 Bein
Ausfall des N. ischiadicus	50	50–60	4/5 Bein
Ausfall des N. peronaeus communis	30	30	1/3–2/5 Bein
Ausfall des N. peronaeus superficialis	15	20	1/4 Bein
Ausfall des N. peronaeus profundus	25	30	1/3 Bein
Ausfall des N. tibialis	30	30	1/3 Bein

Tafeln der MdE-Sätze im Rahmen der gesetzlichen Unfallversicherung

Bei der Einschätzung der MdE bei Unfallfolgen an den oberen Extremitäten werden *keine Seitenunterschiede* mehr gemacht, s. S. 331–334 u. 361–367.

Beispielsweise ist der Verlust der linken Hand dem der rechten gleichzusetzen.

Auf den folgenden Abbildungen ist die bisher geringere Einschätzung der linken Seite in Klammern wiedergegeben.

Trotz aller Amputationsschemata darf bei der Bewertung der Unfallfolgen selbstverständlich nicht allein vom Substanzverlust ausgegangen werden. Es ist der Schweregrad der Unfallfolgen von der Gesamtsituation zu bestimmen. Mit

Geldmacher (1989) sind wir einer Meinung, daß ein versteifter, atrophischer Finger eine höhere MdE bedingt (und auch ein höheres Verletzungsrisiko beinhaltet) als ein unempfindlicher Fingerstumpf ohne Einschränkung der Gebrauchsfähigkeit der Hand.

Die Amputationsschemata, die sich über Jahrzehnte im großen und ganzen als brauchbar erwiesen haben, wurden nach den Vorschlägen von Brandt auf der Unfallmedizinischen Tagung des Landesverbandes Rheinland-Westfalen der gewerblichen Berufsgenossenschaften in Düsseldorf 1997 überarbeitet und ergänzt.

Rentensätze im Rahmen der gesetzlichen Unfallversicherung

Verluste im Bereich der oberen Gliedmaßen

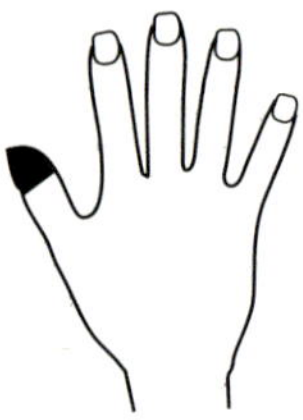

10 %
Verlust des Nagelgliedes

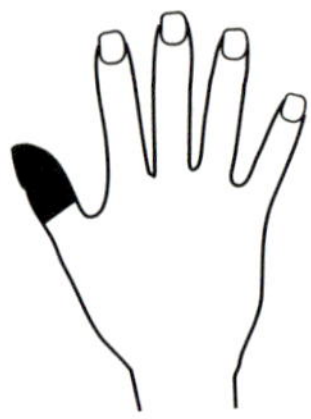

15 %
Verlust von $1\frac{1}{2}$ bis $1\frac{2}{3}$ Gliedes des Daumens (links bisher 10 %)

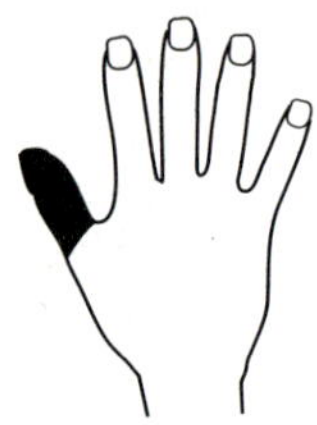

20 %
Verlust des Daumens im Grundgelenk

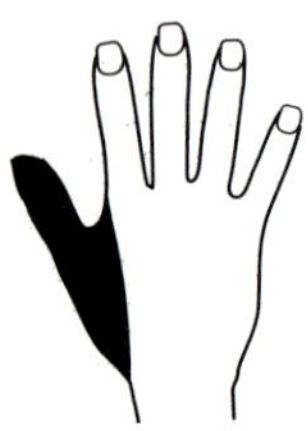

25 %
Verlust des ganzen Daumens mit Mittelhandknochen (links bisher 20)*

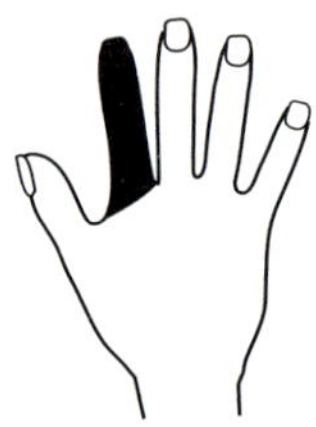

10 %
Verlust des Zeigefingers (links bisher 0)*

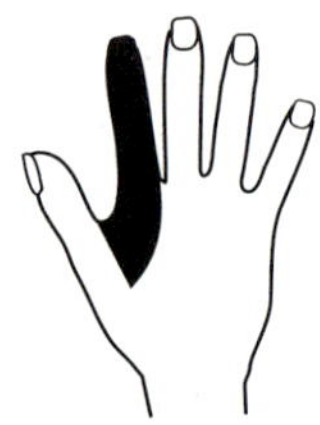

20 %
Verlust des Zeigefingers mit dem 2. Mittelhandknochen vollständig oder bis auf einen Basisrest einschließlich der Muskulatur im 1. Zwischenknochenraum

* Jetzt links = rechts.

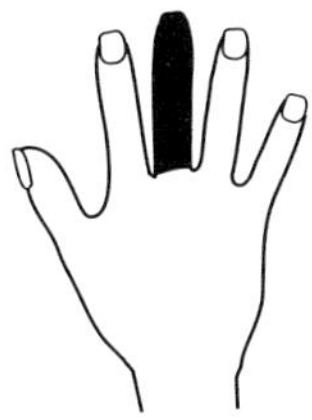

0 %
Verlust des Mittelfingers

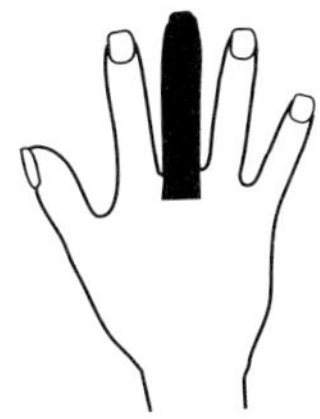

10 %
Verlust des Mittelfingers mit zugehörigen Mittelhandköpfchen

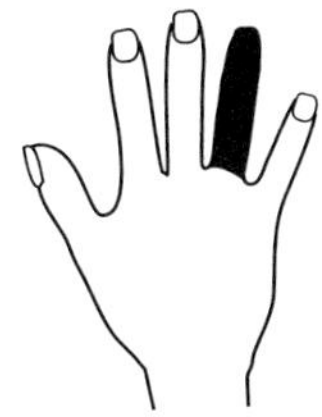

0 %
Verlust des Ringfingers

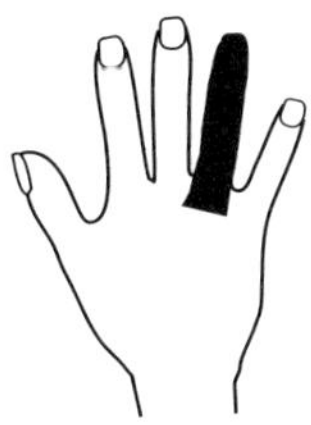

10 %
Verlust des Rinfingers mit zugehörigem Mittelhandköpfchen

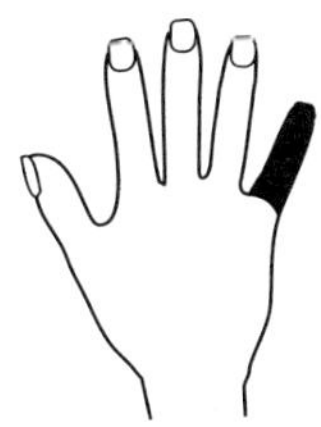

0 %
Verlust des Kleinfingers

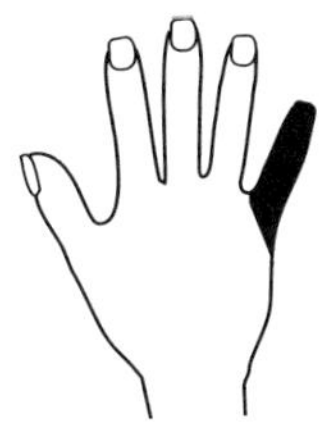

10 %
Verlust des Kleinfingers einschließlich des Köpfchens des 5. Mittelhandknochens

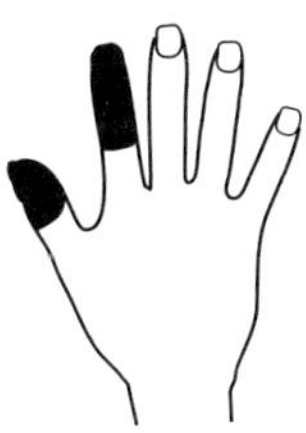

20 %
Verlust des Daumenendgliedes und 2 Gliedern des 2. Fingers

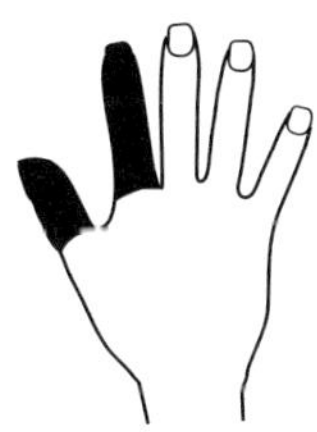

30 %
Verlust von Finger 1 und 2 (links bisher 25%)*

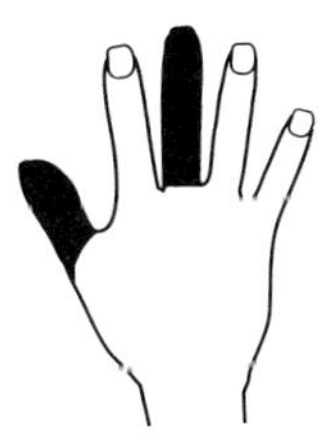

30 %
Verlust von Finger 1 und 3 (links bisher 25%)*

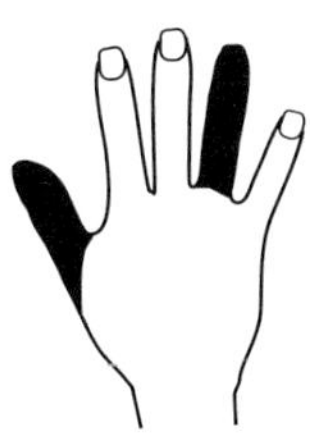

30 %
Verlust von Finger 1 und 4

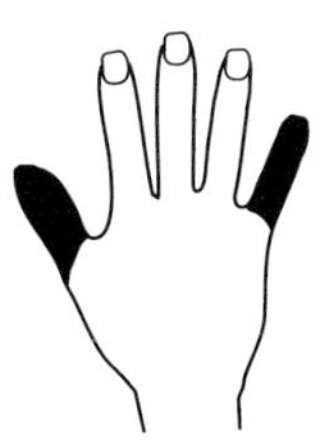

30 %
Verlust von Finger 1 und 5

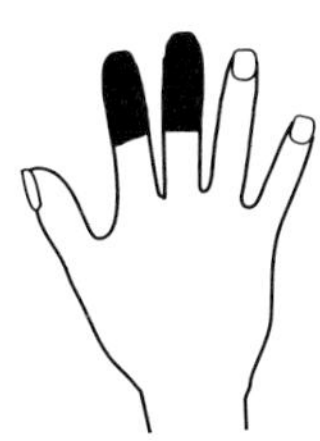

15%
Verlust von jeweils 2 Gliedern der Finger 2 und 3

* Jetzt links = rechts.

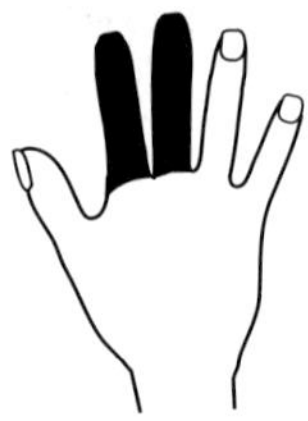

25 %
Verlust von Finger 2 und 3
(links bisher 20%)*

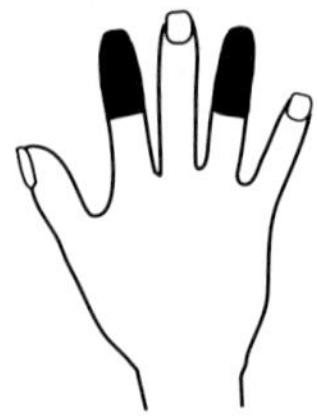

15 %
Verlust von jeweils
2 Gliedern der Finger
2 und 4

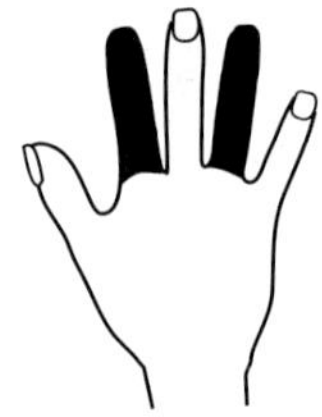

25 %
Verlust von Finger 2 und 4
(links bisher 20%)*

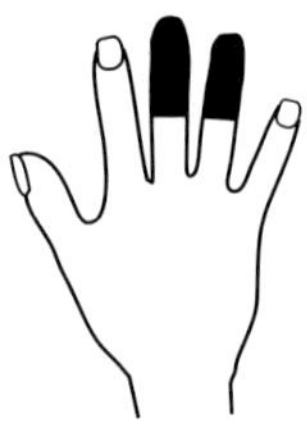

15 %
Verlust von jeweils
2 Gliedern der Finger
3 und 4

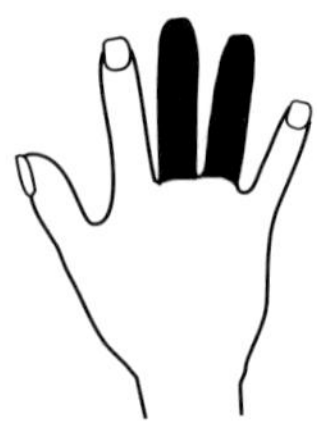

25 %
Verlust von Finger 3 und 4
(links bisher 20%)*

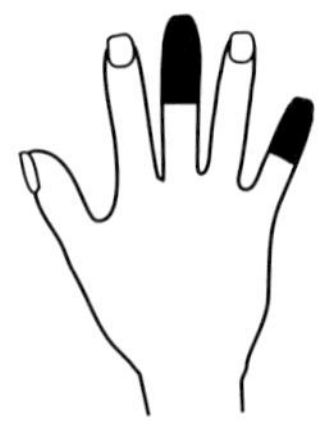

15 %
Verlust von jeweils
2 Gliedern der Finger
3 und 5

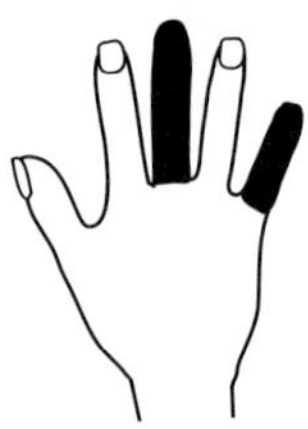

25 %
Verlust von Finger 3 und 5
(links bisher 20%)*

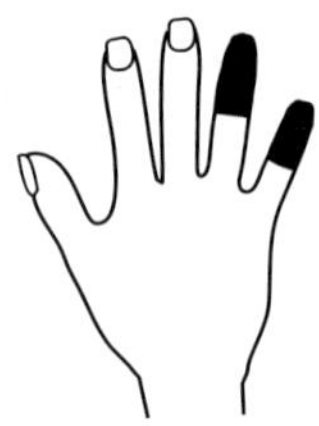

15 %
Verlust von jeweils
2 Gliedern der Finger
4 und 5

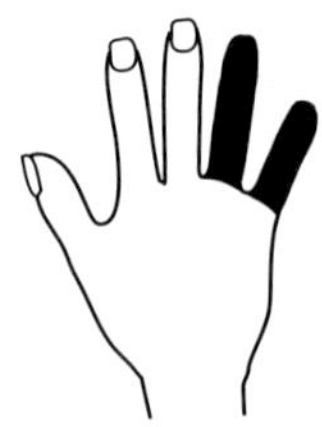

20 %
Verlust von Finger 4 und 5
(links bisher 15%)*

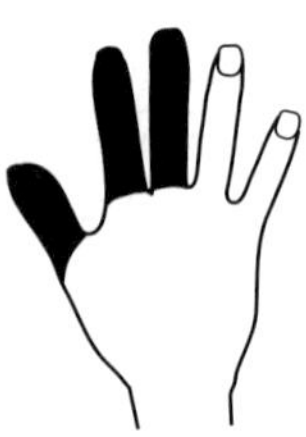

40 %
Verlust von Finger 1,2 und 3
(links bisher 33 1/3 %)*

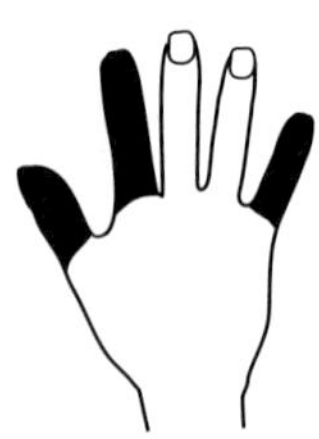

40 %
Verlust von Finger 1,2 und 5
(links bisher 33 1/3 %)*

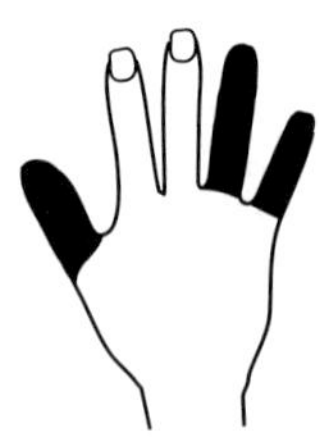

40 %
Verlust von Finger 1,4und 5
(links bisher 33 1/3 %)*

* Jetzt links = rechts.

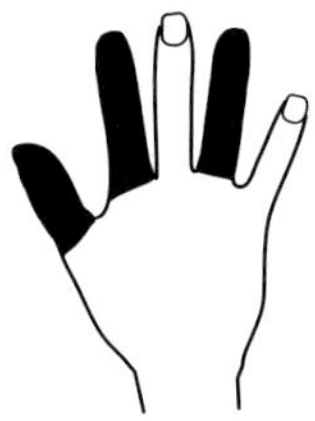

45 %
Verlust von Finger 1, 2 und 4
(links bisher 40 %)*

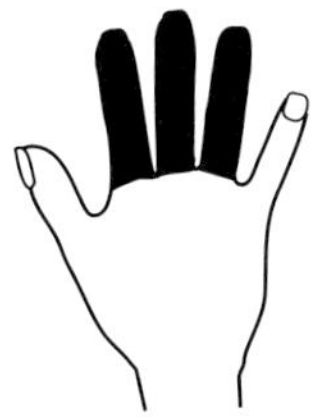

40 %
Verlust von Finger 2, 3 und 4
(links bisher 30 %)*

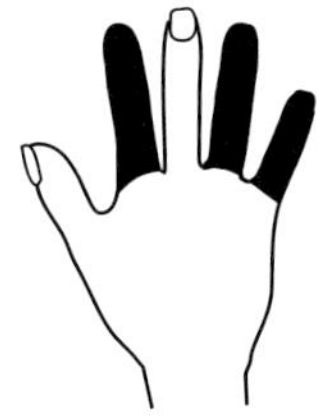

35 %
Verlust von Finger 2, 4 und 5
(links bisher 30 %)*

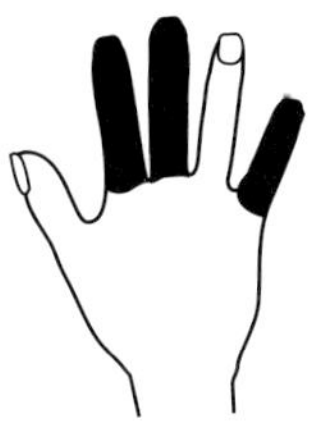

35 %
Verlust von Finger 2, 3 und 5
(links bisher 30 %)*

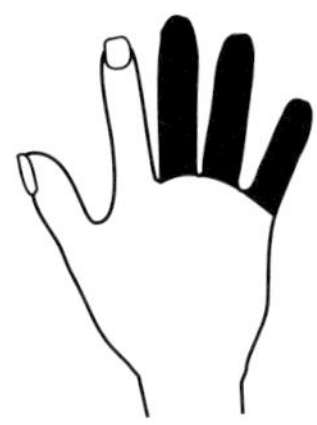

30 %
Verlust von Finger 3, 4 und 5
(links bisher 25 %)*

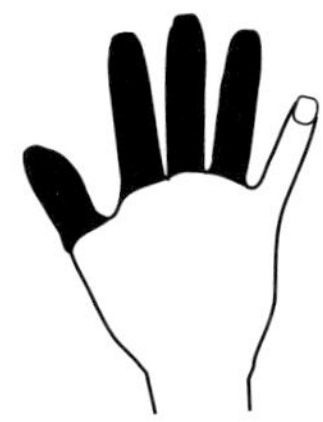

45 %
Verlust von Finger 1, 2, 3 und 4
(links bisher 40 %)*

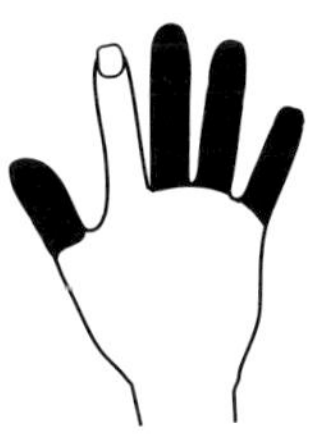

45 %
Verlust von Finger 1, 3, 4 und 5
(links bisher 35 %)*

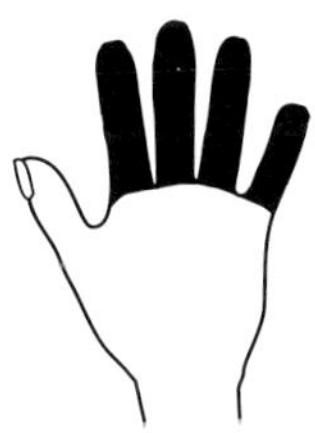

40%
Verlust von Finger 2, 3, 4 und 5
(links bisher 30 %)*

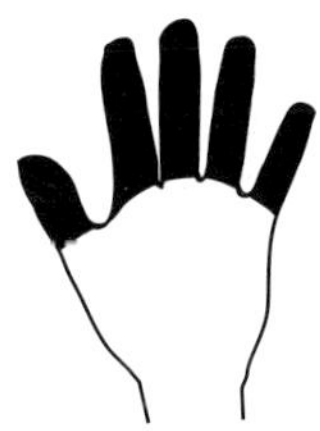

50%
Verlust aller Finger:
sog. "Beihand"
(links bisher 40 %)*

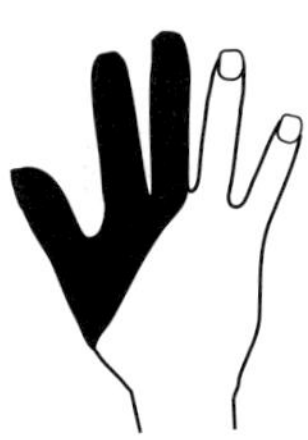

45 %
Verlust der Finger 1, 2, 3,
Teilverlust der Mittelhand-
knochen 1, 2, 3
(links bisher 40 %)*

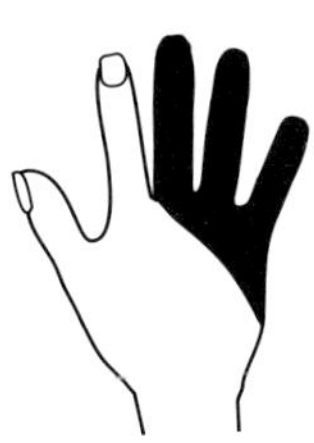

40 %
Verlust der Finger 3, 4, 5,
Teilverlust der Mittelhand-
knochen 3, 4, 5
(links bisher 35 %)*

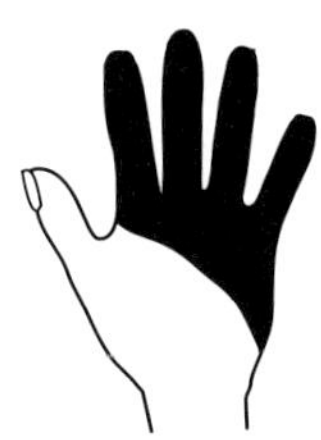

55%
Verlust der Finger 2, 3, 4, 5,
Teilverlust der Mittelhand-
knochen 2, 3, 4, 5
(links bisher 50%)*

* Jetzt links = rechts.

Beispiele für doppelseitige Fingerverluste

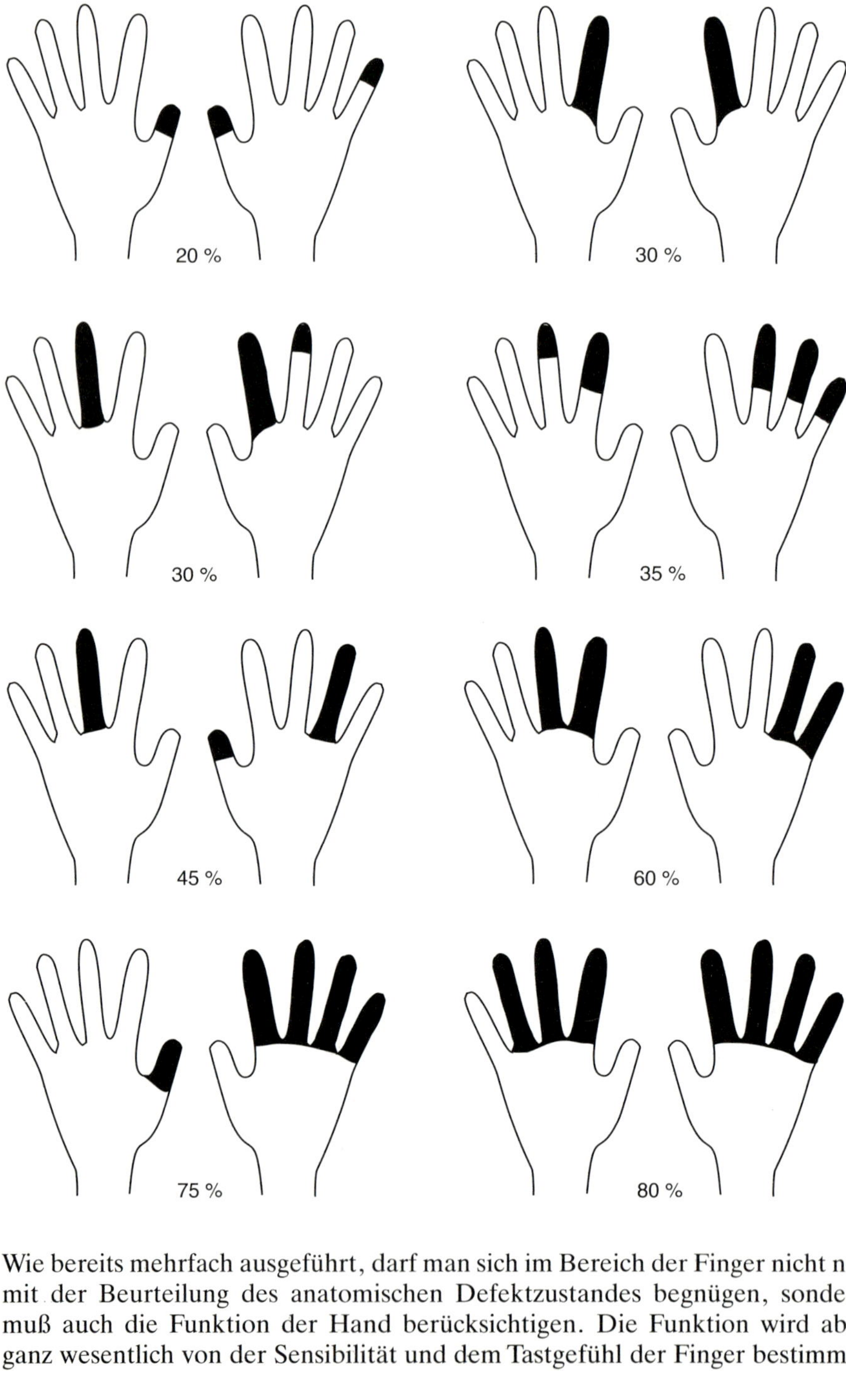

Wie bereits mehrfach ausgeführt, darf man sich im Bereich der Finger nicht nur mit der Beurteilung des anatomischen Defektzustandes begnügen, sondern muß auch die Funktion der Hand berücksichtigen. Die Funktion wird aber ganz wesentlich von der Sensibilität und dem Tastgefühl der Finger bestimmt.

Zur Prüfung der Hautsensibilität sind heute üblich:
- Auflesetest nach Moberg (1958),
- taktile Unterscheidung (z. B. spitz/stumpf),
- 2-Punkte-Diskriminierung,
- Temperaturunterscheidung (10°C Differenz),
- Nervenleitgeschwindigkeit.

Der Ninhydrintest nach Moberg (1958) kommt nach Mitteilung von Haas et al. (1989) nur noch selten zur Anwendung, da er zu ungenau ist.

Olinger et al. (1989) empfehlen zur Objektivierung von Sensibilitätsstörungen das Elektro-Senso-Algo-Meter[1], kurz ESAM genannt.

Dabei handelt es sich um ein semiobjektives Verfahren, da man auf die Angaben des Untersuchten angewiesen ist, die aber bei Zweifeln an der Richtigkeit mehrfach nachgeprüft werden können, ohne besonderen Zeitaufwand.

Das Gerät wurde von Jelasic 1983 zunächst für die Neurochirurgie entwikkelt. Es wird auch für die Begutachtung empfohlen. Durch manuell steuerbare elektrische Impulse wird die Gefühlsschwelle und die Schmerzschwelle ermittelt.

Verluste im Bereich der oberen Gliedmaßen

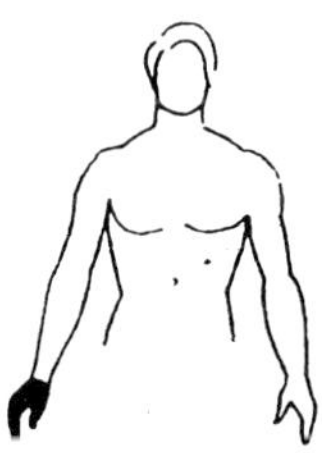

60%
Verlust der Hand
(links bisher
50%)*

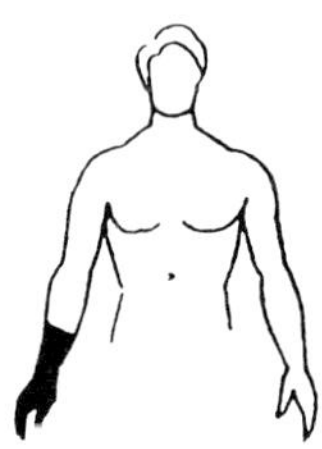

60%
Verlust des Unterarms
bis zur Mitte
(links bisher
50%)*

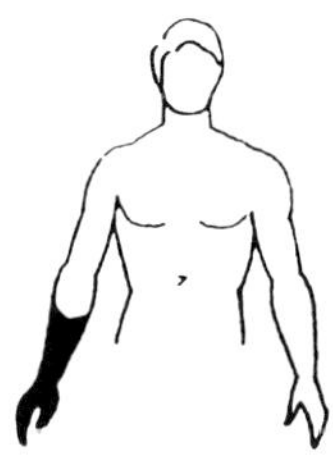

60%
Verlust des Unterarms an
der Grenze des mittleren und
oberen Drittels
(links bisher
50%)*

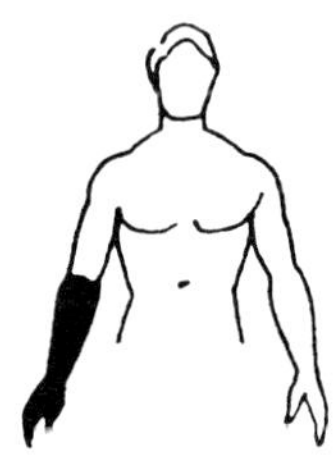

70%
Verlust des Arms im
Ellenbogengelenk
(links bisher
60%)*

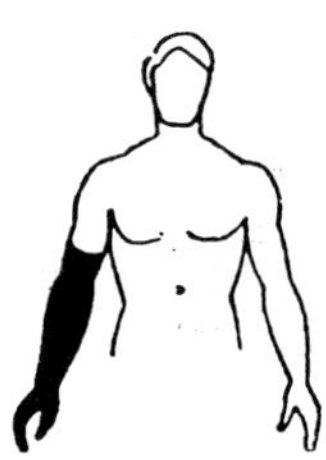

70%
Verlust des Oberarms an der Grenze
des unteren und mittleren Drittels
(links bisher
60%)*

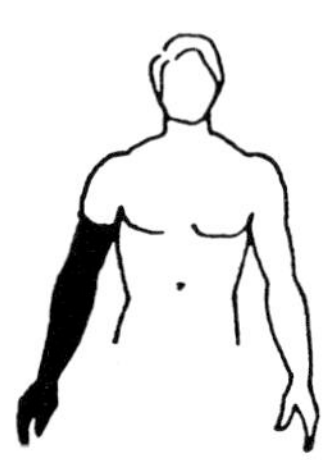

80%
Verlust des Oberarms in der
Mitte und höher
(links bisher
70%)*

* Jetzt links = rechts.

[1] Herstellung und Vertrieb: Medipro GmbH, 66482 Zweibrücken, Postfach 1505.

Verluste im Bereich der unteren Gliedmaßen

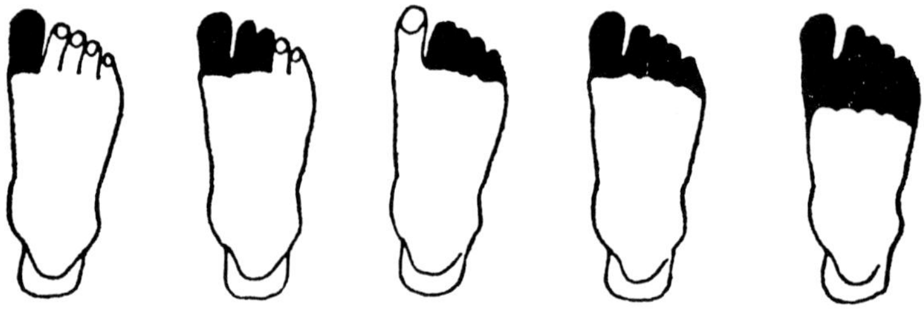

0% 10% 15% 20%
Verlust einzelner und auch mehrerer Zehen

30%
Verlust der Hälfte des Fußes (im Lisfranc-Gelenk)

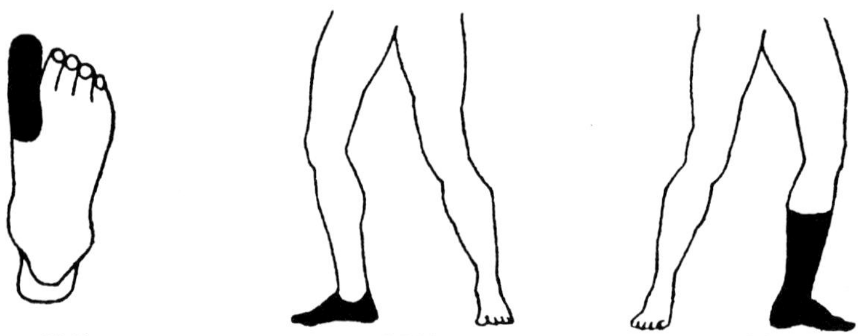

20%
Verlust der Großzehe mit Teilverlust des 1. Mittelfußknochens

35%
Verlust des Fußes im Fußgelenk

50%
Verlust des Unterschenkels

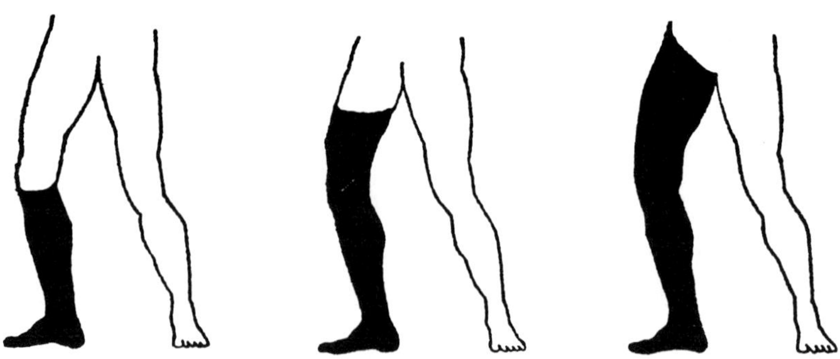

60%
Verlust des Unterschenkels in Kniegelenkhöhe

60%
Verlust des Oberschenkels im mittleren oder unteren Drittel

80%
Verlust des Beines im Hüftgelenk

Literatur

Hinweis: Weitere (speziellere) Literaturangaben sind im Anschluß an einige Textpassagen des Buches zu finden.

Albertz (1981) Sicherheit beim Umgang mit Laserstrahlung. Hochbau 3: 86–87

Alnor PC, Herget R, Seusing J (1964) Drucklufterkrankungen. Barth, München

Andreesen R (1970) Ist eine Ausheilung der Mondbeinerweichung möglich? Wochenschr. Unfallheilkd 73: 493–502

Angus PD, Nakielny R, Goodrum DT (1983) The pneumatic tourniquet and the deep venous Thrombosis. J Bone Joint Surg [Br] 65, No. 3

Arens W (1975) Begutachtung nach Schulterverletzungen in der Bundesrepublik Deutschland. Springer, Berlin Heidelberg New York (H Unfallheilkd 126, S 195)

Bauer KH (1963) Das Krebsproblem; 2. Aufl. Springer, Berlin Göttingen Heidelberg, S 429–433

Baumgartl F (1964) Das Kniegelenk. Springer, Berlin Göttingen Heidelberg New York

Beck WP (1954) Untersuchungen über die Häufigkeit der Dupuytrenschen Kontraktur. Monatsschr Unfallheilkd

Begemann H (1982) Praktische Hämatologie, 8. Aufl. Thieme, Stuttgart

Begemann H, Rastetter J (1986) Klinische Hämatologie, 3. Aufl. Thieme, Stuttgart

Beger HG (1986) Die Begutachtung nach totalem und partiellem Milzverlust. In: 103. Kongreß Deutsche Gschaft für Chirurgie, München

Blauth W, Mann M (1982) Die Bedeutung der Arthrographie in der Differentialdiagnose der Osteochondrosis dissecans und der Osteochondralfraktur. Unfallmedizinische Tagung, Travemünde, H 48: 163

Böhler J (1944) Röntgenologische Darstellung v Kreuzbandverletzungen. Chirurg 16: 136

Böhler L (1954) Technik der Knochenbruchbehandlung. Maudrich Wien

Brandt KA (1997) Bedeutung der schematischen Richtwerttabellen. Unfallmed. Tagung des Landesverbandes Rheinl.-Westfalen der gewerbl BG in Düsseldorf 26. 04.

Breithaupt (1967) LSG Baden-Württemberg, 26. 04. 1967, 1005. In: Schönberger A, Mehrtens G, Valentin H (Hrsg) (1990) Arbeitsunfall und Berufskrankheit, 4. Aufl. Erich Schmidt, Berlin

Bues E (1961) Alte und neue Einteilungen der traumatischen Hirnschäden. Acta Neurochir Wien 9: 700–701

Burckart T (1959) (1960) Sehnenscheiden-Tbc. Monatsschr Unfallheilkd 109

Burggraf H, Burggraf A (1984) Grundlagen augenärztlicher Begutachtung in der BRD. Fischer, Stuttgart New York

Bürkle de la Camp H (1961) Unfallchirurgie der Wirbelsäule. Springer, Berlin Göttingen Heidelberg (H Unfallheilkd 66)

Bürkle de la Camp H, Schwaiger M (1963) Handbuch der gesamten Unfallheilkunde. Enke, Stuttgart

Bürkle de la Camp H, Andreesen R (1968) Meniskusbeschädigungen des Kniegelenks. In: Das ärztl Gutachten im Versicherungswesen, 3. Aufl. Barth, München

Burri C, Mutschler W (1982) Das Knie. Verletzungen, Verletzungsfolgen, Erkrankungen. Hippokrates, Stuttgart

Burri C, Rüter A (1976) Meniskusläsion und posttraumatische Arthrose am Kniegelenk. Springer, Berlin Heidelberg New York (H Unfallheilkd 128)

Cave EF, Roberts SM (1936) A method of measuring and recording joint function. J Bone Joint Surg [Am] 18: 455–466

Chapchal G (1957) Die Untersuchung des Bewegungssystems. In: Handbuch der Orthopädie, Bd 1 Thieme, Stuttgart, S 792–827

Chapchal G, Dolane B, Jani L (1971) Orthopädische Krankenuntersuchung, 2. Aufl. Enke, Stuttgart

Colombo O (1968) in: Fischer AW, Herget R, Mollowitz G (Hrsg) Das ärztliche Gutachten im Versicherungswesen. Barth, München

Colombo O (1965) Leberverletzungen und Gallensteinleiden. Wien Med Wochenschr 115: 265–267

Commitee on trauma (1958) An outline of the treatment of fractures. Am. Coll. Surg., Chicago

Contzen H (1976) Begutachtung des Meniskusschadens Springer, Berlin Heidelberg New York (H Unfallheilkd 28, S 67)
Cotta H, Krahl H (1978) Das verletzte Kniegelenk des Sportlers – moderne diagnostische und therapeutische Verfahren. Dtsch Ärztebl 75: 879
Debrunner AM (1985) Orthopädie, 2. Aufl. Huber, Bern Stuttgart Toronto, S 542
Debrunner HU (1966) Orthopädisches Diagnostikum. Thieme, Stuttgart
Debrunner HU (1968) Meßmethoden in der Orthopädie unter Berücksichtigung der internationalen Vorschläge. Verh Dtsch Orthop Ges, 54. Kongr, S 341–359
Debrunner HU (1971) Gelenkmessung (Neutral-0-Methode). Längenmessung, Umfangsmessung. AO Bull
Diamond LK (1969) Splenektomie in childhood and the hazard of overwhelming infection. Pediatrics 43: 886
Dick W, Glinz W, Henche HR, Ruckstuhl J, Wruhs O, Zollinger H (1978) Arthroskopie. Arch Orthop Trauma Surg 92: 69
Dos-Winkel, Hirschfeld P (1985) Das Knie. Perimed, Erlangen
Dvorak J, Dvorak V (1985) Manuelle Medizin: Diagnostik, 2. Aufl. Thieme, Stuttgart
Dvorak J, Hayek J (1985) CT functional diagnostics of rotatory instability of upper cervical spine, pt 2. Beitrag vorgestellt an der 4. Arbeitstagung Fortschritte auf dem Gebiet der Neuroorthopädie, 10.–12. April 1985, Erlangen
Dvorak J, Panjabi M, Wichmann W, Geber M (1985) CT functional diagnostics of the rotentory instability of upper cervical spine, pt 1. Paper presented at the 13. annual Meeting of the Cervical Spine Research Society. 4.–7. December 1985, Cambridge, Mass
Dvorak J, Valach L, Schmid S (1985) Verletzungen der Halswirbelsäule: eine katamnestische Studie 4 bis 7 Jahre nach Unfall. Beitrag vorgestellt an der 2. internationalen Tagung der FIMM: Die obere Halswirbelsäule, 12.–16. Oktober 1985, Baden-Baden
Eckhard A (1996) Artifizielle Störungen Dt Ärztebl; 93/24: A 1622–1626, B 1266–1270, C 1127–1131
Eckardt R, Meyer zum Büschenfelde KH, Thomssen R, Mössner G (1989) in: Kühn HA, Schirmeister J (Hrsg) Innere Medizin. Springer, Berlin Heidelberg New York Tokyo
Ehlers G (1974) Beruflich und therapeutisch bedingte Schäden durch Laserstrahlen. Histologische und zytophotometrische Untersuchungen. Springer, Berlin Göttingen, Heidelberg (H Unfallheilkd 121, S 509)
Eickhoff W (1951) Dtsch Med Wochenschr: 171 (zit. in: Fischer AW, Herget R, Mollowitz G (1969) Das ärztliche Gutachten im Versicherungswesen. Barth, München, S 629)
Eickhoff W (1953) Dtsch Med J (zit. in: Fischer AW, Herget R, Mollowitz G (1969) Das ärztliche Gutachten. Barth, München)
Erdmann H (1977) Die Schleuderverletzung der Halswirbelsäule. Die Wirbelsäule in Forschung und Praxis Bd 56. Hypokrates, Stuttgart
Fischer AW, Herget R, Mollowitz G (1969) Das ärztliche Gutachten im Versicherungswesen. Barth, München
Florian HJ (1974) Laser und augenmedizinischer Arbeitsschutz. H Unfallheilkd. 121: 514
Franke H, Pässler H (1989) Phonoarthrographie. In: Int Symp Sporttraumatologie, Bopfingen
Frankel HL, Hancock DO, Hyslop G, Michaelis LS, Ungar GH, Vernon JDS, Walsh JJ (1969) The value of postural reduction in the initial management of closed injuries of the spine with paraplegia and tetraplegia, part I. Paraplegia 7: 179
Franzki H (1991) Der Chirurg als Sachverständiger im Schadensersatzprozeß. Chirurg 1: 5–11
Friedel R (1996) Replantationschirurgie – Auftrag, Möglichkeiten und Grenzen. Med Report Nr 29, 20. Jahrg
Fritze E (1982) Die ärztliche Begutachtung. Steinkopff, Darmstadt
Geiss OS (1987, 1989) Begriffe zur EDV Anwendung in der Medizin. Praxis Computer. Deutscher Ärzte-Verlag, Köln
Geldmacher J (1987) Dringliche und nichtdringliche Versorgung von Handverletzungen. In: Bericht über die Unfallmedizinische Tagung der Landesverbände der gewerblichen Berufsgenossenschaften, Fürth, H 63, S 219–229
Geldmacher J (1989) Funktionsverbessernde Operationen nach schweren Handverletzungen: Zumutbarkeit und Auswirkungen auf die Verletztenrente. In: 53. Jahrestagung Dtsch. Ges. Unfallhkd. Berlin

Gibel MG (1966) Schleudertrauma der HWS. Langenbecks Arch Chir 316: 457–461
Grabosch A, Bruck JC (1989) Eine neue Bewertungsskala zur Begutachtung der verbrannten Hand. In: 53. Jahrestagung Dt. Ges. f. Unfallhkd., In: Berlin
Gramberg-Danielsen B (1991ff.) Rechtliche Grundlagen der augenärztlichen Tätigkeit (Loseblattdruck). Enke, Stuttgart
Greinemann H (1973) Die Neutral-0-Meßmethode. In: Unfalltagung des Landesverbandes Rheinland/Westfalen der gewerblichen Berufsgenossenschaften am 11. 03. 1973.
Greinemann H (1984) Klinik der Berufskrankheiten. Arbeitsmedizin aktuell. Fischer, Stuttgart
Greinemann H (1988) Argumente gegen die Anerkennung von Kniearthrose nach Berufsbelastung als BK. Unfallchir 91: 374–380
Greinemann H (1989) Die Kniegelenksarthrose als BK? In: 53. Jahrestagung Dtsch. Ges. Unfallhkd, Berlin
Günther E, Hymmen R, Izbicki W (1987) Unfallbegutachtung. de Gruyter, Berlin New York
Haas HG, Lennert KH (1989) Kriterien für die Begutachtung und Richtwerte für die Invalidität und Erwerbsminderung durch Funktionsverlust nach schwerer Handverletzung. 53. Jahrestagung Dtsch. Ges. Unfallhkd, Berlin
Häbler G (1933) Freie Körper in den Gelenken und Unfall. Monatsschr. Unfallheilkd 40: 446
Hakenbroch M (1953) Der Knieschmerz. Dtsch Med Wochenschr, S 357–359
Haller A (1966) Effekt of splenectomie on immunity and resistance to major infections in early childhood: clinical and experimental study. Ann Surg 163/6
Hansis M (1997) Die Begutachtung des Rotatorenmanschettenschadens. Zusammenhangsfragen aus ärztlicher Sicht. Unfall med. Tagung Düsseldorf 26. 04. Landesverband Rheinland-Westfalen der gewerblichen BG
Heiss H (1968) Unfall und Schwangerschaft aus geburtshilflicher Sicht. Ärztl Fortbild 62: 7
Helbing G, Mutschler W (1982) Akute und chronische Knorpelläsionen. In: Burri C, Mutschler W (Hrsg) Das Knie. Hippokrates, Stuttgart, S 102
Helbing W (1966) Pathologie der Frühschwangerschaft. Klinik der Frauenheilkunde, Bd 5. Urban & Schwarzenberg, München Berlin Wien
Hepp H, Hilgarth M, Fred J (1972) Interuteriner Fruchttod nach Schädelfraktur nach Verkehrsunfall. Zentralbl Gynäkol 94: 1665–1671
Heynemann, Mayer A (1966), In: Helbing W (Hrsg) Pathologie der Frühschwangerschaft. Klinik der Frauenheilkunde, Bd 5, S 63
Hinz P (1971) Die Begutachtung des Schleudertraumas. Aktuel Traumatol 1: 151–15
Hoffmann B (1989) Unfallzahlen auf die Finger geschaut – eine statistische Untersuchung der Unfälle mit Handverletzungen. In: Geldmacher J, Landsleitner B, Flügel M (Hrsg) 30. Symp der Deutschsprachigen Arbeitsgemeinschaft für Handchirurgie, Erlangen, 28.–30. September 1989. Handverletzungen am Arbeitsplatz – Tumore und tumorähnliche Veränderungen an der Hand – Infektionen der Hand. Mayer, Erlangen, S 14–23
Hohenberger W, Haupt W, Kalden JR, Simon M, Mahlstedt J (1985) Die autologe Replantation von Milzpartikeln – ein etabliertes Verfahren? Chirurg 56: 659–662
Hoppe W (1986) Zur Replantation von Zähnen. In: Symp Krankheit und Unfall im Urlaub, Ibiza
Hughston JC, Eilers AF (1973) The role of the posterior oblique ligament in repairs of acute medial (collateral) ligament tear of the knee. J Bone Joint Surg [Am] 55: 923–940
Hülse M (1981) Die Gleichgewichtsstörung bei funktioneller Kopfgelenkstörung – Klinik und Differentialdiagnostik. Manuelle Med 19: 92–98
Hülse M (1984) Die cervikale Gleichgewichtsstörung. Springer, Berlin Heidelberg New York Tokyo
Hymmen R (1980) Bemerkungen zur Rehabilitation Amputierter. Unfallmedizinische Tagung der Landesverbände der gewerblichen Berufsgenossenschaft, Mainz, H 43: 152
Imhäuser G, Steinhauser E (1981) Forschungsbericht 58. Bundesminister für Arbeit und Sozialordnung, Bonn
Itzbicki W, Neumann K, Spohr (1991) Unfallbegutachtung. de Gruyter, Berlin
Jäger M, Keyl W (1980) Die Behandlung frischer und veralteter Verletzungen der Rotatorenmanschette. Unfallmedizinische Tagung der Landesverbände der gewerblichen Berufsgenossenschaft, Mainz, H 43: 21

Jäger M, Wirth CJ (1978) Kapselhandläsionen, Biomechanik, Diagnostik und Therapie. Thieme, Stuttgart
Jeansch PA (1958) Das augenärztliche Gutachten. Enke, Stuttgart
Jelasic F (1983) Quantitative Bestimmung der Hautsensibilität Dtsch Med Wochenschr 108: 419–421
Jungmichel D (1963) Achillessehnenrupturen. Beitr Orthop 10: 161
Kaiser V (1990) Ärztliche Schweigepflicht und Datenschutz. In: Hierholzer G, Ludolph E, Hamacher E (Hrsg) Gutachtenkolloquium 5. Springer, New York Berlin Heidelberg Tokyo Hong Kong, S 32
Kalk H (1969) Krankheiten des Magen-Darm-Kanals, der Leber und Gallenwege. In: Fischer AW, Herget R, Mollowitz G (Hrsg) Das ärztliche Gutachten im Versicherungswesen. Barth, München, S 511–577
Karpf PM, Reiser M, Biehl T, Bernett P (1981) Darstellung der Kreuzbänder des Knies im Computertomogramm. H Unfallheilkd 158: 320
Keyl W, Gretenkord K (1985) Manschettenruptur und Arthrographie. In: 35. Jahrestagung Ver NW-Orthop, Kiel
King H, Shumacker HB (1952) Splenic studies. I. Susceptibility to infection after splenectomy performed in infancy. Ann Surg 136: 239
Klietmann W (1990) Labormanual, 2. Aufl. Schattauer, Stuttgart
Koch J, Loebel H (1959) Das Gutachten des Hals-Nasen-Ohren-Arztes, Stuttgart
König F (1906) Beiträge zur Gelenkchirurgie. Arch Klin Chir 81: 65
Krösl W, Zrubecky G (1980) Die Unfallrente, 3. Aufl. Enke, Stuttgart
Kühn H, Kleinfeld F, Pfeifer W (1984) Über das Risiko der Splenektomie. Med Klin 79/23: 640–642
Kümmell H (1928) Der heutige Standpunkt der posttraumatischen Wirbelerkrankung (Kümmellsche Krankheit). Arch Orthop Chir 26: 471
Kürzinger R, Kollmorgen G, Müldner J (1987) Grundlagen der ärztlichen Begutachtung. VEB Volk und Gesundheit, Berlin, S 393
Lanz T, Wachsmuth W (1938) Praktische Anatomie, Springer, Berlin
Lauterbach UV (1983) Kommentare, 3. Aufl. 42. Lfg. Kohlhammer, Stuttgart
Lehmann V (1985) Schwere Verletzung in der Schwangerschaft. In: 136. Tagung der Vereinigung Nordwestdeutscher Chirurgen, Hamburg
Leichsenring J, Peter E (1973) Untersuchung an Geräuschen in bewegten Kniegelenken. In: Tagung der Arbeitsgemeinschaft für Akustik. Institut für technische Akustik der TWTH Aachen und Rheuma-Klinik, Landesbad Aachen der LVA Rheinprovinz
Lentz W (1975) Diskussionsbeitrag Unfallmedizinische Tagung, Bayreuth, H 25: 248
Lilleby H (1985) Wert der Arthroskopie bei Rupturen der Rotatorenmanschette. 35. Jahrestagung der Ver NW-Orthop Kiel
Liniger H, Molineus G, Jantke W, Beckmann H (1958) Der Rentenmann. Barth, München
Lob A (1954) Die Wirbelsäulenverletzungen und ihre Ausheilung, 2. Aufl. Enke, Stuttgart
Lob A (1958) Sozialgerichtliche Entscheidungen über den Zusammenhang zwischen Unfall und Erkrankung. Thieme, Stuttgart
Loew F, Hermann HD (1966) Die Schädelhirnverletzungen. In: Bürkle de la Camp H, Schwaiger M (Hrsg) Handbuch der gesamten Unfallheilkunde, Bd 2. Enke, Stuttgart, S 122–173
Löffler W (1982) Lasergeräte. Einsatz in der Bauwirtschaft. Baugewerbe 23–24: 8–16
Ludolph E, Hierholzer G (1991) Der Unfallmechanismus als diagnostisches Hilfsmittel beim Verkehrsunfall. In: 6. Deutsch-Österreichisch-Schweizerische Unfalltagung, Wien, Mai 1991
Ludolph E, Roesgen M, Winter H (1985) Die Begutachtung der Rotatorenmanschettenruptur. Akt Traumatol 15: 175–179
MacNab (1964) Acceleration injuries of the cervical spine. J Bone Joint Surg 64: 1797–1799
Maxfield WS, Weiss TE, Tutton RH, Hidalgo JU (1968) Detection of arthritis by joint scanning. In: IAEA (ed) Symp Med Radioisotope Scintigraphie, Salzburg
Mehrtens G, Brusis T (1983) Unfall im Krankenhaus: Wann ist der Patient versichert? Dtsch Ärztebl 80/1: 77–82
Mittelmeier H, Mittelmeier W (1989) Quantitative semiobjektive Sensibilitäts- und Schmerzmessung an der Haut mit dem Elektrosensoalgometer (ESAM). In: Jahrestagung Dtsch Ges Plast Chir, Hannover

Mittelmeier H, Mittelmeier W, Alayian H (1989) Quantitative Messung der Sensibilität und Schmerzempfindlichkeit auf der Haut mittels Elektrostimulation. In: Int Symp Elektrostimulation, Dresden

Moberg E (1958) Objective Methods for determining the functional value of sensibility in the hand. J Bone Joint Surg [Br] 40: 454–476

Moeschlin S (1980) Klinik und Therapie der Vergiftungen, 6. Aufl. Thieme, Stuttgart

Mollowitz A (1984) Die Behandlung der Epicondylitis humeri radialis mit kombinierter, niederfrequenter Reizstrom- und Ultraschallbehandlung. Inaug Diss, Univ Bonn

Mollowitz G (1981) Markierung des Operationsfeldes vor der Operation. Ein Weg zur Verhinderung von Patienten- und Seitenverwechslungen im Operationsbetrieb. Aktuell Chir 16: 98

Mollowitz W (1986) Klinische und radiomorphometrische Nachuntersuchung operativ behandelter Kniebandverletzungen. Inaug Diss, Univ Kiel

Mondorf AW, Lennert KA, Kollmar M (1971) Veränderungen der Immunglobuline nach Splenektomie bei einem Gesunden und ihre Bedeutung für die Klinik. Materia Medica Nordmark, Uetersen

Mueller ME (1970) Die Untersuchung der unteren Extremitäten unter besonderer Berücksichtigung der Prüfung der Gelenkbeweglichkeit mit der Nulldurchgangsmethode. Praxis 59: 526–530

Mutschler W (1982) in Burri C, Mutschler W (1982) Das Knie. Verletzungen, Verletzungsfolgen, Erkrankungen. Hippokrates, Stuttgart

Nicholas JA (1973) The five – one reconstructions for anteromedial instability of the Knee. J Bone Joint Surg 55: 899

Nyga W (1970) Röntgenologische Darstellung von Kreuzbandverletzungen des Kniegelenkes. Z Orthop 107: 340

Oest O (1979) Gutachterliche Probleme bei der Kahnbeinfraktur. Unfallmedizinische Tagung, Travemünde, H 37: 117

Olinger A, Braun C, Mittelmaier W, Bühren V (1989) Einfache und schnelle Methode zur Objektivierung von Sensibilitätsstörungen. In: 53. Jahrestagung Dtsch Ges Unfallheilkd, Berlin

Pavlincova E, Mumenthaler M, Karbowski K (1977) EEG-Befunde bei reinen Schleuderverletzungen der Halswirbelsäule. Nervenarzt 48: 505–508

Perret W (1973) Was der Arzt von der privaten Unfallversicherung wissen muß. Barth, Frankfurt am Main

Petersson C (1982) Long-term results of rotator cuff repair. In: Bayley J, Kessel L (eds) Shoulder surgery. Springer, Berlin Heidelberg New York

Penfürst J (1960) Technik und Bedeutung gehaltener Röntgenbilder. Chir Prax 4: 467

Ramseier EW (1991) Straßenverkehrsunfall – das Schleudertrauma der HWS aus versicherungsmedizinischer Sicht. In: 6. Deutsch-Österreichisch-Schweizerische Unfalltagung, Wien, Mai 1991

Rath H, Wischhöfer E (1984) Aktivierung der körpereigenen Fibrinolyse: Ein möglicher Schutz gegen thromboembolische Komplikationen? Springer, Berlin Heidelberg New York (H Unfallheilkd 164, S 418–420)

Rauschelbach HH (1983) Anhaltspunkte für die ärztliche Gutachtertätigkeit im sozialen Entschädigungsrecht und nach dem Schwerbehindertengesetz. Köllen, Bonn

Rauschelbach HH (1984) Der MdE-Begriff und die WHO-Definition der Behinderung. Med Sachverst 80/4: 78–79

Rauschelbach HH, Jochheim KA (1984) Das neurologische Gutachten. Thieme, Stuttgart New York

Reichelt A (1985) Die Rotatorenmanschettenruptur. Therapiewoche 35: 344–350

Reichelt A (1985) Die Rotatorenmanschettenruptur. Z Orthop 123: 38–43

Reichelt A (1985) Das klinische Bild von Rupturen der Rotatorenmanschette. In: 35. Jahrestagung der Ver NW-Orthop, Kiel

Reinwein H (1968) Zit. in: Fischer AW, Herget R, Mollowitz G (1969) Das ärztliche Gutachten. Barth, München

Reischauer F (1949) Untersuchungen über den lumbalen und zervikalen Bandscheibenvorfall. Thieme, Stuttgart

Reischauer F (1956/57) Wirbelsäulen- und Bandscheibenschäden. H Therapiewoche 3
Reiser M, Rupp N, Stetter E (1983) Erfahrungen bei der NMR-Tomographie des Skelettsystems. Fortschr Röntgenstr 139: 365–372
Richberg IM (1987) Linkshänder soll man nicht auf den „rechten Weg" zwingen. Ärzte Z 90: 15–16
Ricklin P, Rüttimann A, del Bouno MS (1964) Die Meniskusläsion. Thieme, Stuttgart
Rippstein J (1983) Le Plurimètre-V64, un vouvel instrument de mensuration. Ann Kinesither 10/1–2: 37–45.
Rompe G, Erlenkämper A (1978) Begutachtung der Haltungs- und Bewegungsorgane. Thieme, Stuttgart
Rompe G, Weber M (1985) Begutachtung von Rupturen der Rotatorenmaschine. In: 35. Jahrestagung der Ver NW-Orthop, Kiel
Rothascher H (1969) Ergebnisse nach vollständiger Meniskusentfernung. Langenbecks Arch Chir 294: 118
Rother W (1974) Grundlagen der Anwendung des Lasers in der Medizin. H Unfallheilkd 121: 505
Ruidisch MH (1990) Einteilung der Wirbelsäulenverletzungen unter gutachterlichen Gesichtspunkten. In: 107. Chirurgen Tagung München, Kongreßband (hier wurde zitiert: Louis 1977)
Russe OA, Gerhardt JJ, Russe OJ (1982) Neutral-0-Methode und SFTR-Notierung. Huber, Bern Stuttgart
Sachsenweger P (1976) Augenärztliche Begutachtung. Fischer, Stuttgart New York, S 96–97
Sass W, Bergholt M, Seifert J, Hamelmann H (1984) Splenektomie bei Erwachsenen und das OPSI-Syndrom. Dtsch Med Wochenschr 109/33: 1249–1252
Sattler B (1986, 1987) Umgeschulte Linkshänder. Münchener Med Wochenschr. 128 (1986) 8: 28; Münchener Med Wochenschr. 128 (1986) 47: 12; Münchener Med Wochenschr. 129 (1987) 14: 16
Sattler B (1985) Linkshänder, psychische Probleme durch Umschulung. Psychol Heute 10: 8–10
Sattler B (1996) Der umgeschulte Linkshänder oder der Knoten im Gehirn. Ludwig Auer, Donauwörth
Schönberger A, Mehrtens G, Valentin H (1984) Arbeitsunfall und Berufskrankheit, 3. Aufl. Schmidt, Berlin
Scola E, Schliack H (1991) Das posttraumatische Sudecksyndrom. Dtsch Ärztebl 88, 34/35: 30–31
Seufert RM (1983) Chirurgie der Milz, Praktische Chirurgie, Bd 95. Enke, Stuttgart
Singer DP (1973) Postsplenektomiesepsis perspectives. In: Pediatric pathology, vol 1. Yearbook, Chikago, p 285
Skoog (1928) Die Dupuytrensche Kontraktur. Acta Chir Scand 96: 139
Slocum DB, Larson RL (1968) Rotatory instability of the knee. J Bone Joint Surg [Am] 50: 211
Slocum DB, James SL, Larson RL, Singer KM (1976) Clinical test for antero-lateral rotatory instability of the knee. Clin Orthop 118: 63
Soldner E, Börner M (1991) Ein neues Konzept zur Qualitätssicherung unter Einbeziehung der medizinischen Dokumentation der Berufsgenossenschaften Unfallkliniken und des Unfallverletzten-Diagnoseschlüssels der Berufsgenossenschaften. In: 6. Deutsch-österreichisch-schweizerische Unfalltagung, Wien, Mai 1991
Stankovic P, Zürcher K, Stuhler T (1978) Prüfgerät für die Kreuzbänder des Kniegelenkes. In: 95. Tagung Dtsch Ges für Chirurgie, München, 3.–6. 05. 1978
Stankovic P, Zürcher K, Stuhler T (1978) SICOT 1978. Clinical methods in the examination of crutial ligaments lesions in the knee joint. 14. Weltkongr. Kyoto (Jpn), 15.–20. 10. 1978
Struppel A, Thoden U, Thomalske G (1980) Kopfschmerzen nach Unfällen nicht traumabedingt? Ärztl Praxis 32: 1720–1722
Thomas L (1984) Labor und Diagnose, 2. Aufl. Medizinische Verlagsgesellschaft, Marburg
Tippmann P (1967) Untersuchung über den Zusammenhang von elektrischem Unfall und Fehlgeburten. Inaug Diss, Univ Münster

Usbeck W (1975) Gedeckte Schädel-Hirn-Verletzungen. In: Serfling HJ, Schober KJ, Schmitt W (Hrsg) Spezielle Chirurgie. Barth, Leipzig
Viernstein K (1963) Doppelseitige Achillessehnenrupturen. Münchener Med Wochenschr 105: 1073
Volkmann R von (1881) Die ischämischen Muskellähmungen und Kontrakturen. Zbl Chir 8: 801
Weller S, Köhnlein E (1962) Die Traumatologie des Kniegelenkes. Thieme, Stuttgart
Wiesner H, Mumenthaler M (1975) Schleuderverletzungen der Halswirbelsäule. Eine katamnestische Studie. Arch Orthop Trauma Surg 81: 13–36
Weber M (1985) Die Entstehung und Beurteilung sog. Rotatorenmanschettenrupturen. In: 35. Jahrestagg. Vereinigung NW Orthop, Kiel (hier wurden zitiert: Kroh; Idelberger; Wagenhäuser)
Weber U, Franz K, Schöndorf TH (1980) Postoperative tiefe Venenthrombosen nach Tourniquetischämie. Springer, Berlin Heidelberg New York (H Unfallheilkd 83, 504–508)
Wiberg G (1941) Roentgenographic and anatomic studies on femoro-patellar-joint, with special reference to chondromalacia patellae. Acta Orthop Scand 96: 139
Wirth CJ (1976a) Die frische Kombinationsverletzung des Kniegelenkes, Diagnostik und Therapie. Arch Orthop Unfall Chir 84: 221
Wirth CJ (1976b) Die rotatorische Instabilität des Kniegelenkes am Beispiel der vorbehandelten „Unhappy triad". Arch Orthop Unfall Chir 84: 317
Wirth CJ (1984) Die komplexe vordere Knieinstabilität. Thieme, Stuttgart
Wirth CJ (1985) Wertigkeit des Lachmann-Testes. In: Orthop Kongr, Kiel
Wirth CJ, Küsswetter W (1978) Die isolierte Ruptur des vorderen Kreuzbandes. Arch Orthop Traumatol 91: 239
Wolf F (1971) Zur Frage der Arthrose nach Meniskotomien unter Berücksichtigung der BK 42. In: 35. Tagg. Dtsch. Ges. Unfallheilkd. Springer, Berlin Heidelberg New York (H Unfallheilkd 110, S 197–199)
Wolf F (1971) Arthrose nach Meniskotomien. In: 24. Kongreß Dtsch. Sportärzte. Sportarzt Sport Med, Bd 10
Wolter D, Magerl (1985) Vorschlag für eine Einteilung der Wirbelsäulenverletzungen. Springer, Berlin Heidelberg New York (H Unfallheilkd 88, S 481–487)
Wolters MF (1984–1990) Einführung in die elektronische Datenverarbeitung. Der Schlüssel zur Computer Praxis (1990). Der Schlüssel zur Computer Software (1984). Der Schlüssel zur Computer Hardware (1988). Der Schlüssel zur Computer Orgware (1990). Rowohlt, Reinbek
Wozniak KD (1978) Zum Zusammenhang von Unfalltrauma und Verlauf des malignen Melanoms der Haut. In: Dermatosen in Beruf und Umwelt, Bd 26. Cantor, Aulendorf, S 166–168
Wussow W (1964) AUB – Allgemeine Versicherungsbedingungen für Unfallversicherung. Kommentar. Heymanns, Köln Berlin Bonn München
Zenner P (1985) Das posttraumatische cervico-okzipitale Syndrom unter besonderer Berücksichtigung von Begutachterproblemen. Neuroorthopädie 3: 536–548
Zrubecky G, Krösl W (1980) Die Unfallrente, 3. Aufl. Enke, Stuttgart
Zum Winkel K (1973) Szintigraphie des Skelettsystems und der Gelenke. Springer, Berlin Heidelberg New York (H Unfallheilkd 117, S 235)
Symposium Milzerhaltung (1984) Chirurgische Universitätsklinik Frankfurt am Main

Anhänge A–D

Vorbemerkungen

Erkennt der Gutachter, daß über seinen Gutachtenauftrag hinaus ein Zusatzgutachten erforderlich ist, sollte mit dem Gutachtenauftraggeber Rücksprache genommen werden, Dieser kann dann einen Gutachter des Faches für die zusätzliche Frage beauftragen. Man kann auch, falls vorhanden, einen Gutachter im eigenen Hause vorschlagen. Dabei können Terminabsprachen zu Zeit- und Kosteneinsparung führen, und es werden für den zu Untersuchenden unnötige Reisen und zusätzliche ambulante oder stationäre Krankenhausaufenthalte vermieden. Es ist selbstverständlich, daß Fachgutachten von dem dafür zuständigen Fachkollegen zu erstellen sind.

Die wiedergegebenen Hinweise aus dem HNO-Bereich (Anhang B) sowie aus der Ophthalmologie (A) sollen dem Nichtfachmann lediglich als Informationsquelle dienen.

Anhang A

Das augenärztliche Gutachten in GUV, PUV, SozER und SchwbG

B. Gramberg-Danielsen

Allgemeines

Die nachfolgenden Ausführungen sollen und können nicht dazu dienen, die Abfassung eines augenärztlichen Gutachtens zu ermöglichen. Dem Ophthalmologen stehen dafür umfangreichere, aussagekräftigere Werke zu Verfügung (s. [2, 3, 4]). Hier soll vielmehr dem Nichtaugenarzt, dem Richter, dem gerichtlichen Sachverständigen oder dem Sachbearbeiter die Möglichkeit gegeben werden, ein ihm vorliegendes Gutachten auf seine Aussagekraft, u. U. auch auf seine Schlüssigkeit zu überprüfen.

Begriffsbestimmung

Die in der Augenheilkunde (Ophthalmologie) benutzten Begriffe sind in DIN 5340 genormt, dennoch werden sie leider oft fehlerhaft, mithin mißverständlich selbst in Verordnungen benutzt. Da eine gewisse Sprachregelung unerläßlich ist, wenn man Mißverständnisse vermeiden will, seien hier die wichtigsten Begriffe gemäß DIN 5340 erläutert:

Sehschärfe (S.): Fähigkeit, dicht nebeneinander liegende Punkte oder Linien getrennt wahrnehmen zu können.

Es ist zu unterscheiden zwischen S. mit (c.c.) und S. ohne (s.c.) Korrektur.

Beidäugige Gesamtsehschärfe (bG): Die Sehschärfe, die mit beiden Augen gemeinsam, gleichzeitig erzielt wird. Die bG hat in der PUV keine Bedeutung.

Übersichtigkeit: Augapfel zu kurz im Verhältnis zur Brechkraft, Plusgläser erforderlich.

Weitsichtigkeit: Höflicher Ausdruck für Alterssichtigkeit, Presbyopie. Hat nichts mit Übersichtigkeit zu tun.

Ein Weitsichtiger kann kurzsichtig, ein Übersichtiger weitsichtig, aber ein Kurzsichtiger nicht übersichtig sein.

Gesichtsfeld (GF): Gesamtheit aller Punkte im Außenraum, die bei ruhendem Kopf und ruhendem Auge gleichzeitig wahrgenommen werden können; es gibt das monokulare und das binokulare GF.

Blickfeld: Gesichtsfeld bei bewegten Augen.

Sehvermögen: Gesamtheit der Sehfunktionen des Auges inklusive Motilität.

Untersuchungsmethodik

Die Ophthalmologie steht in dem Ruf, sehr exakte Angaben über die Funktion des Sehens, z. B. der Sehschärfe, machen zu können. Die Angabe Visus 0,63 erweckt den Anschein, hier sei die Sehschärfe bis auf Hundertstel genau gemessen und festgehalten; davon kann gar keine Rede sein.

Die Feststellung aller Partialfunktionen des Sehvermögens ist stark methodenabhängig. Darüber hinaus unterliegen viele Funktionen auch Tagesschwankungen in Abhängigkeit von Ermüdung oder Medikamenten, z. B. die transitorische Refraktionsänderung beim Diabetiker in Abhängigkeit vom Blutzuckergehalt.

Es ist daher im Interesse der Rechtssicherheit unerläßlich, ganz klare Untersuchungsbedingungen vorzugeben und einzuhalten. Ein Abweichen von diesen Regeln macht Gutachten untereinander unvergleichbar und öffnet der Willkür und der Manipulation Tür und Tor.

Ein Gutachten mit willkürlich gewählter Untersuchungsmethode ist genau so wertlos wie ein Gesetz, in dem die Untersuchungsmethodik nicht festgelegt ist. So kann z. B. die Sehschärfe methodenabhängig wie 1:3,5 schwanken. Allerdings gewährleistet das Einhalten der Vorschriften nicht ständig gleiche Ergebnisse (endogene Einflüsse), der Meßfehler kann aber dadurch minimiert, die Rechtssicherheit erhöht werden.

Sehschärfe

Die Sehschärfe ist nach DIN 58220 zu bestimmen. Diese Norm regelt u. a. Normsehzeichen, Kontraste, Leuchtdichten, Abbruchkriterium usw.

Normsehzeichen
Das Normsehzeichen ist der Landolt-Ring, ein Ring mit einer Lücke, wobei sich Ringumfang, Strichdicke und Lücke wie 5:1:1 verhalten. Wird dieser Ring unter einem Winkel von 5° angeboten und erkannt, besteht die Sehschärfe 1,0. Die Untersuchung kann auch mit sog. „angeschlossenen" Sehzeichen (s. DIN 58220) erfolgen.

Die Sehschärfe 1,0 kann nicht mit 100 % gleichgesetzt werden, 18- bis 25jährige können Sehschärfen von mehr als 3,0 erreichen. Da der Ausgangsvisus altersabhängig ist, ist die MdE-Bewertung insoweit etwas problematisch. Der Ausgangsvisus bleibt generell unberücksichtigt.

Beispiel: Die Sehschärfe eines 25jährigen mit einem Ausgangsvisus von 2,5 geht durch einen Unfall auf 0,5, also um 80 % zurück, bei einem 60jährigen mit Ausgangsvisus 0,8 auf 0,5 also nur um 35 %. Beide bekommen die gleiche MdE zuerkannt.

Es liegt auf der Hand, daß mit leicht erratbaren Zahlen „bessere" Sehschärfen zu erzielen (vorzutäuschen) sind als mit dem Landolt-Ring. Die Zahlen 1 oder 4 sind leichter von 6 oder 8 zu differenzieren als 6 von 8.

Abstufung der Sehschärfen
DIN 58220 regelt auch die Reihung der Sehschärfestufen. Die Reihung ist nicht linear (1,0, 0,9, 0,8), sondern folgt dem dekadischen Logarithmus: 1.0, 0,8, 0,63 usw. Diese Werte werden apparateseitig so in den von der Deutschen Ophthalmologischen Gesellschaft (DOG) und allein zur Benutzung zugelassenen Geräten angeboten. Das bedeutet, daß die Angabe 0,63 keine bessere Sehschärfe beschreibt als 0,6, sie ist nur genauer; gemessen wurde aber apparatebedingt 0,63, und wer nur 0,6 erkennen kann, sieht nach DIN eben nur 0,5, weil er 0,63 (= salopp 0,6) nicht erkannte.

Die Werte 0,7 und 0,9 sind in der Reihung nicht enthalten. 0,7 wird aber von fast allen Geräten angeboten, weil der Wert in vielen Gesetzen und Verordnungen vorkommt; 0,9 wird nur noch von wenigen Geräten angeboten. Werden diese Werte gefunden, soll die nächstniedere Visusstufe gewertet werden (0,8 für 0,9, 0,63 für 0,7), andernfalls wäre bei Interpolation der MdE-Wert allein zufällig davon abhängig, zu welchem Untersucher der Proband kam. Anderes gilt in der PUV für Werte unter 0,08, die GUV differenziert insoweit nicht mehr.

Kontrast und Leuchtdichten
Die erreichbare Sehschärfe ist u.a. in hohem Maß von den Leuchtdichteverhältnissen im Raum und auf dem Projektionsschirm, sowie vom Kontrast abhängig, deshalb ist auch das in DIN 58220 geregelt.

Bei der Untersuchung mit einer auflichtbeleuteten (vergilbten) Papptafel, womöglich bei Gegenlicht, werden in der Regel deutlich schlechtere Ergebnisse gefunden als bei Untersuchung mit Transparenttafeln mit optimalem Kontrast; bei blendeempfindlichen (alten) Versuchspersonen kann das aber auch umgekehrt sein. Deshalb ist in DIN 58220 die Projektion vorgeschrieben mit ganz bestimmten Kontrasten und Raumleuchtdichten. Beides ist unbedingt einzuhalten und sollte regelmäßig mit geeigneten Geräten zumindest bei Untersuchungen mit Rechtsfolgen nachgeprüft werden.

Im Gutachten sollte angegeben sein, unter welchen physikalischen Bedingungen untersucht wurde, zumindest aber ist der Hinweis zwingend erforderlich: Untersucht nach DIN 58220.

Beispiel: Ein Fall aus der Praxis: Der Visus wird morgens mit 0,5 gefunden, mittags bei einer Kontrolle mit 0,32. Grund: Die Putzfrau war da, hat den Leuchtdichteregler am Projektor gewischt und dabei verstellt mit der Folge, daß die Leuchtdichte und der Kontrast und damit auch die Sehschärfe absanken.

Abbruchkriterium
DIN 58220 regelt schließlich das in der Begutachtung immens wichtige Abbruchkriterium. Die Nichtbeachtung der Abbruchvorschrift ist die Hauptquelle für die Unverwertbarkeit von Gutachten.

In der augenärztlichen Praxis ist es berechtigt und üblich, zur Visusangabe Zusätze zu machen wie p, t, mhsm (partiell, teilweise, mühsam). Das ist bei Gutachten unzulässig und macht das Gutachten für die MdG/MdE-Schätzung so wertlos, daß es unbezahlt zurückzugeben ist (zurückgegeben werden sollte).

Nach DIN 58220, Abbruchkriterium, gilt als gelesen und erkannt und ist der Visusbezeichnung zugrunde zu legen die Reihe, in der 60 % (früher 80 %) oder mehr der Normsehzeichen (Landolt-Ring bzw. „angeschlossenes" Sehzeichen) erkannt wurden.

Angabe wie „p" läßt nicht erkennen, ob z. B. 60 % der Sehzeichen erkannt wurden (dann gilt diese Reihe als gelesen) oder nur 40 %, dann gilt die Reihe mit geringerer Anforderung als gelesen, vorausgesetzt dort werden 60 % erkannt.

Beispiel:
Angabe 0,4 p kann bedeuten:
0,4 wenn 60 % (oder mehr) der Landolt-Ringe erkannt wurden.
0,32 wenn in 0,4 nur 40 %, in 0,32 aber 60 % oder mehr erkannt wurden, 0,25, wenn in 0,4 20 %, in 0,32 40 % und erst in 0,25 60 % oder mehr erkannt wurden. Das ist hier der Angabe nicht zu entnehmen, d.h. es ist nicht möglich, aus den Angaben zur Sehschärfe eine MdG/MdE abzuleiten.

Die Angabe von Zusätzen ist ein Mangel, der im Nachhinein in aller Regel nicht mehr zu beheben ist, weil bei Nachfrage der Gutachter meist nicht mehr als das weiß oder erinnert, was er aufgeschrieben hat.

Ein nachträgliches Aktengutachten kann dabei nicht helfen.

Zusammenfassend ist zu sagen, daß die Visusbestimmung wesentlich mehr unter Beachtung von Vorschriften zu erfolgen hat, als das gemeinhin geschieht, und daß die Nichtbeachtung das Gutachten, sofern es auf den Visus ankommt, wertlos macht, es sei denn, 2 Visusangaben fielen MdE-mäßig in die gleiche Spalte:

Beispiel: Nach Verätzung Verlust eines Auges, Visusminderung auf dem anderen Auge angegeben mit „0,4 p". MdE bei 0/0,4 ebenso wie bei 0/0,32 50 %.

Gesichtsfeld

Hier gibt es (leider) keine DIN-Bestimmung, aber Abmachungen, die als verbindlich gelten.
Grundsätzlich sind 2 verschiedene Methoden der Gesichtsfeldbestimmung zu trennen:
a) kinetische, manuelle Methode,
b) statische, rechnergestützte Methode.

Zu a) In einer Perimeterhalbkugel wird durch Projektion ein Lichtpunkt angeboten, der Proband hat zu sagen, wann er bei Fixation eines bestimmten, in Nullage befindlichen Punktes die Lichtmarke, aus der Peripherie kommend, zentripetal geführt, zuerst wahrnimmt bzw. wann sie, zentrifugal geführt, verschwindet.

Der Lichtpunkt ist genau definiert und entspricht der Marke Goldmann III/4. Alle anderen (durchmesserdifferenten, leuchtdichteveränderten) Prüfmarken sind für die Begutachtung wertlos, so hoch ihr Wert für die klinische Diagnostik auch sein mag.

Zu b) Die statischen, rechnergestützten Perimeter bieten durch vorgegebene Löcher in der Perimeterhalbkugel genau, insbesondere auch nach Zeit (Gegensatz linetische Perimeterie) und unveränderbarem Ort definierte Lichtpunkte an, die u. U. Goldmann III/4 entsprechen.

Beide Geräte sind wertvoll, aber grundsätzlich verschieden (statisch/kinetisch), die gewonnenen Ergebnisse sind nicht ineinander „umzurechnen". Das heißt, verschiedene Methoden ergeben völlig differente Ergebnisse.

Es ist nicht möglich, anhand der Ergebnisse einer statischen Methode eine Aussage darüber zu machen, wie das Gesichtsfeld aussehen würde, wäre es mit Goldmann III/4 geprüft worden.

Beispiel aus der Praxis: Bei der Festsetzung der 1. Dauerrente (GUV) wurde mit der statischen Methode eine unvollständige Hemianopsie nach links gefunden und die MdE entsprechend unter Einbeziehung des damit bewiesenen Hirnschadens rechts bewertet. 5 Jahre später mit Goldmann III/4 keine Ausfälle. Frage: Wesentliche Änderung?
Die Frage ist so nicht beantwortbar, im Goldmann kann der unveränderte Defekt überdeckt sein.
In solchem Fall ist zunächst einmal mit der früher benutzten Methode nachzuuntersuchen, dann zu vergleichen, und bei Befundbesserung kann dann auf Goldmann III/4 umgestellt werden mit der Folge des Wegfalls der MdE insoweit.

Wird kein Goldmann-Gerät, sondern ein anderes manuell-kinetisches Gerät benutzt, ist die Gleichheit der benutzten Marke mit Goldmann III/4 nachzuweisen. Hinweise dazu bei [1].

Die Besonderheiten im SozER und im SchwbG s. dort.

Farbensinn

Der Farbensinn spielt im Rahmen der Begutachtung für PUV/GUV nur selten eine relevante Rolle.

Maßgeblich ist letzten Endes die Aussage am Anomaloskop, weil nur dort eine Quantifizierung möglich ist, d.h. ein Grenzwert der z.B. 0,65 oder 1,3 bestimmt werden kann.

Von der DOG zugelassen und der DIN 6160 von 1995 entsprechend sind folgende Geräte;
Anomaloskop nach Nagel,
Anomaloskop von Oculus,
Anomaloskop Neitz,
Heidelberger Anomaloskop,
Spectrum Color Vision-Meter 712 und
Allfarbenanomaloskop IF-2N BGK.

Motilität

Zu prüfen ist, in welchem Blickfeldbereich Doppelbilder bestehen bzw. Einfachsehen nachgewiesen werden kann. Vorgeschrieben ist

a) die Untersuchung an der Tangentenskalenwand nach Harms und
b) die Auswertung nach dem Schema von Haase und Steinhorst, (Abb. 1, s. unten) in Verbindung mit den 8 Richtsätzen Bielschowsky-Gesellschaft (s. bei [3], Abschn. 1.3).

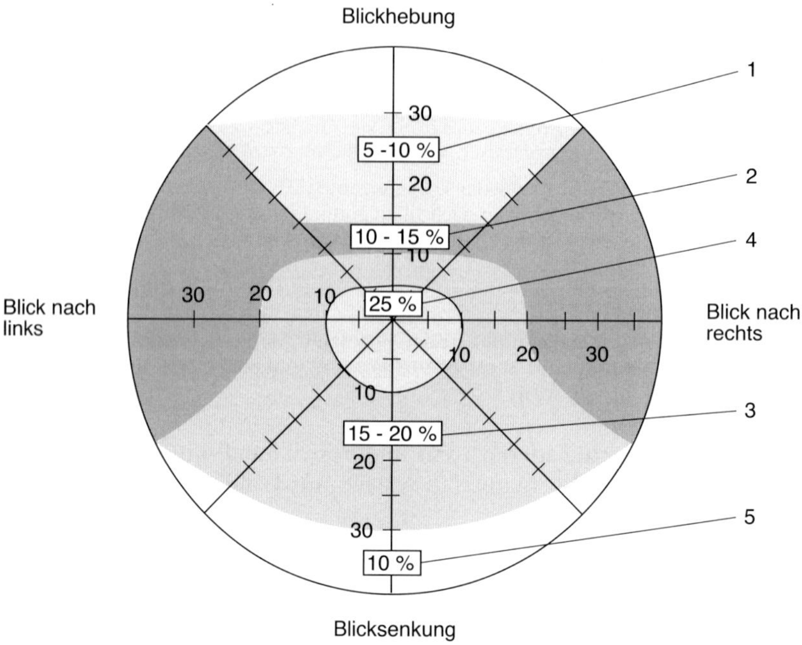

Abb. 1. Schema zur Schätzung der MdE/MdG nach Haase u. Steinhorst

Die „Zonen" beziehen sich auf den rechten *und* linken Bereich zusammen, nicht etwa nur auf eine Seite.

Überschreitet der Bereich der Doppelbildzone die Mittellinie, gilt der angegebene Prozentsatz voll. Wird die Mittellinie nicht überschritten, sind Abzüge von den MdE/MdG Sätzen zu machen

Wichtiger Hinweis

Die angegebenen Prozentzahlen basieren auf der Annahme einer MdE von 25 % für den Verlust eines Auges.

In der PUV wird der Verlust eines Auges stets höher als mit 25 % angenommen (kleinster Wert AUB alt 30 %).

Die Tabellen 6 und 11 geben nur den Invaliditätsgrad auf der Basis 30 bzw. 50 % an. Ist vertraglich eine höherer Wert als 30 bzw. 50 % für den Verlust eines Auges vereinbart (Werte bis 250 % kommen vor), so sind die hier angegebenen Werte entsprechend nach der Formel

$$y : a = v : 25$$

umzurechnen, wobei

y = gesuchter IG-Wert
a = im Schema abgelesener Wert,
v = vertraglich vereinbarter Augenwert
bedeuten und 25 eine Konstante ist.

Beispiel:
a = 10
v = 80

$$y : 10 = 80 : 25$$
$$y = 80 \times 10 : 25$$
$$y = 32\,\%\ \text{IG}.$$

Das ist bei der Berechnung des IG bei unüblicher Leistung für den Verlust eines Auges (Regelfall 30 und 50 %, s. Tabellen 6 und 11) zu berücksichtigen.

Das Schema gemäß Abb. 1 *muß* jedem augenärztlichen Gutachten, das Motilitätsstörungen mit Doppelbildern nachweist, unbedingt beiliegen, andernfalls sollte das Gutachten unbezahlt zurückgegeben werden.

Fehlt das Schema, sind die Angaben nicht nachvollziehbar und spätere Kontrolluntersuchungen zu Vergleichszwecken ausgeschlossen.

Elektromethoden

Diese Methoden (Elektroretinogramm, visuell evozierte kortikale Potentiale u. a.) sind untereinander vergleichbar und werden u. a. in der Simulationserkennung genutzt. Da sie für die hier angesprochene Leserschaft nur geringe Bedeutung haben, sei nur auf Hasenfratz [6] und Zrenner [10] verwiesen.

Gutachteninhalt

Die eigentlich wissenschaftliche Leistung der Begutachtung ist die Klärung des kausalen Zusammenhanges, sie ist allein der fachärztlichen Bewertung vorbehalten. Dieses Problem sollte im Mittelpunkt der Darlegungen stehen und so erläutert werden, daß auch ein Laie die Gedanken des SV verstehen kann. Das ist nicht schwer, wenn sich der Autor vor Augen hält, daß es in der Rechtsprechung darauf ankommt, daß der Richter von dem überzeugt ist, was der SV zutreffend ausführt. Die richterliche Überzeugung ist die wesentliche Grundlage seines Urteils.

Zunehmend finden sich in Gutachten völlig sinnlose diagnostische Aktivitäten. Es ist grotesk, bei einem Aphaken die Akkommodationsbreite zu untersuchen und blauäugig mitzuteilen, sie sei null. Auch die Stereoprüfung bei Einäugigen oder die Untersuchung der Farbentüchtigkeit am unbetroffenen Auge sind meist befremdliche Methoden der Rechnungsgestaltung.

Das Schriftbild soll zwar sauber sein, deshalb muß der linke Rand aber nicht so breit sein, daß er fast den rechten erreicht, die Unterschrift von

3 beteiligten Gutachtern beansprucht nicht 3 Seiten, wie es immer wieder vorkommt. Hier wird ärztliches Ansehen ob materieller Vorteile verspielt.

Zur MdG/MdE-Einschätzung ist festzuhalten, daß der Gutachter grundsätzlich frei ist in seiner Einschätzung. Er kann von den Tabellenvorgaben abweichen, muß das dann aber eingehend und dem Richter, Prüfarzt oder Sachbearbeiter überzeugend, begründen.

Bei Minderungen mehrerer Partialfunktionen des Sehvermögens, z.B. Visusminderung, dem nicht in etwa entsprechender Gesichtsfeldausfall und zusätzliche Motilitätseinschränkung, ist der größte Schaden voll, der 2. etwa mit der Hälfte, der 3. etwa mit ein Viertel anzusetzen. Dabei kann die MdG/MdE bei monokularer Schädigung nie den Wert für den Verlust eines, bei beidseitigen Schäden nie 100 % übersteigen.

Es kann in Einzelfällen aber auch zweckmäßiger sein, „rückwärts" vom verbliebenen, wirtschaftlich verwertbaren Rest auszugehen.

Die private Unfallversicherung (PUV)

Kausalität

Es würde den Rahmen dieses Beitrages sprengen, auf die vielen ophthalmologisch möglichen Variationssmöglichkeiten einzugehen, nur 2 Krankheitsbilder, Ablatio und Herpes, seien wegen ihrer besonderen Bedeutung kurz erwähnt.

Ablatio

Die ophthalmologische Wissenschaft und ihr folgend auch die Rechtsprechung stehen übereinstimmend auf dem Standpunkt, daß es eine Ablatio nach indirektem Trauma (multiple Schädelfrakturen ausgenommen) oder nach Körperanstrengung nicht gibt. Letztere ist in den Verträgen ohnehin ausgenommen, denn es heißt, Augenschäden damit ausschließend: Unter Versicherungsschutz fallen auch durch Kraftanstrengung des Versicherten hervor gerufene Verrenkungen, Zerrungen und Zerreißungen an *Gliedmaßen und Wirbelsäule*. Insoweit sind Ausführungen zum Thema Ablatio nach Kraftanstrengungen völlig überflüssig.

Herpes corneae

Nach einer neueren Theorie von Kaufman [9] später übernommen von Sundmacher [9], kann der Herpes corneae Folge einer Zweitinfektion mit Herpesviren sein und kann nur auftreten nach einer (unbekannten) Primärinfektion. Das prätraumatische Vorhandensein von Viren hat für sich allein keinen Krankheitswert und bleibt für die Kausalitätsbewertung außer Ansatz, es ist keine „Mitwirkung" (s. unten), wenngleich u. U. eine Conditio sine qua non.

Es bleibt dem Gutachter aber unbenommen, weiterhin der Theorie von Grüter [5] zu folgen. Eine Rechtsprechung hierzu ist, soweit ersichtlich, noch nicht entstanden. Die Grütersche Kausalitätslehre ist immerhin von rechtswegen unbestritten und in der Anwendung erheblich einfacher, sie bietet weniger eine medizinische und juristische Problematik und ist nach bisherigen Erkenntnissen auch richtig. Ob die Theorien nach [8] und [9] auch zutreffen und ob sie sich im Richterrecht durchsetzen, bleibt abzuwarten; bisher, nach 13 Jahren, ist das noch nicht der Fall.

MdG/IG-Schätzung

Die Privatversicherer arbeiten zur Zeit mit 2 v. a. in der MdG/IG-Bewertung differenten Allgemeinen Unfallversicherungsbedingungen (AUB), AUB alt und AUB 88. Für beide AUB gibt es unterschiedliche Tabellen (s. unten zur IG-Schätzung, v. a. aber auch eine grundsätzlich differente Auffassung vom Sehorgan.

In beiden AUB sind die Tabellenwerte wesentlich differenzierter als in der GUV und v. a. trennen die PUV Vor- und Unfallschaden (s. unten). Logischer ist auch die Einstufung des Vorzustandes (Mitwirkung). Die GUV kennt hier nur eine ja/nein-Bewertung, in der PUV ist der Anteil genauer zu schätzen, sofern er mindestens 25 % beträgt. Hierzu s. in [3], Kap. 2.1.3.10 und 2.1.4.8. Diese Unterschiedlichkeit führt dazu, daß die Leistungen der PUV und GUV völlig unterschiedlich ausfallen können.

Beispiel: Mitwirkung 75 %, die PUV zahlt 25 %, die GUV nichts. Mitwirkung 25 %, die PUV zahlt 75 %, die GUV 100 %, ohne allerdings den Begriff Mitwirkung im Sinne der AUB zu kennen.

Der *Vorschaden*, etwa die Visusminderung, ist zu ermitteln und umgerechnet in der MdG vom Unfallschaden mathematisch zu subtrahieren, ein in der GUV (leider) völlig unstatthaftes, de facto aber erheblich gerechteres Verfahren.

Beispiel:
Homolateralter Vorschaden

Visus nach einer Bulbusprellung 0,2	MdG =	10/30
abzüglich Vorschaden Visusminderung auf 0,63	– MdG =	3/30
Zu entschädigen	IG	7 %

Heterolateraler Vorschaden (nur in AUB alt möglich). In § 8 (2) lit b AUB alt heißt es, daß der IG bei unfallbedingter Erblindung des einen Auges und Vorerblindung des anderen Auges 70 % beträgt. Das gab immer wieder Probleme, wenn das andere Auge noch einen Sehrest hatte. Mit Urteil vom 28. 06. 1978 VersR 78, 1036 hat der BGH[1] eine Formel angegeben, wie bei nicht völliger Vorerblindung des anderen Auges zu verfahren ist. Die Rechnerei dürfte dem, der sich nur selten damit beschäftigt, kompliziert erscheinen, es ist aber mit dem HUK-Verband vereinbart, daß die mathematische Bearbeitung durch den Versicherer zu erfolgen hat. Der Interessierte sei auf [3] Kap. 2.1.3.8.2, verwiesen.

[1] Anmerkung des Referenten: In einem weiteren Urteil v. 24. 01. 96 MDR 96, 1017 hat der BGH gegensätzlich hierzu eine andere Berechnungsmethode angegeben, die aber aus physiologischer Sicht abzulehnen ist.

Die *Mitwirkung* am Ausmaß der Unfallfolgen ist vom Gutachter zu schätzen, dafür sei auf [4] verwiesen. Dieser Schätzung wird immer etwas Willkürliches anhaften, und es ist unmöglich, feste Sätze anzugeben. Platzt z.B. eine Hornhautnaht nach Kataraktoperation infolge eines Sturzes vom Fahrrad, so ist die Mitwirkung um so kleiner anzusetzen, je länger die Operation zurückliegt.

Eingebürgert haben sich die Angaben 25, 33, 50, 75 und 90 %.

Beispiel: (in Klammern AUB 88):

Vorschaden Visus 0,5	=	MdG	5/30	(4/25)
Posttraumatisch Visus 0,2	=	MdG	15/30	(12/25)
Zu entschädigen insoweit		IG	10 %	(16 %) (IG 24 % minus IG 8 %)
Die Mitwirkung wird auf 25 % geschätzt, so daß letztlich zu entschädigen ist gemäß		IG	7,5 %	(12 %).

Es sei darauf hingewiesen, daß es auch AUB mit besonderen Augensätzen, z.B. 50 % oder 80 %, gibt, dann sind die Tabellen entsprechend umzurechnen. Zu erwähnen sind auch Vereinbarungen, daß der 25 % IG übersteigende Teil mit dem Dreifachen zu bewerten ist, das ergibt dann bei Verlust eines Auges 100 %, bei Verlust beider Augen 250 %.

AUB alt

Die AUB alt kennen das „Sehorgan“ (beide Augen bis inkluse Area striata), während die AUB 88 (s. S. 109) nur Einzelaugen kennen und dementsprechend werten.

In AUB alt gelten folgende Tabellen:
MdG bei *Visus*minderung s. Tabelle 1.

Tabelle 1. Minderung der Gebrauchsfähigkeit eines Auges in /30[a]. (Nach Gramberg-Danielsen, Mewe und Thomann)

Visus	MdG	
1,0	0/30	
0,8	1/30	
0,63	3/30	
0,5	5/30	
0,4	7/30	In AUB alt ist der Zähler gleich dem IG;
0,32	10/30	MdG 25/30 = IG 25 %.
0,25	13/30	
0,2	15/30	
0,16	17/30	
0,1	20/30	
0,08	22/30	
0,05	25/30	
0,02	28/30	
0,0	30/30	

[a] 0,9 ist wie 0,8, 0,7 wie 0,63 zu werten. Unterhalb 0,08 ist zu interpolieren. Ggf. zuzüglich Brillenzuschlag gemäß Tabelle 3.

MdG bei Aphakie s. Tabelle 2.

Tabelle 2. MdG bei Aphakie. (Nach Gramberg-Danielsen u. Thoman)

Visus	Minderung der Gebrauchsfähigkeit in/30[a] bei Aphakie[b] Nicht intraokular	korrigiert/	intraokular korrigiert
Besser als 0,63	12		10
0,63	13		11
0,5	14		12
0,4	15		13
0,32	16		15
0,25	17		16
0,2		18	
0,16		20	
0,12		21	
0,1		22	
0,08		24	
0,05		26	
0,02		28	
0,0		30	

[a] 0,9 ist wie 0,8, 0,7 wie 0,63 zu werten. Unterhalb 0,08 ist ggf. zu interpolieren.
[b] Ggf. zzgl. Brillenzuschlag, sofern außer der Kontaktlinse noch eine Brille erforderlich ist (s. Tabelle 3).

Brillenzuschlag
Die vorstehenden Tabellen sind nach verträglicher Korrektur, ggf. also mit Kontaktlinse (deren Verträglichkeit unterstellt, deren Unverträglichkeit aus dem Befund heraus (Hornhautnarbe, Ohnhänder, Debilität nachgewiesen werden muß), anzuwenden.

Entsprechend einem BGH-Urteil vom 27.04.1983 VersR 83, 581 ist die Korrektur ggf. IG-erhöhend zu berücksichtigen, s. Tabelle 3.

Tabelle 3. Bewertung von Sehhilfen in der PUV (AUB alt und AUB 88). (Nach Gramberg-Danielsen und Thomann)

	IG [%]
A. Geringe bis mittelgradige Korrektur bis + 10/–13 dpt (bei torischen Gläsern im stärker brechenden Meridian)	3
B. Hochgradige Korrektur unter –13 oder über +10 dpt (bei torischen Gläsern im stärker brechenden Meridian)	5

MdG bei *Gesichtsfeldausfällen u. a.* s. Tabelle 4.

Tabelle 4. Beeinträchtigung des Gesamtsehvermögens

	IG [%]
Vollständige Halbseiten- oder Quadrantenausfälle beiseitig	
Homonyme Hemianopsie	40
Bitemporale Hemianopsie	25
Binasale Hemianopsie	10
Homonymer Quadrant oben	20
Homonymer Quadrant unten	30
IG bei einseitigen Gesichtsfeldausfällen	
Konzentrische Einschränkung auf Fixierpunktabstand	
50°	5
30°	10
10°	15
5°	20
Unregelmäßige Gesichtsfeldausfälle	
Bewertet werden große Skotome im 50°-Gesichtsfeld unterhalb des horizontalen Meridians, wenn sie binokular bestehen oder wenn das andere Auge fehlt.	
Berechnet wird die ausgefallene Fläche:	
Fläche:	
Mindestens 1/3	20
Mindestens 2/3	50
Bei der Bewertung der Gesichtsfelder ist diejenige Isoptere maßgebend, die mit einem Prüfpunkt von 320 cd/m² Leuchtdichte und einem Durchmesser von 30′ gewonnen worden ist. Beim Goldmann-Perimeter entspricht das der Marke III/4.	

Tabelle 5. IG bei Ptose, Okklusion und doppelseitiger Aphakie

	IG [%]
Doppelseitige, nicht intraokular korrigierte *Aphakie*	25
Doppelseitige intraokular korrigierte Aphakie	20
Augenmuskellähmungen und Störungen des *Binokularsehens,* die die vollständige Okklusion eines Auges erforderlich machen	30
Vollständige einseitige *Ptose*	30

MdG bei *Motilitätseinschränkungen*

Es ist nach dem Schema Haase/Steinhorst zu verfahren (s. Motilität, S. 383).

In AUB alt gilt die Tabelle 6 für die Umrechnung der in der Abb. 1 angegebenen Zonen.

Tabelle 6. IG bei Motilitätsstörungen

Zone	IG [%]
1	6–12
2	12–18
3	18–25
4	30
5	12

AUB 88

Die Frage des heterolateralen Vorschadens stellt sich vertragsgemäß nicht. Bei beidseitigen Unfallschäden, z. B. nach Verätzung und dem Vorliegen eines einseitigen Vorschadens, ist für dieses Auge zu verfahren wie oben dargestellt (zu entschädigen Unfallschaden abzüglich Vorschaden, jeweils visusbezogene MdG mathematisch subtrahiert).

Bei Mitwirkung ist wie in AUB alt zu verfahren.

Es gelten folgende *Tabellen.*

MdG bei *Visusminderung* s. Tabelle 7.

Tabelle 7. Prozentuale Minderung der Gebrauchsfähigkeit bei Herabsetzung der Sehschärfe[a]

MdG eines Auges in /25 Visus	MdG [%]	
1,0	0	
0,8	1	
0,63	2	
0,5	4	
0,4	6	
0,32	8	In AUB 88 gibt der Zähler den halben IG an. Deshalb ist der Zähler zu verdoppeln, um den IG zu errechnen. Z. B. 0,32 = MdG = 8/25 = IG 16 %.
0,25	10	
0,2	12	
0,16	14	
0,1	17	
0,08	18	
0,05	20	
0,02	23	
0,0	25	

[a] 0,9 istwie 0,8, 0,7 wie 0,63 zu werten. Unterhalb 0,08 ist zu interpolieren. Ggf. zzgl. Brillenzuschlag gemäß Tabelle 3.

MdG bei *Aphakie* s. Tabelle 8.

Tabelle 8. Minderung der Gebrauchsfähigkeit in /25[a] bei Aphakie[b]

Visus	Intraokular korrigiert/	nicht intraokular	korrigiert
Besser als 0,63	8		10
0,63	9		11
0,5	10		12
0,4	11		13
0,32	12		14
0,25	13		15
0,2	15		16
0,16		17	
0,12		18	
0,1		19	
0,08		20	
0,05		21	
0,02		23	
0,0		25	

[a] 0,9 ist wie 0,8, 0,7 wie 0,63 zu werten. Unterhalb 0,08 ist ggf. zu interpolieren. Auch hier gilt: IG = Zähler mal 2.
Der IG ist wieder durch Verdoppelung des Zählers zu errechnen, also V 0,02 = 46 % IG.
[b] Ggf. zzgl. Brillenzuschlag, sofern außer der KL noch eine Brille erforderlich ist.

Zu diesen Werten kommt ggf. ein Brillenzuschlag in gleicher Höhe wie in Tabelle 3 angegeben.

MdG bei *Gesichtsfeldausfällen u. a.* s. Tabelle 9.

Tabelle 9. Beeinträchtigung des Gesamtsehvermögens

	IG [%]
Vollständige Halbseiten- oder Quadrantenausfälle beidseitig[a]	
Homonyme Hemianopsie	60
Bitemporale Hemianopsie	35
Binasale Hemianopsie	15
Homonymer Quadrant oben	25
Homonymer Quadrant unten	35
Unregelmäßige Gesichtsfeldausfälle.	
Bewertet werden große Skotome im 50°-Gesichtsfeld unterhalb des horizontalen Meridians, wenn sie binokular bestehen oder wenn das andere Auge fehlt.	
Berechnet wird die ausgefallene Fläche:	
mindestens 1/3	12
mindestens 2/3	30
Bei der Bewertung der Gesichtsfelder ist diejenige Isoptere maßgebend, die mit einem Prüfpunkt von 320 cd/m² Leuchtdichte und einem Durchmesser von 30′ gewonnen worden ist. Beim Goldmann-Permeter entspricht das der Marke III/4.	

[a] Bei zerebral bedingten, beidseitigen Gesichtsfeldausfällen ist, wenngleich das in AUB 88 auch systemwidrig ist, nach § 7 I. (2) a) und b) AUB 88 auf das beidäugige Sehorgan abzustellen.

Tabelle 9. (Fortsetzung)

	IG [%]
Minderung der Gebrauchsfähigkeit eines Auges bei Einschränkung des Gesichtsfeldes	
Konzentrische Einschränkung auf Fixierpunktabstand	MdG
50°	4/25
30°	8/25
10°	12/25
5°	17/25

Tabelle 10. Augenmuskellähmungen und Störungen des Binokularsehens, die die vollständige Okklusion eines Auges

	IG [%]
erforderlich machen	50
vollständige *Ptose*	50

MdG bei *Motilitätseinschränkungen*

Es gelten die gleichen Feststellungen wie oben in AUB alt. Die Zonen im Schema nach Haase u. Steinhorst sind umzurechnen, wie Tabelle 11 zeigt:

Tabelle 11

Zone	IG [%]
1	10–20
2	20–30
3	30–40
4	50
5	20

Siehe aber auch den „wichtigen Hinweis" zur Abb. 1!

Gesetzliche Unfallversicherung (GUV)

Allgemeines

Die GUV ist aus rechtlicher Sicht die Haftpflichtversicherung der Arbeitgeber.

Das Regelungswerk in der GUV (ab 01. 01. 1997 SGB VII) ist unendlich viel größer als in der PUV, und während die Rechtsprechung (Richterrecht) in der PUV im ophthalmologischen Bereich gradezu Seltenheitswert hat, ist die Rechtsprechung der Sozialgerichte in der GUV auch im ophthalmologischen Bereich kaum noch zu übersehen. Im Rahmen des hier Möglichen kann daher nur ein recht grober Überblick gegeben werden, Einzelheiten zu Rechtsfragen sind in [3] zu medizinischen Fragen in [4] nachzulesen.

Die in der GUV herrschende Kausalitätstheorie sieht grundsätzlich jede *wesentliche* Bedingung eines rechtlich relevanten Erfolges als alleinige Ursache an. Das BSG sagt: „Nur solche Ursachen sind als adäquat anzusehen, die wegen ihrer besonderen Beziehung zum Erfolg zu dessen Eintritt wesentlich beigetragen haben... Haben mehrere Umstände zu einem Erfolg beigetragen, so sind sie rechtlich nur dann nebeneinanderstehende Mitursachen, wenn sie in ihrer Bedeutung und Tragweite für den Eintritt des Erfolgs annähernd gleichwertig sind. Kommt einem der Umstände gegenüber den anderen eine überragende Bedeutung zu, so ist der betreffende Umstand allein Ursache im Rechtssinn" (BSGE 1,151). Diese andere, nicht differenzierende Wertung führt dazu, daß bei gleichem Tatbestand je nach Disposition die Leistung mal der PUV, mal der GUV größer oder kleiner sein kann oder die GUV überhaupt nicht leistet.

Auf die Fragen der wesentlichen oder richtunggebenden bzw. der Gelegenheitsursache ist hier nicht einzugehen, zumal sie sich im Bereich der Ophthalmologie auffallend selten stellen.

Der Gutachter hat es allein mit der haftungsausfüllenden Kausalität (haK) zu tun, Fragen wie: „Kann der vorhandene Befund den behaupteten Unfall beweisen?" sollte der Gutachter zurückweisen. Fragen der haftungsbegründenden Kausalität (hbK) gehören nicht in seine Kompetenz. Es ist Aufgabe primär der Verwaltung, die hbK zu *beweisen*, die des Gutachters, die haK ggf. *wahrscheinlich* zu machen.

Wahrscheinlich ist nach Kant [7] (verkürzt) „ein Fürwahrhalten aus unzureichenden Gründen, die zu den zureichenden ein größeres Verhältnis haben als die Gründe des Gegenteils".

Ist die hbK trotz Ausschöpfung aller geeigneten Mittel durch die Verwaltung und auch im SG-Verfahren, ggf. mit Beweiserleichterungen in begründeten Fällen, auf richterlichen Beschluß nicht zu beweisen, ist es Aufgabe des Antragstellers, der aus dem von ihm behaupteten Umstand eine für ihn günstige Forderung ableiten will, seine Ansprüche zu beweisen.

Zur hbK gehört als Schlußglied der Unfall, der als solcher im Rahmen der hbK bewiesen sein muß, das gilt insbesondere auch für seine Schwere.

Hält der Gutachter irgendetwas im Rahmen der von ihm zu untersuchenden haK nicht für wahrscheinlich, soll er das klar sagen. Wenn er z. B. den subjektiven Angaben des Verletzten nicht glauben kann, weil er sie nicht für wahrscheinlich wahr hält, soll er der Verwaltung das mitteilen. Es ist nicht unbedingt allein seine Aufgabe, eine Simulation zu beweisen, vielmehr hat die Verwaltung dann auf einen derartigen Hinweis hin mit den ihr zur Verfügung stehenden Mitteln den Sachverhalt zu ermitteln.

Beispiel aus der Praxis: Eine mehreren Gutachtern simulationsverdächtig erscheinende Behauptung der Erblindung konnte nicht widerlegt werden.
Ein Beobachter der BG stellte fest, daß der „Blinde" seinen PKW sicher durch den Großstadtverkehr brachte.
In diesem Fall hätte bei früherer Einschaltung der BG viel Arbeitsaufwand gespart werden können.

Der Gutachter sollte die Sprachregelung beachten. Als relevant gilt nur, was „wahrscheinlich" ist. Ein Satz des vom ursächlichen Zusammenhang überzeugten Gutachters: „Ich halte es mit Sicherheit für möglich, daß..." ist völlig unsinnig (aber gebräuchlich). Wenn etwas möglich ist, dann spricht nicht mehr für als gegen die Annahme des ursächlichen Zusammenhangs, also besteht keine Wahrscheinlichkeit. Insoweit sind unwahrscheinlich und möglich in ihrer Bedeutung synonym.

Vorschaden
Die GUV kennt den Begriff Vorschaden im Sinne der PUV nicht. Vorschäden werden – ggf. immer wieder neu – berentet, was zu grotesken Ergebnissen führt. Die Deutsche Ophalmologische Gesellschaft hat sich mit ihrne Gegenvorstellungen aber – noch – nicht durchsetzen können.

1. Beispiel:
a) Vorschaden: Verlust linkes Auge in der Kindheit, Unfallschaden Verlust rechten Auges: MdE 100 %
b) wie a), aber in umgekehrter Reihenfolge: MdE 25 %
c) Verlust des rechten Auges durch ersten Unfall (25 %), Verlust des linken Auges durch zweiten Unfall: MdE 25 + 100 %;
dabei wird die 1. Rente unter Beschränkungen weiter aufrecht erhalten.
Alle 3 sind blind, die MdE schwankt zwischen 25 und 125 %.

2. Beispiel:
Verlust des rechten Auges in der Kindheit. Hornhauterosion links durch Arbeitsunfall, zentrale Hornhautnarbe mit Visusminderung auf 0,8. MdE 30 %, praktisch für nichts.

Es ist ohne weiteres möglich, eine Rente gemäß einer MdE von 100 % aus 5 kleineren Unfällen zu beziehen und eine Fahrerlaubnis im Rahmen der Gruppe 1 zu erwerben.

Der augenärztliche Gutachter soll daher die MdE für jedes Auge getrennt angeben und zusätzlich die Gesamt MdE, damit die Verwaltung ihren Entschluß überdenken kann.

Diese eigentümliche Verhaltensweise der BGen geht zurück auf Beschlüsse des RVA, die später unreflektiert bei ganz anderer Ausgangslage in die sozialgerichtliche Rechtsprechung übernommen wurden. Darauf kann hier aber nicht weiter eingegangen werden.

Untersuchungsmethodik

Für die *Untersuchungsmethodik* gilt, was bereits auf S. 380 gesagt wurde. Da die GUV im Gegensatz zur PUV ohne jede zeitliche Begrenzung noch nach Jahren über Befundänderungen zu befinden hat („wesentliche Änderung" = Änderung um mehr als 5 % kann es allerdings vorkommen, daß das Gesichtsfeld, seltener die Sehschärfe, mit einer heute unzulässigen, früher aber benutzten Methode untersucht werden muß, damit ein zuverlässiger Vergleich tatsächlich vorhandener Befunde erfolgen kann.

Ein Besserungsnachweis kann nach neuester Rechtsprechung des BSG auch durch eine Änderung der rechtlichen Verhältnisse ermöglicht werden.

Hierzu zählt auch die Einführung neuer, allgemein anerkannter Rententabellen; im Bereich der GUV also besonders
a) die Einführung der beidäugigen Gesamtsehschärfe (bG),
b) die neue Rententabelle für die Aphakie (Pseudophakie) und
c) die Tatsache, daß nunmehr a priori davon auszugehen ist, daß Kontaktlinsen vertragen werden, wenn keine objektiven Hinderungsgründe vorliegen. Die DOG hat dazu auch ungünstige Arbeitsplatzverhältnisse gezählt (Staub, Säure, Hitze, Trockenheit), das LSG Niedersachsen (Breith. 96, 28) hat diese arbeitsplatzbezogene Einwirkung aber abgelehnt, weil abstrakt auf den gesamten Arbeitsmarkt abzustellen sei.

Es wird auch hingewiesen auf das Rundschreiben HVBG VB 29/94 vom 28. 04. 94.

MdE-Tabellen

Nachfolgend werden die wichtigsten infrage kommenden Tabellen gebracht.

Für die Bewertung bei Minderungen der Sehschärfe eines oder beider Augen gilt Tabelle 12.

Dabei ist zu beachten, daß seit 1994 die bG eingeführt ist; die Sehschärfe beider Augen gemeinsam gilt als die des besseren Auges.

Beispiel: Visus rechts 0,4, links 0,32, beidäugig 0,5. MdE 15 % und nicht 20 %.
Das ist berechtigt, weil die gleiche Bestimmung als Vergünstigung in einer Vielzahl von Gesetzen und Richtlinien festgehalten ist, z. B. Anlage XVII zu § 9 a StVZO (Mängelkatalog), PDV 300 (Segelbootführerscheinverordnung).

Tabelle 12. MdE bei *Visus*minderungen

Sehschärfe bG sA	1,0 5/5	0,8 5/6	0,63 5/8	0,5 5/10	0,4 5/12	0,32 5/15	0,25 5/20	0,2 5/25	0,16 5/30	0,1 5/50	0,08 1/12	0,05 1/20	0,02 1/50	0,0 0,0
1,0	0	0	0	5	5	10	10	10	15	20	20	25	25	25[a]
0,8	0	0	5	5	10	10	10	15	20	20	25	30	30	30
0,63	0	5	10	10	10	10	15	20	20	25	30	30	30	40
0,5	5	5	10	10	10	15	20	20	25	30	30	35	40	40
0,4	5	10	10	10	20	20	25	25	30	30	35	40	50	50
0,32	10	10	10	15	20	30	30	30	40	40	40	50	50	50
0,25	10	10	15	20	25	30	40	40	40	50	50	50	60	60
0,2	10	15	20	20	25	30	40	50	50	50	60	60	70	70
0,16	15	20	20	25	30	40	40	50	60	60	60	70	80	80
0,1	20	20	25	30	30	40	50	50	60	70	70	80	90	90
0,08	20	25	30	30	35	40	50	60	60	70	80	90	90	90
0,05	25	30	30	35	40	50	50	60	70	80	90	100	100	100
0,02	25	30	30	40	50	50	60	70	80	90	90	100	100	100
0,0	25[a]	30	40	40	50	50	60	70	80	90	90	100	100	100

[a] Bei Komplikationen durch äußerlich in Erscheinung tretende Veränderungen wie Beweglichkeitsstörungen, Ptose, entstellende Narben, chronische Reizzustände oder Notwendigkeit, ein Kunstauge zu tragen, beträgt die MdE, *sofern* hierdurch der Einsatz des Betroffenen auf dem allgemeinen Arbeitsmarkt erschwert ist: 30 %.

Bei Aphakie/Pseudophakie gilt Tabelle 13.

Tabelle 13. MdE bei einseitiger intra- und extraokular korrigierter Aphakie

Visus	MdE [%]
0,4 und mehr	10
0,1 bis < 0,4	20
< 0,1	25

MdE bei beidseitiger Aphakie

Die MdE ist zu bestimmen nach der Sehschärfetabelle 12 der DOG 1981 zzgl. 10 %.

Sofern bei intraokularer Korrektur die MdE bds. mindestens 0,63 beträgt, ist die MdE auf 15 % zu schätzen.

MdE bei Gesichtsfeldeinengungen und -ausfällen s. Tabelle 14 und 15.

Tabelle 14. MdE bei Gesichtsfeld*einengungen*

Einengungen bei normalem Gesichtsfeld des anderen Auges auf		MdE [%]
10°	Abstand vom Zentrum und weniger	10
5°	Abstand vom Zentrum	25
Gesichtsfeldeinengung doppelseitig auf		
50°	Abstand vom Zentrum	10
30°	Abstand vom Zentrum	30
10°	Abstand vom Zentrum	70
5°	Abstand vom Zentrum	100
Einengung bei Fehlen des anderen Auges auf		
50°	Abstand vom Zentrum	40
30°	Abstand vom Zentrum	60
10°	Abstand vom Zentrum	90
5°	Abstand vom Zentrum	100

Tabelle 15. MdE bei Gesichtsfeld*ausfällen*

Vollständige Halbseiten oder Quadrantenausfälle	MdE [%]
Homonyme Hemianopsie	40
Bitemporale Hemianopsie	30
Binasale Hemianopsie mit Binokularsehen[a]	10
Binasale Hemianopsie mit Verlust des Binokularsehens	30
Homonymer Quadrant oben	20
Homonymer Quadrant unten	30
Ausfall einer Gesichtsfeldhälfte (lateral) bei Verlust oder Blindheit des anderen Auges	60–70

[a] Binasale Hemianopsie mit erhaltenem Binokularsehen ist ein erheblich geringerer Verlust, als der gleiche Ausfall mit Verlust des Binokularsehens.

Tabelle 15. (Fortsetzung)

Vollständige Halbseiten oder Quadrantenausfälle	MdE [%]
Bei unvollständigen Halbseiten- oder Quadrantenausfällen sind die MdE-Sätze entsprechend niedriger anzusetzen.	
MdE bei unregelmäßigen Gesichtsfeld*ausfällen*	
Bewertet werden große Skotome im 50°-Gesichtsfeld, wenn sie binokular bestehen oder wenn das andere Auge fehlt. Berechnet wird die ausgefallene Fläche:	
Mindestens 1/3	20
Mindestens 2/3	50
Zwischenwerte sind frei zu schätzen.	

MdE-Schätzung bei Motilitätsstörungen.

Die MdE ist anhand der Abb. 1 zu bewerten, dabei gelten die Sätze gemäß Tabelle 16.

Tabelle 16. MdE bei Motilitätsstörungen

Zone	MdE [%]
1	5–10
2	10–15
3	15–20
4	25
5	10

Augenmuskellähmungen und Störungen des Binokularsehens, die die vollständige Okklusion eines Auges erforderlich machen, 30%.

Festgelegt ist ferner im VB 29/94 (s. oben), daß erhöhte Blendempfindlichkeit, Verlust des räumlichen Sehens, aphakiebedingte Gesichtsfeldeinschränkungen o.ä. bereits in der Rententabelle DOG 1981 enthalten und daher nicht gesondert zu bewerten sind.

Weiterführende Literatur

1. Aulhorn E (1986) Automatisierte Perimetrie. Fortschr Ophthalmol 83: 716
2. Gramberg-Danielsen B (1994) Der Graue Ordner. Berufsverband der Augenärzte Deutschlands, lfd.
3. Gramberg-Danielsen B (1996) Die rechtlichen Grundlagen der augenärztlichen Tätigkeit. Enke, Stuttgart, lfd.
4. Gramberg-Danielsen B (1996) Medizinische Grundlagen der augenärztlichen Begutachtung. Enke Stuttgart

5. Grüter W (1920) Experimentelle und künstliche Untersuchungen über den sog. Herpes corneae. Ber. 42. Vers. DOG Heidelberg, S 162
6. Hasenfratz G (1996) Sonographie. In: Gramberg-Danielsen B (Hrsg) Medizinische Grundlagen der augenärztlichen Begutachtung. Enke, Stuttgart
7. Kant I (1963) Schriften zur Metaphysik und Logik, Bd. III. Wiss. BuchGes., Darmstadt, S 637
8. Kaufman H (1983) Herpes-simplex-Keratitis. Ophthalmology 90: 700
9. Sundmacher R (1984) Trauma und Herpes. Fortschr Ophthalmol 81: 409
10. Zrenner E (1996) Elektrophysiologische Untersuchungsmethoden. In: Gramberg-Danielsen B (Hrsg) Medizinische Grundlagen der augenärztlichen Begutachtung. Enke, Stuttgart
11. Die Originalveröffentlichung der DOG „Schäden des Sehvermögens" findet sich in Ophthalmologe (1994) 91: 403–407, ber. ebenda, S 700

Soziales Entschädigungsrecht (SozER), Schwerbehindertengesetz (SchwbG)

Die Begutachtung in diesen beiden Rechtsgebieten richtet sich nach den Anhaltspunkten (AHP), die 1997 neu erschienen sind.

Die Einschätzung der MdE (SozER) bzw. des GdB (SchwbG) folgt nach Jahren differenter Einschätzung im wesentlichen nun wieder den Maßstäben der GUV, so daß diese Fragen hier kurz unter Hinweis auf die für die GUV geltenden Bestimmungen abgehandelt werden können (s. oben, Abschn. „Gesetzliche Unfallversicherung (GUV)").

Sehschärfe

Zur Methodik sei angemerkt, daß allein eine Bestimmung nach DIN 58220 zulässig ist, es sei denn, es lägen unausweichliche Hinderungsgründe vor (z. B. Bettlägrigkeit, Kleinkinder).

Es gilt Tablle 12 (s. oben) mit folgenden Besonderheiten:

1. Der völlige Verlust des Sehvermögens eines Auges wird nach WwV Nr. 5 zu § 30 BVG mit 30 % (statt mit 25 %) bewertet.
2. Erstmals wird nunmehr auch im SozER und im SchwbG die beidäugige Gesamtsehschärfe (s. oben in GUV) eingeführt.
3. Die im Bescheid angegebenen MdE/GdB-Werte müssen durch 10 teilbar sein. Die Sektion Arbeitsmedizin im BMA hat auf ihrer Sitzung vom 11. 10. 1986 daher festgelegt:
   „Wenn die Gesundheitsstörung für den Betroffenen auch nur wenig günstiger ist, als in den AHP beschrieben, ist der Zehnergrad unter dem Fünfergrad anzusetzen. Entspricht die Gesundheitsstörung genau der in den AHP beschriebenen oder ist sie etwas ungünstiger, ist der über dem Fünferwert gelegene Zehnergrad anzunehmen."

Der Gutachter sollte berücksichtigen, ob die Visusminderung in etwa der Gesamtminderung des Sehvermögens entspricht (z. B. bei Katarakt) oder ob eine sehr erhebliche Diskrepanz besteht (z. B. Laserschaden allein der Makula bei sonst völlig intaktem Gesichtsfeld).

Der Unterschied ist ggf. zu berücksichtigen (Anmerkung des Referenten).

Bei Sehschärfeherabsetzung bei bzw. infolge von *Linsenverlust* ist zu werten wie in Tabelle 13 (s. oben). Beidseitiger Linsenverlust: Es werden die Werte für jedes Einzelauge addiert und 10 % hinzugezogen.

Gesichtsfeldausfälle

Methodik: Im Prinzip kann primär mit rechnergestützer statischer oder mit manuell-kinetischer Methode untersucht werden. Eine Leistung begründende GF-Bestimmung ist jedoch nur mit kinetisch-manueller Methode und einer Marke entsprechend Goldmann III/4 zulässig.

Damit soll erreicht werden, daß der Antragsteller u. U. nicht vergeblich weite Wege (zum „richtigen" Gerät) auf sich nehmen muß, sondern nur dann, wenn nach der gleichsam orientierenden Untersuchung ein dringender Verdacht besteht, es könnte ein relevanter Ausfall bestehen. Es ist unmöglich, beide Methoden ineinander „umzurechnen", es konnte im Interesse der Rechtssicherheit daher nur eine Methode zugelassen werden.

Gutachen, in denen die Sehschärfe und/oder das Gesichtsfeld mit falscher Methode bestimmt wurden, sind völlig wertlos. Der Gutachter läuft Gefahr, daß – mit Recht – seine Arbeit nicht bezahlt wird.

Für die MdE/GdB-Schätzung

a) bei Gesichtsfeld*ausfällen* gilt Tabelle 15 (s. oben) unter Hinzufügung von vollständigem Ausfall beider unterer Gesichtsfeldhälften 60 %;
b) bei Gesichtsfeld*einengungen* gilt Tabelle 14 (s. oben).

Motilitätsstörungen

Es wird auf Abb. 1 verwiesen, im SozER und im SchwbG gelten die gleichen Werte wie in der GUV, s. Tabelle 16.

Farbensinn

Ausfall des Farbensinns 0 %.

Dunkeladaptation oder Dämmerungssehen

0–10 %.

Sonstiges

Bei *Erkrankung* des Auges (z.B. Glaukom, Netzhauterkrankung) hängt der MdE/GdB-Grad v.a. vom Ausmaß der Sehbehinderung (z.B Gesichtsfeld, Sehschärfe) ab. Darüber hinausgehende GdB/MdE-Werte kommen nur in Betracht, wenn zusätzlich über die Einschränkung des Sehvermögens hinausgehende erhebliche Beeinträchtigungen vorliegen.

Nach *Hornauttransplantation* richtet sich der GdB/MdE-Grad allein nach dem Sehvermögen.

Nach Entfernung eines *malignen Augentumors* (z.B. Melanom, Retinoblastom) ist in den ersten 5 Jahren eine Heilungsbewährung abzuwarten; GdB/MdE-Grad während dieser Zeit:

bei Tumorbegrenzung auf den Augapfel (auch bei Augapfelentfernung)	50%,
sonst	wenigstens 80%.

Weiterführende Literatur

Bundesministerium für Arbeit und Sozialordnung (Hrsg) (Stand November 1996) Anhaltspunkte für die ärztliche Gutachtertätigkeit.
Bestellnummer K 710 beim BMA Fax 01805151511

Anhang B

HNO-Bereich

- Minderung der Erwerbsfähigkeit (MdE),
- Minderung des Gebrauchswertes (MdG),
- Grad der Binderung (GdB).

Hör- und Gleichgewichtsorgan

Maßgebend für die Bewertung der MdE bei *Hörstörungen* ist die Herabsetzung des Sprachgehörs, deren Umfang durch Prüfung ohne Hörgerät zu bestimmen ist. Der Beurteilung ist die von der Deutschen Gesellschaft für Hals-Nasen-Ohren-Heilkunde, Kopf- und Hals-Chirurgie empfohlene Abb. (s. unten) zugrunde zu legen. Nach Prüfung der Hörweite für Flüster- und Umgangssprache und Durchführung eines Ton- und Sprachaudiogramms ist der Prozentsatz des Hörverlustes aus entsprechenden Tabellen abzuleiten.

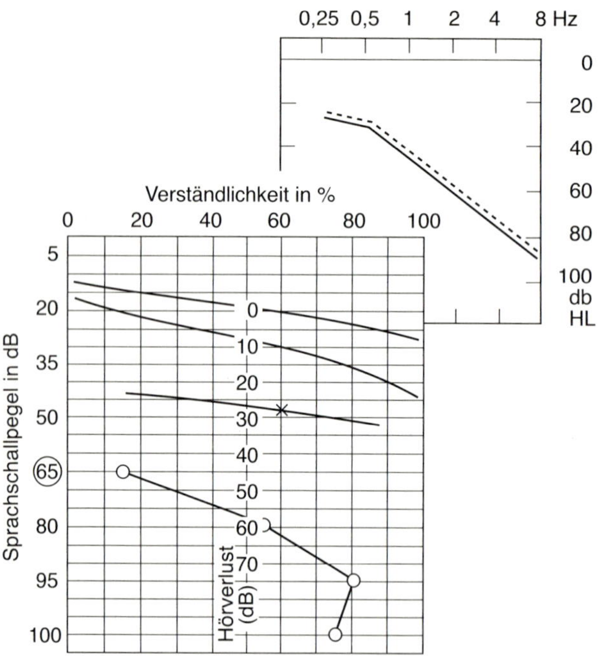

Innenohr-Hochtonschwerhörigkeit mit einem Hörverlust von > *40 dB bei 1000 Hz*. Tieftongehör ebenfalls schon eingeschränkt. Sprachhörverlust = 30 dB. Einsilberverstehen bei 65 dB = 15 %. Rückläufige Verständlichkeitszunahme oberhalb 95 dB

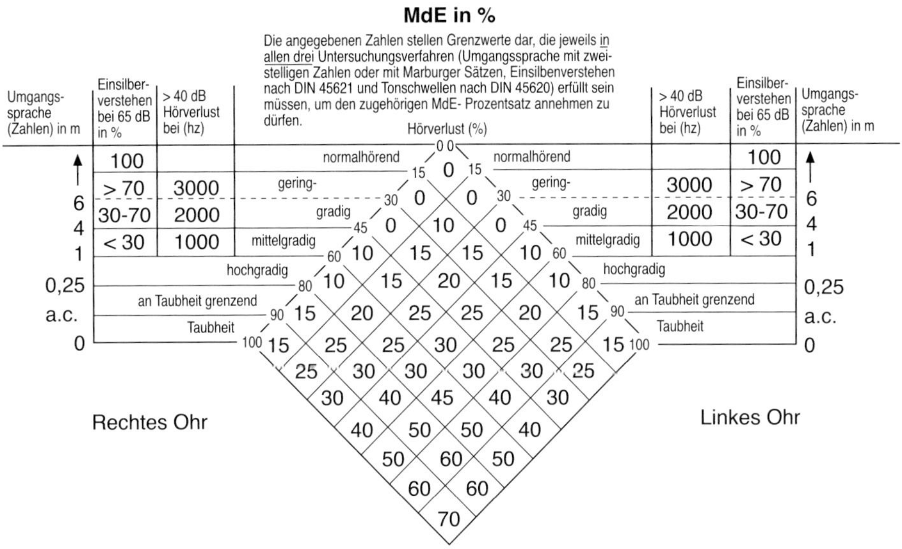

Hör MdE-Bewertung bei Hochtonschwerhörigkeit anhand des Einsilberverstehens bei 65 dB, des Hörverlustes von > 40 dB bei 3000, 2000 und 1000 Hz sowie unter Berücksichtigung auch der Hörweite für Zahlen. *In allen drei Untersuchungstechniken* müssen die jeweiligen *Grenzwerte überschritten* sein

Literatur

Lehnhard E (1996) Praxis der Audiometrie. Thieme, Stuttgart – New York, S 191

Anhang C

Liste der Berufskrankheiten nach der Berufskrankheitenverordnung (BeKV)*

Änderungen ab 01. 01. 1993

1 Durch chemische Einwirkung verursachte Krankheiten

11 *Metalle und Metalloide*
1101 Erkrankungen durch Blei oder seine Verbindungen . . . 409
1102 Erkrankungen durch Quecksilber oder seine Verbindungen . . . 412
1103 Erkrankungen durch Chrom oder seine Verbindungen . . . 414
1104 Erkrankungen durch Kadmium oder seine Verbindungen . . . 417
1105 Erkrankungen durch Mangan oder seine Verbindungen . . . 418
1106 Erkrankungen durch Thallium oder seine Verbindungen . . . 419
1107 Erkrankungen durch Vanadium oder seine Verbindungen . . . 421
1108 Erkrankungen durch Arsen oder seine Verbindungen . . . 422
1109 Erkrankungen durch Phosphor oder seine anorganischen Verbindungen . . . 424
1110 Erkrankungen durch Beryllium oder seine Verbindungen . . . 427

12 *Erstickungsgase*
1201 Erkrankungen durch Kohlenoxid . . . 428
1202 Erkrankungen durch Schwefelwasserstoff . . . 431

13 *Lösemittel, Schädlingsbekämpfungsmittel (Pestizide) und sonstige chemische Stoffe*
1301 Schleimhautveränderungen, Krebs oder andere Neubildungen der Harnwege durch aromatische Amine . . . 432
1302 Erkrankungen durch Halogenkohlenwasserstoffe . . . 433
1303* Erkrankungen durch Benzol, seine Homloge oder durch Styrol . . . 440
1304 Erkrankungen durch Nitro- oder Aminoverbindungen des Benzols oder seiner Homologen oder deren Abkömmlinge . . . 443
1305 Erkrankungen durch Schwefelkohlenstoff . . . 445
1306 Erkrankungen durch Methylalkohol (Methanol) . . . 446
1307 Erkrankungen durch organische Phosphorverbindungen . . . 448
1308 Erkrankungen durch Fluor oder seine Verbindungen . . . 451
1309 Erkrankungen durch Salpetersäureester . . . 453
1310 Erkrankungen durch halogenierte Alkyl-, Aryl- oder Alkylaryloxide . . . 454
1311 Erkrankungen durch halogenierte Alkyl-, Aryl- oder Alkylarylsulfide . . . 457
1312 Erkrankungen der Zähne durch Säuren . . . 458
1313 Hornhautschädigung des Auges durch Benzochinon . . . 460
1314 Erkrankungen durch para-Tertiärbutylphenol . . . 460
1315* Erkrankungen durch Isocyanate, die zur Unterlassung aller Tätigkeiten gezwungen haben, die für die Entstehung, die Verschlimmerung oder das Wiederaufleben der Krankheit ursächlich waren oder sein können . . . 463

Zu den Nummern 1101 bis 1110, 1201 und 1202, 1303 bis 1309 und 1315: Ausgenommen sind Hauterkrankungen. Diese gelten als Krankheiten im Sinne dieser Anlage nur insoweit, als sie Erscheinungen einer Allgemeinerkrankung sind, die durch Aufnahme der schädigenden Stoffe in den Körper verursacht werden oder gemäß Nummer 5101 zu entschädigen sind.

---

* Geänderte oder neu aufgenommene Krankheiten sind gekennzeichnet „*“.

2 Durch physikalische Einwirkungen verursachte Krankheiten

21 *Mechanische Einwirkungen*
2101 Erkrankungen der Sehnenscheiden oder des Sehnengleitgewebes sowie der Sehnen- oder Muskelansätze, die zur Unterlassung aller Tätigkeiten gezwungen haben, die für die Entstehung, die Verschlimmerung oder das Wiederaufleben der Krankheit ursächlich waren oder sein können . . . 467
2102 Meniskusschäden nach mehrjährigen andauernden oder häufig wiederkehrenden, die Kniegelenke überdurchschnittlich belastenden Tätigkeiten . . . 468
2103 Erkrankungen durch Erschütterung bei Arbeit mit Druckluftwerkzeugen oder gleichartig wirkenden Werkzeugen oder Maschinen . . . 469
2104 Vibrationsbedingte Durchblutungsstörungen an den Händen, die zur Unterlassung aller Tätigkeiten gezwungen haben, die für die Entstehung, die Verschlimmerung oder das Wiederaufleben der Krankheit ursächlich waren oder sein können . . . 471
2105 Chronische Erkrankungen der Schleimbeutel durch ständigen Druck . . . 473
2106 Drucklähmungen der Nerven . . . 473
2107 Abrißbrüche der Wirbelfortsätze . . . 475
2108* Bandscheibenbedingte Erkrankungen der Lendenwirbelsäule durch langjähriges Heben oder Tragen schwerer Lasten oder durch langjährige Tätigkeiten in extremer Rumpfbeugehaltung, die zur Unterlassung aller Tätigkeiten gezwungen haben, die für die Entstehung, die Verschlimmerung oder das Wiederaufleben der Krankheit ursächlich waren oder sein können . . . 476
2109* Bandscheibenbedingte Erkrankungen der Halswirbelsäule durch langjähriges Tragen schwerer Lasten auf der Schulter, die zur Unterlassung aller Tätigkeiten gezwungen haben, die für die Entstehung, die Verschlimmerung oder das Wiederaufleben der Krankheit ursächlich waren oder sein können . . . 497
2110* Bandscheibenbedingte Erkrankungen der Lendenwirbelsäule durch langjährige, vorwiegend vertikale Einwirkung von Ganzkörperschwingungen im Sitzen, die zur Unterlassung aller Tätigkeiten gezwungen haben, die für die Entstehung, die Verschlimmerung oder das Wiederaufleben der Krankheit ursächlich waren oder sein können . 501
2111* Erhöhte Zahnabrasionen durch mehrjährige quarzstaubbelastende Tätigkeit . 506

22 *Druckluft*
2201 Erkrankungen durch Arbeit in Druckluft . . . 508

23 *Lärm*
2301 Lärmschwerhörigkeit . . . 509

24 *Strahlen*
2401 Grauer Star durch Wärmestrahlung . . . 512
2402 Erkrankung durch ionisierende Strahlen . . . 513

3 Durch Infektionserreger oder Parasiten verursachte Krankheiten sowie Tropenkrankheiten

3101 Infektionskrankheiten, wenn der Versicherte im Gesundheitsdienst, in der Wohlfahrtspflege oder in einem Laboratorium tätig oder durch eine andere Tätigkeit der Infektionsgefahr in ähnlichem Maße besonders ausgesetzt war . . . 520
3102 Von Tieren auf Menschen übertragbare Krankheiten . . . 529
3103 Wurmkrankheiten der Bergleute, verursacht durch Ankylostoma duodenale oder Anguillula intestinalis . . . 533
3104 Tropenkrankheiten, Fleckfieber, Skorbut . . . 534

4 Erkrankungen der Atemwege und der Lungen, des Rippenfells und Bauchfells

4101/ Quarzstaublungenerkrankung (Silikose) Quarzstaublungenerkrankung
4102 in Verbindung mit aktiver Lungentuberkulose (Silikotuberkulose) 536
4103 Asbeststaublungenerkrankung (Asbestose) oder durch Asbeststaub verursachte Erkrankung der Pleura 539
4104* Lungenkrebs 543
- in Verbindung mit Asbeststaublungenerkrankung (Asbestose),
- in Verbindung mit durch Asbeststaub verursachter Erkrankung der Pleura oder
- bei Nachweis der Einwirkung einer kumulativen Asbestfaserstaubdosis am Arbeitsplatz von mindestens 25 Faserjahren {$25 \cdot 10^6$[(Fasern/m^3)·Jahre]}

4105* Durch Asbest verursachtes Mesotheliom des Rippenfells, des Bauchfells oder des Perikards 548
4106 Erkrankungen der tieferen Luftwege und der Lungen durch Aluminium oder seine Verbindungen 548
4107 Erkrankungen an Lungenfibrose durch Metallstäube bei der Herstellung oder Verarbeitung von Hartmetallen 549
4108 Erkrankungen der tieferen Luftwege und der Lungen durch Thomasmehl (Thomasphosphat) 552
4109 Bösartige Neubildungen der Atemwege und der Lungen durch Nickel oder seine Verbindungen 552
4110 Bösartige Neubildung der Atemwege und der Lunge durch Kokereigase 555

42 *Erkrankungen durch organische Stäube*
4201 Exogen-allergische Alveolitis 558
4202 Erkrankungen der tieferen Atemwege und der Lungen durch Rohbaumwoll-, Rohflachs- oder Rohhanfstaub (Byssinose) 563
4203 Adenokarzinome der Nasenhaupt- und Nasennebenhöhlen durch Stäube von Eichen- oder Buchenholz 565

43 *Obstruktive Atemwegserkrankungen*
4301 Durch allergisierende Stoffe verursachte obstruktive Atemwegserkrankungen, die zur Unterlassung aller Tätigkeiten gezwungen haben, die für die Entstehung, die Verschlimmerung oder das Wiederaufleben der Krankheit ursächlich waren oder sein können 566
4302 Durch chemisch-irritativ oder toxisch wirkende Stoffe verursachte obstruktive Atemwegserkrankungen, die zur Unterlassung aller Tätigkeiten gezwungen haben, die für die Entstehung, die Verschlimmerung oder das Wiederaufleben der Krankheit ursächlich waren oder sein können 570

5 Hautkrankheiten

5101 Schwere und wiederholt rückfällige Hauterkrankungen, die zur Unterlassung aller Tätigkeiten gezwungen haben, die für die Entstehung, die Verschlimmerung oder das Wiederaufleben der Krankheit ursächlich waren oder sein können 572
5102 Hautkrebs oder zur Krebsbildung neigende Hautveränderungen durch Ruß, Rohparaffin, Teer, Anthracen, Pech oder ähnliche Stoffe 576

6 Krankheiten sonstiger Ursache

6101 Augenzittern der Bergleute 577

Anhang D

Merkblätter (hrsg. vom Bundesministerium für Arbeit und Sozialordnung) über Berufskrankheiten nach der Berufskrankheitenverordnung (BeKV)*)

(BArbBl. Fachteil Arbeitsschutz, 1962 S. 133–137, 201–205, 1963, S. 21–25, S. 129–133, S. 281 ff., 1964 S. 29–34, S. 125–130, 1966 S. 309–312, 1977 S. 204–207, 1979 S. 69–75, 1981 S. 54–59, 1983 S. 51–55)

Vorbemerkung

Die Merkblatter, die ursprünglich zur 6. BKVO bekanntgegeben worden sind, haben auch nach dem Inkrafttreten der 7. BKVO und nach dem Inkrafttreten der VO vom 8. 12. 1976 (BGBl. I S. 3329) – vgl. Anhang Nr. 1 – ihre Geltung behalten, soweit nicht einzelne Merkblätter neu gefaßt und bekanntgegeben worden sind. In der Bekanntmachung des BMA vom 20. 7. 1977 – III b 8 – 3/5 844/0 – 2411/77 ist gesagt: „Das Merkblatt zu Nr. 1311 tritt an die Stelle des entsprechenden Absatzes im Merkblatt zu Nr. 9, das Merkblatt zu Nr. 2301 an die des Merkblattes zu Nr. 26 der Anlage 1 zur Siebenten Berufskrankheiten-Verordnung."**)
Wegen der Geltung der Merkblätter der 6. BKVO für die 7. BKVO ist auf das Rundschreiben des BMA vom 23. 7. 1968 – V/7 – 5844 – 1766/68 an die Arbeitsminister und Senatoren für Arbeit der Länder zu verweisen (BArBl., Fachteil Arbeitsschutz, 1968 S. 195) das folgenden Wortlaut hat:
„Wie Ihnen bekannt ist, wurde die Siebente Berufskrankheiten-Verordnung vom 20. Juni 1968 im Bundesgesetzblatt I Nr. 42 vom 28. Juni 1968 auf den Seiten 721 bis 729 verkündet. Sie ist am 1. Juli 1968 in Kraft getreten.
Während § 11 dieser Verordnung die bisher gültigen Berufskrankheiten-Verordnungen und hier erlassenen Bestimmungen und Bekanntmachungen aufgehoben hat, werden die von mir zur Sechsten Berufskrankheiten-Verordnung herausgegebenen Merkblätter für die ärztliche Untersuchung hiervon sachlich nicht berührt, da sich die Definition der Berufskrankheiten, mit Ausnahme von Nr. 37 (Infektionskrankheiten), nicht geändert und sich auch sonst eine Notwendigkeit zur Neufassung der Merkblätter nicht ergeben hat
Um jedoch die Merkblätter der Siebenten Berufskrankheiten-Verordnung (7. BKVO) anzupassen, gebe ich hiermit folgende Änderungen bekannt:
In allen Merkblättern werden die Worte
„6. Berufskrankheiten-Verordnung (BKVO)",
„7. Berufskrankheiten-Verordnung (BKVO)"
und die Bezeichnung
„der Anlage zur 6. Berufskrankheiten-Verordnung (BKVO)"
durch die Fassung
„der Anlage 1 zur 7. Berufskrankheiten-Verordnung (BKVO)"
ersetzt.

---

*) Alle Änderungen oder Zusätze bis Ende 1991 wurden berücksichtigt; die Merkblätter Nr. 2402, 4103 und 4104 sind inzwischen erschienen und werden am Schluß von Anhang C wiedergegeben. Die hier (Anhang C) abgedruckten Blätter wurden übernommen aus Izbicki W, Neumann N, Spohr H (1992) Unfallbegutachtung, mit freundlicher Genehmigung des Verlags Walter de Gruyter, Berlin.

**) *Anmerkung des Herausgebers:* Alle Änderungen oder Zusätze einschließlich der zweiten Verordnung zur Änderung der Berufskrankheiten-Verordnung vom 18. 12. 1992 wurden berücksichtigt.

Zweite Verordnung zur Änderung der Berufskrankheiten-Verordnung

vom 18. Dezember 1992

Bundesgesetzbl. Teil I, Nr. 59 vom 29. Dezember 1992

Auf Grund des § 551 Abs. 1 der Reichsversicherungsordnung in der im Bundesgesetzblatt Teil III, Gliederungsnummer 820-1, veröffentlichten bereinigten Fassung verordnet die Bundesregierung:

Artikel 1

Die Anlage 1 der Berufskrankheiten-Verordnung vom 20. Juni 1968 (BGBl. I S. 721), zuletzt geändert durch Verordnung vom 22. März 1988 (BGBl. I S. 400), wird wie folgt geändert:

1. Nummer 1303 erhält folgende Fassung:
   „1303 Erkrankungen durch Benzol, seine Homologe oder durch Styrol".
2. Nach Nummer 1314 wird folgende Nummer angefügt:
   „1315 Erkrankungen durch Isocyanate, die zur Unterlassung aller Tätigkeiten gezwungen haben, die für die Entstehung, die Verschlimmerung oder das Wiederaufleben der Krankheit ursächlich waren oder sein können".
3. Der Hinweis nach der Nummer 1313 rückt hinter die Nummer 1315 und erhält in der Einleitung folgende Fassung:
   „Zu den Nummern 1101 bis 1110, 1201 und 1202, 1303 bis 1309 und 1315".
4. Nach Nummer 2107 werden folgende Nummern angefügt:
   „2108 Bandscheibenbedingte Erkrankungen der Lendenwirbelsäule durch langjähriges Heben oder Tragen schwerer Lasten oder durch langjährige Tätigkeiten in extremer Rumpfbeugehaltung, die zur Unterlassung aller Tätigkeiten gezwungen haben, die für die Entstehung, die Verschlimmerung oder das Wiederaufleben der Krankheit ursächlich waren oder sein können
   2109 Bandscheibenbedingte Erkrankungen der Halswirbelsäule durch langjähriges Tragen schwerer Lasten auf der Schulter, die zur Unterlassung aller Tätigkeiten gezwungen haben, die für die Entstehung, die Verschlimmerung oder das Wiederaufleben der Krankheit ursächlich waren oder sein können
   2110 Bandscheiben Erkrankungen der Lendenwirbelsäule durch langjährige, vorwiegend vertikale Einwirkung von Ganzkörperschwingungen im Sitzen, die zur Unterlassung aller Tätigkeiten gezwungen haben, die für die Entstehung, die Verschlimmerung oder das Wiederaufleben der Krankheit ursächlich waren oder sein können
   2111 Erhöhte Zahnabrasionen durch mehrjährige quarzstaubbelastende Tätigkeit".
5. Nummer 4104 erhält folgende Fassung:
   „4104 Lungenkrebs
   – in Verbindung mit Asbeststaublungenerkrankung (Asbestose),
   – in Verbindung mit durch Asbeststaub verursachter Erkrankung der Pleura oder
   – bei Nachweis der Einwirkung einer kumulativen Asbestfaserstaub-Dosis am Arbeitsplatz von mindestens 25 Faserjahren $\{25 \cdot 10^6$ [(Fasern/m^3) $\cdot$ Jahre]$\}$".
6. Nummer 4105 erhält folgende Fassung:
   „4105 Durch Asbest verursachtes Mesotheliom des Rippenfells, des Bauchfells oder des Pericards".

Artikel 2

(1) Diese Verordnung tritt am 1. Januar 1993 in Kraft.

(2) Leidet ein Versicherter beim Inkrafttreten dieser Verordnung an einer Krankheit, die erst auf Grund dieser Verordnung als Berufskrankheit im Sinne des § 551 Abs. 1 der Reichsversicherungsordnung anerkannt werden kann, ist eine Berufskrankheit auf Antrag anzuerkennen, wenn der Versicherungsfall nach dem 31. März 1988 eingetreten ist. Bindende Bescheide

und rechtskräftige Entscheidungen stehen nicht entgegen. Eine Entschädigung wird rückwirkend längstens für einen Zeitraum bis zu vier Jahren erbracht; dabei ist der Zeitraum von vier Jahren vom Beginn des Jahres an zu rechnen, in dem der Antrag gestellt worden ist. § 1546 der Reichsversicherungsordnung gilt mit der Maßgabe, daß die Zweijahresfrist mit Inkrafttreten dieser Verordnung zu laufen beginnt.

Der Bundesrat hat zugestimmt.

Bonn, den 18. Dezember 1992

Der Bundeskanzler
Dr. Helmut Kohl

Der Bundesminister für Arbeit und Sozialordnung
Norbert Blüm

Zu Nr. 1101

Erkrankungen durch Blei oder seine Verbindungen

I. Vorkommen und Gefahrenquellen

Blei (Pb), ein weiches, bei 327 °C schmelzendes Metall, wird durch Verhüttung von Erzen, insbesondere Bleiglanz, z. T. von Weiß- oder Vitriolbleierz, gewonnen. In Staub- oder Dampfform oxydiert es in Luft zu koloidalem Bleioxyd (PbO); sog. Bleirauch besteht aus Bleioxidteilchen.

Gefahrenquellen sind Arbeitsverfahren, bei denen Blei oder seine Verbindungen, insbesondere in Staub, Rauch- oder Dampfform (metallisches Pb verdampft wahrnehmbar ab 550 °C), auftreten.

Dies kann z. B. zutreffen in Blei- oder Zinkhütten (Zinkerze enthalten oft Bleiglanz), beim Feilen, Sägen, Fräsen, trockenen Schleifen oder Polieren von metallischem Blei oder Bleilegierungen. Weiterhin beim Mischen und Anreiben bleihaltiger Farben in Pulverform (z. B. Bleiweiß, bleihaltigem Zinkweiß, Mennige, Bleicyanamid, Chromgelb, Chromrot, Neapelgelb) oder beim Aufspritzen der Farben mittels Spritzpistole, beim Abbürsten und Abbrennen von Bleifarbenanstrichen, beim Schneiden oder Schweißen an mit Mennige oder anderen Bleifarben gestrichenen oder verbleiten Teilen (z. B. beim Verschrotten, Abwracken). Auch beim Warmnieten mit Mennige gestrichener Eisenteile, Altmetallschmelzen, Homogenverbleien, Bleilöten, bei Arbeiten in Drahthärtereien, der Herstellung von Lagerschalen aus Bleibronze, von Bleiakkumulatoren, beim Abziehen der Oxidschicht vom Bleibad (z. B. in Patentierereien) durch Verstäuben der sog. Krätze und beim Glätten (Bürsten, Schleifen) von Karosseriefugen u. ä., die mit vorwiegend bleihaltigem Lötzinn behandelt wurden, bestehen Gesundheitsgefahren. Dies gilt auch für die Herstellung bleihaltiger Glasuren (Fritten), Emails, Dekors, Kristallgläser und die Verwendung von Bleiverbindungen als Stabilisatoren und Gleitmittel in der Kunststoffindustrie.

Auch das Reinigen von mit Bleibenzin betriebenen Motoren, in denen Bleioxid oder Bleihalogenide als Verbrennungsrückstand vorkommen, kann eine Gefahrenquelle sein.

Die dem Vergaserkraftstoff als „Antiklopfmittel" in Form des „Ethyl-Fluids" beigefügten Bleialkyle, wie Bleitetraäthyl (TEL) oder Bleitetramethyl (TML), können beim Mischen mit Benzin in Mischanlagen oder beim Reinigen der Bleibenzin-Lagertanks von Bleischlamm die Gesundheit gefährden.

Der Umgang mit metallischem Blei, Bleirohren, Bleilettern, z. B. im graphischen Gewerbe, oder mit bleihaltigem Benzin an Tankstellen stellt kaum eine spezifische Gesundheitsgefahr dar.

II. Aufnahme und Wirkungsweise

In Staub, Rauch- oder Dampfform werden Blei oder seine Verbindungen hauptsächlich über die Atemwege aufgenommen. Aufnahme über den Magen-Darm-Trakt ist ebenfalls möglich, jedoch in der Regel weniger gefährdend. Bleialkyle werden leicht durch die Haut resorbiert.

Konzentration und Verweildauer im Blut kreisender Bleiverbindungen (sog. Bleistrom) und ihre Löslichkeit in den Körpersäften sind für die Erkrankung maßgebend. Die Bleialkyle haben infolge ihrer Lipidlöslichkeit eine besondere Affinität zum Gehirn und anderen lipidreichen Organen.

Blei schädigt zelluläre Elemente durch Inaktivierung von Enzymen. Besonders werden der Porphyrinstoffwechsel, die Blutbildungsstätten, der Verdauungstrakt, das Gefäßsystem sowie das zentrale und periphere Nervensystem betroffen.

Blei wird als relativ stabiles Bleiphosphat in Knochen abgelagert (sog. Depotblei) und u. U. von dort wieder mobilisiert. Vorübergehende Anreicherung in Leber, Milz und Nieren ist möglich. Die Ausscheidung erfolgt in Stuhl und Urin.

Erkrankungszeichen treten dann auf, wenn der Organismus nicht mehr fähig ist, das meistens innerhalb eines längeren Zeitraumes aufgenommene Blei auszuscheiden oder abzulagern.

III. Krankheitsbild und Diagnose

Die akute Erkrankung infolge beruflich bedingter Einwirkung von Blei oder seiner anorganischen Verbindungen ist relativ selten. In der Regel handelt es sich um chronische oder subchronische Erkrankungen.

Folgende Entwicklungsstadien, die sich auch überschneiden können, kann man unterscheiden:

1. Klinisch stummes Vorstadium („Bleiträger")
2. kritisches Anfangsstadium („Präsaturnismus"),
3. ausgeprägte Bleierkrankung („Saturnismus"),
4. Spätkrankheiten.

Zu 1:

Im klinisch stummen Vorstadium kommt es zunächst zu einer verstärkten Koproporphyrin-III-Ausscheidung im Urin. Es folgt eine Vermehrung basophil getüpfelter Erythrocyten („Tüpfelzellen") und evtl. ein Absinken des Hämoglobins. Der Bleispiegel im Blut ist meistens erhöht.

Selten zeigt sich schon jetzt im Zahnfleischrand ein schwarzblauer bis schiefergrauer Saum, der sog. **Bleisaum**; dabei sind differentialdiagnostisch Paradentose, Melanose des Zahnfleisches und Veränderungen durch Einwirkung anderer Metallverbindungen zu erwägen.

Auch erste Anzeichen des sog. **Bleikolorits**, wie „schlechtes Aussehen", übergehend in eine charakteristisch grau-gelbe Verfärbung, insbesondere der Gesichtshaut, sind zu erkennen. Herabgesetzter Turgor, subikterische Skleren und blasse Schleimhäute können vorhanden sein.

Zu 2:

Zum kritischen Anfangsstadium („Präsaturnismus") gehören allgemeine Abgeschlagenheit, Appetitlosigkeit, Reizbarkeit, Kopfschmerzen in Stirn- Schläfengegend. Schwindel, Schwächegefühl in den Gliedern sowie Obstipation und andere Magen-Darm-Störungen.

Zu 3:

Anzeichen der ausgeprägten Bleierkrankung („Saturnismus") sind neben den in „zu 1" und „zu 2" genannten, mit der Schwere der Erkrankung im allgemeinen zunehmenden Krankheitssymptomen und pathologischen Laboratoriumsbefunden insbesondere die sog. **Bleikoliken**. Dabei handelt es sich um heftige, oft tagelang dauernde, auf- und abschwellende Schmerzattacken, vorwiegend im Oberbauch, mit Obstipation, Brechreiz oder Erbrechen. Häufig besteht eine Anämie. Ulzera im Magen oder Zwölffingerdarm können gelegentlich auftreten. Differentialdiagnostisch sind Ileus, Appendizitis und Cholezystopathie u.a. in Betracht zu ziehen.

Die Lähmung peripherer, motorischer Nerven (sog. **Bleilähmung**) wird heute kaum mehr beobachtet. Es kam dabei zu einer allmählich zunehmenden Schwäche, insbesondere der Streckermuskulatur des Unterarmes, und schließlich zur Radialislähmung. Auch Lähmungen im Bereich der Schulter- oder Beinmuskulatur, in der Regel einseitig, sind gelegentlich vorgekommen.

Als Folge einer massiven Exposition können Anzeichen einer akuten Enzephalopathie, wie starke Kopfschmerzen, meningitische Reizerscheinungen, passagere Verwirrtheitszustände, Gesichtszuckungen und Funktionsstörungen im Bereich der Hirnnerven, auftreten. Rasche Mobilisation der sog. Bleidepots kann ähnlich wirken.

Zu 4:

Spätkrankheiten, wie Schrumpfniere oder chronische Enzephalopathie, sind beschrieben worden. Diese können aber nur im Zusammenhang mit der Bleieinwirkung gesehen werden, wenn eine langzeitige und erhebliche Exposition stattgefunden hat, charakteristische Bleierkrankungsmerkmale vorhanden waren und andere Ursachen hierfür nicht bestehen.

B.

Bei Einwirkung von organisch gebundenem Blei, insbesondere von **Bleialkylen**, wie Bleitetraäthyl (TEL) oder Bleitetramethyl (TML), können Zentralnervensystem, Leber und Nebennieren geschädigt werden. Oft ist es eine akute Erkrankung, die eine bis zwölf Stunden nach Einwirkung dieser Stoffe auftritt und unter den Anzeichen einer akuten Psychose in kurzer Zeit tödlich verläuft. Bei weniger schwerer Vergiftung kommt es zu starker Abmagerung und Symptomen wie bei Einwirkung anorganischer Bleiverbindungen.

Schlafstörungen, Schreckträume, Appetitlosigkeit, Körperschwäche, Magen-, Darm- und hypotone Kreislauffunktionsstörungen können Folgen einer Exposition sein, die nach deren Wegfall wieder abklingen.

IV. Hinweise für die ärztliche Beurteilung

Dem Ergebnis der eingehenden Arbeitsanamnese kommt besondere Bedeutung zu, zumal die „Bleierkrankung" bei Fehlen charakteristischer Befunde Symptome aufweist, wie sie bei vielen anderen Erkrankungen ebenfalls vorkommen.

Die Ergebnisse exakter Laboratoriumsuntersuchungen können besonders wertvoll sein, dürfen aber in ihrer Bedeutung für die Diagnostik nicht überschätzt werden, insbesondere dann nicht, wenn klinische Erkrankungszeichen fehlen.

Auf die Verwendung bleifreier Reagenzgläser ist zu achten. Nicht Injektionsspritzen benutzen, deren Teile mit bleihaltigem Zinn gelötet sind.

Folgende Untersuchungen können dabei von Wichtigkeit sein, wobei ihr Ergebnis evtl. mehrfach kontrolliert werden sollte:

a) Die mikroskopische Zählung der basophil getüpfelten Erythrozyten („Tüpfelzellen"), gefärbt nach Manson oder Pappenheim (oberer Grenzwert: 10 grobe „Tüpfelzellen" in 50 Gesichtsfeldern).

Es ist zu beachten, daß „Tüpfelzellen" auch bei anderen pathologisch gesteigerten Regenerationsvorgängen im Organismus mäßig vermehrt sein können.

b) Die (Koproporphyrinbestimmung im Urin nach einer der Schnellmethoden von Brugsch, De Langen oder Hoschek. Sie beruhen auf dem Nachweis und der Bewertung der Rotfluoreszenz in ultraviolettem Licht. Deutliche Rotfluoreszenz spricht für gesteigerte Porphyrinausscheidung. Methodisch bedingte Fehlerbreite und Schwankungen in der Ausscheidung sollten berücksichtigt werden. Nach Bleieinwirkung sind vor allem die Porphyrin-Vorstufen vermehrt, die erst nach entsprechender Vorbereitung fluoreszieren und dadurch nachweisbar werden.
Schwere hämolytische Zustände, Lebererkrankungen und die Einwirkung anderer chemischer Substanzen können ebenfalls zu einer Vermehrung des Koprophyrins im Urin führen. Bei den sog. Porphyrinopathien kommt neben anderen Porphyrinen auch Koproporphyrin im Urin vor.

c) Der Bleigehalt im Blut, Urin und Stuhl, festgestellt in einem hierfür entsprechend eingerichteten Laboratorium.
Sehr hohe Bleiwerte, die nach beruflich bedingter Einwirkung relativ geringer Dosen oder erst mehrere Monate nach einer beruflichen Exposition festgestellt werden, können durch eine Bleiaufnahme verursacht worden sein, die nicht mit der beruflichen Tätigkeit zusammenhängt.

Zu Nr. 1102

Erkrankungen durch Quecksilber oder seine Verbindungen

I. Vorkommen und Gefahrenquellen

a) Quecksilber (Hg) ist ein silberglänzendes, flüssiges Metall, das schon bei Zimmertemperatur verdampft. Es wird aus dem rostbraunen Zinnobererz, aus Hg-haltigen sulfidischen Zink- oder Silbererzen, bei deren Verhüttung es als Nebenprodukt anfällt, sowie aus Flugstaub und Bleikammerschlamm der Schwefelsäurefabriken gewonnen. In der Natur kommt es gelegentlich als flüssiges, sog. Jungfernquecksilber vor. In Hg werden viele Metalle zu sog. Amalgamen gelöst. Diese, je nach Gehalt an Hg flüssig, plastisch oder fest, geben beim Erhitzen, z. T. auch beim Pressen, Hg in Dampfform bzw. als Flüssigkeit wieder ab.

Hg findet Verwendung z. B. zur Herstellung von Thermometern und Barometern, Gleichrichtern, Unterbrechern, Quecksilberdampflampen, in Thermostaten, in der Hochvakuumtechnik, zur Herstellung von Knallquecksilber, Quecksilberfarben, von Amalgamen in der Metallurgie, in zahnärztlichen Praxen und Laboratorien, als Katalysator, z. B. bei der Acetaldehyd- und Essigsäureproduktion aus Acetylen, zur Abtrennung von Natrium bei der elektrolytischen Chloralkaligewinnung sowie zur Herstellung von Quecksilberverbindungen.

Gefahrenquellen bestehen bei Gewinnung, Rückgewinnung, Verarbeitung, Verpackung, Transport und Verwendung von Hg, insbesondere aber, wenn Hg verschüttet und der farb- und geruchlose Hg-Dampf oder Hg-haltige Staub eingeatmet wird.

b) Bedeutsame Hg-Verbindungen, die u. U. auch besondere Gefahrenquellen für die Gesundheit sein können, sind folgende:

1. **Anorganische** Hg-Verbindungen, wie

   Quecksilber (II)-chlorid (Merkurichlorid – Sublimat – $HgCl_2$ –) als Imprägnierungsmittel für das Konservieren von Holz (sog. Kyanisierung), zum Verstärken fotografischer Platten u. a., ferner Quecksilbercyanid [$Hg(CN)_2$] und das offizinell verwendete Quecksilberoxycyanid,
   Quecksilber (I)-nitrat (Merkuronitrat – $HgNO_3$ –) als Beize in Hasenhaarschneidereien und in der Haarhutindustrie,

Quecksilber (II)-sulfid (Merkurisulfid – Zinnober –) als häufig vorkommendes Quecksilbererz,
rotes und gelbes Quecksilberoxyd (HgO) als Oxidationsmittel und Katalysator zur Entschwefelung organischer Stoffe, beim Vergolden in der Porzellanmalerei und als Bestandteil zur Herstellung medizinischer Hg-Präparate, Quecksilber (I)-chlorid (Merkurochlorid – Kalomel – Hg_2Cl_2 –) als Arzneimittel.

2. **Organische** Hg-Verbindungen, wie

Knallquecksilber [$Hg(CNO)_2$] als Initialsprengstoff zur Herstellung von Zündhütchen und Sprengkapseln,
Quecksilberdialkyle, z.B. das leicht flüchtige Dimethyl- oder Diäthylquecksilber sowie Phenylquecksilbersalze und Quecksilberoleate als Fungizide, Saatbeiz- oder Holzkonservierungsmittel.

II. Aufnahme und Wirkungsweise

Hg oder seine Verbindungen werden beruflich bedingt vorwiegend in Dampf- oder Staubform eingeatmet: in geringerem Umfang ist auch Aufnahme über die Haut oder den Magen-Darm-Trakt möglich.

Hg ist ein Zell- und Protoplasmagift. Es kann in Leber und Nieren akkumuliert werden. An Albumine gebunden, wird es unterschiedlich schnell ausgeschieden.

III. Krankheitsbild und Diagnose

a) Bei Einwirkung von Quecksilber und seinen anorganischen Verbindungen:

Die **akute** Form der Erkrankung infolge beruflicher Tätigkeit ist selten. Sie kann durch Einatmen größerer Mengen von Quecksilberdämpfen, gelegentlich auch durch orale Aufnahme von Quecksilberverbindungen, entstehen. Letztere verursacht metallischen Geschmack, Salivation, Brennen in der Speiseröhre, Erbrechen, Harnflut und häufig Albuminurie sowie evtl. Tenesmen. Die Ausscheidung von Hg durch die Schweißdrüsen kann zur Dermatitis mercurialis, die durch die Parotis zur Stomatitis mercurialis führen. Schwere Krankheitssymptome sind blutige Diarrhöen, Schleimhautnekrosen in Dünn- und Dickdarm sowie Nierenfunktionsstörungen, die schließlich zu Anurie und Urämie führen können.

Nach Einatmen größerer Mengen kann es zu einer Schädigung des Zentralnervensystems sowie zu Reizungen der Atemwege kommen. Die akute Form kann in die subchronische und chronische übergehen.

Die **chronische** Form der Erkrankung besteht in der Regel durch langzeitige Aufnahme kleinster Hg-Mengen. Zunächst treten unspezifische Allgemeinsymptome, wie Mattigkeit, Kopf- und Gliederschmerzen, auf. Vermehrte Salivation, allmählich scih entwickelnde Entzündungen des Zahnfleisches und der Mundhöhlenschleimhaut, Lockerung der Zähne, Zahnausfall, Rötung des Rachenrings (sog. Quecksilberrachen), u.U. auch auffallende Trockenheit der Mundhöhle können wichtige Hinweise sein. Seltener werden ein blau-violetter Hg-Saum am Zahnfleisch und Neigung zu Diarrhöen, Leber- und Nierenfunktionsstörungen beobachtet.

Die chronische Form ist überwiegend durch Symptome von Seiten des Zentralnervensystems gekennzeichnet. Hierzu gehören:

Erethismus mercurialis, ein Zustand ängstlicher Befangenheit, Empfindlichkeit, Menschenscheu, Schreckhaftigkeit, Stimmungslabilität, zweitweise hemmungsloser Erregung und unmotivierten psychischen Verhaltens.

Tremor mercurialis, oft beginnend mit feinschlägigem Fingerzittern, allmählich übergehend in Schüttelbewegungen der Hände, der Arme, des Kopfes und der Beine. Mit Zunahme des Tremors ist häufig eine Steigerung der Sehnenreflexe zu beobachten. Eine Handschriftprobe kann die für den „Quecksilberkranken" oft typische Zitterschrift erkenntlich machen.

Sensibilitätsstörungen, die an Rumpf und Extremitäten nachweisbar sein können. Sprachstörungen mit Stottern, Verwachsensein der Sprache, insbesondere beim Gebrauch von Zischlauten (sog. Psellismus mercurialis).

Gleichzeitig hiermit lassen die Merkfähigkeit und später auch das Gedächtnis erheblich nach; ein allgemeiner Persönlichkeitsschwund ist festzustellen.

b) Bei Einwirkung organischer Hg-Verbindungen:

Die **akute** bzw. **subakute** Form infolge Einwirkung flüchtiger organischer Verbindungen zeigt häufig zunächst das unter III a geschilderte Krankheitsbild meist mit leichteren Symptomen. Rasch können im weiteren Verlauf auf Enzephalopathie beruhende Anzeichen wie Anästhesien, Parästhesien, motorische oder sensible Lähmungen, Seh-, Sprachstörungen, Höreinbuße o. ä. auftreten.

Auch die **langzeitige** Einwirkung geringerer Mengen zu einer Schädigung im Zentralnervensystem führen.

IV. Hinweise für die ärztliche Beurteilung

Um das oft uncharakteristische Krankheitsbild richtig beurteilen zu können, ist die Arbeitsanamnese, insbesondere die Art und Weise der Hg-Exposition, von Wichtigkeit.

In Urin und Fäzes wird Hg ausgeschieden; auf das Ergebnis exakter Untersuchungen in hierfür geeigneten Laboratorien ist besonders zu achten. Ein deutlich positiver Befund weist in der Regel auf die stattgehabte Exposition hin; eine Erkrankung braucht jedoch deshalb noch nicht zu bestehen.

Die Reparabilität der durch organische Verbindungen aufgetretenen Schäden im Nervensystem ist fraglich. Der Tremor kann noch jahrelang nach Wegfall der Exposition nachweisbar sein.

Zu Nr. 1103 der Anlage 1 zur BKVO

Erkrankungen durch Chrom oder seine Verbindungen

(Bekanntm. des BMA vom 25. 2. 1981 im BArbBl. 1981 Heft 4 Seite 54)

Chrom (Cr) ist ein weißlich-graues, hartes und sehr verschleißfestes Metall. Es wird in der Natur fast nur in Form von Oxiden, vor allem als Chromit (Chromeisenstein, $FeO \cdot Cr_2O_3$) angetroffen. In der Industrie wird Chrom für Legierungen und in Form seiner Verbindungen verwendet. In seinen Verbindungen tritt Chrom hauptsächlich 3- und 6wertig auf. Weniger stabile Verbindungen des 2-, 4- und 5wertigen Chroms sind bekannt. Gesundheitsschäden durch metallisches Chrom und seine Legierungen (z. B. Ferrochrom) sind nicht bekannt.

Chrom(III)-Verbindungen, wie z. B. Cr_2O_3 und Chromsulfate, sind wenig gesundheitsschädlich und verursachen im allgemeinen keine akuten oder chronischen Vergiftungen. Für eine krebserzeugende Wirkung liegen keine Anhaltspunkte vor. Dermatitiden sind beschrieben worden.

Erfahrungsberichte über schädigende Wirkungen von 2-, 4- und 5wertigen Chromverbindungen beim Menschen liegen nicht vor. Sowohl technisch als arbeitsmedizinisch-toxikologisch kommt den Chrom(VI)-Verbindungen die größte Bedeutung zu. Im folgenden sind die wichtigsten dieser Verbindungen beispielhaft aufgezählt:

Zink-Kalium-Chromat (sog. Zinkchromat, Zinkgelb, $3\,ZnCrO_4 \cdot K_2Cr_2\text{-}O_7$),
Calciumchromat ($CaCrO_4$),
Chrom(III)-chromat (Chrom(III)-Salz der Chromsäure, CrO_3),
Strontiumchromat ($SrCrO_4$),
Natriumdichromat ($Na_2Cr_2O_7 \cdot 2\,H_2O$),

Natriumchromat (Na_2CrO_4),
Chrom(VI)-Oxid, Chromtrioxid (CrO_3, dieses Chromsäureanhydrid wird in der Praxis häufig als Chromsäure bezeichnet).

I. Gefahrenquellen

Hauptsächliche Gefahrenquellen sind:

- der Aufschluß von Chromerzen und die Herstellung von 6wertigen Chromverbindungen,
- die Glanz- und Hartverchromung in der Galvanotechnik (Chrom(VI)-oxid ist Ausgangsmaterial),
- Anstricharbeiten mit chromhaltigen Korrosionsschutzmitteln in Spritzverfahren,
- Brennschneiden, Schweißen und Schleifen von Blechen mit chromhaltigen Anstrichstoffen,
- die Herstellung und Verwendung von Chrom(VI)-Pigmenten, insbesondere Zink- und Bleichromat, in der Lack-, Farben- und Kunststoffindustrie,
- die Verwendung von Chrom(VI)-oxid und Alkalichromaten z. B. in der Lithographie, der fotografischen Industrie, der Textil- und Teppichindustrie, der Glas- und keramischen Industrie, bei der Herstellung von Feuerwerkskörpern und Zündhölzern sowie von Pflanzenleimen,
- die Holzimprägnierung,
- die Herstellung und Verwendung von Schneidölen,
- das Gerben von Leder,
- das Beizen und Reinigen von Metallen sowie in der Glasfabrikation (Chromschwefelsäure),
- die Herstellung und Verwendung von gefärbten Natronlaugen zum Bleichen von Ölen, Fetten und Wachsen.

Chrom(VI)-Verbindungen werden auch als Oxidationsmittel eingesetzt. In Zement und Bauxit sind kleine Mengen von Verbindungen des 6wertigen Chroms vorhanden.

II. Pathophysiologie

Chrom oder seine Verbindungen werden vorwiegend über den Atemtrakt, zum geringeren Teil über die Haut, und gelegentlich über den Magen-Darm-Trakt aufgenommen. Nach heutiger Erkenntnis wird 6wertiges Chrom unmittelbar nach der Aufnahme in die 3wertige Stufe umgewandelt. Der größte Teil des aufgenommenen Chroms wird relativ schnell, und zwar hauptsächlich über die Nieren, ausgeschieden.

Verbindungen des 6wertigen Chroms führen durch Inhalation zu Reizerscheinungen im Bereich der oberen Luftwege. Nekrosen an der unverletzten Haut sind selten; jedoch können bei Eindringen 6wertiger Chromverbindungen an kleinen Hautverletzungen schlecht heilende Ulzera entstehen. Durch Sensibilisierung kommen allergische Kontaktekzeme zustande.

Die toxischen Wirkungen sind im wesentlichen auf die im sauren Milieu stark oxidierenden Eigenschaften dieser Substanz und die damit verbundenen zellschädigenden Reaktionen zurückzuführen.

Durch länger dauernde Einwirkung von 6wertigen Chromaten können maligne Tumoren der Atemwege entstehen; sie werden bisher überwiegend in den chromatherstellenden Betrieben sowie in der Chromatpigmentindustrie beobachtet. Die Inhalation des dabei anfallenden Chromatstaubs stellt vermutlich die Ursache der Krebsbildung dar. Die krebserzeugende Wirkung scheint von der Löslichkeit der jeweiligen Chrom(VI)-Verbindungen abzuhängen. Dabei wird den schwerer löslichen Verbindungen, wie Zinkchromat, Calciumchromat, Strontiumchromat und Chrom(III)-Chromat, die kanzerogene Wirkung zugeschrieben. Alkalichromate, Bleichromat und Chromsäure sind dagegen wahrscheinlich nicht oder nur schwach kanzerogen.

III. Krankheitsbild und Diagnose

Die durch Chrom und seine Verbindungen verursachten Erkrankungen sind insbesondere abhängig von der chemischen Wertigkeit der einwirkenden Chromverbindung.

1. Chrommetall und Chrom(III)-Verbindungen
   Bei der Verhüttung von chromhaltigen Erzen sowie bei der Herstellung von Chromeisenlegierungen sind nach langjähriger Exposition vereinzelt Lungenfibrosen beobachtet worden. Resorptive Schäden durch metallisches Chrom sind nicht bekannt. Die Salze des 3wertigen Chroms können Kontaktdermatitiden erzeugen.

2. Chrom(VI)-Verbindungen
   Akute Schäden:

   - Auge:
     Stäube, Rauche, Dämpfe oder Nebel können Bindehautentzündungen mit Tränenfluß sowie Hornhautschäden verursachen.
   - Haut:
     An Hautstellen, an denen Rhagaden, Fissuren oder dergleichen vorhanden sind, können typische „Chromatgeschwüre" entstehen. Sie sind Folge einer direkt ätzenden Wirkung der Chromate und nicht Zeichen einer Sensibilierung.
   - Magen-Darm-Trakt:
     Größere Mengen können bei oraler oder perkutaner Aufnahme zu Übelkeit, Schluckbeschwerden, einer sofortigen Gelbverfärbung der Mundschleimhaut, Erbrechen und blutigen Durchfällen führen.
   - Atemwege:
     Stäube, Rauche, Dämpfe oder Nebel in höheren Konzentrationen können akute Reizzustände der oberen Luftwege und Nasennebenhöhlen, ggf. auch der tieferen Luftwege erzeugen. Schäden im Bereich der Nasenscheidewand sind Frühsymptome.

Bei schweren akuten Vergiftungen nach perkutaner Aufnahme ist auch eine Mitbeteiligung von Nieren, Leber, Knochenmark und Zentralnervensystem möglich.

Chronische Schäden:

- Haut:
  Neben „Chromatgeschwüren" können durch Sensibilisierung Dermatitiden (Ekzeme) insbesondere an den Händen auftreten.
- Nase, Mundhöhle, Rachen:
  Beim Umgang mit 6wertigen Chromverbindungen treten typische Veränderungen an der Nasenschleimhaut auf (Entzündungen, Ulzeration, Perforation). Sie können sich bei entsprechender Exposition schon nach Wochen oder Monaten entwickeln und sind meist schmerzlos. Auch Krebserkrankungen im Nasenraum sind in der chromatherstellenden und -verarbeitenden Industrie vereinzelt beobachtet worden.
- Tiefere Atemwege:
  Fälle von chronischer Bronchitits infolge inhalativer Chromateinwirkung sind beschrieben worden. Die Entscheidung eines „Chromatlungenkrebses" infolge langdauernder Einwirkung von Chromaten (z.B. Zinkchromat) auf die Bronchialschleimhaut ist möglich. Meist ist eine langjährige Exposition vorausgegangen. Auch Jahre nach Wegfall der Exposition kann sich noch ein derartiger „Chromatlungenkrebs" entwickeln.
- Magen-Darm-Trakt:
  Über Entzündungen im Verdauungstrakt, wie Ösophagitis und Gastritis, ist vereinzelt berichtet worden.

Auf Sensibilisierung beruhende Dermatitiden sind möglich; ggf. trifft dann Nr. 46*) der Anlage zur 6. Berufskrankheiten-Verordnung zu.

---

*) Ab 01. 01. 1977 Nr. 5101 der Anlage 1 zur BeKV:
Kaliumdichromat ($K_2Cr_2O_7$),
Kaliumchromat (K_2CrO_4),
Bleichromat ($PbCrO_4$).

V. Weitere Hinweise

Isoliert auftretende Hauterkrankungen durch äußere Einwirkung von Chrom oder seinen Verbindungen gelten als Hauterkrankungen nach Nr. 5101 (s. Anlage 1 BeKV, Anmerkung zu Nr. 1101 bis 1110, 1201, 1202 und 1303 bis 1309).

VI. Literatur

Barborik M (1970) The problem of harmful exposures to chromium compounds, Ind Med 39: 45

Essing HG, Szadkowski D, Valentin H (1971) Die Bedeutung der Valenzstufen von Chromverbindungen in der arbeitsmedizinischen Begutachtung. Med Sachverständige 67: 35

Fleischer, Schaller KH (1978) Analytische Methoden, Bd. 2: Senatskommission zur Prüfung gesundheitsschädlicher Arbeitsstoffe der Deutschen Forschungsgemeinschaft Arbeitsgruppe „Analytische Chemie", 3. Lieferung Verlag Chemie, Weinheim

Kommission der Europäischen Gemeinschaften, Merkblätter zu der Berufskrankheitenliste der Europäischen Gemeinschaften

Mutti A, Cavatorta, Pedroni C, Borghi A, Giaroli C, Franchini I (1979) The role of chromium accumulation in the relationship between airborne and urinary chromium in welders. Int. Arch Occup Environ Health 43: 123–33

Nise, Gun MSC, Versterberg O (1979) Direct determination of chromium in urine by electrothermal atomic absorption spectrometry „Scand J Work Environ Health, 404–410

Zober A (1979) Zur Problematik der Begutachtung von Bronchialcarcinomen nach Exposition gegenüber Chromverbindungen, Int Arch Occup Environ Health 43: 107–121

Zu Nr. 1104 BeKV

Erkrankungen durch Kadmium oder seine Verbindungen

I. Vorkommen und Gefahrenquellen

Kadmium (Cd) ist ein weißes, formbares Metall, das in Zink- und Bleierzen als Sulfid und Karbonat vorkommt sowie bei der Zinkgewinnung als Nebenprodukt anfällt. Beim Erhitzen verbrennt es unter Bildung eines braunen, übelriechenden Rauches zu Kadmiumoxid. Cd findet Verwendung als Zusatz von Legierungen beim galvanischen Metallisieren und in der Akkumulatorenfabrikation. Infolge seines besonders günstigen Absorptionsquerschnittes für Neutronen eignet sich Cd für die Herstellung von Kontrollstäben in Atomreaktoren.

Gefahrenquellen sind das Herstellen von Kadmiumlegierungen, Nickel-Kadmium-Akkumulatoren (Stahlakkumulatoren), Kadmiumüberzügen mittels Elektrolyse sowie von Kadmiumfarbstoffen, wie Kadmiumgelb und Kadmiumrot. Dies gilt auch für das Schweißen, Schmelzen und Schneiden von mit Kadmium überzogenen, legierten sowie verunreinigten Metallen.

II. Aufnahme und Wirkungsweise

Über die Atemwege und den Magen-Darm-Trakt werden Cd und seine Verbindungen als Staub oder Rauch aufgenommen und überwiegend in Lunge und Leber gespeichert. Cd wird im Urin und Stuhl ausgeschieden.

a) Akute Erkrankung

Vorwiegend nach pulmonaler Resorption von Cd können nach einer Latenzzeit von einigen Stunden Kopfschmerzen, Schwindel, Übelkeit, starkes Durstgefühl sowie Trockenheit im Hals auftreten. Es entwickeln sich eine Tracheitis, Bronchitis und Bronchopneumonie mit Dyspnoe und Cyanose sowie in schweren Fällen ein evtl. tödlich verlaufendes Lungenödem.

Bei der selteneren peroralen Resorption stehen Krankheitssymptome von Seiten des Magen-Darm-Traktes, z. B. Erbrechen und Diarrhöen, im Vordergrund.

In leichteren Fällen klingt die akute Erkrankung in ein bis zwei Wochen ab.

b) Chronische Erkrankung

Diese wird in der Regel infolge langzeitiger Aufnahme kleinerer Mengen von Cd hervorgerufen. Dabei kann eine typische Gelbfärbung der Zahnhälse, hauptsächlich der Schneide- und Eckzähne, aber auch an künstlichen Zähnen, auftreten. Entzündliche Reizzustände im Bereich der oberen Luftwege sowie Atrophie und Ulzeration der Nasenschleimhaut mit Anosmie sind möglich. Letztere kann ein erster Hinweis für eine chronische Erkrankung sein. Die Anosmie kann sich aber auch erst später bemerkbar machen. Proteinurie, oft auch ohne klinisch feststellbare Schädigung der Nieren, gilt bei entsprechender Exposition als ein wichtiger Hinweis. In fortgeschrittenen Fällen kommt es zu Abmagerung, Anämie und Gangstörungen, letztere infolge von Knochenveränderungen im Sinne einer Osteoporose, von transversalen Knochenfissuren und evtl. Tibiaverdickungen (sog. Milkman-Syndrom). Es kann sich ein chronisches Lungenemphysem, auch ohne vorausgegangene Bronchitis, entwickeln. Evtl. ist ein Nieren- und Leberparenchymschaden nachweisbar; die Blutsenkungsreaktion ist meist beschleunigt.

IV. Hinweise für die ärztliche Beurteilung

Cd wird nur in geringem Umfang und sehr langsam aus dem Körper ausgeschieden. In Blut, Urin und Stuhl ist es chemisch nachweisbar.

Die Ausheilung der chronischen Erkrankung kann sehr langwierig sein.

Hautkrankheiten durch Einwirkung von Cd oder seiner Verbindungen verursacht, gelten als Berufskrankheit nach Nr. 10*) der Anlage zur 6. Berufskrankheiten-Verordnung nur insoweit, als sie Erscheinungen einer Allgemeinerkrankung sind; ggf. trifft Nr. 46**) der Anlage zur 6. Berufskrankheiten-Verordnung zu.

Zu Nr. 1105 BeKV

Erkrankungen durch Mangan oder seine Verbindungen

I. Vorkommen und Gefahrenquellen

Mangan (Mn), ein hartes, sprödes Metall, kommt in der Natur hauptsächlich in Form oxidischer Minerale, vor allem als Braunstein (MnO_2), vor.

Mangan und seine Verbindungen werden u. a. zur Herstellung von Legierungen, wie Ferromangan, Mangankupfer, Manganbronze, Manganzink, ferner in der Eisenindustrie zur Desoxidation und Entschwefelung, in der Glas- und keramischen Industrie, in der Farben-, Lack- und Trockenbatteriefabrikation, zur Herstellung von Manganchlorid, Kaliumpermanganat, Mangansulfat (Düngemittel) sowie für die Sauerstoff- und Chlorerzeugung als Oxidationsmittel und Katalysator verwendet.

Gefahrenquellen sind Gewinnung, Transport, Verarbeitung und Verwendung von Mangan und seinen Verbindungen, sofern diese Stoffe als Staub oder Rauch eingeatmet werden. Dies trifft auch für das Elektroschweißen mit manganhaltigen, ummantelten Elektroden zu. Braunsteinmühlen sind eine besondere Gefahrenquelle.

---

*) Ab 01. 01. 1977: Nr. 1104 der Anlage 1 zur BeKV.
**) Ab 01. 01. 1977: Nr. 5101 der Anlage 1 zur BeKV.

II. Aufnahme und Wirkungsweise

Mangan oder seine Verbindungen werden über die Atemwege aufgenommen. Nach längerer, meist mehrjähriger Exposition kann überwiegend das Zentralnervensystem geschädigt werden. Im besonderen degenerieren dabei Ganglienzellen im Putamen, Nucleus caudatus, Globus pallidus und im Thalamus.

Akute Einwirkungen größerer Mengen kann zu örtlichen Reizerscheinungen an den Atemwegen führen.

III. Krankheitsbilder und Diagnose

Außer den genannten Reizerscheinungen an den Atemwegen, verursacht durch lokale Schädigung der Schleimhaut, ist gelegentlich auch eine sog. Manganpneumonie (kruppöse Pneumonie) möglich.

Uncharakteristische Allgemeinsymptome, wie Müdigkeit, Schwindel, Schwäche und Apathie, können dem sog. Manganismus, einem dem Morbus Parkinson ähnlichen Krankheitsbild, das sich allmählich entwickelt, vorausgehen. Es kommt dabei zu einem unsicheren und breitbeinigen Gang. Die Fortbewegung ist schließlich nur noch durch kleine, trippelnde Schritte, häufig in Spitzfußstellung („Hahnentritt", „Steppergang"), möglich. Gleichzeitig ist auch in Ruhe ein erhöhter Muskeltonus festzustellen; die Sehnenreflexe sind gesteigert. Es kommt in fortgeschrittenen Fällen evtl. zu einer Zwangshaltung der Gliedmaßen sowie mimische Starre (Maskengesicht), Schluckstörungen, Speichelfluß und Sprachstörungen (Stottern) sind typische Symptome des ausgeprägten Krankheitsbildes. Muskelspannungen und Bewegungsstörungen können eine Mikrographie zur Folge haben. Dabei wird die Schrift groß begonnen und endet schließlich in immer kleiner werdenden, zuletzt unleserlichen Buchstaben. Psychische Veränderungen, Zwangslachen und Zwangsweinen können auftreten. Vereinzelt wurden Leberparenchymschäden, Morbus Basedow und Blutbildveränderungen beschrieben.

Differentialdiagnostisch sind Zerebralsklerose, multiple Sklerose, Paralysis agitans, Willson-Psudosklerose, Status postencephaliticus, spastische Spinalparalyse u. ä. in Erwägung zu ziehen.

IV. Hinweise für die ärztliche Beurteilung

Der Nachweis beruflicher Exposition und ihres Ausmaßes ist von besonderer Wichtigkeit. Vermehrter Mangangehalt in Blut und Haaren sowie erhöhter Koproporphyringehalt im Urin können evtl. von Bedeutung sein. Es ist zu beachten, daß der Mangangehalt im Blut auch normalerweise größere Schwankungen aufweist.

Die Erkrankung kann u. U. erst mehrere Jahre nach Wegfall der Exposition manifest werden. Sie verläuft meist chronisch und progredient.

Zu Nr. 1106 BeKV

Erkrankungen durch Thallium oder seine Verbindungen

I. Vorkommen und Gefahrenquellen

Thallium (Tl) kommt im allgemeinen in geringer Konzentration in Blenden und Kiesen als Begleiter von Schwermetallen vor. Es wird aus dem bei der Aufbereitung dieser Mineralien anfallenden Flugstaub gewonnen. Tl findet sich auch im Bleikammerschlamm der Schwefelsäurefabrikation.

Tl gehört zu den Schwermetallen. Es steht im periodischen System zwischen Quecksilber und Blei. Sein spezifisches Gewicht ist 11,83, der Schmelzpunkt 302,5 °C; der Siedepunkt liegt etwa bei 1450 °C.

Tl ist in seinen Verbindungen 1- und 3wertig. Die einwertigen Verbindungen sind beim Erhitzen verhältnismäßig flüchtig. Tl-Verbindungen sind zumeist farb-, geruch- und geschmacklos; eine Aufnahme in den menschlichen Organismus kann daher unbemerkt erfolgen.

Tl oder seine Verbindungen werden vor allem in der Glas-, Farben- und pyrotechnischen Industrie, zu wissenschaftlichen Zwecken und bei der Schädlingsbekämpfung als Tl(I)-sulfat in Form von Pasten, Körnern oder wäßriger Lösung verwendet. Außerdem waren Tl-Verbindungen in Enthaarungsmitteln enthalten.

Gefahrenquellen können sowohl bei der Gewinnung von Tl als auch bei der Herstellung, Verarbeitung und Verwendung von Tl-Verbindungen und thalliumhaltigen Präparaten gegeben sein.

II. Aufnahme und Wirkungsweise

Tl oder seine Verbindungen werden über den Magen-Darm-Kanal (z. B. durch Unsauberkeit der Hände), zum Teil auch über die Atmungsorgane aufgenommen. Die starke Zellgiftigkeit wird auf die Blockade enzymatischer Vorgänge oder chemischer Veränderungen bestimmter Enzyme zurückgeführt. Als tödliche Dosis gilt die Aufnahme von etwa 1 g Tl-sulfat.

III. Krankheitsbild und Diagnose

In den ersten Tagen der Erkrankung bestehen häufig Brechreiz, Appetitlosigkeit, Obstipation, zum Teil starker Durst und Erbrechen. Tachykardie, Blutdrucksteigerung und retrosternale Schmerzen können auftreten. Entzündungen der Konjunktiven, der oberen Luftwege und der Gesichtshaut wurden beobachtet. Entzündungen der Konjunktiven, der oberen Luftwege und der Gesichtshaut wurden beobachtet. Es kann sich ein aszendierend verlaufendes polyneuritisches Symptomenbild entwickeln. Vor dem Auftreten von Lähmungen finden sich oft abgeschwächte Knie- und Achillessehnenreflexe; später können diese fehlen. Die Hypersensibilität ist hervorstechend, es gehen ihr Kribbeln und Taubheitsgefühl in Fingern und Zehenspitzen voraus. Die Schmerzen in Füßen („burning feet") können so stark sein, daß bereits das Berühren der Bettdecke als unerträglich empfunden wird.

Nach größerer Dosisaufnahme kommt es nach etwa 14–21 Tagen zu einem charakteristischen Haarausfall; die Haare lassen sich büschelweise schmerzlos ausziehen. Hiervon wird die gesamte Behaarung mit Ausnahme des medialen Anteils der Augenbrauen betroffen. An Finger- und Zehennägeln treten hellweiße Lunulastreifen auf. Außer der peripheren Polyneuritis ist eine zentralmotorische Systemstörung im Sinne einer Bulbärparalyse möglich. Sind auch die Hirnnerven betroffen, so tritt häufig, aber relativ spät, eine Optikusneuritis auf. Psychische Veränderungen und psychotische Krankheitsbildung bis zum kompletten Korsakow-S können sich ergeben.

Eine regelmäßige festzustellende Schlafstörung ist gegenüber den üblichen Schlafmitteln therapieresistent.

Die chronische, schleichend verlaufende Erkrankung ist durch Appetitlosigkeit, Anazidität, Abmagerung, Sehstörungen, Schwäche und Schmerzen in Beinen ohne ausgeprägte Polyneuritis gekennzeichnet. Der Haarwuchs ist sowohl regional als auch temporär gestört, ohne daß ein Ausfall der gesamten Behaarung eintritt. Merkfähigkeitsstörungen, gelegentlich milde verlaufende neuritische Schübe und die Feststellung von Lunulastreifen an Finger- und Fußnägeln können für die Diagnosestellung des oft uncharakteristischen Krankheitsverlaufes wertvoll sein.

Im Harn sind oft Eiweiß, Zylinder und Erythrozyten nachzuweisen. Eine vermehrte Ausscheidung von Porphyrin ist möglich. Zur Diagnosestellung ist der Nachweis von Tl in Urin und Fäzes heranzuziehen. Er kann nach einmaliger Giftaufnahme bis sechs Wochen danach geführt werden. Bei geringer Dosisaufnahme sollte der Urin von drei hintereinander liegenden Tagen auf Tl untersucht werden.

Differentialdiagnostisch bedeutsam können Metallvergiftungen, wegen der neuritischen Symptome auch die Arsenvergiftung, die akute Porphyrie, die polyneuritische Form der Landry-Paralyse sowie andere neurologische Erkrankungen sein.

IV. Hinweise für die ärztliche Beurteilung

Es muß festgestellt werden, in welcher Weise und in welchem Umfang der Erkrankte bei der Gewinnung, Herstellung, Verarbeitung oder Verwendung von Tl oder dessen Verbindungen tätig war. Oft können die Gefahrenquellen nur durch eine Betriebsbegehung gefunden werden.

Zu Nr. 1107

Erkrankungen durch Vanadium oder seine Verbindungen

I. Vorkommen und Gefahrenquellen

Vanadium (V), auch Vanadin genannt – in Deutschland gibt es kein abbauwürdiges Erzlager –, wird aus vanadinhaltigen Erzen und Mineralien gewonnen. Bei der Verhüttung von Eisen- und Kupfererzen kann neben Thomasschlacke (Vanadingehalt etwa 1 %) durch vorzeitige Unterbrechung des Frischprozesses eine vanadinreiche Vorfrischschlacke (Vanadingehalt 5–10 %) anfallen.

Auch Erdöl enthält – je nach seiner Herkunft unterschiedlich – geringe Mengen Vanadin. In der Tonerdeindustrie fallen vanadinhaltige Materialien als Nebenprodukte an.

Aus Eisen- und Kupferschlacke wird Vanadinpentoxid (V_2O_5) gewonnen, das u. a. zur Herstellung von Ferrovanadin und als Katalysator dient.

Vanadin findet hauptsächlich zur Veredelung in der Stahlindustrie, auch für katalytische Zwecke in der chemischen Industrie, z. B. bei der Herstellung von Schwefelsäure, Phthalsäureanhydrid und Perboraten, Verwendung.

Gefaharenquellen bestehen bei Gewinnung, Transport und Verarbeitung des Vanadins, z. B. bei der Aufbereitung von Schlacken, besonders aber bei Reinigungsarbeiten in mit Erdöl beheizten Boilern, Öfen und Turbinen. In der Erdölasche und im Ruß von Erdölen findet sich auch ein je nach Herkunft verschieden hoher Vanadingehalt. Er schwankt etwa von 15 bis 50 % und mehr. Bei bestimmten Arbeitsvorgängen entsteht eine unterschiedlich starke Staubentwicklung des teilweise sehr feinen fulverförmigen V_2O_5.

II. Aufnahme und Wirkungsweise

Vanadin und seine Verbindungen werden hauptsächlich in Staub- und Pulverform über die Atmungsorgane aufgenommen; auch eine Aufnahme über den Magen-Darm-Kanal kann vorkommen.
Im Vordergrund der Wirkungsweise stehen Reizerscheinungen der Schleimhäute der Augen und Luftwege. Auch Hautreizungen sind beobachtet worden.
Das Ausmaß der Erkrankung hängt in der Regel von der Qualität und der Teilchengröße des einwirkenden Stoffes ab.

III. Krankheitsbild und Diagnose

a) Akute Form:

Bereits nach relativ kurzer Einwirkungszeit kann es zu mehr oder weniger starkem Augenbrennen, Niesen, später zu Trockenheit im Rachen, Schnuptfen und Heiserkeit kommen. Auch grün-schwärzliche Verfärbungen der Zunge wurden beobachtet.

b) Chronische Form:

Es ist möglich, daß Bronchitiden und Bronchopneumonien mit etwaigen Folgeerscheinungen, aber auch bronchialasthmaähnliche Zustände, insbesondere nach häufiger Einatmung des vanadinhaltigen Staubes, auftreten. Ekzematöse Hautveränderungen können vorkommen.

Isolierte Magen-, Darm- bzw. Nierenerkrankungen gehören nicht zu diesem Krankheitsbild.

IV. Hinweise für die ärztliche Beurteilung

Bei beruflicher Exposition und plötzlichem Auftreten von Schleimhautreizungen und Bronchitiden muß an eine akute Vanadineinwirkung gedacht werden.

Nach Wegfall der Exposition klingen diese akut auftretenden Symptome in der Regel in einem Zeitraum von wenigen Tagen bis zu einigen Wochen komplikationslos ab.

Zu Nr. 1108

Erkrankungen durch Arsen oder seine Verbindungen

I. Vorkommen und Gefahrenquellen

Arsen (As) kommt in verschiedenen Mineralien, wie Arsenkies (FeAsS), und als Begleiter anderer Mineralien, wie Zinkblende oder Eisenkies (Schwefelkies), zuweilen gediegen als Scherbenkobalt vor.

Arsen ist in seinen Verbindungen 3- und 5wertig. Bedeutsame Verbindungen des 3wertigen As sind Arsentrioxid (Arsenik – As_2O_3 –) und die arsenige Säure (H_3AsO_3) mit ihren Salzen (Arsenite), des 5wertigen As die Arsensäure (H_3AsO_4) und deren Salze, die Arsenate (Arseniate).

Reines elementares Arsen bewirkt keine Gesundheitsschädigung, jedoch oxidiert es leicht an der Luft und bei Kontakt mit Schweiß oder Speichel.

Alle – auch die organischen – Verbindungen des As sind gesundheitsgefährdend, ausgenommen die Arsensulfide (z. B. Realgar, Auripigment), sofern diese nicht mit anderen Arsenverbindungen verunreinigt sind.

Gefahrenquellen sind u. a. Verhüttung und Rösten arsenhaltiger Mineralien, Herstellung von Arsenik, arsenhaltigen Farben und Anstrichmitteln (Schiffsbodenanstrich), Verwendung arsenhaltiger Ausgangsstoffe in der Pharmazie, in der chemischen, keramischen und Glasindustrie. Dies gilt auch für Gerbereien, Kürschnereien (Beizmittel), zoologische Handlungen und für die vereinzelt noch in der Bundesrepublik Deutschland vorkommende Herstellung und Verwendung arsenhaltiger Schädlingsbekämpfungsmittel.

Arsenwasserstoff (Arsin – AsH_3 –) ist in reinem Zustand ein farb- und geruchloses, brennbares, sehr giftiges Gas, das sich bei Einwirkung von Wasser oder Säuren auf Arsenide (wie Zink-, Calciumarsenid) oder von Wasserstoff in statu nascendi auf Arsenverbindungen bilden kann. AsH_3 riecht infolge Verunreinigung oft wie Knoblauch.

AsH_3 tritt beim Beizen von Metallen mit arsenhaltiger Schwefel- oder Salzäure und bei Naßbearbeitung von Erzen, Schlacken oder Metallspeisen auf. Auch bei Einwirken von Feuchtigkeit auf Ferrosilicium, das mit As und Phosphiden verunreinigt ist, kann Arsenwasserstoff neben Phosphorwasserstoff entstehen.

Arsentrichlorid ($AsCl_3$) ist eine farblose, ölige, an der Luft rauchende Flüssigkeit, die beim Beizen und Brünieren von Metallen verwendet wird.

II. Aufnahme und Wirkungsweise

As und seine Verbindungen werden hautpsächlich in Form von Staub, Dampf oder Gas über die Atemwege, aber auch über den Magen-Darm-Trakt und u. U. durch die Haut aufgenommen.

Die Ausscheidung geschieht in Harn, Stuhl, Schweiß und über die Lunge; in Leber, Nieren, Knochen, Haut, Haaren und Nägeln kann eine Anreicherung stattfinden.

Arsenverbindungen bewirken im Organismus eine Störung enzymatischer Prozesse. Es kommt zu Kapillarlähmungen, Schäden im Blut und in der Blutbildung (Mitosegift), zu fettiger Degeneration, Gewebsmetaplasie, Gewebszerstörungen und zu Veränderungen im Zentralnervensystem.

Arsenwasserstoff wird ausschließlich über die Atemwege aufgenommen. Dies führt zu einer Methämoglobinbildung (Hämoglobin) und Hämolyse, was sich insbesondere in Zentralnervensystem, Leber und Nieren auswirkt.

Arsentrichlorid ist vorwiegend ein Ätzgift.

III. Krankheitsbild und Diagnose

1. Arsenverbindungen, ausgenommen AsH_3 und $AsCl_3$:

Die akute Erkrankung kommt beruflich bedingt selten vor. Über die Atemwege aufgenommen, treten zunächst Hustenreiz, Atemnot und Brustschmerzen auf. Je nachdem, ob Durchfälle, Kopfschmerzen, Verwirrtheitszustände, Krampfanfälle oder Bewußtlosigkeit vorherrschend sind, kann man von einer gastrointestinalen, zerebrospinalen oder paralytischen Form der Erkrankung sprechen. Herzschwäche und Kreislaufkollaps sind möglich.

Die chronische Erkrankung äußert sich in:

a) Zeichen einer örtlichen Reizwirkung, wie Erythem, Follikulitis, Ekzem oder scharfrandigem Ätzgeschwür an Kontaktstellen der Haut mit evtl. nachfolgender Sensibilisierung, Bindehautentzündungen, Nasenscheidewandgeschwüre, evtl. mit Perforation, hartnäckige Schleimhautreizungen in Nase, Rachen, Kehlkopf, Bronchien und gelegentlich im Magen-Darm-Trakt sind nach relativ kurzer Exposition möglich.

b) Zeichen einer resorptiven Wirkung, wie symmetrische, volare oder plantare Hyperkeratosen, evtl. mit Warzenbildung, Hautpigmentationen und Melanose, überwiegend an Nakken, Hals, Oberarm und Rücken, Hyperhydrosis, fleckförmiger oder diffuser Haarausfall und Veränderungen an den Nägeln (sog. Mess-Nagelbänder) mit Brüchigkeit.

   Selten, aber charakteristisch sind sehr schmerzhafte periphere Neuritiden, wobei sowohl sensible als auch motorische Nervenfasern betroffen sein können. Zentralnervöse Störungen, in schweren Fällen Paresen, schlaffe Lähmungen sowie Herz- und periphere Kreislauffunktionsstörungen mit Marmorierung der Haut, Akrozyanose bis zur Gangrän können vorkommen. Leberparenchymschäden wurden vereinzelt beobachtet.

   Das Blutbild kann im Sinne einer hypo- oder hyperchromen Anämie und Lymphopenie verändert sein. Fälle mit Karzinomen, insbesondere an Atmungsorganen, Leber und Haut, wurden beschrieben.

2. Arsenwasserstoff (AsH_3):

Die akute Einwirkung geringerer Dosen kann zu Kopfschmerzen, Übelkeit, Brechreiz, Leibschmerzen und blutiger Verfärbung des Urins führen. Wenige Tage später können hämolytischer Ikterus, Neuralgien und Parästhesien auftreten.

Die Einwirkung höherer Dosen verursacht Atemnot, Blausucht sowie Entleerung roten bis schwarz gefärbten Urins, der Oxyhämoglobin und Methämoglobin (Hämiglobin) enthält. Durch Verstopfung der Nierenkanälchen mit Hämoglobinschollen kann es zu Oligurie und schließlich Urämie kommen. In schweren Fällen können Methämoglobinbildung und Hämolyse rasch einsetzen und O_2-Mangelzustände mit oft tödlichem Ausgang bewirken. Wird die bedrohliche Situation überwunden, so kann es zu Leberschwellung mit starkem Ikterus und schwerer Anämie kommen. Nierenfunktion- und neuritische Störungen können längere Zeit Folgeerscheinungen der Erkrankung sein.

3. Arsentrichlorid ($AsCl_3$):

$AsCl_3$ und manche organische As-Verbindungen wirken überwiegend lokal ätzend auf Haut und Schleimhäute. Dermatitiden und Hautulzera, Konjunktivitiden, Chemosis, Hornhautulzera sowie heftige Bronchitiden wurden beobachtet.

IV. Hinweise für die ärztliche Beurteilung

Bei der akuten Form der Erkrankung ist das Ergebnis chemischer Untersuchungen auf Arsen in Urin, Stuhl und evtl. Erbrochenem, bei der chronischen Form in Haar und Nägeln, von besonderer Bedeutung.

Gefäßerkrankungen, Tumoren und Leberparenchymschäden können im allgemeinen nur dann als Folgeerkrankungen in Betracht gezogen werden, wenn langzeitige Exposition stattgefunden hat oder andere typische Krankheitszeichen, wie Hyperkeratosen und Melanose, vorgelegen haben. Die Latenzzeit kann u. U. Jahrzehnte dauern.

Zu Nr. 1109

Erkrankungen durch Phosphor oder seine anorganischen Verbindungen

(Bekanntm. des BMA vom 25. 2. 1981 in BArbBl. 1981 Heft 4 Seite 56)

Phosphor kommt in mehreren allotropen Modifikationen vor, die sich in ihren Eigenschaften stark voneinander unterscheiden. Gegenüber der weißen (gelben) Modifikation des Phosphors sind die anderen Phosphormodifikationen wesentlich weniger reaktionsfähig und bei weitem nicht so giftig.

Weißer Phosphor ist eine wasserunlösliche, jedoch in Fetten und Ölen leicht lösliche, farblose bis gelbliche, wachsähnliche Masse von stechend knoblauchähnlichem Geruch. Bereits bei Zimmertemperatur kann er an der Luft unter Bildung von weißem Rauch (Phosphorpentoxid) oxidiert werden (Autoxidation). Die dabei stattfindende Wärmeentwicklung führt bei ca. 50 °C zur Selbstentzündung. Wegen dieser Eigenschaften muß der weiße Phosphor mit Wasser bedeckt gelagert oder transportiert werden. Das sich beim Verbrennen von elementarem Phosphor bildende Phosphorpentoxid verbindet sich mit Wasser (Luftfeuchtigkeit) zu Phosphorsäure (H_3PO_4). Wird der elementare Phosphor unter Luftabschluß erhitzt, so entsteht aus dem weißen Phosphor roter oder violetter Phosphor, der sowohl in Wasser als auch in den meisten Lösemitteln unlöslich ist.

Roter Phosphor ist ein nicht flüchtiges, geruch- und geschmackloses Pulver. Er reagiert mit Oxidationsmitteln, z. B. in Gegenwart von Wasser. Er ist explosionsfähig in Mischung mit brandfördernden Verbindungen, wie Chloraten, Chromaten und Permanganaten. Roter Phosphor entzündet sich an der Luft bei etwa 300 °C. Reibung oder Schlag genügen jedoch, um die Entzündung herbeizuführen.

Phosphor kommt in der Natur überwiegend in den Mineralien Phosphorit und Apatit sowie in anderen Phosphaten vor. Anorganische Phosphorverbindungen sind u. a.

Phosphoroxichlorid ($POCl_3$),
Phosphortrichlorid (PCl_3),
Phosphorpentachlorid (PCl_5),
Phosphorsesquisulfid (P_4S_3),
Phosphorwasserstoff (Phosphin, PH_3).

Letzterer ist ein farbloses Gas mit einem Geruch nach faulendem Fisch, Karbid oder auch Knoblauch.

I. Gefahrenquellen

Gewinnung von elementarem Phosphor, Verwendung in der chemischen und pharmazeutischen Industrie, Herstellung und Anwendung von Phosphorbronze, Herstellung von Feuerwerkskörpern (Pyrotechnik), Waffen (Brandbomben) sowie Herstellung und Verwendung von Schädlingsbekämpfungsmitteln.

Phosphorwasserstoff kann bei der Herstellung von elementarem Phosphor und Phosphiden (anorganische Phosphorverbindungen), bei der Zersetzung von Karbid und bei Einwirkung von Feuchtigkeit auf phosphorhaltiges Ferrosilizium entstehen. Eine Gefährdung besteht auch durch mit Kalciumphosphid verunreinigtem Karbid, sofern Acetylen noch aus Kalziumkarbid hergestellt wird. Acetylen, wie es z. B. beim Autogenschweißen verwendet wird, wird heute vorwiegend petrochemisch hergestellt: Dieses Acetylengas impliziert nicht das Risiko einer Phosphorwasserstoffintoxikation. Eine Gefährdung besteht auch bei der Herstellung und Verwendung von Schädlingsbekämpfungsmitteln auf der Basis von Metallphosphiden, speziell Zinkphosphid.

Chlorphosphorverbindungen werden als Chlorierungs- und Phosphorylierungsmittel in der synthetischen Chemie eingesetzt. Bei betrieblichen Zwischenfällen kann es zu unerwarteten akuten Expositionen kommen.

Anorganische Phosphate sind auch in künstlichen Düngemitteln enthalten (Superphosphat, Nitrophoska). Bei ordnungsgemäßer Anwendung derartiger Düngemittel ist jedoch eine Gefährdung nicht gegeben.

Erkrankungen durch Thomasphosphat, das u. a. als Düngemittel Verwendung findet, sind unter der BK Nr. 4108 erfaßt.

II. Pathophysiologie

Die Giftwirkung von weißem oder gelbem Phosphor beruht auf dessen langsamer Oxidation mit starker Reduktionsaktivität und Hemmung enzymatisch gesteuerter Stoffwechselvorgänge (intrazellulärer Oxidationsvorgänge) vor allem in der Leber.

Einwirkung von Phosphordämpfen oder -rauchen verursacht schwere Reizung der Nasen- und Rachenschleimhäute sowie der oberen und tieferen Atemwege und der Augenbindehäute sowie der Haut u. a. durch aktiven Sauerstoff. Durch Endothelschädigung der Knochengefäße treten Veränderungen am Knochen auf.

Resorption, vor allem durch intakte oder verletzte Haut (Brandwunden) oder bei Verschlukken, führt zu Magen-Darm-Symptomatik und ggf. schweren Leber- und Nierenschäden.

Phosphorwasserstoff als anorganische Phosphorverbindung ist ein starkes Stoffwechselgift mit besonderer Affinität zum Zentralnervensystem. Die Aufnahme erfolgt durch Inhalation oder durch die Bildung von Phosphorwasserstoff im Magen-Darm-Kanal, z. B. nach Verschlucken von Metallphosphiden.

III. Krankheitsbild und Diagnose

Das akute Vergiftungsbild nach Einatmen von Phosphordämpfen und/oder Phosphorrauch ist durch Reizerscheinungen an den Schleimhäuten der Augen sowie der oberen und tieferen Atemwege gekennzeichnet: Konjunktivitis mit ungewöhnlicher Lichtempfindlichkeit, Rhinitis, Hustenreiz. In besonders kritischen Fällen kommt es zu Kreislaufkollaps und toxischem Lungenödem.

Hautkontakt führt zu starken Schmerzen an den benetzten Hautpartien und bis zu schweren Verbrennungen mit schlechter Heilungstendenz.

Nach oraler Aufnahme können schwere gastrointestinale Störungen mit abdominellen Schmerzen und Erbrechen auftreten. Kreislaufkollaps oder Schock mit tödlichem Herz-Kreislauf-Versagen innerhalb von Stunden ist möglich. Andere Verläufe sind durch eine Latenzperiode von 1–3 Tagen mit relativem Wohlbefinden nach ersten gastrointestinalen Beschwerden gekennzeichnet. Dann können Zeichen einer schweren Leberschädigung (bis zur akuten gelben Leberdystrophie) auftreten mit Leberkoma, hämorrhagischer Diathese und Hypoglykämie; außerdem sind schwere Beeinträchtigung der Nierenfunktion mit Oligurie, Albuminurie und Hämaturie möglich. Als Dauerschäden sind Leberzirrhosen beobachtet worden.

Die chronische Vergiftung durch elementaren Phosphor ist, außer durch Appetitstörungen, Müdigkeit, allgemeine Schwäche, Verdauungsstörungen und Abmagerung sowie Haut- und Schleimhautblutungen, vor allem durch schmerzhafte Knochendegenerationsprozesse (Osteoporose) mit gleichzeitiger oder vorhergehender Verdickung des Periosts und Hyperostosen gekennzeichnet. Bei jüngeren Personen sind quergestreifte Verkalkungen in den Epiphysenlinien beobachtet worden.

Knochen in der Nähe von Schleimhäuten (z. B. Kieferknochen) sind infektionsgefährdet. Hier treten nicht selten schwere chronische Osteomyelitiden mit Sequesterbildung auf („Phosphornekrosen").

Nach massiver Inhalation von rotem Phosphorstaub, der Verunreinigungen durch gelben Phosphor enthalten kann, ist eine toxische Pneumonie möglich. Mit gelbem Phosphor verunreinigter roter Phosphor kann auch das beschriebene Bild der chronischen Phosphorvergiftung verursachen.

Die Diagnose läßt sich durch eine „Phosphorlumineszenz" von Urin und Erbrochenem erhärten, bei akuten und chronischen Vergiftungen durch Leber- und Nierendiagnostik sowie durch Nachweis der beschriebenen Knochenveränderungen im Röntgenbild.

Anorganische Phosphorverbindungen (Chlorphosphorverbindungen und Phosphorschwefelverbindungen) sind flüssige (Dampf) oder feste (Staub) Reizstoffe, die zu entsprechenden Reaktionen an den Schleimhäuten von Augen, Nase oder Mund, aber auch an denen der oberen und tieferen Atemwege führen können. Vor allem bei Phosphorschwefelverbindungen sind toxische Hautreaktionen bekanntgeworden.

Besonders toxisch ist der gasförmige Phosphorwasserstoff. Akute Intoxikationen mit hohen Dosen sind meist tödlich (apoplektiformes Vergiftungsbild). In geringeren Dosen treten Vergiftungserscheinungen seitens der Atemorgane und des Herz-Kreislauf-Systems mit Brustschmerzen, Zyanose, Atemnot und Tachykardie auf.

Kopfschmerzen, Schwitzen, Schweißausbrüche, Ohrensausen, Erregungszustände, Muskelsteifigkeit, Schwindelerscheinungen, Gangstörungen und Bewußtlosigkeit können ebenfalls auftreten. Besonders gefährlich ist das toxische Lungenödem.

Wird das akute Vergiftungsstadium überlebt, so können nach einer Latenzzeit von wenigen Tagen auch Leber- und Nierenschäden auftreten.

IV. Weitere Hinweise

Phosgen ($COCl_2$) ist keine Phosphorverbindung, sondern ein chemisch-irritativ oder toxisch wirkendes Gas, das bei der thermischen Zersetzung chlorierter Kohlenwasserstoffe entstehen kann.

Akute Vergiftungen durch Phosgen sind als Arbeitsunfälle anzusehen; chronische Schäden im Sinne obstruktiver Atemwegserkrankungen fallen unter die BK Nr. 4302.

V. Literatur

Kühn R, Birett K (1979) Merkblätter. Gefährliche Arbeitstsoffe. Verlag moderne Industrie, Dummer & Co, München

Ullmann (1979) Encyklopädie der technischen Chemie, 4. Aufl. Verlag Chemie, Weinheim

Römpp (1979) Chemielexikon, Verlag Chemie, Weinheim

Valentin H, Lehnert G, Petry H, Weber G, Wittgens H, Woitowitz HJ (1979) Arbeitsmedizin, Bd. 2: Berufskrankheiten, 2. Aufl. Thieme, Stuttgart

Zu Nr. 1110

Erkrankungen durch Beryllium oder seine Verbindungen

I. Vorkommen und Gefahrenquellen

Beryllium (Be), ein silberweißes, etwas sprödes Metall, wird überwiegend durch Schmelzelektrolyse aus Berylliumchlorid oder durch Reduktion mit Magnesium aus Berylliumfluorid gewonnen. Es kommt in der Natur als Phenakit ($BeSiO_4$), Chrysoberyll ($BeAlO_2$) und Smaragd vor.

Berylliumoxid wird zur Herstellung hochfeuerfester Geräte und Materialien sowie keramischer Farben verwendet. Berylliumfluorid findet bei der Aluminium-Schweißpulverherstellung und andere Berylliumverbindungen bei der Herstellung von Spezialporzellan, Glühkörpern und Leuchtstoffen Verwendung; im letzteren Falle benutzt man jetzt vielfach andere ungiftige Stoffe. Berylliumlegierungen sind wegen ihrer praktisch unbegrenzten Haltbarkeit und Berylliumgläser wegen ihrer besonderen Strahlendurchlässigkeit von Bedeutung; auch in der Kernreaktor- und Raketentechnik spielen Beryllium und seine Verbindungen eine wichtige Rolle.

Gefahrenquellen sind insbesondere das Verarbeiten trockener, staubender Berylliumverbindungen, hauptsächlich das Mahlen und Abpacken, in etwas geringerem Maße das Gewinnen des Beryllium aus seinen Erzen und Zwischenprodukten. Gesundheitsgefährend sind auch Arbeitsplätze, an denen Beryllium oder seine Verbindungen in Dampfform auftreten.

II. Aufnahme und Wirkungsweise

Be und seine Verbindungen werden überwiegend in Form von Stäuben oder Dämpfen über die Atemwege aufgenommen. Neben örtlichen Schäden, z.B. im Bereich der tieferen Atemwege, kommt es dabei zu einer allgemeinen Giftwirkung. Erkrankungen der Haut und Schleimhäute infolge resorptiver Einwirkung, aber auch Hautschäden nach unmittelbarem Kontakt mit diesen Stoffen, sind möglich. Be wird zum Teil durch die Nieren ausgeschieden, zum anderen Teil in Lunge, Leber und Knochen abgelagert.

II. Krankheitsbild und Diagnose

Durch die Einwirkung von Be oder seinen Verbindungen können überwiegend folgende Erkrankungen und Schäden verursacht werden:

a) Akute Verlaufsform

In der Regel handelt es sich hier um eine nur 1 bis 2 Tage dauernde fieberhafte Erkrankung nach Art des sog. Metalldampffiebers unter Beteiligung von Haut und Schleimhäuten.

b) Toxische Berylliumpneumonie

Das unter a) genannte Krankheitsbild kann vorausgehen. Es treten starke Atemnot, Lippenzyanose, Gesichtsblässe, quälender Husten und auskultatorisch über der Lunge festzustellende Rasselgeräusche hinzu. Im Gegensatz zur kruppösen Pneumonie fehlen jedoch rostbraunes Sputum und Schüttelfrost. Röntgenologisch können sich geringfügige Trübungen in den Mittelfeldern und Fleckelungen, ähnlich denen einer Miliartuberkulose, finden. Mit Beginn der zweiten Krankheitswoche zeigen sich homogene Verschattungen, die – von den Mittelfeldern ausgehend – auf Ober- und Unterfelder übergreifen. Hochgradige Zyanose, Nierenreizung und Eiweißausscheidung im Urin und Leberschwellung sind Symptome der fortschreitenden Erkrankung, die nach 2 bis 3 Wochen oft infolge Lähmung des Atemzentrums zum Exitus letalis führen kann.

Günstigenfalls bilden sich die Veränderungen in der Lunge zurück, die charakteristischerweise Monate bis Jahre dauern können. Gelegentlich besteht weiterhin Atemnot.

c) Chronische Verlaufsform – Berylliose –

Diese häufig vorkommende Verlaufsform kann sich unmittelbar im Anschluß an die toxische Berylliumpneumonie, häufiger aber erst viele Jahre später, entwickeln. Atemnot, hartnäckiger, trockener Husten und z. T. beträchtliche Gewichtsabnahme bei meist normalen Körpertemperaturen sind gewisse Anzeichen dafür.

Röntgenologisch findet sich eine mehr oder weniger ausgeprägte Fleckelung, ähnlich der bei der Miliartuberkulose bzw. Silikose. Sie fließt stellenweise zu hommogenen Verschattungen zusammen und gleicht dann dem Bild der Boeck-Erkrankung bzw. der sog. Talklunge oder einer Lungenfibrose.

Auch die Berylliose kann unter den Zeichen einer hinzutretenden Herz- und Kreislaufinsuffizienz tödlich verlaufen; ggf. dauert die Erkrankung jahrelang.

d) Sonstige Krankheitserscheinungen

Insbesondere bei der akuten Verlaufsform sind evtl. sowohl die Haut in Form eines Hauterythems, einer Gesichtsdermatitis, eines vesikopapulären Ekzems als auch die Schleimhäute der Augen und der oberen Luftwege betroffen. Im Verlauf der toxischen Berylliumpneumonie können granulomatöse Veränderungen, die an Hautsarkoide erinnern, auftreten.

Infolge direkter Einwirkungen der schädigenden Stoffe auf die Haut, z. B. von Berylliumsalzen, wie Fluoride, Oxyfluoride und Sulfate, können ulzeröse Hautprozesse entstehen. Das Eindringen von Berylliumglassplittern kann zu lokalen Hauterkrankungen, wie Granulomen, führen, die schließlich unter Keloidbildung abheilen. In Einzelfällen wurden auch Veränderungen im Knochensystem (sog. Berylliumrachitis), Leberparenchymschäden und Nervenlähmungen beschrieben.

IV. Hinweise für die ärztliche Beurteilung

Arbeitsanamnese, klinisches und röntgenologisches Bild und ggf. das positive Ergebnis des auf der sensiblilisierenden Wirkung des Berylliums beruhenden Berylliumhauttests sind für die ärztliche Beurteilung bedeutsam.

Die verschiedenen Krankheitsbilder, wie generalisierte Hautgranulome und toxische Berylliumpneumonie, können erst viele Jahre nach Exposition in Erscheinung treten. Auch nach einmaliger Exposition wurden Erkrankungen beobachtet. Im Verlauf der Berylliose kommen Remissionen vor.

Hautkrankheiten, durch Einwirkung von Beryllium oder seiner Verbindungen verursacht, gelten als Berufskrankheiten nach Nr. 32*) der Anlage zur 6. Berufskrankheiten-Verordnung nur insoweit, als sie Erscheinungen einer Allgemeinerkrankung sind; ggf. trifft Nr. 46**) der Anlage zur 6. Berufskrankheiten-Verordnung zu.

Zu Nr. 1201

Erkrankungen durch Kohlenoxid

I. Vorkommen und Gefahrenquellen

Kohlenoxid (Kohlenmonoxid, CO) ist ein farb-, geruch- und geschmackloses Gas ohne Reizwirkung von etwa gleichen spezifischem Gewicht wie die Luft. Es entsteht bei unvollständiger, d. h. unter ungenügender O_2-Zufuhr stattfindender Verbrennung kohlenstoffhaltiger Verbindungen.

---

*) Ab 01. 01. 1977: Nr. 1110 der Anlage 1 zur BeKV.
**) Ab 01. 01. 1977: Nr. 5101 der Anlage 1 zur BeKV.

CO vermischt sich leicht mit Raumluft und kann festes Material, wie Erdreich und Mauerwerk, unbemerkbar durchdringen.

CO ist im sog. Leuchtgas (Stadtgas) je nach Ausgangsmaterial in einem Anteil von meist 8 bis 14 %, im entgifteten Stadtgas von etwa 1 %, im Abgas der Ottomotoren von etwa 3 % (im Leerlauf von etwa 10 %), im Abgas von Dieselmotoren von etwa bis 0,5 %, im Hochofengas von etwa 20 bis 30 %, im Generatorgas und Wassergas von etwa 30 bis 50 % enthalten. Auch in Brandgasen und in Explosionsschwaden können sehr hohe Konzentrationen auftreten.

Gefahrenquellen sind insbesondere Arbeiten an defekten oder fehlerhaft betriebenen Heizanlagen, an offenen Feuerstellen (z. B. Koksöfen), an defekten Gasleitungen, bei Bränden und Explosionen – hauptsächlich in geschlossenen Räumen, Tunneln und Untertagebetrieben – sowie an laufenden Ottomotoren in abzugsbehinderten Räumen („Garagentod").

Auch Arbeiten in Eisenhüttenwerken, Gießereien u. ä., in Gaswerken, Generatorenanlagen und sonstigen Anlagen, die mit CO-haltigen Gasen betrieben werden, können eine Gefahrenquelle sein.

II. Aufnahme und Wirkungsweise

CO gelangt ausschließlich über die Atemwege in den Blutkreislauf.

Da das Bindungsvermögen des CO an Hämoglobin (Hb) etwa 200mal größer ist als das des Sauerstoffs (O_2), kommt es zu einer O_2-Verarmung im Organismus. Höhe der Konzentration in der Atemluft, Intensität der Atmung und Einwirkungsdauer des CO bestimmen den Grad der O_2-Verarmung im Organismus, die letztlich zur inneren Erstickung führen kann. Eine lang andauernde Einwirkung kleinerer CO-Dosen kann gesundheitsschädigender sein als eine kurze Einwirkung höherer CO-Dosen. Besonders betroffen werden die für O_2-Mangel empfindlichen Gewebe, wie Gehirn, Herz, Leber und Nebenniere. Daneben kommt es zu schweren Kreislaufstörungen, wie vermehrter Durchlässigkeit der Gefäße, Gefäßlähmungen und Verlangsamung der Blutzirkulation.

Schon 0,1 Vol.-% CO in der Atemluft kann ein schweres Vergiftungsbild hervorrufen.

III. Krankheitsbild und Diagnose

a) Die Einwirkung besonders hoher CO-Dosen, die zu Kohlenoxidhämoglobin (COHb) von 50 % und mehr führt, verursacht in kürzester Zeit Bewußtseinsverlust, Dyspnoe und Krämpfe; der Tod kann sehr rasch eintreten.

b) Die Einwirkung von CO-Dosen, die zu einem COHb-Gehalt von etwa 20 bis 50 % führen, verursacht Kopfschmerzen, Schwindel, Brechreiz, Benommenheit, Ohrensausen, Herzklopfen sowie evtl. Versagen der Muskelkraft und des zentralen Antriebs, etwa beim Versuch sich zu retten; Erregungszustände, Krämpfe und Ohnmachtsanfälle können vorkommen. Der Puls ist beschleunigt, die Atmung vertieft und unregelmäßig, die Gesichtsfarbe bisweilen hellrot, gelegentlich leicht zyanotisch. Tödliche Atemlähmung oder Herzversagen infolge Schädigung lebenswichtiger Zentren bzw. des Herzmuskels sowie Stunden oder Tage anhaltender Bewußtlosigkeit mit ihren Folgen, wie z. B. die Schluckpneumonie, sind bei Aufnahme höherer CO-Mengen möglich. Auch Gefühls- und Bewegungsstörungen können vorkommen.

   Nach kurz dauernder, auch schwerer Vergiftung ist bei geeigneten Maßnahmen meist eine rasche Gesundung zu erwarten.

   Folgezustände oder Spätschäden werden fast ausschließlich nach längerer CO-Einwirkung beobachtet. Hierbei zeigen sich nervöse und psychische Störungen sowie funktionelle und organische Herz- und Gefäßveränderungen. Störungen der Verdauungsorgane und der Organe mit innerer Sekretion können vorkommen. Auch an Morbus Parkinson erinnernde Krankheitsbilder, Erblindungen, akute delirante Zustände und zerebrale Ausfallserscheinungen, wie Herabsetzung des Antriebs, der Merkfähigkeit und des sprachlichen Ausdrucksvermögens, wurden beobachtet.

Polyneuritis, Epilepsie, Bluthochdruck und Arteriosklerose sind in der Regel keine Spätschäden nach CO-Einwirkung.

c) Eine sog. chronische CO-Erkrankung („Intoxicatio lenta") kann durch über längere Zeiträume eingeatmete kleinere CO-Mengen, die bei einmaliger Einwirkung keine subjektiv wahrnehmbaren Schäden und Folgeerscheinungen hervorrufen, entstehen. Eigentlich handelt es sich hierbei um eine subakute Vergiftung infolge wiederholter leichter „Angiftung".

Klagen über Müdigkeit, Kopfschmerzen, Schwindel, Schlafstörungen, Reizbarkeit u.ä. können hierfür ein Hinweis sein. Die Prognose der chronischen Erkrankung ist bei Wegfall der Exposition im allgemeinen günstig.

IV. Hinweise für die ärztliche Beurteilung

Hinweise für eine CO-Erkrankung, deren Symptome – abgesehen von denen der akuten Form – vielfach uncharakteristisch und vielseitig sind, ergeben sich insbesondere auch aus eingehender Arbeitsanamnese und Kenntnis des Arbeitsplatzes (CO-Gehalt der Luft im Arbeitsraum). Häufig treten gleichzeitig an einem exponierten Arbeitsplatz bei mehreren Personen ähnliche Krankheitszeichen auf.

Der quantitative CO-Nachweis im Blut kann besonders wichtig sein. Deshalb ist möglichst rasch nach der Exposition eine Blutabnahme mittels Venüle, die einen gerinnungshemmenden Zusatz enthält, vorzunehmen.

Zur raschen Orientierung kann es dienlich sein, in ein mit Wasser gefülltes Reagenzglas einen Tropfen Blut des Erkrankten und in ein zweites mit Wasser gefülltes Reagenzglas einen Tropfen Blut einer nicht der CO-Einwirkung ausgesetzten Person hinzuzugeben. Während normalerweise im zweiten Reagenzglas eine gelbliche Färbung eintritt, ist diese im ersten Fall bei einem COHb-Gehalt des Blutes ab 25 % rosa.

Der negative Ausfall einer Blutprobenuntersuchung auf CO ist u. U. kein Beweis gegen das Vorliegen einer akuten CO-Erkrankung, insbesondere dann nicht, wenn das Blut mehrere Stunden nach Einwirkung entnommen wurde, da in dieser Zeit der COHb-Spiegel, besonders unter O_2-Atmung, weitgehend abgesunken ist. Für die Beurteilung der sog. chronischen CO-Erkrankung sind wiederholt in dafür eingerichteten Untersuchungsstellen genaue quantitative Bestimmungen des COHb im Blut vorzunehmen. Dabei ist zu berücksichtigen, daß ggf. durch außerberuflich bedingten Aufenthalt in CO-haltiger Luft oder z.B. infolge starken Rauchens von Tabak bereits 5–10 % und mehr COHb im Blut nachweisbar sein können.

Wiederholte EKG-Untersuchungen und die Festlegung neurologischer Befunde sind zusammen mit anderen klinischen Befunden für die ärztliche Beurteilung bedeutsam, da manche organische Veränderungen auch erst nach einer gewissen Latenzzeit manifestiert werden können.

Funktionsstörungen des Herzens treten meistens unmittelbar (innerhalb der ersten Tage) nach der Vergiftung auf.

Konstitution, allgemeiner Gesundheitszustand und Lebensalter sind evtl. für den Ablauf der Erkrankung von wesentlicher Bedeutung.

Diagnosestellung und Beurteilung des Krankheitsbildes können durch die gleichzeitige Einwirkung anderer Gase, z.B. bei Bränden, erschwert sein.

Zur Nr. 1202

Erkrankungen durch Schwefelwasserstoff

I. Vorkommen und Gefahrenquellen

Schwefelwasserstoff (H_2S) ist ein farbloses, brennbares im Gemisch mit Sauerstoff explosionsfähiges Gas. Es ist etwas schwerer als Luft und löst sich in Wasser. In sehr niedriger Konzentration von ca. 0,001 Vol.-% riecht H_2S typisch wie faule Eier. Höher konzentriert ist dieses Gas von widerlich süßlichem Geruch und führt bereits nach kurzdauernder Exposition zu einer Schädigung der Geruchsempfindung, so daß H_2S nicht mehr wahrgenommen werden kann. Auch die längere Einwirkung niedriger Konzentrationen kann eine Abnahme der Geruchsempfindung zur Folge haben.

H_2S entsteht überall dort, wo menschliche, tierische oder pflanzliche Materie in Fäulnis übergeht. In Brunnenschächten, Jauchegruben und Abwässerkanälen können sich größere Mengen ansammeln und insbesondere bei Druck und Temperaturschwankungen frei werden. Auch in Schlammböden, Faulgruben von Abdeckereien und Gerbereien, Friedhofsgrüften, in Abwässern von Zuckerfabriken, Gelatinefabriken sowie in Kohlengruben, Gips- und Schwefelbergwerken kann H_2S vorkommen.

In vulkanischen Gegenden entweicht H_2S aus dem Boden; ebenso findet es sich im Schlamm vulkanischer Binnenseen (Fango). Das Gas bildet sich bei der Herstellung von Salz- und Schwefelsäure, Schwefelkohlenstoff, Schwefelfarben und anderen chemischen Substanzen. Außerdem tritt H_2S in Hochöfen, Erdölraffinerien, in Gaswerken, Kokereien sowie insbesondere auch in der Viskoseindustrie (Zellwoll-, Zellglas-, Kunstseideherstellung) auf. In Gasgemischen ist häufig H_2S zusammen mit CO, CO_2, NH_3, CH_4 und CS_2 enthalten.

II. Aufnahme und Wirkungsweise

H_2S wird über die Atemwege, geringfügig durch Hautresorption, aufgenommen. Bei Kontakt mit Schleimhäuten und Gewebeflüssigkeit bilden sich Alkalisulfide, die starke Reizwirkungen, insbesondere an den Augen und Schleimhäuten der Nase und des Rachens, verursachen. Außerdem bewirkt das über die Lunge in größeren Mengen resorbierte H_2S – wahrscheinlich ähnlich der Blausäure – eine Lähmung der intrazellulären Atmung durch Blockade schwermetallhaltiger Enzyme. Im Organismus wird H_2S überwiegend zu biologisch indifferenten Substanzen oxidiert. Der kleinere, nichtoxidierte Teil kann Schäden im zentralen und evtl. auch peripheren Nervensystem hervorrufen.

III. Krankheitsbildung und Diagnose

a) Bei Einwirkung sehr hoher Konzentrationen kommt es innerhalb weniger Sekunden – ähnlich wie bei der Blausäurevergiftung – zum Atemstillstand infolge zentraler Atemlähmung. Starke Reizsymptome an Augen und Schleimhäuten der Atemwege, Atemnot und Bewußtseinsverlust können nach hohen Dosen dem meist tödlichen Ausgang vorausgehen.

b) Die Einwirkung geringerer bis mittlerer H_2S-Konzentrationen kann Schwindel, Kopfschmerzen, Schlafstörungen, Übelkeit, Speichelfluß, Brechreiz, Metallgeschmack, Appetitlosigkeit, Diarrhö und Gewichtsabnahme hervorrufen. Es können ferner Rötungen und Schwellung der Bindehaut mit Brennen und Tränen der Augen sowie oberflächliche Veränderungen der Hornhaut mit Lichtscheu, Lidkrampf und Nebelsehen auftreten. Ggf. kann der Reiz auf die Atemwege zu bronchopneumonischen Prozessen führen. Anzeichen einer drohenden Asphyxie, Krämpfe und Bewußtlosigkeit sind möglich.

IV. Hinweise für die ärztliche Beurteilung

Ob unspezifische Symptome, wie Kopfschmerzen, Magenbeschwerden, Nachlassen der Merkfähigkeit, Müdigkeit, Durchblutungs- und Kreislaufstörungen, sowie eine chronische Bronchitis u. ä. auf einmalige, wiederholte oder länger andauernde Einwirkung von H_2S zurückgeführt werden können, muß sorgfältig geprüft werden. Auf den Nachweis der Exposition, insbesondere deren Art und Weise, ist Wert zu legen. Evtl. können ähnliche Erkrankungszeichen bei anderen Personen einen Hinweis geben, Brückensymptome müssen in der Regel vorhanden sein.

Zu Nr. 1301

Schleimhautveränderungen, Krebs oder andere Neubildungen der Harnwege durch aromatische Amine

I. Vorkommen und Gefahrenquellen

Wichtige hierhergehörende chemische Verbindungen, die insbesondere Krebs oder andere Neubildungen der Harnwege hervorrufen können, sind:

β-Naphtylamin ($_{10}H_7 \cdot NH_2$),
Benzidin ($H_2N \cdot C_6H_4 \cdot NH_2$),
4-Aminodiphenyl (Xenylamin).

An den abführenden Harnwegen bewirken Toluidine (o-Toluidin, p-Toluidin), Chlortoluidin u. a. vorwiegend nur Schleimhautveränderungen im Sinne einer Reizung oder Entzündung. Dichlorbenzidin und Dianisidin können als Homologe und Substitutionsprodukte des Benzidins gleichfalls Ursache der genannten Erkrankungen sein.

Diese Stoffe kommen als Zwischenprodukte in der chemischen Industrie, vor allem in Betrieben der Farbstoffsynthese vor; auch in bestimmten Laboratorien u. a. können sie eine Gefahrenquelle sein. Arbeiten mit dem fertigen Farbstoff und den gebrauchsfertigen Farben sind ungefährlich, falls nicht infolge Zersetzung oder Zerstörung aromatische Amine, die die betreffenden Krankheiten verursachen können, frei werden.

Dem reinen Anilin und reinen α-Naphthylamin wird eine kanzerogene Wirkung abgesprochen; im Einzelfall können diese – wie auch sonstige Substanzen – mit krebserzeugenden aromatischen Aminen verunreinigt sein.

II. Aufnahme und Wirkungsweise

Durch berufliche Beschäftigung können die genannten Stoffe vorwiegend durch Hautresorption, aber auch durch Dampf oder Staub über die Atemwege aufgenommen werden. In den Harnwegen, insbesondere in der Harnblase, seltener in Harnleiter und Nierenbecken, wo sie – teilweise nach chemischem Umbau – längere Zeit verweilen, kann es zu den genannten Erkrankungen kommen.

III. Krankheitsbild und Diagnose

Entzündliche Veränderungen der Harnwege mit Harndrang, krampfartigen Beschwerden in der Gegend der Harnblase häufigem Wasserlassen und okkulter oder sichtbarer Hämaturie treten auf. Lokalisiert oder multipel können sich Papillome bilden. Häufige und hartnäckige Rezidive sowie die Entstehung einer Pyelonephritis sind möglich.

Immer wiederkehrende Blutungen und zunehmende Blasenstörungen weisen auf eine Neubildung in der Blasenschleimhaut hin, die sowohl gutartig, papillomatös als auch bösartig, knotig oder infiltrierend sein kann. Die Umwandlung gutartiger Geschwüre in bösartige kommt vor.

Krebs der Harnwege kann sich auch ohne stärkere vorausgehende Symptome entwickeln.

Die Veränderungen finden sich bevorzugt im Blasengrund und in der Umgebung der Einmündung der Harnleiter in die Harnblase, seltener in der Blasenkuppe. Auch im Harnleiter und Nierenbecken können sie auftreten, hier insbesondere in Verbindung mit lang anhaltenden Stauungen im Harnabfluß.

Zur Sicherung der Diagnose sind bei verdächtigen klinischen Anzeichen Harnsedimentuntersuchungen, Blasenspiegelungen und ggf. Entnahme von Geschwulstpartikeln für die histologische Untersuchung erforderlich.

IV. Hinweise für die ärztliche Beurteilung

Schleimhautveränderungen, Krebs oder andere Neubildungen, bedingt durch aromatische Amine, sind weder klinisch, histologisch noch nach ihrem Verlauf von solchen Erkrankungen anderer Ursachen abzugrenzen; daher ist für die ärztliche Beurteilung eine eingehende Arbeitsanamnese von besonderer Wichtigkeit.

Krebs oder andere Neubildungen der Harnwege können im allgemeinen nach mehrjähriger, gelegentlich auch mehrmonatiger Exposition mit aromatischen Aminen entstehen; noch Jahrzehnte nach Aufgabe des gesundheitsgefährdenden Arbeitsplatzes können sie in Erscheinung treten.

Sofern durch Einwirkung aromatischer Amine andere Krankheiten entstanden sind, ist zu prüfen, ob diese unter Nr. 5, Nr. 41 oder Nr. 46*) der Anlage zur 6. Berufskrankheiten-Verordnung fallen.

Zu Nr. 1302

Erkrankungen durch Halogenkohlenwasserstoffe

Merkblatt für die ärztliche Untersuchung
(Bek. des BMA v. 29. März 1987, BABl. 6/1985)

Die Halogenkohlenwasserstoffe (Verbindungen von Kohlenwasserstoffen mit Fluor, Chlor, Brom, Jod) sind eine heterogene Gruppe zahlreicher organischer Verbindungen, die auch in toxikologischer Hinsicht uneinheitlich sind. Halogenkohlenwasserstoffe werden industriell vielseitig verwendet, teilweise auch als Stoffgemische, was die Beurteilung der gesundheitlichen Gefährdung erschwert. Man findet sie auch vielfach als Verunreinigung technischer Produkte. Der Einsatz halogenierter Kohlenwasserstoffe erfolgt vorrangig als Lösemittel, ferner in der Landwirtschaft (Pflanzenschutz, Schädlingsbekämpfung), in der Kühltechnik, als Feuerlöschmittel und im häuslichen Bereich. Wegen der Vielfalt ihrer Anwendung und der stark unterschiedlichen Toxizität einzelner Verbindungen können im folgenden nur Schwerpunkte, ergänzt durch einige weiterführende Hinweise, behandelt werden.

I. Gefahrenquelle

Die nachfolgende Gliederung der Halogenkohlenwasserstoffe nach Anwendungsgebieten soll den praktischen Gegebenheiten Rechnung tragen. Die Anwendungsbereiche können sich überschneiden. Die genannten aliphatischen und cyclischen Halogenkohlenwasserstoffe sind wichtige Beispiele; ihre Aufzählung ist nicht als vollständig anzusehen. Probleme können sich durch Gemische, Verunreinigungen, Stabilisatoren, Weichmacher, Härter und andere Zuschlagstoffe ergeben.

---

*) Ab 01. 01. 1977: Nr. 5101 der Anlage 1 zur BeKV.

Gefahrenquellen sind das Herstellen, Abfüllen, Verpacken, Transportieren und Anwenden der nachfolgend genannten chemischen Verbindungen insbesondere als:

1.1 Lösemittel

- in der Metallindustrie zum Entfetten,
- in der Textil- und Bekleidungsindustrie zum Reinigen und als Hilfsmittel bei der Textilveredelung (z. B. Imprägnierung),
- in der Farbenindustrie und beim Aufbringen sowie Abbeizen von Anstrichstoffen,
- in der Kunststoff- und Gummiindustrie, insbesondere als Ausgangspunkt für Polymere und als Lösemittel für Klebstoffe,
- in der Erdölindustrie zum Trennen von Stoffgruppen aufgrund ihres selektiven Lösevermögens (z. B. für Asphalte, Öle und aromatische Kohlenwasserstoffe),
- als Extraktionsmittel für Fette, Wachse und Harze,
- in Chemischreinigungsbetrieben zum Reinigen und als Detachiermittel,
- in der Schuhindustrie als Lösemittel für Klebstoffe,
- in der Druckindustrie und im grafischen Gewerbe.

Halogenierte Lösemittel sind in der Mehrzahl leicht flüchtig, angenehm riechend und schwer entzündbar. Ihre Dämpfe sind schwerer als Luft (Anreicherung in Bodenvertiefungen!).

Zu den heute meistbenutzten Lösemitteln zählen das Dichlormethan (Methylenchlorid, Ch_2Cl_2), das 1,1,1-Trichlorethan (CCL_3CH_3), das Trichlorethen ($CCL_2{=}CHCl$, früher Trichloräthylen, umgangssprachlich „Tri“) und das Tetrachlorethen ($CCl_2{=}CCl_2$, früher Tetrachloräthylen oder Perchloräthylen, umgangssprachlich „Per“). Seltener sind das hochtoxische 1,1,2-Trichlorethan und das 1,1,2,2-Tetrachlorethan. In besonderen Bereichen werden Trichlormethan (Chloroform $CHCl_3$) und Tetrachlormethan (CCl_4, Tetrachlorkohlenstoff, umgangssprachlich „Tetra“) eingesetzt. Trotz der unterschiedlichen Toxizität werden im Sprachgebrauch zuweilen Tetrachlorkohlenstoff, Tetrachlorethan und Tetrachlorethen mit der Abkürzung „Tetra“ bezeichnet.

Tetrachlorethen ist eines der am häufigsten verwendeten Lösemittel in der Chemischreinigung. Auch Flurorkohlenwasserstoffe (z. B. R 11 = Trichlorfluormethan, CCl_3F, und R 113 = 1,1,2-Trichlor-1,2,2-trifluorethan, $Cl_2FC\text{-}CF_2Cl$) werden dort gelegentlich eingesetzt.

Einwirkungen sind auch bei anderen Tätigkeiten möglich, z. B. beim Terrazzoschleifen und Fluatieren durch Trichlorethen und Tetrachlorethen.

1.2 Schädlingsbekämpfungsmittel (Pestizide)

Zur Bekämpfung von Insekten (auch Ameisen), Spinnmilben, Würmern und Nagetieren sowie als Saatbeizmittel werden toxikologisch sehr unterschiedliche Stoffe verwendet.

Gasförmig ist

- Brommethan (Methylbromid, CH_3Br).

In fester Form liegen vor

- Hexachlorcyclohexan ($C_6H_6Cl_6$, „HCH“), und zwar sein Gamma-Isomer „Lindan“,
- Chlorbenzole: Chlorbenzol, 1,4-Dichlorbenzol (Mottenbekämpfungsmittel), Hexachlorbenzol (nur für Weizensaat zugelassen),
- polycyclische Chlorkohlenwasserstoffe, z. B. Aldrin (nur für Weinbau zugelassen),
- chlorierte Camphene (Toxaphen, nur als Rodentizid im Forstbereich, auf abgeernteten Feldern und für Blumenzwiebeln zugelassen),
- 1,3-Dichlorpropen ($ClCH = CH\text{-}CH_2Cl$),
- polychlorierte Phenole, z. B. Pentachlorphenol „PCP“ (s. BK Nr. 1310).

Die früher häufig verwendeten Insektizide Dichlor-diphenyl-trichlorethan (DDT), Dieldrin sowie einige halogenierte Propan- und Propenverbindungen sind in der Bundesrepublik Deutschland nicht mehr zugelassen; ihr Vorkommen ist jedoch nicht auszuschließen.

1.3 Kältemittel, Treibgase für Aerosole, Trennmittel

Einige chlorierte Fluorkohlenwasserstoffe der Methan- und Ethanreihe werden wegen ihres niedrigen Siedepunktes, ihrer relativen Ungiftigkeit und chemischen Widerstandsfähigkeit in Aggregaten für die Erzeugung von Kälte sowie als Treibmittel für Aerosole und Plastikschäume verwendet. Zum Trennen von Formen bei der Kunststoff- und Schaumstoffherstellung werden diese Stoffe ebenfalls eingesetzt. Sie sind unter Handelsnamen wie „Frigene", „Freone", „Kaltron", „Arklone", „Algofrene", „Flugene" bekannt. Wichtigste Vertreter (Bezeichnung nach DIN 8962) sind

- R 11, Trichlor-fluormethan (CCl_3F),
- R 12, Dichlor-difluormethan (CCl_2F_2),
- R 114, 1,2-dichlor-tetrafluorethan ($CClF_2$-$CClF_2$).

Brommethan und Chlormethan sind ungleich toxischer, werden heute aber selten verwendet.

1.4 Feuerlöschmittel

Halogenierte Kohlenwasserstoffe werden derzeit als Brom-Chlor-Fluor-Kohlenwasserstoffe (z.B. „Halon 1211", CF_2ClBr, Bromchlordifluormethan) und als Bromtrifluormethan („Halon 1301", $CBrF_3$) zum Löschen brennender flüssiger oder gasförmiger Stoffe, auch in elektrischen Anlagen, herangezogen. Der Einsatz von Tetrachlormethan ist in der Bundesrepublik Deutschland seit dem 01. 03. 1964, der von Bromchlormethan seit dem 01. 01. 1975 verboten.

1.5 Syntheseausgangsstoffe und Zwischenprodukte in der chemischen Industrie

- 1,2-Dichlorethan (CH_2Cl-CH_2Cl),
- 1,1,2-Trichlorethan ($CHCl_2$-CH_2Cl),
- Vinylchlorid (Chlorethen, $CH_2{=}CHCl$),
- Vinylidenfluorid (1,1-Difluorethen, $CH_2{=}CF_2$),
- Tetrafluorethen ($CF_2{=}CF_2$),
- Chloropren (2-Chlor-1,3-butadien, $CH_2{=}CH$-$CCl{=}CH_2$),
- perchlorierte Naphtaline („Perna", früher als Ersatz für Kautschuk, Harze, Wachse),
- Chlormethan (Methylchlorid, CH_3Cl),
- Trichlormethan (Chloroform, $CHCl_3$),
- Tetrachlormethan, („Tetra", CCl_4),
- 1,2-Dichlormethan (CH_2Cl-Ch_2Cl),
- 1,1,2-Tetrachlorethan ($CHCl_2$-$CHCl_2$).

1.6 Isoliermittel in der Elektroindustrie

Isoliermittel, auch für Transformatoren und Kondensatoren:

- chlorierte Naphtaline,
- polychlorierte Diphenyle („PCB", „Clophen", „Arochlor" = „Askarele").

1.7 Narkose- und Desinfektionsmittel, vorwiegend im medizinischen und hygienischen Bereich

Narkosemittel wie

- Enfluran (2-Chlor-1,1,2-trifluor-ethyl-difluormethyl-Äther),
- Halothan (2-Brom-2-chlor-1,1,1-trifluorethan, $CF_3CHClBr$).

Desinfektionsmittel und Mittel zur Geruchsverbesserung („Toilettensteine"):

- Dichlorbenzole u. a.

Chlorethan (Ethylchlorid, „Chlorethyl", CH_3-CH_2Cl, „Vereisungsmittel").

II. Pathophysiologie

Die Gesundheitsgefährdung wird auch bei den Halogenkohlenwasserstoffen wesentlich durch deren jeweilige Toxizität sowie Intensität und Dauer der Exposition bestimmt. Dabei sind speziell Flüchtigkeit, Lipidlöslichkeit, Resorption, Verteilung, Metabolismus und Elimination von Bedeutung. Halogenierte Kohlenwasserstoffe wirken durch lokalen Kontakt oder nach erfolgter Resorption unterschiedlich stark gesundheitsschädigend. Insbesondere werden durch eine Reihe von ihnen das Zentralnervensystem, Leber und Niere betroffen.

Die Aufnahme erfolgt vorwiegend über die Atemwege, z. T. auch über die Haut. Bei direkter Einwirkung auf Haut und Schleimhäute können lokale Reizwirkungen auftreten, z. B. an den Konjunktiven und im Respirationstrakt. Durch Kontakt mit Lösemitteln wird die Haut entfettet und es kann zu Dermatosen (degernativen Ekzemen etc.) kommen.

Halogenkohlenwasserstoffe können zu Störungen im Zentralnervensystem führen, die alle Stadien einer Narkose (Erregung, Bewußtseinstrübung und -verlust) bis hin zum Tode durchlaufen können. Die narkotische Wirkung beruht wesentlich auf ihrer hohen Lipidlöslichkeit. Einige Lösemittel besitzen euphorisierende Wirkung, die mit Suchtgefahr verbunden ist (z. B. „Tri-Sucht", „Schnüffler").

Viele industriell verwendete Fluorkohlenwasserstoffe sind im Organismus außerordentlich stabil und werden größtenteils unverändert wieder abgeatmet. Chlor- und Bromverbindungen werden hingegen oxydativ oder reduktiv dehalogenisiert. Die entstehenden Metaboliten entscheiden über die Giftigkeit der Ausgangssubstanz. Zwei Wirkmechanismen werden diskutiert: Die Bildung von Epoxiden bei halogenierten Olefinen, ferner die Entstehung freier Radikale nach Abspaltung eines Chloratoms (z. B. bei Tetrachlorkohlenstoff) durch die Monooxygenasen der Leberzelle und weitere biochemische Mechanismen reaktiver Metaboliten (z. B. metabolische Bildung von Phosgen aus Chloroform). Als weitere Möglichkeit kommt die direkte Alkylierung im Falle reaktiver Halogenverbindungen (z. B. Allylchlorid, Allylbromid, Brommethan) in Frage. Es entwickeln sich Veränderungen an verschiedenen subzellulären Bestandteilen, die zu Zellschädigungen (z. B. an Leber, Niere und Nervensystem) führen können. Aus Dichlormethan wird metabolisch Kohlenmonoxid gebildet.

Das wenig metabolisierbare 1,1,1-Trichlorethan findet häufig anstelle von Tri- und Tetrachlorethen Verwendung. Die Wirkung von zugesetzten Stabilisatoren (s. unten) ist zu berücksichtigen. Dem 1,1,1-Trichlorethan gegenüber ist das 1,1,2-Trichlorethan sehr toxisch, insbesondere für Herz, Leber und Niere.

Vinylchlorid wird über die Zwischenstufen Chlorethenoxid und Chloracetaldehyd zu den überwiegend im Urin erscheinenden Metaboliten Thiodiessigsäure und 2-Hydroxyethylmerkaptursäure abgebaut. Das Stoffwechselprodukt Chlorethenoxid vermag Nukleinsäuren zu alkylieren und gilt als das nach Vinylchloridexposition ultimal wirkendes Karzinogen. Bei einer Reihe weiterer halogenierter Kohlenwasserstoffe ist der Verdacht auf Kanzerogenität zu beachten.

Der Abbau von Trichlorethen geht über eine Umwandlung in Chloralhydrat, das einerseits zu Trichloressigsäure oxidiert und andererseits zu Trichlorethanol reduziert wird. Trichloressigsäure und das Glukuronid des Trichlorethanols werden als Hauptmetaboliten unterschiedlich schnell im Harn ausgeschieden.

Viele, insbesondere als Insektizide verwendete Halogenkohlenwasserstoffe reichern sich infolge ihrer guten Lipidlöslichkeit und hohen Beständigkeit gegenüber metabolisierenden Enzymen im Gewebe an. Noch länger als z. B. „DDT" persistiert (über Jahre und Jahrzehnte) sein Metabolit Dichlordiphenyldichlorethen („DDE"). Einige chlorierte Kohlenwasserstoffe zeigen in hohen Gewebskonzentrationen eine Fähigkeit zur Enzyminduktion unspezifischer Oxygenasen der Leber, deren pathogenetische Bedeutung heute noch nicht abgeschätzt werden kann.

III. Krankheitsbild und Diagnose

Der Heterogenität der Halogenkohlenwasserstoffe entsprechen unterschiedliche akute und/ oder chronische Krankheitsbilder.

Die durch Lösungsmittel verursachte Entfettung der **Haut** begünstigt lokale Infektionen und Ekzeme. Nach Benetzung mit direkt alkylierenden Verbindungen kommt es in schweren Fällen zur Blasenbildung. Symptomatische kutane Porphyrien wurden nach Aufnahme von Hexachlorbenzol beobachtet. Chlorphenole und Chlornaphthaline können an der Haut akneähnliche Effloreszenzen („Chlorakne", „Perna-Krankheit") hervorrufen. Auch polychlorierte Diphenyle haben bei akzidentellen akuten Intoxikationen zu ähnlichen Gesundheitsstörungen („Yusho") geführt. Heute wird jedoch zumeist davon ausgegangen, daß die Chlorakne nicht direkt auf die hier genannten Verbindungen zurückgeht, sondern auf Verunreinigungen oder sekundäre Bildung hochtoxischer Stoffe wie 2,3,7,8-Tetrachlor-dibenzo-para-dioxin („TCDD") (s. BK Nr. 1310). Bei der Herstellung von Chlorkautschuk kann es durch Einwirkungen von Chloropren zu vorübergehenden Haarausfall kommen.

Typische Anzeichen einer akuten oder subakuten Vergiftung mit Halogenkohlenwasserstoffen sind Symptome von Seiten des **Zentralnervensystems** wie Benommenheit, Kopfschmerz, Schwindel, Somnolenz sowie psychische Alterationen. Einzelfälle chronischer Vergiftungserscheinungen in Form peripherer Neuritiden (toxische Neuropathie) oder einer retrobulbären Neuritis sind bekanntgeworden. Ausgesprochen neurotoxisch wirken die Monohalogenmethane Chlor-, Brom- und Jodmethan. Stark narkotisch wirken Tri- und Tetrachlormethan, 1,2-Dichlorethan, Tetrachlorethan sowie Tri- und Tetrachlorethen. Neurologische Symptome stehen auch bei Intoxikationen mit den insektizid wirkenden chlorierten Kohlenwasserstoffen (z.B. Lindan oder DDT) im Vordergrund: Beschrieben werden in diesen Fällen Unruhe, Parästhesien im Mundbereich, Hyperästesien im Gesicht und an den Extremitäten, Reizbarkeit, Lichtscheu, Schwindel und Übelkeit, Kopfschmerzen, Sprachstörungen, Verwirrtheit und akute enzephalotoxische Reaktionen in Form von Tremor, tonisch-klonischen Krämpfen sowie komatösen Zwischenperioden.

Der Tod kann durch Atemlähmung, Herzrhythmusstörungen oder zentrales Kreislaufversagen auch noch nach Wochen eintreten. Nach überlebten schweren Intoxikationen sind Polyneuropathien beobachtet worden.

Die **Leber**toxizität von Halogenkohlenwasserstoffen mit hepatotoxischer Wirkung äußert sich in einer Vergrößerung des Organs, Anstieg der Transaminasen im Serum und in unterschiedlichen histologischen Bildern. Die Lebertoxizität steigt etwa in der Reihenfolge Dichlormethan (Methylenchlorid) – 1,1,1-Trichlorethan – Trichlorethen („Tri") – Tetrachlorethen („Per") – 1,1,2,2-Tetrachlorethan – Trichlormethan (Chloroform) – Dichlorethan – 1,1,2-Trichlorethan – Tetrachlormethan („Tetra"). Die Abgrenzung zum alimentären Alkoholschaden ist schwierig. Folgezustände einer infektiösen Hepatitis sind ebenfalls zu berücksichtigen.

Vergiftungen mit Trichlorethen und anderen chlorierten Lösemitteln können Reizbildungs- und Reizleitungsstörungen des **Herzens** hervorrufen.

Einige Halogenkohlenwasserstoffe können Beeinträchtigungen der **Nieren**funktion verursachen, z.B. Chloroform, 1,1,2-Trichlorethan, Tetrachlorkohlenstoff und Dichloracetylen.

Leber- und Nierenschäden können auch nach langfristiger Exposition gegenüber geringen Konzentrationen von Halogenkohlenwasserstoffen auftreten.

Vinylchlorid besitzt eine krebserzeugende Wirkung (Hämangioendothelsarkom der Leber). Außerdem kann es zu einer raynaudartigen Symptomatik sowie zu sklerodermieartigen Hautveränderungen und zu Akroosteolysen an den Fingern führen. Des weiteren wurden Thrombozytopenien, Leberfunktionsstörungen, Leber- und Milzvergrößerung sowie eine portale Fibrose z.T. mit Ösophagusvarizen beobachtet.

IV. Weitere Hinweise

Bestimmten Halogenkohlenwasserstoffen werden **Stabilisatoren** zur Vermeidung der Selbstzersetzung oder chemischer Reaktionen mit Leichtmetallegierungen bei der Entfettung zugesetzt. Besonders beim wenig toxischen 1,1,1-Trichlorethan, das heute als Ersatz für Trichlorethen verwendet wird, kann der Stabilisatoranteil mehrere Prozent betragen. Während früher häufig aliphatische Amine und Phenolderivate (darunter auch das allergene Butylhydroxytoluol, „BHT") eingesetzt worden sind, wurden später Stabilisatorensystem verwendet, die karzinogene Epoxide enthielten. Besonders bei Halogenkohlenwasserstoffen und Redestillaten (Regeneraten) unbekannter Herkunft ist auf diese Möglichkeit zu achten. Der Verdacht, daß Trichlorethen („Tri") krebserzeugend sei, hat sich nicht bestätigt.

Eingehende Untersuchungen zeigten, daß chemisch reines „Tri" keine kanzerogene Potenz besitzt, sondern vielmehr bestimmte Stabilisatoren, z. B. Epichlorhydrin.

Unter Einwirkung hoher Temperaturen, beispielsweise in der Schweißflamme, an heißen Oberflächen oder in der Zigarettenglut, können hochtoxische Zersetzungsprodukte von Halogenkohlenwasserstoffen entstehen. Die Halogenkohlenwasserstoffe sowie die meisten Kohlenstoffoxihalogenide (Säurehalogenide) wirken stark ätzend auf die Atemwege. Phosgen (Carbonylchlorid, $COCl_2$) ruft nach Einatmung, meist nach mehrstündiger Latenz, durch Störungen des Zellstoffwechsels ein toxisches Lungenödem hervor (s. BK Nr. 4302).

Alkoholkonsum verstärkt die Giftwirkung der meisten Halogenkohlenwasserstoffe.

Der Nachweis von Halogenkohlenwasserstoffen und ihren Metaboliten im biologischen Material erfolgt mit der Gaschromatographie oder der Hochdruckflüssigkeitschromatographie. Für eine Reihe dieser Stoffe gibt es BAT-Werte (biologische Arbeitsstoff-Toleranzwerte).

Erkrankungen durch halogenierte Alkyl-Aryl-Oxide und die entsprechenden Sulfide sind gesondert unter BK Nr. 1310 und 1311 in der Liste der Berufskrankheiten aufgeführt.

V. Literatur

Berg H, Claas A, Klimmer CR, Valentin H, Weber G et al. (1972) Merkblätter zur Berufskrankheitenliste der Europäischen Gemeinschaften. Verlag Bundesanzeiger, Köln

Borbely F (1961) Vergiftungen durch halogenisierte Kohlenwasserstoffe. In: Baader EW (Hrsg) Handbuch der gesamten Arbeitsmedizin, Bd. II. Urban & Schwarzenberg, München

Clayton GD, Clayton FE (eds.) (1982) Patty's industrial hygiene and toxicology, vol 2. Wiley. New York

Craft BF (1983) Solvents and related Compounds. In: Rom WN (ed) Environmental and occupational medicine. Little, Brown Boston

Deutsche Forschungsgemeinschaft (1983) Gesundheitsschädliche Arbeitsstoffe, Toxikologisch-arbeitsmedizinische Begründungen von MAK-Werten (Hrsg Henschler D). Verlag Chemie, Weinheim

Deutsche Forschungsgemeinschaft (1983) Biologische Arbeitsstoff-Toleranzwerte (BAT-Werte). Arbeitsmedizinisch-toxikologische Begründungen (Hrsg Henschler D, Bd 1). Verlag Chemie, Weinheim

Forth W, Henschler D, Rummel W (1983) Allgemeine und spezielle Pharmakologie und Toxikologie. Bibliographisches Institut, Mannheim, S 669–673, 690–693

Hauptverband der gewerblichen Berufsgenossenschaften (1981) Berufsgenossenschaftliche Grundsätze für arbeitsmedizinische Vorsorgeuntersuchungen. Genter

Konietzko H (1979) Gesundheitsschäden durch Trichloräthylen. Fortschr Med 97: 671–674

Moeschlin S (1980) Klinik und Therapie der Vergiftungen. Thieme, Stuttgart, S 293–315, 398–403, 422–428

Marhold JV (1983) Halogenated aliphatic hydrocarbons. In: Parmeggiani (Hrsg) Encyclopaedia of occupational Health and safety, vol 1. International Labour Office, Geneva

Sicherheitsregeln ZH 1/222: CWK-Regeln (für den Betrieb), Sicherheitsregeln für den Umgang mit aliphatischen Chlorkohlenwasserstoffen und deren Gemischen

Sicherheitsregeln ZH 1/409: FKW-Merkblatt, Merkblatt für den Umgang mit Fluorkohlenwasserstoffen. Heymanns Verlag, Köln

Szadkowski D, Körber M (1969) Leberfunktionsprüfungen bei Lösemittel-exponierten Werktätigen in der metallverarbeitenden Industrie. Int Arch Gewerbepath Gewerbehyg 25: 323–337

Szadkowski D, Lehnert G (1982) Vinylchlorid als Krankheitsursache. Eine Bibliographie. (Hrsg Verband Kunststofferzeugende Industrie e. V.). Frankfurt am Main

Triebig G (1981) Neue Aspekte zur Beurteilung einer Einwirkung von Halogenkohlenwasserstoff-Lösemitteln am Arbeitsplatz. Eine Literaturübersicht. Zbl Bakt hyg I Abt Orig B 173: 29–44

Triebig G, Braune U (1983) Neurotoxische Arbeitsstoffe: II. Organische Substanzen – Eine Übersicht der Jahre 1970 bis 1982. Zbl Bakt Hyg. I Abt Orig B 178: 207–258

Valentin H, Lehnert G, Petry H, Weber G, Wittgens H, Woitowitz HJ (1979) Arbeitsmedizin, Bd: II Berufskrankheiten. Thieme, Stuttgart

Wirth W, Gloxhuber C (1981) Toxikologie für Ärzte, Naturwissenschaftler und Apotheker. Thieme, Stuttgart, S 167–178

Anmerkungen

1 Eingeführt durch die 3. BKVO v. 16. 12. 1936 (s. T 10 S. 11, 16 Nr. 8).

2 *Halogenkohlenwasserstoffe* stellen Verbindungen von Kohlenwasserstoffen mit Fluor, Chlor, Brom und Jod dar (vgl. das zu Nr. 1302 der BKVO ergangene Merkblatt des Bundesministers für Arbeit und Sozialordnung). Dazu gehört nicht Formaldehyd (LSG Baden-Württemberg, HV-Info 27/1989, 2145).

3 *Krebserkrankungen*
Nach Abschnitt III der MAK-Werte Liste 1988 der Senatskommission zur Prüfung gesundheitsschädlicher Arbeitsstoffe sind

A1) Stoffe, die bislang beim Menschen erfahrungsgemäß bösartige Geschwüre zu verursachen vermögen:

- Vinylchlorid

Bei langfristiger Einwirkung von gasförmigen Vinylchlorid in hohen Konzentrationen (Herstellung und Polymerisation) wurden gehäuft Hämangioendothelsarkome der Leber beobachtet. Ferner werden andere Tumorlokalisationen, z. B. in Gehirn, Lunge, diskutiert. Bei der Verarbeitung des Polymers (PVC) besteht dagegen kein besonderes Gesundheitsrisiko.

Expositionszeit: 5–25 Jahre, im Durchschnitt ca. 15 Jahre. Expositionsweg: inhalativ, kutan.

Latenzzeit: 11–25 Jahre, im Durchschnitt ca. 16 Jahre (Schönberger, Mehrtens, Valentin, S. 883 ff. m.w.N.).

A2) Stoffe, die bislang nur im Tierversuch sich nach Meinung der Kommission eindeutig als krebserzeugend erwiesen haben, und zwar unter Bedingungen, die der möglichen Exponierung des Menschen am Arbeitsplatz vergleichbar sind bzw. aus denen Vergleichbarkeit abgeleitet werden kann:

- Chlorfluormethan,
- 1,2-Dibrom-3-chlorpropan,
- 1,2-Dibromethan,
- Dichloracetylen,
- 1,4-Dichlor-2-buten,
- 1,3-Dichlorpropen (cis- und trans-),
- Jodmethan (Methyliodid),
- 2,3,4-Trichlor-1-buten.

Zu Nr. 1303

Erkrankungen durch Benzol, seine Homologe oder durch Styrol

I. Vorkommen und Gefahrenquellen

Benzol (C_6H_6) und seine technisch besonders bedeutsamen Homologen, wie Toluol ($C_6H_5CH_3$) und Xylole [$C_6H_4(CH_3)_2$], sind in manchen Rohölen und daraus hergestelltem Benzin und Petroleum enthalten. In größerem Umfange gewinnt man sie durch Destillation von Steinkohlenteer in Kokereien und Gasanstalten. Sie werden als Extraktions-, Entfettungs-, Reinigungs- und Lösemittel sowie beim Lackieren im Tauch-, Streich- und Spritzverfahren, zur Lack- und Farbenentfernung und zum Abbeizen verwendet; auch bei der Herstellung von Kunststoffen und Putzmitteln, als Lösungsmittel für Druckfarben und Gummi, zum Vulkanisieren, zum Kleben, z. B. von Schuhen und Booten, als Ausgangsmaterial für chemische Synthesen sowie in Brenn- und Treibstoffgemischen benötigt man Benzol oder seine Homologen.

Oft sind diese auch in Mitteln enthalten, deren Bezeichnung (Handelsname) nicht hierauf schließen läßt.

Benzol als Handelsprodukt (z. B. Lösungsbenzol) ist fast immer ein Gemisch. Häufig enthalten die im technischen Bereich verwendeten Homologen des Benzols zudem reines Benzol.

Reines Toluol und reines Yylol sind von geringerer Flüchtigkeit als Benzol und auch bei längerer Einwirkungszeit im Organismus weniger toxisch als dieses.

Vinylbenzol ($C_6H_5\text{-}CH{=}CH_2$) – Styrol – gehört nicht zu den Homologen des Benzols.

II. Aufnahme und Wirkungsweise

Die Aufnahme erfolgt überwiegend durch Einatmung der Dämpfe; der perkutanen Resorption kommt keine wesentliche Bedeutung zu.

Ein großer Teil des aufgenommenen Benzols wird chemisch unverändert ausgeatmet, der Rest im Organismus hauptsächlich zu Phenol, aber auch zu Brenzkatechin und Hydrochinon oxydiert und mit Schwefel- oder Glukuronsäure gepaart über die Harnwege ausgeschieden. Den Phenolstufen des Benzolabbaues wird die besondere Giftwirkung zugeschrieben.

Die Homologen des Benzols werden nicht zu Phenolen, sondern zu Phenylalkoholen oxydiert und nach Paarung, z. B. mit Glykokoll, als Hippursäure, eliminiert.

Benzol und seine Homologen sind leicht lipidlöslich. In großen Mengen aufgenommen bewirken sie durch Anreicherung in Gehirn Erregungszustände (Benzolrausch) und schließlich Narkose. Die Einatmung hochkonzentrierter Benzoldämpfe kann in wenigen Minuten zum Tode führen. Die Einwirkung kleinerer Mengen über einen längeren Zeitraum kann zu schwerer Schädigung des blutbildenden Systems (Knochenmark u. a.) und der Kapillaren führen. Dies gilt für Benzol, nicht aber für die Homologen des Benzols, was durch den obengenannten andersartigen Abbau im Organismus zu erklären ist.

III. Krankheitsbild und Diagnose

Bei der **akuten** Vergiftung stehen Erregungszustände (Benzolrausch) und schließlich eine oft lang anhaltende Narkose im Vordergrund des Krankheitsbildes. Muskelzuckungen, Krämpfe, Kreislaufschwäche und Atemlähmung können auftreten.

Die langzeitige Einwirkung kleinerer Dosen kann zu einer **chronischen** Erkrankung führen. Hierfür können Mattigkeit, Schwindel, Kopfschmerzen und Magen-Darm-Störungen Leitsymptome sein. Als Ausdruck der Schädigung des hämopoetischen Systems sind rote und weiße Blutzellen sowie die Blutplättchen gemeinsam, nacheinander isoliert, insbesondere quantitativ, verändert. Isolierte Thrombopenie oder Zunahme des Erythrozytenvolumens ist evtl. ein Frühzeichen der Erkrankung. Während eine Leukopenie (Granulozytenabfall) und dadurch bedingt eine relative Lymphozytose schon sehr früh nachgewiesen werden kann, treten Anzeichen einer Anämie erst Wochen bis Monate später auf. Auch Agranulozyten, überschießende Reaktionen und Leukämien wurden beobachtet. Es ist eine durch Gefäßwandschädigungen bedingte hämorrhagische Diathese vorhanden. Haut- und Schleimhautblutungen, insbesondere aus Nase, Zahnfleisch und Uterus, sowie Blutungen am Augenhintergrund sind möglich. Durch zusätzliche Belastungen des Organismus, z. B. durch Infektionskrankheiten, Blutverlust, Gravidität u. a., ist sowohl die Gefahr des Manifestwerdens der Erkrankung als auch deren Verschlimmerung gegeben.

Bei langzeitiger Einwirkung der **Homologen** des Benzols in den Organismus fehlen die erwähnten Schädigungen der Blutbildungsstätten. Müdigkeit, Kopfschmerzen, Benommenheit, Brechreiz, allgemeine Abgeschlagenheit sowie Alkoholintoleranz können vorkommen. Diese Symptome klingen jedoch nach Wegfall der Exposition schnell ab.

IV. Hinweise für die ärztliche Beurteilung

Die Diagnose der chronischen Erkrankung durch Benzol stützt sich auf Arbeitsanamnese, klinischen und hämatologischen Befund.

Selbst längere Zeit nach Wegfall der Benzolexpositionen können noch Blutbildveränderungen auftreten; Spätrezidive nach scheinbarer Ausheilung sind möglich.

Bek. des BMA vom 22. August 1994 – IIIb8-36611/1303 –

Für die durch Änderungsverordnung vom 18. Dezember 1992 neugefaßte Berufskrankheit Nr. 1303 „Erkrankungen durch Benzol, seine Homologe oder Styrol" hat der Ärztliche Sachverständigenbeirat beim Bundesministerium für Arbeit und Sozialordnung, Sektion „Berufskrankheiten", zu dem früher bekanntgemachten Merkblatt für die ärztliche Untersuchung zu Nr. 1303 Anlage 1 BeKV eine *Ergänzung* zu den Erkrankungen durch Styrol erarbeitet, die hiermit bekanntgegeben wird

Ergänzung zum Merkblatt Nr. 1303 Anlage 1 BeKV zu Erkrankungen durch Styrol

I. Vorkommen und Gefahrenquellen

Styrol (Styren, Vinylbenzol) ist eine farblose, stark lichtbrechende Flüssigkeit mit aromatischem Geruch. Von überragender Bedeutung ist sein Einsatz in der Polystyrol- und Polyesterherstellung (ca. 90 %) sowie als Ausgangsstoff für die Produktion von synthetischem Gummi. Als Lösungsmittel findet sich Styrol z. B.bei Laminierungsverfahren.

Der Styrolanteil des am häufigsten eingesetzten ungesättigten Polyesterharzes (UP-Harz) beträgt je nach Herstellungsart und Verwendungszweck zwischen 30 und 50 %. Die UP-Harze sind flüssige und feste Stoffe, die durch Polymerisation zu festen, unschmelzbaren Produkten führen. Überwiegend wird Polyesterharz zur Herstellung von Platten und Behältern, aber auch z. B. von Steinimitationen und Fahrzeugteilen eingesetzt. Wesentliche Herstellungsverfahren sind die Lminier-, Wickel-, Preß-, Gieß- und Spritztechnik.

Bei Temperaturen von über 100 °C kann durch Depolymerisation Styrol wieder freigesetzt werden. Diese Temperaturen können sowohl bei Erwärmung, aber auch schon bei mechanischer Bearbeitung von Polyester- und Polystyrolprodukten erreicht werden. Bei einer Reihe von Verfahren kann es zu hohen Styrolkonzentrationen mit Grenzwertüberschreitung in der Luft am Arbeitsplatz kommen, z. B. bei der Herstellung von Produkten aus glafaserverstärkten Polyesterharzen (u. a. Behälter, Platten, Sportboote), beim Wickeln im Behälterbau, beim Aufbringen von Kunstharzböden im Gießverfahren und bei der Oberflächenveredlung mittels Spritztechnik.

II. Pathophysiologie

Am Arbeitsplatz kommt der inhalativen Aufnahme die größte Bedeutung zu. Aus der Alveolarluft diffundiert Styrol sehr schnell in die Blutbahn. Die perkutane Aufnahme von Dämpfen ist zu vernachlässigen, flüssiges Styrol dagegen wird in beträchtlicher Menge perkutan aufgenommen. Nur 2 bis 3 % des absorbierten Styrols werden unverändert exhaliert. Der überwiegende Anteil wird metabolisiert, hauptsächlich in der Leber. In der ersten Stufe des Hauptstoffwechsels wird das sehr reaktionsfähige Styrol-7,8-oxid (Phenyloxiran) gebildet, katalysiert durch mikrosomale Monooxygenase. Styrol-7,8-oxid wird enzymatisch zu Phenylglykol (1-Phenylethan-1,2-diol) hydratisiert. Phenylglykol wird entweder mit Iso-Glukuronsäure konjugiert, oder aber es wird oxidiert zu Mandelsäure und weiter zu Phenylglyoxylsäure und schließlich mit dem Harn ausgeschieden.

III. Krankheitsbild und Diagnose

Die akute Intoxikation ist durch Reizung der Bindehaut der Augen und der Schleimhaut des oberen Atemtraktes sowie zentralnervöse Störungen gekennzeichnet. Anzeichen sind pränarkotische Symptome wie Übelkeit, Schwindel, Kopfschmerz, Ermüdung, Konzentrationsschwäche und Verwirrung.

Flüssiges Styrol begünstigt durch Entfettung der Haut Entzündungen und Ekzeme.

Die langzeitige Einwirkung von Styrol kann dosisabhängig zu einer Schädigung des zentralen und peripheren Nervensystems führen. Symptome sind verstärkte Müdigkeit, Nachlassen von Merkfähigkeit und Initiative, Konzentrationsstörungen, körperliche Mißempfindungen und Kopfschmerz. Neben diesen subjektiven Beschwerden kommt es zu einer Leistungsminderung, die sich mit psychodiagnostischen Testverfahren dokumentieren läßt. Effekte auf die Okulomotorik, Farbsinnstörungen und Veränderungen im EEG sind möglich (organisches Psychosyndrom). Infolge der Schädigung des peripheren Nervensystems kann eine Verlangsamung der sensiblen und motorischen Nervenleitgeschwindigkeit auftreten. Weiterhin wurden distale Sensibilitätsstörungen überwiegend der unteren Extremitäten beschrieben (Polyneuropathie).

IV. Weitere Hinweise

Das Erscheinungsbild der Erkrankung durch Styroleinwirkung ist unspezifisch. Daher ist für die ärztliche Beurteilung die Arbeitsanamnese von besonderer Wichtigkeit. Zur Überprüfung der beruflichen Exposition sollte neben Messungen der Luftkonzentration am Arbeitsplatz auch ggf. die Ausscheidung der Hauptmetaboliten Mandelsäure und Phenylglyoxylsäure im Harn herangezogen werden (Biomonitoring).

Alkoholkonsum verstärkt die Wirkung von Styrol, verändert die Metabolitenkonzentration und verzögert deren Ausscheidung.

Bei langjähriger Einwirkung hoher Styrolkonzentrationen wurden erhöhte Plasmaenzymaktivitäten beobachtet (Leberparameter: GOT, GPT, GT, OCT, AP). Die Abgrenzung des Einflusses konkurrierender außerberuflicher Faktoren wie Alkoholkonsum oder Stoffwechselstörungen ist mitunter schwierig, kann aber mit Hilfe des Biomonitoring vollzogen werden. Diese Faktoren müssen deshalb alle sorgfältig ermittelt werden.

Bei Styrolexposition ist häufig eine gleichzeitige Einwirkung von anderen Lösungsmitteln wie z.B. Ethylbenzol und in geringem Maße von Benzol zu berücksichtigen (vorwiegend bei der Herstellung von Polyesterprodukten), zusätzlich je nach Technologie auch von Dichlormethan (Methylenchlorid) oder Propanon (Aceton). Das Krankheitsbild kann daher durch die Wirkung anderer Bestandteile der Lösungsmittelgemische mitbestimmt sein.

V. Literatur

Bond J A (1989) Review of the toxicology of styrene. CRC Crit Rev Toxicol 19: 227–249
Bond GG, Bodner KM, Olsen DW, Cook RR (1992) Mortality among workers engaged in the development or manufacture of styrene-based products – An update. Scand. J Work Environ Health 18: 145–154
Cherry N, Gautrin D (1990) Neurotoxic effects of styrene: Furtherevidence. Br J Ind Med 47: 29–37
ECETOC (ed) (1992) Styrene toxicology – Investigations on the potential for carcinogenicity. Technical Report No. 52, Brüssel
Flodin U, Ekberg K, Andersson L (1988) Neuropsychiatric effects of low exposure to styrene. Br J Ind Med 46: 805–808
Gobba, F, Galassi C, Imbriani M, Ghíttori S, Candela S, Cavalleri A (1991) Acquired dyschromatopsia among styrene-exposed workers. J Occup Med 33: 761–765
Guillemin MP, Berode M (1988) Biological monitoring of styrene: A review. Am Ind Hyg Assoc J 49: 497–505
Henschler D (ed) (1983) Gesundheitsschädliche Arbeitsstoffe. Toxikologisch-arbeitsmedizinische Begründung von MAK-Werten: Styrol v. 10. 9. 1987. Deutsche Forschungsgemeinschaft, Loseblattsammlung, Verlag Chemie, Weinheim
Henschler D, Lehnert G (Hrsg) (1983) Biologische Arbeitsstoff-Toleranz-Werte (BAT-Werte) und Expositionsäquivalente für krebserzeugende Arbeitsstoffe (EKA). Arbeitsmedizinisch-toxikologische Begründung. Bd. 1: Styrol v. Dezember 1990. Deutsche Forschungsgemeinschaft, Loseblattsammlung, Verlag Chemie Weinheim
IARC (ed): (1987) IARC-Monographs on the evaluation of the carcinogenic risk of chemicals to humans. Overall evaluation of carcinogenicity. An updating. Suppl. 7, Lyon
Löf A (1986) Toxigenetics of styrene. Biotransformation and covalent binding. Arbete och Halsa 6
Pethran A (1993) Erkrankungen durch Styrol – eine Berufskrankheit. ASU 28: 534–540
Schmidt P, Gartzke J, Weigmann HJ (1988) Styren. In: Zentralinstitut für Arbeitsmedizin der DDR (ed) Biologische Kontrollmethoden in der Arbeitsmedizin. Verlag Volk und Gesundheit, Berlin, S 411–419
Schriftenreihe BAU (1991) – Gefährliche Arbeitsstoffe 34: Verarbeitung von Styrol. Dortmund
WHO (ed) (1983) International programme on chemical safety (IPCS); Environmental Health Criteria 26, Geneva
Zinser D, Bittighofer PM, Fliedner TM, Weitbrecht A, Tenbaum (1983) Belastung und Beanspruchung von Styrol-exponierten Personen. In: Stalder K (Hrsg) Immunbiologische Aspekte in der Arbeitsmedizin. Medizinische und berufliche Rehabilitation. 23. Jahrestagung der DGAM in Göttingen, 4.–7. Mai 1983. Gentner, Stuttgart S 419–422

Zu Nr. 1304

Erkrankungen durch Nitro- oder Aminoverbindungen des Benzols oder seiner Homologen oder deren Abkömmlinge

I. Vorkommen und Gefahrenquellen

Wichtige hierhergehörende Nitro- und Aminoverbindungen des Benzols, seiner Homologen oder deren Abkömmlinge sind beispielsweise:

1. Nitrobenzol – $C_6H_5{\cdot}NO_2$ – (Mirbanöl), Dinitrobenzol, Di- und Trinitrotoluol, Trinitrophenol (Pikrinsäure) und Dinitroorthokresol);
2. Aminobenzol – $C_6H_5{\cdot}NH_2$ – (Anilin), Toluidine und Paraphenylendiamin (z. B. Ursol);
3. Paranitroanilin – $NO_2{\cdot}C_6H_4{\cdot}NH_2$ – und Tetranitromethylanilin (Tetryl).

Gefahrenquellen sind bei der Herstellung, Verarbeitung, Verwendung oder beim Umgang mit diesen Stoffen gegeben. Demnach kann dies z. B. für bestimmte Zweige der chemischen

Industrie, insbesondere Farbstoff- und Sprengstoffindustrie, für pharmazeutische Betriebe, für die Fertigung fotografischer Produkte, Imprägnierbetriebe, Pelzfärbereien, Seifen-, Parfümerie-, Riechstoff- und Schuhcremefabriken zutreffen.

Nitrolacke (mit Nitrozellulose hergestellte Lacke) und Nitrosegase (Mischung von NO, NO_2, N_2O_4 und N_2O_3) sind keine Nitroverbindungen und fallen daher nicht unter Nr. 5 der Anlage zur 6. Berufskrankheiten-Verordnung.

II. Aufnahme und Wirkungsweise

Die genannten Stoffe können in Dampf oder Staub über die Atemwege oder durch Hautresorption, aber auch über die Verdauungswege, aufgenommen werden.

Bei einer Reihe dieser Stoffe wird der Blutfarbstoff, das Hämoglobin, in Hämiglobin (auch Methämoglobin genant) umgewandelt. Dies geschieht durch Oxidation des im Hämoglobin enthaltenen 2wertigen Eisens in 3wertiges Eisen. Dadurch wird die Überträgerfunktion des Hämoglobins gestört; die Hämiglobinbildung bewirkt Sauerstoffmangel im Gewebe. Nach Einwirkung größerer Mengen der genannten Stoffe werden zudem die Erythrozyten geschädigt. Durch oxidative Spaltung des Porphyrinringes entstehen Verdoglobine, z. B. Sulfhämoglobin.

III. Krankheitsbild und Diagnose

Die **akute** Einwirkung der Mehrzahl dieser Stoffe führt zu Müdigkeit, Schwäche, Übelkeit, Kopfschmerzen, Schweißausbrüchen und Dyspnoe. Das in die Hautkapillaren gelangende Hämiglobin verursacht eine blaugraue (schieferblaue) Färbung der Haut. Diese findet sich zunächst an Ohrläppchen, Fingernägeln, Lippen, Wangen und Nasenspitze. Bei schweren Erkrankungsfällen tritt neben einer graublauen bzw. intensiven Blaufärbung aller Schleimhäute eine Zyanose am ganzen Körper auf. Die akute Einwirkung hoher Dosen kann Bewußtseinstrübung mit Erregungszuständen und Krämpfen, Kreislaufschwäche und evtl. Tod im Koma zur Folge haben.

In der Regel ist die Hämiglobinbildung reversibel. Bei vermehrter Aufnahme bestimmter schädigender Stoffe werden Erythrozyten zerstört (Anämie). Verdoglobinhaltige Erythrozyten sind irreversibel geschädigt und fallen für den O_2-Transport aus. An den roten Blutkörperchen treten (insbesondere bei Erkrankung durch aromatische Mitverbindungen) die sogenannten Heinz-Körperchen, auch Innenkörprchen genannt, auf. Ihr Nachweis erleichtert die Diagnosestellung.

Alkoholgenuß, heiße Bäder o. ä. können den Ausbruch und die Intensität der Zyanose fördern.

Nitro-, aber auch Aminoverbindungen des Benzols können die Leber schädigen; dies gilt vor allem für Trinitrobenzol und Trinitrotoluol. Dinitroorthokresol kann durch Aktivierung des Stoffwechsels zu schwerer Gesundheitsschädigung (z. B. durch Wärmestauung) führen.

Pikrinsäure löst eine Gelbfärbung der Haut, der Haare und der Skleren aus. Trinitrotoluol bewirkt eine rötliche Verfärbung der Haare. Es handelt sich dabei um unschädliche Veränderungen, die einen Ikterus vortäuschen können.

Die **chronische** Einwirkung kleinerer Dosen der genannten Stoffe kann u. a. zu Anämie, Hauterkrankungen und Leberfunktionsstörungen führen. Der Nachweis von Hämiglobin gelingt in diesen Fällen selten.

IV. Hinweis für die ärztliche Beurteilung

Bei Zyanose, die nicht auf einer Herz- oder Lungenerkrankung beruht, muß neben selteneren Bluterkrankungen an eine Erkrankung durch aromatische Nitro- oder Aminoverbindungen des Benzols, seiner Homologen oder deren Abkömmlinge gedacht werden, wenn eine entsprechende Exposition gegeben war. Spektroskopisch lassen sich evtl. Hämiglobin oder Verdoglobin und im Blutausstrichpräparat Heinz-Körperchen nachweisen.

Hämoglobinverminderung, hämolytischer Ikterus, Eiweiß- und Porphyrinausscheidung im Harn können u.a. auf einen chronisch schleichenden Verlauf dieser Erkrankung hinweisen. Auch nach Arbeitsplatzwechsel ist das Auftreten von Krankheitssymptomen noch möglich.

Nach in der Regel mehrjähriger Einwirkung bestimmter Aminoverbindungen des Benzols können Schleimhautveränderungen der Harnwege, Blasenpapillome und Blasenkrebs entstehen. Ggf. handelt es sich dann um eine Erkrankung nach Nr. 1*) der Anlage zur 6. Berufskrankheiten-Verordnung.

Bronchialasthma, verursacht durch Paraphenylendiamin (z.B. Ursol), kann eine Erkrankung nach Nr. 41**) der Anlage zur 6. Berufskrankheiten-Verordnung sein. Sofern schwere oder wiederholt rückfällige Hauterkrankungen vorliegen, fallen diese ggf. unter Nr. 46***) der Anlage zur 6. Berufskrankheiten-Verordnung.

Zu Nr. 1305

Erkrankungen durch Schwefelkohlenstoff

I. Vorkommen und Gefahrenquellen

Schwefelkohlenstoff (CS_2) ist eine faulig riechende, bei 46 °C siedende, schon bei Zimmertemperatur flüchtige, in Lipiden lösliche Flüssigkeit. In Dampfform ist CS_2 leicht brennbar und explosiv. CS_2-Dampf ist 2,6 mal schwerer als Luft; daher sammelt er sich besonders in den zur Einatmung kommenden unteren Luftschichten an.

Gefahrenquellen bestehen bei seiner Herstellung und seiner Weiterverarbeitung zu Tetrachlorkohlenstoff, seiner Verwendung (z.B. in der chemischen Industrie) als Löse- und Extraktionsmittel, in der Viskoseindustrie (Kunstseide-, Zellwolle-, Zellglasherstellung), bei der Kohleveredlung sowie bei der Herstellung und Verwendung bestimmter Schädlingsbekämpfungsmittel (z.B. Wühlmausmittel).

II. Aufnahme und Wirkungsweise

CS_2 wird hauptsächlich über die Atemwege, in geringem Umfang auch durch Hautresorption aufgenommen. Der größere Teil der eingeatmeten Menge wird durch Exhalation bzw. auch oxidativen Abbau im Blut ziemlich rasch eliminiert, der kleinere Teil resorbiert und nur sehr langsam in Urin, Stuhl und Schweiß ausgeschieden.

Wegen seiner Lipidlöslichkeit werden die besonders lipidhaltigen Zellen des zentralen und peripheren Nervensystems geschädigt. Auch bestimmte hormonale Störungen, z.B. infolge Schädigung der Lipidzellen der Nebennierenrinde, können hierdurch verursacht werden.

III. Krankheitsbildung und Diagnose

a) Hautschäden können infolge der Lipidlöslichkeit des CS_2 entstehen.

b) Die **akute** Form der Erkrankung ist selten. Sie kann dann auftreten, wenn größere Mengen von CS_2 in relativ kurzer Zeit eingeatmet werden. In diesen Fällen wirkt CS_2 vorwiegend narkotisch. Es kommt zu Gesichtsröte, Euphorie, Erregungszuständen, Benommenheit mit rasch nachfolgender tiefer Bewußtlosigkeit und evtl. zu Koma und Atemstillstand. Als Folge akuter Einwirkung sind epileptiforme Krämpfe, Reizbarkeit, Schlaflosigkeit, verminderte Merkfähigkeit sowie Sehstörungen durch Hornhautveränderungen möglich.

---

*) Ab 01. 01. 1977: Nr. 1301 der Anlage 1 zur BeKV.
**) Ab 01. 01. 1977: Nr. 4302 der Anlage 1 zur BeKV.
***) Ab 01. 01. 1977: Nr. 5101 der Anlage 1 zur BeKV.

c) Die **subakute** Form der Erkrankung ist durch Kopfschmerzen, Erregungszustände und Schlaflosigkeit gekennzeichnet. Folgeerscheinungen bleiben hierbei in der Regel nicht zurück.

d) Die **chronische** Form der Erkrankung kann sich bei längerer Einwirkungszeit kleinerer CS_2-Mengen entwickeln.

Das Krankheitsbild ist vielgestaltig und beruht überwiegend auf zerebralen, polyneuritischen und hormonalen Störungen. Ein vorzeitiges Auftreten von Arteriosklerose, besonders der Hirngefäße, wurde beobachtet. Es können zerebral bedingte Anzeichen, wie leichte Erregbarkeit, Potenzstörungen, Merkschwäche, dem Morbus Parkinson ähnliche Symptome (Salbengesicht, Tremor, Muskelstarre) und psychotische Zustände meist depressiver Art vorkommen.

Pyramidenbahnausfälle, Schäden am Sehnerv, Nebelsehen, Akkomodationsstörungen, Skotom, Pupillenstarre, Akustikusschädigung sowie Störungen im hormonalen Haushalt sind evtl. festzustellen.

Als Ausdruck einer Erkrankung im peripheren Nervensystem treten Sensibilitätsstörungen, Neuritiden und Lähmungen auf. In schweren Fällen ist die Entstehung einer Pseudotabes mit herabgesetzten oder erloschenen Sehnenreflexen möglich.

Magen-Darm-Störungen mit Appetitlosigkeit und Gewichtsverlust sowie Erhöhung des Serumcholesterins bei gleichzeitigem Abfall der Esterquote können auf diese Erkrankung hinweisen.

Differentialdiagnostisch sind Neurose, Taboparalyse, multiple Sklerose und chronischer Alkoholismus in Erwägung zu ziehen.

IV. Hinweise für die ärztliche Beurteilung

Für die Annahme einer Erkrankung durch CS_2 ist das Ergebnis der Arbeitsanamnese mit Nachweis der Giftwirkung von wesentlicher Bedeutung.

Die Empfindlichkeit gegen CS_2-Einwirkung ist individuell unterschiedlich, insbesondere bei jüngeren Personen können aufgetretene Schäden weitgehend abheilen. Aber auch Dauerschäden sind möglich.

Zu Nr. 1306

Erkrankungen durch Methylalkohol (Methanol)

I. Vorkommen und Gefahrenquellen

Methanol (Methylalkohol, CH_3OH) wird vorwiegend synthetisch aus Kohlenoxid und Wasserstoff bzw. aus Erdgas, gelegentlich noch durch trockene Destillation von Holz (Holzgeist) oder Melasseschlempe gewonnen. In reinem Zustand ist Methanol eine farblose, alkoholische und leicht stechend riechende Flüssigkeit. Geschmacklich ist Methanol von (Äthyl-)alkohol nur schwer zu unterscheiden.

Methanol wird hauptsächlich verwendet als Löse- oder Verdünnungsmittel für Farben, Lacke, Polituren, Klebstoffe, Natur- und Kunstharze, zur Befeuchtung von Nitrozellulose, in Steifungs- und Fleckenreinigungsmitteln. Eine Gefahrenquelle ist in erster Linie bei ungenügender Belüftung und beim Arbeiten im Spritzverfahren gegeben. Auch in der chemischen Industrie, z. B. als Grundstoff zur Erzeugung von Formaldehyd, zur Herstellung von Anilinfarben sowie in der pharmazeutischen und kosmetischen Industrie wird Methanol benutzt. Ferner findet es noch Verwendung als Vergällungsmittel für Brennspiritus.

II. Aufnahme und Wirkungsweise

Methanol wird in Dampfform über die Atmungsorgane oder in flüssiger Form über den Magen-Darm-Kanal, aber auch durch Hautresorption (z. B. bei Durchtränkung der Kleidung) aufgenommen.

Die Wirkungsweise beruht einerseits auf seiner mäßig entfettenden, austrocknenden und lipidlöslichen Eigenschaft, die zu Reizerscheinungen der Haut und der Schleimhäute an Augen und Atemwegen führt, andererseits auf den beim Abbau im Organismus entstehenden Oxidationsprodukten Formaldehyd und Ameisensäure. Letztere verursachen eine Azidose und blockieren Oxidationsvorgänge des Stoffwechsels. Die Giftwirkung wird vor allem auf das in den Körperzellen sich bildende Formaldehyd, das eiweißfällend und enzymhemmend ist, zurückgeführt. Methanol wird im Organismus verhältnismäßig lange retiniert und nur langsam abgebaut. Durch Kumulation können auch kleine Mengen giftig wirken.

III. Krankheitsbild und Diagnose

Die perorale Aufnahme des Methanols kann einen akuten, die Aufnahme durch Inhalation von Dämpfen oder durch die Haut einen chronischen Vergiftungsverlauf zur Folge haben.

Während bei den beruflich verursachten Schäden das chronische Krankheitsbild vorherrscht, überwiegt bei Unglücksfällen infolge Trinkens von Methanol das akute.

a) **Akute Form:**

Wird Methanol getrunken, dann kann es nach einer Latenzzeit von wenigen Stunden bis zu zwei Tagen neben Rauschzuständen, Schwindel, Benommenheit und Kopfschmerzen zu Brennen in der Speiseröhre, kolikartigen Leibschmerzen, Brechreiz und evtl. Erbrechen kommen. Darüber hinaus kann die Aufnahme größerer Mengen Zyanose, Krämpfe, Verwirrtheitszustände, Kreislaufstörungen (meist Bradykardie), Sehstörungen (Nebelsehen, gestörtes Farbsehen) bis zur Erblindung bewirken. Schon wenige Stunden nach der Giftaufnahme kann der Tod durch Atemlähmung, häufiger jedoch erst nach einigen Tagen (nur ausnahmsweise länger als drei Tage) durch Kreislaufinsuffizienz infolge allgemeiner Vasomotorenschwäche bzw. -lähmung eintreten.

Überlebt der Vergiftete das akute Stadium, dann können sich Spätschäden infolge der akuten Vergiftung bemerkbar machen, welche auf der nephro-, hepato- und neurotoxischen Wirkung des Methanols beruhen. Es tritt Oligurie, in schweren Fällen vorübergehende Anurie und Urämie mit Reststickstoff- und Blutdruckanstieg auf. Der Urin hat ein niedriges spezifisches Gewicht und ist stark sauer. Er kann Eiweiß, massenhaft Kalziumoxalatkristalle und wenig Zylinder enthalten; Erythrozyten und Leukozyten werden meist nicht gefunden.

Die hepatotoxische Wirkung kann sich in Leberschwellung zeigen.

Die neurotoxische Wirkung kann zur toxischen Enzephalose mit Kopfschmerzen, Schwindelgefühl, Benommenheit, Krämpfen, Bewußtlosigkeit usw. führen. Schwere Sehstörungen bis völlige Erblindung sind beobachtet worden. Auch Schädigungen anderer Gehirnnerven (z. B. des N. facialis, N. acusticus, N. cochlearis) und periphere Polyneuritis kommen vor.

Zur Diagnosestellung kann bei akuten Erkrankungen eine chemische Untersuchung des Mageninhalts angebracht sein.

b) **Chronische Form:**

Zu beobachten sind Appetitlosigkeit, Schleimhautreizungen der Augen und der Atemwege, Kopfschmerzen, Ohrensausen und Leibschmerzen, Sehstörungen mit unterschiedlich weit reichendem zentralen Skotom; neuritische Beschwerden und Leberschwellung können auftreten.

Das Krankheitsbild ist ebenso wie die Verträglichkeit gegenüber dem Methanol individuell verschieden. Frauen, Jugendliche, alte und geschwächte Menschen sind Methanol gegenüber weniger widerstandsfähig. Eine begrenzte Erhöhung der Widerstandskraft durch Gewöhnung ist ebenso möglich wie eine Steigerung der Giftempfindlichkeit bei wiederholter Aufnahme kleiner Mengen. Diese Faktoren können im Einzelfall den klinischen Verlauf der Erkrankung wesentlich beeinflussen.

Zur Diagnosestellung ist es wichtig, den Nachweis des Methanols im Blut und im Urin zu erbringen; außerdem kann der erhöhte Ameisensäuregehalt im Urin ein wichtiger ätiologischer Hinweis sein.

Bei Verdacht einer beruflich verursachten Erkrankung ist die Arbeitsanamnese mit Feststellung, ob, wie lange und in welchem Umfang eine Einwirkung von Methanol oder methanolhaltiger Stoffe stattgefunden hat, von großer Bedeutung, zumal andere Lösemittel ähnliche Krankheitserscheinungen hervorrufen können.

Zu Nr. 1307

Erkrankungen durch organische Phosphorverbindungen

(Bekanntm. des BMA vom 10. 7. 1979 in BArbBl. 1979 Heft 7/8 Seite 69)

Organische Phosphorverbindungen, auch Organophosphate genannt, sind die Ester und/oder Amide der Phosphorsäure, einige Ester der phosporigen Säure (Phosphite) und der Phosphonsäuren (Phosphonate). Außer den eigentlichen Phosphorsäureestern fallen auch die entsprechenden Thio- und Dithioverbindungen unter diese Gruppe. Grundstruktur der vorgenannten Verbindungen (Schrader-Formel):

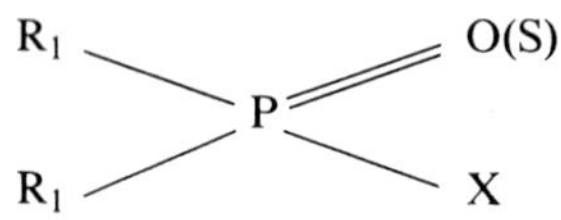

R_1 = Alkoxygruppen,
R_2 = Alkoxy-, Alkyl-, Dialkylamidogruppen — basische Gruppen
X = Phenoxygruppen (substituiert durch Halogen- oder Nitrogrupen) u.a.;
Alkoxy-, Alkylthio- und substituierte Seitenketten;
auch O-Heterocyclen — azide Gruppen

I. Gefahrenquellen

Zahlreiche Insektizide sind organische Phosphorverbindungen. Als Beispiel hierfür seien genannt:

E 605, Parathion, Thiophos:

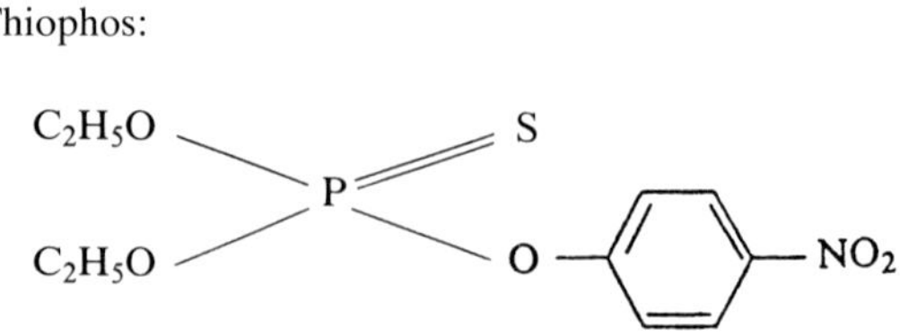

Gusathion, Azinophosäthyl:

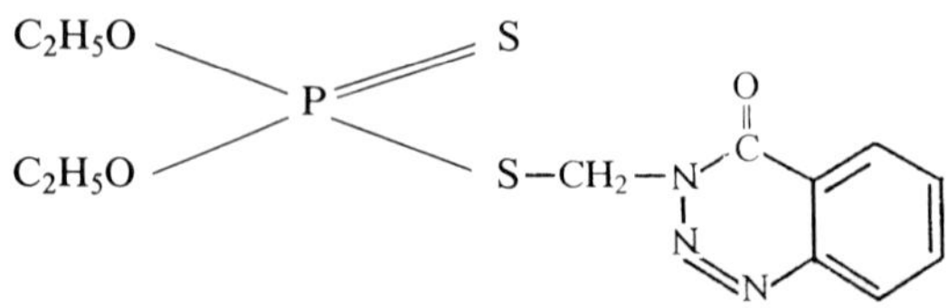

Metasystox, Demeton-S-methyl:

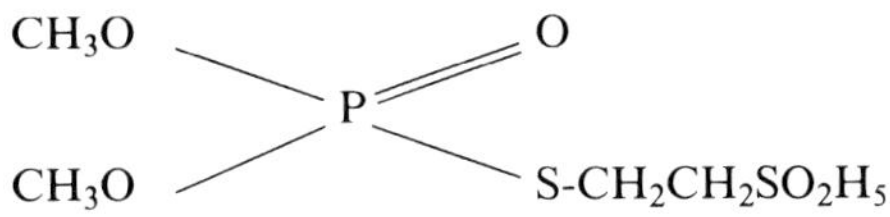

Insektizide haben in der ganzen Welt größte Verbreitung gefunden, und zwar einmal zur Sicherung der Welternährungsbasis, zum anderen zur Bekämpfung von Krankheiten, die durch Insekten übertragen werden, z. B. Malaria durch die Anopheles-Stechmücke, Schlafkrankheit durch die Tsetse-Fliege.

Organophosphate werden auch als Herbizide und Fungizide eingesetzt. Organische Phosphorverbindungen werden darüberhinaus in der Herstellung von Kunststoffen und Lacken als Weichmacher, Härter und Beschleuniger verwendet, ferner als Emulgatoren, Flammschutz-, Flotations- und Netzmittel, Hydraulikflüssigkeiten, Schmieröladditive, Antiklopfmittel u.a.m. Beispiele hierfür sind Mono-, Di- und Trialkylphosphate wie Diäthyl- und Tributylphosphat, Triarylphosphate, z. B. Trikresylphosphat, sowie Alkylarylphosphate.

Hauptgefahrenquellen durch Insektizide auf Phosphorsäureesterbasis bestehen bei der industriellen Herstellung, Formulierung und Abfüllung, auch im Rahmen der Schädlingsbekämpfung beim Mischen, Versprühen oder durch Verdampfen. Insbesondere gilt dies bei mangelnder Beachtung einschlägiger Sicherheitsbestimmungen und Gebrauchsanweisungen. Weitere Gefahren ergeben sich aus der Wiederverwendung leerer Flaschen und Behälter, die vorher mit Phosphorsäureestern gefüllt waren.

Trialkylphosphate werden als Extraktionsmittel zur Abtrennung von Uran- und anderen Metallionen aus wäßrigen Lösungen eingesetzt und stellen hierbei eine Gefahrenquelle dar.

II. Pathophysiologie

Bei annähernd gleicher Wirkungsweise ist die unterschiedliche Toxizität der verschiedenen Substanzen zu beachten. Die Toxizität ist abhängig von der Menge der aufgenommenen Substanz und vom Aufnahmeweg. So werden die Organophosphate schnell und vollständig über die Lungen und den Magen-Darm-Trakt, verzögert über die Haut aufgenommen. Letztgenannter Aufnahmeweg spielt vor allem bei körperlicher Arbeit und Hitze (Schwitzen) eine Rolle. Die Organophosphate verteilen sich gleichmäßig über den Gesamtorganismus und durchdringen leicht die Blut-Liquor-Schranke. Metabolische Prozesse, z. B. in der Leber, können auf die aktuelle Wirkung erheblichen Einfluß haben: Steigerung der Giftwirkung von Thioverbindungen zu Oxoverbindungen ($P = S \rightarrow P = O$); oder auch andere Stoffwechselvorgänge, die zu einer Abschwächung der Giftwirkung führen: von Malathion zur Malathionsäure.

Für die Giftwirkung im Warmblüterorganismus ist der in der Schrader-Formel mit X bezeichnete nukleophile Rest („leavinggroup“, sog. azide Gruppe) die wichtigste Voraussetzung. Sie ermöglicht die Reaktion der Phosphorsäureester mit bestimmten Enzymen, insbesondere Esterasen. Praktisch müssen die insektiziden Phosphorsäureester als Hemmstoffe der Cholinesterase gelten. Einige Organophosphate, z. B. Triorthokresylphosphat, aber auch einige Insektizide verursachen nach einer Latenz von 1–2 Wochen Lähmungen durch irreversible Demyelinisierung motorischer Nerven und der zugehörigen Rückenmarkbahnen. Der Wirkungsmechanismus dieser Vergiftungsform ist noch unbekannt.

III. Krankheitsbild und Diagnose

Infolge der charakteristischen Cholinesterasehemmung treten bei Hemmung um etwa 50 % und mehr des Normalwertes erste klinische Symptome mit den Zeichen cholinerger Erregung auf. Das akute Vergiftungsbild ist durch eine vielfältige zentralnervöse Symptomatik gekennzeichnet, wie Leibschmerzen, Übelkeit, Erbrechen, Kopfschmerzen, Erregung, Krämpfe, Verwirrtheitszustände, Halluzinationen, Angst, Beklemmung, Bewußtlosigkeit, Koma. Der Tod kann durch Herz-Kreislauf-Versagen und/oder Atemlähmung sowie durch Lungenödem auftreten.

Im einzelnen kommt es durch Anreicherung von Acetylcholin an den Endungen der postganglionären cholinergen Nerven des Auges, der glatten Muskulatur des Herzmuskels und der sekretorischen Drüsen zu muskarinartigen Wirkungen wie: Tränen und Speichelfluß, erhöhte Bronchialsekretion, erhöhte Peristaltik und Spasmus mit Koliken, Durchfälle und Erbrechen, Miosis, Akkomodationsstarre (Sehstörungen), Bradykardie, Gefäßtonusminderung mit Blutdrucksenkung, Schweißdrüsenstimulierung.

Die Anreicherung von Acetylcholin an den motorischen Nervenendungen (Muskelendplatten) verursacht nikotinartige Wirkungen wie: Muskelsteife, besonders im Nacken und Gesicht, Tremor, Muskelzuckungen, tonisch-klonische Krämpfe, Sprachstörungen, Parästhesien, neuromuskulärer Block mit Adynamie bis zu kompletter Paralyse. Bei chronischer Einwirkung wurde eine Reduktion der Nervenleitgeschwindigkeit in schnellen und langsamen motorischen Nervenfasern beobachtet sowie eine Reduktion der EMG-Spannungsamplitude auf einen supramaximalen Reiz.

Diese Veränderungen müssen nicht unbedingt mit manifesten klinischen Symptomen oder mit einer gleichzeitigen Reduktion der Cholinesteraseaktivität vergesellschaftet sein. Die beobachteten Veränderungen der motorischen Nervenleitgeschwindigkeit sowie die Änderungen im EMG gehen nach Beendigung der Exposition spontan und langsam zur Norm zurück. Ein eigenes Krankheitsbild stellen die Lähmungen motorischer Nerven durch Triorthokresylphosphat – auch nach perkutaner Resorption – dar.

IV. Weitere Hinweise

Atemluft und Erbrochenes können je nach Substanz knoblauchartigen Geruch haben. Die Diagnose wird durch Bestimmung der Cholinesteraseaktivität in Erythrozyten oder im Vollblut gesichert. Klinische Symptome und Grad der Cholinesterasehemmung brauchen einander nicht zu entsprechen. Bei etwa 30 % Hemmung und mehr des Normalwertes in Erythrozyten oder Vollblut ist immer eine Gefährdung anzunehmen. Dies gilt nicht unbedingt für die Serumwerte. Entscheidend ist die Esteraseaktivität weniger im Vollblut als im ZNS. Alkylphosphate dringen leicht in das ZNS. Zur Kontrolle des Therapieverlaufs und zur Überwachung der chronischen Exposition hat sich die Bestimmung der Erythrozytencholinesterase als zuverlässig erwiesen. Die Cholinesteraseaktivität kann auch mit Teststreifen (z. B. Acholtest®, Merckotest®) bestimmt werden. Diese Bestimmungsmethode hat jedoch nur orientierenden Wert.

Weil Organophosphate durch Reaktion mit Cholinesterase oder durch andere metabolische Prozesse schnell abgebaut werden, wird meist nur ein sehr kleiner Teil unverändert im Urin ausgeschieden. Deshalb ist bei positivem Urinbefund nur eine qualitative Aussage möglich. Soweit Alkylphosphate eine Nitrophenoxygruppe (als azide Gruppe – X der Schrader-Formel) enthalten, kann ihre Aufnahme durch den Nachweis von p-Nitrophenol im Urin nachgewiesen werden.

V. Literatur

Ellmann GL et al. (1961) A new rapid colorimetric determination of Acetylcholinesterase Activity. Biochem Pharmacol 7: 88–95

Forth W, Henschler D, Rummel W (1987) Allgemeine und spezielle Pharmakologie und Toxikologie, 5. Aufl. Bibliogr. Institut, Mannheim Wien Zürich, 1. Aufl.

Deutsche Forschungsgemeinschaft (1972) Gesundheitsschädliche Arbeitsstoffe. Toxikologisch-arbeitsmedizinische Begründung von MAK-Werten. Verlag Chemie, Weinheim (Loseblattsammlung)

Klimmer OR (1971) Pflanzenschutz- und Schädlingsbekämpfungsmittel, Abriß einre Toxikologie und Therapie von Vergiftungen, 2. Aufl. Hundt-Verlag, Hattingen
Wirth W, Hecht G, Gloxhuber CHR (1971) Toxikologie-Fibel, 2. Aufl. Thieme, Stuttgart
Workshop on biological monitoring in exposure to cholinesterase inhibitors, Cambridge/England, 8.–10. 09. 1975. Int Arch Occup Environmental Health (1976) pp 65–71

Zu Nr. 1308

Erkrankungen durch Fluor oder seine Verbindungen

(Bekanntm. des BMA vom 25. 2. 1981 im BArbBl. 1981 Heft 4 Seite 57)

Fluor (F_2) ist ein grünlich-gelbes, sehr reaktionsfähiges Gas und schwerer als Luft. Es kommt nicht frei in der Natur vor. Die wichtigsten natürlich vorkommenden Fluorverbindungen sind Flußspat (CaF_2), Kryolith (Na_3Al_6) und Fluorapatit [3 $Ca_3(FPO_4)_2 \cdot CaF_2$].

Fluorwasserstoff (HF) siedet bei 20 °C. Unterhalb des Siedepunktes handelt es sich um eine farblose, an feuchter Luft stark rauchende Flüssigkeit, die in jedem Verhältnis mit Wasser zu Flußsäure mischbar ist. Fluoride sind Salze der Flußsäure. Unter den organischen Fluorverbindungen sind die aliphatischen Verbindungen sowie deren Polymere in der Praxis bedeutsamer als die aromatischen.

I. Gefahrenquellen

Gefahren bestehen besonders bei gewerblichem Umgang mit Fluor, Fluorwasserstoff, Flußsäure und löslichen Fluoriden. Flußsäure wird u. a. als Ausgangsstoff für Fluorverbindungen, zum Glasätzen, -mattieren und -polieren, bei der Gebäudereinigung, zum Beizen und Glänzen von Edelstählen, zur Entkieselung und in der Galvanotechnik benötigt.

Gefahren durch Fluoride können z. B. bei der Anwendung als Fluß- und Trübungsmittel in der Emaille- und Glasindustrie, bei vielen galvanischen Prozessen, beim Schmelzen von Metallen, beim Schweißen und Löten von Leichtmetallegierungen, in der Farben- und Erdölindustrie und besonders bei der elektrolytischen Herstellung von Aluminium auftreten.

Auch bei der Schädlingsbekämpfung und Holzkonservierung sowie beim Wasserdichtmachen von Kunststeinfußböden und Zement (Fluatieren) werden Fluorverbindungen verwendet.

Den meisten als Treibmittel (Freone), für Druckgaspackungen, zur Kunststoffverschäumung, als Löschmittel (Halone), Kältemittel, als Extraktions-, Löse-, Reinigungs- und Verdünnungsmittel verwendeten aliphatischen Fluorverbindungen kommt eine geringere Toxizität zu. Bei den meisten in der Arzneimittelindustrie verarbeiteten aromatischen Fluorkohlenwasserstoffen können in höheren Konzentrationen Reizwirkungen auf die Schleimhäute auftreten. Ähnliches gilt für die ordnungsgemäße Verarbeitung hochwertiger Kunststoffe auf der Basis polymerer Fluorverbindungen (Teflon), bei deren Überhitzung allerdings gesundheitsschädliche Dämpfe auftreten.

II. Pathophysiologie

Die Aufnahme von Fluorverbindungen kann bei der Arbeit sowohl inhalativ als auch perkutan, seltener auch oral erfolgen. Zwischen der toxischen Wirkung von Fluor, Fluorwasserstoff, Flußsäure und löslichen Fluoriden bestehen nur graduelle Unterschiede. Flußsäure durchdringt die Haut, zerstört tiefere Gewebsschichten und kann resorptiv durch chemische Bindung des F^--Ions an Kalzium- oder Magnesiumionen eine Hemmung lebenswichtiger Enzyme und akut bedrohliche Stoffwechselstörungen, z. B. im Kalzium- und Kohlenhydrathaushalt, bewirken. Langjährige hohe Fluoraufnahme kann eine Störung des Mineralstoffwechsels verursachen, die zu schweren Knochenschäden, meist im Sinne einer Osteosklerose (Knochenfluorose), führt. In seltenen Fällen wird nach chronischer Fluoreinwirkung auch eine Osteoporose beobachtet.

Die Wirkung einiger äußerst giftiger organischer Fluorverbindungen, wie der den Zitratzyklus blockierenden Monofluoressigsäure und einiger zu irreversibler Cholinesteraseblockierung führender Fluorphosphonate, sind atypisch.

III. Krankheitsbild und Diagnose

Einwirkungen von gas-, nebel-, rauch- oder staubförmigen Fluorverbindungen auf Schleimhäute führen zu örtlichen Reizerscheinungen. Massive Einatmung kann akut zu Lungenödem und chronisch zu bleibenden Schäden am Respirationstrakt führen.

Bei der praktisch bedeutsamen Einwirkung auf die Haut durchdringt das Fluoridion rasch die Epidermis und führt unter starken Schmerzen zu tiefen, sich schnell ausbreitenden, schwer heilenden Kolliquationsnekrosen. Gelegentlich wird nach der Verätzung ein schmerzfreies Intervall beobachtet. Resorptiv kann es zu systemischer Wirkung kommen. Bei der gewerblich seltenen oralen Aufnahme von Fluorverbindungen werden, neben Verätzungen im Magen-Darm-Kanal, Krämpfe und akute Leber-, Herz- und Nierenschäden beobachtet.

Bei der Überhitzung von Kunststoffen auf der Basis von Fluorpolymeren können nach kurzer Latenzzeit mehrstündige Störungen des Allgemeinbefindens mit Fieber auftreten. Bei noch höheren Temperaturen treten Zersetzungsprodukte mit Reiz- und Ätzwirkung auf.

Nach langjähriger Einwirkung von Fluorwasserstoff oder Fluoridstaub können rheumatoide Beschwerden auftreten, die ihre Ursache in einer Osteosklerose besonders der spongiösen Knochen, wie denen des Beckens, der Wirbelsäule und der Rippen, haben (Knochenfluorose). Erst röntgenologische Zeichen (in Weichstrahltechnik) sind Verknöcherungen an Bänder- und Sehnenansätzen, z. B. am Knie- und Ellenbogengelenk. Im weiteren Verlauf treten röntgenologisch in Erscheinung:

1. grobe, unscharfe Bälkchenstruktur an Wirbelkörpern, Rippen und Becken, vermehrte Knochensklerosierung.
2. zunehmende homogene Schattendichte der Knochen, Spangenbildung an der Wirbelsäule, Einengung der Markhöhle langer Röhrenknochen,
3. eburnisiertes Bambusstabbild der Wirbelsäule, ausgedehnte Verkalkung der Sehnen und Gelenkkapseln, multiple Periostreaktionen, Exostosen, Ankylosierung der Kreuzbeinfugen.

Eine chronische Fluorerkrankung (Fluorose) ist im allgemeinen dann anzunehmen, wenn folgende Hinweise gegeben sind:

1. Polyarthralgie,
2. verknöcherte Bandansätze,
3. erhöhte Fluoridausscheidung im Urin.

Eine Zahnfluorose mit Schmelzveränderungen tritt im allgemeinen nur während der Ameloblasten-(Adamantoblasten-)Aktivität, also bis etwa zum 14. Lebensjahr, auf.

Flußsäuredämpfe können einen Säureschaden der Zähne verursachen.

IV. Weitere Hinweise

Die Verwendung von Fluorverbindungen hat in den letzten Jahrzehnten zugenommen. Die pathophysiologische Wirkung einer Fluorverbindung ist aus der chemischen Formel nicht immer ablesbar. Chemisch nahestehende Fluorverbindungen, wie z. B. Schwefelpentafluorid und Schwefelhexafluorid, können in ihrer Giftigkeit erheblich differieren.

Die Bestimmung der Fluoridkonzentration im Harn (Urin am Ende der Arbeitszeit nach mindestens drei vorangegangenen Expositionstagen) kann zur Frühdiagnose einer Fluorose wertvoll sein.

Isoliert auftretende Schädigungen des Zahnschmelzes durch Flußsäure fallen unter Nr. 1312 der Anlage 1 zur Berufskrankheitenverordnung.

Erkrankungen durch Fluorkohlenwasserstoffe mit vorwiegender Symptomatik am zentralen Nervensystem und Leberparenchym (z. B. Narkosegas wie Halothan) fallen unter Nr. 1302 der Anlage 1 zur Berufskrankheitenverordnung.

V. Literatur

Boillat MA, Baud CA, Lagner R (1979) Fluorose, industrielle. Schweiz Med Wochenschr [Suppl 8] 109: 5–28

Hodge HC, Smith FA (1977) Occupational fluoride exposure, J Occup Med 19 1: 12–39

Wende E (1961) Erkrankungen durch Fluor oder seine Verbindungen. In: Baader EW (Hrsg) Handbuch der gesamten Arbeitsmedizin, Bd. II/1, Urban & Schwarzenberg, Berlin München Wien, S 296–313

Zober A, Schaller KH (1976) Fluoridbestimmung im Harn, Analysen im biologischen Material. Kommission zur Prüfung gesundheitsschädlicher Arbeitsstoffe der DFG. Verlag Chemie, Weinheim

Zober A, Geldmacher, Mallinckrodt M, von Schaller KH (1977) Renal fluoride excretion as a useful parameter for monitoring hydrofluoric acid exposed persons. Int Arch Occup Environ Hlth 40: 13–24

Zu Nr. 1309

Erkrankungen durch Salpetersäureester

I. Vorkommen und Gefahrenquellen

Salpetersäureester sind Verbindungen der Salpetersäure mit ein- und mehrwertigen Alkoholen. Es sind häufig ölige, z. T. leicht flüchtige Flüssigkeiten.

Gesundheitsgefährdend sind insbesondere Nitroglykol $[C_2H_4(ONO_2)_2]$ und Nitroglyzerin $[C_3H_5(ONO_2)_3]$, die für die Herstellung von Sprengstoffen verwendet werden. Gefahrenquellen sind das Nitrieren, Gelatinieren, Mischen und Patronieren. Auch Umgang mit diesen Stoffen in bestimmten Laboratorien sowie Kontakt mit aufgerissenen, nichtexplodierten Sprengstoffpatronen, z. B. bei Abraumarbeiten, können gesundheitsgefährdend sein. Dies trifft nicht für die z. B. in Lackfarben enthaltene Nitrozellulose zu.

II. Aufnahme und Wirkungsweise

Die Aufnahme von Salpetersäureester erfolgt sowohl über die Atemwege als auch durch Hautresorption. Flüchtigkeit und Hautdurchdringungsvermögen nehmen von den einwertigen zu den mehrwertigen Alkohol-Salpetersäure-Verbindungen hin ab. Nitroglykol ist auch aus diesem Grunde stärker giftig als Nitroglyzerin. Dagegen spielt die im Organismus bei Nitroglykoleinwirkung einsetzende Nitritbildung eine untergeordnete Rolle.

Infolge Einwirkung von Salpetersäureestern kommt es zur Blutgefäßerweiterung mit Absinken zunächst des systolischen und bei weiterer Exposition auch des diastolischen Blutdrucks. Neben der peripheren Kreislaufwirkung mit ihren Folgen ist evtl. ein durch diese Stoffe bedingter zentraler Effekt möglich.

Die chronische Einwirkung kleinerer Mengen bewirkt auch als Ausdruck eingetretener Gegenregulationen langsam eine Erhöhung des diastolischen Blutdruckes. Dadurch wird die Blutdruckamplitude deutlich kleiner.

III. Krankheitsbild und Diagnose

Schon nach kurzer Exposition, insbesondere mit Nitroglykol, können in erster Linie Kopfschmerzen, später auch Schwindel, Gefühl der Trunkenheit, Brechreiz, Gesichtsrötung, Hitzegefühl, Appetitlosigkeit und Schlafstörungen auftreten. Über Schmerzzustände in der Herzgegend, die dann ähnlich denen der Angina pectoris sind, kann geklagt werden. Oft ist der Blutdruck erniedrigt; selten besteht eine Bradykardie.

Nach einer gewissen Zeit der Exposition mit kleineren Dosen tritt oft eine Gewöhnung ein, die dazu führt, daß die Beschwerden geringer werden und auch schon bei Arbeitsunterbrechungen, z. B. am Wochenende, völlig zurückgehen. Bei Wiederaufnahme der Arbeit, z. B. am folgenden Montag, kann es zu einem Rückfall der Beschwerden kommen, weshalb diese Erkrankung auch als sog. Montagskrankheit bezeichnet wird. Vorausgegangene körperliche und psychische Belastungen können sich ungünstig auswirken.

Plötzliche Todesfälle nach Kreislaufkollaps und durch akutes Herzversagen sind nach Arbeitspausen – Urlaub, Wochenende (sog. Montagssterbefälle) – oder Arbeitsplatzwechsel beobachtet worden.

Ausschlagebend für den weiteren Krankheitsverlauf ist der Grad der Kreislaufregulationsstörung. Die innerhalb der Erythrozyten gelegenen sog. Heinz-Körperchen sind nur dann festzustellen, wenn gleichzeitig eine Einwirkung von nicht zu den Salpetersäureestern gehörenden aromatischen Nitrokörpern, wie Trinitrotoluol u. ä., stattgefunden hat, was für Arbeiten in der Sprengstoffherstellung zutreffen kann.

IV. Hinweise für die ärztliche Beurteilung

Arbeitsanamnese, klinischer Befund und evtl. das Ergebnis von Luftanalysen, z. B. auf Nitroglykol- und Nitroglyzeringehalt, sichern die Diagnose.

Abgesehen davon, daß in Einzelfällen die toxische Kreislaufregulationsstörung plötzlich enden kann, ist im allgemeinen die Prognose, insbesondere nach Wegfall der entsprechenden Exposition, günstig. Spätschäden sind kaum zu erwarten.

Zu Nr. 1310

Erkrankungen durch halogenierte Alkyl-, Aryl- oder Alkylaryloxide

(Bekanntm. des BMA vom 10. 7. 1979 im BArbBl. 1979 Heft 7/8 Seite 70)

Bei den halogenierten Alkyl-, Aryl- und Alkylaryloxiden handelt es sich um halogenierte Alkohole, halogenierte Äther, halogenierte Epoxide und um halogenierte Phenole. Zu diesen Verbindungen zählen insbesondere:

– die chlorierten Aryloxide:

Äthylenchlorhydrin (2-Chlor-äthanol)	$ClCH_2$-CH_2-O
1,2-Dichlorhydrin (2,3-Dichlor-1-propanol)	$ClCH_2$-CHCl-CH_2O
1,3-Dichlorhydrin (1,3-Dichlor-2-propanol)	$ClCH_2$-CH(OH)-CH_2Cl
Epichlorhydrin (1-Chlor-2,3-epoxipropan)	O-CH_2-CH-CH_2Cl
Dichlordimethyläther (1,1-Dichlordimethyläther)	$ClCH_2$-CH_2Cl
Monochlordimethyläther (Chlormethyl-methyläther)	H_3O-O-CH_2Cl
Cichlordiäthyläther (2,2-Dichlordiäthyläther)	$ClCH_2$-CH_2-O-CH_2-CH_2Cl
Monochlorphenole (2-, 3-, 4-Chlorphenol)	C_6H_4Cl (OH)
Dichlorphenole (insbes. 2,4-Dichlorphenol)	$C_6H_3Cl_2$(OH)
Trichlorphenole (insbes. 2,4,5-Trichlorphenol und 2,4,6-Trichlorphenol)	$C_6H_2Cl_3$(OH)
Pentachlorphenol	C_6HCl_5(OH)
„Dioxin“, TCDD (2,3,7,8-Tetrachlor-dibenzo-p-dioxin)	

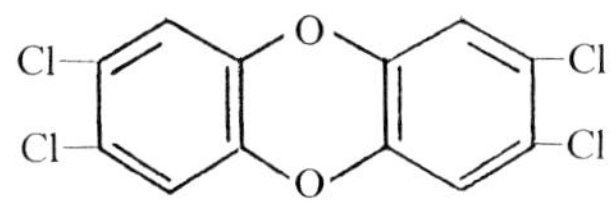

- die chlorierten Alkylaryloxide:

  Chlorkresole
  (insbes. 4-Chlor-2-methyl-phenol
  und 4-Chlor-3-methyl-phenol)

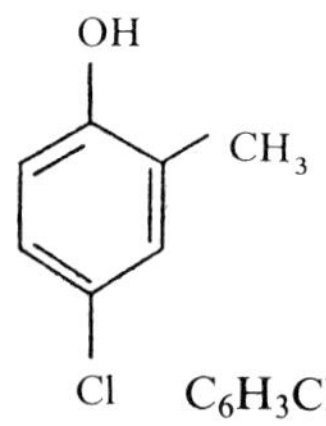

$C_6H_3Cl(OH)CH_3$

I. Gefahrenquellen

Chemische Verbindungen dieser Klasse werden u. a. verwendet:

- als Zwischenprodukte in der chemischen Industrie, z. B. für Expoxidharze (Epichlorhydrin),
- als Chloralkylierungsmittel (Monochlordimethyläther, Dichlordiäthyläther), für Pflanzenschutzmittel (Chlorphenole, Chlorkresole),
- als Holzkonservierungsmittel (z. B. Pentachlorphenol),
- zur Herstellung von Desinfizienzien (Chlorphenole).

Einige Stoffe dieser Klasse können als unerwünschte Nebenprodukte entstehen, z. B. Tetrachloridbenzo-p-dioxin bei der Herstellung von Trichlorphenol, Dichlordimethyläther bei der Herstellung von Monochlordimethyläther.

II. Pathophysiologie

Die genannten halogenierten organischen Sauerstoffverbindungen führen bei lokaler Einwirkung zu mehr oder weniger starken Reizerscheinungen an Haut und Schleimhäuten. Die Aufnahme erfolgt über die Atemwege. Bei vielen Substanzen in fester oder flüssiger Form, insbesondere beim Äthylenchlorhydrin, ist jedoch die perkutane Resorption von besonderer Bedeutung. Nach Aufnahme in den Organismus kann es zu Stoffwechselstörungen sowie zu Leber- und Nierenschädigungen kommen. Auch Lungen und Bronchien sowie das Zentralnervensystem können betroffen sein.

III. Krankheitsbild und Diagnose

1. Chlorierte Alkyloxide
   a) Chlorhydrine
      Äthylenchlorhydrin
      Epichlorhydrin
      1,2- und 1,3-Dichlorhydrin

Die genannten Stoffe besitzen eine starke lokale Reizwirkung auf Haut und Schleimhäute, insbesondere die Schleimhäute der Augen und des Respirationstraktes; diese Wirkung ist beim Epichlorhydrin besonders stark. Systemische Schäden können am Zentralnervensystem sowie an Leber und Nieren auftreten. Eine massive Exposition kann auch ein Lungenödem hervorrufen. Das Vergiftungsbild ist gekennzeichnet durch zentralnervöse Symptome (Somnolenz und Verwirrungszustände, ggf. Koma), Störungen der Leberfunktion bis zum vollen klinischen Bild der toxischen Hepatitis (Transaminasenanstieg!), toxische Nephrose mit Hämaturie und Albuminurie. Neben der Aufnahme über die Atemwege ist die Möglichkeit der perkutanen Resorption besonders zu bachten.

b) Chlorierte Äther
Monochlordimethyläther
Dichlordimethyläther
Dichlordiäthyläther

Die genannten Äther besitzen eine starke Schleimhautreizwirkung, die von Monochlordimethyläther über die Dichlordimethyläther zu Dichlordiäthyläther abnimmt.

Die chlorierten Äther entfalten in höheren Konzentrationen narkotische Wirkungen. Dichlordiäthyläther kann bei der Inhalation außer Schleimhautreizungen Übelkeit und Brechreiz bewirken. Bleibende Organschäden sind nicht bekanntgeworden.

Bei der Herstellung und Verarbeitung von Dichlordimethyläther wurde eine Häufung von Bronchialkarzinomen mit auffallend geringer Latenzzeit beobachtet. Monochlordimethyläther erwies sich bislang nicht als eindeutig kanzerogen, jedoch kann technischer Monochlordimethyläther bis zu 7 % mit Dichlordimethyläther verunreinigt sein.

2. Chlorierte Aryloxide
Monochlorphenole
Dichlorphenole
Trichlorphenole
Pentachlorphenol

Ähnlich wie Phenol verursachen auch die Chlorphenole nach Hautkontakt eine gewebsschädigende Wirkung (Haut-, Schleimhautreizungen bis zur Nekrose). Nach Resorption bewirken die Chlorphenole in entsprechender Konzentration motorische Erregung, Tremor, Krämpfe und Koma. Außerdem wurde Hyperpyrexie beobachtet.

Mit steigender Chlorierung nimmt die Krampfwirkung ab und die Hemmung der oxidativen Phosphorylierung zu.

Monochlorphenol hat also die stärkste zentralerregende Wirkung, während sie beim Pentachlorphenol fast vollständig fehlt und hier andere Organwirkungen im Vordergrund stehen.

Über Vergiftungsfälle durch reines 2,4,5-Trichlorphenol ist in der Literatur nichts bekannt. Aus 2,4,5-Trichlorphenol kann sich aber bei der Herstellung 2,3,7,8-Tetrachlordibenzo-p-dioxin (TCDD, „Dioxin") bilden. Dioxin kann auch als Verunreinigung in 2,4,5-Trichlorphenol enthalten sein. Es kann zur Chlorakne (Pernakrankheit), aber auch zu systemischen Schädigungen, wie toxischen Leberzellenschädigungen und toxischen Polyneuritiden, führen.

Bei Pentachlorphenol wurden neben der Schleimhautreizwirkung der Dämpfe und gelegentlich Dermatididen durch Kontakt mit der Flüssigkeit auch allgemeine Vergiftungszustände (Mattigkeit, Schweißausbrüche, Atemnot) durch Einatmung der Dämpfe beobachtet. Chronische Vergiftungen sind bisher wissenschaftlich nicht erwiesen.

Pentachlorphenol kann als Verunreinigung Octachlor-dibenzo-p-dioxin enthalten, das im Prinzip ähnlich wirkt wie TCDD, aber deutlich weniger toxisch ist.

3. Chlorierte Alkylaryloxide
Chlorkresol

Über die Toxizität der Chlorkresole finden sich in der Literatur keine konkreten Angaben. Es ist jedoch anzunehmen, daß ihre Wirkung ähnlich ist wie die der Chlorphenole.

IV. Literatur

Goldmann PJ (1972) Schwerste akute Chlorakne durch Trichlorphenolzersetzungsprodukte. Arbeitsmedizin Sozialmedizin Arbeitshygiene 7 1: 12–18
Hoffmann HT (1975) Neuere Erfahrungen mit hochtoxischen Chlorkohlenwasserstoffen. Arch Exp Pathol Pharmakol 1: 232
Ludewig R, Lohs K (1974) Akute Vergiftungen. Fischer, Stuttgart
Moeschlin S (1972) Klinik und Therapie der Vergiftungen. Thieme, Stuttgart
Patty FA (1963) Industrial Hygiene and Toxicology, vol II. Interscience Publishers, New York

Schwetz BA et al. (1973) Toxicology of chlorinated dibenzo-p-doxins. Environmental Health Perspectives Exp 5: 87 ff.
Thiess AM, Hey W, Zeller H (1973) Zur Toxikologie von Dichlordimethyläther – Verdacht auf kanzerogene Wirkung auch beim Menschen –. Zbl Arbeitsmed Arbeitsschutz 4: 97–102

Zu Nr. 1311

Erkrankungen durch halogenierte Alkyl-, Aryl- oder Alkylarylsulfide

(Bekanntm. des BMA vom 20. 7. 1977 im BArbBl 1977 S. 204)

Unter den halogenierten Alkylsulfiden ist fast nur der bis Kriegsende hergestellte und in Versuchsstellen untersuchte Kampfstoff 2,2-Dichlordiäthylsulfid (Schwefellost) von praktischer Bedeutung. Die gelegentlich als Fungizide und Akarizide verwendeten halogenierten Aryl- und Alkylarylsulfide sind weniger bedeutungsvoll.

I. Gefahrenquellen

2,2-Dichlordiäthylsulfid wird auch heute noch gelegentlich als Fundmunition aus vergrabenen oder versenkten Beständen geborgen und vernichtet. Gefährdet sind in erster Linie Angehörige von Munitionsbergungs- und -beseitigungstrupps.

II. Pathophysiologie

2,2-Dichlordiäthylsulfid ist gut lipidlöslich. Es wird in flüssiger oder Dampfform zunächst ohne Reizerscheinungen durch die Haut und Schleimhaut resorbiert. Als starkes, fermentative Prozesse blockierendes Zellgift führt es neben Allgemeinstörungen auch zu Organschäden. Subtoxische Stoffmengen können nach längerer Einwirkung auch ohne manifeste Erscheinungen charakteristische Spätschäden bewirken.

III. Krankheitsbild und Diagnose

Die akute Einwirkung von 2,2-Dichlordiäthylsulfid auf die Haut führt nach einer Latenzzeit von Stunden zu ödematöser, sulziger Schwellung mit Blasenbildung und schwer heilenden Geschwüren. Das Auge mit seinen Anhangsgebilden ist besonders gefährdet. An den oberen und tieferen Atemwegen entwickeln sich katarrhalische Reizerscheinungen bis zu pseudomembranösen Entzündungen, Lungenödem und Bronchopneumonie.

Gastritiden und Gastroenteritiden wurden beobachtet. Die resorptive Wirkung kann sich am dritten Tage in einer progredienten Leukopenie mit Störung der Knochenmarkreifung äußern. Die allgemeine Widerstandskraft des Organismus ist herabgesetzt, sekundäre Infekte sind häufig. Die Heilungstendenz solcher Schäden ist auffallend schlecht.

Nach akuten Schäden durch 2,2-Dichlordiäthylsulfid, aber auch nach längerer Einwirkung subtoxischer Dosen kann es nach Jahren zu charakteristischen Spätfolgen mit chronischer Bronchitis, Bronchiektasen und Emphysem kommen. Als Ausdruck der resorptiven Wirkung besteht häufig starkes Untergewicht mit dem Bilde einer trockenen Dystrophie. Anazide Gastritiden sind nicht selten, Osteoporose wurde beobachtet. Die Infektionsresistenz ist für mehrere Jahre herabgesetzt, so daß Furunkulose und Parodontose häufig sind. Chronische Nebenhöhlenaffektionen gelten als typisch. Die vegetative Regulation von Herz und Kreislauf kann gestört sein. Libido und Potenz sind häufig beeinträchtigt. Im Blutbild findet sich eine Eosinophilie. Vitalitätsminderung und depressive Zustände sowie eine Voralterung wurden als Lostschäden beschrieben.

2,2-Dichlordiäthylsulfid besitzt als alkylierende Substanz eine kanzerogene Wirkung, die für die Luftwege und den Magen als gesichert gelten kann. Karzinome der Harnblase sind wahrscheinlich.

Entscheidend ist die Vorgeschichte. Es ist zu berücksichtigen, daß 2,2-Dichlordiäthylsulfid meist mit anderen Stoffen (z. B. organischen Arsenverbindungen) gemischt wurde.

Zu Nr. 1312

Erkrankungen der Zähne durch Säuren

A. Erkrankungen der Zähne durch dem Luftstrom beigemischte anorganische und organische Säuren

I. Vorkommen und Gefahrenquellen

Säureschäden der Zähne durch anorganische Säuren (Mineralsäuren) können bei ihrer Herstellung oder Verarbeitung entstehen, z. B. bei der Salz-, Schwefel- oder Salpetersäurefabrikation, in Metallbeizereien, beim Gelbbrennen, in der Zinkelektrolyse und in den Formierabteilungen der Akkumulatorenfabriken.

Zahnschäden durch organische Säuren können insbesondere durch Essig- und Ameisensäure in Textilfabriken beim Stoffdruck, durch Oxalsäure in Färbereien und chemischen Reinigungen, durch Wein- und Zitronensäure in pharmazeutischen und Nährmittelfabriken auftreten.

Eine besondere Gefahrenquelle sind Mineralsäuren, vor allem die Halogenwasserstoffsäuren und die Salpetersäure, da diese schon bei normaler Temperatur flüchtig sind.

II. Aufnahme und Wirkungsweise

Säuren wirken durch den Luftstrom direkt auf die Zähne zuerst an den Stellen ein, die bei geöffnetem Mund von Weichteilen (Lippen) entblößt und relativ frei von Speichel sind. Infolgedessen treten zu Beginn Schäden in der Regel an der Vorderfläche der oberen mittleren Schneidezähne in der Gegend der Schneidekanten auf. Die unteren Frontzähne bleiben zunächst frei, später können Schäden im Bereich der Schneidekanten entstehen.

III. Krankheitsbild und Diagnose

Es wird zunächst über ein Gefühl des „Stumpfwerdens" der Zähne geklagt, das sich, im Gegensatz zur gleichen Empfindung nach Fruchtsäuregenuß, nicht wieder verliert. Die Zähne werden glanzlos und rauh. Beim Fortschreiten dieses Prozesses wird der Schmelz dünner, es kommt zum Verlust der Kontaktpunkte (Keilform der Zähne), zu zackigen Rändern, das Dentin tritt mehr und mehr hervor, wodurch die Zähne allmählich dunkel werden.

Es kann eine Überempfindlichkeit gegen Temperaturunterschiede und gegen süße, salzige und saure Speisen entstehen. In der Regel verliert sich diese bald durch Bildung von Reizdentin.

Außer der Zerstörung des Schmelzes kommt es zusätzlich zu einem mechanischen Zerstörungsprozeß, der an den Schneidekanten beginnt. Die Zähne werden kürzer; es entsteht der „offene Biß". Das Ende dieses Vorganges sind verfärbte Zahnstummel.

Zahnfleischerkrankungen sind nicht die Folge der Säureeinwirkung, sondern der mangelnden Mundpflege.

Die Zahnveränderungen entwickeln sich im Laufe mehrerer Jahre, können allerdings auch schon nach wenigen Monaten auftreten. Hierbei spielen neben der Säurekonzentration und der Einwirkungsdauer sowie dem Ausmaß der getroffenen Schutzmaßnahmen die Qualität des Schmelzes und die persönliche Hygiene eine große Rolle.

Die Diagnose ergibt sich aus der typischen Lokalisation der Substanzverluste in Verbindung mit der Arbeitsanamnese.

Differentialdiagnostisch sind Säureschäden anderer Ätiologie und damit anderer Lokalisation abzugrenzen, z.B. gegen Schäden durch jahrelangen Genuß konzentrierter Fruchtsäfte (Fruchtsäuren), durch ungeeignete Mundwässer und Zahnpflegemittel, durch Zerstäuben und Inhalieren von Medikamenten, die geeigent sind, die Zähne anzugreifen, durch jahrelanges perorales Einnehmen von Salzsäure, ferner gegen Altersabschliff (Abrasio) und gegen die Caries dentium.

B. Erkrankungen der Zähne durch in der Mundhöhle sich bildende organische Säuren

I. Vorkommen und Gefahrenquellen

Es handelt sich hier um Schädigungen der Zähne durch organische Säuren, die aufgrund von Gärungsprozessen in der Mundhöhle entstehen (Milchsäure, Buttersäure, Brenztraubensäure). Diese Gärungsprozesse werden durch gleichzeitige Einwirkung von Mehl und Zucker, Mehl und Hefe oder besonders durch die Einwirkung von Mehl, Zucker und Hefe hervorgerufen. Schäden werden überwiegend bei Konditoren, Lebkuchenbäckern und bei Arbeitern in der Süßwarenindustrie beobachtet, selten dagegen in Brotbäckereien und Mühlenbetrieben; daher kommt die Bezeichnung „Zuckerbäckerkaries".

II. Aufnahme und Wirkungsweise

Die Aufnahme erfolgt sowohl durch Mehl- und Zuckerstaub in der Luft, vor allem aber dadurch, daß die Mehl- und Zuckererzeugnisse abgeschmeckt werden müssen. Es können alle Zähne befallen werden. Zucker und Mehl setzen sich bevorzugt an den Zahnhälsen ab und begünstigen unter Mitwirkung von Hefe diese Erkrankungen.

III. Krankheitsbild und Diagnose

Die „Zuckerbäckerkaries" entwickelt sich rasch und befällt gleichzeitig mehrere Zähne. Sie beginnt charakteristisch im gingivalen Abschnitt der Zähne und breitet sich sehr bald auf die Labialflächen, besonders der Frontzähne, aus. Die Seitenflächen der Zähne werden erst später befallen.

Wichtig für die Diagnose „Zuckerbäckerkaries" ist neben der Arbeitsanamnese eine Vielzahl oberflächlicher ausgedehnter Zahnhalsdefekte, die auf die Labialflächen übergreifen.

Die nicht berufsbedingte Karies beginnt vorwiegend an den Fissuren oder zwischen den Zähnen.

IV. Hinweise für die ärztliche Beurteilung zu A un B

Bei der ärztlichen Beurteilung sind Art, Umfang und Dauer der beruflichen Tätigkeit, ihr zeitlicher Zusammenhang mit der Erkrankung und Art und Lokalisation der Zahnschäden zu beachten.

Die Beurteilung der Erkrankungen der Zähne durch Säuren kann schwierig sein; ihre Begutachtung sollte durch einen auf diesem Gebiet erfahrenen Zahnarzt vorgenommen werden.

Die unter A genannten Schäden sind relativ selten.

Zu Nr. 1313

Hornhautschädigungen des Auges durch Benzochinon

I. Vorkommen und Gefahrenquellen

Benzochinon (p-Benzochinon) ist u.a. ein Zwischenprodukt bei der Herstellung des Hydrochinons sowie ein Umwandlungsprodukt bei der Oxidation des Hydrochinons. Benzochinon kristallisiert in gelben Prismen, wird bei offenen Arbeitsverfahren vom Wasserdampf der Luft aufgenommen, ist flüchtig und riecht stechend. In alkalischen Gewebeflüssigkeiten wird Hydrochinon zu gelblich-braunem Benzochinon oxydiert.

Gefahrenquellen sind bei der offenen Benzochinon- sowie bei der Hydrochinonherstellung oder bei Verwendung dieser Stoffe vorhanden, besonders wenn diese in Verbindung mit Wasserdampf oder Staub den Arbeitsplatz verunreinigen.

II. Aufnahme und Wirkungsweise

Benzochinon wird entweder direkt oder nach Umwandlung aus Hydrochinon vom Bindehaut- und Hornhautepithel des Auges resorbiert. Es ist noch nicht hinreichend geklärt, ob außer der direkten Einwirkung der schädigenden Substanz auf die Hornhaut des Auges auch eine indirekte Einwirkung nach Aufnahme über die Atemwege und den Magen-Darm-Trakt möglich ist.

III. Krankheitsbild und Diagnose

Benzochinon kann zunächst zu unspezifischen Reizwirkungen an Bindehaut und Hornhaut führen. Nach längerer, meist mehrjähriger Einwirkung dieses Stoffes kann es im Lidspaltenbereich zu Tingierungen kommen. Diese sind vorwiegend gelblich-braun, unter Einwirkung des Lichtes später sepiafarben oder dunkelbraun. Es bilden sich feinere, bis gröbere Trübungen im Hornhautepithel und -parenchym. Erosionen können auftreten, die Hornhaut kann quellen, sich verformen und zu einem irregulären Astigmatismus führen, der nicht völlig auszugleichen ist. Zunächst fehlen Bindehauthyperämie und Hornhautvaskularisation. Die Sensibilität der Hornhaut ist herabgesetzt, ihre Regenerationsfähigkeit vermindert.

Häufig bleibt ein erhöhte Anfälligkeit gegen Sekundärinfektionen bestehen. Auch ohne erneute Einwirkung können selbst nach jahrelangem Intervall Epitheldefekt mit hartnäckigen Geschwüren bis zum klinischen Bild des Ulcus serpens auftreten.

Dauerschäden (Trübung, Astigmatismus, Keratektasie) sind häufig. Verlust des Sehvermögens und des Auges ist möglich.

Die Prognose der Erkrankung hinsichtlich der Erhaltung des Sehvermögens ist zweifelhaft, da es bereits im Anfangsstadium der Erkrankungen zur irreversiblen Schädigung der Hornhaut kommen kann. Im günstigsten Falle ist durch frühzeitigen Arbeitsplatzwechsel und rechtzeitige augenärztliche Behandlung eine Rückbildung der Hornhauterkrankung möglich.

Zu Nr. 1314

Erkrankungen durch para-Tertiärbutylphenol

Merkblatt für die ärztliche Untersuchung

(Bek. des BMA v. 1. Juni 1988, BABl. 7–8/1988 und v. 16. August 1989, BABl. 11/1989)

Vitiligoartige Depigmentierungen nach Umgang mit para-Tertiärbutylphenol (ptBP) sind in der Literatur wiederholt beschrieben worden. Die Entstehung der Hautveränderungen durch Inhalation der flüchtigen Dämpfe oder Einatmung von lungengängigem pt-Phenolharz wird vermutet sowie vermutlich auch auf Ingestion oder Hautresorption zurückgeführt.

I. Vorkommen und Gefahrenquellen

1. ptBP dient in der Industrie als Einsatzstoff für Lackrohstoffe, Emulgatoren und Netzmittel, Antioxidanzien für die Kautschukverarbeitung. Mineralölkonfektionierung und anderes mehr. ptBP findet sich vorwiegend in Kristallform oder gelöst vor. ptBP ist bei Normaltemperatur (20 °C) eine weiße, kristalline Substanz. Es schmilzt bei 97–98 °C und ist in flüssigem Zustand eine farblose, klare Flüssigkeit. Der Siedepunkt des flüssigen ptBP unter Normaldruck (760 Torr) liegt bei 237–238°C. ptBP hat einen schwachen phenolischen Geruch, ist in Wasser unlöslich, jedoch leicht löslich in Alkohol, Ethern und Ketonen.
2. Eine Gefährdung durch ptBP war bzw. ist gegeben u. a. bei Arbeitnehmern aus der Schuh- und Automobilindustrie (durch Klebstoffe wie z. B. Neoprenkleber – Polychloroprenkleber) sowie durch ptBP-Formaldehyd-Kunstharze, durch Kontakt mit ptBP in den Produktionsanlagen von ptBP besonders in Arbeitsbereichen beim Probeentnehmen, Schleudern, Umrühren und Abfüllen der Substanz.

II. Pathophysiologie

ptBP erzeugt an der äußeren Haut eine fleckförmige Depigmentierung, die dem bekannten Krankheitsbild der Vitiligo ähnelt oder gleicht.

Intramuskuläre, subkutane und orale Verabreichung von ptBP führten im Tierversuch zu systematischen Depigmentierungen. Als morphologisches Substrat findet man in der depigmentierten Haut den völligen Mangel an Melaningranula, Verminderung der Melanozyten und degenerative Veränderungen der restlichen Pigmentzellen. Der biochemische Mechanismus ist nicht eindeutig aufgeklärt. Vermutet wird die Störung der enzymatischen Oxidation von Tyrosin zu DOPA und eine damit verminderte Bildung von Melanin. Die strukturelle Ähnlichkeit paraständiger Phenole mit Tyrosin bzw. DOPA deutet auf eine kompetitive Verdrängung an den Enzymen der Melaninsynthese; in vitro kommt es durch ptBP zur kompetitiven Hemmung der Tyrosinhydroxylierung und der DOPA-Oxidation. Auch an den Melanozyten lassen sich destruktive Veränderungen nachweisen. Als Metabolit von ptBP wird Hydrochinon vermutet. Letzteres hemmt nicht nur die Bildung, Melanisierung und den Abbau der Melanosomen, es zerstört auch die Membranstruktur der Melanozyten, die schließlich komplett untergehen können. Neben Störungen der Pigmentbildung der Haut kann ptBP zu Schäden der Leber sowie der Schilddrüse (Strumaentwicklung) führen. Dabei handelt es sich nach bisherigen Beobachtungen fast ausnahmslos um eine euthyreote Struma.

III. Krankheitsbild und Diagnose

Das Auftreten von beruflich verursachter Vitiligo ist Folge eines mehrmonatigen Kontakts (vermutlich auch Inhalation) mit ptBP. Eine vorherige Verätzung oder Rötung der Haut ist nicht erforderlich. Eine gleichzeitige Sensibilisierung ist möglich. ptBP ruft an der Haut nach intensivem Kontakt Rötung, Schwellung, Brennen und Juckreiz hervor (Kontaktdermatitis). Darüber hinaus können nach längerer Exposition evtl. auch durch Einatmung der Dämpfe oder von lungengängigen Staubpartikeln beim Zerkleinern des Harzes Depigmentierungen in disseminierter Aussaat auftreten. Das Verteilungsmuster der Depigmentierungen ist meist symmetrisch und charakterisiert durch linsengroße bis münzengroße teilweise auch konfluierende „Weißfleckung“ an den Handrücken und Fingerrücken, übergreifend auf die Unterarme, Fußrücken, Stamm, hier besonders in den Axillen sowie im Genitalbereich. Eine genaue Reihenfolge des Auftretens der „Weißfleckung“ kann nicht angegeben werden. Meistens wird die Depigmentierung nach verstärkter Sonneneinstrahlung mit Bräunung der umgebenden Haut festgestellt. Makroskopisch und histologisch unterscheiden sich die Hautveränderungen nicht von echter Vitiligo, jedoch findet man im Gegensatz zu echter Vitiligo keine Assoziation zu einer Autoimmunkrankheit. Ferner können besonders nach Inhalation von erhitztem ptBP in flüssiger Phase Kopfschmerzen, Müdigkeit, Schwindelgefühl und Erbrechen auftreten.

Die Einwirkung von ptBP kann nicht nur an der Haut (Vitiligo), sondern auch zu systemischen Reaktionen im Organismus führen, die sich am Leberparenchym (Hepatose) und in einer Schilddrüsenvergrößerung manifestieren (Trias: Vitiligo, Hepatose und Struma diffusa). Nach Beendigung der Exposition gegenüber ptBP kam es in den meisten Fällen zu einer Besserung der auf eine Funktionsstörung der Leber hinweisenden Laborbefunde sowie zur Rückbildung der Schilddrüsenvergrößerung.

IV. Weitere Hinweise

Welche Bedeutung der inhalativen ptBP-Aufnahme im Verhältnis zur Hautresorption zukommt, wird z. Z. noch untersucht.

Die depigmentierende Eigenschaft von ptBP ist nach Literaturangaben auch vielen anderen Phenolen und Katecholen, wie z. B.

- Monobenzylhydrochinon,
- Monomethylhydrochinon,
- Orthophenylphenol,
- Paraphenylphenol,
- Hydrochinon,
- Catechol,
- 3-Methylcatechol,
- 3-Methyl-5-tertiäroctyl-Catechol,
- 3-Isopropylcatechol,
- 3,5-Diisopropylcatechol,
- 4-Methylcatechol,
- 4-Isopropylcatechol,
- 4-Tertiärbutylcatechol,
- 2-Mercaptoethylamin · HCl,
- N-(2-mercaptoethyl-)dimethylamin,
- Nonylphenol und
- Octylphenol

eigen, wobei besonders die para-substituierten Verbindungen stärker wirksam sind als die meta- und ortho-substituierten Phenole. In der Empfindlichkeit bestehen erhebliche Speziesunterschiede. Die Reaktion bei exponierten Menschen ist offenbar individuell unterschiedlich.

Bezüglich der para-Tertiärbutylphenol verursachten Hauterkrankungen wird auf die Nr. 5101 Anl. 1 Bek V verwiesen.

V. Literatur

British Industrial Biological Research Association(BIBRA) (1986) Para-tertiary-Butylphenol, Febr.

Clayton GD, Clayton FE (1981) Patty's industrial hygiene and toxicology, 3rd revised edin. vol 2A. Wiley, New York Chichester Brisbane Toronto, pp 2618–2627

Goldman PJ, Thiess AM (1976) Berufsbedingte Vitiligo durch para-tertiär-Butylphenol, eine Trias von Vitiligo, Hepatose und Struma. Hautarzt 26: 155–159

Henschler D (Hrsg) (1986/87) Toxikologische und arbeitsmedizinische Begründungen des MAK-Wertes von p-tert.-Butylphenol. Verlag Chemie, Weinheim, Lieferung 1986/87, 1–12

Malten KE, Seutter E (1971) Occupational vitiligo due to p.t. butylphenol and homologues. Trans St Johns Hosp Derm So 57: 115–135

Rodermund OE, Wieland H (1974) Vitiligoartige Depigmentation durch p-tert-Butylphenol Z Hautkr 49 11: 459–465

Zu Nr. 1315

Erkrankungen durch Isocyanate, die zur Unterlassung aller Tätigkeiten gezwungen haben, die für die Entstehung, die Verschlimmerung oder das Wiederaufleben der Krankheit ursächlich waren oder sein können

Hinweis
Zu den Nummern 1101 bis 1110, 1201 und 1202, 1303 bis 1309 und 1315: Ausgenommen sind Hauterkrankungen. Diese gelten als Krankheiten im Sinne dieser Anlage nur insoweit, als sie Erscheinungen einer Allgemeinerkrankung sind, die durch Aufnahme der schädigenden Stoffe in den Körper verursacht werden oder gemäß Nummer 5101 zu entschädigen sind.

Isocyanate sind reaktionsfreudige Ester der Isocyansäure mit einer oder mehreren O=C=N-Atomgruppen. Di- und Polyisocyanate bilden gemeinsam mit den weitgehend ungiftigen Polyolen die Grundbausteine der Polyurethan-(PUR-)Chemie und werden teils in reiner Form, teils mit anderen Zusatzstoffen in Arbeitsprozessen eingesetzt.

I. Vorkommen und Gefahrenquellen

Die Stoffgruppe (z. B. Desmodur-Produkte) besitzt ein breites Anwendungsfeld für die Herstellung von Schaum- und anderen Kunststoffen, Lacken und sonstigen Oberflächenbeschichtungen, Klebern und Härtern, Pharmazeutika, Pestiziden und anderen Erzeugnissen der chemischen Industrie.

Beim Spritzlackieren entstehen Isocyanat-haltige Aerosole. Mit einer Gesundheitsgefährdung muß insbesondere beim Verarbeiten von 2-Komponenten-Reaktionssystemen gerechnet werden. Es gibt auch Isocyanat-haltige 1-Komponenten-Produkte, die mit dem Wasserdampf der Luft aushärten. Großflächig aufgetragen, können Isocyanate durch verdunstende Lösemittel mitgerissen werden. Epoxid-haltige und Alkydharz-Bindemittel werden gelegentlich mit Isocyanaten kombiniert. Das Verbrennen und Verschwelen von Polyurethanen setzt möglicherweise Isocyanate frei. Dies gilt z. B. beim Schweißen von PUR-beschichtetem Metall, beim Metallguß in entsprechenden Formen, beim Ein- oder Abbrennen von PUR-Lackschichten sowie beim Schneiden von Hartschaumplatten und beim Anschleifen von PUR-Anstrichen.

Im einzelnen sind von besonderer Bedeutung:

- **Diisocyanattoluol** (Toluylendiisocyanat = **TDI**; Toluoldiisocyanat; Methylphenylendiisocyanat):

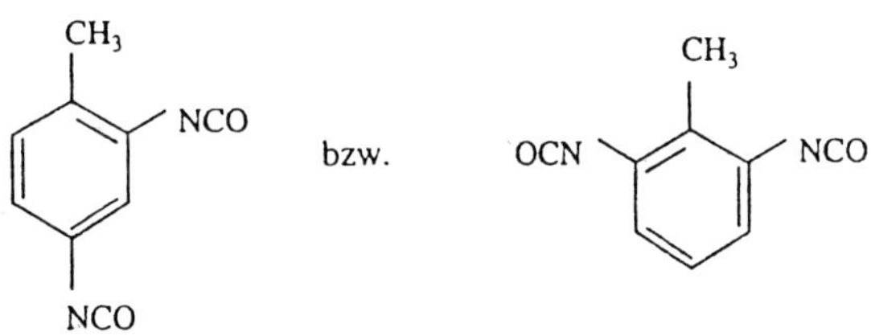

  Diese Substanz dient zur Herstellung von Polyurethanen, die als Weichschaumstoffe, Elastomere, Beschichtungen, Klebstoffe und Lackstoffe Verwendung finden. Während der Produktionsprozesse und bei der Anwendung besteht eine gesundheitliche Gefährdungsmöglichkeit, vorwiegend bei der Herstellung von Polyurethanschaum und dem Aufschäumen zur Polsterung, als Verpackungsauskleidung und als Isolierschicht. Dies geschieht häufig im 2-Komponenten-Verfahren, wobei die eine Komponente aus TDI besteht.
- **Diphenylmethan-diisocyanat** (Methylendi-(phenylisocyanat) = **MDI**):

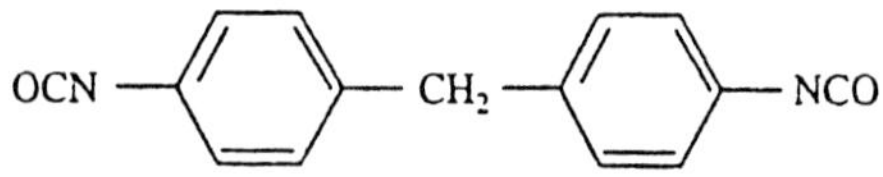

Wegen des im Vergleich zu TDI geringen Dampfdrucks ist die gesundheitliche Gefährdung durch MDI bei Raumtemperatur niedriger einzustufen. Eine Gefährdungsmöglichkeit liegt vor an Arbeitsplätzen zur exothermen Hartschaumproduktion für Maschinen- und Karosserieteile, zur Produktion von Automobilteilen und zur Beschichtung von Textilien und Leder. Eine Einwirkung von MDI kann ferner auftreten bei der Herstellung von Holzersatz, von Fußböden und von Sportartikeln sowie während seiner Verwendung als Bindemittel für den Formsand in Metallgießereien und zur Gesteinsverfestigung im Bergbau.

- **Hexamethylen-diisocyanat (HDI: OCN-CH_2-CH_2-CH_2-CH_2-CH_2-CH_2-NCO)** einschließlich seiner Polyisocyanat-Modifikationen und
- **Dicyclohexylmethan-4,4′-diisocyanat (HMDI)** werden vorwiegend Lacken und anderen Beschichtungsmaterialien zugesetzt. Eine gesundheitliche Gefährdung besteht während der Oberflächenbearbeitung mit diesen Materialien.
- **Naphthylen-diisocyanat (NDI)** findet für die Fabrikation besonderer Kunststoffe (Elastomere) Verwendung.
- **Isophoron-diisocyanat (IPDI)** wird neuerdings vermehrt für die Herstellung von 2-Komponenten-Lacken und anderen Beschichtungsmaterialien, beispielsweise auch für die Lederzurichtung, herangezogen. Wegen des im Vergleich zu TDI und HDI niedrigen Dampfdrucks ist die gesundheitliche Gefährdung durch Dämpfe etwas geringer.
- **Phenylisocyanat** besitzt eine Bedeutung als Zwischenprodukt für die Synthese von Klebern, Kunststoffen, pharmazeutischen Wirkstoffen, Agrochemikalien und Farbstoffen.
- **Methylisocyanat** dient als Syntheseausgangssubstanz, beispielsweise zur Herstellung von Pflanzenschutzmitteln und Fotochemikalien.

II. Pathophysiologie

Die Isocyanate reagieren insbesondere chemisch mit NH_2- und OH-Gruppen, so daß Zellmembranen im menschlichen Körper verändert und zerstört werden können. Toxische Wirkungen werden auch mit einer in vitro nachgewiesenen Hemmung der Acetylcholinesterase erklärt. Die Aufnahme erfolgt vorwiegend durch Inhalation von Isocyanat-haltigen Dämpfen, Aerosolen und Staubpartikeln. Dies kann zu allgemeinen Reizerscheinungen am Auge und im Respirationstrakt führen. Isocyanate rufen gelegentlich eine Sensibilisierung im Sinne einer zellgebundenen Typ-I-Allergie hervor. Wie alle derartigen allergischen Reaktionen kann diese schon bei Einwirkung sehr geringer Konzentrationen erfolgen. Im Serum von 5–20% der Exponierten sind spezifische IgE- oder/und IgG-Antikörper nachweisbar.

Die erwähnten Mechanismen können zu einer Bronchialobstruktion mit asthmaähnlicher Symptomatik oder in leichteren Fällen zu einer Steigerung der bronchialen Reagibilität führen. Weniger häufig kommt es zu einer Schädigung des Alveolarepithels in den Lungen mit dem klinischen Bild einer Alveolitis, nach schweren Vergiftungen auch zur Entwicklung eines toxischen Lungenödems.

III. Krankheitsbild und Diagnose

- Obstruktive Atemwegserkrankung:
  Sie ist gekennzeichnet durch Reaktionen in den Luftwegen in Form von Hustenreiz, retrosternalem Druckgefühl, Brennen in der Luftröhre und asthmaähnlicher Atemnot mit trockenen, giemenden und pfeifenden Begleitgeräuschen bei der Atmung. Gelegentlich gehen Reizerscheinungen an den Konjunktiven und an den Nasenschleimhäuten voraus. Die Atembeschwerden verstärken sich bisweilen erst einige Stunden nach der Exposition.
  Die Diagnose stützt sich auf die Arbeitsanamnese und die Messung des Atemwegswiderstands, hilfsweise auf die Einschränkung der 1-Sekunden-Kapazität bei forcierter Ausatmung, auf das Fluß-Volumen-Diagramm oder die Peak-flow-Messung. Eine inhalative Pro-

vokation mit Isocyanaten ist zur Sicherung der Diagnose selten erforderlich und kann nur unter ausreichenden klinischen Sicherheitsvorkehrungen durchgeführt werden. Unter chronischer Einwirkung kann sich eine chronische obstruktive Atemwegserkrankung entwickeln. Es gibt Personen, welche schon auf sehr geringe Isocyanatkonzentrationen (0,001 ppm) eine starke Bronchialobstruktion erleiden. In leichteren Fällen kommt es nur zu einer bronchialen Hyperreagibilität, welche durch unspezifische inhalative Provokation, z.B. mit Acetylcholin, nachgewiesen wird. Der negative Ausfall einer unspezifischen inhalativen Provokation schließt – insbesondere nach Karenz gegenüber Isocyanaten – eine berufsbedingte Atemwegsobstruktion nicht aus. Auch bei einer negativen Provokation mit einer bestimmten Isocyanat-Verbindung kann eine bronchialobstruktive Reaktion auf Exposition mit einer anderen Isocyanat-Verbindung erfolgen. Das vermehrte Vorhandensein spezifischer IgE- oder IgG-Antikörper im Serum stützt die Diagnose, ist für sie jedoch nicht Voraussetzung. Ein empfehlenswertes Hauttestverfahren existiert noch nicht.

- Alveolitis:
  Die Diagnose ergibt sich aus der Kombination von Dyspnoe und Druckgefühl im Brustbereich mit röntgenologisch sichtbaren Veränderungen in der Peripherie der mittleren und unteren Lungenfelder in Form von interstitieller Zeichnungsvermehrung und/oder (klein-)fleckigen, alveolaren Verdichtungen. Auskultatorisch hört man feinblasige Rasselgeräusche. Hinzu kommen die weiteren Zeichen einer Lungenparenchymerkrankung, insbesondere die Abnahme der Vitalkapazität und des DCO-Transfer-Faktors (Diffusionskapazität). Wie bei Alveolitiden anderer Genese können auch ein Abfall des O_2-Partialdruckes im arteriellen Blut nach Belastung auftreten und akute systematische Reaktionen, beispielsweise Fieberschübe, Myalgien und ein Anstieg der Leukozyten im peripheren Blut beobachtet werden. Ein Übergang in eine chronische Lungenfibrose wurde bisher nicht gesichert.
- Hauterkrankungen:
  Eine Urtikaria und makulopapuläre Läsionen sowie ein Kontaktekzem oder eine toxische Dermatitis treten insbesondere nach ungeschütztem Umgang mit HMDI, selten nach Kontakt mit anderen Isocyanaten auf.
- Augenschädigungen:
  Ins Auge gelangte Isocyanat-haltige Spritzer können Hornhautschädigungen verursachen.

IV. Weitere Hinweise

Empfindliche Personen können auch an einer Bronchialobstruktion durch Isocyanate erkranken, wenn sich ihr Arbeitsplatz in größerer Entfernung zur Emissionsquelle befindet. Nach Beendigung der Exposition bilden sich die respiratorischen Symptome etwa in der Hälfte der Fälle wieder völlig zurück.
Differentialdiagnostisch sind insbesondere allergische Asthmaerkrankungen bei Sensibilisierung gegen Pflanzenpollen, Hausstaubmilben, Tierhaare und das im mittleren Lebensalter charakteristischerweise nach Bronchialinfekten auftretende und fortbestehene Infektasthma („Intrinsicasthma“) abzugrenzen. Eine Bronchialobstruktion während des Umganges mit Isocyanaten kann auch anderweitig bedingt sein: z.B. durch tertiäre aliphatische Amine, die als Katalysatoren bei der Weinschaum- sowie bei der Kernsandherstellung Verwendung finden; durch Aerosole von allergisierenden Kühlschmiermitteln oder durch Rhizinusöl, das u.a. Gesteinsverfestigern zugesetzt wurde. Eine schwere obstruktive Bronchopneumopathie im späteren Lebensalter und eine schwere Lungenfibrose werden meist anderweitig verursacht.

Isocyanat-induzierte Hauterkrankungen fallen unter die Nr. 5101 Anlage 1 BeKV.

V. Literatur

Allard CH, Cartier A, Ghezzo H, Malo J-L (1989) Occupational asthma due to various agents. Absence of clinical and functional improvement at an interval of four or more years after cessation of exposure. Chest 96: 1046–1049

Banks DE, Butcher BT, Salvaggio JE (1986) Isocyanat-induced respiratory disease. Ann Allerg 57: 389–396

Banks DE, Sastre J, Butcher BT (1989) Role of inhalation challenge testing in the diagnosis of isocyanate-induced asthma. Chest 95: 414–423

Banks DE, Rando RJ, Barkman HW Jr (1990) Persistence of toluene diisocyanate-induced asthma despite negligible workplace exposures. Chest 97: 121

Baur X (1990) New aspects of isocyanate asthma. Lung [Suppl]: 606–613

Baur X, Krombach F, Römmelt H, Fruhmann G (1990) Allergic alveolitis in isocyanat workers: Presentation of twelve cases. J Allergy Clin Immunol 85: 427

Diem JE, Jones RN, Hendrick DJ (1982) Five-year longitudinal study of workers employed in a new toluene diisocyanate manufacturing plant. Am Rev Respir Dis 126: 420–428

Diller W (1991) Arbeitsmedizinische Gesichtspunkte bei der Begutachtung des „Isocyanat-Asthmas". Arbeitsmed Sozialmed Präventivmed 26: 393–398

Fruhmann G (1987) Arbeitsmedizinische Vorsorgeuntersuchungen von Diisocyanat-Exponierten nach G 27. Arbeitsmed Sozialmed Präventivmed 22: 58–60

Fruhmann G, Baur X, Vogelmeier C, Römmelt H, Pfaller A (1987) Inhalative Provokation mit Isocyanaten im Vergleich mit Metacholin und mit dem Hauttest. Arbeitsmed Sozialmed Präventivmed 22: 94–97

Innocenti A, Cirla AM, Pisati G, Mariano A (1988) Cross-reaction between aromatic isocyanates (TDI and MDI): a specific bronchial provocation test study. Clin Allergy 18: 323–329

Jost M, Ruegger M, Hofmann M (1990) Isocyanat-bedingte Atemwegserkrankungen in der Schweiz. Schweiz Med Wochenschr 120: 1339–1347

Luo JC, Nelsen KG, Fischbein A (1990) Persistent reactive airway dysfunction syndrome after exposure to toluene diisocyanate. Br J Ind Med 47: 239–241

Mapp CE, Corona PCh, Marzo N de, Fabbri L (1988) Persistent asthma due to isocyanates. A follow-up study of subjects with occupational asthma due to toluene diisocyanate (TDI). Am Rev Respir Dis 137: 1326–1329

Moller DR, McKay RT, Bernstein IL, Brooks SM (1986) Persistent airways disease caused by toluene diisocyanate. Am Rev Respir Dis 134: 175–176

Paggiaro P, Bacci E, Paoletti P (1990) Bronchoalveolar lavage and morphology of the airways after cessation of exposure in asthmatic subjects sensitized to toluene diisocyanate. Chest 98: 536–542

Vogelmeier C, Baur X, Fruhmann G (1991) Isocyanat-induced asthma: results of inhalation tests with TDI, MDI and methacholine. Int Arch Occup Environ Health 63: 9–13

Walker CL, Grammer LC, Shaughnessy A, Duffy M, Stoltzfuss VD, Patterson R (1989) Diphenylmethane diisocyanate hypersensitivity pneumonitis: a serologic evaluation. J Occup med 31: 315–319

Wegman DH, Musk AW, Main DM, Pagnotto LD (1982) Accelerated loss of FEV-I in polyurethane production workers: A four-year prospective study. Am J Ind Med 3: 209–215

Woitowitz H-J, Sost A (1988) Erkrankungen durch Isocyanate – Isocyanat-induced pulmonary disease. Zbl Arbeitsmed 38: 274–278

World Health Organization (WHO) (1987) Environmental health criteria 75: Toluene diisocyanates. Geneva

Zu Nr. 2101*

Erkrankungen der Sehnenscheiden oder des Sehnengleitgewebes sowie der Sehnen- oder Muskelansätze, die zur Aufgabe der beruflichen Beschäftigung oder jeder Erwerbsarbeit gezwungen haben

I. Vorkommen und Gefahrenquellen

Diese Erkrankungen können durch einseitige, langdauernde mechanische Beanspruchung und ungewohnte Arbeiten aller Art bei fehlender oder gestörter Anpassung entstehen. Überwiegend sind die oberen Extremitäten, insbesondere die Unterarme, betroffen.

II. Krankheiten und Diagnose

Es können auftreten:

1. die Paratenonitis (Tendovaginitis) crepitans. Sie ist im wesentlichen eine Erkrankung des Sehnengleitgewebes mit Druck- und Bewegungsschmerz sowie fühlbarem schneeballartigem Knirschen über dem betreffenden Sehnengebiet. Bevorzugt ist die Umgebung der Strecksehnen der Finger, besonders des Daumens, betroffen.
2. Periostosen an Sehnenansätzen (Epikondylitis und Styloiditis). Bei der Periostosen finden sich ein umschriebener Druckschmerz am Muskelursprung bzw. Knochenansatzpunkt sowie eine Infiltration im Bereich des betroffenen Epikondylus und Spontanschmerzpunkt im erkrankten Gebiet.
3. in seltenen Fällen die Tendovaginitis stenosans. Hierbei führen die krankhaften Wandveränderungen der Sehnenscheide zur Einengung des Sehnenfachs; vorwiegend sind die Sehnenscheiden der Daumen betroffen.

Die Dupuytren-Kontraktur und Periarthritis humeroscapularis sind im allgemeinen nicht auf berufliche Einflüsse zurückzuführen.

III. Hinweise für die ärztliche Beurteilung

Die ärztliche Beurteilung muß sich auf eine eingehende Anamnese, insbesondere Arbeitsanamnese, stützen. Außerberuflich gelegene Schädigungsmöglichkeiten sind auszuschließen.

Unter Nr. 43* der Anlage zur 6. Berufskrankheiten-Verordnung sind nicht diejenigen Erkrankungen erfaßt, deren Entstehung auf rheumatische, toxische, fokaltoxische und spezifisch oder unspezifisch infektiöse Grundlagen sowie überwiegend auf konstitutionelle und dispositionelle Faktoren zurückzuführen ist. Außerdem fallen hierunter nicht die Folgezustände degenerativer oder anderer Veränderungen an Gelenken, insbesondere der HWS.

Um die Erkrankungen der Sehnenscheiden oder des Sehnengleitgewebes sowie der Sehnen- oder Muskelansätze ggf. als Berufskrankheiten anerkennen zu können, müssen diese zur Aufgabe der beruflichen Beschäftigung oder jeder Erwerbsarbeit gezwungen haben.

„Berufliche Beschäftigung" liegt auch dann vor, wenn ein Arbeitnehmer seine Arbeitskraft für eine gewisse Dauer in einem Beschäftigungsverhältnis verwendet, dabei bestimmte Erfahrungen oder Fertigkeiten erworben und aus ihr zumindest einen wesentlichen Teil seines Lebensunterhalts bestritten hat.

---

* Ab 01. 01. 1977: Nr. 2101 der Anlage 1 zur BeKV: Erkrankungen der Sehnenscheiden und des Sehnengleitgewebes sowie der Sehnen- und Muskelansätze, die zur Unterlassung aller Tätigkeiten gezwungen haben, die für die Enstehung, die Verschlimmerung oder das Wiederaufleben der Krankheit ursächlich waren oder sein können.

Zu Nr. 2102

Meniskusschäden nach mehrjährigen andauernden oder häufig wiederkehrenden, die Kniegelenke überdurchschnittlich belastenden Tätigkeiten

Merkblatt für die ärztliche Untersuchung

(Bek. des BMA v. 11. Oktober 1989, BABl. 2/1990)

I. Gefahrenquellen

Chronische Meniskopathien können anlagebedingt in unterschiedlichem Ausmaß auftreten, aber auch z. B. in ursächlichem Zusammenhang mit verschiedenen Sportarten (Fußball, Tennis, Skilaufen und -springen, Slalom). Im Berufsleben muß mit einer überdurchschnittlichen Belastung der Kniegelenke (s. unter II.), z. B. im Bergbau unter Tage, ferner bei Ofenmaurern, Fliesen- oder Parkettlegern, bei Rangierarbeiten, bei Berufssportlern und bei Tätigkeiten unter besonders beengten Raumverhältnissen gerechnet werden.

II. Pathophysiologie

Eine überdurchschnittliche Belastung der Kniegelenke ist biomechanisch gebunden an eine

- Dauerzwanghaltung, insbesondere bei Belastungen durch Hocken oder Knien bei gleichzeitiger Kraftaufwendung, oder
- häufig wiederkehrende erhebliche Bewegungsbeanspruchung, insbesondere Laufen oder Springen mit häufigen Knick-, Scher- oder Drehbewegungen auf grob unebener Unterlage.

Unter diesen Umständen werden die halbmondförmigen, auf den Schienbeinkopfgelenkflächen nur wenig verschiebbaren Knorpelscheiben, insbesondere der Innenmeniskus, in verstärktem Maße belastet. Dadurch können allmählich Deformierungen, Ernährungsstörungen des bradytrophen Gewebes sowie degenerative Veränderungen mit Einbuße an Elastizität und Gleitfähigkeit der Menisken entstehen.

Ein derart vorgeschädigter Meniskus kann beim Aufrichten aus kniender Stellung, bei Drehbewegungen, beim Treppensteigen oder auch beim ganz normalen Gehen von seinen Ansatzstellen ganz oder teilweise gelöst werden. Man spricht hier von Spontanlösung aus Gelegenheitsursache.

Die berufsbedingte Meniskopathie kann als Folgeschaden auch zu Arthrosis deformans führen.

III. Krankheitsbild und Diagnose

Ein chronischer Meniskusschaden kann lange Zeit unbemerkt verlaufen, kann aber auch mit Schmerzen am Gelenkspalt, medial oder lateral, und späteren Funktionsstörungen einhergehen. Ein plötzlich auftretender scharfer Schmerz, nicht selten kombiniert mit Gelenksperre, deutet auf eine Einklemmung hin. Ein Gelenkerguß kann das Bild eines „Reizknies" hervorrufen. Der Gelenkspalt ist häufig wulstartig geschwollen und druckschmerzhaft.

Die Diagnose ergibt sich aus Vorgeschichte und Befund bei meist typischem Beschwerdebild. Die Untersuchung umfaßt die allgemein anerkannten Verfahren einschließlich der verschiedenen „Meniskuszeichen". Differentialdiagnostisch sind u. a. abzugrenzen:

- Meniskusanomalien,
- Osteochondrosis dissecans,
- primäre Arthropathien spezifischer oder unspezifischer Genese,
- retropatellare Chondromalazien und
- Einklemmungen von Synovialfalten und -zotten des Hoffa-Fettkörpers.

Verwechslungen mit der akut-traumatischen Form lassen sich oft durch die histologische Untersuchung des Operationsproduktes richtigstellen (Kapillarsprossung, bindegewebliche Vernarbung).

IV. Weitere Hinweise

Die berufsbedingte chronische Meniskopathie tritt früher auf als bei der beruflich nicht belasteten Bevölkerung. Die Prognose unterscheidet sich nicht von derjenigen bei chronischen Meniskopathien anderer Genese.

Die Abgrenzung gegen Entstehung durch Unfall kann gelegentlich Schwierigkeiten bereiten.

Eine gleichzeitig mit der Meniskopathie vorliegende Arthropathie spricht nicht gegen das Vorliegen einer Berufskrankheit.

V. Literatur

Andreesen R, Schramm W (1975) Meniskusschäden als Berufskrankheit. MMW 117: 973

Aufdermaur M (1971) Die Bedeutung der histologischen Untersuchung des Kniegelenkmeniskus. Schweiz Med Wochenschr 101: 1405 und 1441

Laarmann A (1977) Berufskrankheiten nach mechanischen Einwirkungen, 2. Aufl. Thieme, Stuttgart

Pressel G (1980) Die Bedeutung der beruflichen Exposition für die Ätiologie des chronischen Meniskusschadens. Habilitationsschrift, Universität Frankfurt am Main

Pressel G (1988) Die BK 2102 „Meniskusschaden" nach der Neuregelung – Hinweise für die Begutachtung. Arbeitsmed Sozialmed Präventivmed 23: 308

Refior HJ, Fischer H (1974) Vergleichende mikrostrukturelle Untersuchungen zur Degeneration der Kniegelenksmenisken. Z Orthop 112: 128

Springorum PW (1969) Der Einfluß der Arbeitsweise auf Meniskusschäden bei Bergleuten. Mschr Unfallheilkd 72: 478

Wittgens H, Pressel G (1987) Die Meniskuserkrankung unter dem Gesichtspunkt neuer rechtlicher und medizinischer Erkenntnisse – Arbeitsmedizinische Gesichtspunkte. Aus dem Bericht über die Unfallmedizinische Tagung des Landesverbandes Rheinland-Westfalen der gewerblichen Berufsgenossenschaften am 28./29. März 1987 in Düsseldorf (BGU-Med. 62)

Anmerkungen
Die 5. BKVO vom 26. 07. 1952 realisierte die Anerkennung der „Meniskopathie" als Berufskrankheit für Bergarbeiter; die 6. BKVO vom 28. 04. 1961 erweiterte den Versicherungsschutz auf alle Untertagearbeiter (Tunnelbau, Stollenvortrieb, Brunnen-, Bahn- und Straßenbau), die mindestens regelmäßig eine dreijährige Untertagearbeit verrichtet haben. Die VO zur Änderung der BeKV dehnt die Anerkennung auf mehrjährige andauernde oder häufig wiederkehrende, die Kniegelenke überdurchschnittlich belastende Tätigkeiten aus. Rückwirkung s. Art. 3 Abs. 2 (C 20 S. 6). Zur Entstehungsgeschichte vgl. Hamacher, BG 1988, 415 ff.

Zu Nr. 2103

Erkrankungen durch Erschütterung bei Arbeit mit Preßluftwerkzeugen oder gleichartig wirkenden Werkzeugen oder Maschinen sowie bei der Arbeit an Anklopfmaschinen

I. Vorkommen und Gefahrenquellen

Diese Erkrankungen kommen bei Arbeiten mit bestimmten Werkzeugen oder Maschinen vor, die rhythmische Rückstoßerschütterungen oder schnelle Vibrationen an den haltenden oder stützenden Körperteilen bewirken.

Gefahrenquellen sind z. B. gegeben bei Arbeiten mit Preßluftwerkzeugen (Hämmer, Meißel, Bohrer, Stampfer) oder gleichartig wirkenden Werkzeugen oder Maschinen, die im Bergbau, in Steinbrüchen, in Gußputzereien, in Kesselschmieden, beim Schiffsbau und beim Straßenbau Verwendung finden. Dies gilt auch für Anklopfmaschinen, z. B. in der Schuhindustrie.

Unter Preßluft- und gleichartig wirkenden Werkzeugen oder Maschinen sind hier die sogenannten Schlagwerkzeuge mit hohen Schlagzahlen zu verstehen. Druckluftmotoren, Hebemaschinen, Motorrammen und ortsfest automatisch arbeitende Maschinen fallen nicht hierunter.

II. Entstehungsweise, Krankheitsbild und Diagnose

Die Erkrankungen beruhen vorwiegend auf rhythmischen Rückstoßerschütterungen, die durch aktiven Andruck oder Gegendruck des menschlichen Körpers abgefangen werden.

Besonders sind das Ellenbogengelenk, das Schulter-Schlüsselbein-Gelenk sowie das handgelenknahe Ellen-Speichen-Gelenk betroffen. Veränderungen im Schultergelenk werden kaum beobachtet. Neurale, vasomotorische und muskuläre Störungen und Veränderungen können auftreten. Erkrankungen bestimmter Handwurzelknochen sind möglich. Die individuell unterschiedliche Belastbarkeit des Halte- und Stützapparates sowie dispositionelle Faktoren sind bei der Entstehung dieser Erkrankungen von wesentlicher Bedeutung.

Zum klinischen Bild gehören neben örtlichen Ermüdungserscheinungen Kraftlosigkeit, Schmerzen bei Arbeitsbeginn und in der Ruhe – insbesondere in der Nacht – Druckempfindlichkeit und Bewegungsbehinderung. Eine Durchblutungsstörung (Ischämie) kann an den Händen, insbesondere im Bereich des 3. bis 5. Fingers, entstehen. Dadurch bedingte Beschwerden kommen häufig anfallsweise vor und können auch durch Kältereize ausgelöst werden.

An den peripheren Nerven sind funktionelle Störungen und organische Veränderungen möglich. Die funktionellen Störungen äußern sich in Kraftlosigkeit, in Gefühlsstörungen und Händezittern. Organische Veränderungen können primär durch direkte Druckeinwirkung (Thenar, Hypothenar) oder sekundär nach periartikulärer Knochenwucherung durch Kompression oder Überdehnung, z. B. des N. ulnaris, entstehen.

Röntgenologisch gibt es keine für Preßluftschäden spezifische Veränderungen. Sie entsprechen vielmehr denen einer Arthrosis deformans bzw. Osteochondrosis dissecans. Zackige oder spornartige Knochenwucherungen, Deformierungen an den Gelenkflächen, freie Gelenkkörper als Folge von Knorpelzerstörungen in den Gelenken sowie Kalk- oder Knocheneinlagerungen in der Gegend der Ansatzstelle der Gelenkkapseln oder der Muskeln sind nachweisbar. Im Handgelenk ist als Folge einer Ernährungsstörung der sogenannte Mondbeintod möglich. Am Kahnbein kann sich nach einer sogenannten Ermüdungsfraktur eine Pseudarthrose ausbilden.

Differentialdiagnostisch sind die genannten Erkrankungen vor allem von den auf toxischer, infektiöser und neurogener Grundlage beruhenden Gelenkerkrankungen sowie der auf anderen Ursachen beruhenden Arthrosis deformans und Chrondromatose abzugrenzen.

III. Hinweise für die ärztliche Beurteilung

Die ärztliche Beurteilung muß sich insbesondere auf eine eingehende Anamnese, vor allem auch Arbeitsanamnese, stützen. Die beruflich verursachten Erkrankungen an den Gelenken und am Mondbein treten in der Regel nicht vor Ablauf einer mindestens 2jährigen regelmäßig durchgeführten Arbeit mit den genannten Werkzeugen oder Maschinen auf; die Ermüdungsfraktur des Kahnbeins ist an keine Mindestarbeitsdauer gebunden.

Auch nach Aufgabe dieser Arbeiten können derartige Erkrankungen noch in Erscheinung treten oder sich verschlimmern.

Zu Nr. 2104

Vibrationsbedingte Durchblutungsstörungen an den Händen, die zur Unterlassung aller Tätigkeiten gezwungen haben, die für die Entstehung, die Verschlimmerung oder das Wiederaufleben der Krankheit ursächlich waren oder sein können

(Bekanntmachung des BVMA v. 10. Juli 1979 im BArbBl. 1979 S. 72 f.)

Vibrationen sind mechanische Schwingungen, die durch hohe Frequenzen mit niedriger Amplitude, Erschütterungen solche, die durch niedrige Frequenzen mit hoher Amplitude gekennzeichnet sind. Beide Begriffe überlappen sich.

I. Gefahrenquellen

Vibrierende, von Hand geführte technische Werkzeuge und Maschinen können Durchblutungsstörungen an den Fingern verursachen. Nach praktisch-klinischen Erfahrungen werden diese Störungen bei Vibrationen mit Frequenzen hauptsächlich im Bereich von etwa 20 bis 1000 Hz beobachtet.

Derartige Vibrationen treten auf z.B. bei der Bedienung von hochtourigen Bohrern, Meißeln, Fräsen, Sägen, Schneide-, Schleif- und Poliermaschinen sowie Niethämmern und Anklopfmaschinen, ferner bei Handrichtern.

Bevorzugt eingesetzt werden diese pneumatisch oder motorbetriebenen Arbeitsmittel in der Forstwirtschaft, dem Hoch- und Tiefbau, der metallverarbeitenden Industrie und im Schiffsbau.

Durch die Einwirkung von Vibrationen kann es an der betroffenen Hand zu Schäden an den Gefäßen und/oder peripheren Nerven kommen. Die Krankheitsbezeichnung „vibrationsbedingtes vasospastisches Syndrom (VVS)“ drückt die ursächlichen Beziehungen aus. Früher verwendete Synonyme waren meist deskriptiver Art: „Weißfingerkrankheit“, „traumatisches Raynaud-Phänomen“. Im Schrifttum finden sich ferner die Bezeichnungen „traumatic vasospastic disease (TDV)“ bzw. „vibration induced white finger (VWF)“ sowie Vibrationssyndrom.

III. Krankheitsbild und Diagnose

Das Krankheitsbild mit anfallsartig und örtlich begrenzt auftretenden Störungen der Durchblutung und Sensibiltität an den Händen tritt im allgemeinen nach einigen Monaten bis Jahren auf. Es besteht eine Abhängigkeit von Dauer und Intensität der täglichen Exposition. Meist treten die Beschwerden im Winterhalbjahr bei Arbeitsbeginn auf. Typischerweise werden die Anfälle durch Kälteeinfluß begünstigt, in fortgeschrittenen Stadien auch unabhängig von der Arbeit.

Die Anfallshäufigkeit variiert von vereinzeltem bis zu täglich mehrmaligem Auftreten. Die Dauer der vasomotorischen Störungen beträgt einige Minuten bis mehrere Stunden und kann durch Aufwärmen verkürzt werden.

Die Symptome der chronisch-intermittierend auftretenden Durchblutungsstörungen sind örtlich begrenzt auf dem Teil der Hand, der die Vibrationen hauptsächlich aufnimmt. In den meisten Fällen sind betroffen die Finger II bis V der Halte- und Bedienungshand. Nur ausnahmsweise treten Beschwerden im Daumen und in der Hohlhand auf. Die überwiegende Zahl der Patienten gibt einseitig bestehende Störungen der Durchblutung und Sensibilität an: Absterbe- und Kältegefühl beim Weißwerden der Finger mit Schwäche und Steifigkeit. Zyanotische Verfärbung und spätere Rötung mit Wärmegefühl sind nicht obligat. Parästhesien in Form von Nadelstichen werden oft beschrieben. Die Ausbreitung und Rückbildung dieser Mißempfindungen erfolgt innerhalb von Minuten von den Fingerspitzen nach proximal. Komplikationen infolge trophischer Störungen treten bei vibrationsbedingten Durchblutungsstörungen praktisch niemals auf. Zwischen den nur anfallsweise auftretenden Durchblutungsstörungen sind die davon betroffenen Personen beschwerdefrei.

Die Diagnose der Erkrankungen ist im beschwerdefreien Intervall schwierig: Inspektion und Palpation ergeben keine für die Krankheit charakteristischen Veränderungen. Sie sind aus differentialdiagnostischen Gründen jedoch wichtig. Bedeutsam ist die Arbeitsanamnese und die genaue Beschreibung der Beschwerden im zeitlichen und örtlichen Verlauf. Die Durchführung eines Provokationstests (z. B. Kaltwassertest bei 12 °C) ist erforderlich. Eine Objektivierung der arbeitsbedingten Durchblutungsstörung wird ermöglicht durch die Messung der Hauttemperatur, die Bestimmung der Wiedererwärmungszeit, den Fingernagelpreßversuch und neurologische Untersuchungen mit Prüfung der Sensibilität und Motorik. Ergänzend können sphygmomanometrische Untersuchungen und spezielle Tests, die jedoch standardisiert sein sollten, durchgeführt werden. Röntgenaufnahmen der Hand zeigen keine für diese Erkrankung spezifischen Veränderungen.

IV. Weitere Hinweise

Die chronisch-rezidivierend und örtlich begrenzt auftretenden vibrationsbedingten Störungen der Durchblutung und Sensibilität sind aufgrund von Arbeitsanamnese, Beschwerdebild und Lokalbefund nach Provokationstests zu diagnostizieren. Mit Hilfe des Krankheitsverlaufes und der erhobenen Befunde lassen sich differentialdiagnostisch andere, nicht beruflich verursachte periphere Durchblutungsstörungen abgrenzen: Der klassische M. Raynaud (typischerweise symmetrischer Befall der Finger jüngerer Frauen infolge emotionaler oder Kältereize), vasospastische Erkrankungen wie Akrozyanose, Livedo reticularis und familiär gehäuft zu beobachtende sog. kalte Hände, die allesamt bei Kälteexposition auftreten, chronische Erkrankungen der Arterien (z. B. Thrombangitis obliterans) und Zustände nach Ergotaminmedikation bzw. Noradrenalin. Das Raynaud-Phänomen beobachtet man meist als plötzlich auftretendes und zunehmende Beschwerden verursachendes Symptom bei systemischen Erkrankungen ungünstiger Prognose (Kollagenosen, Myelome). Ähnliche Symptome treten auf bei hämatologischen Erkrankungen, wobei Dysproteinämine und Kryoglobuline nachweisbar sind. Prädisponierende Faktoren für die Manifestation arbeitsbedingter Durchblutungsstörungen sind Kälteexposition (auch in der Freizeit). Niktotinabusus und eine noch nicht weiter abgeklärte individuelle Disposition, wobei das Alter offensichtlich keinen Einfluß hat.

Die Prognose der Erkrankung ist abhängig von der Dauer des Bestehens und dem Schweregrad der Beschwerden: Die intermittierenden Durchblutungsstörungen sind anfangs reversibel und verlieren sich bei fehlender Exposition. Auch noch in fortgeschritteneren Fällen kann die Unterlassung der gefährdenden Tätigkeit zu einer Besserung der Erkrankung hinsichtlich Intensität, Häufigkeit und Ausmaß der Beschwerden führen.

V. Literatur

Iwata H, Dupius H, Freund JL, Hartung E (1973) Bei Hand-Arm-Schwingungen auftretende Erkrankungen. Arbeitsmed Sozialmed Präventivmed 12: 295–296

Jancik G (1973) Durchblutungsstörungen der Hände durch Vibrationen bei Holz- und Metallarbeitern. Verhandlungsbericht über den 13. Kongreß für Arbeitsschutz und Arbeitsmedizin in Düsseldorf

Klosterkötter W (1979) Kriterien für vibrationsbedingte Durchblutungsstörungen bei beruflichen Tätigkeiten. In: Ergonomische Aspekte der Arbeitsmedizin. Verhandlungen der Deutschen Gesellschaft für Arbeitsmedizin, Jahrestagung 1975, Gentner, Stuttgart, S 191–199

Laarmann A (1977) Berufskrankheiten nach mechanischen Einwirkungen. Enke, Stuttgart

Lidström JM (1974) Periphere Kreislauf- und Nervenfunktionsstörungen bei Personen, die Vibrationseinwirkungen über die Hände ausgesetzt sind. Arbeitsmed Sozialmed Präventivmed 11: 142–244

McCallum RI (1971) Vibration Syndrome. Br J Ind Med 28: 90–99

Zu Nr. 2105

Chronische Erkrankungen der Schleimbeutel durch ständigen Druck

I. Vorkommen und Gefahrenquellen

Die Schleimbeutel stellen eine Schutzvorrichtung des Organismus gegen Druck- und Stoßbelastung dar. Fortgesetzte, lang anhaltende, die Grenzen des Physiologischen überschreitende Belastungen können zu chronischen Erkrankungen der Schleimbeutel führen. Hiervon können auch Schleimbeutel betroffen werden, die nicht in Verbindung mit Gelenken stehen.

Gefährdet sind vorwiegend Personen, die bei ihrer beruflichen Tätigkeit häufig Druckbelastungen im Bereich der Knie-, Ellbogen- und Schultergelenke ausgesetzt sind. Dies trifft insbesondere für Bergleute, Bodenleger und -abzieher, Fliesenleger, Straßenbauer, Steinsetzer, Reinigungspersonal, Glas- und Steinschleifer sowie Lastenträger zu.

II. Krankheitsbild und Diagnose

In den betroffenen Schleimbeuteln kommt es zunächst zu einer Reizung und Entwicklung eines serösen Exsudates, das später fibrinös (flockig-getrübt) umgewandelt werden kann. Da die degenerative Umwandlung mit kapillärer Neubildung einhergeht, sind gelegentliche hämorrhagische Beimengungen im Exsudat möglich. Nach längerer Zeit kann sich ein Schleimbeutelhygrom bilden. Dieses besteht aus einem schwielig-fibrösen ein- oder mehrkammerigen Hohlraum, dessen Innenwand zotten- und warzenähnliche Erhebungen aufweist. Aus diesen können sich im weiteren Verlauf reiskornähnliche Körperchen entwickeln. Kalkeinlagerungen sind möglich. Die Haut über diesen Schleimbeuteln ist oft schwielig verändert. Im Bereich des erkrankten Gebietes sind mitunter Spannungsgefühl und evtl. auch Bewegungsbehinderung vorhanden. Sekundärinfektionen mit nachfolgender Vereiterung des betreffenden Schleimbeutels kommen vor.

Differentialdiagnostisch sind die nicht beruflich verursachten Schleimbeutelerkrankungen abzugrenzen. Dies sind z. B. Verletzungsfolgen, akute und spezifische Entzündungen, chronische, mechanisch bedingte Erkrankungen der Schleimbeutel sowie körpereigene Ursachen, wie Exostosen und Geschwülste.

III. Hinweise für die ärztliche Beurteilung

Für die Beurteilung der Erkrankung ist die Arbeitsanamnese wichtig. Nur selten treten durch Komplikationen vorübergehende oder bleibende Folgezustände auf.

Zu Nr. 2106

Drucklähmungen der Nerven

I. Vorkommen, Gefahrenquellen und Entstehungsweise

Drucklähmungen der Nerven werden hauptsächlich durch von außen kommenden anhaltenden oder wiederholt auftretenden Druck verursacht. Auch ständig gleichartige Körperbewegungen können infolge Überdehnung Drucklähmungen von Nerven hervorrufen, die z. B. in Knochenrinnen, über vorspringende Knochenteile, unter kreuzenden Sehnen u. ä. verlaufen.

Betroffen sind vorwiegend relativ oberflächlich verlaufende motorische Nerven, z. B.

N. dorsalis scapulae, N. thoracicus longus, N. axillaris
durch regelmäßiges Tragen von besonders starren und schweren Gegenständen auf den Schultern (z. B. sog. Steinträger, Tornisterlähmung), durch Arbeiten im Liegen u. a.;

N. ulnaris bzw. N. medianus
durch Arbeiten mit Aufstützen der Ellenbogen unter Druck von Werkzeugen o. ä. gegen die Hohlhand, durch Melken, Gravieren, Glasschneiden, Zuschneiden u. a.;
N. fibularis
durch Arbeiten, die bei extrem gebeugtem Kniegelenk durchgeführt werden, wobei der Wadenbeinnerv zwischen Bizepssehne und Wadenbeinköpfchen eingeklemmt wird, wie bei bestimmten landwirtschaftlichen Arbeiten, Fliesenlegen, Asphaltieren u. ä.;
N. tibialis
durch Arbeiten im Knien mit zurückgelagerter Körperhaltung, wobei ein Druck auf den Nerv im Bereich der Wadenmuskulatur ausgeübt wird.

Drucklähmungen der Nerven sind vorwiegend degenerative Schädigungen. Neben den erwähnten berufsbedingten Ursachen sind häufig individuelle Disposition und konstitutionelle Faktoren von Bedeutung.

II. Krankheitsbild und Diagnose

Der Drucklähmung gehen oft Anzeichen einer zunächst unvollständigen Nervenschädigung, wie starkes Ermüdungsgefühl und „bleierne Schwere", in der von dem betroffenen Nerv versorgten Muskulatur voraus. In diesem Bereich können Parästhesien, wie „Kribbeln", „Pelzigsein" und „Ameisenlaufen", bestehen. Das Gefühl des „eingeschlafenen Körperteils" kann Symptom einer beginnenden Drucklähmung sein.

Zunächst findet man eine Herabsetzung der elektrischen Erregbarkeit mit beginnender „Entartungsreaktion". Die Sehnenreflexe können in dem betroffenen Gebiet abgeschwächt und schließlich aufgehoben sein. Der geschädigte Nerv ist druck- und klopfempfindlich.

Diagnostisch sind zu erwägen:

Nervenaffektionen nach Infektionskrankheiten, wie Typhus, Fleckfieber, Ruhr, Malaria, Lues, nach grippalen Infekten oder bei Vorhandensein eines Streuherdes sowie bei rheumatischen Erkrankungen.

Es sind außerdem auszuschließen:

Nervenlähmungen infolge von Neuritiden, Springomyelie, multipler Sklerose und primärer Muskelerkrankungen sowie von Stoffwechsel- und Blutkrankheiten oder Alkohol- und Nikotinabusus. Das gilt auch für Drucklähmungen, z. B. infolge von Kompression durch Tumoren und andere Gewebeneubildungen, nach Frakturen, bei degenerativen oder entzündlichen Erkrankungen am Skelett, z. B. an der Wirbelsäule u. ä.

Nervenlähmung durch Einwirkung von Blei, Quecksilber, Arsen, Thallium, Schwefelkohlenstoff und anderen toxischen Substanzen fallen nicht unter Nr. 23* der Anlage zur 6. BKVO. Dies trifft auch für sog. Beschäftigungsneurosen (Beschäftigungskrämpfe), wie z. B. Schreibkrämpfe u. ä., zu.

III. Hinweise für die ärztliche Beurteilung

Für die Diagnosestellung ist die genaue Kenntnis der beruflichen Tätigkeit eine wesentliche Voraussetzung. In der Regel dürfte eine eingehende fachärztliche Untersuchung erforderlich sein.

Es muß die Überlegung angestellt werden, ob die örtliche Druckeinwirkung als Ursache der Nervenlähmung anzusehen ist oder ob anderen Ursachen sowie der Konstitution und Disposition die maßgebliche Bedeutung zukommt.

---

* Ab 01. 01. 1977 Nr. 2106 der Anlage 1 zur BeKV.

Zu Nr. 2107

Abrißbrüche der Wirbelfortsätze

I. Vorkommen und Entstehungsweise

Abrißbrüche der Wirbelfortsätze kommen hauptsächlich bei Schaufelarbeiten mit überhohen und überweiten Würfen vor. Auch während eines Arbeitsschwunges, bei ungewöhnlichen oder selten ausgeführten Körperbewegungen, z. B. beim Aufheben oder Ablegen einer Last, können Abrißbrüche auftreten. Der Abriß kann auch bei einer belanglosen Gelegenheit eintreten, nämlich dann, wenn ein Ermüdungsschaden soweit fortgeschritten ist, daß der endgültige Bruch (Ermüdungsbruch) im degenerierten Knochengewebe zu jedem Zeitpunkt möglich ist.

Für die Entstehung der Schädigung, die auch als sogenannte Schipperkrankheit bezeichnet wird, spielen körperliche Überlastung infolge erschwerter Arbeitsbedingungen, ungeschickte Handhabung des Arbeitsgerätes sowie mangelnde Arbeitsübung eine Rolle. Herabgesetzter Allgemeinzustand, statische Störungen im Bereich der Wirbelsäule und konstitutionelle Faktoren können ebenfalls von Bedeutung sein.

Überwiegend werden die Dornfortsätze der unteren Hals- und oberen Brustwirbelsäule geschädigt. Diese sind durch den dort kreuzenden Kraftverlauf der Rumpf- und Schultergürtelmuskulatur einer besonders hohen Beanspruchung ausgesetzt. Muskulöse Athletiker sind ebenso gefährdet wie Pykniker und Astheniker.

Pathologisch-anatomisch entstehen sog. Ermüdungsbrüche durch Auflösungsvorgänge an den Knochenkristallen und durch Gestaltsveränderungen der Knochenbälkchen mit kleinzystischer Umwandlung der Knochenstruktur, die schließlich zu sichtbarer Spaltbildung führen.

II. Krankheitsbild und Diagnose

Dem Abrißbruch können Schwächegefühl und zeitweise auftretende ziehende und reißende Schmerzen zwischen den Schulterblättern, die oft als rheumatische Beschwerden angesehen werden, vorausgehen.

Auch ohne solche Vorzeichen kann unter plötzlich auftretenden heftigen, meist stechenden Schmerzen überwiegend im Nacken oder zwischen den Schulterblättern der Abriß eines Dornfortsatzes erfolgen. Manchmal ist dies mit hörbarem Knacken verbunden. Danach kommt es zu einer Steifhaltung der Schultern mit Zwangshaltung des Kopfes nach vorn und unten; hierdurch ist u. a. das An- und Ausziehen der Kleidung erschwert.

Die Röntgenaufnahme zeigt eine nmeist senkrecht verlaufenden Aufhellungsspalt; das gelöste Bruchstück ist in der Regel etwas nach unten verzogen. Die Bruchflächen weisen je nach Alter des Ermüdungsbruchs einen mehr oder weniger ausgeprägten Degenerationsraum auf.

Vorwiegend betroffen ist der Dornfortsatz des 1. Brust- und des 7. Halswirbels, weniger häufig der des 6. Hals- und 2. Brustwirbels.

Gelegentlich kommen Abrißbrüche gleichzeitig an mehreren Dornfortsätzen, möglicherweise auch an Querfortsätzen von Wirbelkörpern vor.

Differentialdiagnostisch abzugrenzen sind Frakturen als Folge einer einmaligen direkten (z. B. Schlag) oder indirekten (z. B. Zerrung) Gewalteinwirkung, pseudarthrotischen Spaltbildungen, seltener Frakturen infolge von Entzündungen, Tumoren u. a.

III. Hinweise für die ärztliche Beurteilung

Die Diagnosestellung stützt sich auf die ausführlich zu erhebende Anamnese, insbesondere Arbeitsanamnese. Die Behandlungsdauer eines Abrißbruches dauert in der Regel wenige Wochen. Die Heilung erfolgt meist bindegewebig.

Spätschäden sind im allgemeinen nicht zu erwarten.

Zu Nr. 2108

Bandscheibenbedingte Erkrankungen der Lendenwirbelsäule durch langjähriges Heben oder Tragen schwerer Lasten oder durch langjährige Tätigkeiten in extremer Rumpfbeugehaltung, die zur Unterlassung aller Tätigkeiten gezwungen haben, die für die Entstehung, die Verschlimmerung oder das Wiederaufleben der Krankheit ursächlich waren oder sein können

I. Gefahrenquellen

Bandscheibenbedingte Erkrankungen der Lendenwirbelsäule (LWS) haben eine multifaktorielle Ätiologie. Sie sind weit verbreitet und kommen in allen Altersgruppen, sozialen Schichten und Berufsgruppen vor. Unter den beruflichen Einwirkungen, die bandscheibenbedingte Erkrankungen der LWS wesentlich mitverursachen und verschlimmern können, sind fortgesetztes Heben, Tragen und Absetzen schwerer Lasten oder häufiges Arbeiten in extremer Beugehaltung des Rumpfes wichtige Gefahrenquellen. Derartige berufliche Belastungen der LWS können vor allem im untertägigen Bergbau, bei Maurern, Steinsetzern und Stahlbetonbauern, bei Schauerleuten, Möbel-, Kohlen-, Fleisch- und anderen Lastenträgern, bei Landwirten, Fischern und Waldarbeitern sowie bei Beschäftigten in der Kranken-, Alten- und Behindertenpflege auftreten. Tätigkeiten mit vergleichbarem Belastungsprofil sind als Gefahrenquelle ebenfalls in Betracht zu ziehen. Eine zusätzliche Gefährdung geht von Arbeiten mit Heben und Tragen schwerer Lasten und Arbeiten in extremer Rumpfbeugehaltung aus, wenn sie in verdrehter Körperhaltung durchgeführt werden. Ein anderer bandscheibengefährdender Faktor im Arbeitsprozeß ist die Einwirkung mechanischer Ganzkörperschwingungen (vgl. BK-Nr. 2110).

Als konkurrierende Faktoren sind Fehlbelastungen der Lendenwirbelsäule durch außerberufliche Tätigkeiten im Sinne von Abs. 1, z. B. beim Hausbau, bei schwerer Gartenarbeit sowie in der Land- und Forstwirtschaft zu beachten, sofern diese entsprechend den in Abschnitt IV gegebenen Hinweisen ebenso langjährig durchgeführt werden und mit dem Heben oder Tragen schwerer Lasten oder Tätigkeiten in extremer Rumpfbeugehaltung verbunden sind. Weiterhin sind sportliche Aktivitäten mit Heben oder Tragen schwerer Lasten oder in extremer Rumpfbeugehaltung zu berücksichtigen.

II. Pathophysiologie

Die Zwischenwirbelabschnitte der unteren Lendenwirbelsäule sind beim Menschen schon während des gewöhnlichen Tagesablaufes erheblich belastet. Da die blutgefäßlosen Bandscheiben hinsichtlich ihrer Ernährung besonders von den Diffusionswegen abhängen, sind sie für mechanische Dauerbelastungen sehr anfällig. Anhaltende Kompressionsbelastung reduziert die druckabhängigen Flüssigkeitsverschiebungen und beeinträchtigt damit den Stoffwechsel im Bandscheibengewebe.

Durch Laktatakkumulation und pH-Wertverschiebung zu sauren Werten wird ein Milieu erzeugt, das zytolytisch wirkende Enzyme aktiviert. Damit werden degenerative Veränderungen eingeleitet oder beschleunigt. In diesem Milieu werden die restitutiven Prozesse gehemmt.

Unter Belastungen durch Heben und Tragen schwerer Lasten und Rumpfbeugehaltungen erhöht sich der intradiskale Druck um ein Mehrfaches. Nach intradiskalen Druckmessungen und biomechanischen Berechnungen können Kompressionskräfte erreicht werden, die im Experiment an menschlichen Wirbelsäulenpräparaten Deckplatteneinbrüche der Wirbelkörper sowie Einrisse am Anulus fibrosus der Bandscheibe verursachen.

Eingetretene Schäden am Bandscheibengewebe sind irreversibel. Sie setzen einen Prozeß in Gang, in dem Bandscheibendegeneration, degenerative Veränderungen der Wirbelkörperschlußplatten, Massenverschiebungen im Bandscheibeninneren, Instabilität im Bewegungssegment, Bandscheibenvorwölbung, Bandscheibenvorfall, knöcherne Ausziehungen an den

Randleisten der Wirbelkörper, degenerative Veränderungen der Wirbelgelenke sowie durch derartige Befunde hervorgerufene Wirbelsäulenbeschwerden mit Funktionsstörungen in einem ätiopathogenetischen Zusammenhang zu betrachten sind.

Die pathophysiologischen Kenntnisse werden durch zahlreiche epidemiologische Studien gestützt, die belegen, daß mit ansteigender Wirbelsäulenbelastung die Häufigkeit bandscheibenbedingter Erkrankungen erheblich zunimmt. Solche Untersuchungen wurden insbesondere bei Lastenträgern im Hafenumschlag, in Schlachthöfen und im sonstigen innerbetrieblichen Transport durchgeführt (Schröter u. Rademacher 1971; Mach et al. 1976; Yoke u. Ann 1979; Luttmann et al. 1988). Ebenso gut belegt ist der Zusammenhang zwischen dem Heben oder Tragen schwerer Lasten und der Häufigkeit von bandscheibenbedingten Erkrankungen der Wirbelsäule bei Maurern, Steinsetzern, Stahlbetonbauern und anderen Beschäftigten im Hoch- und Tiefbau (Yoshida et al. 1971; Häublein 1979; Damlund et al. 1982; Riihimäki 1985; Heliövaara 1987; Riihimäki et al. 1989). Ein erhöhtes Risiko für die Entwicklung von bandscheibenbedingten Erkrankungen der Lendenwirbelsäule konnte auch für Beschäftigte in der Krankenpflege, insbesondere bei Pflegehelferinnen, gesichert werden (Videmann et al. 1984; Venning et al. 1987; Kaplan u. Deyo 1988; Estryn-Behar et al. 1990). Für einen Überblick über die Literatur sei auf Andersson (1991) verwiesen.

Weiterhin ergaben epidemiologische Studien bei Beschäftigten, die beruflich in extremer Rumpfbeugehaltung arbeiten müssen, ein erhöhtes Risiko für bandscheibenbedingte Erkrankungen der Lendenwirbelsäule. Solche Studien wurden bei Bergleuten durchgeführt, die unter Tage in Streben mit einer Höhe von < 100 cm tätig waren und dort häufig auch im Knien, Hocken und verdrehter Körperhaltung arbeiteten (Havelka 1980). Weitere Studien wurden bei Stahlbetonbauern im Hochbau durchgeführt, die häufig in extremer Rumpfbeugehaltung mit einer Beugung des Oberkörpers aus der aufrechten Haltung von 90° und mehr arbeiteten (Wickström et al. 1985).

III. Krankheitsbild und Diagnose

Folgende bandscheibenbedingte Erkrankungen können unter bestimmten Bedingungen durch Heben und Tragen schwerer Lasten oder Arbeiten in extremer Rumpfbeugehaltung verursacht werden:

a) Lokales Lumbalsyndrom:
Akute Beschwerden (Lumbago) oder chronisch-rezidivierende Beschwerden in der Kreuz/-Lendengegend. Bei letzteren werden ein Belastungs-, ein Entlastungs- sowie ein Hyperlordosekreuzschmerz (Facettensyndrom) unterschieden. Möglich ist auch eine pseudoradikuläre Schmerzausstrahlung in die Oberschenkelmuskulatur.

Pathomechanismus: Mechanische Irritation des hinteren Längsbandes (z.B. durch intradiskale Massenverschiebung), der Wirbelgelenkkapsel und des Wirbelperiosts.

Drei Gesichtspunkte der Diagnosesicherung sind zu beachten:
- Die topische Diagnose umfaßt Ort, Art und Ausstrahlungscharakter der Beschwerden und liefert somit erste Voraussetzungen für die sinnvolle Planung des weiteren Untersuchungsganges.
- Die Strukturdiagnose beinhaltet verschiedene Untersuchungstechniken, um die geschilderten Beschwerden den pathogenetisch führenden Strukturen zuzuordnen (Gelenke, Ligamente, Muskeln, Bandscheiben etc.).
- Die Aktualitätsdiagnose berücksichtigt die im Vordergrund stehenden und den Patienten am meisten belastenden Beschwerden, wie Bewegungseinschränkungen, Kraftabschwächung, Sensibilitätsstörung, Schmerzsituation, vegetative Begleitsymptomatik oder psychische Einstellung.

Bei der Diagnostik eines lokalisierbaren Schmerzpunktes in einem Wirbelsäulensegment müssen auch die Bewegungsstörung, die Schmerzausstrahlung und die neurologische Irritation diesem Segment zugeordnet werden können, erst dann kann eine vertebragene Ursache angenommen werden. Die Differentialdiagnostik ist dringend erforderlich, um wirbelsäulenabhängige Beschwerden abzugrenzen von extravertebralen Ursachen.

b) Mono- und polyradikuläre lumbale Wurzelsyndrome („Ischias“):
Ein- oder beiseitig segmental ins Bein ausstrahlende, dem Verlauf des Ischiasnervs folgende Schmerzen, meist in Verbindung mit Zeichen eines lokalen Lumbalsyndroms. Weitere Leitsymptome sind: positives Lasègue-Zeichen, ischialgiforme Fehlhaltung, segmentale Sensibilitätsstörungen, Reflexabweichungen, motorische Störungen (vgl. Tabelle 1).

Tabelle 1. Leitsymptome bei lumbalen Wurzelsyndromen (nach Krämer 1986)

Segmant	Peripheres Schmerz- und Hypästhesiefeld	Motorische Störung (Kennmuskel)	Reflex-abschwächung	Nerven-dehnungszeichen
L1/L2	Leistengegend			(Femoralis-dehnungsschmerz)
L3	Vorderaußenseite Oberschenkel	Quadrizeps	Patellarsehnen-reflex	Femoralis-dehnungsschmerz
L4	Vorderaußenseite Oberschenkel, Innenseite Unter-schenkel und Fuß	Quadrizeps	Patellarsehnen-reflex	Positives Lasègue-Zeichen
L5	Außenseite Unter-schenkel, medialer Fußrücken, Groß-zehe	Extensor hallucis longus		Positives Lasègue-Zeichen
S1	Hinterseite Unter-schenkel, Ferse, Fußaußenrand, 3.–5. Zehe	Triceps surae, Glutäen	Achillessehnen-reflex	Positives Lasègue-Zeichen

Pathomechanismus: Mechanische Irritation der Nervenwurzeln L3–S1 durch degenerative Veränderungen der lumbalen Bandscheiben (Bandscheibenvorwölbung und -vorfall, Lockerung und Volumenänderung der Bandscheiben, Instabilität im Bewegungssegment, Randzakken an den Hinterkanten der Wirbelkörper).
Es kommen auch hohe lumbale Wurzelsyndrome (L1 und L2) infolge einer Kompression der ventralen Spinalnervenäste vor, sie sind insgesamt jedoch selten.

c) Kaudasyndrom:
Sonderform der polyradikulären lumbalen Wurzelsyndrome mit Reithosenanästhesie, Fehlen des Achillessehnenreflexes bei Schwäche der Wadenmuskeln, Schließmuskelinsuffizienzen von Blase und Mastdarm; auch Potenzstörungen kommen vor.
Bei höherliegender Läsion: Fuß- und Zehenheberparesen, Quadrizepsschwächen und Patellarsehnenreflexausfälle. In aller Regel handelt es sich beim bandscheibenbedingten Kaudakompressionssyndrom um ein akutes Ereignis.

Pathomechanismus: Medianer Massenprolaps bei L3/L4 oder L4/L5 mit Kompression aller Nervenwurzeln der Cauda equina.

Die Diagnose wird auf der Grundlage der Vorgeschichte, der klinischen (vorwiegend orthopädisch-neurologischen) und der radiologischen Untersuchungen gestellt. Veränderungen im Röntgenbild, wie eine Verschmälerung des Zwischenwirbelraumes und eine Verdichtung der Deck- und Grundplatten der Wirbelkörper (Osteochondrose) oder Veränderungen der kleinen Wirbelgelenke (Spondylarthrose) und Randwülste an den Wirbelkörpern (Spondylose) können auf bandscheibenbedingte Erkrankungen hinweisen. Ohne entsprechende chronisch-rezidivierende Beschwerden und Funktionseinschränkungen begründen sie für sich allein keinen Verdacht auf das Vorliegen einer Berufskrankheit, da solche Veränderungen auch bei Beschwerdefreien nachweisbar sein können.

Bei der klinischen Untersuchung stehen Inspektion, Palpation, Funktionsprüfung und ein orientierender neurologischer Status im Vordergrund. Gegegebenenfalls sind weiterführende diagnostische Verfahren wie Elektromyographie, Myelographie, Computertomographie, Kernspintomographie oder Diskographie indiziert.

Auf eine sorgfältige Befunddokumentation ist zu achten (z. B. Meßblatt für die Wirbelsäule nach der Neutral-Null-Methode).

Differentialdiagnostisch sind u. a. abzugrenzen:

Vertebral	*Extravertebral*
– angeborene oder erworbene Fehlbildungen der LWS	– gynäkologische Krankheiten
– Spondylolisthesis	– urologische Krankheiten
– Spondylitis	– Krankheiten des Verdauungssystems
– Tumor (Metastase)	– hüftbedingte Schmerzen (Koxalgie)
– Osteoporose	– Erkrankungen des Iliosakralgelenkes
– Fraktur	– Tumoren (z. B. retroperitoneal)
– Kokzygodynie	– Spritzenschädigung
– Wirbelfehlbildungen	– diabetische Neuropathie
– idiopathische Wirbelkanalstenose	– arterielle Durchblutungsstörungen in den Beinen
– Fluorose (BK-Nr. 1308)	– Aortenaneurysma
– Morbus Paget	– statische Beinbeschwerden durch Fußdeformierungen, Achsenabweichungen oder Beinlängendifferenzen
– Morbus Bechterew	– Neuropathien
	– psychosomatische Erkrankungen

IV. Weitere Hinweise

Die Beurteilung von bandscheibenbedingten Erkrankungen der Lendenwirbelsäule im Hinblick auf berufliche Entstehungsursachen stellt sich nicht selten als schwieriges Problem dar. Der wichtigste Grund dafür ist die Tatsache, daß degenerative Veränderungen der Wirbelsäule unabhängig vom Heben und Tragen schwerer Lasten häufig vorkommen.

Anhaltspunkte für den Begriff „schwere Lasten" sind die folgenden, aus präventivmedizinischen Gründen festgelegten Lastgewichte:

Tabelle 2. Lastgewichte, deren regelmäßiges Heben oder Tragen mit einem erhöhten Risiko für die Entwicklung bandscheibenbedingter Erkrankungen der Lendenwirbelsäule verbunden sind

Alter	Last in kg (Frauen)	Last in kg (Männer)
15–17 Jahre	10	15
18–39 Jahre	15	25
ab 40 Jahre	10	20

Diese Werte gelten für Lastgewichte, die eng am Körper getragen werden. Bei weit vom Körper entfernt getragenen Gewichten, z. B. beim einhändigen Mauern von Steinen, können auch geringere Lastgewichte mit einem Risiko für die Entwicklung von bandscheibenbedingten Erkrankungen der Wirbelsäule verbunden sein.

Langjährig bedeutet, daß 10 Berufsjahre als die untere Grenze der Dauer der belastenden Tätigkeit nach den vorgenannten Kriterien zu fordern sind. Hierfür sprechen epidemiologische Studien bei Bauarbeitern, bei denen in der Regel nach mehr als 10jähriger Expositionsdauer ein Anstieg in der Häufigkeit von degenerativen Wirbelsäulenerkrankungen zu beobachten war (Häublein 1979). In begründeten Einzelfällen kann es jedoch möglich sein, daß bereits eine kürzere, aber sehr intensive Belastung eine bandscheibenbedingte Erkrankung der Lendenwirbelsäule verursachen kann. Expositionszeiten mit Heben und Tragen schwerer Lasten sowie Zeiten mit Arbeiten in extremer Rumpfbeugehaltung können für die Berechnung der Gesamtexpositionsdauer addiert werden. Dabei sind auch unterbrochene Tätigkeiten zu berücksichtigen.

Die o. g. Lastgewichte müssen jedoch mit einer gewissen Regelmäßigkeit und Häufigkeit in der überwiegenden Zahl der Arbeitsschichten gehoben oder getragen worden sein, um als Ursache von bandscheibenbedingten Erkrankungen der Lendenwirbelsäule in Frage kommen zu können. Dies begründet sich mit den o. g. epidemiologischen Studien, die in den Berufsgruppen mit erhöhtem Risiko für die Entwicklung von bandscheibenbedingten Erkrankungen der Wirbelsäule durch Heben oder Tragen schwerer Lasten beschrieben, daß die Lastgewichte mit einer gewissen Regelmäßigkeit pro Schicht getragen wurden. Beispielsweise hatten Schwesternhelferinnen *bis zu ca. 12 %* der Schicht Arbeiten mit Heben oder Tragen von schweren Lasten zu verrichten (Videman et al. 1984). Stahlbetonarbeiter hatten *ca. 40mal pro Schicht Gewichte* von mehr als 20 kg zu heben oder zu tragen (Wickström et al. 1985).

Unter Tätigkeit in extremer Rumpfbeugehaltung sind Arbeiten in Arbeitsräumen zu verstehen, die niedriger als 100 cm sind und damit eine ständig gebeugte Körperhaltung erzwingen. Solche Arbeitsplätze existieren teilweise im Untertagebergbau (Havelka 1980). Weiterhin sind unter extremer Rumpfbeugehaltung Arbeiten gemeint, bei denen der Oberkörper aus der aufrechten Haltung um mehr als 90 °C gebeugt wird, beispielsweise bei Stahlbetonbauern im Hochbau (Wickström et al. 1985). Bislang liegen keine ausreichenden Studien darüber vor, daß für Arbeitsplätze in der Bodenbearbeitung im Bereich der Land- und Forstwirtschaft sowie in Gärtnereien oder im Reinigungsdienst, die ebenfalls zeitweilig mit einer Rumpfbeugehaltung einhergehen, aus diesem Grund ein erhöhtes Risiko für die Entwicklung bandscheibenbedingter Erkrankungen der Lendenwirbelsäule besteht. Erkrankungen bei Beschäftigten mit sitzender Tätigkeit sind nicht Gegenstand dieser Berufskrankheit.

Das akute Lumbalsyndrom mit guter Behandlungsmöglichkeit erfüllt nicht die medizinischen Voraussetzungen zur Anerkennung als Berufskrankheit. Vielmehr müssen chronische oder chronisch-rezidivierende Beschwerden und Funktionseinschränkungen bestehen, die therapeutisch nicht mehr voll kompensiert werden können und die den geforderten Unterlassungstatbestand begründen.

Zusammenfassend ergeben sich folgende Kriterien für die Annahme eines begründeten Verdachtes auf das Vorliegen einer bandscheibenbedingten Erkrankung der Lendenwirbelsäule durch Heben oder Tragen schwerer Lasten oder Arbeit in extremer Rumpfbeugehaltung:

- Vorliegen einer unter Ziffer III genannten bandscheibenbedingten Erkrankung mit chronisch-rezidivierenden Beschwerden und Funktionseinschränkungen;
- mindestens 10jährige Tätigkeit mit Heben oder Tragen schwerer Lasten oder Arbeit in extremer Rumpfbeugehaltung;
- als Anhaltspunkte für den Begriff „schwere Last" sind die in Tabelle 2 aufgeführten Gewichte heranzuziehen;
- die Lasten müssen mit einer gewissen Regelmäßigkeit und Häufigkeit in der überwiegenden Zahl der Arbeitsschichten gehoben oder getragen worden sein;
- unter Arbeit in extremer Rumpfbeugehaltung sind Tätigkeiten in Arbeitsräumen zu verstehen, die niedriger als 100 cm sind, zum Beispiel im untertägigen Bergbau, sowie Arbeiten mit einer Beugung des Oberkörpers aus der aufrechten Haltung um 90 ° und mehr.

Die Aufgabe der gefährdenden Tätigkeiten ist nicht Voraussetzung für die Anzeige als Berufskrankheit.

Der alleinige Nachweis von degenerativen Veränderungen wie Osteochondrose, Spondylose und Spondylarthrose ohne chronisch-rezidivierende Beschwerden und Funktionsausfälle begründet keinen Berufskrankheitenverdacht.

V. Literatur

Andersson GBJ (1991) The epidemiology of spinal disorders. In: Frymoyer JW et al. (eds) The adult spine, principles and practice New York, Raven Press, pp 107–146

Debrunner HU, Ramseiner EW (1990) Die Begutachtung von Rückenschäden. Huber, Bern

Estryn-Behar M, Kaminski M, Peigne E Strenuous working conditions and musculoskeletal disorders among female hospital workers, Int. Arch. Occup Environ Health 62: 47–67

Farfan HF (1979) Biomechanik der Lendenwirbelsäule. Hippokrates, Stuttgart (Die Wirbelsäule in Forschung und Praxis, Bd 80)

Frymoyer JW et al. (eds) (1991) The adult spine. Raven Press, New York

Häublein H-G (1979) Berufsbelastung und Bewegungsapparat. VEB Volk und Gesundheit, Berlin

Havelka J (1980) Vergleich der Ergebnisse der Morbiditätsanalyse mit denen aus der arbeitsmedizinischen Tauglichkeits-Scereening-Untersuchung bei ausgewählten Tätigkeiten. Z Ges Hyg 26: 181–187

Heliövaara M (1987) Occupation and risk of herniated lumbar intervertebral disc or sciatica leading to hospitalization J Chron Dis 40: 259–264

Heuchert G (1988) Krankheiten durch fortgesetzte mechanische Überbelastung des Bewegungsapparates. In: Konetzke G et al. (Hrsg) Berufskrankheiten – gesetzliche Grundlagen zur Meldung, Begutachtung und Entschädigung. Volk und Gesundheit, Berlin, S 104–113

Jäger M, Luttmann A, Laurig W (1990) Die Belastung der Wirbelsäule beim Handhaben von Lasten. Orthopäde 19: 132–139

Junghanns H (1979) Die Wirbelsäule in der Arbeitsmedizin. Teil I: Biomechanische und biochemische Probleme der Wirbelsäulenbelastung. Hippokrates, Stuttgart (Die Wirbelsäule in Forschung und Praxis, Bd 78)

Junghanns H (1979) Die Wirbelsäule in der Arbeitsmedizin. Teil II: Einflüsse der Berufsarbeit auf die Wirbelsäule. Hippokrates, Stuttgart (Die Wirbelsäule in Forschung und Praxis, Bd 79)

Junghanns H (Hrsg) (1980) Wirbelsäule und Beruf. Hippokrates, Stuttgart (Die Wirbelsäule in Forschung und Praxis, Bd 92)

Kaplan RM, Deyo RA (1988) Back pain in health care workers Occupational Medicine. State Art Rev 3: 61–73

Krämer J (1986) Bandscheibenbedingte Erkrankungen; Ursachen, Diagnose, Behandlung, Vorbeugung und Begutachtung. Thieme, Stuttgart

Luttmann A, Jager M, Laurig W, Schlegel KF (1988) Orthopaedic diseases among transport workers, Int Arch Occup Environ Health 61: 197–205

Mach J, Heitner H, Ziller R (1976) Die Bedeutung der beruflichen Belastung für die Entstehung degenerativer Wirbelsäulenveränderungen. Z Ges Hyg 22: 352–354

Pangert R, Hartmann H (1991) Epidemiologische Bestimmung der kritischen Belastung der Lendenwirbelsäule beim Heben von Lasten. Zbl Arbeitsmed 41: 193–197

Riihimäki H (1985) Back pain and heavy physical work: a comparative study of concrete reinforcement workers and maintenance house painters Br J Ind Med 42: 226–232

Riihimäki H, Wickström G, Hänninen K, Mattsson T, Waris P, Zitting A (1989) Radiographically detectable lumbar degenerative changes as risk indicators of back pain, a cross-sectional epidemiologic study of concrete reinforcement workers and house painters Scand J Work Environ Health 15: 208–285

Schröter F (1984) Begutachtung der Wirbelsäule mit Verwendung eines Meßblattes. Med Sachverst 80: 114

Schröter G (1961) Die Berufsschäden des Stütz- und Bewegungssystems. Leipzig Barth

Schröter G, Rademacher W (1971) Die Bedeutung von Belastung und außergewöhnlicher Haltung für das Entstehen von Verschleißschäden der HWS, dargestellt an einem Kollektiv von Fleischabträgern. Z Ges Hyg 17: 831–843

Venning PJ, Walter SD, Stitt LW (1987) Personal and jobrelated factors as determinants of incidence of back injuries among nursing personnel. J Occup Med 29: 820–825

Videmann T, Nurminen T, Tola S, Kuorinka I, Vanharanta H, Troup JDG (1984) Lowback pain in nurses and some loading factors of work. Spine 9: 400–404

Wickström G, Niskanen T, Riihimäki H (1985) Strain on the back in concrete reinforcement work. Br J Ind Med 42: 233–239

Yoke CO, Ann TK (1979) Study of lumbar disc pathology among a group of dockworkers, Ann Acad Med 8: 81–85

Yoshida T, Goto M, Nagira T, Ono A, Fujita I, Goda S, Bando M (1971) Studies on low back pain among workers in small scale construction companies Jap J Ind Health 13: 37–43

Auf den folgenden 14 Seiten finden sich die vom Arbeitskreis „Wirbelsäulenerkrankungen" erarbeiteten Vordrucke:

1) Unternehmeranfrage (§ 1543c RVO),
2) Anfrage bei dem Versicherten (§ 21 SGB X),
3) Krankheitsbericht bei Wirbelsäulenerkrankungen (§ 1543d RVO),
4) Untersuchungsbericht bei Wirbelsäulenerkrankungen.

Sie können als Musterschreiben verwendet werden.

1) Unternehmeranfrage

Meldung einer Wirbelsäulenerkrankung des/der

Sehr geehrte

Im Rahmen unseres Feststellungsverfahrens bitten wir Sie, die nachstehenden Fragen zu beantworten sowie die anliegenden beiden Fragebögen.

Die Angaben benötigen wir zur Prüfung unserer Leistungspflicht (§ 20 SGB K).

Die Auskunftspflicht als Arbeitgeber ergibt sich aus § 1543c RVO.

Eine Durchschrift für Ihre Unterlagen liegt bei.

Mit freundlichem Gruß

Berufsgenossenschaft

1. In welchen Zeiträumen war d. Versicherte bei Ihnen beschäftigt?	von .... bis .... von .... bis ....
2. Welche Berufe/Tätigkeiten übte d. Versicherte bei Ihnen aus?	Tätigkeit .... von .... bis .... Tätigkeit .... von .... bis .... Tätigkeit .... von .... bis ....
3. a) Wann wurden Einstellungs- bzw. Personaluntersuchungen und/oder arbeitsmedizinische Vorsorgeuntersuchungen durchgeführt? b) Wo können wir die Befunde/Röntgenbilder anfordern?	
4. Erfolgte wegen Wirbelsäulenbeschwerden: a) eine technische oder organisatorische Maßnahme zur Verringerung der Wirbelsäulenbelastung, welche? b) ein Tätigkeitswechsel, ggf. in welche Tätigkeit, wann? c) eine Unterlassung von wirbelsäulenbelastenden Tätigkeiten ggf. welche, wann? 5. Welcher Berufsgenossenschaft gehören Sie an, unter welcher Mitglieds-Nr.?	

Ort, Datum

Unterschrift

Urschriftlich zurück:

2) Anfrage bei dem Versicherten (Fragebogen und Anlage 1–3)

Betr.: Erkrankung des/der

Meldung Ihrer Wirbelsäulenerkrankung

Unsere Zeichen

Sehr geehrte

im Rahmen unseres Ermittlungsverfahrens bitten wir Sie, die nachstehenden Fragen zu beantworten und die beiliegenden Fragebögen auszufüllen (Anl. 1–3).

Die Angaben benötigen wir zur Prüfung unserer Leistungspflicht (§ 21 SGB X).

Bei der Verwendung personenbezogener Daten werden die Vorschriften über den Datenschutz berücksichtigt.

Eine Durchschrift für Ihre Unterlagen liegt bei.

Mit freundlichem Gruß

Berufsgenossenschaft

Name, Vorname	Geburtsname	Geburtsdatum
Anschrift (Straße, PLZ, Ort)		

1. Geben Sie bitte alle Betriebe an, in denen Sie seit der Schulentlassung tätig waren. Bitte benutzen Sie hierzu beiliegenden Vordruck (Anlage 1).

2. a) Wann hatten Sie zum ersten Mal Wirbelsäulenbeschwerden? b) Bei oder nach welcher Gelegenheit (auch außerberuflich) traten die Beschwerden auf? c) In welchem Bereich der Wirbelsäule traten die Beschwerden auf? d) Wie äußerten sich die Beschwerden? e) Wie häufig traten die Beschwerden auf (einmalig, gelegentlich, regelmäßig wiederkehrend, ständig)? f) Bestehen die Beschwerden auch gegenwärtig?	
	Name, Anschrift Monat/Jahr

3. a) Hatten Sie Verletzungen mit Wirbelsäulenbeteiligung, wann? (Anschriften der Ärzte bitte unter Frage 4 angeben) b) Handelte es sich dabei um einen Arbeits- oder Schulunfall, Wehrdienstschädigung oder privaten Unfall (ggf. Versicherungsträger bzw. zuständige Behörde angeben)?	Anschrift: Aktenzeichen:
4. Bei welchen Ärzten waren Sie (ggf. auch bereits vor Eintritt in das Erwerbsleben) wegen Wirbelsäulenbeschwerden in Behandlung (genaue Anschrift und Datum)?	
5. Ist Ihnen wegen Wirbelsäulenbeschwerden ein Heilverfahren oder eine Kur gewährt worden, wann, durch wen und wo?	
6. Sind wegen Wirbelsäulenbeschwerden auch stationäre Behandlungen durchgeführt worden (genaue Anschriften der Krankenhäuser und Datum der Behandlung)?	
7. Bitte geben Sie alle Ärzte und Stellen an, bei denen Röntgenaufnahmen, Computertomographien, Magnetresonanztomographien bzw. Kernspintomographien des Skelettsystems oder Teilen des Skelettsystems angefertigt wurden (genaue Anschriften und Datum der Untersuchung).	
8. Erfolgte wegen Wirbelsäulenbeschwerden: a) eine technische oder organisatorische Maßnahme zur Verringerung der Wirbelsäulenbelastung, welche? b) ein Tätigkeitswechsel, ggf. in welche Tätigkeit, wann? c) eine Unterlassung von wirbelsäulenbelastenden Tätigkeiten, ggf. welche, wann?	
9. Welche Sportarten üben Sie aus bzw. haben Sie ausgeübt?	
10. Welchen außerberuflichen Wirbelsäulenbelastungen waren Sie ausgesetzt (z. B. private körperliche schwere Arbeiten, Hausbau etc.)?	

11. Wann und durch wen wurden Einstellungs- bzw. Personaluntersuchungen und/oder arbeitsmedizinische Vorsorgeuntersuchungen durchgeführt?	
12. Haben Sie bei anderen Stellen (z. B. Versorgungsamt, Rentenversicherung, Arbeitsamt, etc.) Leistungen wegen der Wirbelsäulenbeschwerden beantragt?	Anschrift: Aktenzeichen:

Ich erkläre mich hiermit einverstanden, daß die Berufsgenossenschaft die für die Ermittlung erforderlichen Auskünfte einholt und die über mich bei Ärzten, Krankenanstalten, Behörden und Trägern der Sozialversicherung geführten Untersuchungsunterlagen (Krankenpapiere, Aufzeichnungen, Krankengeschichten, Untersuchungsbefunde, Röntgenbilder) hinzuzieht. Ich entbinde die beteiligten Ärzte von ihrer Schweigepflicht.

Ort, Datum

Unterschrift

Anlage 1

Die Angaben werden ab Schulentlassung benötigt.

Angaben ggf. auf der Rückseite oder einem Beiblatt fortsetzen.

von	bis	Genaue Anschrift des Arbeitgebers mit Angaben über die Art des Unternehmens (auch Zivildienst, freiwilliges soziales Jahr, Bundeswehr, Unterricht in Fachschulen)	Art der ausgeübten Tätigkeiten	Zuständige	Zuständige
				Kranken-Kasse/priv. Kranken-versicherung	Berufs-genossen-schaft

Anlage 2

Bitte sorgfältig ausfüllen!

s. Anlage 1 Schreiben an:
Versicherte(n)

Arbeitsbereich von bis	Art der belastenden Tätigkeiten pro Arbeitstag/ Schicht: (Bitte geben Sie Beispiele solcher Tätigkeiten an)	Zeitanteil in Stunden	Wie wurde gehoben oder getragen?	Gewicht in kg	Wie oft pro Tag/ Schicht?
a)			( ) vor dem Körper ( ) seitwärts des Körpers ( ) auf dem Rücken ( ) auf d. Schulter		
b)			( ) vor dem Körper ( ) seitwärts des Körpers ( ) auf dem Rücken ( ) auf d. Schulter		
c)			( ) vor dem Körper ( ) seitwärts des Körpers ( ) auf dem Rücken ( ) auf d. Schulter		
d)			( ) vor dem Körper ( ) seitwärts des Körpers ( ) auf dem Rücken ( ) auf d. Schulter		
e)			( ) vor dem Körper ( ) seitwärts des Körpers ( ) auf dem Rücken ( ) auf d. Schulter		

Anlage 3 Bitte sorgfältig ausfüllen! s. Anl. 1

Arbeitsbereich von bis	Art der Tätigkeit mit vorgebeugtem Oberkörper pro Arbeitstag/Schicht: (Bitte geben Sie auch den Rumpfbeuge- und/oder Drehwinkel an)*)	Zeitanteil in Stunden:	Wie oft pro Tag/ Schicht?	Art der sonstigen Tätigkeiten pro Arbeitstag/Schicht:	Zeitanteil in Stunden:
a)					
b)					
c)					
d)					

*) Der Rumpfvorbeugewinkel ist der Winkel zwischen aufrechter Körperhaltung und der Verbindungslinie Hüftgelenk – Schulter, der bei vorgebeugtem Oberkörper entsteht.

*) Der Drehwinkel ist der Winkel der entsteht, wenn bei aufrechter Körperhaltung und fest aufstehenden Füßen eine Drehung um die Körperlängsachse erfolgt.

3) Krankheitsbericht (und Anlage 1 u. 2)

Sehr geehrte(r) Frau/Herr Doktor!

Herr/Frau ________________________ geboren am ____________

wohnhaft ________________________ soll seit ____________

in Ihrer Behandlung stehen oder gestanden haben.

Unter Bezugnahme auf Ihre Auskunftspflicht als behandelnder Arzt (§ 1543 d RVO) bitten wir Sie, uns möglichst umgehend die nachstehenden Fragen anhand Ihrer Unterlagen zu beantworten.
Von einer nachträglichen Befragung oder einer neuen Untersuchung vor der Beantwortung bitten wir abzusehen.

Mit freundlichen Grüßen
Im Auftrag

Krankheitsbericht bei Wirbelsäulenerkrankungen

1. Seit wann ist der/die Genannte in Ihrer Behandlung?

2.1 Wann nahm der/die Genannte Sie erstmals wegen Wirbelsäulenbeschwerden in Anspruch?

2.2 Welche Beschwerden trug er/sie dabei vor?

2.3 Welchen Befund erhoben Sie bei der ersten Untersuchung?

2.4 Welche Angaben machte der/die Genannte über die Entstehung des Leidens?

3.1 Wann und wo wurden Röntgen-, CT- und MRT-Aufnahmen gefertigt?
(Aufnahme bitte beifügen)

3.2 Wie lautet der Röntgenbefund (sofern erhoben)?

4. Wann und wo sind Konsiliaruntersuchungen erfolgt?

5. Kurze Schilderung des Behandlungsverlaufs (Häufigkeit und wesentliche Behandlungsmaßnahmen, insbesondere stationäre Behandlung):

6. Bestand wegen des Leidens, Arbeitsunfähigkeit?
Wenn ja, von wann bis wann?

7. Welcher Befund wurde zuletzt erhoben?
(Beschwerden, Wirbelsäulenverbindung, Beinlängendifferenz, neurologische Ausfälle, Bewegungseinschränkungen, Datum der letzten Untersuchung)

8. Hat sich eine Änderung seit dem Erstbefund ergeben? Welche?

9. Welche Erkrankungen oder Unfallfolgen liegen sonst noch vor?
(insbesondere am Bewegungsapparat)

Ort, Datum	Unterschrift und Stempel
Institutionskennzeichen (IK)	Bank – Sparkasse – Postgiroamt

Kontoinhaber	Bankleitzahl	Kontonummer

Liquidation vgl. Ltnr. 93/Ärzteabkommen Berichtsgebühr Ltnr. 82/8b – analog –

Anlage 1

Bitte sorgfältig ausfüllen!

s. Anlage 1 Schreiben an:
Versicherte(n)

Arbeitsbereich von bis	Art der belastenden Tätigkeiten pro Arbeitstag/ Schicht: (Bitte geben Sie Beispiele solcher Tätigkeiten an)	Zeitanteil in Stunden	Wie wurde gehoben oder getragen?	Gewicht in kg	Wie oft pro Tag/ Schicht?
a)			( ) vor dem Körper ( ) seitwärts des Körpers ( ) auf dem Rücken ( ) auf d. Schulter		
b)			( ) vor dem Körper ( ) seitwärts des Körpers ( ) auf dem Rücken ( ) auf d. Schulter		
c)			( ) vor dem Körper ( ) seitwärts des Körpers ( ) auf dem Rücken ( ) auf d. Schulter		
d)			( ) vor dem Körper ( ) seitwärts des Körpers ( ) auf dem Rücken ( ) auf d. Schulter		
e)			( ) vor dem Körper ( ) seitwärts des Körpers ( ) auf dem Rücken ( ) auf d. Schulter		

Anlage 2

Bitte sorgfältig ausfüllen!

s. Anl. 1

Arbeitsbereich von bis	Art der Tätigkeit mit vorgebeugtem Oberkörper pro Arbeitstag/Schicht: (Bitte geben Sie auch den Rumpfbeuge- und/oder Drehwinkel an)*)	Zeitanteil in Stunden:	Wie oft pro Tag/ Schicht?	Art der sonstigen Tätigkeiten pro Arbeitstag/Schicht:	Zeitanteil in Stunden:
a)					
b)					
c)					
d)					

*) Der Rumpfvorbeugewinkel ist der Winkel zwischen aufrechter Körperhaltung und der Verbindungslinie Hüftgelenk – Schulter, der bei vorgebeugtem Oberkörper entsteht.

*) Der Drehwinkel ist der Winkel der entsteht, wenn bei aufrechter Körperhaltung und fest aufstehenden Füßen eine Drehung um die Körperlängsachse erfolgt.

4) Untersuchungsbericht (2 Anlagen)

Betr.:
hier: Wirbelsäulenerkrankung

Sehr geehrte(r)

Zur Beurteilung des Krankheitsbildes und damit auch des weiteren Vorgehens im anhängigen Verfahren ist es/hält es unser ärztlicher Berater für notwendig, zu den bisherigen medizinischen Feststellungen eine ergänzende Untersuchung durchzuführen und Angaben zum Befund, insbesondere zur Funktionsfähigkeit zu machen.
Wir bitten, den/die Versichterte(n) mittels beiliegendem Einbestellschreiben vorzuladen und die Untersuchung entsprechend beiliegendem Vordruck vorzunehmen.

Da eine möglicherweise beruflich verursachte bzw. beeinflußte Erkrankung der Halswirbelsäule/Lendenwirbelsäule zur Diskussion steht, können die zur Diagnostik von Ihnen für notwendig gehaltenen Röntgenaufnahmen für unsere Rechnung gefertigt werden. Wir bitten, uns diese zusammen mit dem Befundbericht und der Rechnung zu übersenden.

Die Liquidation bitten wir entsprechend dem Ärzteabkommen in Verbindung mit der GOÄ vorzunehmen. Bitte geben Sie Ihr Geldinstitut an.

Mit freundlichen Grüßen
Im Auftrag

Anlage
Einbestellschreiben
Untersuchungsbericht

Name: Aktenzeichen:

Vorname: Untersuchungstag:

geb.:

---

1. Schmerzangaben:
Genaue Lokalisation (HWS/BWS/LWS/Dorn/Querfortsätze/paravertebral), Intensität und Häufigkeit, Art (Klopf-/Druck-/Bewegungsschmerz), ausstrahlende Schmerzen

2. Rumpfmuskulatur:
(Ort und Ausmaß von Verspannungen, Insuffizienzzeichen, umschriebene Muskelhärten)

3. Neurologisch orientierender Befund:
- Sensibilitätsstörungen (Segmente):
- Armeigenreflexe (fehlend/schwach/mittel/überlebhaft):
- Beineigenreflexe (fehlend/schwach/mittel/überlebhaft):
- Lasègue-Zeichen:
- Ischiadikusdruckpunkte:
- Motorische Störungen (Muskelgruppe und Seite):

4. Röntgen-Befund:
(soweit durchgeführt, Aufnahmen bitte beifügen)

5. Diagnose:

Ort, Datum | Unterschrift und Stempel

Institutionskennzeichen (IK) | Bank – Sparkasse – Postgiroamt

Kontoinhaber | Bankleitzahl | Kontonummer

Liquidation vgl. 93/Ärzteabkommen, Berichtsgebühr Ltnr. 82/8 b – analog – zuzüglich GOÄ 1, 63 und Röntgen

Meßblatt für die Wirbelsäule
(nach der Neutral-0-Methode)

Name:
Vorname:
geb.: Größe in cm:
Aktenzeichen: Gewicht in kg:

Halswirbelsäule			
Vorneigen/Rückneigen	(Abb. 1)	________	
Seitneigen re./li.	(Abb. 2)	________	
Drehen re./li.	(Abb. 3)	________	**(1)**
Kinnspitzenschulter-höhenabstand bei maximaler Dreh-seitneigung re./li.		________	**(2)**
BWS und LWS			
Seitneigen re./li.	(Abb. 4)	________	**(3)**
Drehen im Sitzen re./li.	(Abb. 5)	________	
Liegen/Jugulumabstand (cm)	(Abb. 6)	________	
Aktive Aufrichtung aus Rückenlage Meßstrecke Liege – DF C7		________	**(4)**
Fingerbodenabstand (cm)		________	
a) Ott Meßstrecke DF C7 30 cm kaudal	(Abb. 7)	________	**(5)**
b) Schober Meßstrecke DF S1 10 cm kranial	(Abb. 7)	________	**(6)**
c) Meßstrecke 10 cm mit Mittelpunkt DF L1	(Abb. 7)	________	
Beckentiefstand (cm) re./li.		________	
Seitverbiegung		________	
Schulterstand (rechts tief/ links tief)		________	**(7)**

Sagittale Verbiegung (kyphotische oder lordotische Fehlform):

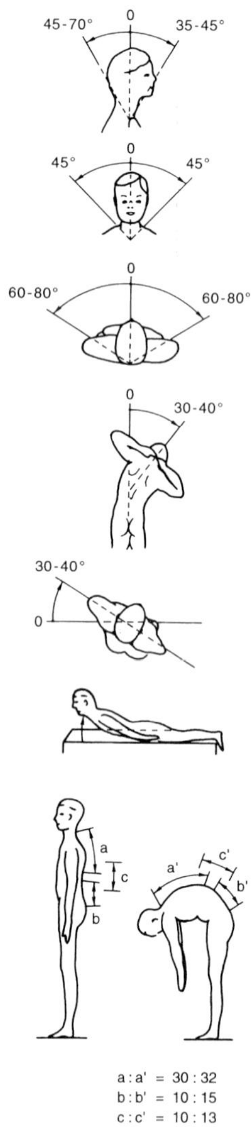

Zu Nr. 2109

Bandscheibenbedingte Erkrankungen der Halswirbelsäule durch langjähriges Tragen schwerer Lasten auf der Schulter, die zur Unterlassung aller Tätigkeiten gezwungen haben, die für die Entstehung, die Verschlimmerung oder das Wiederaufleben der Krankheit ursächlich waren oder sein können

I. Gefahrenquellen

Unter den beruflichen Faktoren, die bandscheibenbedingte Erkrankungen der Halswirbelsäule (HWS) verursachen oder verschlimmern können, steht fortgesetztes Tragen schwerer Lasten auf der Schulter, einhergehend mit einer statischen Belastung der zervikalen Bewegungssegmente und außergewöhnlicher Zwangshaltung der HWS im Vordergrund. Eine derartige kombinierte Belastung der HWS wird z. B. bei Fleischträgern beobachtet, die Tierhälften oder -viertel auf dem Kopf bzw. dem Schultergürtel tragen. Die nach vorn und seitwärts erzwungene Kopfbeugehaltung und das gleichzeitig maximale Anspannen der Nackenmuskulatur führen zu einer Hyperlordosierung und auch zu einer Verdrehung der HWS.

Tätigkeiten mit vergleichbarem Belastungsprofil sind ebenfalls in Betracht zu ziehen.

II. Pathophysiologie

Wie im Bereich der Lendenwirbelsäule sind die blutgefäßlosen Bandscheiben der HWS hinsichtlich ihrer Ernährung besonders von den Diffusionswegen abhängig. Symmetrische und asymmetrische Kompressionsbelastung verbunden mit Haltungskonstanz reduziert die druckabhängigen Flüssigkeitsverschiebungen und beeinträchtigt damit den Stoffwechsel im Bandscheibengewebe.

Durch Laktatakkumulation und pH-Wertverschiebung zu sauren Werten wird ein Milieu mit Aktivierung der enzymatischen Zytolyse erzeugt. Damit werden die degenerativen Veränderungen eingeleitet oder beschleunigt. In diesem Milieu werden die restitutiven Prozesse gehemmt.

Die Bewegungssegmente der HWS weisen gegenüber den anderen Wirbelsäulenabschnitten anatomische und biomechanische Besonderheiten auf, die sie für belastungsbedingten vorzeitigen Verschleiß besonders anfällig machen. Von degenerativen Bandscheibenveränderungen ausgehende knöcherne Ausziehungen im Bereich der Processus uncinati liegen in unmittelbarer Nachbarschaft zum Spinalnerven und zur A. vertebralis. Die als physiologisch zu bezeichnenden gelenkähnlichen Horizontalspalten verbessern einerseits die zervikale Beweglichkeitk andererseits stellen sie mit ihrer Tendenz, sich nach medial und lateral zu erweitern, unter biomechanischen Aspekten ein Gefährdungspotential dar. Damit kann eine Lockerung und Instabilität im Bewegungssegment eintreten. Laterale Erweiterungen der Horizontalspalten zerstören die Integrität des osmotischen Systems der Bandscheibe; es kommt zu einem Absinken des intradiskalen onkotischen Drucks, zum Flüssigkeitsverlust und damit zur Höhenabnahme der Bandscheibe.

Hervorzuheben ist ferner die enge topographische Beziehung der Bandscheibe und der anderen Anteile des Bewegungssegmentes zur A. vertebralis und zum Halsstrang des Sympathikus.

Mit der Bandscheibendegeneration vergrößert sich der knöcherne Kontakt an den Processus uncinati sowie an den Wirbelgelenken. Es kommt zu osteophytären Reaktionen im Bereich der Processus uncinati, die zusammen mit dem verminderten Zwischenwirbelabschnitt die Foramina intervertebralia einengen. Osteophytäre Reaktionen an den Wirbelgelenkfacetten, die vorzugsweise im Bereich der oberen und mittleren Halswirbel auftreten, verengen insbesondere den oberen Teil des Foramen intervertebrale.

Experimentelle Untersuchungen belegen, daß bei Haltungskonstanz und asymmetrischer Kompression der Bandscheiben mit intradiskalen Massenverschiebungen zu rechnen ist. Letztere spielen in der Entstehung von Zervikalsyndromen eine wesentliche Rolle.

Bei langjährig wiederkehrender Belastung der HWS durch das Tragen von schweren Lasten unter außergewöhnlicher Haltung des Kopfes sind nicht nur die unteren Bewegungssegemente gefährdet. Zug- und Kompressionskräfte im Bereich der Wirbelgelenkfacetten in Verbindung mit Seitverbiegung und Verdrehung tragen dazu bei, daß insbesondere oberhalb von C5/C6 bis zu C2/C3 degenerative Veränderungen beobachtet wurden, die in der Allgemeinbevölkerung weniger häufig anzutreffen sind.

III. Krankheitsbild und Diagnose

Folgende bandscheibenbedingte Erkrankungen der HWS können unter bestimmten Bedingungen durch langjähriges Tragen schwerer Lasten auf dem Kopf oder auf der Schulter verursacht werden:

Direkt oder indirekt von degenerativen Veränderungen der Halsbandscheiben ausgehende Krankheitszustände können zu einem chronischen Zervikalsyndrom führen. Dazu zählen vielfältige Beschwerdebilder wie schmerzhafte Bewegungseinschränkung der Halswirbelsäule, segmentale Nervenwurzelsymptome im Arm, Kopfschmerzen, Schwindelanfälle und Rückenmarksymptome. Eine systematische Einteilung der Zervikalsyndrome hat orientierenden Charakter. Es ist zu berücksichtigen, daß häufig viele Symptome gleichzeitig vorkommen.

Folgende bandscheibenbedingte Erkrankungen können unter den Regelungsbereich dieser Berufskrankheit fallen:

a) Lokales Zervikalsyndrom:
Auf die Halsregion beschränkte chronisch-rezidivierende Beschwerden, die durch positionsabhängige Nacken- und Schulterschmerzen, Muskelverspannungen und Bewegungseinschränkungen der HWS charakterisiert sind.

Pathomechanismus: Mechanische Irritation des hinteren Längsbandes, der Wirbelgelenkkapseln und des Wirbelperiosts durch degenerative Veränderungen im Bewegungssegment. Vorwiegend betroffen sind die sensiblen Fasern der Rr. meningei und dorsales.

Differentialdiagnostisch sind u. a. abzugrenzen:
- Myalgien anderer Genese,
- Tumoren (z. B. Neurinom, Karzinommetastasen),
- akute und chronische Entzündungen (z. B. Spondylitiden),
- Morbus Bechterew,
- Tendopathien an den Dorn- und Querfortsätzen.

b) Zervikobrachiales Syndrom:
Von den Bewegungssegementen C5–C6 ausgehende bandscheibenbedingte Brachialgien (Schmerzen, Sensibilitätsstörungen oder motorische Ausfälle), meistens in Verbindung mit Symptomen eines lokalen Zervikalsyndroms. Im Vordergrund steht eine Schmerzausstrahlung entlang der Dermatomstreifen.

Pathomechanismus: Irritation des R. ventralis des Spinalnerven durch einen dorsolateralen Diskusprolaps oder durch onkovertebrale Osteophyten in Verbindung mit Segmentlockerung.

Die Differenzierung der verschiedenen monoradikulären zervikobrachialen Syndrome erfolgt in erster Linie anhand klinischer Kriterien (Tabelle S. 499). Am häufigsten sind die Spinalnervenwurzeln C6–C8 betroffen.

Zervikale Wurzelreizsyndrome. (Nach Krämer 1986)

Nerven-wurzel	Band-scheibe	Peripheres Dermatom	Kernmuskel	Reflexabschwächung
C5	C4/C5		Deltoideus	Bizeps
C6	C5/C6	Daumen, Teil des Zeigefingers	Bizeps, Brachioradialis	Bizeps, Radiusperiost
C7	C6/C7	Zeige- und Mittelfinger, Teil des Ringfingers	Daumenballen, Trizeps, Pronator teres	Trizeps
C8	C7/Th 1	Kleinfinger, Teil des Ringfingers	Kleinfingerballen, Fingerbeuger, Interossei	(Trizeps)

Differentialdiagnostisch sind u. a. abzugrenzen:
- Wurzelentzündungen,
- Tumoren, z. B. Pancoast-Tumor, neurogener Tumor,
- Skalenussyndrom,
- Kostoklavikularsyndrom,
- Karpaltunnelsyndrom,
- andere Läsionen peripherer Nerven (z. B. Ulnariskompressionssyndrom).
- Insertionstendopathien der Schulterregion (Periarthropathia humeroscapularis, sofern sie sich nicht im Rahmen eines Zervikalsyndroms entwickelt hat),
- Insertionstendopathien des Armes,
- extravertebrale Entzündungsprozesse,
- Thrombose der V. axillaris,
- koronare Herzkrankheit,
- Wirbelfraktur,
- Spondylitis,
- Morbus Paget.

c) Zervikozephales Syndrom:
Mit Kopfschmerzen oder Schwindelattacken einhergehende Beschwerden durch degenerative Veränderungen in den zervikalen Bewegungssegmenten, häufig in Kombination mit einem lokalen Zervikalsyndrom.

Pathomechanismus: Kompression der A. vertebralis und Irritation des Halssympathikus.

Differentialdiagnostisch sind u. a. abzugrenzen:
- posttraumatische Zustände,
- arterielle Durchblutungsstörungen anderer Genese,
- Tumoren (Metastasen).

Die klinische Untersuchung beginnt nach einer ausführlichen Erhebung der Krankheitsvorgeschichte mit der Inspektion und Palpation. Die anschließende Funktionsprüfung der HWS erfaßt Einschränkungen der Beweglichkeit in Winkelgraden (Neutral-Null-Methode) und sollte den Extensionstest einbeziehen. Immer ist ein neurologischer Status zu erheben. Auf eine röntgenologische Untersuchung kann nicht verzichtet werden. Im Hinblick auf therapeutische Konsequenzen sind ggf. Funktionsaufnahmen, Computertomographie oder Kernspintomographie indiziert. Die Elektromyographie und die Prüfung der Nervenleitgeschwindigkeit sind ein wichtiges Hilfsmittel für die Objektivierung zervikaler Wurzelreizerscheinungen. Beim zervikozephalen Syndrom können HNO-ärztliche, internistische oder augenärztliche Spezialuntersuchungen erforderlich sein.

IV. Weitere Hinweise

Für den begründeten Verdacht auf das Vorliegen einer bandscheibenbedingten Berufskrankheit der HWS ist neben dem Ausschluß anderer Krankheitsursachen der Nachweis einer langjährigen, außergewöhnlich intensiven mechanischen Belastung der HWS erforderlich. Ein typisches Beispiel für eine derartige, die HWS gefährdende Tätigkeit ist das Tragen auf der Schulter, wie es für Fleischträger beschrieben wurde (Hult 1954, Schröter u. Rademacher 1971).

Ein erhöhtes Risiko für die Entwicklung bandscheibenbedingter Erkrankungen der HWS ist anzunehmen, wenn Lastgewichte von 50 kg und mehr regelmäßig auf der Schulter getragen werden. Dies gründet sich auf epidemiologische Studien über das vermehrte Auftreten von bandscheibenbedingten Erkrankungen der HWS, welche bei Transportarbeiten in Schlachthöfen gewonnen wurden, die Lastgewichte von 50 kg und mehr trugen. Das im Vergleich zum Merkblatt für die Berufskrankheit nach Nr. 2108 Berufskrankheiten-Verordnung höhere Lastgewicht begründet sich mit dem Umstand, daß auf der Schulter die Last achsennah einwirkt und der Hebelarm, der bei der Belastung der Lendenwirbelsäule durch Heben oder Tragen schwerer Lasten zu berücksichtigen ist, entfällt.

Langjährig bedeutet, daß 10 Berufsjahre als die im Durchschnitt untere Grenze der belastenden Tätigkeit nach den vorgenannten Kriterien zu fordern sind. In begründeten Einzelfällen kann es jedoch möglich sein, daß bereits eine kürzere, aber sehr intensive Belastung eine bandscheibenbedingte Erkrankung der HWS verursacht.

Das genannte Lastgewicht muß mit einer gewissen Regelmäßigkeit und Häufigkeit in der überwiegenden Zahl der Arbeitsschichten getragen worden sein.

Vorübergehende und nach kürzerer Zeit therapeutisch beherrschbare akute Zervikalsyndrome erfüllen nicht die medizinischen Voraussetzungen für eine Anerkennung als Berufskrankheit. Vielmehr müssen chronische oder chronisch-rezidivierende Beschwerden und Funktionseinschränkungen bestehen, die therapeutisch nicht mehr voll kompensiert werden können und die den geforderten Unterlassungstatbestand begründen.

Zusammenfassend ergeben sich folgende Kriterien für die Annahme eines begründeten Verdachtes auf das Vorliegen einer bandscheibenbedingten Erkrankung der Halswirbelsäule durch Heben oder Tragen schwerer Lasten auf dem Kopf und auf den Schultern:
- Vorliegen einer unter Ziffer III genannten bandscheibenbedingten Erkrankung mit chronisch-rezidivierenden Beschwerden und Funktionsausfällen;
- mindestens 10jährige Tätigkeit mit Tragen schwerer Lasten auf der Schulter;
- die Lasten müssen mit einer gewissen Regelmäßigkeit und Häufigkeit in der überwiegenden Zahl der Arbeitsschichten getragen worden sein.

Der Nachweis von degenerativen Veränderungen wie Osteochondrose und Spondylose ohne chronisch-rezidivierende Beschwerden und Funktionsausfälle begründet für sich allein keinen Berufskrankheitenverdacht. Die Aufgabe der gefährdenden Tätigkeit ist nicht Voraussetzung für die Anzeige als Berufskrankheit.

V. Literatur

Ecklin U (1960) Die Altersveränderungen der Halswirbelsäule. Springer, Berlin Göttingen Heidelberg

Frymoyer JW et al. (eds) (1991) The adult spine. Raven Press, New York

Heuchert G (1988) Krankheiten durch fortgesetzte mechanische Überbelastung des Bewegungsapparates. In: Konetzke G et al. (Hrsg) Berufskrankheiten – gesetzliche Grundlagen zur Meldung, Begutachtung und Entschädigung. Verlag Volk und Gesundheit, Berlin, S 104–113

Hult L (1954) Cervical, dorsal and lumbar spinal syndromes, a field investigation of a nonselected material of 1200 workers in different occupations with special reference to disc degeneration and so-called muscular rheumatism. Acta Orthop. Scand. [Suppl 17]

Junghanns H (1979) Die Wirbelsäule in der Arbeitsmedizin. Teil I: Biomechanische und biochemische Probleme der Wirbelsäulenbelastung. Hippokrates, Stuttgart (Die Wirbelsäule in Forschung und Praxis, Bd 78)
Junghanns H (1979) Die Wirbelsäule in der Arbeitsmedizin. Teil II: Einflüsse der Berufsarbeit auf die Wirbelsäule. Hippokrates, Stuttgart (Die Wirbelsäule in Forschung und Praxis, Bd 79)
Junghanns H (Hrsg) (1980) Wirbelsäule und Beruf. Hippokrates, Stuttgart (Die Wirbelsäule in Forschung und Praxis, Bd 92)
Krämer J (1986) Bandscheibenbedingte Erkrankungen; Ursachen, Diagnose, Behandlung: Vorbeugung und Begutachtung. Thieme, Stuttgart
Schröter F (1984) Begutachtung der Wirbelsäule mit Verwendung eines Meßblattes. Med Sachverst 80: 114
Schröter G (1961) Die Berufsschäden des Stütz- und Bewegungssystems. Barth, Leipzig
Schröter G, Rademacher W (1971) Die Bedeutung von Belastung und außergewöhnlicher Haltung für das Entstehen von Verschleißschäden der HWS; dargestellt an einem Kollektiv von Fleischabträgern. Z Ges Hyg 17: 841–843

Zu Nr. 2110

Bandscheibenbedingte Erkrankungen der Lendenwirbelsäule durch langjährige, vorwiegend vertikale Einwirkung von Ganzkörperschwingungen im Sitzen, die zur Unterlassung aller Tätigkeiten gezwungen haben, die für die Entstehung, die Verschlimmerung oder das Wiederaufleben der Krankheit ursächlich waren oder sein können

I. Gefahrenquellen

Bandscheibenbedingte Erkrankungen der Lendenwirbelsäule (LWS) haben eine multifaktorielle Ätiologie. Sie sind weit verbreitet und kommen in allen Altersgruppen, sozialen Schichten und Berufsgruppen vor. Unter den beruflichen Faktoren, die bandscheibenbedingte Erkrankungen der LWS verursachen und verschlimmern können, stellt die langjährige (vorwiegend vertikale) Einwirkung von Ganzkörperschwingungen im Sitzen eine besondere Gefahrenquelle dar. Derartigen beruflichen Belastungen der LWS können vor allem Fahrer von folgenden Fahrzeugen und fahrbaren Arbeitsmaschinen ausgesetzt sein:

- Baustellen-Lkw,
- land- und fortwirtschaftliche Schlepper,
- Forstmaschinen im Gelände,
- Bagger
- Grader (Straßenhobel, Bodenhobel, Erdhobel),
- Scraper (Schürfwagen),
- Muldenkipper,
- Rad- und Kettenlader,
- Raddozer,
- Gabelstapler auf unebenen Fahrbahnen (Hofflächen, Pflaster usw.),
- Militärfahrzeuge im Gelände.

Dagegen sind z. B. bei Fahrern von Taxis, Gabelstaplern auf ebenen Fahrbahnen sowie bei Fahrern von Lkw mit schwingungsgedämpften Fahrersitzen keine hinreichend gesicherten gesundheitsschädigenden Auswirkungen durch Schwingungen beoachtet worden.

Andere bandscheibengefährdende Faktoren im Arbeitsprozeß sind insbesondere langjähriges Heben und Tragen schwerer Lasten (vgl. BK-Nr. 2108).

Als konkurrierende Faktoren sind Fehlbelastungen der LWS durch außerberufliche Tätigkeiten, wie Eigenleistungen beim Hausbau, schwere Gartenarbeit, bestimmte Sportarten (z.B. Motorrad-Geländesport) und einseitig die Wirbelsäule belastende Trainingsmethoden in der Freizeit zu beachten.

II. Pathophysiologie

Die Zwischenwirbelabschnitte der unteren LWS sind beim Menschen schon während des gewöhnlichen Tagesablaufes erheblich belastet. Da die blutgefäßlosen Bandscheiben hinsichtlich ihrer Ernährung besonders von den Diffusionswegen abhängen, sind sie für mechanische Dauerbelastungen anfällig. Anhaltende Kompressionsbelastung und starke Schwingungsbelastung reduzieren die druckabhängigen Flüssigkeitsverschiebungen und beeinträchtigen damit den Stoffwechsel im Bandscheibengewebe. Durch Laktatakkumulation und pH-Wertverschiebung zu sauren Werten wird ein Milieu erzeugt, das Enzyme der Zytolyse aktiviert. Damit werden degenerative Veränderungen eingeleitet oder beschleunigt. In diesem Milieu werden die restitutiven Prozesse gehemmt.

Unter Belastung durch mechanische Ganzkörperschwingungen erhöht sich der variierende intradiskale Druck um ein Mehrfaches. So führen insbesondere Resonanzschwingungen des Rumpfes und der Wirbelsäule, die vorwiegend bei erregenden Schwingungsfrequenzen zwischen 3 und 5 Hz auftreten, nicht nur zu vertikalen Relativbewegungen zwischen den Wirbelkörpern mit Stauchungen und Streckungen der Zwischenwirbelscheiben, sondern darüber hinaus auch zu Rotationsbewegungen der Segmente und zu horizontalen Segmentverschiebungen. Stoßhaltige Schwingungsbelastungen, also Schwingungsverläufe mit einzelnen oder wiederholten, stark herausragenden Beschleunigungsspitzen, stellen eine besonders hohe Gefährdung dar. Nach biomechanischen Berechnungen können dabei Kompressionskräfte erreicht werden, die im Experiment an menschlichen Wirbelsäulenpräparaten Mikrofrakturen der Deckplatten der Wirbelkörper sowie Einrisse am Anulus fibrosus der Bandscheibe verursachen.

Eingetretene Schäden am Bandscheibengewebe sind irreversibel. Es kommt zu einem Prozeß, bei dem Bandscheibendegeneration, degenerative Veränderungen der Wirbelkörperdeckplatten, Massenverschiebungen im Bandscheibeninneren, Instabilität im Bewegungssegment, Bandscheibenprotrusion, Bandscheibenvorfall, knöcherne Ausziehungen an den vorderen und seitlichen Randleisten der Wirbelkörper, degenerative Veränderungen der Wirbelgelenke sowie durch derartige Befunde hervorgerufene Beschwerden und Funktionsstörungen in einem ätiopathogenetischen Zusammenhang zu betrachten sind.

Die durch berufliche Einwirkungen bedingten degenerativen Prozesse können zu objektivierbaren Veränderungen wie Chondrose, Osteochondrose, Spondylose, Spondylarthrose, Bandscheibenprotrusion und Bandscheibenprolaps führen.

Die pathophysiologischen Erkenntnisse werden durch zahlreiche epidemiologische Studien gestützt, die belegen, daß Berufsgruppen mit langjähriger Einwirkung intensiver Ganzkörperschwingungen im Sitzen eine signifikant höhere Prävalenz bandscheibenbedingter Erkrankungen gegenüber den nichtbelasteten Kontrollgruppen zeigen.

Langjährige Belastungen durch intensive Ganzkörperschwingungen führen nämlich zu einer Linksverschiebung der Beziehung zwischen Erkrankungshäufigkeit und Alter gegenüber den nichtbelasteten Vergleichspopulationen; d.h. zu einer erheblichen Vorverlagerung in die jüngeren Altersgruppen auf einem deutlich höheren Niveau.

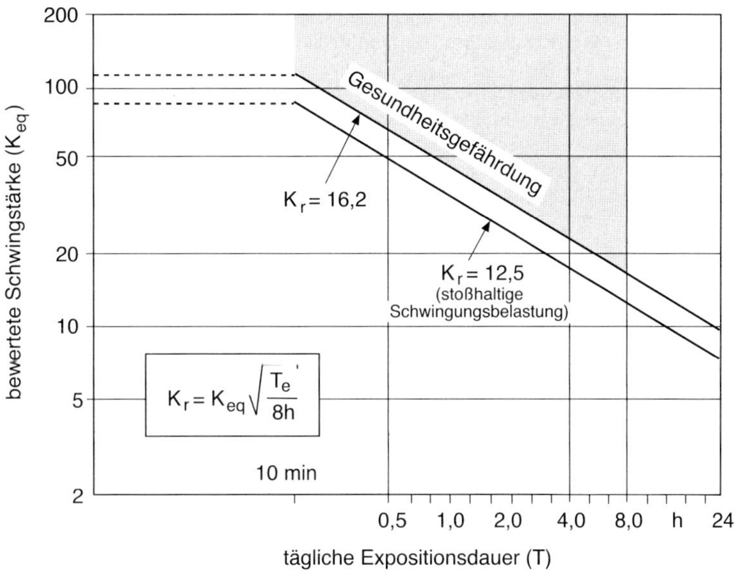

Bereich gesundheitlicher Gefährdung nach langjähriger Einwirkung von Ganzkörperschwingungen (VDI 2057/ISO 2631). Beurteilungsschwingstärke $K_r > 16{,}2$ bzw. $K_r > 12{,}5$

III. Krankheitsbild und Diagnose

Folgende bandscheibenbedingte Erkrankungen können unter bestimmten Bedingungen durch die Einwirkung von Ganzkörperschwingungen im Sitzen verursacht werden:

a) Lokales Lumbalsyndrom
Akute Beschwerden (Lumbago) oder chronisch-rezidivierende Beschwerden in der Kreuz/-Lendengegend. Bei letzteren werden ein Belastungs-, ein Entlastungs- sowie ein Hyperlordosekreuzschmerz (Facettensyndrom) unterschieden. Möglich ist auch eine pseudoradikuläre Schmerzausstrahlung in die Oberschenkelmuskulatur.

Pathomechanismus: Mechanische Irritation des hinteren Längsbandes (z. B. durch intradiskale Massenverschiebung), der Wirbelgelenkkapsel und des Wirbelperiosts.

Drei Gesichtspunkte der Diagnosesicherung sind zu beachten:
- Die topische Diagnose umfaßt Ort, Art und Ausstrahlungscharakter der Beschwerden und liefert somit erste Voraussetzungen für die sinnvolle Planung des weiteren Untersuchungsganges.
- Die Strukturdiagnose beinhaltet verschiedene Untersuchungstechniken, um die geschilderten Beschwerden den pathogenetisch führenden Strukturen zuzuordnen (Gelenke, Ligamente, Muskeln, Bandscheiben etc.).
- Die Aktualitätsdiagnose berücksichtigt die im Vordergrund stehenden und den Patienten am meisten belastenden Beschwerden, wie Bewegungseinschränkungen, Kraftabschwächung, Sensibilitätsstörung, Schmerzsituation, vegetative Begleitsymptomatik oder psychische Einstellung.

Bei der Diagnostik eines lokalisierbaren Schmerzpunktes in einem Wirbelsäulensegment müssen auch die Bewegungsstörung, die Schmerzausstrahlung und die neurologische Irritation diesem Segment zugeordnet werden können, erst dann kann eine vertebragene Ursache angenommen werden. Die Differentialdiagnostik ist dringend erforderlich, um wirbelsäulenabhängige Beschwerden abzugrenzen von extravertebralen Ursachen.

b) Mono- und polyradikuläre lumbale Wurzelsyndrome („Ischias"):
Ein- oder beidseitig segmental ins Bein ausstrahlende, dem Verlauf des Ischiasnervs folgende Schmerzen, meist in Verbindung mit Zeichen eines lokalen Lumbalsyndroms. Weitere Leitsymptome sind: positives Lasègue-Zeichen, ischialgiforme Fehlhaltung, segmentale Sensibilitätsstörungen, Reflexabweichungen, motorische Störungen (vgl. Tabelle).

Leitsymptome bei lumbalen Wurzelsyndromen. (Nach Krämer 1986)

Segment	Peripheres Schmerz- und Hypästhesiefeld	Motorische Störung (Kennmuskel)	Reflexabschwächung	Nervendehnungszeichen
L1/L2	Leistengegend			(Femoralisdehnungschmerz)
L3	Vorderaußenseite Oberschenkel	Quadrizeps	Patellarsehnenreflex	Femoralisdehnungschmerz
L4	Vorderaußenseite Oberschenkel, Innenseite Unterschenkel und Fuß	Quadrizeps	Patellarsehnenreflex	Positives Lasègue-Zeichen
L5	Außenseite Unterschenkel, medialer Fußrücken, Großzehe	Extensor hallucis longus		Positives Lasègue-Zeichen
S1	Hinterseite Unterschenkel, Ferse, Fußaußenrand, 3.–5. Zehe	Triceps surae, Glutäen	Achillessehnenreflex	Positives Lasègue-Zeichen

Pathomechanismus: Mechanische Irritation der Nervenwurzeln L3–S1 durch degenerative Veränderungen der lumbalen Bandscheiben (Bandscheibenvorwölbung und -vorfall, Lockerung und Volumenänderung der Bandscheiben, Instabilität im Bewegungssegment, Randzakken an den Hinterkanten der Wirbelkörper).

Es kommen auch hohe lumbale Wurzelsyndrome (L1 und L2) infolge einer Kompression der ventralen Spinalnervenäste vor, sie sind insgesamt jedoch selten.

c) Kaudasyndrom:
Sonderform der polyradikulären lumbalen Wurzelsyndrome mit Reithosenanästhesie, Fehlen des Achillessehnereflexes bei Schwäche der Wadenmuskeln, Schließmuskelinsuffizienzen von Blase und Mastdarm; auch Potenzstörungen kommen vor. Bei höherliegender Läsion: Fuß- und Zehenheberparesen, Quadrizepsschwächen und Patellarsehnenreflexausfälle. In aller Regel handelt es sich beim bandscheibenbedingten Kaudakompressionssyndrom um ein akutes Ereignis.

Pathomechanismus: Medianer Massenprolaps bei L3/L4 oder L4/L5 mit Kompression aller Nervenwurzeln der Cauda equina.

Die Diagnose wird auf der Grundlage der Vorgeschichte, der klinischen (vorwiegend orthopädisch-neurologischen) und der radiologischen Untersuchungen gestellt. Veränderungen im Röntgenbild, wie eine Verschmälerung des Zwischenwirbelraumes und eine Verdichtung der

Deck- und Grundplatten der Wirbelkörper (Osteochondrose) oder Veränderung der kleinen Wirbelgelenke (Spondylarthrose) und Randwülste an den Wirbelkörpern (Spondylose), können auf bandscheibenbedingte Erkrankungen hinweisen. Ohne entsprechende chronisch-rezidivierende Beschwerden und Funktionseinschränkungen begründen sie für sich allein keinen Verdacht auf das Vorliegen einer Berufskrankheit, da solche Veränderungen auch bei Beschwerdefreien nachweisbar sein können.

Bei der klinischen Untersuchung stehen Inspektion, Palpation, Funktionsprüfung und ein orientierender neurologischer Status im Vordergrund. Gegebenenfalls sind weiterführende diagnostische Verfahren wie Elektromyographie, Myelographie, Computertomographie, Kernspintomographie oder Diskographie indiziert.

Auf eine sorgfältige Befunddokumentation ist zu achten (z. B. Meßblatt für die Wirbelsäule nach der Neutral-Null-Methode).

Differentialdiagnostisch sind u. a. abzugrenzen:

Vertebral	*Extravertebral*
– angeborene oder erworbene Fehlbildungen der LWS	– gynäkologische Krankheiten
– Spondylolisthesis	– urologische Krankheiten
– Spondylitis	– Krankheiten des Verdauungssytems
– Tumor (Metastase)	– hüftbedingte Schmerzen (Koxalgie)
– Osteoporose	– Erkrankungen des Iliosakralgelenkes
– Fraktur	– Tumoren (z. B. retroperitoneal)
– Kokzygodynie	– Spritzenschädigung
– Wirbelfehlbildungen	– diabetische Neuropathie
– idiopathische Wirbelkanalstenose	– arterielle Durchblutungsstörungen in den Beinen
– Fluorose (BK-Nr. 1308)	– Aortenaneurysma
– Morbus Paget	– statische Beinbeschwerden durch Fußdeformierungen, Achsenabweichungen oder Beinlängendifferenzen
– Morbus Bechterew	– Neuropathien
	– psychosomatische Erkrankungen

IV. Weitere Hinweise

Die Beurteilung von bandscheibenbedingten Erkrankungen der Lendenwirbelsäule im Hinblick auf berufliche Entstehungsursachen stellt sich sowohl für den Arzt als auch aus der Sicht des Versicherten nicht selten als schwieriges Problem dar. Der wichtigste Grund dafür ist die Tatsache, daß degenerative Veränderungen der Wirbelsäule auch unabhängig von Schwingungsbelastung und körperlich schwerer Arbeit vorkommen und mit zunehmendem Lebensalter häufiger werden. Voraussetzung für die Annahme eines beruflichen Kausalzusammenhanges ist eine langjährige, in der Regel mindestens 10jährige, wiederholte Einwirkung von (vorwiegend vertikalen) Ganzkörperschwingungen in Sitzhaltung. Dabei muß nach dem derzeitigen wissenschaftlichen Kenntnisstand davon ausgegangen werden, daß die gesundheitliche Gefährdung von der gesamten beruflichen Schwingungsbelastung abhängt. Diese setzt sich aus der Gesamtzahl der Expositionstage mit Beurteilungschwingstärken $K_r \geq 16{,}2$ nach VDI 2057 (Tagesdosis) zusammen. Zur Orientierung kann die Abbildung (s. S. 503) dienen. Sofern Belastungen durch stoßhaltige Schwingungen oder solche mit ungünstiger Körperhaltung (verdrehte, stark gebeugte oder seitgeneigte Rumpfhaltung) vorliegen, die zu erhöhter Gefährdung führen, sind Expositionstage mit $K_1 \geq 12{,}5$ zu berücksichtigen. Unter stoßhaltigen Schwingungen versteht man Schwingungsabläufe, die regelmäßig oder unregelmäßig wiederholt vorkommende, hohe Beschleunigungsspitzen beinhalten, die aus der Grundschwingung in erheblichem Maße herausragen (analog: impulshaltiger Lärm).

Als medizinische Voraussetzungen sind chronisch oder chronisch-rezidivierende Beschwerden und Funktionseinschränkungen zu fordern, die therapeutisch nicht mehr voll kompensiert werden können und die den geforderten Unterlassungstatbestand begründen. *Die Aufgabe der gefährdenden Tätigkeiten ist nicht Voraussetzung für eine Anzeige als Berufskrankheit.*

V. Literatur

Andersson GBJ (1991) The epidemiology of spinal disorders. In: Frymoyer JW et al. (eds) The adult spine, principles and practice, New York, Raven Press, pp 107 146

Christ E (1988) Schwingungsbelastung an Arbeitsplätzen – Kennwerte der Hand-, Arm- und Ganzkörper-Schwingungsbelastung, BIA-Report 2/88, Berufsgenossenschaftliches Institut für Arbeitssicherheit, Sankt Augustin

Dupuis H (1989) Erkrankungen durch Ganz-Körper-Schwingungen. In: Konietzko J Dupuis H (Hrsg) Handbuch der Arbeitsmedizin ecomed Landsberg, IV-3,5

Dupuis H, Hartung E, Christ E, Konietzko H (1988) Mechanische Schwingungen – Kenntnisstand über Beanspruchung, Belastung, Minderung und Richtwerte Schriftenreihe der Bundesanstalt für Arbeitsschutz, Fb 552

Dupuis H, Zerlett G (1984) Beanspruchung des Menschen durch mechanische Schwingungen – Kenntnisstand zur Wirkung von Ganz-Körper-Schwingungen. Schriftenreihe des Hauptverbandes der gewerblichen Berufsgenossenschaften e. V., Bonn

Griffin MJ (1990) Handbook of human vibration, Academic Press, San Diego

Heuchert G (1988) Krankheiten durch fortgesetzte mechanische Überbelastung des Bewegungsapparates. In: Konetzke G et al. (Hrsg) Berufskrankheiten – gesetzliche Grundlagen zur Meldung, Begutachtung und Entschädigung. Verlag Volk und Gesundheit, Berlin, S 104–113

Junghanns H (1979) Die Wirbelsäule in der Arbeitsmedizin. Teil I: Biomechanische und biochemische Probleme der Wirbelsäulenbelastung. Hippokrates, Stuttgart (Die Wirbelsäule in Forschung und Praxis, Bd 78)

Junghanns H (1979) Die Wirbelsäule in der Arbeitsmedizin. Teil II: Einflüsse der Berufsarbeit auf die Wirbelsäule. Hippokrates, Stuttgart (Die Wirbelsäule in Forschung und Praxis, Bd 79)

Krämer J (1986) Bandscheibenbedingte Erkrankungen; Ursachen, Diagnose, Behandlung, Vorbeugung und Begutachtung. Thieme, Stuttgart

Müsch FH (1987) Lumbale Bandscheibendegeneration bei Erdbaumaschinenfahrern mit langjähriger Ganzkörper-Vibrationsbelastung. Med. Diss., Johann-Gutenberg Universität Mainz

Schröter F (1984) Begutachtung der Wirbelsäule mit Verwendung eines Meßblattes. Med Sachverst 80: 114

Seidel H, Heide R (1986) Long-term effects of whole-body vibration: A critical survey of the literature. Int Arch occup Environ Health 58: 1–29

Steeger D (1989) Arbeitsbedingte Erkrankungen der Wirbelsäule. In: Konietzko J, Dupuis H (Hrsg) Handbuch der Arbeitsmedizin, 1. Erg. Lfg. 10/89. ecomed, Erlangen, S 1–48

Zu Nr. 2111

Erhöhte Zahnabrasionen durch mehrjährige quarzstaubbelastende Tätigkeit

Die Zahnabrasion ist der langsam fortschreitende Verlust von Zahnhartsubstanzen, d. h. von Zahnschmelz, später auch Dentin, an Kauflächen und Schneidekanten.

I. Vorkommen und Gefahrenquellen

Erhöhter Abrieb von Zahnhartsubstanzen kann durch Partikel in der Nahrung (= Demastikation) und insbesondere durch bestimmte Staubarten, die sich nach Mundatmung am Arbeitsplatz im Speichel anreichern, verursacht werden.

Epidemiologische Untersuchungen zeigen übereinstimmend, daß bestimmte Personengruppen, insbesondere Beschäftigte in Granitsteinbrüchen, Bergleute, Steinmetze und Steinhauer nach Einwirkung quarzhaltiger Stäube am Arbeitsplatz eine erhöhte und schneller fortschreitende Abrasion an den Kauflächen der Zähne aufweisen, welche Krankheitswert annehmen kann.

Als weitere Ursachenfaktoren der arbeitsbedingt erhöhten Abrasion werden Vibrationen sowie vermehrte Kauaktivität (Parafunktionen) infolge schwerer körperlicher Arbeit und Streß diskutiert, sind aber bisher nicht gesichert.

II. Pathophysiologie

Bei Mundatmung gelangen Staubpartikel verschiedener Korngröße in die Mundhöhle, die sich anreichern und mit dem Speichel verteilt werden. Die Härte kristalliner Quarzpartikel liegt in der Größenordnung der Härte des Zahnschmelzes (Moks-Skalierung etwa 7–8). Sie übertrifft diejenige des Dentins bei weitem. Rasterelektronenmikroskopische Untersuchungen bei Granitarbeitern haben gegenüber Vergleichskollektiven größere Spurrillen gezeigt. Damit ist erwiesen, daß quarzhaltige Staubpartikel direkt und in erster Linie für die erhöhte Zahnabrasion bei dieser Personengruppe verantwortlich sind.

Inwieweit Tonuserhöhungen der Kaumuskulatur bei schwerer körperlicher Arbeit (sog. Mitinnervation), Streß oder vermehrte Knirschbewegungen durch Fremdkörper auf den Kontaktflächen der Zähne induziert werden und eine wesentliche Mitursache der vermehrten Abrasion darstellen, konnte anhand von epidemiologischen Untersuchungen bisher nicht abgegrenzt werden.

III. Krankheitsbild und Diagnose

Ein Zahnhartsubstanzverlust kann auch physiologischerweise infolge von Abnutzung durch direkten Zahnkontakt (Attrition) entstehen. Als Attrition wird der Verlust von Zahnhartsubstanz durch alleinigen Antagonistenkontakt beim Schlucken und Sprechen bezeichnet. Vermehrte Kauaktivität bei Parafunktionen (Knirschen und Pressen) kann zu erhöhter Zahnabrasion führen. Das Ausmaß der Zahnabrasion kann auch durch Faktoren wie Anzahl, Stellung und Hypoplasien der Zähne beeinflußt werden. Mit zunehmendem Lebensalter nimmt der Abrasionsgrad in der Allgemeinbevölkerung zu. Frauen weisen ein geringeres Ausmaß der Zahnabrasion als Männer auf. Die Zahnabrasion ist ferner differentialdiagnostisch von Karies, Erosion, Hypoplasie, Fraktur und Resorption abzugrenzen.

Die Übergänge zwischen physiologischer und pathologischer Abrasion sind fließend. Orientiert man die pathologische Abrasion an der Behandlungsbedürftigkeit, so sollte dann behandelt werden, wenn das Dentin im Bereich der Kauflächen mehr als nur punktförmig, d. h. flächig, freiliegt. Bei diesem Erkrankungsstadium schreitet die Abrasion im weicheren Dentin zunehmend schneller fort.

Bei ausgeprägter Zahnabrasion kann es durch Bißsenkung zu Beschwerden im Bereich der Kaumuskulatur kommen. Bei generalisierter starker Zahnabrasion sind vor einem prothetischen Ersatz ggf. Bißhebung und funktionstherapeutische Maßnahmen erforderlich.

IV. Weitere Hinweise

Die Feststellung einer erhöhten Zahnabrasion durch quarzhaltigen Staub setzt neben einer zahnärztlichen Befunderhebung die Klärung der schädigenden Einwirkungen am Arbeitsplatz voraus. Erforderlich sind hierfür die gezielte Erhebung der Arbeitsvorgeschichte und eine umfassende Tätigkeitsbeschreibung. Dabei ist abzuwägen, ob eine mehrjährige Einwirkung quarzhaltiger Stäube am Arbeitsplatz wesentlich zu der erhöhten Abrasion beigetragen hat. Ferner bleibt zu prüfen, ob andere, nichtarbeitsbedingte Umstände, wie ein frühzeitiger Zahnverlust, Parafunktionen oder Nahrungsmitteleigenschaften, an der erhöhten Abrasion wesentlich mitgewirkt haben.

V. Literatur

Berger F (1985) Zahnabrasion – eine berufsbedingte Schädigung? Med. Diss., Universität Marburg
Demner GH, Moldovanow A (1980) Außerordentliche pathologische Abnützung der Zähne bei Arbeitern in Kohleschächten (russ) Stomatol (Mosk) 59: 53
Enbom L, Magnusson T, Wall G (1986) Occlusal wear in miners. Swed Dent J 10: 165
Heese B, Baldus S (1983) Zahnschäden bei Steinbrucharbeitern. Arbeitsmed Sozialmed Präventivmed 18: 12
Hickel R (1988) Zahnabrasion und beruflich bedingte Einflüsse bei Granitsteinbrucharbeiten. Med. Habilitationsschrift, Erlangen
Hickel, R, Maier J, Krönke A (1987) Zahnabrasion bei Steinbrucharbeitern. Wissenschaftliches Gutachten an den Hauptverband der gewerblichen Berufsgenossenschaften und die Steinbruchs-Berufsgenossenschaft vom 20. 2. 1987
Pöllmann L, Berger F, Pöllmann B (1987) Age and dental abrasion. Gerondontics 3: 94
Ring A (1984) Zur Frage berufsbedingter Abrasionsschäden bei Steinmetzen und Steinhauern. Dtsch: Zahnärztl Z 39: 36

Zu Nr. 2201

Erkrankungen durch Arbeit in Druckluft

I. Vorkommen, Gefahrenquellen und Entstehungsweise

Arbeiten in Druckluft (Druckluftarbeiten) sind solche, die in einem Luftdruck durchgeführt werden, der über dem atmosphärischen Druck liegt. Dies sind z. B. Arbeiten, die unterhalb des Grundwasserspiegels oder im Wasser mit Hilfe von Senkkästen, den sog. Caissons, bei Tunnelbauten nach dem Schildvortriebverfahren sowie in Taucheranzügen oder Taucherglokken vorgenommen werden müssen. Druckluftarbeiter oder Taucher befinden sich je nach Arbeits- oder Wassertiefe in unterschiedlichem Überdruck (1 atü entspricht einem Druck von 1 kg/cm^2 oder 2 atü oder etwa 10 m Wassertiefe) und werden später wieder nach bestimmten, festgesetzen Zeiten in den normalen Atmosphärendruck zurückgebracht.

Mit steigendem Druck werden die in der Atemluft enthaltenen Gase, insbesondere Stickstoff, vom Körper vermehrt aufgenommen. Der sich im Körper vollziehende Lösungsvorgang dieser Gase verlangsamt sich mit zunehmender Sättigung. Der Grad der Sättigung ist abhängig von der Arbeits- oder Tauchtiefe, Expositions- oder Tauchzeit sowie der unterschiedlich starken Durchblutung und dem unterschiedlich großen Stickstoffbindungsvermögen der Körpergewebe. Dabei tritt zuerst eine Sättigung der Körperflüssigkeiten, nach längerer Einwirkungsdauer eine solche der lipid- und fetthaltigen Gewebe ein.

Die Entsättigung des Körpers muß langsam vor sich gehen, damit der bei Druckentlastung freiwerdende Stickstoff über das Herz- und Kreislaufsystem und die Atmungsorgane abgeatmet werden kann. Erfolgt die Druckherabsetzung zu schnell, so kann freigewordener Stickstoff in Körperflüssigkeiten, wie Blut, Lymphe, Liquor, Gelenkflüssigkeiten, sowie auch in den Geweben zur Bildung von Gasblasen führen. Luftembolien sind die häufigsten Ursachen der Erkrankungen durch Arbeit in Druckluft. Ebenso kann die sog. autochtone Stickstoffbindung, d. h. das Freiwerden von Stickstoff innerhalb der Zellen, vorübergehende oder dauernde Gesundheitsschäden bewirken.

II. Krankheitsbild und Diagnose

Zu rascher Übergang von Normal- auf Überdruck (Einschleusen in den Caisson, Abstieg im Wasser) kann infolge mangelnden Druckausgleichs, z. B. in Ohrtuben, Stirn und Kieferhöhlen, zu Kopf- und Ohrenschmerzen, bei schadhaftem Gebiß auch zu Zahnschmerzen führen.

Nach zu schnellem Ausschleusen oder Auftauchen treten innerhalb der ersten halben Stunde, vielfach auch erst nach Stunden oder Tagen, je nach Größe, Anzahl oder Lokalisation der im Körper befindlicher Gasblasen, mehr oder weniger heftige „Druckfallbeschwerden" auf. Zu den Krankheitssymptomen gehören z.B. Gelenk- und Muskelschmerzen, Ohrensausen, Schwerhörigkeit, Monoparaplegie, Tonusverlust der Muskulatur („Zusammensinken des Körpers"), Aphasie und Asphyxie. Mehrtägige Temperatursteigerungen beruhen evtl. auf einer gestörten Wärmeregulation. Örtliche Zirkulationsstörungen können Gefäßerweiterungen, Ödeme, und Marmorierung der Haut verursachen.

Auch ein Herzinfarkt infolge einer Stickstoffgasembolie ist möglich.

In der Regel klingen die Beschwerden und Symptome der Drucklufterkrankung nach Wiedereinschleusung (Rekompression auf den vorausgegangenen Arbeitsdruck), die in jedem Falle die in Frage kommende Behandlungsmaßnahme ist, in relativ kurzer Zeit ab.

Dauernde Lähmungen, vorwiegend der unteren Gliedmaßen, sowie Symptome des Menière-Syndroms, sind infolge der Stickstoffgasembolien im Zentralnervensystem möglich. Auch vorübergehende psychische Störungen, epileptiforme Anfälle, Schäden im Hirnstamm und evtl. röntgenologisch nachzuweisende Dauerschäden in den großen Gelenken können Folgeerkrankungen der Arbeit in Druckluft sein.

III. Hinweise für die ärztliche Beurteilung

Für die Diagnosestellung und Beurteilung sind die eingehende Anamnese und Ermittlung der speziellen Arbeitsbedingungen hinweisgebend. Dabei ist die Kenntnis der Arbeitstiefen oder Atmosphärenüberdrucke und des Bodenprofils, der Ein- und Ausschleusungszeiten sowie der Dauer der Arbeiten im Überdruck von Wichtigkeit.

Zu Nr. 2301

Lärmschwerhörigkeit

(Bekanntm. des BMA vom 20. 7. 1977 in BArbBl. 1977 S. 204 ff.)

Lärm im Sinne dieses Merkblattes ist Schall (Geräusch), der das Gehör schädigen kann. Bei einem Beurteilungspegel von 90 dB (A) und mehr sowie andauernder Einwirkung besteht für einen beträchtlichen Teil der Betroffenen die Gefahr einer Gehörschädigung. Gehörschäden können jedoch auch bereits durch einen Lärm verursacht werden, dessen Beurteilungspegel den Wert von 85 dB (A) erreicht oder überschreitet.

Der Beurteilungspegel kennzeichnet die Wirkung einer 8stündigen Arbeitsschicht konstanten Geräusches oder, bei zeitlich schwankendem Pegel, der diesem gleichgesetzte Pegel. Wenn die Beurteilungspegel an den Tagen einer Arbeitswoche unterschiedlich sind, wird der Beurteilungspegel auf eine 40stündige Arbeitswoche bezogen. Der Beurteilungspegel wird nach der VDI-Richtlinie 2058 Blatt 2 „Beurteilung von Arbeitslärm am Arbeitsplatz hinsichtlich Gehörschäden" Abs. 4.4 in Zusammenhang mit Anhang A und DIN 45641 ermittelt und in dB (A) angegeben.

Am Arbeitsplatz kann Lärm nach mehrjähriger Einwirkung zu Lärmschäden des Gehörs führen. Bei sehr hohen Lautstärken sind bleibende Gehörschäden schon nach wenigen Tagen oder Wochen möglich. Geräusche, bei denen Frequenzen über 1000 Hz vorherrschen, und schlagartige Geräusche hoher Intensität (Impulslärm) sind für das Gehör besonders gefährlich. Durch Lärm verursachte Gehörschäden können eine Berufskrankheit „Lärmschwerhörigkeit" werden.

I. Gefahrenquelle

Lärmarbeiten kommen in vielen Gewerbezweigen vor, besonders vielfältig und häufig in der Metallbe- und verarbeitung (Niet- und Hammerarbeiten, Arbeiten in Draht- und Nagelfabriken, Gußputzen, Schleifen, Blechbearbeitung; alle Arbeiten mit Druckluftwerkzeugen, Strahlarbeiten, Spritzmetallarbeiten, manche Schweiß- und Schneidearbeiten, Arbeiten an Pressen), im Bergbau, an Motorenprüfständen, im Bereich von Gasturbinen, Kompressoren und Gebläsen, bei der Holzbearbeitung (Hobelmaschinen, Sägen) in der Textilindustrie (Web- und Spinnmaschinen), an Druckereimaschinen, in der Lebensmittelindustrie (Flaschenabfüllerei, Fleischcutter), beim Gewinnen und Bearbeiten von Steinen, bei Bauarbeiten (Rammen, Planierraupen, Bagger und Gleisstopfmaschinen), im Luftverkehr (vor allem beim Bodenpersonal), im Schiffsverkehr (Maschinenräume), sowie auch sonst in der Nähe von Dieselmotoren usw.

II. Pathophysiologie

Die Schallwellen gelangen durch Luftleitung über den Gehörgang und – in schwächerem Maße – als Körperschall über die Schädelknochen zum Innenohr. Sie führen dort zunächst zu einer Ermüdung der Sinneszellen der unteren Schneckenwindung (reversibel „Vertaubung“, „vorübergehende Schwellenabwanderung“ im Tonaudiogramm, „Kompensationsphase“). Wenn die Erholungsmöglichkeit (z. B. durch Lärmpausen von entsprechender Dauer) nicht mehr ausreicht, kommt es zu einem Dauerschaden durch Stoffwechselerschöpfung und Zelltod. Das Ausmaß des Lärmschadens nimmt mit der Dauer der Lärmexposition und mit der Lärmintensität zu. Nach etwa 15–20 Jahren wird – infolge Zerstörung aller durch Lärm zerstörbaren Zellen – eine „Sättigungsphase“ erreicht. Nach beendeter Lärmexposition ist nicht mehr mit einem Fortschreiten der Lärmschwerhörigkeit zu rechnen.

III. Krankheitsbild und Diagnose

Die Lärmschwerhörigkeit ist eine Schallempfindungsschwerhörigkeit vom „Haarzelltyp“ (= Innenohrschwerhörigkeit). Zunächst ist die Wahrnehmung der höheren, später erst der mittleren und tiefen Töne beeinträchtigt. Bei Lärmschwerhörigkeit sind eine große Differenz zwischen den Hörwellen für Umgangs- und Flüstersprache sowie im Tonaudiogramm ein Übereinstimmen der Hörschwellenkurven für Luft- und für Knochenleitung festzustellen. Die chronische Schwerhörigkeit durch Lärm tritt immer doppelseitig auf, sie muß aber nicht streng symmetrisch ausgebildet sein; große Seitendifferenzen mahnen allerdings zu kritischer Klärung und Beurteilung. Subjektive Ohrgeräusche werden verhältnismäßig häufig angegeben, sind aber nicht spezifisch für eine Schwerhörigkeit durch Lärm. Gleichgewichtsstörungen gehören nicht zum Krankheitsbild.

Schon die beginnende Gehörschädigung durch Lärm kann mittels Tonaudiogramm durch typischen Hörverlust im Frequenzbereich um 4000 Hz (sog. c_5-Senke) festgestellt werden. Auch später ist noch für längere Zeit ein Überwiegen der Hochtonstörung feststellbar, aus der Hochtonsenke wird ein Hochtonabfall. Der Hauptsprachbereich (500–3000 Hz) wird erst spät beeinträchtigt.

Ein Lautheitsausgleich (Recruitment), möglichst durch mehrere überschwellige Prüfmethoden bestätigt, spricht für eine Schädigung der Sinneszellen des Corti-Organs durch Lärm.

Differentialdiagnostisch ist eine Schalleitungs-(Mittelohr-)Schwerhörigkeit leicht auszuschließen (u. a. im Tonaudiogramm in nicht nur einer Frequenz mehr als 10 dB Differenz zwischen Luft- und Knochenleitung); weitere Hinweise auf die Möglichkeit einer gestörten Schalleitung sind morphologische Veränderungen und Bewegungseinschränkungen an den Trommelfellen, eine behinderte Tubendurchgängigkeit und eine Fixation der Gehörknöchelkette. Schwieriger gestaltet sich der Ausschluß von Schallempfindungsstörungen anderer Ursache; neben dem Recruitment ist vor allem die Form des Tonaudiogramms von Bedeutung. Nur der basokochleäre Typ spricht für Schwerhörigkeit durch Lärm, während mediokochleäre Typen für eine andere Lokalisation im Schneckenwindungssystem entweder im Sinne einer hereditären oder einer Hörnervenschwerhörigkeit sprechen, pankochleäre Formen eher auf eine Menière-Krankheit hindeuten. Hinweise auf toxische Schäden des Innenohrs (durch ototoxische Medikamente, besonders bei Tb, durch Kohlenmonoxid usw.) und auf Knalltraumen müssen in erster Linie aus der Anamnese gewonnen werden. Eine konstitutionelle degenerative Innenohrschwerhörigkeit muß nicht immer erkennbar erblich sein; sie ist häufig erheblich seitendifferent, ihr Beginn ist vielfach schon auf die Zeit vor der Lärmexposition zurückzuführen. Auch muß man bei einem auffälligen Mißverständnis zwischen Schwere der Hörstörung und Dauer und/oder Intensität der Lärmexposition an degenerative Prozesse, z. B. auch in ursächlichem Zusammenhang mit einer erkennbaren Hirnsklerose, denken. Auch ein Durchblutungsmangel des Innenohrs infolge Osteochondrose der Halswirbelsäule ist zu beachten.

IV. Weitere Hinweise

Zur Anzeigepflicht: Der Verdacht auf eine anzeigepflichtige Lärmschwerhörigkeit ist begründet, wenn der Versicherte eine Reihe von Jahren unter Lärmbedingungen tätig ist oder war, die Hörfunktionsstörung dem Bilde der Innenohrschwerhörigkeit entspricht und das Sprachgehör geschädigt ist.

Reine Hochtonverluste sind nicht anzeigepflichtig. Präventivmedizinische Zielsetzungen können auf andere Weise (z. B. durch Kontakt mit dem Betriebsarzt oder Mitteilung an den Träger der gesetzlichen Unfallversicherung) wirksamer und einfacher verfolgt werden.

Zur Begutachtung: Führende deutsche Audiologen haben in Zusammenarbeit mit dem Berufsgenossenschaftlichen Forschungsinstitut für Lärmbekämpfung des Hauptverbandes der gewerblichen Berufsgenossenschaft „Empfehlungen des Hauptverbandes der gewerblichen Berufsgenossenschaften für die Begutachtung der beruflichen Lärmschwerhörigkeit" („Königsteiner Merkblatt") erarbeitet, die dem jeweiligen Stand der Wissenschaft und der praktischen Erfahrung von Zeit zu Zeit angepaßt werden sollen. Die in den Empfehlungen enthaltenen Tabellen zur Einschätzung der MdE sind allgemeine Richtwerte, sie dürfen nicht schematisch für die Ermittlung der individuellen MdE angewendet werden. Für den Vorschlag zur Höhe der MdE ist entscheidend, in welchem Umfang dem Versicherten der allgemeine Arbeitsmarkt mit seinen vielfältigen Erwerbsmöglichkeiten, in dem es häufig auf das ungestörte Hörvermögen wenig ankommt, verschlossen ist.

Die Empfehlungen enthalten außerdem Hinweise auf die für eine angemessene Begutachtung erforderlichen Untersuchungen: Eigen- und Familienanamnese sowie Arbeitsanamnese, Spiegeluntersuchung einschließlich Prüfung der Beweglichkeit der Trommelfelle, und der Tubendurchgängigkeit, Stimmgabelprüfung, Tonschwellenaudiometrie, mindestens zwei überschwellige Testmethoden zur Differentialdiagnose, Sprachaudiometrie, Hörweitenprüfung und Prüfung auf Spontan- und Provokationsnystagmus. Röntgenuntersuchungen sollen nur bei spezieller Indikation vorgenommen werden.

Es wird verlangt, daß der Funktionsverlust in Form des prozentualen Hörverlustes angegeben wird, aus dem dann der MdE-Vorschlag abzuleiten ist.

Grundvoraussetzung für die Bejahung einer beruflichen Lärmschwerhörigkeit ist eine hinreichende Lärmexposition am Arbeitsplatz. Lärmmessungen am Arbeitsplatz sind deshalb unentbehrlich, wenn nicht auf bereits bekannte Meßergebnisse zurückgegriffen werden kann.

Eine Alterskorrektur wird bei noch unter Lärmbedingungen Tätigen grundsätzlich nicht vorgenommen; dagegen ist sie zu berücksichtigen, wenn bei vorgeschrittenem Alter seit dem Ende der Lärmarbeit einige Jahre vergangen sind oder wenn der augenblickliche Hörverlust den zu erwartenden Altersverlust nicht übersteigt. Bei dem nicht ganz seltenen Ereignis einer akut auftretenden Hörstörung durch Lärm ist der zeitliche Zusammenhang zwischen der schädigenden Lärmeinwirkung und dem Auftreten der Hörstörung eingehend zu prüfen. Außerdem ist nach Möglichkeit der Beweis zu führen, daß vor der Lärmexposition ein normales oder doch wesentlich besseres Hörvermögen bestanden hat.

V. Literatur

Lehnhardt E (1965) Die Berufsschäden des Ohres. Hauptreferat der 36. Tagung d. Dtsch. Ges. HNO-Ärzte, Hamburg
Boenninghaus HG, Roeser D (1973) Neue Tabellen zur Bestimmung des prozentualen Hörverlustes für das Sprachgehör. Laryngol Rhinol 52: 153–161
Feldmann H (1976) Das Gutachten des Hals-Nasen-Ohren-Arztes. Stuttgart
Hauptverband der gewerblichen Berufsgenossenschaften (Schriftenreihe) (1974) Arbeitsmedizinische Tagung über die berufliche Lärmschwerhörigkeit. Bad Reichenhall (dort auch erste Fassung des „Königsteiner Merkblattes“)

Zu Nr. 2401

Grauer Star durch Wärmestrahlung

I. Vorkommen, Gefahrenquellen und Wirkungsweise

Grauer Star durch Wärmestrahlung (Infrarotstar oder Feuerstar, Wärmestar, Glasbläserstar) wird durch Einwirkung infraroter Strahlen, d.h. einer außerhalb des sichtbaren Lichtspektrums gelegenen Wellenstrahlung, verursacht. Der die Augenlinse schädigende Teil der Wärmestrahlung liegt bei Wellenlängen zwischen etwa 750 mμ (nm) bis 2400 mμ (nm). Im allgemeinen emissioniert hellrot-, gelb- und weißglühendes Material diese schädigenden Strahlen. Die Gefährdung ist proportional der Größe der strahlenden Fläche, zunehmender Abstand von der strahlenden Materie verringert die Gefährdung.

Es ist noch nicht abschließend geklärt, ob die infraroten Strahlen selbst oder die von ihnen bei der Absorption durch die Iris erzeugte Erwärmung des Kammerwassers die Augenlinse schädigen.

Gefahrenquellen sind u.a. der Umgang mit glühendem Glas in Glashütten, seltener der Umgang mit glühenden Schmelzmassen in Eisenhütten, Metallschmelzereien, in Betrieben der Weißblechherstellung und in Karbidfabriken. Die schädigende Strahlung kann sowohl von der Schmelzmasse als auch vom glühenden Material oder von der Innenauskleidung der Schmelzöfen ausgehen. Personen, die keine geeignete Schutzbrille tragen, können gefährdet sein.

Die zu Heizzwecken verwendeten Infrarotstrahler und Glühlampen können wegen ihrer geringen Strahlungsintensität den Star durch Wärmestrahlung nicht verursachen.

II. Krankheitsbild und Diagnose

Grauer Star durch Wärmestrahlung kann infolge mehrjähriger, in der Regel über 20 Jahre dauernder Einwirkung von infraroten Strahlen entstehen. Er tritt meistens zunächst einseitig auf; bei Rechtshändern erkrankt oft zuerst das linke, dem Schmelzofen zugewandte Auge.

Die ersten Veränderungen zeigen sich am hinteren Linsenpol. Subkapsulär bilden sich Vakuolen und bröckelige Trübungen, die zusammenfließen können und als Trübungsscheibe am hinteren Pol sichtbar werden. Gleichzeitig oder auch vorher kann vereinzelt eine Ablösung der oberflächlichen Lamelle der vorderen Linsenkapsel auftreten. Diese Lamelle haftet mit ihrer Basis an der Linsenkapsel, der freie Teil rollt sich ein und ragt in die vordere Augenkammer hinein.

Bei der Untersuchung im fokalen Licht – vor allem mit der Spaltlampe – ist eine schalen- oder sternförmige Trübung mit dichterem, gegen die Linsenmitte prominentem Zentrum zu erkennen. Zunächst ist der Trübungsbezirk nicht scharf begrenzt. Eine Abnahme des Sehvermögens tritt erst dann ein, wenn die Linsentrübung eine bestimmte Dichte erreicht hat. Das Endstadium gleicht dem klinischen Bild des reifen Altersstars. Eine Unterscheidung von diesem ist dann nur noch gelegentlich durch das oben beschriebene Auftreten der typischen

Ablösung der oberflächlichen Lamelle der vorderen Linsenkapsel (sog. Feuerlamelle) möglich.

Die primären Erscheinungen des grauen Stars durch Wärmestrahlung sind meistens charakteristisch für diese Erkrankung.

Als Nebenbefund ist häufig eine durch die Strahlung bewirkte bräunlich-rötliche Pigmentierung der Gesichtshaut mit der Erweiterung der feinen Haargefäße, vorwiegend auf der stärker exponierten Gesichtshälfte, festzustellen.

Differentialdiagnostisch sind Linsentrübungen aus anderen Ursachen auszuschließen. Gleichzeitiges Vorkommen präseniler und seniler Veränderungen der Linse mit dem Wärmestar ist bei der langen Latenzzeit möglich. Häufig tritt er jedoch in einem relativ frühen Lebensalter, d. h. schon vom 40. Lebensjahr an, auf.

III. Hinweise für die ärztliche Beurteilung

Eine eingehende Arbeitsanamnese und Prüfung, ob infolge beruflicher Arbeiten die Entstehung des Wärmestars möglich war, sind erforderlich.

Linsenerkrankungen durch Einwirkung ionisierender Strahlen werden unter Nr. 27 der Anlage zur 6. BKVO erfaßt.

Zu Nr. 2402

Erkrankungen durch ionisierende Strahlen

Merkblatt für die ärztliche Untersuchung

(Bek. d. BMA v. 13. Mai 1991, BArbBl. 7–8/72)

I. Vorkommen und Gefahrenquellen

Röntgenstrahlen sind in der Antikathode durch Abbremsung der Elektronen erzeugte energiereiche, elektromagnetische Wellen. Von Gegenständen, die durch Röntgenstrahlen getroffen werden, gehen Streustrahlen aus.

Röntgenstrahlen können eine Gefahrenquelle darstellen für Personen, die der direkten oder indirekten Einwirkung, z. B. im Bereich der Medizin, bei der Materialprüfung, in der Röntgenapparate- oder röhrenindustrie, ausgesetzt sind.

Radioaktive Stoffe sind Elemente, d. h. Radionuklide, die von selbst zerfallen und dabei spontan Strahlen aussenden, meist Alpha-, Beta- oder Gammastrahlen. Man unterscheidet natürliche und künstliche radioaktive Stoffe. Letztere werden vorwiegend in Reaktoren als Spaltprodukte oder durch Neutronenbeschuß gewonnen. Radioaktive Stoffe kommen in fester oder flüssiger Form oder als Gase vor; sie werden als offene oder umschlossene Präparate verwendet. Radioaktive Stoffe können in entsprechenden Dosen eine Gefahrenquelle für Personen sein, die bei Gewinnung, Verarbeitung, Verwendung oder beim Transport mit diesen Stoffen oder den von ihnen ausgesandten Strahlen in Berühung kommen, z. B. bei der medizinischen Diagnostik oder Therapie, bei wissenschaftlichen Untersuchungen, bei der Werkstoffprüfung, bei bestimmten Meßverfahren, bei der industriellen Verarbeitung und Anwendung von Radionukliden sowie bei Tätigkeiten im Uranbergbau und in kerntechnischen Anlagen.

Unter *anderen ionisierenden Strahlen* sind solche mit atomaren Teilchen zu verstehen wie Elektronen, Protonen, Deuteronen und andere beschleunigte Ionen sowie Neutronen, die direkt oder indirekt ionisieren. Diese können in Atomreaktor- und Teilchenbeschleunigerbetrieben vorkommen.

II. Pathophysiologie

Alle energiereichen ionisierenden Strahlen lösen beim Auftreten auf Materie physikalisch-chemische Reaktionen aus, die im lebenden Gewebe zu Störungen der Zelltätigkeit, zum Zelluntergang und damit zu funktionellen und morphologischen Veränderungen führen können. Durch die Körperoberfläche, d. h. von außen einwirkende ionisierende Strahlen (externe Exposition), haben im Organismus bei identischer Dosis prinzipiell die gleiche Wirkung wie die Strahlen, die von inkorporierten (über Atem- und Verdauungswege oder Haut und Schleimhaut) radioaktiven Stoffen ausgehen (interne Exposition).
Das Ausmaß der biologischen Wirkung ist abhängig von physikalischen Komponenten, wie

1. absorbierter Strahlenmenge (Dosis),
2. Strahlenart,
3. zeitlicher Verteilung der Dosis (Dosisleistung, ein- oder mehrmalige Bestrahlung in kürzeren oder längeren Zeitabständen),
4. räumlicher Verteilung der Dosis (Ganzkörperbestrahlung, lokale Bestrahlung) und von biologischen Faktoren, wie
5. Alter, Geschlecht, Gesundheits- und Ernährungszustand, Temperatur des exponierten Individuums,
6. Strahlenempfindlichkeit des betroffenen Gewebes.

Bei Inkorporierung spielen die physikalische Halbwertzeit und das Stoffwechselverhalten des radioaktiven Stoffes eine entscheidende Rolle.

III. Krankheitsbild und Diagnose

Man unterscheidet nichtstochastische und stochastische Strahlenwirkungen.

Bei den nichtstochastischen Wirkungen muß eine Schwellendosis überschritten werden, damit der Effekt eintritt; bei den stochastischen Strahlenwirkungen wird keine Schwellendosis angenommen.

A. Akuter Strahlenschaden nach Ganzkörperbestrahlung

Er beruht meistens auf einem Unfall. Im Vordergrund stehen bei Dosen über 1 Sv zunehmend Schäden der Zellerneuerungssysteme für Blut und des Darmepithels. Das Bild der akuten Strahlenkrankheit aggraviert mit steigender Dosis und ist gekennzeichnet durch das sogenannte akute Strahlensyndrom. Hierzu gehören u. a. in der Frühphase Kopfschmerzen, Übelkeit, Brechreiz, Abgeschlagenheit, Appetitmangel und später insbesondere Infektanfälligkeit sowie Blutgerinnungsstörungen mit Blutungen in Haut und Schleimhäuten; auch blutige Durchfälle und Erbrechen können auftreten.

Bei entsprechend hoher Dosis (2 Sv und höher) fällt bereits in den ersten Stunden bis Tagen nach dem Strahleninsult die Lymphozytenzahl im zirkulierenden Blut ab; die übrigen Blutelemente (Granulozyten, Thrombozyten, Erythrozyten) folgen dosisabhängig und entsprechend ihrer biologischen Lebenszeit in späteren Tagen, da die Zellerneuerung im Knochenmark geschädigt ist.

B. Akuter lokaler Strahlenschaden nach Teilkörperbestrahlung

Bei Bestrahlung größerer Körperabschnitte können die Symptome des lokalen Schadens mit den unter A genannten Allgemeinerscheinungen verbunden sein.

1. Ein *akuter Schaden der Haut* infolge beruflicher Tätigkeit ist vorwiegend an den Händen lokalisiert und beginnt mit einem meist juckenden Erythem, das je nach Dosis in Wochen, Tagen oder Stunden mit wechselnder Intensität in Erscheinung tritt. Sehr hohe Dosen verursachen Desquamation und Nekrose (Ulkus).

2. Ein *akuter Schaden der Schleimhaut* kann etwas früher als der akute Schaden der Haut auftreten und besteht wie dieser in Erythem, Desquamation mit Blutungen und ggf. Nekrose.
3. Ein *akuter Schaden des Auges* äußert sich überwiegend in einer entzündlichen Veränderung der Bindehaut.
4. Ein *akuter Schaden der Keimdrüsen* äußert sich in temporärer oder dauernder Sterilität mit Amenorrhö- bzw. Oligo-/Azoospermie.

Die unter Ziff. 1 bis 4 genannten Schäden sind nur bei Einwirkung höherer Dosen (1 Sv und höher) zu erwarten.

C. Chronischer allgemeiner Strahlenschaden nach Ganzkörperbestrahlung

Er kann sich durch einmalige Einwirkung einer hohen Strahlendosis als Folge einer akuten Strahlenschädigung wie auch durch wiederholte Einwirkung kleinerer Dosen entwickeln. Die unter A geschilderten Symptome könnten bei geringeren Strahlendosen bzw. geringer Dosisleistung fehlen oder in abgeschwächter Form auftreten, und dennoch werden später Strahleneffekte hervorgerufen (s. Abschnitt E).

D. Chronischer lokaler Strahlenschaden nach Teilkörperbestrahlung

Akute oder chronische Teilkörperbestrahlungen verursachen Spätschäden (s. Abschnitt E).

Besondere Beachtung verdient:

1. Bei externer Bestrahlung kommt es immer zu einer Exposition der Haut. Ein chronischer Schaden der Haut äußert sich nach hohen Strahlendosen (mehrere Sv und höher) in Atrophie mit pergamentartiger Beschaffenheit der Haut sowie in Pigmentverschiebung, ungleichmäßiger Pigmentierung, Trockenheit infolge Störung der Talg- und Schweißdrüsenabsonderung, Dauerepilation, trockener Abschilferung, Verhornung, Rhagadenbildung und Teleangiektasie. Außerdem können Wachstumsstörungen mit Längsriffelung und Brüchigkeit der Nägel auftreten. Ekzeme und schmerzhafte Ulzerationen sowie Warzenbildung und Hautkarzinome sind möglich.
2. *Chronischer Schaden der Atemwege und der Lunge:* U. u. kommt es bei der Förderung von Pechblendeerz, welches Radium, dessen Zerfallsprodukte und andere radioaktive Stoffe enthält, durch Inhalation zur lokalen Exposition der Atemwege. Nach mehrjähriger Einwirkungszeit können chronische Schäden (z. B. Lungenfibrosen) und Lungenkrebs (sog. „Schneeberger Lungenkrebs") auftreten. Die Zerfallsprodukte des Radiums (Radon u. a.), welche vorwiegend über die Atemwege aufgenommen werden, spielen dabei eine wichtige Rolle.
3. *Chronische Schäden an anderen Organen* können durch Strahleneinwirkung inkorporierter radioaktiver Stoffe auftreten. Sie finden sich am häufigsten bei den sogenannten kritischen Organen, d. h. denjenigen Organen, in denen radioaktive Stoffe sich bevorzugt ablagern (z. B. Schilddrüsen für Jod, Knochen für Strontium, Polonium u. a.).

E. Strahlenspätschäden

Strahlenspätschäden können sowohl nach einmaliger Einwirkung einer hohen Dosis als auch nach langzeitiger oder wiederholter Einwirkung kleiner Dosen auftreten. Der Strahlenexposition folgt eine längere symptomfreie Latenzzeit; eine akute Strahlenkrankheit muß dabei nicht vorausgegangen sein. Neben o. g. Spätschäden der Haut und Atemwege und neben Katarakten, die nach Bestrahlung der Augen mit höheren Dosen (> 2 Sv; vorwiegend bei Neutronen und schweren Teilchen, aber auch bei locker ionisierender Strahlung) vom hinteren Linsenpol ausgehend beobachtet werden, sind vor allem Leukämien und andere maligne Tumoren als strahlenbedingte Spätschäden bedeutsam (s. Anhang 2). Die Eintrittswahrscheinlichkeit dieser Erkrankung ist dosisabhängig.

IV. Weitere Hinweise

Um zu beurteilen, ob eine Erkrankung auf eine Strahlenexposition zurückzuführen ist, sind eine eingehende Arbeitsanamnese unter Berücksichtigung technischer Einzelheiten am Arbeitsplatz, der Ergebnisse der Personen- und Ortsdosismessungen, anderer unter II genannter physikalischer und biologischer Faktoren sowie der für den Arbeitsplatz getroffenen Strahlenschutzmaßnahmen von entscheidender Bedeutung.
Besonders ist zu prüfen, ob es sich beim Umgang mit radioaktiven Stoffen um offene oder umschlossene Präparate gehandelt hat. Bei Arbeiten mit offenen Präparaten ist die Möglichkeit einer Kontamination oder Inkorporation gegeben. Ggf. ist der Nachweis inkorporierter radioaktiver Stoffe im Körper und in den Körperausscheidungen in speziell hierfür eingerichteten Instituten zu führen.
Die Beurteilung der Strahleneinwirkung ist in der Regel schwierig und sollte daher ggf. in Zusammenarbeit mit einem Strahlenbiologen/-physiker erfolgen.
Die Anhänge 1 und 2 zum Merkblatt sind zu beachten (s. folgende Seiten).

V. Literatur

Beir (1980) The effects of exposure to low levels of ionizing radiation. National Academy Press, Washington DC

Boice JD, Fraumeni JF (1984) Radiation carcinogenesis: Epidemiology and biological significance. Raven Press, New York

De Vita VT, Hellmann S, Rosenberg SA (1985) Principles and practice of oncology. Lippincott, Philadelphia

Feinendegen LE (1976) Begutachtung von Fällen, bei denen ein Strahlenschaden in Erwägung gezogen werden muß. In: Strahlenschutz in Forschung und Praxis, B 15. Thieme, Stuttgart, S 140–146

ICRP (1977) Recommendations of the International Commission on Radiological Protection, Annals of the ICRP, Publication 26. Pergamon press, New York

Kleihauer E (1978) Hämatologie. Springer, Berlin, Heidelberg, New York

NIH (1985) Report of the National Institutes of Health: ad hoc working group to develop radioepidemiological tables. NIH Publication No. 85–2748, U.S. Department of Health and Human Services, Washington DC

Preston DL, Kato H, Kopecki KJ, Fujita SH (1987) Cancer Mortality among A-bomb survivors in Hiroshima and Nagasaki 1950–1982. Life Span Study Report 10, Part 1. Radiation Effects Research Foundation, Hiroshima

Shimizu Y, Kato H, Schull WJ, Preston DL, Fujita SH, Pierce DA (1987) Comparison of risk coefficients for sitespecific cander mortality based on the DS 86 and T65DR shielded kerma and organ doses. Life Span Study Report 11. Radiation Effects Research Foundation, Hiroshima

Streffer C (1988) Untersuchung des Leukämie- und Krebsrisikos bei beruflich strahlenexponierten Personen. In: Strahlenschutz in Forschung und Praxis, B 30. Fischer, Stuttgart New York, S 93–120

UNSCEAR (1977) Sources, effects and risks of ionizing. United Nations Scientific Commitee on the Effects of Ionizing Radiation, New York

UNSCEAR (1988) Sources, effects and risks of ionizing. United Nations Scientific Commitee on the Effects of Ionizing Radiation, New York

Wintrobe MM, Lee GR, Boggs DR, Bithell TC, Foerster J, Athens JW, Lukens JN (1965) Clinical hematology. Lea & Febiger, Philadelphia

Anhang 1 zum Merkblatt für die ärztliche Untersuchung zu Nr. 2402 Anl. 1 BeKV

Erläuterungen von ausgewählten Begriffen und Einheiten:

1. *Ionisieren* bedeutet das Abtrennen von Elektronen aus dem Atomverband, wobei die ionisierten Atome oder die ionisierte Atome enthaltenden Moleküle in einen Zustand veränderter chemischer und dadurch auch biologischer Reaktionsbereitschaft gelangen.
2. *Ionisierende Strahlen* sind energiereiche Wellen (Photonenstrahlen) bzw. Teilchen-(Korpuskular-Strahlen), die beim Durchgang durch Materie die Atome zu ionisieren vermögen.
3. *Direkt ionisierende Strahlen* sind alle elektrisch geladenen Korpuskeln, wie z. B. schnelle Elektronen oder Betastrahlen, Alphastrahlen, Protonen usw.
4. *Indirekt ionisierende Strahlen* sind Röntgen- und Gammastrahlen sowie Neutronen, die durch Wechselwirkung mit Atomen direkt ionisierende Strahlen erzeugen (z. B. Röntgen- oder Gammastrahlen: Elektronen; Neutronen: Rückstoßprotonen oder Kernprozesse).
5. *Von außen wirkende Strahlen* sind solche, die von einer außerhalb des Körpers sich befindenden Strahlenquelle in den Körper einwirken (externe Exposition).
6. *Von innen wirkende Strahlen* sind solche Strahlen, die von inkorporierten radioaktiven Stoffen im Körper ausgehen (interne Exposition).
7. *Kontamination* ist eine Verunreinigung durch radioaktive Stoffe.
8. *Umschlossene Strahler* sind radioaktive Stoffe, die in festen und inaktiven Stoffen inkorporiert sind, oder die von einer inaktiven Hülle umschlossen sind, die ausreicht, um bei üblicher Beanspruchung ein Austreten radioaktiver Stoffe zu verhindern und die Möglichkeit einer Kontamination auszuschalten.
9. *Offene Strahler* sind radioaktive Stoffe, die nicht in festen und inaktiven Stoffen inkorporiert oder von solchen umhüllt sind. Austreten radioaktiver Stoffe und Kontamination sind möglich.
10. Als *Einheit der Strahlendosis* (Ionendosis) gilt: „Coulomb pro Kilogramm" (C/kg). Die alte Einheit ist das „Röntgen" (R);
    Umrechnungsfaktor: 1 C/kg = $1{,}88 \cdot 30^3$ R.
11. Als *Einheit der absorbierten Dosis* (Energiedosis) gilt das „Gray" (Gy). Die alte Einheit ist das „Rad" (rd).
    Umrechnungsfaktor: 1 Gy = 100 rd.
12. Die Äquivalenzdosis „Sievert" (Sv) wird als Einheit im Strahlenschutz verwendet. Sie berücksichtigt die unterschiedliche biologische Wirksamkeit verschiedener Strahlenqualitäten. Die Strahlenqualität wird bestimmt durch die Strahlenart und -energie. Zur Berücksichtigung der biologischen Wirksamkeit sind Bewertungsfaktoren (q) festgelegt (Sv = Gy · q). Die alte Einheit ist das „Rem" (rem).
    Umrechnungsfaktor: 1 Sv = 100 rem.
13. Die *Dosisleistung* ist die Dosis/Zeit. Sie wird z. B. in „Gy/h", oder „Sv/s" bzw. „Sv/min" usw. gemessen.
14. Als *Einheit der Radioaaktivität* gilt das „Becquerel (1 Bq = 1 Zerfall/s); eine Umrechnung von „Bq" in „Gy" oder „Sv" ist u. a. nur bei genauer Kenntnis der Art des Strahlers und des Expositionspfades (z. B. externe oder interne Bestrahlung) sowie der Kinetik des radioaktiven Stoffes und anderer Faktoren möglich.
15. Die *physikalische Halbwertszeit* (HWZ) ist die Zeit, in der die Hälfte der ursprünglich vorhandenen Atome zerfallen ist. (Nach 2 HWZ ist noch 1/4, nach 3 HWZ noch 1/8 usw. der ursprünglichen Aktivität vorhanden).
16. Die *biologische Halbwertszeit* ist die Zeit, in der die Hälfte der ursprünglich im Körper inkorporierten radioaktiven Stoffe u. a. durch Stoffwechselvorgänge ausgeschieden wird.

Anhang 2 zum Merkblatt für die ärztliche Untersuchung zu Nr. 2402 Anl. 1 BeKV

Strahlenempfindlichkeit einzelner Organe und Gewebe in Hinsicht auf die Verursachung maligner Erkrankungen

Grad der Empfindlichkeit	Organ/Gewebe
Hoch	Brust Colon Knochenmark (Leukämie) Lunge Magen
Mittel	Blase Haut Leber Lymphatische Zellen (Plasmozytom) Ösophagus Ovar Schilddrüse
Niedrig	Hirn Knochen Lymphatische Zellen (maligne Lymphome) Niere Prostata Rektum

Anmerkungen:

1 Eingeführt als „Erkrankungen durch Röntgenstrahlen und andere strahlende Energie" durch die 1. BKVO vom 12. 05. 1925, Nr. 9 (s. T 10 S. 4). Nunmehr wird auf die Gesamtheit ionisierender Strahlen abgestellt.

2 Strahlenwirkung

Die Absorption von Strahlenenergie in einer Zelle oder in einem Gewebe des menschlichen Körpers löst eine Kette von physikalischen, chemischen und biologischen Reaktionen aus, an deren Ende ein Gesundheitsschaden bei der bestrahlten Person selbst (somatischer Schaden) einschließlich des Fetus (teratogene Strahlenwirkung) oder – im Falle einer Bestrahlung der Keimdrüsen – bei ihren Nachkommen (genetischer Schaden) auftreten kann.

Die Wirkungen sind in der Regel abhängig von der Strahlenart, Strahlendosis, Dosisleistung, Größe des in die Bestrahlung einbezogenen Körpervolumens, zeitlichen Dosisverteilung, vom Wassergehalt und von der Lösungskonzentration im Gewebe, insbesondere von ihrem O_2-Gehalt.

Eine erhöhte Einwirkung ionisierender Strahlen liegt vor, wenn die Strahlung in einer Menge auf den menschlichen Körper eingewirkt hat, welche die zulässige Strahlendosis gemäß Anlage X der Strahlenschutzverordnung (BGBl. I 1989, 1373; ber. v. 18. 10. 1989, BGBl. I 1989, 1926) und §§ 31 und 32 der Röntgenverordnung (BGBl. I 1987, 114) überschreitet.

Eine erhöhte Einwirkung kann erfolgen durch

- äußere Ganz- oder Teilkörperbestrahlung,
- Kontamination (Kontakt der Körperoberfläche mit radioaktiven Stoffen),
- Inkorporation (Aufnahme von radioaktiven Stoffen in den Körper, z. B. durch Einatmen Verschlucken, Eindringen durch die – geschädigte oder unversehrte – Haut bzw. Schleimhaut).

3 Ursächlicher Zusammenhang

3.1 Nichtstochastische Schäden

- Akutes Strahlensyndrom,
- akute Lokalschäden,
- Linsentrübung (Katarakt),
- Binde- und Hornhautschäden (Ödem, Nekrose),
- Osteonekrose,
- Läsionen am zentralen und peripheren Nervensystem,
- Beeinträchtigung der Fruchtbarkeit,
- teratogene Schäden.

Diese Strahlenschäden beruhen auf der Zelltötung. Sie treten erst nach Erreichen einer bestimmten Schwellendosis auf. Unterhalb der Schwellendosis wirkt die Bildung neuer Zellen in ausreichendem Maße der Zellstörung entgegen. Der Schweregrad der Erkrankung korreliert mit der Strahlendosis (Schönberger, Mehrtens u. Valentin, S. 911), so daß die Zusammenhangsbeurteilung mühelos ist.

3.2 Stochastische Schäden

Sie entstehen durch Mutation oder Transformation von Zellen. Die Schäden sind zufällig (stochastisch) in dem Sinne, daß sie nicht zwangsläufig ab einer bestimmten Strahlendosis auftreten. Lediglich die Wahrscheinlichkeit für ihr Auftreten nimmt mit wachsender Dosis zu. Für diese Schäden wird keine Schwellendosis angenommen. Dosisabhängig ist nicht der Schweregrad der Erkrankung, sondern deren Inzidenz („Trefferquote"). Da kein Schwellenwert angenommen wird, ist die Kausalität schwierig zu beurteilen. Entscheidungshilfen bieten die Berichte des Wissenschaftlichen Komitees der Vereinten Nationen über die Wirkungen atomarer Strahlung. Sie enthalten Angaben über die Art der spezifischen strahleninduzierten Erkrankungen, die Latenzzeit und die Wahrscheinlichkeit des Auftretens der Erkankung in Abhängigkeit von der Dosis.

(1) Durch Bestrahlung des roten Knochenmarks hervorgerufene akute **myeloische Leukämie** (die lymphatische Leukämie und ihre Ursachen sind noch nicht abgeklärt):

Die rechnerische Erwägung, nach der eine geringfügige erhöhte Strahleneinwirkung das natürliche Leukämierisiko um 1 bis 2 % vergrößert habe, rechtfertigt die Annahme, daß ein ursächlicher Zusammenhang zwar möglich, aber nicht wahrscheinlich ist (BSG, Breithaupt 1974, 1021 ff.). Bei einer Aufnahme von über 100 rem in den Blutbildungsorganen ist ein linearer Zusammenhang zwischen Dosis und Erhöhung der Leukämiefälle statistisch gesichert. Bei kleineren Dosen gilt ein solcher Zusammenhang als wahrscheinlich. Eine Strahlenbelastung als Ursache für Leukämie oder andere Malignome ist anzunehmen, wenn die Exposition zumindest der sog. Leukämieverdoppelungsdosis entspricht (Bayer. LSG, Breithaupt 1985, 575, 578).

(2) **Tumoren** in strahlenempfindlichen Geweben bzw. Organen des Körpers: Haut, Unterhautgewebe, Brust (bei Frauen), Schilddrüse, Knochen, Leber, Lunge, Kehlkopf, Speiseröhre, Magen, Darm, harnableitende Wege [Bayer. LVA, Breithaupt 1952, 1115: Nierenkrebs nach langjähriger Röntgenbestrahlung, Binde- und Hornhaut (Strahlenkarzinom)].

Ionisierende Strahlen können sowohl **Malignome** verursachen (ohne Schwellendosis), als auch das **Malignomwachstum** beschleunigen (mit Schwellendosis). Hohe Dosen ionisierender Strahlen können im Gegenzug das Malignomwachstum verzögern, das Malignomrisiko herabsetzen oder eleiminieren.

- Strahleninduzierte Malignome scheinen sich in dem Lebensabschnitt zu manifestieren, in dem dieselben Krebsarten natürlicherweise auftreten, unabhängig vom Lebensalter zum Zeitpunkt der Bestrahlung. Strahlenexposition in jüngeren Jahren führt daher zu längeren Manifestationszeiten (gilt nicht für Leukosen!).
- Eine Strahlenexposition im Kindesalter geht wahrscheinlich mit einem höheren Risiko für einige Malignomarten (z. B. Brust-, Lungen- und Magenkrebs) einher als eine spätere Exposition.

- Die genetische Konstitution, das Lebensalter zum Expositionszeitpunkt, die Lebensweise und andere Karzinogene scheinen weitere Einflußgrößen auf die Tumorentstehung und Manifestationszeit zu sein.
- Faustregel für die Manifestationszeiten nach Exposition mit ionisierenden Strahlen: für Leukosen mindestens 2 Jahre, für andere Malignome mindestens 10 Jahre (Schönberger, Mehrtens, Valentin, S. 912). Eine beliebig kleine Dosis kann eine maligne Erkrankung auslösen, Bedenken erwachsen gegenüber der Aussage, daß es keinen Schwellenwert gibt, bis zu dem radioaktive Bestrahlung unschädlich ist (so Bayer. LSG, Breithaupt 1985, 575). Jeder Mensch ist zu jeder Zeit einer terrestrischen und einer kosmischen Strahlung ausgesetzt, die je nach Höhe über Normal-Null (NN) und geographischer Breite unterschiedlich ist. Hinzu kommen natürliche Radionuklide in Erdboden, Wasser und Luft, die über die Nahrungskette (Pflanzen, Tiere) aufgenommen werden.

(3) **Genetische Schäden** (als Erbkrankheiten, geistige Behinderungen, Skelettanomalien infolge Mutationen in Keimzellen):
Die bisherigen Erfahrungen und statistischen Erhebungen über Strahlenfolgen in der Nachkommenschaft bei Menschen lassen erkennen, daß nur bei länger dauernder oder höherer Strahleneinwirkung auf die Keimdrüsen neben anderen Effekten mit einer Zunahme der Häufigkeit von Fehl- und Totgeburten zu rechnen ist (SG Hamburg, BG 1967, 177).

(4) **Hochfrequenzfehler** sind nicht zu vergleichen mit gesundheitsschädlichen „ionisierenden Strahlen“, deren Folgen bei beruflichen Einwirkungen als Berufskrankheit nach Nr. 2402 der Anlage 1 zur BeKV anerkannt sind. Erkrankungen durch Hochfrequenzfehler sind nicht in der Berufskrankheiten-Verordnung erfaßt. Im Einzelfall kann die Entschädigung „wie eine BK“ in Betracht kommen (dazu Schönberger, Mehrtens, Valentin, S. 917).

Zu Nr. 3101

Infektionskrankheiten, wenn der Versicherte im Gesundheitsdienst, in der Wohlfahrtspflege oder in einem Laboratorium tätig oder durch eine andere Tätigkeit der Infektionsgefahr in ähnlichem Maße besonders ausgesetzt war

(i.d.F. der Bekanntm. des BMA vom 15. 8. 1969, BArbBl. 1969, S. 202)

I. Vorkommen und Gefahrenquellen

Infektionskrankheiten fallen nur dann unter Nr. 37* der Anlage 1 zur 7. Berufskrankheiten-Verordnung, wenn sie bei Personen auftreten, die in Ausübung ihrer beruflichen Tätigkeit einer gegenüber der allgemeinen Bevölkerung wesentlich erhöhten Infektionsgefahr ausgesetzt sind. Dies trifft hauptsächlich für berufliche Tätigkeiten in Krankenhäusern, Heil- und Pflegeanstalten, Entbindungsheimen und in sonstigen Anstalten, die Personen zur Kur und Pflege aufnehmen, ferner in Einrichtungen der öffentlichen und freien Wohlfahrtspflege, im Gesundheitsdienst sowie in medizinischen Laboratorien zu. In Einzelfällen können auch Personen betroffen sein, die in einem besonders infektionsgefährdenden Krankenhausbereich arbeiten und nicht zum Gesundheitsdienst o. ä. gehören. Das gleiche gilt z. B. für bestimmte Tätigkeiten in der Abwasserbeseitigung oder bei der Leichenbestattung.

II. Infektionsweg und Krankheiten

Unter Nr. 37* der Anlage 1 zur 7. Berufskrankheiten-Verordnung sind vornehmlich diejenigen Infektionskrankheiten erfaßt, die von Mensch zu Mensch übertragen werden. Diese können nach Aufnahme von Krankheitserregern über die intakte oder verletzte Haut bzw. Schleimhaut, z. B. der Atemwege oder des Verdauungstraktes, entstehen.

---

* Ab 01. 01. 1977: Nr. 3101 der Anlage 1 zur BeKV.

Vorwiegend folgende Infektionsheiten kommen in Betracht:

(Die den einzelnen Infektionskrankheiten z. T. vorangestellten Buchstaben besagen, daß bei „V“ = Verdacht, „K“ = Krankheit, „T“ = Todesfall, „A“ = Ausscheidung von Krankheitserregern – dauernd oder zeitweilig – und „S“ = in Sonderfällen auch Meldepflicht nach dem Gesetz zur Verhütung und Bekämpfung übertragbarer Krankheiten beim Menschen (Bundesseuchengesetz) besteht. „G“ = Geschlechtskrankheiten; hierbei ist auch das Gesetz zur Bekämpfung der Geschlechtskrankheiten zu beachten.)

A. Infektionskrankheiten, verursacht durch Viren

	Coxsackie-Viruskrankheit
	Denguefieber
VKT	Enzephalitis, virusbedingt
VKT	Gelbfieber
T	Grippe (Virusgrippe)
	Herpes zoster (Gürtelrose)
	Keratoconjunctivitis epidemica
G	Lymphogranuloma inguinale
VKT	Lyssa (Tollwut)
TS	Masern
	Molluscum contagiosum
	Mononukleose (Pfeiffer-Drüsenfieber)
S	Mumps
VKT	Ornithose (Psittakose und andere Formen)
	Pappatacifieber
	Pneumonie (Viruspneumonie)
VKT	Pocken (Variola)
VKT	Poliomyelitis
S	Röteln (Rubeola)
KT	Trachom
KT	Virushepatitis
S	Windpocken (Varizellen)

B. Infektionskrankheiten, verursacht durch Rickettsien

VKT	Fleckfieber (einschließlich murines und sonstiges Fleckfieber)
KT	Q-Fieber
	Rickettsienpocken
	Wolhynisches Fieber (5-Tage-Fieber)
	Zeckenbißfieber

C. Infektionskrankheiten, verursacht durch Bakterien

KT	Brucellosen (Bangsche Krankheit, Maltafieber)
VKT	Cholera
S	Colidyspepsie
KT	Diphtherie
AVKT	Enteritis infectiosa (Salmonellose und übrige Formen)
S	Erysipel
	Frambösie
	Gasbrand
G	Gonorrhö
VKT	Lepra
KT	Leptospirosen (Weilsche Krankheiten, Feld-, Canicolafieber u. a.)
	Listeriose
G	Lues (Syphilis)
KT	Meningokokkenmeningitis

VKT	Milzbrand
AVKT	Paratyphus A und B
TS	Pertussis (Keuchhusten)
VKT	Pest
	Pneumonie, bakterielle
	Pseudotuberkulose
	Rattenbißfieber
KT	Rotz
VKT	Rückfallfieber
AVKT	Ruhr (Bakterienruhr, Shigellosen)
KT	Scharlach
	Sepsis
KT	Tetanus
VKT	Tuberkulose
VKT	Tularämie
AVKT	Typhus abdominalis
G	Ulcus molle

D. Infektionskrankheiten, verursacht durch Protozoen und Pilze

VKT	Amöbiasis (Amöbenruhr)
	Balantidienruhr
	Leishmaniasis (Kala Azar, Orientbeule)
KT	Malaria
KT	Toxoplasmose
KT	Trichomoniasis
	Trypanosomiasis (Schlafkrankheit, Chagaskrankheit)
VKT	Mikrosporie

III. Hinweise für die ärztliche Beurteilung

Die Diagnose ist nach Möglichkeit auch durch bakteriologische, serologische (ggf. auch Typendifferenzierung) und histologische Untersuchungsmethoden zu sichern.

Um eine Infektionskrankheit als Berufskrankheit anerkennen zu können, muß diese durch berufliche Tätigkeit erworben worden sein; eine zeitliche Verknüpfung zwischen Infektion und Entstehung bzw. Erkennung der jeweiligen Krankheit muß gegeben sein.

Die Ermittlung der Infektionsquelle ist besonders wichtig. Sie kann erschwert sein, wenn es sich um eine Infektionskrankheit handelt, die ubiquitär, endemisch oder epidemisch vorkommt. In einem solchen Falle ist es für die Beurteilung bedeutsam, ob der Erkrankte durch seine Tätigkeit einer Infektionsgefahr in außergewöhnlichem Maße ausgesetzt war. Als Infektionsquelle können auch solche Personen in Betracht kommen, die Überträger sind, ohne selbst erkrankt zu sein. Da die Tuberkulose und die Virushepatitis unter den Infektionskrankheiten von besonderer Bedeutung sind, wird auf Anhang 1 „Zur Nomenklatur der Tuberkulose" und Anhang II „Virushepatitis" dieses Merkblattes hingewiesen.

Anhang I zum Merkblatt für die ärztliche Untersuchung zu Nr. 3101 der Anlage 1 zur Berufskrankheiten-Verordnung*

Zur Nomenklatur der Tuberkulose

Die ärztliche Beurteilung der Tuberkulose sollte von gleichen Voraussetzungen ausgehen. Deshalb werden folgende Bezeichnungen und deren Definitionen empfohlen:

I. Primärinfektion bzw. Erstinfektion, Primärkomplex (Primärherdtuberkulose bzw. Erstherdtuberkulose, Primärinfekt)

Eine Primärinfektion ist dann anzunehmen, wenn eine bei vergleichbarer Technik bis dahin negativ ausgefallene Tuberkulinprobe bei erneuter Prüfung positiv wird und keine Anzeichen auf eine bereits früher abgelaufene Tuberkuloseinfektion vorliegen (Kalkherde im Bereich des Thorax, des Halses, des Abdomens sowie Pleuritisresiduen u. a).

Die Primärinfektion – überwiegend in der Lunge manifestiert – wird in zunehmendem Maße vor oder in der Adoleszenz als sogenannte späte Erstinfektion beobachtet. Das Auftreten einer Pleuritis exsudativa, eines Erythema nodosum, von Phlyktänen u. a. kann darauf hinweisen.

II. Reinfektion (Neuansteckung, Wiederholungsinfektion, Reinfekt)

Die Reinfektion ist eine exogene Neuinfektion infolge erneuter Aufnahme von Tuberkulosebakterien mit Neuherdbildung bei erloschener Tuberkulinallergie. Sie kann dann angenommen werden, wenn bei früher positiven Tuberkulinproben oder feststellbaren Residuen einer durchgemachten Tuberkuloseinfektion nach mehrjährigem krankheitsfreiem Intervall die Tuberkulinprobe negativ war, nach erneuter Prüfung mit vergleichbarer Technik wieder positiv geworden ist und neue – für eine Primärinfektion typische – Krankheitsherde nachweisbar sind.

III. Superinfektion (zusätzliche Ansteckung, Aufpfropfinfektion, Superinfekt)

Die Superinfektion ist eine exogene Neuinfektion erneuter Aufnahme von Tuberkulosebakterien bei erhaltener Tuberkulinallergie; meistens sind tuberkulöse Restherde nachweisbar. Die Superinfektion kann zur Neuherdbildung und evtl. zur Exazerbation alter Herde führen. Die Annahme einer Erkrankung infolge Superinfektion ist besonders eingehend zu prüfen.

IV. Exazerbation

Exazerbation ist der Wiederaufbruch bzw. das Wiederaufflackern eines oder mehrerer älterer tuberkulöser Herde aus exogener oder endogener Ursache; häufig erfolgt diese im schicksalsmäßigen Ablauf der Tuberkulose.

* Siehe auch Merkblatt „Gesichtspunkte zur Nomenklatur bei der Begutachtung der Tuberkulose als Berufskrankheit", herausgegeben vom Deutschen Zentralkomitee zur Bekämpfung der Tuberkulose.

Anhang II zum Merkblatt für die ärztliche Untersuchung zu Nr. 3101 der Anlage 1 zur Berufskrankheiten-Verordnung

Virushepatitis

I. Begriffsbestimmung

Unter der Bezeichnung Virushepatitis werden die „infektiöse Hepatitis“ (IH) = Hepatitis infectiosa, früher: Hepatitis epidemica, contagiosa sowie die „Serumhepatitis“ (SH), früher: homologer Serumikterus, serogene, hämatogene oder Inokulationhepatits zusammengefaßt.

II. Erreger, Übertragung, Inkubationszeit

Die Virusätiologie erscheint epidemiologisch und auf Grund von Übertragungsversuchen von Mensch zu Mensch gesichert. Als Erreger der IH wird ein Virus A, der SH ein Virus B angenommen. Isolierung und Identifizierung eines Virus sind bisher nicht gelungen.

Die Übertragung der Virushepatitis kann enteral oder parenteral durch Blut, Stuhl oder Duodenalsaft, möglicherweise auch durch andere Körperflüssigkeiten oder Urin geschehen. Sie erfolgt vorwiegend direkt durch Schmierinfektion, indirekt meist durch Trinkwasser oder Nahrungsmittel.

Die Infektiosität ist wie bei anderen Viruskrankheiten im Prodromalstadium und in den ersten Krankheitswochen hoch. Wiederholte parenterale Übertragungen im Zeitraum von mehreren Jahren durch das Blut derselben Person sind vereinzelt berichtet worden.

Die Inkubationszeit beträgt im allgemeinen bei enteraler Infektion 1–6 Wochen, bei parenteraler Infektion 1–6 Monate; Abweichungen hiervon sind beobachtet worden. Ein zunächst anikterischer Verlauf kann eine längere Inkubationszeit vortäuschen.

III. Vorkommen, Intensität

Die Virushepatitis ist weltweit verbreitet und eine der häufigsten Infektionskrankheiten überhaupt. Der Durchseuchungsgrad der Bevölkerung ist hoch.

Die Erkrankung hinterläßt Imunität, über deren Dauer jedoch keine sicheren Angaben gemacht werden können; die Ausbildung einer Kreuzimmunität zwischen IH und SH ist nicht anzunehmen. Zweiterkrankungen sind möglich.

IV. Zur Diagnose

Die Erkrankung kann sowohl ikterisch als auch anikterisch verlaufen. Bei beiden Formen besteht die Möglichkeit des massiven Leberzellzerfalls (akute Lebernekrose, früher: akute gelbe Leberatrophie bzw. -dystrophie) sowie des Übergangs in einen chronischen Verlauf (chronische Hepatitis, Leberzirrhose).

Inapparente, anikterische und abortive Verlaufsformen dürften relativ häufig sein. Die Diagnose ergibt sich aus der Vorgeschichte und dem klinischen Bild. Differentialdiagnostisch sind vor allem in Betracht zu ziehen:

Verschlußikterus mechanischer Ätiologie, intrahepatische Cholestase (insbesondere Drogenikterus), ikterische Schübe bei bisher klinisch latenter chronischer Hepatitis oder Leberzirrhose; in seltenen Fällen toxisch-septische Leberschäden mit Ikterus bei anderen akuten Erkrankungen, Hämolyse, akute Vergiftungen; ferner Krankheiten, die meist mit nur leichtem Ikterus einhergehen, wie Amöbenhepatitis Begleithepatitis bei Salmonelleninfektionen, Leptospirosen (meist cholestatische Hepatosen), infektiöser Monoukleose. Granulomatöse Hepatitiden, z.B. bei M. Bang, M. Boeck, Tuberkulose, sind nur morphologisch zu erkennen. Besonders in Erwägung zu ziehen sind auch unspezifisch reaktive Hepatitiden (sog. sekundäre Mitreaktionen der Leber bei Erkrankungen extrahepatischer Genese). Sie sind keine eigenständigen Leberkrankheiten und heilen mit dem Grundleiden stets aus.

V. Hinweise für die Beurteilung

Wie bei allen Berufskrankheiten der Anlage 1 zur 7. Berufskrankheiten-Verordnung muß auch bei der Virushepatitis der ursächliche Zusammenhang der Erkrankung mit der beruflichen Tätigkeit im Einzelfalle wahrscheinlich sein. Die bloße Möglichkeit eines ursächlichen Zusammenhangs genügt nicht.

Falls eine Infektionsquelle nicht festgestellt werden kann, ist für die Beurteilung des ursächlichen Zusammenhangs bedeutsam, ob der Erkrankte durch seine Tätigkeit der Infektionsgefahr in außergewöhnlichem Maße ausgesetzt war. Nach den bisherigen Erfahrungen kann dies insbesondere zutreffen bei Ärzten und Pflegepersonal auf Stationen für Infektionskrankheiten, inneren Krankheiten oder Kinderkrankheiten sowie bei Ärzten und Personal in medizinischen Laboratorien, die überwiegend für diese Bereiche tätig sind.

Berufskrankheiten, Kommentar Dr. jur. G. Mehrtens

Aids

Aids („acquired immundeficiency" syndrome) ist ein Krankheitsbild, das durch einen erworbenen Immundefekt gekennzeichnet ist. Als Erreger ist ein Virus erkannt worden, dem der Name HIV („human immundeficiency virus) gegeben wurde. Das Virus wurde nachgewiesen im Blut und in Samenflüssigkeit, im lymphatischen Gewebe, im Zentralnervensystem, aber auch im Speichel (s. S. 246–248).

Die Viren gehören zur Gruppe der Retroviren. Neben der Virusgruppe HIV I (LAV, HTLV III, ARV) die sich derzeit vor allem in der Bundesrepublik Deutschland ausbreiten, und der Virusgruppe HIV II (LAV 2, HTLV IV, SBL) gibt es weitere Virustypen (Laufs, NJW 1987, 2257 ff.).

Übertragungswege (Burkhard, ASP 1986, 7; Deinhardt u. a., Bundesgesundheitsblatt 29 (1986) S. 281):

- Sexualkontakt (Samenflüssigkeit, Zervikal- und Vaginalsekret),
- Blut,
- perinatal von der infizierten Mutter auf das Kind.

Keine Infektionsgefahr bei Alltagskontakten wie Händeschütteln, Husten, Niesen, durch Benutzen von Schwimmbädern und Saunen, gemeinsamem Eßgeschirr, und auch nicht durch Insektenstiche.

Berufsbedingte Infektionen

Die Gefahr, während ärztlicher, pflegerischer oder Labortätigkeit eine Infektion zu erwerben, ist sehr gering (Hoffmann, u. a. ASP 1986, 43 ff.; Goebel, Dt. Ärzteblatt 1987, B-763).

Nadelstichverletzungen

Dabei kann ein in der Nadel verbliebener Blutrest, der kurz zuvor von einem Virusträger abgenommen wurde, übertragen werden. Schätzungen gehen dahin, daß bei subkutanen bzw. intramuskulären Stichverletzungen eine Mindestmenge von 10 Mikroliter infektiöses Blut übertragen werden muß, um eine Ansteckung zu bewirken; an der verunreinigten Kanäle haftet in der Regel 1 Mikroliter Blut. Das Risiko, sich bei einem HIV-infizierten Instrument anzustecken, wird mit 1–3 % angegeben. Hingegen ist das Risiko bei einer intravenösen Übertragung (Fixer) höher. Weltweit sind vier gesicherte Nadelstichverletzungen berichtet worden. Alle Personen waren unmittelbar nach der Verletzung HIV-Antikörper-negativ und zeigten eine Serokonversion in den folgenden 3–9 Monaten (Lancet II (1984): 1376–1377; Stricof u. a., N Engl J Med 314 (1986): 1115; Oksenhendler u. a., N Engl J Med 315 (1986): 582; Neisson-Vernant u. a., Lancet II (1986): 814). Hinzu kommen drei weitere Verdachtsfälle. Die Betroffenen wiesen HIV-Antikörper mehrere Monate nach einer Stichverletzung mit einer wahrscheinlich infizierten Nadel auf. Da keine Antikörpertestung unmittelbar nach der

Verletzung vorgenommen wurde, ist eine Zuordnung als berufsbedingte Infektion in diesen Fällen nicht zweifelsfrei möglich (Mc Cray, N Engl J Med 314 (1986): 1127–1132; Update, MMWR 34 (1985): 575–578).

Schnittverletzung

Bei einer Untersuchung von 1200 Zahnärzten in New York wurde ein HIV-positiver Zahnarzt ausfindig gemacht, der sich über eine Schnittverletzung in der Hand und Kontakt mit Blut eines Infizierten die Infektion zugezogen hatte (Laufs, a.a.O.).

Schmierinfektion

Der Kontakt von Haut oder Schleimhaut mit infektiösem Blut kann in seltenen Fällen zu einer Übertragung von HIV führen.

Berichtet wurde über drei Krankenschwestern, die sich während ihrer Tätigkeit im Krankenhaus ohne sichtbare Verletzung mit HIV infiziert hatten; mißglückte Arterienkatheterisation bei einer Notfallaufnahme, Unfall mit Blutröhrchen, Verspritzen von Blut bei einer Plasmaphorese. Eine der Schwestern hatte Hautrisse an den Händen, aber keine offenen Wunden, eine andere eine Dermatitis am Ohr (Center of Desease Control in Atlanta [Juni 1987] bei Laufs a.a.O., S. 2260). Zwei Laboranten (USA 1987) haben sich beim Umgang mit HIV-Material verletzt.

Bei häuslicher Pflege ihres an Aids erkrankten Mannes infizierte sich die Ehefrau, die Hautrisse und ein Ekzem an ihren Händen hatte. Eine Mutter half bei der Pflege ihres Sohnes, der eine transfusionsbedingte HIV-I-Infektion hatte. Sie hatte sich ungeschützt gegenüber Blut und Körperflüssigkeiten verhalten (Werner u. Grady, Ann Intern Med. 97 (1982): 367–369).

Nachweis der HIV-Infektion (Kurth u. a., MMW (1984): 1363 f.)

Nach Infektion verstreichen in der Regel 4–6 Wochen, bis Antikörper gegen das HIV im Serum nachweisbar werden, in seltenen Fällen mehrere Monate (Einzelfall: 14 Monate). Serologische Untersuchungen sollten deshalb 6 und 12 Wochen sowie 6 und 12 Monate nach dem fraglichen Kontakt mit dem Virus durchgeführt werden:

- Die Elisa-*Screeningtests* haben derzeit eine Sensitivität und Spezifität von jeweils ca. 99,8 %.
- Reaktive Seren müssen einem *Bestätigungstest* zugeführt werden. Dafür eignen sich: Westernblot (HIV-Immunoblot), Immunfluoreszenztest (IFT) und Radioimmunopräzipationstest (RIP).
- Der Nachweis des HIV bei Neugeborenen positiver Mütter gelingt durch die Isolierung des HIV aus den Lymphozyten. Die Diagnostik einer perinatalen Infektion ist besonders schwierig.

Die Einteilung erfolgt nach klinischen Gesichtspunkten. Die Gruppe I repräsentiert Personen mit akuten, Mononukleose-ähnlichen Erstsymptomen, die Gruppe II umfaßt klinisch asymptomatische, seropositive Personen. Alle Personen mit mehr als 2–3 Monate bestehenden vergrößerten, extrainguinalen Lymphknotenlokalisationen gehören der Gruppe III an, die Gruppe IV beinhaltet Patienten, die bereits eine HIV-assoziierte, oportunistische Infektion oder maligne Erkrankung entwickelt haben. Hier wurden wegen der klinischen Vielfalt weitere Untergruppen geschaffen: IVA für Allgemeinsymptome, IVB für neurologische Erkrankungen, IVC für sekundäre Infektionen mit zwei weiteren Subkategorien, IVD für sekundäre Tumorerkrankungen und IVE für andere infektiöse oder maligne Erkrankungen. Während die Zuordnung nur zu einer der vier Obergruppen möglich ist, können zwischen den Untergruppen Überschneidungen auftreten.

Klassifikation des erworbenen Immundefektsyndroms [nach Conter of Disense Control, Atlanta (1987)]

Stadium	Klinik
I: akute Infektion	Mononukleose-ähnliches Bild
II: asymptomatische Infektion	Seropositivität ohne klinische Beschwerden
III: persistierende generalisierte Lymphadenopathie	Lymphknotenvergrößerung (∅ > 1 cm; mindestens zwei extrainguinale Lokalisationen > 3 Monate)
IVA: Allgemeinsymptome	Fieber, Durchfälle, Nachtschweiß, Gewichtsverlust
IVB: neurologische Erkrankungen	Demenz, Myelopathie, periphere Neuropathie
IVC: sekundäre Infektionserkrankungen	Infektion des ZNS mit Toxoplasma gondii, Zytomegalie, Papovaviren, Kryptokokken
Kategorie C-1	Infektionen der Lunge mit Pneumocystis carinii, Zytomegalie, atypischen Mykobakterien; Infektionen des Gastrointestinaltraktes mit Herpes-simplex-Virus, Epstein-Barr-Virus, Kryptosporiden
Kategorie C-2	Orale Candidiasis, Tuberkulose, wiederholte Salmonellenbakteriämie, Herpes zoster, orale Leukoplakie
IVD: sekundäre Tumorerkrankungen	Kaposi-Sarkom, Non-Hodgkin-Lymphome, primäre Lymphome des Gehirns
IVE: alle nicht unter C + D aufgeführten infektiösen oder malignen Erkrankungen	

Heilverfahren

Eine gezielte Blockade der Virusaufnahme oder der Virusproduktion ist bislang nicht gelungen. Bewährt hat sich die Hemmung der reversen Transkiptase durch Azidothymidin (AZT, Handelsname Retrovir). Die Bekämpfung zahlreicher, durch die Immunschwäche hervorgerufenen Krankheiten erfolgt durch bekannte Heilmaßnahmen. Eine Heilung der Aids-Erkrankung ist derzeit nicht möglich.

Rechtliche Bewertung

Mittelbare Unfallfolge

Bei Infektion nach einem Arbeitsunfall während der Heilbehandlung durch

- Blutkonserven (Risiko derzeit kleiner als 1:1 000 000),
- Frischblutübertragung (Risiko siehe Blutkonserven),
- Fremdhaut- bzw. Fremdorganübertragung (alle Organspender müssen vor der Organspende auf HIV-Antikörper untersucht werden)

liegt eine mittelbare Unfallfolge vor.

War die Versicherte schwanger und wurde nach einem Arbeitsunfall die Leibesfrucht gleichfalls infiziert, greift § 555 a RVO: Während der Schwangerschaft wurde der Nasciturus durch den Arbeitsunfall seiner Mutter, also durch mittelbare Folgen, geschädigt.

Berufskrankheit

War der Versicherte im Gesundheitsdienst, in der Wohlfahrtspflege, in einem Laboratorium tätig oder durch eine andere Tätigkeit der Infektionsgefahr in ähnlichem Maße besonders ausgesetzt und wurde er bei dieser Tätigkeit infiziert, so liegt eine Berufskrankheit nach Nr. 3101 der Anl. 1 zu BeKV in allen Stadien der Krankheit vor.

Zur Bewertung des Rechtsbegriffs der Krankheit beim Versicherten, wenn der HIV-Virusträger im Anfangsstadium ist, Krankheitserscheinungen aber nicht evident sind:

Die Verneinung des Rechtsbegriffs der Krankheit (weder Behandlungsmöglichkeit noch Arbeitsunfähigkeit) würde verkennen, daß die Behandlung deshalb unterbleibt, weil zur Zeit keine Therapie gegeben ist. Der Versicherte ist derzeit wohl nicht behandlungsfähig, objektiv behandlungsbedürftig: die Voraussetzungen des „Krankheitsbegriffs" sind somit erfüllt. Im übrigen kann der Virusträger auch im Anfangsstadium diskrete klinische Veränderungen zeigen.

Zum Nachweis des Zusammenhanges

Allgemein gültige Hinweise können nicht gegeben werden. Auf den Einzelfall kommt es an. Wegen des mit der Hepatitis-B vergleichbaren Übertragungsweges ist folgender Prüfgang angezeigt:

(1) HIV-Antikörper wurden serologisch nachgewiesen (= Nachweis einer Infektion). Ihr Fehlen ist in seltenen Fällen nicht gleichbedeutend mit „Kein Nachweis einer Infektion". Es gibt einen geringen Prozentsatz von Non-Respondern. Oder die Diagnose Aids, Lymphadenopathie oder unspezifische Frühsymptome werden klinisch diagnostiziert.

Direkt nach dem Unfall (Nadelstichverletzung, Schnittverletzung o. ä., oder Schmierinfektion mit Blut- oder Körpersekreten eines HIV-Infizierten) sollte beim Betroffenen eine Blutprobe entnommen werden; HIV-Antikörper dürfen zu diesem Zeitpunkt nicht nachweisbar sein. Erst die spätere Serokonversion weist auf einen ursächlichen Zusammenhang mit dem Unfall hin (6 Wochen, 3, 6 und 12 Monate). In einem solchen Fall ist der Kausalzusammenhang gegeben. Andernfalls sind weitere Prüfschritte erforderlich.

(2) Vorkommen von Aids-Erkrankten oder HIV-Infizierten in der Beschäftigungseinrichtung.

(3) Die berufliche Tätigkeit muß eine Ansteckung wahrscheinlich machen. Es gelten die Hinweise zum Nachweis bei einer Hepatitis-B- bzw. Non-A-non-B-Infektion (s. Merkblatt Anh. II).

(4) Der Versicherte muß während der Inkubationszeit Kontakt mit Blut, Blutbestandteilen, (blutigen) Ausscheidungen oder Körperflüssigkeiten gehabt haben. Die kürzesten beobachteten Inkubationsintervalle betragen zwischen 19 und 56 Tage von Inokulation bis zur Antikörperbildung.

(5) Nicht erforderlich ist der Nachweis größerer oder sichtbarer Verletzungen beim Empfänger. Nach der Lebenserfahrung ist davon auszugehen, daß kleine und kleinste Verletzungen, die oft auch für den Erkrankten nicht sichtbar erscheinen, an den Händen vorhanden sind.

(6) Bei Nachweis einer HIV-Infektion und eines berufsbedingten Kontaktes mit Blut ist in der Regel die Wahrscheinlichkeit des Ursachenzusammenhanges zu bejahen, es sei denn, die Gegebenheit einer außerberuflichen Infektion ist so groß, daß deswegen eine berufliche Infektion nicht als ausreichend wahrscheinlich angesehen werden kann (der Infizierte war bzw. ist Fixer, sexuelle Kontakte mit einem bereits infizierten Partner liegen vor, der Betroffene gehört zum Personenkreis mit ausgiebigen homo- oder heterosexuellen Kontakten). Dies nachzuweisen ist Aufgabe des Unfallversicherungsträgers. Insoweit obliegt ihm die Beweislast. Der Versicherte ist im Rahmen seiner Mitwirkungspflicht (§ 65 SGB I) verpflichtet, entsprechende Fragen wahrheitsgemäß zu beantworten.

Minderung der Erwerbsfähigkeit (Exner-Freisfeld, Helm, Dtsch Ärzteblatt 84 (1987): 989)	
HIV-Antikörper-positiv	0
Einzelne oder mehrere Symptome eines LAS (persistierende Lymphknotenschwellung seit über 3 Monaten an mehreren Stellen, Abgeschlagenheit, Nachtschweiß, Fieber bzw. Diarrhöen ohne Erregernachweis und progredienten Gewichtsverlust)	10–30
Schwerer Immundefekt mit andauernden Infektionen	50 und mehr
Vollbild Aids	80–100

Literatur

Mehrtens, Perlebach: Die Berufskrankheitenverordnung, Handkommentar. Erich Schmidt, Verlag, Berlin, Ergänzungslieferung

Zu Nr. 3102

Von Tieren auf Menschen übertragbare Krankheiten

I. Vorkommen und Gefahrenquellen

Hierunter fallen alle von Tieren auf Menschen übertragbare Krankheiten, sofern diese durch eine berufliche Beschäftigung verursacht sind.

Gefährdet sind insbesondere Personen, die mit Tierpflege oder Tierhaltung beschäftigt sind sowie sonstigen beruflichen Umgang mit Tieren, tierischen Erzeugnissen oder Ausscheidungen haben; dies trifft auch für Personen zu, die beruflich mit Behältnissen umgehen, welche infizierte Tiere oder infiziertes tierisches Material u. ä. enthalten haben.

II. Infektionsweg, Krankheitserreger und Krankheiten

Nach Umgang mit infizierten Tieren, tierischem Material o. ä. können von Tieren auf Menschen übertragbare Krankheitserreger über Haut oder Schleimhäute in den menschlichen Körper eindringen; dies ist auch möglich durch Einatmen von mit Krankheitserregern verunreinigter Luft oder über die Verdauungswege, z. B. durch verschmutzte Hände.

Geordnet nach Erregergruppen können dadurch hauptsächlich folgende Krankheiten entstehen:

A. Bakterien

1. Brucellosen

Durch Rinder können die Erreger der Bang-Krankheit, durch Schafe und Ziegen die des Malta-Fiebers, durch Schweine die der Suisbrucellose (Schweinebrucellose) übertragen werden. Die Aufnahme der Erreger erfolgt in erster Linie durch unmittelbaren Kontakt mit infizierten Tieren, aber auch z. B. durch Trinken roher Milch (Melker, Milchprüfer u. ä.).

2. Tuberkulose

Von Rindern, Schweinen, Ziegen, gelegentlich auch von Hunden und Katzen sowie Geflügel kann der Typus bovinus und humanus, seltener der Typus gallinaceus, übertragen werden. Dadurch können u. a. die sogenannte Impftuberkulose, eine regionäre Lymphdrüsentuberkulose, evtl. auch eine Lungentuberkulose und in späteren Stadien andere Organtuberkulosen (auch Sehnenscheidentuberkulose) auftreten.

3. Rotlauf (Erysipeloid)

Die Erkrankung ist einerseits durch kranke Tiere, insbesondere Haus- und Wildschweine sowie Geflügel, andererseits durch sekundär besiedeltes tierisches Eiweiß (z. B. Fische) übertragbar. Die Erreger dringen über die verletzte Haut, hauptsächlich der Hände, ein.

4. Listeriose

Als Überträger der Krankheitserreger kommen alle Warmblüter, vorwiegend Rinder, Schafe, Kaninchen, in Betracht. Die Erreger werden sowohl durch Inokulation als auch über die Verdauungswege aufgenommen. Es können lokalisierte Infektionen (z. B. granulomatöse Konjunktivitis, Furunkel), aber auch Meningoenzephalitis, Schwangerschaftskomplikationen u. a. verursacht werden.

5. Milzbrand (Antrax)

Er kommt vorwiegend bei Rindern, Ziegen, Schafen sowie bei Pelztieren vor. Die Erreger können durch die Körperflüssigkeiten milzbrandkranker Tiere oder deren Produkte, wie Häute Felle, Borsten, Haare und Wolle, auf den Menschen übertragen werden. Das Eindringen durch die Haut kann zu Hautmilzbrand (z. B. bei Notschlachtung), das Einatmen Milzbrandsporen enthaltenden Staubes zu Lungenmilzbrand führen.

6. Tularämie

Wildlebende Nagetiere, insbesondere Hasen und Wildkaninchen, können Infektionsquellen sein; die Aufnahme des Erregers erfolgt direkt oder indirekt (Arthopoden) über die verletzte Haut.

7. Rattenbißkrankheit (auch Sodoku genannt)

Infektionsquellen sind ausschließlich Ratten. Die Übertragung der Erreger – Spirillum minus (morsus muris) und Streptobacillus moniliformis – erfolgt durch Biß. Es kann zu anfallsweise auftretenden Fieberschüben, Lymphangitis und Hauterkrankungen kommen.

8. Rotz (Malleus)

Die Erreger finden sich u. a. im Nasensekret und in den Hautgeschwüren rotzkranker Pferde, Esel und Maultiere. Sie können sowohl über die Haut als auch über die Atemwege (Tierfell-, Stallstaub) aufgenommen werden. Diese Erkrankung ist jetzt sehr selten geworden.

9. Erkrankungen durch Salmonellen

Salmonellen können durch Ausscheidungen von kranken Tieren oder klinisch gesunden Dauerausscheidern verbreitet werden. Gefährdet sind vornehmlich Tierpfleger und Laborpersonal. Krankheitserscheinungen beim Menschen sind in der Regel akute bis subakute Gastroenteritiden (zu unterscheiden von den schlagartig einsetzenden bakteriellen Intoxikationen nach Genuß von infizierten Lebensmitteln tierischer Herkunft).

B. Leptospiren

Leptospiren werden von infizierten Tieren entweder direkt oder durch ihre Ausscheidungen übertragen; hauptsächlich sind es Ratten, Mäuse, Hunde, Schweine und Füchse. Die Leptospiren weisen unterschiedliche Krankheitsymptome, von leichten Fieberattacken, Gliederschmerzen. Durchfällen bis zur Geldsucht, Urämie und Hämolyse auf; meningeale Symptome fehlen selten. Insbesondere kommen in Betracht:

1. Weil-Krankheit

Infektionsquelle ist meistens die Ratte und deren Ausscheidungen, gelegentlich auch Hund, Fuchs oder Schwein.

2. Die sog. Stuttgarter Hundeseuche

Durch Schmierinfektion (infektiöser Urin) ist eine Übertragung vom Hund auf den Menschen möglich. Beim Menschen wird dadurch das sogenannte Canicola-Fieber ausgelöst.

3. Die benignen Leptospirosen (sog. Feldfieber u. ä.)

Hierzu gehören das Schlammfeldfieber, Sumpffieber, Reisfeldfieber, Rohrzuckerfieber, die Erbsenpflückerkrankheit und die Schweinehirtenkrankheit (Bouchet-Gsell-Krankheit). Infektionsquelle für letztere ist das Schwein, für die übrigen alle Mäusearten oder deren Ausscheidungen.

C. Viren

1. Tollwut (Lyssa, Rabies)

Sämtliche Säugetiere, besonders aber Hunde, Füchse, Katzen und Rehe, können davon befallen sein. Die Infektion erfolgt in der Regel durch Biß, seltener durch Inokulation.

2. Psittakose (Ornithose)

Sie kann durch Vögel, insbesondere Papageien, Wellensittiche oder Tauben, sowie durch Schlachtgeflügel (Enten, Puten, seltener Hühner), übertragen werden. Dies geschieht in erster Linie durch Einatmen erregerhaltigen Staubes.

3. Maul- und Klauenseuche

Es handelt sich um eine Erkrankung besonders der Rinder, Schweine, Schafe und Ziegen. Die Übertragung der epitheliotropen Virusart auf den Menschen ist sehr selten.

4. Pferdeenzephalomyelitiden

Verursacht durch neurotrope Virusarten können diese Erkrankungen in seltenen Fällen auf den Menschen übertragen werden.

5. New-Castle-Krankheit (atypische Geflügelpest)

Von Geflügel, vorwiegend Hühnern und deren Ausscheidungen, werden die Erreger übertragen. Erkrankungen der Schleimhaut, insbesondere der Luftwege, und eine heftige Konjunktivitis können dadurch ausgelöst werden.

D. Rickettsien

Zu den von Tieren auf Menschen übertragbaren Rickettsiosen gehören das die Rinder, Schweine und Ziegen befallende Q-Fieber und das bei Wild und Nagetieren gelegentlich vorkommende Rocky-Mountain-Fieber. Die Übertragung geschieht vor allem durch Einatmen erregerhaltigen Staubes, aber auch durch direkten Kontakt mit erkrankten Tieren oder deren Ausscheidungen. Erregerhaltiger Zeckenkot spielt in der Epidemiologie Q-Fiebers eine wesentliche Rolle.

E. Pilze

Erkrankungen durch Hauptpilze, übertragen von infizierten Tieren, kommen nicht selten vor; Favus, Trichophytie und Mikrosporie können vom Tier auf den Menschen übertragen werden.

F. Protozoen

Hierzu gehören die Erreger der Toxoplasmose, die bei Hunden, sonstigen Haus-, Nutz- und Wildtieren, darunter auch Nagetieren u. a., vorkommen. Bei Menschen verläuft diese Erkrankung, deren Häufigkeit nicht mit der Zahl der Infektionen gleichzustellen ist, vielfach unter dem Bild einer Meningoenzephalitis mit Fieber und Krampfanfällen. Auch Krankheitsbilder ohne neurale Beteiligung sind möglch (z. B. Lymphadenitis).

G. Zestoden (Bandwürmer)

Erkrankungen durch die Finnen von Echinococcus granulosus und Echinococcus multilocularis (im Larvenstadium auch als E. cysticus und E. aveolaris bezeichnet) infolge einer beruflichen Tätigkeit sind möglich. Die Würmer der ersten Art leben im Hund, seltener in der Katze, die der zweiten Art im Fuchs und in der Katze, die daher als Infektionsquellen für den Menschen (Eier der Bandwürmer) in Betracht kommen.

H. Andere Krankheitserreger

Milben als Krankheitserreger der Krätze, Räude u. a. können beim Umgang mit Eiern, tierischem Material u. ä. übertragen werden.

Andere Erreger und auch Pockenvakzine als mögliche Ursache des sog. Melkerknotens können ggf. Krankheiten hervorrufen.

III. Hinweise für die ärztliche Beurteilung

Bezüglich der vielgestaltigen Krankheitsbilder wird auf die einschlägige Literatur verwiesen.

Zur Abgrenzung gegenüber anderen Krankheiten ist eine eingehende Arbeitsanamnese notwendig. Nach Möglichkeit ist der Krankheitserreger (Typendifferenzierung) nachzuweisen; insbesondere gilt dies für den Milzbrand, die Tuberkulose und die Brucellosen. Zur Sicherung der Diagnose können intrakutane Hauttests sowie Ergebnisse anderer Laboratoriumsuntersuchungen, wie Komplementbindungsreaktionen und andere serologische Verfahren, von wesentlicher Bedeutung sein. Von Tieren auf Menschen übertragbare Krankheiten, die nicht durch berufliche Beschäftigung verursacht sind (z. B. durch infizierte Nahrungsmittel), sind auszuschließen.

Sofern Krankheiten nicht vom Tier auf den Menschen, sondern von Mensch zu Mensch übertragen worden sind, fallen sie nicht unter Nr. 38* der Anlage zur 6. Berufskrankheiten-Verordnung. Infektionskrankheiten, verursacht durch Arbeiten in Laboratorien für wissenschaftliche oder medizinische Untersuchungen und Versuche, fallen unter Nr. 37** der Anlage zur 6. Berufskrankheiten-Verordnung. Tropenkrankheiten und Fleckfieber sind ggf. unter Nr. 44*** der Anlage zur 6. Berufskrankheiten-Verordnung einzureihen.

Komplikationen und Dauerschäden treten außer bei Tuberkulose häufig bei Brucellosen und Leptospirosen auf. Die ärztliche Beurteilung der beiden letztgenannten Krankheiten ist wegen ihres oft intermittierenden Verlaufs besonders schwierig. Bei Erkrankungen oder latenter Infektion Schwangerer mit Toxoplasmose ode Listeriose ist die Übertragung der Krankheitserreger auf den Fetus möglich. Es kann dadurch zur Frühgeburt oder Schädigung des Fetus (einschließlich Totgeburt) kommen.

---

* Nr. 3102 der Anlage zur BeKV.
** 01. 01. 1977: Nr. 3101 der Anlage 1 zur BeKV.
*** 01. 01. 1977: Nr. 3104 der Anlage 1 zur BeKV.

Zur Nr. 3103

Wurmkrankheit der Bergleute, verursacht durch Ankylostoma duodenale oder Anguillula intestinalis

I. Vorkommen und Gefahrenquellen

Wurmkrankheiten, verursacht durch

a) Ankylostoma duodenale
oder
b) Anguillula intestinale (Strongyloides stercoralis),

treten in warmen Ländern, vor allem in den Tropen und Subtropen, z.T. endemisch auf. Die genannten Parasiten können sich auch in gemäßigtem Klima dort entwickeln und ausbreiten, wo hierfür günstige Bedingungen, insbesondere durch Luftfeuchtigkeit und Lufttemperatur, gegeben sind; dies kann für den Untertage- oder Tunnelbau zutreffen. Dort tätige Bergleute können gefährdet sein, wenn diese Parasiten eingeschleppt werden.

II. Infektionsweg, Krankheitsbild und Diagnose

a) Zu Ankylostoma duodenale:

Der 8 bis 12 mm lange, gelblich-weiße Rundwurm lebt im menschlichen Dünndarm. Täglich gehen mehrere tausend Eier mit dem Stuhl ab. Bei optimal 25–30 °C Lufttemperatur, größerer Luftfeuchtigkeit und bei Anwesenheit von Sauerstoff entwickeln sich in der Eihülle die Larven. Nachdem diese geschlüpft sind und sich zweimal gehäutet haben, beginnt das infektiöse Stadium. Die Larven sind jetzt noch von einer letzten Hülle umkleidet und werden als sog. „gescheidete" Larven bezeichnet. Der Befall erfolgt auf dem Wege über die intakte Haut, wobei die Larven ihre Hülle abstreifen und aktiv perkutan einwandern. Sie gelangen über Lymph- und Blutbahnen, Herz und Lungenkapillaren in die Alveolen, von dort über die Luftwege in den Kehlkopf und Pharynx, wo sie verschluckt werden, und so schließlich wieder in den Darm. Außerdem besteht die Möglichkeit der oralen Infektion, z.B. durch verunreinigtes Trinkwasser.

Im unteren Dünndarm werden die Larven zu geschlechtsreifen Würmern. Ankylostoma saugt sich dabei, häufig die Stelle wechselnd, in der Darmschleimhaut fest und sondert, ähnlich dem Blutegel, ein blutgerinnungshemmendes Enzym ab. Dadurch blutet die Haftstelle nach.

Klinisch äußert sich die Hakenwurmkrankheit in Magen-Darm-Beschwerden, Übelkeit, Erbrechen und gelegentlich Blutbeimengungen im Stuhl. Es entstehen Anzeichen von Blutarmut, wie Blässe, Müdigkeit und Kopfdruck. Im Blut sind Hämoglobingehalt und Zahl der Erythrozyten häufig erheblich vermindert (Eisenmangelanämie): in der Regel ist eine stärkere Eosinophilie im Differentialblutbild festzustellen. Bei fortgeschrittener Anämie kann es zu Kreislaufstörungen, Ödemen und allgemeinem Hydrops kommen.

b) Zu Anguillula intestinalis (Strongyloides stercoralis):

Der 2–3 mm lange makroskopisch schwer sichtbare Parasit bohrt sich zur Nahrungsaufnahme und Eiablage in die Dünndarmschleimhaut ein. Aus den Eiern entwickeln sich Larven, die mit dem Stuhl den menschlichen Organismus verlassen. Diese sind weniger widerstandsfähig als die Larven des Ankylostoma duodenale. Der Infektionsweg ist der gleiche wie der unter a). In seltenen Fällen ist nach Durchbohrung der Darmschleimhaut und Eindringen in Blut- und Lymphbahnen eine Selbstinfektion möglich (sog. Autoendoinvasion).

Klinisch äußert sich die Strongyloidesinvasion in Oberbauchbeschwerden, Koliken und evtl. periodenweise auftretenden, ruhrartigen Durchfällen. Ein beträchtlich herabgesetzter Allgemeinzustand und allergische Erscheinungsbilder (insbesondere Urtikaria und Eosinophilie) sind möglich. Eine Sekundäranämie, die in der Regel jedoch nicht so ausgeprägt ist wie bei der Hakenwurmkrankheit, kann vorkommen.

III. Hinweise für die ärztliche Beurteilung

Nicht bei jeder Untertagearbeit sind die für die Entwicklung und Verbreitung dieser Parasiten in Abschnitt 1 genannten günstigen Voraussetzungen gegeben. Daher ist die Erhebung einer eingehenden Anamnese, insbesondere eine Arbeitsanamnese, von Wichtigkeit. Die Infektion ist durch beruflich und nichtberuflich bedingte Aufenthalte in warmen Ländern möglich.

Für die Beurteilung und Diagnose der Hakenwurmkrankheit ist möglichst der Nachweis der Eier im Stuhl oder die Züchtung von Larven aus eierhaltigem Stuhl zu erbringen. Bei Befall mit Anguillula intestinalis (Strongyloides stercoralis) sichern die im frischen Stuhl nachweisbaren Larven die Diagnose: Wurmeier werden hier im allgemeinen nicht gefunden. In einem Wirtsorganismus können gleichzeitig beide Parasiten vorkommen. Die Abnahme und Untersuchung von Stuhlproben mit ungeschützten Händen stellt eine erhebliche Infektionsgefahr dar.

Um die genannten Wurmkrankheiten handelt es sich erst dann, wenn neben den nachgewiesenen Krankheitserregern entsprechende Krankheitszeichen auftreten. Als Berufskrankheit nach Nr. 39* der Anlage zur 6. Berufskrankheiten-Verordnung können diese Erkrankungen nur bei Bergleuten, verursacht durch die berufliche Beschäftigung, anerkannt werden.

Selbst schwere Formen dieser Erkrankung können nach Wurmabtreibung folgenlos abheilen. Wurmträger sind Dauerausscheider und besonders unter Tage eine Gefahr für ihre Umgebung.

Zur Nr. 3104

Tropenkrankheiten, Fleckfieber, Skorbut**

Vorbemerkung

Die Zusammenfassung der unter Nr. 44*** der Anlage zur 6. Berufskrankheiten-Verordnung genannten ätiologischen und im Krankheitsbild verschiedenartigen Erkrankungen ist historisch begründet. Früher traten dies Erkrankungen vorwiegend bei Personen auf, die in Unternehmen der Seeschiffahrt und später auch der Luftfahrt beruflich tätig waren. Heute können sie darüber hinaus in allen Unternehmen, insbesondere aber bei Personen vorkommen, die im Ausland beruflich beschäftigt sind.

I. Krankheiten

Unter Nr. 44*** der Anlage zur 6. Berufskrankheiten-Verordnung sind erfaßt:

A. Tropenkrankheiten

Tropenkrankheiten sind vorwiegend den Tropen und Subtropen eigentümliche Erkrankungen, die infolge der besonderen klimatischen und anderen Verhältnisse dort bevorzugt auftreten.

Hierunter sind zu verstehen:

1. Bestimmte Infektionskrankheiten, z. B.
   Amöbiasis,
   Brucellosen,

---

* Ab 01. 01. 1977: Nr. 3103 der Anlage 1 zur BeKV.

** Die Erkrankung an Skorbut ist durch die Berufskrankheiten-Verordnung v. 08. 12. 1976 (BGBl. I S. 3329) mangels einschlägiger Fälle im Geltungsbereich der Verordnung aus der Liste der Berufskrankheiten gestrichen worden.

*** Ab 01. 01. 1977: Nr. 3104 der Anlage 1 zur BeKV.

Cholera asiatica,
Dengue,
Frambösie,
Gelbfieber,
Leishmaniasen,
Leptospirosen,
Lepra,
Malaria,
Pappatacifieber,
Pest,
Rickettsiosen (Fleckfieber s. unter B),
Rückfallfieber,
Trachom,
Trypanosomiatiden (Schlafkrankheit, Chagaskrankheit).

2. Bestimmte parasitäre Krankheiten, z. B.
Ankylostomiasis,
Bilharziasis (Schistosomiasis),
Clonorchiasis,
Drakunkulose (Medinawurmkrankheit),
Filariasis (wie Onchocerciasis),
Opistorchiasis,
Paragonimiasis,
Sandfloherkrankungen,
Strongyloidiasis.
3. Bestimmte Pilzkrankheiten, z. B.
verschiedene primäre Lungenmykosen,
Histoblastomykose,
Kokzidioidomykose,
Histoplasmose
sowie bestimmte Hautpilzkrankheiten.
4. Bestimmte anderweitig verursachte Krankheiten, z. B.
Tropengeschwüre.

B. Fleckfieber

wie Läuse-, Zecken-, Milben- und murines Fleckfieber

Diese können außer in Tropen und Subtropen auch in anderen Gebieten gehäuft vorkommen.

C. Skorbut*

Eine hauptsächlich in früheren Zeiten besonders bei Schiffsbesatzungen aufgetretene Avitaminose.

II. Hinweise für die ärztliche Beurteilung

Um die genannten Krankheiten diagnostizieren und sie von nicht beruflich verursachten abgrenzen zu können, sind neben einer eingehenden Aufenthalts- und Arbeitsanamnese sowie klinischen Untersuchung in der Regel auch spezielle Laboratoriumsuntersuchungen erforderlich. Die entsprechende Fachliteratur sollte zu Rate gezogen werden.

Es ist jeweils zu prüfen, ob es sich evtl. um Krankheiten handelt, die unter Nr. 37, 38, 39 oder 46* der Anlage zur 6. Berufskrankheiten-Verordnung erfaßt werden. Krankheiten infolge Mangelernährung, Insolationsschäden (Hitzschlag u. ä.), Folgezustände nach Schlangenbiß u. a.

---

* Siehe Fußnote ** auf der vorhergehenden Seite.

werden nicht unter dem Begriff Tropenkrankheiten erfaßt. Bei den letzteren kann es sich ggf. um Arbeitsunfälle handeln. Bei Krankheiten der Nr. 44** der Anlage zur 6. Berufskrankheiten-Verordnung wird den in Unternehmen der Seeschiffahrt Versicherten Entschädigung auch dann gewährt, wenn sie sich die Krankheit zugezogen haben, während sie in eigener Sache an Land beurlaubt waren. Dies gilt nicht, wenn die Versicherten die Krankheit selbst verschuldet haben (§ 4 der 3. Verordnung in der Fassung der 6. Verordnung über Ausdehnung der Unfallversicherung auf Berufskrankheiten vom 28. 04. 1961 – BGBl. I, S. 505 –).

Zu Nr. 4101 und Nr. 4102

Quarzstaublungenerkrankung (Silikose) Quarzstaublungenerkrankung in Verbindung mit aktiver Lungentuberkulose (Silikotuberkulose)

Text des Merkblattes zu BK Nrn. 34 und 35 der Anl. I zur 7. Berufskrankheitenverordnung

I. Vorkommen, Gefahrenquellen und Entstehungsweise

Die Quarzstaublungenerkrankung (Silikose) entsteht durch Einwirkung lungengängigen, kieselsäurehaltigen Staubes. Die Gefährdung wächst mit der Zunahme dieser Staubeinwirkung, der lungengängigen Anteile des Staubes und seines Gehaltes an freier Kieselsäure (Siliziumdioxid, SiO_2).

Gefahrenquellen sind z. B. die Gewinnung, Bearbeitung oder Verarbeitung von Sandstein, Quarzit, Grauwacke, Kieselerde (Kieselkreise), Kieselschiefer, Quarzitschiefer, Granit, Porphyr, Bimsstein, Kieselgur, Steinkohle und keramischer Massen. Besonders gefährdend ist die freie Kieselsäure als Quarz, Tridymit und Cristobalit. Auch silikatisches Material kann, wenn freie Kieselsäure darin enthalten ist, eine Geahrenquelle sein, z. B. Talk.

Gefährdet sind insbesondere Bergleute und bei der Steingewinnung, -bearbeitung und -verarbeitung, in Scheuerpulverfabriken, grob- und feinkeramischen Betrieben beschäftigte Personen, ferner Former, Gußputzer und Schleifer an Natursandstein sowie Quarzsandstrahler, Ofenmaurer, Mineralmüller und Tunnelbauer.

II. Aufnahme und Wirkungsweise

Silikogener Staub gelangt in den Alveolarbereich. Er wird dort zum größten Teil phagozytiert. Ein beträchtlicher Teil der freien Staubteilchen und der Staubzellen wird auf dem Bronchialwege eliminiert. Der in das Lungengewebe eingedrungene Staub wird in Depots abgelagert, in denen sich im Laufe der Zeit mehr oder weniger reichlich Bindegewebefasern bilden. Das Bild reicht in Abhängigkeit vom SiO_2-Gehalt vom spärlichen Geflecht aus Retikulin- und Kollagenfasern bis zum zellfreien hyalinen Silikoseknötchen.

Durch die verschiedenen Mischstaubkomponenten wird der Prozeß modifiziert; die Staubherde können von Staubzellen durchsetzt bleiben und einen breiten Saum von Staubphagozyten aufweisen.

Dicht beisammenliegende Knötchen können konfluieren. Dadurch kann es zu Ballungen und ausgedehnter Schwielenbildung mit Auswirkungen auf die Architektur des umgebenden Gewebes einschließlich von Bronchien und Gefäßen kommen.

Die Hiluslymphknoten sind häufig schon vor dem Auftreten der typischen Veränderungen in der Lunge schwielig umgewandelt.

Je weiter die Silikose fortschreitet, deto mehr treten in der Regel Störungen der Ventilatio, Diffusion und Perfusion auf. Einengungen der Lungenstrohmbahn können zu Druckerhöhung im kleinen Kreislauf und damit zur Mehrbelastung des rechten Herzens führen.

Funktionelle Auswirkungen können bei disseminiert feinherdigen Silikosen schwerwiegender sein als bei Silikosen mit größeren Herden, wenn diese nur vereinzelt vorhanden sind.

Die Silikose entwickelt sich im allgemeinen langsam. Auch besonders rasch sich entwickelnde Formen – sogenannte akute Silikosen – und solche, die nach längerer Latenzzeit in Erscheinung treten, sind möglich. Dabei kann die Quarzstaubexposition nur von kurzer Dauer gewesen sein.

Die Silikose kann auch nach Beendigung der gefährdenden Arbeit fortschreiten oder erst in Erscheinung treten.

III. Krankheitsbild und Diagnose

Die Diagnose kann nur auf Grund von Röntgenaufnahmen der Lunge unter besonderer Berücksichtigung der Arbeitsanamnese einschließlich der Art und des Umfangs der Staubbelastung gestellt werden.

Auswirkungen der Silikose werden auf Grund des klinisches Befundes ersichtlich. Beschwerden, klinische Befunde und Röntgenbefunde können erheblich voneinander abweichen.

Krankheitszeichen können Atembeschwerden, Husten, Auswurf, gelegentlich auch Brustschmerzen sowie die zunehmende Belastung des rechten Herzens sein.

Den vielfältigen röntgenologisch nachweisbaren Veränderungen wird die diesem Merkblatt als Anhang beigefügte internationale Klassifikation („Genfer Einteilung 1958") besser gerecht als die bisher angewandte Drei-Stadien-Einteilung.

Silikose und Tuberkulose können sich in allen Entwicklungsstufen gegenseitig ungünstig beeinflussen. Für eine Silikose in Verbindung mit aktiver Lungentuberkulose sprechen u. a. asymmetrisch schnell entstehende oder in kürzerer Zeit sich röntgenologisch nachweisbar verändernde Lungenverschattungen. Gewichtsabnahme, Temperaturerhöhungen, umschriebener feuchter Katarrh über der Lunge, BKS-Beschleunigung, Veränderungen des Bluteiweißbildes und des Blutbildes sowie Lungenbluten können weitere Hinweise sein. Der Nachweis von Tuberkelbakterien sichert die Diagnose.

IV. Hinweise für die ärztliche Beurteilung

Die ärztliche Beurteilung der Silikose einschließlich der röntgenologisch geringgradigen Form richtet sich nach der durch sie verursachten Beeinträchtigung der Lungenfunktion und des Herz-Kreislauf-Systems. Zum objektiven Nachweis dieser Beeinträchtigung ist u. a. die Lungenfunktionsanalyse besonders geeignet.

Eine chronische Bronchitis, Lungenemphysem, Druckerhöhung im kleinen Kreislauf mit Cor pulmonale u. a. können Folge der Silikose sein. Da derartige Erkrankungen und Störungen auch anderweitig als durch die Silikose verursacht sein können, ist die Frage des ursächlichen Zusammenhangs mit der Silikose sorgfältig zu prüfen.

Die Beurteilung der Silikotuberkulose – der Nachweis einer röntgenologisch eindeutigen Silikose ist erforderlich – richtet sich im wesentlichen nach Art und Ausmaß der aktiven Lungentuberkulose und ihrer Folgen.

Anhang zum Merkblatt für die ärztliche Untersuchung zur Nr. 34(4101) und Nr. 35(4102) der Anlage zur 7. Berufskrankheiten-Verordnung

(Die „Genfer Einteilung 1958" betrifft durch Inhalation von Mineralstäuben verursachte Pneumokoniosen. Hier bezieht sie sich sinngemäß auf Silikose und Siliko-Tuberkulose nach Nr. 34 und Nr. 35 der Anlage zur 7. BKVO).

Inernationale Klassifikation persistierender röntgenologischer Verschattungen in den Lungenfeldern, verursacht durch die Inhalation von Mineralstäuben* (Genf 1958)

<table>
<tr><th></th><th>Keine Pneumokoniose</th><th>Verdacht auf pneumokoniotische Veränderungen</th><th colspan="13">Pneumokoniose</th></tr>
<tr><td>Schattentyp</td><td></td><td></td><td>lineare Schatten</td><td colspan="9">kleine Schatten</td><td colspan="3">große Schatten</td></tr>
<tr><td>Qualität</td><td rowspan="2">O</td><td rowspan="2">Z</td><td rowspan="2">L</td><td colspan="3">P</td><td colspan="3">m</td><td colspan="3">n</td><td rowspan="2">A</td><td rowspan="2">B</td><td rowspan="2">C</td></tr>
<tr><td>Quantität</td><td>1</td><td>2</td><td>3</td><td>1</td><td>2</td><td>3</td><td>1</td><td>2</td><td>3</td></tr>
<tr><td>Zusätzliche Symbole</td><td>(co)/(cp)</td><td>(cv)</td><td>(di)</td><td colspan="3">(em)</td><td colspan="3">(hi)</td><td colspan="3">(pl)</td><td colspan="2">(px)</td><td>(tb)</td></tr>
</table>

* Einschließlich Kohlen- und Rußstäube.

Keine Pneumokoniose	O Keine röntgenologischen Zeichen einer Pneumokoniose.
Verdächtige Schatten	Z Vermehrte Lungenzeichnung

<table>
<tr><th colspan="3">Pneumokoniose</th></tr>
<tr><td>Lineare Schatten</td><td colspan="2">L Lineare oder retikuläre Strukturen. Dabei kann die Lungengrundzeichnung normal, vermehrt oder abgeschwächt sein.</td></tr>
<tr><td>Kleine Schatten[1]</td><td>Die kleinen Fleckschatten werden nach dem größten Durchmesser des vorherrschenden Schattentyps benannt:
p Punktförmige Schatten. Durchmesser bis 1,5 mm.
m Miliare oder mikronoduläre Schatten. Durchmesser zwischen 1,5 und 3 mm.
n Noduläre Schatten. Durchmesser zwischen 3 und 10 mm.</td><td>Je nach Ausdehnung und Verteilung werden die kleinen Fleckschatten in folgende Kategorien eingeteilt:
Kategorie 1: Eine kleine Anzahl von fleckförmigen Schatten in einem Gebiet, das wenigstens zwei vordere Zwischenrippenräume, aber nicht mehr als ein Drittel beider Lungen umfaßt.
Kategorie 2: Zahlreichere und über größere Gebiete verteilte fleckförmige Schatten als in Kategorie 1. Sie erstrecken sich über den größten Teil beider Lungen.
Kategorie 3: Sehr zahlreiche Fleckschatten in allen oder nahezu in allen Lungenabschnitten.</td></tr>
</table>

[1] Die Wahl der Aufeinanderfolge dieser Zahlen- bzw. Buchstabensymbole bleibt dem Untersucher überlassen.

Große Schatten[2]	A Eine Verschattung, deren größter Durchmesser 1 bis maximal 5 cm beträgt, oder mehrere Schatten, von denen jeder im Durchmesser größer als 1 cm ist und deren größte Durchmesser in summa 5 cm nicht überschreiten. B Eine oder mehrere Verschattungen, größer und evtl. auch zahlreicher als in der Gruppe A, deren Gesamtheit nicht mehr als ein Drittel eines Lungenfeldes bedeckt. C Eine oder mehrere Verschattungen, die sich zusammen über mehr als ein Drittel eines Lungenfeldes erstrecken.

Zusätzliche Symbole

Vorgeschlagene zusätzliche Symbole[3]	(co)	Anomalien des Herzschattens	(hi)	Ungewöhnliche Hilusschatten
	(cp)	Chronisches Cor pulmonale	(pl)	Der Pleura zugehörige Schatten
	(cv)	Kavernen	(px)	Pneumothorax
	(di)	Distorsionserscheinungen	(tb)	Auf aktive Tuberkulose verdächtige Schatten
	(em)	Emphysem		

[2] Die im Hintergrund vorhandenen kleinen Fleckschatten sollten soweit wie möglich zusätzlich beschrieben werden.
[3] Die Anwendung dieser Symbole ist freigestellt.

Zu Nr. 4103

Asbeststaublungenerkrankung (Asbestose) oder durch Asbeststaub verursachte Erkrankung der Pleura

Merkblatt für die ärztliche Untersuchung
(Bek. d. BMA v. 1. Juni 1988, BArbBl. 7–8/1988 S. 122)

Asbest ist ein Sammelbegriff für zwei Gruppen faserförmiger silikatischer Mineralien: die Serpentinasbeste und die Amphibolasbeste. Als Arbeitsstoff kommt meist der Chrysotil (Weißasbest), ein Magnesiumsilikat mit geringem Eisenanteil aus der Gruppe der Schichtsilikate, vor. Auf Chrysotil als wichtigsten Serpentinasbest etwa 90 % aller in der Welt gewonnenen und industriell verarbeiteten Asbeste.

Die Gruppe der Amphibolasbeste hat einen Anteil von unter 10 % am Asbestweltverbrauch. Hierzu gehören das Natriumeisensilikat Krokydolith, der sog. Blauasbest, ferner das Magnesiumeisensilikat Amosit, der sog. Braunasbest, sowie der Anthophyllit. In der Bundesrepublik Deutschland, das Importland für Asbest ist, werden bzw. wurden aus Rohasbest zahlreiche Produkte hergestellt. Beispielhaft aufgeführt seien die Asbestzementindustrie, die Reibbelagindustrie, die Gummi-Asbest(IT)-Industrie, die Asbestpapier-, -pappen-, -dichtungs- und -filterindustrie, die Asbesttextilindustrie und die Asbestkunststoffindustrie. Seit etwa 1980 ist der Verbrauch von Asbest deutlich zurückgegangen und wird in den nächsten Jahren voraussichtlich auslaufen.

Darüber hinaus werden bzw. wurden in den verschiedensten Gewerbezeigen asbesthaltige Produkte eingesetzt, z. B. bei bestimmten Tätigkeiten im Hoch- und Tiefbaugewerbe, Kraftfahrzeuggewerbe, Isoliergewerbe, im Lüftungs-, Klima-, Heizungs- sowie Fahrzeugbau.

I. Gefahrenquellen

Wichtige Gefahrenquellen für das Einatmen von Asbeststaub sind bzw. waren insbesondere:

- Asbestaufbereitung. Hierbei wird in Kollergängen, Prall- oder Schlagmühlen entweder asbesthaltiges Muttergestein zerkleinert und/oder Rohasbest zu stärker aufgeschlossenen Fasern aufgelockert;

- Herstellung und Verarbeitung von Asbesttextilprodukten wie Garne, Zwirne, Bänder, Schnüre, Seile, Schläuche, Tücher, Packungen, Kleidung usw. Dabei kommen Tätigkeiten wie Abfüllen, Einwiegen, Mischen, Krempeln, Spinnen, Zwirnen, Flechten, Weben und Zuschneiden vor. Auch das Tragen unbeschichteter Asbestarbeitsschutzkleidung ist ggf. zu berücksichtigen;
- industrielle Herstellung und Bearbeitung von Asbestzementprodukten, speziell witterungsbeständige Platten und Baumaterialien einschließlich vorgefertigter Formelemente, z. B. für Dacheindeckungen, Fassadenkonstruktionen, baulichen Brandschutz usw.;
- Bearbeitung und Reparatur der vorgenannten Asbestzementprodukte, z. B. Tätigkeiten wie Sägen, Bohren, Schleifen usw. im Baustoffhandel oder Bauhandwerk;
- industrielle Herstellung und Bearbeitung von asbesthaltigen Reibbelägen, speziell Kupplungs- und Bremsbelägen;
- Ersatz von solchen Reibbelägen, z. B. Tätigkeiten wie Überdrehen, Schleifen, Bohren, Fräsen von Bremsbelägen in Kfz-Reparaturwerkstätten usw.;
- Herstellung, Anwendung und Ausbesserung von asbesthaltigen Spritzmassen zur Wärme-, Schall- und Feuerdämmung (Isolierung);
- Herstellung, Be- und Verarbeitung von Gummi-Asbest(IT)-Produkten;
- Herstellung, Be- und Verarbeitung asbesthaltiger Papiere, Pappen und Filzmaterialien;
- Verwendung von Asbest als Zusatz in der Herstellung von Anstrichstoffen, Fußbodenbelägen, Dichtungsmassen, Gummireifen, Thermoplasten, Kunststoffharzpreßmassen usw.;
- Entfernen, z. B. durch Abbrucharbeiten, Reparaturen usw., sowie Beseitigung der vorgenannten asbesthaltigen Produkte.

Außerdem enthalten verschiedene Minerale, z. B. Speckstein (Talkum), Gabbro, Diabas usw. geringe Asbestanteile, u. a. als Tremolit und Aktinolith. Sie können infolgedessen über eine Mischstaubexposition zu Asbestrisiken führen.

II. Pathophysiologie

Die Faserform des Asbests wird als wesentliches pathogenes Prinzip der Tumorentstehung angesehen. Asbestfasern kritischer Abmessungen können mesotheliomerzeugend wirken. Mesotheliomerkrankungen können schon nach wenigen Wochen entsprechender Exposition auftreten. Die Latenzzeit beträgt aber meist mehr als 10–15 Jahre und bis zu ca. 60 Jahre seit Beginn der Asbestexposition.

III. Krankheitsbild und Diagnose

Das diffuse maligne Mesotheliom geht von den Deckzellen seröser Oberflächen aus. Es tritt im pleuralen Raum bevorzugt zunächst mehr umschrieben, im peritonealen Bereich diffus knötchenförmig auf. Eine gekammerte Höhlenbildung mit eiweiß- und fibrinreichen Ergüssen kommt häufig vor.

Das Anfangsstadium des Pleuramesothelioms ist oft relativ symptomarm. Später wird über Schmerzen in Brustkorb, Luftnot, Husten und Auswurf geklagt. Persistierende oder rezidivierende Rippenfellergüsse sind oft Initialsymptom. Im weiteren Verlauf kann die höckrig-wulstige Grenze der tumorösen Thoraxwandauflagerungen nach Punktion des Ergusses röntgenologisch dargestellt werden.

Beim Peritonealmesotheliom stehen zunächst unklare Bauchbeschwerden, Obstipation und Aszites im Vordergrund. In späteren Stadien kann sich eine Ileussymptomatik entwickeln.

Das sehr seltene Perikardmesotheliom tritt unter dem Bild der Perikarditis mit Perikarderguß auf. Herzrhythmusstörungen kommen vor.

Das Mesotheliom wird nach dem röntgenologischen und histologischen Befund diagnostiziert. Hyaline oder verkalkte Plaques können wegweisend sein. Metastasierung kommt vor.

In allen Fällen ist eine frühzeitige histologische Klärung anzustreben. Es finden sich epitheliale, sarkomatöse oder bivalente Strukturen, z. T. nebeneinander in verschiedenen Abschnitten desselben Tumors. Nur der bivalente Typ ist histologisch am bioptischen Ausschnitt auch ohne Autopsie kennzeichnend für das Mesotheliom.

Differentialdiagnostisch kommen pleurale oder peritoneale Metastasen eines Primärtumors anderer Lokalisierung in Frage; sie sind röntgenologisch von Mesotheliomen kaum zu unterscheiden. Perikarditiden entzündlicher Genese kommen als Differentialdiagnose des Perikardmesothelioms in Betracht.

IV. Weitere Hinweise

In epidemiologischen Studien werden diffuse maligne Mesotheliome als stark mit einer Asbesteinwirkung assoziierte Tumoren angesehen („Signaltumoren"). Sie gehören in der übrigen Bevölkerung zu den seltenen Tumorformen.

Obwohl die meisten Erkrankungen bei beruflich asbestgefährdeten Personen auftreten, sind indirekte Gefährdungen, wie der frühere Haushaltskontakt mit der Arbeitskleidung von Asbestarbeitern oder in der Nachbarschaft ehemalig asbestverarbeitender Betriebe zu beachten. Somit können offenbar verhältnismäßig niedrige kumulative Asbestfaserstaubdosen Jahrzehnte später bei manchen Personen zum Mesotheliom führen. Etwa ein Drittel der Pleuramesotheliomfälle weist keine Asbestexposition in der Vorgeschichte auf. Die Exposition kann oft nur durch eine gründliche, sachverständige und lückenlose Anamneseerhebung geklärt werden.

Ein Verdacht auf eine Berufskrankheit der Nr. 4105 ist bereits bei jedem Mesotheliom begründet. Zusätzliche Hinweise sind*:

- Verdacht auf berufliche Asbestexposition,
- röntgenologische Hinweise auf eine Lungenasbestose,
- Pleuraplaques,
- vermehrt Asbestkörperchen oder Asbestfasern im Lungengewebe.

V. Literatur

Becklake MR (1976) State for the art – asbestos-related diseases of the lung and other organs, their epidemiology and implications. Am Rev Respir Dis 114: 187–227

Bohlig H, Otto H (1975) Asbest und Mesotheliom. Thieme, Stuttgart

Bohlig H (1976) Pneumokoniosen nach Inhalation vorwiegend silikathaltiger Stäube. In: Ulmer WT, Reichel G (Hrsg) Innere Medizin, Bd. IV/I: Pneumokoniosen. Springer, Berlin Heidelberg New York

Großgarten K, Woitowitz H-J (1993) Erkrankungen der Pleura durch Asbest- und Erionitfaserstaub. Dtsch Ärztebl 90 A 1: 708–723 [Heft 10]

Hain E, Dalquen P, Bohlig H, Dabbert A, Hinz I (1974) Katamnestische Untersuchungen zur Genese des Mesothelioms. Int Arch Arbeitsmed 33: 15–37

International Agency for Research on Cancer: (1977) On the evaluation of carcinogenic risk of chemicals to man. Asbestos. IARC-Monographs, Nr. 14, Lyon

McDonald JE, McDonald AD (1977) Epidemiology of mesothelioma from estimated incidence. Prev Med 6: 426–446

Mirabella F (1992) Epidemiology of pericardial mesothelioma. Pathologica 74: 215–229

Otto, H (1979) Versicherungsrechtliche Probleme bei der Beurteilung berufsbedingter Krebskrankheiten am Beispiel des Mesothelioms. Verh. Dtsch. Ges. Arbeitsmed. e. V., 19. Jahrestagung, Münster, 2.–5. Mai 1979, Gentner, Stuttgart, 283–295

---

* Vergl. Anhang zum Merkblatt zu Nr. 4103.

Rösler JA, Woitowitz H-J, Lange H-J, Woitowitz RH, Rödelsperger K (1993) Forschungsbericht Asbest IV. Asbesteinwirkung am Arbeitsplatz und Sterblichkeit an bösartigen Tumoren in der Bundesrepublik Deutschland. Schriftenreihe des Hauptverbandes der gewerblichen Berufsgenossenschaften, Sankt Augustin

Roggli VL (1992) Fiber analysis. In: Rom WN (ed) Environmental and occupational medicine, Little, Brown, Boston, pp 255–267

Selikoff IJ, Hammond EC (eds) (1979) Health hazards of asbestos exposure. Ann N York Acad Sci 330, New York, vol 330

Valentin H, Lehnert G, Petry H, Weber G, Wittgens H, Woitowitz H-J (1985) Arbeitsmedizin, Bd 2: Berufskrankheiten, 3. Aufl. Thieme, Stuttgart, S 252–261

Woitowitz H-J, Rödelsperger K (1980) Epidemiologie von Asbestinhalationsfolgen. In: UBA-Bericht 7/80: Umweltbelastung durch Asbest und andere faserige Feinstäube. Schmidt, Berlin S 203–266

Woitowitz H-J, Paur R, Breuer G, Rödelsperger K (1984) Das Mesotheliom, ein Signaltumor der beruflichen Asbeststaubgefährdung. Dtsch Med Wochenschr 109: 36–368

Zielhuis R-L (1977) Public health risks of exposure to asbestos. Published by Pergamon press for the Commission of the European Communities, Luxemburg

Anlage zum Merkblatt Nr. 4103 Anlage 1 BeKV

Hinweise zur Erstattung der ärztlichen Anzeige nach § 5 BeKV für die Berufskrankheit Nr. 4103 – Asbeststaublungenerkrankung (Asbestose) oder durch Asbeststaub verursachte Erkrankung der Pleura – der Anlage 1 zur Berufskrankheiten-Verordnung (BeKV).

Diese Hinweise wurden zur Erleichterung der Überlegungen, wann ein Arzt bei einem Versicherten nach Asbestexposition von einem begründeten Verdacht des Vorliegens der u. a. Berufskrankheit ausgehen kann, unter Mitwirkung medizinischer Sachverständiger erarbeitet. Sie sollen auf der Grundlage des amtlichen Merkblattes für die ärztliche Untersuchung zu der genannten Berufskrankheit allen Ärzten praxisgerechte Hinweise geben.

Auszugehen ist dabei von dem Röntgenbefund nach der ILO-Klassifikation 1980, wobei die Anfertigung der Lungenaufnahme in optimaler Hartstrahltechnik Voraussetzung ist.

Der Verdacht des Vorliegens einer Asbestose der Lungen ist
1. begründet bei

Röntgenbefund der Lungen nach ILO-Klassifikation 1980 Dichte der Schatten	 Form	Auskultations- bzw. Lungenfunktionsbefund
a) 1/0	s, t bzw. u	Knisterrasseln und/oder VKI 90 % von VKS (nach EGKS Mindestsollwert unter BTPS/Bedingung)
b) 1/1 u. mehr	s, t bzw. u	Auch wenn klinisch keine Auffälligkeiten und keine Einschränkung der VKI meßbar ist

2. nicht begründet bei

Röntgenbefund der Lungen nach ILO-Klassifikation 1980 Dichte der Schatten	Form	Auskultations- bzw. Lungenfunktionsbefund
0/1	s, t bzw. u	Mit Knisterrasseln
0/1	s, t bzw. u	Mit VKI unter 90 % von VKS
1/0	s, t und u	Ohne Befund
(jedoch Notwendigkeit einer vorgezogenen nachgehenden Untersuchung)		

Der Verdacht des Vorliegens von durch Asbeststaub verursachten Veränderungen der Pleura („Pleuraasbestose") ist begründet bei:

a) Hyalinen Pleuraplaques:
in der Regel ab ca. 3 mm Dicke röntgenologisch erkennbar und/oder einer Verbreitung von mehr als 2 cm Gesamtlänge im Bereich der Brustwand (insbesondere doppelseitig), des Zwerchfells, Mediastinums und/oder Herzbeutels.
b) Verkalkten Pleuraplaques:
Bei Hinweisen auf Asbeststaubexposition(en) in der Vorgeschichte sollten auch Kalkplaques geringerer Dicke und Verbreitung angezeigt werden.
c) Hyalinosis complicata bzw. Pleuraergruß, Pleuritis mit Folgezuständen, ein- oder beidseitig.
d) Doppelseitiger diffuser Pleuraverdickung in der Regel ab ca. 2–3 mm Dicke speziell im Bereich der Mittelunterfelder.

Für die Differentialdiagnose in Bezug auf die Asbeststaubgenese ist zu beachten

- keine Hinweise insbesondere für tuberkulöse oder Infarktpleuritis, traumatisch entzündliche, tumoröse oder sonstige pleurale Begleitprozesse,
- Auftreten oder wesentliche Zunahme der Befunde mehrere Jahre nach Beginn der Asbeststaubgefährdung.

Bek. des BMA vom 8. November 1993 – IIIb 8-36611 –

Der Ärztliche Sachverständigenbeirat beim Bundesministerium für Arbeit und Sozialordnung, Sektion „Berufskrankheiten", hat auf seiner 13. und 14. Sitzung die Neufassung der nachstehenden Merkblätter zu den Berufskrankheiten Nr. 4104 und Nr. 4105 Anlage 1 Berufskrankheiten-Verordnung verabschiedet, die hiermit bekanntgemacht werden.

Die früher bekanntgemachten Merkblätter zu diesen Berufskrankheiten sind damit *hinfällig*.

a) Merkblatt zur Nr. 4104 Anlage 1 BeKV,
b) Merkblatt zur Nr. 4105 Anlage 1 BeKV.

Zu Nr. 4104

Lungenkrebs

- in Verbindung mit Asbeststaublungenerkrankung (Asbestose),
- in Verbindung mit durch Asbeststaub verursachter Erkrankung der Pleura oder
- bei Nachweis der Einwirkung einer kumulativen Asbestfaserstaubdosis am Arbeitsplatz von mindestens 25 Faserjahren $\{25 \cdot 10^6\ [(\text{Fasern/m}^3) \cdot \text{Jahre}]\}$.

I. Vorkommen und Gefahrenquellen s. Merkblatt zu Nr. 4103

II. Pathophysiologie

Eingeatmete Asbestfasern besitzen neben fibrogenen für den Menschen gesicherte kanzerogene Eigenschaften. Wie für andere Tumoren gilt auch für den asbestverursachten Lungenkrebs (hier synonym: Bronchialkarzinom), daß die Erkrankungswahrscheinlichkeit im wesentlichen vom Lebensalter, der individuellen Disposition sowie der in den Körper aufgenommenen und mit den Zielzellen in Wechselbeziehung tretenden Dosis beruflicher und außerberuflicher krebserzeugender Noxen abhängt. Eingeatmete Asbestfasern können eine lokale krebserzeugende Wirkung auf die Epithelzellen der mittleren und tieferen Atemwege ausüben. Ergebnisse der Grundlagenforschung haben für Asbestfasern bestimmter kritischer Abmessungen sowohl tumorinitiierende als auch tumorpromovierende Wirkungen nachgewiesen. Zu den Mechanismen der Asbestfaserkanzerogenese zählen u.a. die Stimulierung des Zellwachstums entsprechend demjenigen maligner Zellen (Transformation) sowie Mitosestörungen, welche zu Veränderungen von Zahl (Aneuploidie, Polyploidie) und Struktur (Brüche, Fragmente) der Chromosomen führen.

Die vorliegende Erkenntnisse sprechen dafür, daß Erkrankungen an asbestfaserinduzierter Fibrose und Lungenkrebs unterschiedliche Endpunkte an getrennten Zellsystemen ablaufender Pathomechanismen sind, bei denen Wechselwirkungen vorkommen können.

Einen wesentlichen kanzerogenen Einfluß besitzen der Durchmesser, die Länge und Form der eingeatmeten und im Atemtrakt deponierten Asbestfasern sowie ihre von der chemischen Zusammensetzung abhängige Beständigkeit im Gewebe, möglicherweise auch Oberflächeneigenschaften. Individuelle Bedeutung haben das bronchopulmonale Reinigungsvermögen und weitere dispositionelle Faktoren. In seiner Bedeutung erkannt ist das Zusammenwirken von Asbestfasern mit anderen inhalativen und speziell krebserzeugenden Noxen, insbesondere dem Zigarettenrauch.

Für die Beschäftigten dreier arbeitsmedizinisch bedeutsamer Bereiche (Asbestzementindustrie, Asbesttextilindustrie, Asbestisolierbranche) wurde eine Verdoppelung der Sterberate an Lungenkrebs im Vergleich zur übrigen Bevölkerung beim Erreichen einer bestimmten kumulativen Asbestfaserstaubdosis epidemiologisch nachgewiesen (Verdoppelungsdosis). Als verallgemeinerungsfähige Verdoppelungsdosis werden 25 Faserjahre angesehen. Die Verdoppelungsdosis ist erreicht, wenn das Produkt $k \cdot J$ oder die Summe der Produkte mindestens 25 Faserjahre beträgt.

Die Maßeinheit für die Asbestfaserstaubdosis ist das Faserjahr. Faserjahre sind das Produkt aus mittlerer Asbestfaserkonzentration k (in 10^6 Fasern der kritischen Abmessungen [Länge über 5 μm, Durchmesser unter 3 μm, Verhältnis Länge: Durchmesser über 3 : 1] pro m^3 Atemluft) und der Dauer der Faserexposition J (in Jahren bei 8-Stunden-Schichten). Bei wechselnder mittlerer Asbestfaserkonzentration (k_i) über wechselnde Expositionszeiten (J_i) ergeben sich die Faserjahre aus der Summe der Produkte $k_i \cdot J_i$. Rechenbeispiele für 25 Faserjahre:

1) $25 \cdot 10^6\ F/m^3 \cdot 1\ J = 25$ Faserjahre

2) $2 \cdot 10^6\ F/m^3 \cdot 12{,}5\ J = 25$ Faserjahre

3) $0{,}5 \cdot 10^6\ F/m^3 \cdot 50\ J = 25$ Faserjahre

4) $0{,}5 \cdot 10^6\ F/m^3 \cdot 20\ J = 10$ Faserjahre
$+\ 10^6\ F/m^3 \cdot 15\ J = 15$ Faserjahre
Summe $= 25$ Faserjahre

III. Krankheitsbild und Diagnose

Der asbestverursachte Lungenkrebs weist klinisch und diagnostisch keine wesentlichen Unterscheidungsmerkmale gegenüber einem Lungenkrebs anderer Ätiologie auf. Die Frühsymptome sind uncharakteristisch. Beispielhaft zu nennen sind therapieresistenter Reizhusten, blutiger Auswurf, Atelektasen und bronchopneumonische Prozesse mit verzögerter Heilungstendenz. Bildgebende Verfahren, bronchoskopische und Sputumuntersuchungen auf tumorverdächtige Zellen stützen die Verdachtsdiagnose. Bei Asbestfaserstaubeinwirkung in der Arbeitsanamnese müssen alle verdächtigen, z.B. röntgenologischen Veränderungen und jeder Bildwandel dringend abgeklärt werden.

Eine frühzeitige zytologische und/oder bioptische Klärung ist anzustreben. Feingeweblich werden alle bekannten Tumorformen gefunden.

Relativ bevorzugt sind – wie bei der Lungenasbestose – die Unterfelder betroffen. Der Primärsitz des Tumors kann sich im Bereich sowohl der Lungenwurzel als auch der Lungenperipherie befinden. Differentialdiagnostisch müssen insbesondere Lungenmetastasen eines Primärtumors anderer Lokalisation ausgeschlossen werden.

Für die röntgenologische Diagnose der Asbestose von Lunge und/oder Pleura ist die Internationale Staublungen-Klassifikation (ILO/80 BRD) in optimaler Hartstrahltechnik anzuwenden (s. auch Anhang zum Merkblatt zu Nr. 4103).

IV. Weitere Hinweise

Im Ursachenspektrum des Lungenkrebses werden zunehmend äußere Einflüsse erkannt. An erster Stelle ist das Zigarettenrauchen zu nennen. Unter den Risikofaktoren des Arbeitsplatzes besitzt Asbestfaserstaub Priorität. Die Asbestfaserstaubeinwirkung am Arbeitsplatz und die Zigarettenrauchinhalation wirken offensichtlich multiplikativ zusammen. Eine längerfristige, intensive Einwirkung von Asbestfaserstaub am Arbeitsplatz erhöht das Grundrisiko, an Lungenkrebs zu erkranken, sowohl bei Nichtrauchern als auch bei Zigarettenrauchern um ein Mehrfaches.

Die individuellen Besonderheiten einer Asbestfaserstaubeinwirkung können in der Regel nur durch eine gründliche, sachverständige und lückenlose Arbeitsplatz- und Berufsanamnese in Erfahrung gebracht werden. Hierbei ist stets die lange Latenzzeit von etwa 10–60 Jahren seit Beginn der Asbesteinwirkung zu berücksichtigen. Das Risiko besteht auch nach Ende der Asbesteinwirkung fort. Die Anamnese hat stets auch die Rauchgewohnheiten möglichst detailliert zu erfassen.

Beim Vorliegen einer Lungenasbestose, einschließlich der Minimalasbestose (s. Merkblatt zu BK Nr. 4103), ist das Lungenkrebsrisiko erhöht. Der Nachweis einer Minimalasbestose setzt eine gezielte lichtmikroskopisch-feingewerbliche Untersuchung voraus.

Auch die durch Asbestfaserstaub verursachte Erkrankung der Pleura ist als Marker für eine zurückliegende, wesentliche Asbestaserstaubeinwirkung und darüber hinaus für ein erhöhtes Lungenkrebsrisiko anzusehen.

Die in Nr. 4103 genannten verschiedenen Formen der durch Asbeststaub verursachten Pleuraerkrankungen sind ebenso wie die Lungenasbestose, einschließlich Minimalasbestose, als Kriterium für die Wahrscheinlichkeit einer durch Asbest verursachten Erkrankung an Lungenkrebs anzusehen.

Diese Kriterien zur Bestätigung einer wesentlichen Asbestfaserstaubeinwirkung am Arbeitsplatz wurden aufgrund erweiterter und gefestigter Erkenntnisse über Dosis-Häufigkeits-Beziehungen durch das Faserjahrmodell ergänzt.

Der begründete Verdacht des Vorliegens eines durch Asbeststaub verursachten Lungenkrebses ist gegeben bei langjähriger und intensiver Asbeststaubgefährdung am Arbeitsplatz verbunden mit:

1. Asbestose der Lungen
   a) bei Vorliegen röntgenologischer Lungenveränderungen mindestens ab der Streuung 1/0 oder bei
   b) „Minimalasbestose" (durch histologisch bestätigten Befund)

   oder
2. mit durch Asbeststaub verursachten Veränderungen der Pleura, wie im Anhang zum Merkblatt zu Nr. 4103 Anlage 1 BeKV ausgeführt.

Bei Lungenkrebserkrankungen nach langjähriger und intensiver Asbeststaubgefährdung am Arbeitsplatz ist auch bei schwächeren oder fehlenden Anzeichen auf die o.a. Symptome (Befunde) im Hinblick auf die erforderliche Ermittlung einer zurückliegenden kumulativen Asbestfaserstaubdosis am Arbeitsplatz (mindestens 25 Faserjahre) eine Anzeige geboten.

Die Ermittlung der zurückliegenden kumulativen Asbestfaserstaubdosis am Arbeitsplatz obliegt in der Regel dem qualifizierten sicherheitstechnischen Expertenwissen im Rahmen des BK-Feststellungsverfahrens.

V. Literatur

Antmann K, Aisner J (1987) Asbestos related malignany. Grune & Stratton, Orlando FA

Barrett JC, Lamb PW, Wiseman RW (1989) Multiple mechanisms for the carcinogenic effects of asbestos and other mineral fibres. Environ Health Perspect 81: 81–89

Craighead JE, Mossmann BT (1982) The pathogenesis of asbestos-associated diseases. New Engl J Med 1446–1455

Dement JM, Harris R, Symons MJ, Shy C (1982) Estimates of dose-response for respiratory cancer among chrysotile asbestos textile workers. Ann Occup Hyg 26: 869–887

Doll MJ, Stankus RP, Barkmann HW (1983) Immunopathogenesis of asbestosis, silicosis an coal worker pneumoconiosis. Clin Chest Med 4: 3–14

Doll R, Peto J (1985) Effects on health of exposure to asbestos. Health and Safety Commission. Her Majesty's Stationary Office, London

Finkelstein MM (1983) Mortality among long-term employees of an Ontario asbestos-cement factory. Br J Ind Med 40: 138–144

Hammond EC, Selikoff IJ, Seidmann H (1979) Asbestos exposure, cigarette smoking and death rates. Ann NY Acad Sci 330: 473–490

Hauptverband der gewerblichen Berufsgenossenschaften (Hrsg) (1993) Berufsgenossenschaftliche Hinweise zur Ermittlung der kumulativen Asbestfaserstaub-Dosis am Arbeitsplatz (Faserjahre) und Bearbeitungshinweise zur Berufskrankheit Nr. 4104 (Lungenkrebs). BK-Report 1/93, Sankt Augustin

Oberdörster G (1991) Deposition, eleimination and effects of fibres in the respiratory tract of humans and animals. Faserförmige Stäube, VDI-Berichte 853, VDI Verlag, Düsseldorf, S 17–38

Peto J (1980) Lung cancer mortality in relation to measured dust levels in an asbestos textile factory. In: Wagner JC (ed) Biological effects of mineral fibers. IARC sientific publication No. 30, Lyon, pp 829–839

Rödelsperger K, Woitowitz HJ (1991) Asbestfaserstaub-Dosimetrie als Grundlage epidemiologischer Dosis-Häufigkeits-Untersuchungen. Krebserzeugende Stoffe in der Umwelt, VDI-Berichte 888, VDI-Verlag, Düsseldorf S 293–324

Rösler JA, Lange H-J, Woitowitz RH, Woitowitz H-J, Rödelsperger K (1993) Forschungsbericht Asbest IV. Asbesteinwirkung am Arbeitsplatz und Sterblichkeit an bösartigen Tumoren in der Bundesrepublik Deutschland. Eingrenzung von Hochrisikogruppen anhand standardisierter proportionaler Mortalitätsraten der „Berufskrebsstudie Asbest". Hauptverband der gewerblichen Berufsgenossenschaft e. V., Sankt Augustin, S 1–160

Rom WN, Travis WD, Brody AR (1991) Cellular and molecular basis of the asbestos-related diseases. Am Rev Respir Dis 143: 408–422

Saracci R (1981) Personal-environment interactions in occupational epidemiology. In: Mcdonald JC (ed) Recent advances in occupational health. Churchill Livingstone, Edingburgh, pp 119–128

Schmähl D (1981) Einige aktuelle Theorien über die Krebsentstehung. In: Schmähl D (Hrsg) maligne Tumoren, 3. Aufl. Cantor, Aulendorf, S 37

Seidman H, Selikoff IJ, Hammond EC (1979) Short-term asbestos wirk exposure and long-term observation. Ann NY Acad Sci 330: 61–89

Selikoff IJ, Hammond EC, Seidman H (1979) Mortaility experience of insulation workers in the United States and Canada. Ann NY Acad Sci 330: 91–116

Voytek P, Anver M, Thorslund T (1990) Mechanisms of asbestos carcinogenicity. J Am Coll Toxikol 9: 541–550

Walker C, Barrett JC (1992) Possible cellular and molecular mechanisms for asbestos carcinogenicity. Am J Ind Med 21: 253–273

Weill H, Hughes I, Waggenspack C (1979) Influence of dose and fibre on respiratory risk in asbestos cement manufacturing. Am Rev Respir Dis 120: 345–354

Woitowitz H-J (1985) Asbeststaublungenerkrankung (Asbestose) in Verbindung mit Lungenkrebs. In: Valentin et al. (Hrsg) Arbeitsmedizin, Bd 2: Berufskrankheiten, 3. Aufl., Kap. 13.5.2.4. Thieme, Stuttgart S 252–261

Woitowitz H-J (1988) Die Problematik der konkurrierenden Kausalfaktoren. Bericht über das Kolloquium „Krebserkrankungen und berufliche Tätigkeit“, Mainz, 13. Juli. Süddeutsche Eisen- und Stahl-Berufsgenossenschaft, Mainz, S 37–61

Woitowitz H-J, Lange H-J, Ulm K, Rödelspreger K, Woltowitz RH (1991) Medizinische Eingrenzung von Hochrisikogruppen ehemals asbeststaubexponierter Arbeitnehmer. Forschungsbericht Asbest III, Schriftenreihe des Hauptverbandes der gewerblichen Berufsgenossenschaften, Sankt Augustin

Anlage zum Merkblatt Nr. 4104 Anl. 1 BeKV

Hinweise zur Erstattung der ärztlichen Anzeige nach § 5 BeKV für die Berufskrankheit Nr. 4104 – Lungenkrebs in Verbindung mit Asbeststaublungenerkrankung (Asbestose) oder mit durch Asbeststaub verursachter Erkrankung der Pleura – der Anlage 1 zur Berufskrankheiten-Verordnung (BeKV).

Diese Hinweise wurden zur Erleichterung der Überlegungen, wann ein Arzt von einem begründeten Verdacht des Vorliegens einer o. a. Berufskrankheiten ausgehen kann, unter Mitwirkung medizinischer Sachverständiger erarbeitet. Sie sollen auf der Grundlage des amtlichen Merkblattes für die ärztliche Untersuchung zu der genannten Berufskrankheit allen Ärzten praxisgerechte Hinweise geben.

Auszugehen ist dabei von dem Röntgenbefund nach der ILO-Klassifikation 1980, wobei die Anfertigung der Lungenaufnahme in optimaler Hartstrahltechnik Voraussetzung ist. Der begründete Verdacht des Vorliegens eines durch Asbeststaub verursachten Lungenkrebses ist gegeben bei langjähriger und intensiver Asbeststaubgefährdung am Arbeitsplatz verbunden mit:

1. Asbestose der Lungen
   a) bei Vorliegen röntgenologischer Lungenveränderungen mindestens ab der Streuung 1/0 oder bei
   b) „Minimalasbestose“ (durch histologisch bestätigten asbestverursachten Befund)

   oder

2. mit durch Asbeststaub verursachten Veränderungen der Pleura, wie in der Anlage zum Merkblatt Nr. 4103 Anlage 1 BeKV ausgeführt.

Die Anzeige von besonderen Einzelfällen mit langjährigen und intensiven Asbeststaubgefährdungen am Arbeitsplatz und auffällig vorzeitig auftretenden Lungnkrebserkrankungen, auch mit schwächeren Anzeichen auf die o. a. Symptome (Befunde), ist durch diese Hinweise nicht ausgeschlossen.

Zu Nr. 4105

Durch Asbest verursachtes Mesotheliom des Rippenfells, des Bauchfells oder des Perikards

Siehe Merkblatt zu Nr. 4103

Zu Nr. 4106

Erkrankungen der tieferen Luftwege* und der Lungen durch Aluminium oder seine Verbindungen

I. Vorkommen und Gefahrenquellen

Aluminium (Al) kommt nur in Form seiner Verbindungen wie Feldspat, Glimmer, Hornblende, deren Verwitterungsprodukte, wie Bauxit, Kaolin, Ton, und als Oxide, wie Korund oder Schmirgel, in der Natur vor.

Erkrankungen der tieferen Luftwege und der Lungen werden bei Personen beobachtet, die Aluminiumpulver, vor allem ungefetteten Aluminiumfeinstaub (sogenannten Pyroschliff), herstellen: insbesondere trifft dies für das Feinstampfen, Sieben und Mischen zu. Auch die Herstellung von Aluminiumpulver durch Schmelzzerstäubung, das Ausschmelzen von Aluminiumoxid aus Bauxit sowie die Herstellung von Aluminiumlegierungen können u. U. eine Gefahrenquelle sein.

Die Verwendung des Aluminiumbronzepulvers, auch im Spritzverfahren, ist in der Regel nicht gesundheitsgefährdend.

II. Aufnahme und Wirkungsweise

Aluminium oder seine Verbindungen werden als Staub, Rauch oder Dampf über die Atemwege aufgenommen. In den tieferen Luftwegen und in der Lunge kommt es am Ort der Ablagerung des Al-Ions zu irreversiblen Eiweißveränderungen im Gewebe. Es bildet sich ein dichtes, zellarmes, kollagenfaseriges Bindegewebe, das frühzeitig hyalin degeneriert und eine hochgradige Schrumpfungstendenz zeigt. Lungenschrumpfung mit hyaliner Verdichtung der Alveolarsepten, teilweiser Verödung der Alveolarlichtungen und Atrophie des respiratorischen Epithels können die Folge sein. Die Hiluslymphknoten sind im Gegensatz zur Silikose an dieser diffusen Fibrose nicht beteiligt; spezifische Granulombildungen fehlen.

III. Krankheitsbild und Diagnose

Im Vordergrund stehen Husten, Auswurf, Kurzatmigkeit, zunächst bei Anstrengung, dann auch bei Ruhe. Auskultatorisch finden sich oft Geräusche einer Bronchitis; ggf. ist eine Minderung der Atemfunktion nachweisbar.

Röntgenologisch ist in leichteren Fällen nur eine verstärkte Lungenzeichnung zu erkennen.

Später treten streifige, unscharf fleckige, teils flächenhaft wolkige Verschattungen, bevorzugt in den Mittel- und Oberfeldern, auf; Spitzenfelder und Hili sind frei. Paramediastinale Schwielenbildung mit Hochraffung der Hili, Verziehung der Luftröhre sowie spitz- und breitzipflige, im medialen oder lateralen Drittel gelegene Zwerchfelladhäsionen sind typische Zeichen des fortgeschrittenen Krankheitsbildes.

Relativ häufig kann ein Spontanpneumothorax – auch rezidivierend und doppelseitig – auftreten.

---

* Ab 01. 01. 1977: Atemwege.

Die schweren Lungenveränderungen führen frühzeitig zu chronischer Bronchitis und Emphysem mit Einschränkung der Atemfunktionen sowie schließlich zum Cor pulmonale. Blutbild, Blutsenkungsreaktion und Körpertemperatur sind uncharakteristisch.

IV. Hinweise für die ärztliche Beurteilung

Das Ergebnis einer eingehenden Arbeitsanamnese ist für die ärztliche Beurteilung besonders wichtig. Die Atem- und Herz-Kreislauf-Funktionsstörungen können stärker sein, als nach dem Röntgenbild zu erwarten ist.

Die Latenzzeit zwischen der Exposition und dem Auftreten der Erkrankung ist unterschiedlich, sie schwankt zwischen 6 Monaten bis zu 15 Jahren und mehr. Dabei ist weniger die Dauer als die Intensität der Einwirkung des Aluminiums oder seiner Verbindung von Bedeutung.

Nach Wegfall der Exposition ist ein Fortschreiten dieser Erkrankung seltener als bei der Silikose.

Zu Nr. 4107

Erkrankungen an Lungenfibrose durch Metallstäube bei der Herstellung oder Verarbeitung von Hartmetallen

(Bekanntm. des BMA vom 13. Mai 1983 im BArbBl. 1983 S. 54 f.)

Hartmetalle sind pulvermetallurgisch erzeugte Werkstoffe, die sich durch ihre große Verschleißfestigkeit, Temperatur- und Korrosionsbeständigkeit auszeichnen. Man unterscheidet Sinterhartmetalle, Aufschweißlegierungen und Aufspritzpulver auf Carbidbasis. Nur noch geringe Bedeutung haben heute Gußcarbide.

Sinterhartmetalle bestehen vorwiegend aus hochschmelzenden Carbiden von besonders geeigneten Metallen wie Wolfram, Titan, Tantal, Niob, Molybdän, Chrom und Vanadium. Als Bindemittel sind Kobalt, selten Nickel oder Eisen zugesetzt. Die Herstellung von Sinterhartmetallen verläuft über mehrere Stufen:

Das feingemahlene Carbidpulver wird mit dem Metallpulver vermischt, isostatisch zu einer Form gepreßt und bei ca. 600 bis 900 °C vorgesintert. Nach anschließender Rohbearbeitung in Form von Schleifen, Bohren, Sägen, Drehen, erfolgt die Fertigsinterung bei ca. 1350 bis 1600 °C im Vakuum oder unter Schutzgas.

Sinterhartmetalle werden

1. als Schnittwerkzeuge in der spangebenden Verarbeitung bei der Metallbearbeitung,
2. als Mahlwerkzeug bei der Gesteinsbearbeitung (Bergbau und Tunnelbau),
3. bei der spanlosen Verarbeitung als Preß- und Ziehwerkzeuge (Draht) und
4. als Verschleißschutz eingesetzt.

Sofern eine Nachbearbeitung von gesinterten Hartmetallen notwendig ist, geschieht dies in der Regel durch Naßschleifen mit Diamant- und Korundscheiben. Darüber hinaus findet auch das Funkenerosionsverfahren Anwendung.

Aufschweißlegierungen bestehen aus gegossenem und anschließend zerkleinertem Wolframcarbid. Letzteres wird in Stahlröhrchen gefüllt, die als Schweißelektroden verwendet werden. Beim Schweißen entsteht eine hochharte Legierung, die der Panzerung von Maschinen bzw. Maschinenteilen mit hohem abrasivem Verschleiß dient.

Aufspritzpulver bestehen aus gegossenen Wolframcarbidkörnern und einem Bindemetall (Basis Nickel-Chrom-Bor). Diese Pulver werden mittels Auftragsbrenner oder Aufspritzpistolen auf verschleißbeanspruchte Stahlteile aufgebracht.

Gußcarbide sind gegossene Formkörper aus Kobalt und Nickel oder Kobalt und Eisen mit Carbidbildnern wie Chrom, Molybdän, Wolfram. Sie enthalten bis zu 4 % Kohlenstoff.

I. Gefahrenquellen

Als Gefahrenquellen gelten insbesondere:

- Stäube beim Mahlen und Mischen der Ausgangsstoffe (Carbide),
- Dämpfe und Rauche beim metallischen Verhüttungsprozeß in Sinteröfen, d.h. beim Reduzieren, Karburieren, Vorsintern und Fertigsintern der Ausgangsstoffe oder Zwischenprodukte.
- Stäube bei der Rohbearbeitung, z.B. beim Drehen, Bohren, Sägen und Schleifen der vorgesinterten Teile,
- Stäube bei der Feinbearbeitung, z.B. beim Schleifen mittels Diamant- oder Korundscheiben des fertiggesinterten Materials sowie bei der Nachbearbeitung von Schneidwerkzeugen.

II. Pathophysiologie

Lungengängiger Staub oder Rauch des vor- und fertiggesinterten oder gegossenen Materials kann in der Lunge zu fibrotischen Veränderungen führen. Die Pathogenese dieser Erkrankungen ist noch nicht in vollem Umfang bekannt.

Unter allen Exponierten sind die Hartmetallschleifer am stärksten gefährdet. Durch den konstanten Hartmetallabrieb einerseits und die Wiederverwendung des Schleifwassers andererseits werden die Einzelbestandteile der Hartmetalle kontinuierlich im Schleifwasser angereichert. Besondere Bedeutung scheint hierbei das Kobalt zu haben: über die Rolle einiger anderer Bestandteile der Hartmetalle sind sichere Aussagen noch nicht möglich.

Das metallische Kobalt wird im Schleifwasser ionisiert und kann als lungengängiges Aerosol leichter resorbiert werden als der trockene Schleifstaub. Die ionisierte Form des Kobalt reagiert mit Proteinen und wirkt vermutlich als Hapten, wodurch die Bildung spezifischer Antikörper möglich wird. In der Dermatologie sind Nickel und Kobalt bereits seit langem als Allergene bekannt.

III. Krankheitsbild und Diagnose

Das Krankheitsbild ist durch eine interstitielle Lungenfibrose charakterisiert. Eine obstruktive Atemwegserkrankung kann als Komplikation hinzutreten.

Die interstitielle Lungenfibrose wird nach mehrjähriger Expositionsdauer beobachtet. Frühsymptome sind Atemnot und trockener Husten. Neben einer Tachypnoe und basalem Knisterrasseln können im weiteren Verlauf Zyanose, Trommelschlegelfinger und Zeichen des Cor pulmonale beobachtet werden.

Von besonderer Bedeutung für die Diagnose ist die Thoraxübersichtsaufnahme. Je nach Schweregrad der Erkrankung zeigt sich eine netzförmig-streifig vermehrte Lungengrundzeichnung. Später kann eine meist feine Körnelung mit Verschmelzungstendenzen hinzutreten. Die Hili sind oft symmetrisch verdichtet und von der Umgebung unscharf abgegrenzt. Außerdem können schmetterlingsförmige Trübungsbezirke auftreten. Diese im Röntgenbild erkennbaren Veränderungen sind relativ uncharakteristisch und entsprechen den Röntgenbildern bei anderen Fibrosen.

Die pulmokardialen Funktionsausfälle entsprechen denen einer interstitiellen Lungenfibrose. Es finden sich Hinweise auf eine restriktive Ventilationsstörung. Eine belastungsabhängige Erniedrigung des arteriellen O_2-Drucks im Sinne einer Diffusionsstörung wird häufig beobachtet. Später kann eine obstruktive Komponente hinzutreten.

Diagnostische Hinweise kann eine Schwermetallbestimmung im biologischen Material (Blut, Urin) geben.

IV. Weitere Hinweise

Der begründete Verdacht auf das Vorliegen einer Berufskrankheit ergibt sich aus der Arbeitsanamnese, aus der Symptomatik und dem Röntgenbefund der Lunge.

Bei der differentialdiagnostischen Klärung der Erkrankung müssen Lungenfibrosen anderer oder unbekannter Genese in Betracht gezogen werden.

Bezüglich der Inhaltsstoffe Chrom und Nickel wird auf die entsprechenden Merkblätter verwiesen.

V. Literatur

Criteria for Controlling Occupational Exposure to Cobalt. In: NIOSH, Occup. Hazard Assessment

Friberg L, Nordberg GF, Vouk VB (1979) Handbook on the Toxicology of Metals. Elsevier/North Holland Biomedical Press

Hartung M, Lang C (1980) Aktuelle Aspekte zur Anerkennung einer Hartmetallfibrose der Lunge als Berufskrankheit. In: Bericht über die 20. Jahrestagung der Deutschen Gesellschaft für Arbeitsmedizin e.V., Insbruck, 27.–30. April. Gentner Verlag, Stuttgart, S 325–332

Hartung M, Schaller KH, Schildmayer H, Weltle D, Valentin H (1981) Untersuchungen zur Cobaltbelastung von Hartmetallschleifern. In: Bericht über die 21. Jahrestagung der Deutschen Gesellschaft für Arbeitsmedizin e.V. Berlin, 13.–16. Mai. Gentner, Stuttgart, S 175–178

Hartung M, Schaller KH, Brand E (1982) On the question of the pathogenetic importance of cobalt for hard metal fibrosis of the lung. Int Arch Occup Environ Health, S 53–57

Koelsch F (1959) Gesundheitsschäden durch Metallkarbide und Hartmetalle. Zbl Arbeitsmed Arbeitssch 33–40

Konitzko H, Fleischmann R, Reill G, Reinhard U (1980) Lungenfibrosen bei der Bearbeitung von Hartmetallen. Dtsch Med Wochenschr 105: 120–123

McDermott FT (1971) Dust in the cemented carbide industry am Industr Hyg Assoc 32: 188–193

Morgan WKC, Seaton A (1975) Occupational lung diseases. Saunders, Philadelphia London Toronto

Moschinski G, Jurisch A, Reinl W (1959) Die Lungenveränderungen bei Sinterhartmetall-Arbeitern. Arch Gewerbepath Gewerbehygiene 16: 697–720

Reber E, Burckhardt P (1970) Über Hartmetallstaublungen in der Schweiz. Respiration 27: 120–153

Reichel G (1976) Hartmetallfibrose. In: Ulmer WT, Reichel G (Hrsg) Handbuch der inneren Medizin, Bd IV: Pneumokoniosen Springer, Berlin Heidelberg New York, S 481–484

Scherrer M, Maillard JM (1982) Hartmetall-Pneumopathien. Schweiz Med Wochenschr 112: 198–207

Valentin H, Lehnert G, Petry H, Weber G, Wittgens H, Woitowitz HJ (1979) Arbeitsmedizin Bd II, 2. Aufl. Thieme, Stuttgart, S 274–277

Zu Nr. 4108

Erkrankungen der tieferen Luftwege* und der Lunge durch Thomasmehl (Thomasphosphat)

I. Vorkommen und Gefahrenquellen

Thomasmehl (Thomasphosphat) besteht aus Phosphaten, Silikaten und Oxiden von Kalzium, Eisen und Mangan mit geringen Beimengungen von Vanadiumverbindungen u. a. Es wird gewonnen aus der Thomasschlacke, die bei der Roheisengewinnung im sogenannten Thomasverfahren anfällt.

Gefahrenquellen sind z. B. beim Brechen und Mahlen der Thomasschlacke, beim Absacken, Transport (Umfüllung beschädigter Säcke), Lagern sowie beim Düngemittelmischen und beim Ausstreuen des Düngemittels gegeben.

II. Aufnahme und Wirkungsweise

Staub, der in hoher Konzentration über die Atemwege aufgenommen wird, kann eine Schädigung der tieferen Luftwege und der Lunge bewirken. Inwieweit physikalische (mechanische), chemisch-toxische oder infektiöse Faktoren hierbei eine Rolle spielen, ist noch nicht geklärt.

III. Krankheitsbild und Diagnose

Es kann zu akuten und chronischen Bronchitiden mit uncharakteristischem Verlauf kommen; im allgemeinen heilen diese nach Wegfall der Exposition komplikationslos ab.

Akute kruppöse Pneumonien und Bronchopneumonien können unter einem schweren Krankheitsbild in kürzester Zeit tödlich verlaufen, sie werden aber heute nur ncoh selten beobachtet.

IV. Hinweise für die ärztliche Beurteilung

Unter Berücksichtigung der Arbeitsanamnese ist der zeitliche Zusammenhang zwischen Staubexposition und Erkrankung nachzuweisen.

Zu Nr. 4109

Bösartige Neubildungen der Atemwege und der Lungen durch Nickel oder seine Verbindungen

Merkblatt für die ärztliche Untersuchung

(Bek. des BMA v. 16. August 1989, BABl. 11/1989)

Nickel (Ni) und seine Verbindungen werden in zunehmendem Maße in allen hochindustriellen Ländern verwendet. Die jährliche Weltproduktion beträgt z. Z. etwa 800 000 t.

Reines Nickel ist ein silberglänzendes Metall, das sich, ähnlich wie Eisen, polieren, schmieden, schweißen, zu Blech walzen und zu Draht ziehen läßt. Es ist in massiver Form sehr widerstandsfähig gegen Luft, Wasser, Alkalien und viele organische Stoffe, dagegen wird es von anorganischen Säuren wie Salz-, Schwefel- und Salpetersäure besonders bei höheren Temperaturen angegriffen.

---

* Ab 01. 01. 1977: Atemwege.

Nickelverbindungen, wie z. B. Nickelsulfid (NiS), sulfidische Verbindungen, wie sie bei der Raffination nickelhaltiger Erze auftreten (Ni_3S_2) und Nickeloxid (NiO) gelten als in Wasser praktisch unlöslich, werden aber von oxidierenden mineralischen Säuren gelöst. Dagegen sind Nickelsulfat ($NiSO_4$) und Nickelchlorid ($NiCl_2$) in Wasser leicht löslich.

Das organische Nickeltetracarbonyl [$Ni(CO)_4$] ist eine farblose Flüssigkeit, die als Zwischenprodukt bei der Nickelraffination im sog. Mond-Verfahren auftritt. Es ist in Wasser nur gering löslich und aus arbeitsmedizinischer Sicht vor allem wegen seiner akuten toxischen und chemisch-irritativen Wirkung bedeutsam.

I. Vorkommen und Gefahrenquellen

Der Anteil des Elementes Nickel an der Erdkruste wird auf 0,015 % geschätzt. Damit steht es in der Häufigkeitsliste an 24. Stelle zwischen Chrom und Strontium. In der Erdkruste ist Nikkel fast immer an Schwefel, Kieselsäure, Arsen oder Antimon gebunden. Wichtige Nickelmineralien sind z. B. der Garnierit, der Pentlandit, der Laterit, das Nickelit sowie der Cobalt-Antimon- und Weißnickelkies. Für die technische Nickelgewinnung sind vor allem der Garnierit und einige Magnetkiese wie der Pentlandit von Bedeutung.

Insgesamt finden heute über 3 000 verschiedene Nickellegierungen industriell und im privaten Bereich Verwendung. Der größte Teil der Nickel-Produktion (ca. 60–70 %) wird zur Stahlveredelung und zur Herstellung sogenannter Nickelbasislegierungen benötigt.

Entsprechend den vielfältigen industriellen Anwendungen besteht ein Risiko insbesondere bei folgenden Tätigkeiten und Arbeitsprozessen:

- Aufbereitung und Verarbeitung von Nickelerzen zu Nickel oder Nickelverbindungen (auch Arbeiten an nachgeschalteten Staubfiltern) im Bereich der Raffination,
- elektrolytische Abscheidung von Nickel unter Verwendung unlöslicher Anoden,
- Herstellen und Verarbeiten von Nickel und Nickelverbindungen in Pulverform,
- Herstellen nickelhaltiger Akkumulatoren und Magnete,
- Lichtbogenschweißen mit nickelhaltigen Zusatzwerkstoffen in engen Räumen oder ohne örtliche Absaugung in ungenügend belüfteten Bereichen,
  Plasmaschneiden von nickelhaltigen Werkstoffen,
- thermisches Spritzen (Flamm-, Lichtbogen-, Plasmaspritzen) mit nickelhaltigen Spritzzusätzen,
- Schleifen von Nickel und Legierungen mit erheblichem Nickelgehalt,
- Elektrogalvanisation (elektrolytisches Vernickeln z. B. von Eisenoberflächen),
- Fabrikation von nickelhaltigen Spezialstählen (z. B. Ferronickel),
- Plattieren (mechanisches Vernickeln),
- Verwendung von feinverteiltem Nickel als großtechnischer Katalysator in der organischen Chemie (z. B. bei der Fetthärtung).

Organische Nickelverbindungen

Eine Exposition durch inhalative oder teilweise transkutane Aufnahme von $Ni(CO)_4$ kann bei der Herstellung von Nickel nach dem Mond-Verfahren vorliegen.

Grundsätzlich muß mit dem Auftreten von $Ni(CO)_4$ immer dann gerechnet werden, wenn Kohlenmonoxid mit einer reaktiven Form von Nickel in Kontakt kommt.

II. Pathophysiologie

Die Aufnahme von Nickel und seinen Verbindungen kann durch Einatmen oder Verschlucken und im Falle des $Ni(CO)_4$ auch durch die Haut erfolgen.

Nickel und seine anorganischen Verbindungen werden nach peroraler Aufnahme, ähnlich wie die Schwermetalle, nur in geringem Umfang über die Magen-Darm-Schleimhaut resorbiert

(1–5 %). Über die transkutane Aufnahme beim Menschen liegen bisher keine zuverlässigen Studien vor.

Auch die Aufnahme und Resorptionsrate nach inhalativer Exposition sind bisher nicht eindeutig geklärt.

Im menschlichen Blut ist Nickel hauptsächlich an Albumin und L-Histidin gebunden. Peroral appliziertes Nickel scheint sich, soweit es resorbiert wird, im wesentlichen gleichmäßig über den gesamten Organismus zu verteilen. Nach Belastungen mit löslichen Nickelsalzen konnten die höchsten Konzentrationen in der Niere nachgewiesen werden. In jüngster Zeit hat sich herausgestellt, daß es z. B. bei Nickelraffineriearbeiten zu einer erheblichen Kumulation in der Lunge kommen kann.

Grundsätzlich muß festgehalten werden, daß Nickelresorption, -stoffwechsel und -wirkung von Art und Aufnahme der applizierten Verbindung abhängen.

Intestinal resorbierte anorganische Nickelverbindungen werden beim Menschen vor allem über die Fäzes und in geringerem Umfang über den Urin ausgeschieden. Hingegen ist nach berufsbedingter, meist inhalativer Belastung überwiegend eine renale Elimination beschrieben. Nach bisherigen Erkenntnissen wird das Ausscheidungsmaximum im Urin nach peroraler Zufuhr löslicher anorganischer Nickelverbindungen im Laufe der ersten 4 h erreicht. Die Halbwertszeit der renalen Elimination wurde zwischen 17 und 53 h bestimmt.

Kanzerogene Wirkung

Epidemiologische Studien weisen derzeit insbesondere für den Bereich der Nickelraffination eine erhöhte Prävalenz von Erkrankungen im Bereich des Bronchialsystems, der Nasenhaupt- und der Nasennebenhöhlen sowie des Kehlkopfes auf. Diese Ergebnisse wurden sowohl in Nickelraffinerien, die das sog. Carbonylverfahren (Mond-Prozeß) praktizieren, als auch in solchen, die eine elektrolytische Aufarbeitung vornahmen, beobachtet.

Unter Berücksichtigung der Expositionsbedingungen in der Raffination sowie der bisher vorliegenden Tierversuchen kann davon ausgegangen werden, daß vor allem im Wasser schwer lösliche sulfidische (NiS) und oxidische Nickelerze sowie metallisches Nickel geeignet sind, karzinogene Wirkungen hervorzurufen. Über den Pathomechanismus der Karzinogenese sind derzeit keine zuverlässigen Aussagen möglich. Epidemiologische Studien aus der nickelbe- und verarbeitenden Industrie erbrachten bisher keine eindeutigen Anhaltspunkte für das vermehrte Vorkommen von Krebserkrankungen.

III. Kranheitsbild und Diagnose

Für die Zeit zwischen Beginn der Nickelexposition und der klinischen Manifestation der Krebserkrankungen im Bereich des Bronchialsystems bzw. der Nasenhaupt- und Nasennebenhöhlen werden in der Literatur teilweise divergierende Zeiträume genannt. Unter Berücksichtigung der relevanten Daten ist davon auszugehen, daß sie durchschnittlich 20–30 Jahre beträgt.

Grundsätzlich sind die bösartigen Erkrankungen durch Nickel oder seine Verbindungen weder bezüglich ihrer klinischen Symptomatologie noch pathologisch-anatomisch von Karzinomen anderer Genese zu unterscheiden.

IV. Weitere Hinweise

Wichtig ist eine sorgfältige Erhebung der Arbeitsanamnese im Hinblick auf eine relevante Exposition. Luftanalysen und das „biological Monitoring“ sind wünschenswert.

Die Nickelbestimmung im Lungengewebe kann vor allem nach Exposition gegenüber schwerlöslichen Nickelverbindungen wichtige Zusatzinformationen über eine frühere Exposition geben. Hierbei ist die Kinetik des Nickelstoffwechsels zu beachten. Bei der Beurteilung des

Risikos sind ggf. langjährige inhalative Rauchgewohnheiten als konkurrierender außerberuflicher Faktor angemessen zu berücksichtigen (Synkarzinogenese).

Nickelinduzierte Hauterkrankungen in Form eines allergischen Kontaktekzems („Nickelkrätze") fallen unter die Nr. 5101, durch Nickel oder seine Verbindungen verursachte obstruktive Atemwegserkrankungen unter die Nrn. 4301 bzw. 4302 Anlage 1 BeKV.

V. Literatur

Doll R (1984) Nickel exposure: a human health hazard. In: Sunderman FW jr (ed) Nickel in the human environment. IARC, Lyon, vol 53, pp 3–21

International Agency for Research on Cancer (IARC) (1987) (ed) IARC-Monographs on the evaluation of carcinogenic risks to humans Supplement 7: Nickel and nickel compounds, Lyon, pp 264–269

Ludewigs HJ, Thiess AM (1970) Arbeitsmedizinische Erkenntnisse bei der Nickelcarbonylvergiftung. Zbl Arbeitsmed 20: 329–339

National Institute for Occupational Safety and Health (NIOSH) (1977) (ed) Criteria for a recommended standard: Occupational exposure to inorganic nickel. Publication 77–164, US Government Printing Office, Washington DC pp 1–182

Nriagu JO (1980) (ed) Nickel in the environment. Environ. Sci. Technol. Ser. Wiley, New York, p 833

Raithel HJ (1987) Zur gutachterlichen Problematik bei fraglich Nickel-induzierten Malignomen. Arbeitsmed Sozialmed Präventivmed 22: 193–199

Raithel HJ (1987) Untersuchungen zur Belastung und Beanspruchung von 837 beruflich Nikkel-exponierten Personen. Schriftenreihe des Hauptvebandes der gewerblichen Berufsgenossenschaften e.V., St. Augustin, S 199

Reith JP (1984) Carciogenicity and mutagenicity of nickel and nickel compounds. In: Sunderman FW et al. (eds) Nickel in the human environment IARC, Lyon, vol 53

Rigaut JP (1983) Rapport préparatoire sur les criterès de santé pour le nickel. Commission des Communautés Européenes, Luxembourg, Do. CCE/LUC/V/E/24/83

Sundermann FW jr (1984) Recent progress in nickel carcinogenesis. Toxicol Environ Chem 8: 235–252

Vainio H et al. (1985) Data on the carcinogenicity of chemicals in the IARC monographs programme. Carcinogenesis 6: 1953

Zu Nr. 4110

Bösartige Neubildung der Atemwege und der Lunge durch Kokereigase

Merkblatt für die ärztliche Untersuchung

(Bek. des BMA v. 11. Oktober 1989, BABl. 2/1990)

I. Vorkommen und Gefahrenquellen

Man unterscheidet je nach Höhe der einwirkenden Temperaturen die Schwelung (450–700 °C) und die Verkokung (über 700 °C). Die Entgasung der Kohle beginnt bereits vor der Schwelung. Bei 100–350 °C tritt eine „Vorentgasung" ein. Es entweichen Wasserdampf, Sauerstoff, Kohlenmonoxid, Kohlendioxid, Methan und Stickoxide. Bei höheren Temperaturen (bis 500 °C) vollzieht sich die „Hauptentgasung". Hier beginnt die thermische Zersetzung (Pyrolyse), bei der u.a. eine Vielzahl von Kohlenwasserstoffen entsteht, darunter bei höheren Temperaturen auch polyzyklische aromatische Verbindungen (PAH = „polycyclic aromatic hydrocarbons"). In den heute überwiegend eingesetzten Horizontalkammeröfen werden Koksendtemperaturen von 1000°C und mehr erreicht.

Die Gase am Ofenblock stammen aus allen Temperaturbereichen, die bis zu den Höchststufen der Kohleerhitzung durchlaufen werden.

Das bei der Kohleverkokung erzeugte „Rohgas" wird in einem geschlossenen System auf Umgebungstemperatur abgekühlt, gereinigt und als „Stadtgas" (Brenngas) für Verbrennungszwecke abgegeben.

Unter dem Ausdruck „Kokereirohgase" im Sinne dieser Berufskrankheit werden sowohl das so bezeichnete technische Produkt als auch Luftverunreinigungen verstanden, die beim Betreiben der Öfen, insbesondere beim Beschicken und Entladen der Kammern, aber auch aufgrund von Kammerundichtigkeiten am Ofenblock frei werden.

Durch Leckagen aus den Öfen austretende Gase kühlen in der Außenluft rasch ab. Dabei kondensieren die PAH-Gemische. Sie lagern sich weitgehend anderen Schwebstoffpartikeln an.

Gefährdungen ergeben sich für das am Ofenblock und in seiner unmittelbaren Umgebung eingesetzte Personal. Insbesondere gehören hierzu Tätigkeiten als

- Füllwagenführer,
- Einfeger (Deckenmann),
- Steigrohrreiniger,
- Teerschieber,
- Druckmaschinenfahrer,
- Kokskuchenführungswagenfahrer bzw. Koksüberleitungsmaschinist,
- Löschwagenfahrer,
- Türmann,
- Rampenmann.

Mit Gefährdungen ist auch bei der Wartung von Rohgasleitungen zu rechnen, wenn solche Arbeiten regelmäßig durchzuführen sind und die Möglichkeit des Freiwerdens von Gasen besteht.

II. Pathophysiologie

Die Kokereirohgase enthalten eine Reihe krebserzeugender Substanzen. Von besonderer Bedeutung für bösartige Neubildungen der Atemwege und der Lungen sind PAH-Gemische.

Entsprechend ihrem aerodynamischen Durchmesser werden solche Staubarten und Aerosole in verschiedenen Abschnitten der Atemwege deponiert. Es kann zu Kumulationen kommen und damit an solchen Stellen zu länger anhaltenden, auch über die Zeit der Exposition hinausreichender Einwirkungen.

Die tracheobronchialen und lungengängigen Fraktionen können als wesentliche Ursache für Karzinome der tieferen Atemwege und der Lungen angesehen werden. Gröbere Partikel stellen Gefährdungen für die oberen Atemwege dar.

III. Krankheitsbild und Diagnose

Die Atemwegstumoren durch Kokereirohgase unterscheiden sich in Verlauf und Symptomatik nicht von solchen anderer Verursachung. Dies trifft auch für die histologische Differenzierung zu. Die diagnostische Abklärung hat sich zu orientieren an den allgemeinen Regeln zur Erkennung von Atemwegstumoren.

IV. Weitere Hinweise

Die Konzentration und Zusammensetzung von Kokereirohgasen an den einzelnen Arbeitsplätzen von Kokereien sind Schwankungen unterworfen. Sie sind abhängig von der Art der Kohle, der Garungszeit, von Witterungseinflüssen sowie von baulichen Bedingungen. Am ungünstigen sind die Verhältnisse im Sommer und bei Windstille. Auch Überdachungen wirken sich bei ungenügender Belüftung ungünstig aus.

Wegen des langen Intervalls zwischen Beginn der beruflichen Einwirkung und der Tumormanifestation sollten auch ältere, heute nicht mehr gebräuchliche Verfahren der Kohleverkokung Beachtung finden, zumal das Gefährdungspotential dort meist höher einzuschätzen ist als bei den heute gebräuchlichen, in Blöcken zusammengefaßten Horizontalkammeröfen.

Die Tumoren treten im allgemeinen nach mehrjähriger (mindestens 2 Jahre) Exposition gegenüber Kokereirohgasen auf. Bei kürzerer Dauer als 2 Jahre sind an die Intensität der Exposition besonders hohe Anforderungen zu stellen.

Bei der Beurteilung des Risikos sind ggf. langjährige inhalative Rauchgewohnheiten als konkurrierender außerberuflicher Faktor angemessen zu berücksichtigen (Synkanzerogenese).

V. Literatur

Ahland E, Nashan G, Peters W, Weskamp W (1977) Schwelung und Verkokung. In: Falbe J (Hrsg) Chemierohstoffe aus Kohle, Thieme, Stuttgart

Althoff J (1980) The local effects of PAH in the respiratory tract. VDI-Berichte Nr. 358, 323. VDI-Verlag, Düsseldorf

Blome H (1983) Polyzyklische aromatische Kohlenwasserstoffe (PAH) am Arbeitsplatz. BIA-Report 3/83, Hauptverband der gewerblichen Berufsgenossenschaften

Doll R, Vessey MP, Beasley RWR, Buckley AR et al. (1972) Mortality of gasworkers – Final report of a prospective study. Br J Ind Med 29: 394

Hurley JF, Archibald RMCL, Collings PL, Fanning DM, Jacobsen M, Steele RC (1983) The mortality of coke workers in Britain. Am J Ind Med 4: 691

IARC/WHO (1973) Dibenzo(a,h)pyrene in certain polycyclic aromatic hydrocarbons and heterocyclic compounds. IARC Monographs on the Evaluation of Carcinogenic Risk of Chemicals to Man. International Agency for Research on Cancer, Lyon, vol 3

IARC/WHO (1984) Polynuclear aromatic compounds, part 3: Industrial exposures in aluminium production, coal gasification, coke production and iron and steel Founding. Monographs on the Evalution of Carcinogenic Risk of Chemicals to Man. International Agency for Research on Cancer, Lyon, vol 34

IARC/WHO (1985) Polynuclear aromatic compounds, part. 4: Bitumens, coal-tars and derived products, shaleoils and soots. Monographs on the Evaluation of Carcinogenic Risk of Chemicals to Man. Internat. Agency for Research on Cancer, Lyon, vol 35

Lloyd JW (1980) Problems of lung cancer mortality in the steelworkers. VDI-Berichte Nr. 358, 237. VDI-Verlag, Düsseldorf

Manz A, Berger J, Waltsgott H (1983) Zur Frage des Berufskrebses bei Beschäftigten der Gasindustrie; Cohortenstudie. Bundesanstalt für Arbeitsschutz und Unfallforschung, Dortmund, Forschungsbericht Nr. 352. Wirtschaftsverlag NW, Bremerhaven

Masek V (1974) 3,4-Benzpyren in lungengängigen und nicht lungengängigen Teilen des Flugstaubes von Kokereien. Zbl Arbeitsmed 24: 213

TRGS 102 (1989) TRK-Wert für Benzo(a)pyren. BArbBl. 3/89: 84

Wargenau M (1984) Inhaltliche und methodische Aspekte bei der Bestimmung des Berufsrisikos. Dissertation, Universität Dortmund

VI. Haftungsbegründende Kausalität

Die wesentliche auf den kokreten Arbeitsplatz bezogene Bedingung für die Erkrankung ist hier die intensive langjährige Exposition gegenüber den bei der Verkokung von Kohle auftretenden Gasen.

Man ist sich heute weitgehend einig, daß mit dem Auftreten bestimmter polyzyklischer aromatischer Kohlenwasserstoffe im wesentlichen das krebserzeugende Potential von Teerstoffen bestimmt wird. Bedeutung haben in dieser Hinsicht neben dem Benzo(a)pyren vor allem

Chrysen und Benzofluoranthen. Benzanthracen, Phenanthren, Pyren und Perylen stehen als Karzinogene in Verdacht.

Als Ursache des Bronchialkarzinoms wird die Einwirkung von Dämpfen angesehen, die durch Ofenundichtigkeiten der Koksofenbatterien bei der Erhitzung auf ca. 1200 °C entweichen. Raumluftmessungen auf der Ofendecke von Kokereien haben ergeben, daß hier Benzo(a)pyren-Konzentrationen bis zu 33 000 ng/m^3 auftreten (Blome, Polyzyklische aromatische Kohlenwasserstoffe [PAH] am Arbeitsplatz, BiA-Report 3/83, Hauptverband der gewerblichen BGen 1983). Durch andere Meßergebnisse [Manz et al., Forschungsbericht BMFT-HA Nr. 81–020 (1981)] am Ofenblock einer Kokerei wurden sogar Benzo(a)pyren-Werte bis zu 158 000 ng/m^{3}nachgewiesen.

Der das Bundesministerium für Arbeit und Sozialordnung medizinisch-wissenschaftlich beratende Ärztliche Sachverständigenbeirat hat es offengelassen, welche der in Kokereirohgasen enthaltenen karzinogen wirkenden Substanzen nach gegenwärtigem Wissenstand allein oder im Zusammenwirken als wesentliche Ursache für die Entstehung der Tumoren anzusehen sind (Bundesrats-Drucksache 33/88, S. 7 zu Art. 1 Nr. 5 – zu 4110).

Deshalb wurden auch nicht aufgenommen durch **Teerdämpfe oder Teerstäube** verursachte bösartige Neubildungen der **Atemwege** oder der **Speiseröhre** (LSG Baden-Württemberg, 23. 02. 1989, HV-Info 9/1989, 704; sowie HV-Info 11/1989, 871; a. A. noch LSG Rheinland-Pfalz, 21. 06. 1978, Breith. 1978, 1030). Insoweit wäre bei Vorliegen aller sonstigen Voraussetzungen der Weg über § 551 Abs. 2 RVO offen. Das BSG hat eine Entschädigung bei einem Speiseröhrenkarzinom verneint, weil weder bei der Gruppe der Kokereiarbeiter noch bei jener der Straßenbauarbeiter ausreichende Erkenntnisse der medizinischen Wissenschaft darüber vorliegen, ob bei den Angehörigen der jeweiligen Gruppe im Rahmen der versicherten Tätigkeit Speiseröhrenkarzinome häufiger auftreten als bei der übrigen Bevölkerung (BSG, 24. 01. 1990, HV-Info 10/1990, 793). Mit gleicher Erkenntnis wurde die Entschädigung bei einem Bronchialkarzinom eines Straßenbauarbeiters verneint (BSG, 12. 06. 1990, HV-Info 24/1990, 2085).

Beschrieben wurden bislang nur Karzinome, diese allerdings mit histologisch verschiedenartigen Ausdifferenzierungen.

Die Tumoren können in allen Abschnitten der Atemwege (einschließlich der Lungen) auftreten. Da die bei der Kohledestillation gewöhnlich vorhandenen besonderen klimatischen Bedingungen (Hitze, Staub, Reizstoffe) häufig zu Mundatmung veranlassen, kann auch die Mundhöhle betroffen sein.

Expositionszeit: zwischen 2 und 50 (durchschnittlich 19) Jahren, möglich auch auch unter 2 Jahre.

Latenzzeit: zwischen 2 und 63 (durchschnittlich 31) Jahren (Man, ASP 1988, 145).

Zu Nr. 4201

Exogen-allergische Alveolitis

Merkblatt für die ärztliche Untersuchung

(Bek. des BMA v. 16. August 1989, BABl. 11/1989)

Exogen-allergische Alveolitiden (synonym: Hypersensitivitäts-Pneumonitiden) sind akute, subakute und chronische Lungenentzündungen, die durch eingeatmete Antigene verursacht werden und zur Lungenfibrose neigen. Hierzu gehören die Farmerlunge, die Vogelhalterlunge und die Befeuchterlunge sowie eine Reihe seltener beobachteter Erkrankungen.

I. Vorkommen und Gefahrenquellen

Die Farmerlunge tritt bevorzugt in regenreichen Gebieten (Alpenrand, Küstengebiete) während der Spätherbst-, Winter- und Frühjahrsmonate auf. Gefährdet sind vor allem Personen, die bei landwirtschaftlichen Arbeiten den Staub von verschimmelten Futter- und Einstreumitteln (Heu, Stroh u. a.) einatmen. Der Staub, der sich bei der Geflügelhaltung oder Weiterverarbeitung der Federn entwickelt, kann eine Vogelhalterlunge hervorrufen. Die Befeuchterlunge wird vorwiegend in Druckereibetrieben, vereinzelt auch in vollklimatisierten Arbeitsräumen beobachtet.

Seltene berufliche Gefahrenquellen entstehen u. a. durch:

- Züchtung von Speisepilzen (Pilzarbeiterlunge),
- Malzgewinnung während älterer Brauereiverfahren (Malzarbeiterlunge),
- Herstellung und Lagerhaltung von Käse,
- Schälarbeiten an Holzstämmen und Kontakt zu Sägemehl,
- Schleifen von Perlmutt,
- Verwendung von Isocyanaten zur Herstellung von Polyurethanen, Lacken und Klebstoffen,
- Einsatz von Phthalsäure- und Trimellithanhydrid für die Produktion von Epoxidharzen und als Weichmacher,
- Lagerung von Obst,
- Rösten von Kaffee,
- Verarbeiten getrockneter Tabakblätter.

II. Pathophysiologie

Ursächlich wirken sensibilisierende organische Materialien vor allem aus Sporen von thermophilen Actinomyceten, Aspergillen und anderen Schimmelpilzen, ferner Bestandteile von Vogelfedern (Einfettsekrete?) und Proteine von Insekten und Schalentieren. Mit der Entdekkung weiterer gefährdender Stäube muß gerechnet werden.

Nach Einatmung der unterschiedlichen Antigene entwickelt sich bei entsprechender Disposition im Alveolarbereich ein allergisches Geschehen, wahrscheinlich überwiegend nach Typ III der Immunologicklassifikation. Letztlich liegt eine Entzündung durch Freisetzung intrazellulärer Mediatorsubstanzen vor, die von Immunkomplexen oder direkt von den durch Antigene sensibilisierten T-Suppressor-Lymphozyten stammen. Die Immunkomplexe entstehen durch Reaktion der nach früheren Kontakten im Serum zirkulierenden IgG-Antikörper mit den erneut inhalierten Antigenen in der Lunge. Auch kann eine Aktivierung des Komplementsystems auf dem alternativen Weg unter Komplementverbrauch mit verzögerter Reizantwort nach Art des Arthus-Phänomens zustande kommen.

III. Krankheitsbild und Diagnose

Die Erkrankung entwickelt sich oft erst nach jahrzehntelanger Exposition. Man kann – allerdings ohne scharfe Abgrenzung – einen akuten, einen subakuten und einen chronischen Krankheitsverlauf unterscheiden. In typischen Fällen beginnt die exogen-allergische Alveolitis mehrere Stunden nach meist massiver Staubeinwirkung (z. B. Stallarbeiten) mit dem klinischen Bild einer Pneumonie (Farmer-, Vogelhalterlunge). Nach prothahierter Einatmung des Antigens finden sich auch subakut oder chronisch zunehmende Krankheitserscheinungen (z. B. Befeuchterlunge).

Es treten Atemnot, Husten ohne wesentlichen Auswurf, Engegefühl im Brustkorb, Abgeschlagenheit und klassischerweise akutes Fieber mit Frösteln und Gliederschmerzen auf. Auskultatorisch finden sich basal und in den Mittelfeldern ohrnahe fein- bis mittelblasige Rasselgeräusche.

Funktionell handelt es sich zunächst um eine restriktive Ventilationsstörung und um eine pulmonale Diffusionsstörung. In der Folge stellen sich auch Appetitlosigkeit und Gewichtsabnahme ein. Die einzelnen Krankheitsschübe können folgenlos ausheilen oder zu fortschreitender Lungenfibrose führen.

Röntgenologisch sieht man im akuten Stadium Zeichen eines interstitiellen und alveolären Ödems, nicht selten auch feinere und gröbere, zur Konfluenz neigende Fleckschatten, meist hilusnah und in den Unterfeldern. Bisweilen treten erst Tage nach der Exposition punktförmige Verschattungen auf, deren Streuung so dicht sein kann, daß sie dem bloßen Auge als milchig-glasige Trübungszonen erscheinen. Die Fibrose des chronischen Stadiums stellt sich durch streifige, retikuläre, später auch zystische Strukturen mit zirrhotischen und emphysematösen Veränderungen dar.

Funktionell handelt es sich um eine restriktive Ventilationsstörung (Verminderung der Vitalkapazität) und pulmonale Diffusionsstörung (Verminderung des CO-Transferfaktors, Abfall des O_2-Partialdrucks im arteriellen Blut nach Ergometerbelastung). Eine Bronchialobstruktion gehört primär nicht zum Krankheitsbild, sie kann sich aber schleichend früher oder später einstellen, in aller Regel erst nach Durchlaufen rezidivierender, akuter Krankheitsschübe.

Unter den Laborbefunden tritt häufig eine Vermehrung der Gammaglobuline im Serum hervor. Mit immunologischen Untersuchungen (Doppelimmundiffusion nach Ouchterlony, ELISA; Radioimmunoassays, Immunoblotverfahren usw.) können häufig im Serum IgG-Antikörper (z.B. gegen thermophile Actinomyceten, Aspergillen und Schimmelpilze, Extrakt aus arbeitsplatzbezogenem, verschimmeltem Heu) festgestellt werden. Diese sind jedoch für die Diagnose nur bedingt aussagekräftig, da einerseits ein derartiger Nachweis auch an über 20% von gesunden exponierten Personen gelingt und andererseits eine exogen-allergische Alveolitis auch durch direkte Antigenwirkung ohne Bildung von IgG-Antikörpern entstehen kann. In der bronchoalveolaren Lavage findet sich in der Regel eine Vermehrung der Lymphozyten mit einem erhöhten Anteil der T-Suppressorzellen. In der akuten Phase herrscht typischerweise eine Granulozytose vor.

Das histologische Bild ist gekennzeichnet durch eine diffuse, oft peribroncholär betonte, interstitiell-entzündliche Rundzellinfiltration mit Granulomen aus epitheloiden sowie Fremdkörperriesenzellen mit Lymphozytensaum. Die Spätphase mit der chronischen interstitiellen Lungenfibrose ist weder makroskopisch noch mikroskopisch krankheitsspezifisch und kann von anderen Formen der fortgeschrittenen Lungenfibrose nicht unterschieden werden.

IV. Weitere Hinweise

Die Erhebung einer eingehenden Arbeitsanamnese mit dem verzögerten, 4–6 h nach Exposition auftretenden, akuten Krankheitsbild ist besonders wichtig. Gelegentlich ist zur Diagnose von schleichenden chronischen Verläufen sowie von Spätstadien mit ausgeprägter, uncharakteristischer Lungenfibrose ein arbeitsplatzbezogener inhalativer Provokationstest hilfreich. Er bedarf stets einer strengen Indikationsstellung und sollte besonders erfahrenen Untersuchern vorbehalten bleiben. Bei positivem Ausfall treten nach 4–6 h nicht nur systemische Reaktionen (Anstieg der Körpertempreatur und der Leukozyten im peripheren Blut, Engegefühl im Brustkorb, Gliederschmerzen), sondern auch ein erheblicher Abfall der Vital- und Diffusionskapazität sowie des arteriellen O_2-Partialdrucks, aber keine wesentliche Erhöhung des Atemwegwiderstandes auf. Ferner können feinblasig klingende Rasselgeräusche und röntgenologisch wahrnehmbare Veränderungen beobachtet werden.

Differentialdiagnostsich müssen vor allem eine Sarkoidose, die sogenannte idiopathische, fibrosierende Alveolitis (z.B. Haman-Rich-Syndrom) und Lungenfibrosen anderer Genese, abgegrenzt werden. Die Sarkoidose neigt in ihren Frühstadien abweichend von der exogen-allergischen Alveolitis zur deutlichen Vergrößerung der Hiluslymphknoten und zu einem bilateralen, spiegelbildlichen Röntgenbefund. Sie bewirkt eine Vermehrung der T-Helferlymphozyten im Alveolarraum, die in der Spülflüssigkeit nachgewiesen werden kann. Der Krankheitsprozeß einer idiopathischen, fibrosierenden Alveolitis ist gekennzeichnet durch eine anhaltende Vermehrung der Granulozyten in der bronchoalveolären Lavage.

Seltene, möglicherweise berufsbedingte exogen-allergische Alveolitiden (eaA; nach Fruhmann, ASP 1988, 109, 113)

Erkrankung an bzw. eaA durch:	Berufliche Exposition (Berufszweig u. a.)	Antigen	Bemerkungen zur Klinik
Isocyanatlunge	Herstellung von Polyurethanen, 2-Komponenten-Lacken und Klebern	Isocyanate	Überwiegend Typ-I-Allergie; klinische Lungenbeteiligung in Einzelfällen beschrieben
Proteasenlunge	Waschmittel- und pharmazeutische Industrie	Subtilisin, Papain, Pankreatin?	Kombiniert mit Typ-I-Allergie
Tabak-arbeiterlunge	Transport und Verarbeiten der getrockneten Tabakblätter		In Finnland 1984 erneut beschrieben; blande Verläufe?
Schimmelpilz-sporen	Blumenerde, Abwasserdrainagen, Sauna	Cephalosporium, u. a. Schimmelpilze	
Kaffee-arbeiterlunge	Kaffeerösterei	In grünen Kaffeebohnen?	Bronchopulmonale Symptome, keine sicheren Alveolitiden
Polymeren-kunststofflunge	Staub von Polymeren, Haarspray (Pyrrolidin), Erhitzen von PVC-Folien bei Verpackung	Antigenwirkung nicht gesichert; bronchitische Symptomatik, abzugrenzen von akutem, toxischem Polymerenfieber	Fremdkörperspeicherung mit intrapulmonalen Granulomen, bronchitische Symptomatik, Typ eaA umstritten, wahrscheinlich „Speicherkrankheit" ohne wesentliche Antigenwirkung
Phthalsäure- und Trimellitsäure-anhydrid	Herstellung von Epoxidharzen, Weichmachern		Einzelfälle beschrieben mit Lungenfibrose
Perlmutlunge (Baur et al. 1986)	Schmuckindustrie, Verarbeitung von Perlmutt	Hornstoffverwandte Conchagene	Subchronischer Verlauf während der Exposition
Spätleselunge	Weinbau	Botrytis cinerea	Einzelbeobachtung mit Lungenfibrose
Obstbauernlunge (Kroidl et al. 1986)	Lagerhallen für Äpfel	Schimmelpilze, Aspergillen	Einzelbeschreibung, passagere Reaktionen
Kupfersulfatlunge	Weinbau		Überwiegend toxische Reaktion?
Strohdachlunge	Strohdächer von Eingeborenen	In getrocknetem Gras und Laub, Sacharomonospora viridis	Beschrieben in Neu-Guinea
Paprikaspalter-lunge	Heimarbeiter	Mucor stolonifer, Capsaicin	Historisch?

Krankheitsbild

Die Symptomatik umfaßt Fieberschübe, Schüttelfrost, Husten und Dyspnoe. Diese Erscheinungen manifestieren sich meist abends oder nachts, d. h. mehrere Stunden nach Allergeninhalation. Auskultatorisch bestehen feinblasige Rasselgeräusche über allen Lungenpartien. Die Röntgenaufnahme des Thorax läßt eine symmetrische Verschleierung erkennen.

Akute, subakute Form:

BG-Vorsorgemaßnahmen nach § 3 BeKV; Anerkennung als BK „dem Grunde nach"	Rezidivierende, pneumonische (akute) Form oder grippeähnliche (subakute) Form. Symptomatik mit unterschiedlich starken Allgemeinbeschwerden 4–6 h nach Antigenkontakt. Röntgenologischer Befund: passager feinfleckigmiliar, kleinflächig
Daraus kann sich entwickeln	
Chronische Form:	Lungenfibrose
BK mit MdE	Röntgenologischer Befund: unregelmäßig streifig, netzig; Lungenfunktion: Diffusionsstörung, restriktive Ventilationsstörung, in ca. 80 % der Fälle Nachweis von Antikörpern im Serum
Komplikationen	(Obstruktive) Bronchiolitis, respiratorische Insuffizienz, Cor pulmonale

V. Literatur

Baur X, Behr J, Dewair M et al. (1988) Humidifier lung and humidifier fever. Lung 166: 113

Baur X, Dewair M, Römmelt H (1984) Acute airway obstruction followed by hypersensitivity pneumonitis in an isocyanate (MDI) worker. J Occup Med 26: 285

Fruhmann G (1988) Berufsbedingte exogen-allergische Alveolitiden. Arbeitsmed Sozialmed Präventivmed 23: 109

Fruhmann G (1976) Pneumokoniosen durch Inhalation organischer Stäube. In: Ulmer WT, Reichel G (Hrsg) Pneumokoniosen. Handbuch der inneren Medizin, Bd 4/1. Springer, Berlin Heidelberg New York, S 543

de Haller R, Suter F (1974) (edit) Aspergillosis und farmer's lung in man and animal. Huber, Bern Stuttgart Wien

Kentner M, Hartung M (1983) Beruflich verursachte exogen-allergische Alveolitiden – Probleme der Diagnostik und Begutachtung. Zbl Arbeitsmed 33: 102

Reynolds HY (1986) Concepts of pathogenesis and lung reactivity in hypersensitivity pneumonitis. Ann NY Acad Sci 465: 287

Sennekamp HJ (1984) Exogen-allergische Alveolitis und allergische bronchopulmonale Mykosen. Thieme, Stuttgart

Sennekamp HJ (1989) Exogen-allergische Alveolitis. In: Konietzko J, Dupuis H (Hrsg) Handbuch der Arbeitsmedizin, Kap. IV – 5.3.2. ecomed, Landsberg München Zürich

Vogelmeier C, Baur X, König G, Mauermayer R, Fruhmann G (1988) Der Heustaub-Expositionstest für die Diagnostik der Farmerlunge: Staubmessungen und Testungen von Kontrollpersonen. Prax Klin Pneumol 42: 749

Weiss W, Baur X, Vogelmeier C (1987) Serologische Diagnostik der Farmerlunge mittels partiell gereinigter Antigene von Micropolyspora faeni. Prax Klin Pneumol 41: 1009

Woitowitz HJ (1985) Farmer-(Drescher-)Lunge. In: Valentin H, Lehnert G, Petry H, Weber G, Wittgens H, Woitowitz HJ (Hrsg) Arbeitsmedizin, Bd. 2: Berufskrankheiten, 3. Aufl. Thieme, Stuttgart New York, S 275–281

Zu Nr. 4202

Erkrankungen der tieferen Atemwege und der Lungen durch Rohbaumwoll-, Rohflachs- oder Rohhanfstaub (Byssinose)

Merkblatt für die ärztliche Untersuchung

(Bek. des BMA v. 16. August 1989, BABl. 11/1989)

Die Byssinose ist eine Bronchial-Lungen-Erkrankung, die durch die Einatmung von Stäuben mit Pflanzenteilen auftritt, wie sie bei der Produktion von Textilien aus Rohbaumwolle, Rohflachs oder Rohhanf entstehen. Sie entwickelt sich erst nach mehrjähriger Exposition.

I. Vorkommen und Gefährdung

Gefährdet sind Personen, die in Vorreinigungsbereichen (Mischräumen, Putzereien, Batteur- und besonders Kardenräumen) von Baumwoll- oder Flachsspinnereien (Hechelräumen) oder mit der Zubereitung (z.B. Ausklopfen) von verrotteten Hanfpflanzen (Cannabis sativa) beschäftigt sind. Sehr selten wird die Byssinose auch in den Spinnereiräumen angetroffen.

II. Pathophysiologie

Der Staub von ungereinigter Rohbaumwolle, Rohflachs oder verrotteten Hanfpflanzen, der durch Inhalation in die tieferen Atemwege und in die Lungen gelangt, enthält verschiedene Pflanzenteile, z.B. Stengel, Blätter und Samenhüllblätter der Baumwollpflanze. Darin, nicht aber in den zu verarbeitenden Fasern selbst, konnte ein toxisch wirksames Potential nachgewiesen werden, das möglicherweise von polyphenolischen Gerbsäuren herrührt, die kontrahierend auf die glatte Muskulatur wirken. Die frühere Vorstellung, daß durch einen pflanzlichen Liberator aus menschlichen Körperzellen ein Vielfaches von genuin enthaltenen kreislaufaktiven Stoffen freigesetzt wird, sofern die Speicher nach Arbeitspausen wieder aufgefüllt worden sind, würde zwar die klinische Symptomatik (Montagssymptomatik) gut erklären, erscheint aber aufgrund unseres heutigen Wissens zu vereinfacht. Eine vermehrte Ausscheidung von Histaminmetaboliten wurde beispielsweise bei Personen beobachtet, deren respiratorische Sekundenkapazität nach Inhalation von Hanfstaub überdurchschnittlich stark abgenommen hat. Im wäßrigen Extrakt von Baumwollstaub hat man nach Elimination mikrobieller Verunreingigungen auch Proeasen und Elastasen gefunden, die möglicherweise bronchokonstriktive Stoffe sowie Kallikrein und Bradykinin aktivieren. In vitro konnte nachgewiesen werden, daß ein Extrakt von Samendeckblättern der Baumwollpflanze Substanzen enthält, die den Stoffwechsel der Arachidonsäure zur Freisetzung von Metaboliten (Leukotrienen, Thromboxan A_2, 5-Hydroxytryptamin) anregen. Auch Endotoxine aus gramnegativen Bakterien im Baumwollstaub werden als Krankheitsursache diskutiert.

Eine pathogenetische Bedeutung immunologischer Faktoren war bisher nicht nachweisbar. Die Gründe für die oft langjährige Latenz zwischen dem Beginn der Exposition und dem Auftreten der Beschwerden sind noch nicht geklärt.

III. Krankheitsbild und Diagnose

Am ersten Arbeitstag im Anschluß an eine mindestens ein- bis zweitägige Arbeitspause (Wochenende, Urlaub) entwickelt sich nach mehrstündiger Staubexposition die sog. Montagssymptomatik. Sie besteht in Atemnot (Dyspnoe), Engegefühl in der Brust bei der Atmung, Hitzegefühl und allgemeiner Abgeschlagenheit. Sie hält mehrere Stunden nach Arbeitsende noch an. Ein Anstieg der Körpertemperatur ist nicht charakteristisch. Eine funktionsanalytisch nachweisbare Bronchialobstruktion während der Arbeitsschicht ist für Byssinose nicht beweisend.

Im Stadium I der Byssinose dauern diese Beschwerden nur den ersten Arbeitstag über an, während sie im Stadium II bis zur Mitte der Arbeitswoche anhalten. Diese beiden Stadien sind nach Wegfall der Exposition reversibel.

Im Stadium III, das sich selten und erst nach jahrzehntelanger Exposition aus den vorhergehenden Stadien entwickelt, besteht ein unspezifisches chronisch-respiratorisches Syndrom mit anhaltender Kurzatmigkeit, Husten und Auswurf. Klinisch und funktionell findet sich in diesem Stadium eine chronische obstruktive Bronchitis, die durch Lungenemphysem und Hypertrophie des rechten Herzens kompliziert sein kann.

Ein für die Byssinose charakteristisches Röntgenbild gibt es ebensowenig wie einen spezifischen Hauttest oder typische immunserologische Befunde. Auch pathologisch-anatomisch findet sich kein krankheitsspezifisches Bild. Der inhalative Provokationstest mit Baumwollstaubextrakten liefert keine differentialdiagnostisch verwertbaren Ergebnisse.

IV. Weitere Hinweise

Wesentliche Voraussetzung ist die gezielte Erhebung der Krankheits- und Arbeitsanamnese. Besondere Beachtung verdient dabei die Schilderung des Beginns der Beschwerden mit der typischen „Montagssymptomatik". Diese Symptomatik erleichtert zugleich die Abgrenzung gegen das allergische Asthma bronchiale. Im Gegensatz hierzu tritt bei der Byssinose, zumindest in den Frühstadien, auch unter Fortdauer der Exposition im Verlauf der Arbeitswoche eine Verminderung der Beschwerden ein.

Chronische Bronchitis, Lungenemphysem und Hypertrophie des rechten Herzens sind häufig anderweitig verursacht. Die Frage des ursächlichen Zusammenhangs mit der spezifischen Exposition ist sorgfältig zu prüfen.

Mit einer ständigen Beeinträchtigung der allgemeinen körperlichen Leistungsfähigkeit ist in der Regel erst im Stadium III der Byssinose zu rechnen. Untersuchungen der Atmungs- und der Herz-Kreislauf-Funktionen, u.a. zum Nachweis restriktiver oder obstruktiver Ventilationsstörungen sowie des chronischen Cor pulmonale, sind erforderlich und bilden im allgemeinen eine ausreichende Grundlage für die Beurteilung.

V. Literatur

Bouhuys A, Barbero A, Lindell SE, Roach SA, Schilling RSF (1967) Byssinosis in hemp workers. Arch Environ Health 14: 553

Committee on Byssinosis (1982) Byssinosis: Clinical and research issues. National Academy Press, Washington DC

Fruhmann G, Barth M, Schmidt J, Antweiler H (1971) Byssinose in Süddeutschland. MMW 113: 209

Fruhmann G (1976) Pneumokoniosen durch Inhalation organischer Stäube. In: Ulmer WT, Reichel G (Hrsg) Pneumokoniosen. Handbuch der inneren Medizin, Bd 4/1. Heidelberg New York, S 545

Fruhmann G (1983) Die Byssinose. Kurzfassung des heutigen Erkenntnisstandes. Atemwegs- und Lungekrankheiten 9: 367

Fruhmann G (1989) Byssinose. In: Konietzko J, Dupuis H (Hrsg) Handbuch der Arbeitsmedizin, Kap. IV – 5.3.1. ecomed. Landsberg München Zürich

Woitowitz HJ (1986) Erkrankungen der tieferen Atemwege und der Lungen durch Rohbaumwoll- oder Flachsstaub (Byssinose). In: Valentin H, Lehnert G, Petry H, Weber G, Wittgens H, Woitowitz HJ (Hrsg) Arbeitsmedizin, Bd. 2: Berufskrankheiten, 3. Aufl. Thieme, Stuttgart New York, S 281–285

Zu Nr. 4203

Adenokarzinome der Nasenhaupt- und Nasennebenhöhlen durch Stäube von Eichen- oder Buchenholz

Merkblatt für die ärztliche Untersuchung

(Bek. des BMA v. 11. Oktober 1989, BABl. 2/1990)

I. Vorkommen und Gefahrenquellen

Arbeitsplätze, an denen Eichen- oder Buchenholz verarbeitet wird, sind sowohl im industriellen als auch im handwerklichen Bereich anzutreffen. Vor allem bei maschinellen Bearbeitungsvorgängen dieser Hölzer ist mit einer Staubexposition zu rechnen. Als gefährdete Berufsgruppen sind insbesondere zu nennen; Bau- und Möbelschreiner, Parkettleger, Küfer, Stellmacher. Diese Tätigkeiten sind dadurch gekennzeichnet, daß der Anteil von Eichen- oder Buchenholz unter den verwendeten Hölzern überdurchschnittlich hoch ist; außerdem waren zumindest in der Vergangenheit in diesen Bereichen hohe Staubbelastungen festzustellen.

II. Pathophysiologie

Das kanzerogene Prinzip der Eichen- und Buchenholzstäube ist bislang nicht bekannt. Die Frage, ob der Eichen- oder Buchenholzstaub per se kanzerogen ist oder die Krebsentstehung beispielsweise auf Chemikalien für die Holzbe- und -verarbeitung zurückzuführen ist, ist noch Gegenstand der Forschung. Rhinologische Untersuchungsergebnisse sprechen dafür, daß der Tumor bevorzugt seinen Ausgang von der mittleren Nasenmuschel nimmt. Diese Region der Nasenhaupt- und Nasennebenhöhlen entspricht dem Schleimhautareal, wo aufgrund der aerodynamischen Verhältnisse die meiste Staubablagerung nachzuweisen ist. Durch eine chronische Staubbelastung der Nasenschleimhaut kann der Selbstreinigungsmechanismus der Nase gestört werden, woraus eine längere Verweildauer des deponierten Holzstaubes resultiert. Dadurch wird die Kontaktzeit mit dem kanzerogenen Arbeitsstoff verlängert.

III. Krankheitsbild und Diagnose

Häufiges Erstsymptom des Adenokarzinoms der Nasenhaupt- und Nasennebenhöhlen ist eine behinderte Nasenatmung. Chronischer blutig tingierter Schnupfen und Nasenbluten können hinzutreten. In fortgeschrittenen Stadien klagen die Patienten aufgrund des raumfordernden Prozesses auch über Kopfschmerzen. Doppelbilder können als Folge von Augenmotilitätsstörungen auftreten.

Das Adenokarzinom der Nasenhaupt- und Nasennebenhöhlen ist gewöhnlich ein lokal begrenzter Tumor, der langsam infiltrierend wächst und sich im Bereich der Nasennebenhöhlen, der Augenhöhlen und der Schädelbasis ausbreiten kann. Fernmetastasen werden selten beobachtet. Die Diagnose sollte histologisch gesichert sein: Rezidivtumoren werden häufig beobachtet, wodurch die prognostische Einschätzung des Leidens erschwert wird.

IV. Weitere Hinweise

Adenokarzinome der Nasenhaupt- und Nasennebenhöhlen sind relativ seltene Tumoren und können auch ohne berufliche Eichen- oder Buchenholzstaubexposition auftreten, was bei rund einem Drittel aller Patienten mit Adenokarzinom der Nase der Fall ist.

V. Literatur

Acheson ED, Cowdell RH, Rang EH (1981) Nasal cancer in England and Wales: An occupational survey. Br J Ind Med 38: 218–224

Grimm HG, Hartung M, Valentin H, Wolf J (1984) Über das Vorkommen von Adenokarzinomen der Nasenhaupt- und Nasennebenhöhlen bei Holzarbeiten. Arbeitsmed Sozialmed Präventivmed, Sonderheft 4

Hadfield EH, Mac Beth RG (1965) Malignant disease of the paranasal sinuses. J Laryngol 79: 592–612

Hartung M (1985) Adenokarzinom der Nase als Folge einer beruflichen Holzstaub-Exposition. Pathologe 6: 13–15

Kleinsasser O, Schroeder HG (1988) Adenocarcinomas of the inner nose after exposure to wood dust – Morphological findings and relationsships between histopathology and clinical behavior in 79 cases. Arch Otorhinolaryngol 245: 1–15

Kleinsasser O, Schroeder HG, Wolf J (1987) Adenokarzinome der inneren Nase nach Holzstaubexposition – Vorsorgemaßnahmen und Frühdiagnose. Arbeitsmed Sozialmed Präventivmed 22: 70–77

Martin EP (1987) Das Auftreten maligner Tumoren in der inneren Nase unter besonderer Berücksichtigung von Arbeit und Beruf. Eine Auswertung von 163 Fällen aus den Jahren 1972–1984. Inauguraldissertation, Universität Erlangen

Zu Nr. 4301 und 4302

(Bekanntm. des BMA vom 10. Juli 1979 in BArbBl. 1979, S. 69, 73)

Der Begriff „obstruktive Atemwegskrankungen“ umfaßt verschiedene akute und chronische Krankheitsbilder. Sie sind in der Bevölkerung weit verbreitet und nur zu einem Teil durch Arbeitsstoffe bedingt.

Eine Unterteilung kann nach der Krankheitsursache erfolgen. Ätiologisch sind zu unterscheiden: die obstruktiven Atemwegserkrankungen aus allergischer Ursache (BK Nr. 4301) und die durch chemische Stoffe irritativ oder toxisch verursachten obstruktiven Atemwegserkrankungen (BK Nr. 4302).

Zu Nr. 4301

Durch allergisierende Stoffe verursachte obstruktive Atemwegserkrankungen, die zur Unterlassung aller Tätigkeiten gezwungen haben, die für die Entstehung, die Verschlimmerung oder das Wiederaufleben der Krankheit ursächlich waren oder sein können

I. Gefahrenquellen

Berufliche Allergene sind Arbeitsstoffe mit allergisierender Potenz. Sie kommen an den verschiedenen Arbeitsplätzen vor. Meist handelt es sich um einatembare Stoffe pflanzlicher oder tierischer Herkunft. Bekannte Gefahrenquellen sind beispielsweise die Exposition gegenüber folgenden Allergenen:

Pflanzliche Allergene

Z.B. Staub von Mehl und Kleie aus Getreide, Stäube verschiedener Holzarten, Rizinusbohnenstaub, Rohkaffeebohnenstaub, Kakaobohnenstaub, Lykopodiumstaub, algenhaltige Aerosole, z.B. aus Luftbefeuchtungsgeräten, Schalenstaub und Saft der Zwiebeln von Narzissen und Tulpen, Futtermittelstaub wie von Luzerne, Staub von Jute, Kapok.

Tierische Allergene

Z. B. Insektenstaub, Federnstaub, Haarstaub, Rohseidenstaub, Perlmutterstaub, Ascarisgeruchsstoffe.

Sonstige Allergene

Daneben kommen zahlreiche weitere Arbeitsstoffe, z. B. auch Arzneimittel wie Antibiotika, Sulfonamide, Salvarsan, ferner auch Proteasen oder p-Phenylendiamin (Ursol) als berufliche Inhalationsallergene in Betracht.

II. Pathophysiologie

Haupteintrittspforte beruflicher Inhalationsallergene in den Organismus ist das Atemorgan. In Abhängigkeit von der allergenen Potenz des Arbeitsstoffes sowie der Dauer, Häufigkeit und Konzentration des inhalativen Allergeneinstromes können disponierte Personen Antikörper, z. B. Immunglobulin E, bilden. Eine derartige substratspezifische Sensibilisierung führt nach erneutem inhalativem Kontakt zu einer Antigen-Antikörper-Reaktion.

Am Arbeitsplatz herrschen Allergien vom Sofortreaktionstyp (Typ I nach Coombs u. Gell) vor. Hierbei kommt es zur Freisetzung verschiedener Mediatorsubstanzen. Sie üben speziell über bestimmte Rezeptoren des autonomen Nervensystems eine bronchokonstriktorische Wirkung aus. Als Leitsymptom resultiert die akut-intermittierende obstruktive Ventilationsstörung, vor allem infolge des funktionellen Bronchiolospasmus. Eine damit einhergehende akute Lungenüberblähung (akutes Volumen pulmonum acutum) wird beobachtet. Als Kennzeichen des Sofortreaktionstyps ist das klinische und pathophysiologische Erscheinungsbild in den ersten 60 min nach inhalativer Auslösung des allergischen Schockfragments am stärksten ausgeprägt. Die allergisch verursachte akute obstruktive Atemwegserkrankung ist in der Regel nach etwa 4 Stunden spontan, d. h. auch ohne Behandlung, abgeklungen.

Seltener kommt ein verzögerter Reaktionstyp (Typ III) der obstruktiven Atemwegserkrankung vor. Die obstruktive Ventilationsstörung setzt meist 4–36 h nach der Allergeninhalation ein. Hierbei können präzipitierende Antikörper, z. B. Immunglobulin G, unter Bildung von Immunkomplexen bronchokonstriktorisch wirken. Der weitere Verlauf kann durch diffuse fibrotische Gewebereaktion im Sinne einer „allergischen Alveolitis" gekennzeichnet sein.

III. Krankheitsbild und Diagnose

Die durch allergisierende Arbeitsstoffe verursachten obstruktiven Atemwegserkrankungen vom Soforttyp verlaufen häufig in 3 Stadien:

Anfangsstadium

Es beginnt häufig mit Reizerscheinungen der Augenbindehäute und insbesondere im Bereich der Atemwege als allergische Rhinopathie. Kennzeichen sind: Augenbrennen, vor allem aber zahlreich aufeinandefolgendes Niesen, wäßriges Nasensekret und Verlegung der Nasenatmung. Niessalven und Fließschnupfen folgen der Allergenexposition zeitlich unmittelbar und sind reproduzierbar. Nasennebenhöhlenbeteiligung kommt vor.

Stadium ohne Sekundärkomplikationen

Anfallsartige Beschwerden in Form von Luftnot, Husten und z. T. Auswurf zeigen das Übergreifen der Erkrankung auf die tieferen Luftwege an.

Objektiv läßt sich eine akut-intermittierende obstruktive Ventilationsstörung, meist in Verbindung mit akuter Lungenüberblähung, nachweisen. Oft sind auch Atemnebengeräusche (Pfeifen, Giemen, Brummen) feststellbar. Der zeitliche Abstand zwischen dem Beginn der allergischen Rhinopathie und dem erstmaligen Auftreten des allergisch verursachten Bronchiolospasmus ist individuell unterschiedlich. Es kommen Zeiträume in der Größenordnung von

Tagen, aber auch von mehreren Jahren vor. Allergenkarenz führt in diesem Erkrankungsstadium noch zu Beschwerde- und Symptomfreiheit, z. B. an arbeitsfreien Wochenenden oder während des Urlaubs. Die vorgenannten Stadien sind bei Fortfall der Exposition im allgemeinen reversibel.

Stadium mit Sekundärkomplikationen

Als Komplikation ist häufig die unspezifische bronchiale Hyperreagibilität anzutreffen. Anamnestisch wird hierbei angegeben, daß nach Beginn der Atemwegsallergie auch unspezifische inhalative Noxen, wie Bratdünste, Tabakrauch, Stäube ohne allergene Potenz, Kaltluft, Nebel usw., Atembeschwerden verursachen. Objektiv läßt sich im Inhalationstest eine in der Regel vorübergehende obstruktive Ventilationsstörung messen. Differentialdiagnostisch ist sie aufgrund der kürzeren zeitlichen Dauer, des geringeren Schweregrades und des andersartigen Verlaufs von der allergisch verursachten akut-intermittierenden obstruktiven Ventilationsstörung meist abzugrenzen.

Nach im Einzelfall unterschiedlicher Dauer führt die allergisch verursachte obstruktive Atemwegserkrankung häufig sekundär zu einer Anfälligkeit gegenüber viralen und bakteriellen Bronchialinfekten und verzögerter Heilungstendenz. Infolge Schleimhautschwellung, Hypersekretion und Dyskrinie kommt es zur im allgemein nicht mehr revesiblen Komplikation, der chronisch-obstruktiven Atemwegserkrankung mit oder ohne Emphysem auch ohne erneute Allergeninhalation. Kennzeichen des Spätstadiums sind die respiratorische und rechtskardiale Insuffizienz.

IV. Weitere Hinweise

Die Verdachtsdiagnose und damit die BK-Anzeige einer allergisch verursachten obstruktiven Atemwegserkrankung vom Sofortreaktionstyp läßt sich bereits mit den charakterischen Angaben zur Beschwerde-, Arbeitsplatz- und Expositionsanamnese begründen. Dies gilt speziell beim Vorliegen von Augenbrennen, Niessalven, Fließschnupfen und anfallsartigen Atembeschwerden unmittelbar und reproduzierbar nach beruflicher Allergeninhalation.

Die gezielte Erhebung der Arbeits-, der allergologischen und der Beschwerdeanamnese ist von besonderer Bedeutung. Eine körperlich-physikalische, elektrokardiographische, röntgenologische, laborklinische und funktionsanalytische Untersuchung dient dem Ausschluß konkurrierender Ursachen der obstruktiven Ventilationsstörung. Ätiologisch sind z. B. Linksherzinsuffizienz bei Bluthochdruck, frühere Lungenkrankheiten sowie starkes Rauchen zu berücksichtigen.

Auch aus einer nicht berufsbedingten chronisch-obstruktiven Atemwegserkrankung als Vorschaden kann sich im Einzelfall nachfolgend eine durch Inhalation von Berufsallergenen verursachte, zusätzliche, akut-intermittierende obstruktive Ventilationswirkung entwickeln, die der vorbeschriebenen Pathogenese entspricht.

Zur Objektivierung und Quantifizierung der pulmokardialen Auswirkungen sind Funktionsprüfungen wie die Ganzkörperplethysmographie, Spirographie, Blutgasanalyse und Ergometrie erforderlich. Funktionsanalytisch interessieren bei Untersuchungen in Körperruhe Kenngrößen der obstruktiven Ventilationsstörung, ventilatorische Verteilungsstörung und Lungenüberblähung, daneben Kenngrößen einer restriktiven Ventilationsstörung und Störung des respiratorischen Gasaustausches. Darüber hinaus lassen Untersuchungen während Ergometerbelastung Rückschlüsse auf eine ggf. bereits eingetretene Einschränkung der bronchopulmonalen und/oder kardiozirkulatorischen Leistungsbreite zu.

Der Nachweis der beruflichen Verursachung einer allergisch bedingten obstruktiven Atemwegserkrankung sollte nach Möglichkeit anhand einer inhalativen Provokation – welche besondere Erfahrung voraussetzt – geführt werden. Hierfür sind die individuell verwendbaren Arbeitsstoffe in Annäherung an die jeweiligen Arbeitsplatzverhältnisse zu bevorzugen (arbeitsplatzbezogener Inhalationstest). Das gleiche gilt für den Einsatz registrierender und von der Mitarbeit des Untersuchten weitgehend unabhängiger Nachweisverfahren der obstruktiven Ventilationsstörung und der Lungenüberblähung, wie der Ganzkörperplethysmografie.

Eine vorausgehende Hauttestung mit den in Frage kommenden Allergenen kann angezeigt sein. Aus einem positiven Ergebnis des Hauttests allein kann jedoch noch nicht mit der erforderlichen Wahrscheinlichkeit auf eine beruflich bedingte obstruktive Atemwegserkrankung aus allergischer Ursache geschlossen werden. Erkrankungsfälle mit negativem Ergebnis des Hauttests und positivem Ergebnis des Inhalationstests kommen zur Beobachtung. Kontraindikationen inhalativer Testung sind zu berücksichtigen.

Hinsichtlich des Vorkommens beruflicher und außerberuflicher Inhalationsallergene sind folgende Expositionsbedingungen zu unterscheiden:

1. Vorkommen ausschließlich bei der versicherten Tätigkeit,
2. Vorkommen überwiegend bei der versicherten Tätigkeit,
3. Vorkommen sowohl bei der versicherten als auch bei nicht versicherten Tätigkeiten und
4. Vorkommen ausschließlich bei nicht versicherten Tätigkeiten.

In der Regel werden nur die unter Ziff. 1 und 2 genannten Expositionsbedingungen die Annahme einer beruflichen Verursachung begründen.

Der Schweregrad läßt sich anhand der in Ruhe und unter Arbeitsbedingungen nachweisbaren Folgen der allergisch verursachten obstruktiven Atemwegserkrankungen abschätzen. Darüber hinaus stellt der Nachweis der unspezifisch bronchialen Hyperreagibilität und/oder der chronsich-obstruktiven Atemwegserkrankung bei der beruflichen Rehabilitation eine Eignungsbeschränkung für Tätigkeiten mit Exposition gegenüber inhalativen Noxen (Dämpfen, Rauchen, Gasen oder Stäuben) dar.

V. Literatur

Berufsgenossenschaftliche Grundsätze für arbeitsmedizinische Vorsorgeuntersuchungen (1974) G 23: Gefährdung durch Inhalation von Allergenen und chemisch-irritativen Stoffen, Fassung Nov. 1974 (Hrsg. Hauptverband der gewerblichen Berufsgenossenschaften e. V. Loseblattausgabe) Gentner, Stuttgart

Gell PGH, Coombs RA (1968) Clinical aspects of Immunology, 2. edn. Blackwell, Oxford

Gronemeyer W, Fuchs E (1967) Krankheiten durch inhalative Allergen-Invasion. In: Hansen K (Hrsg) Lehrbuch der klinischen Allergie. Thieme, Stuttgart

Metthys H, Herzog H (1971) Die Differentialdiagnose der obstruktiven Lungenkrankheiten mittels Ganzkörperplethysmographie. Pneumologie 144: 1–9

Michel H (1972) Klinische Bedeutung von Hauttestungen bei Respirationsallergien. Med Klin 67: 651–655

Ulmer WT, Reichel G, Nolte D (1976) Die Lungenfunktion. Physiologie, Pathophysiologie, Methodik, 2. Aufl. Thieme, Stuttgart

Valentin H (1979) Arbeitsmedizin. Ein kurzgefaßtes Lehrbuch für Ärzte und Studenten, 2. Aufl. Thieme, Stuttgart, S 294–304

Woitowitz HJ (1970) Berufsbedingtes Allergisches Asthma bronchiale. Fortschritte der inhalativen Testmethodik. MMW 19: 874–879

Woitowitz HJ, Krieger HG (1978) Diagnostik und Beurteilung berufsbedingter obstruktiver Atemwegserkrankungen aus allergischer Ursache. Arbeitsmed Sozialmed Präventivmed 13: 265–270

Zu Nr. 4302

Durch chemisch-irritativ oder toxisch wirkende Stoffe verursachte obstruktive Atemwegserkrankungen, die zur Unterlassung aller Tätigkeiten gezwungen haben, die für die Entstehung, die Verschlimmerung oder das Wiederaufleben der Krankheit ursächlich waren oder sein können

I. Gefahrenquellen

Chemisch-irritativ oder toxisch wirkende Arbeitstoffe kommen an zahlreichen Arbeitsplätzen als Inhalationsnoxen vor. Sie sind teilweise mit den früher üblichen Begriffen „Reizstoffe“ oder „Reizgase“ identisch. Die BK Nr. 4302 betrifft jedoch nur durch diese Stoffe verursachte obstruktive Atemwegserkrankungen. Bei den nachfolgend beispielhaft aufgeführten Arbeitsstoffen liegen hierüber zum Teil empirisch-kasuistische Erfahrungen, zum Teil auch epidemiologisch gesicherte Erkenntnisse vor.

Die Noxen können in Form von Gasen, Dämpfen, Stäuben oder Rauchen vorkommen und lassen sich folgendermaßen gruppieren:

- leicht flüchtige organische Arbeitstoffe: z.B. Acrolein, Äthylenimin, Chlorameisensäureäthylester, Formaldehyd, Phosgen;
- schwer flüchtige organische Arbeitsstoffe: z.B. einige Härter für Epoxidharze, bestimmte Isocyanate, Maleinsäurenhydrid, Naphthochinon, Phthalsäureanhydrid, p-Phenylendiamin;
- leicht flüchtige anorganische Arbeitsstoffe: z.B. nitrose Gase, einige Phosphorchloride, Schwefeldioxid;
- schwer flüchtige anorganische Arbeitsstoffe: z.B. Persulfat, Zinkchlorid, Beryllium und seine Verbindungen (BK Nr. 1110)*, Cadmiumoxid (BK Nr. 1103)*, Vanadiumpentoxid (BK Nr. 1107)*.

Auf zahlreiche weitere in der Literatur genannten Stoffe wird hingewiesen.

Im Einzelfall sind Intensität und Dauer der Einwirkung zu berücksichtigen, immer ist aber auch mit der Möglichkeit einer individuellen Empfindlichkeitssteigerung zu rechnen. Bedeutsam ist der zeitliche Zusammenhang zwischen Exposition und Krankheitsbeginn.

II. Pathophysiologie

Die Aufnahme erfolgt fast ausschließlich über das Atemorgan. In Abhängigkeit von Intensität und Dauer der beruflichen Exposition gegenüber chemisch-irritativ oder toxisch wirkenden Stoffen kommt es lokal zur Irritation sensorischer Rezeptoren und/oder zur primär-toxischen Schleimhautschädigung vorwiegend im Bereich der mittleren und tieferen Atemwege. Diese Wirkungen können reversibel sein. Der Übergang in einen chronischobstruktiven Zustand ist aber möglich.

III. Krankheitsbild und Diangose

Das Reaktionsmuster des bronchopulmonalen Systems ist trotz der chemischen Verschiedenartigkeit der als Gefahrenquellen bekannt gewordenen Arbeitsstoffe verhältnismäßig einförmig. Im Vordergrund stehen akut oder schleichend einsetzende Beschwerden in Form von Husten, unterschiedlich starkem Auswurf, Atemnot und vereinzelt Brustschmerzen. Reizwirkungen an den Schleimhäuten im Bereich der Augen und des Nasen-Rachen-Raumes werden beobachtet.

---

* In diesen Fällen hat die BK-Anzeige nach der in der Klammer angegebenen BK-Nr. zu erfolgen.

Im Mittelpunkt des Krankheitsbildes steht die Atemwegsobstruktion, häufig in Verbindung mit einer Lungenüberblähung. Meist sind auch Atemnebengeräusche auskultierbar. Bei den morphologischen Veränderungen der Bronchialschleimhaut stehen Entzündungszeichen mit Schleimhautschwellung im Vordergrund. Daneben bestehen Hypersekretion, Dyskrinie und Störungen des Selbstreinigungsmechanismus der Atemwege. – Folgende Verlaufsformen lassen sich unterscheiden:

- massive, akute Exposition: akutes Krankheitsbild, Reversibilität;
- massive, akute Exposition: akutes Krankheitsbild, Irreversibilität;
- chronische Exposition: schleichend beginnendes Krankheitsbild, Reversiblität nach Expositionsende;
- chronische Exposition: schleichend beginnendes Krankheitsbild, Irreversibilität nach Expositionsende.

Mischformen und Sonderverläufe kommen vor. Die Verlaufsform hängt vom Ausmaß der Exposition und der individuellen Reaktionsbereitschaft ab. Eine Anfälligkeit gegenüber viralen und bakteriellen Bronchialinfekten mit verzögerter Heilungstendenz wird beobachtet. Als Komplikationen sind ferner u. a. Bronchopneumonien und das chronische Cor pulmonale zu nennen. Im chronischen Erkrankungsstadium bestehen Beschwerden und Befunde unabhängig von der beruflichen Exposition gegenüber den genannten Arbeitsstoffen.

IV. Weitere Hinweise

Hinsichtlich der Vorgeschichte, der Untersuchungsverfahren und der Beurteilung der bronchopulmonalen Funktionsstörung einschließlich ihrer kardiozirkulatorischen Rückwirkung sowie der allgemeinen körperlichen Leistungsfähigkeit gelten die im Merkblatt zu BK Nr. 4301 wiedergegebenen Hinweise sinngemäß.

Die Indikation zur inhalativen Testung ist streng zu stellen. Besondere Erfahrung und eine entsprechend apparative Ausstattung sind hierfür Voraussetzung. Bei einer Vielzahl von Arbeitsstoffen, insbesondere den primär-toxisch wirkenden, ist vom Inhalationstest in der Regel abzuraten.

Neben Intensität und Dauer der Einwirkung chemisch-irritativ oder toxisch wirkender Arbeitsstoffe kann eine epidemiologisch-statistische Häufung von obstruktiven Atemwegserkrankungen unter vergleichbaren Kollektiven auf eine tätigkeitsbedingte Verursachung hinweisen.

Differentialdiagnostisch müssen obstruktive Atemwegserkrankungen infolge von außerberuflichen Ursachen, wie chronischem Nikotinabusus, Allergien, akuten und chronischen Infektionen der Atemorgane usw., bei der Beurteilung des Kausalzusammenhanges berücksichtigt werden.

Schwierig wird die Beurteilung insbesondere, wenn bei einer vorbestehenden unspezifischen bronchialen Hyperreagibilität und/oder chronisch-obstruktiven Bronchitis aus nichtberuflicher Ursache durch berufliche Exposition gegenüber chemisch-irritativ oder toxisch wirkenden Stoffen eine obstruktive Atemwegserkrankung entsteht oder sich verschlimmert.

Eine unspezifische bronchiale Hyperreagibilität und/oder eine chronisch-obstruktive Bronchitis aus außerberuflicher Ursache und ohne wesentliche Verschlimmerung durch Einwirkung chemisch-irritativ oder toxisch wirkender Arbeitsstoffe fällt nicht unter die BK Nr. 4302 der BeKV.

V. Literatur

Berufsgenossenschaftliche Grundsätze für Arbeitsmedizinische Vorsorgeuntersucherungen (1974) G 23: Gefährdung durch Inhalation von Allergenen und chemisch-irritativen Stoffen, Fassung Nov. 1974 (Hrsg. Hauptverband der gewerblichen Berufsgenossenschaften e. V.), Loseblattausgabe. Gentner Stuttgart

Ehrlicher H (1961) Reizgasvergiftungen. In: Handbuch der gesamten Arbeitsmedizin, Bd II/1: Berufkrankheiten. Urban & Schwarzenberg, Berlin München Wien, S 339–390
Reichel G (1978) Diagnostik und Beurteilung berufsbedingter obstruktiver Atemwegserkrankungen aus toxischer oder chemisch-irritativer Ursache. Arbeitsmed Sozialmed Präventivmed 13: 270–275
Thiess AM (1970) Reizgasvergiftungen in der betrieblichen Praxis und ihre Beurteilung. Ärztl Fortbildung 17: 368–373
Ulmer WT (1966) Unspezifische chemisch-physikalische Reize als Ursache von Asthmaanfällen. Schweiz Med Wochenschr 96: 941–944
Valentin H (1979) Arbeitsmedizin. Ein kurzgefaßtes Lehrbuch für Ärzte und Studenten, 2. Aufl. Thieme, Stuttgart, S 304–310
Woitowitz HJ (1979) Zur Problematik der berufsbedingten, durch chemisch-irritativ oder toxisch wirkende Stoffe verursachten obstruktiven Atemwegserkrankungen. In: Berufskrankheiten in der keramischen und Glas-Industrie, Heft 29, S 34–56
Woitowitz HJ, Valentin H, Krieger HG (1979) Durch chemisch-irritativ oder toxisch wirkende Stoffe verursachte obstruktive Atemwegserkrankungen. Praxis Pneumol
Worth G, Kersten W (1973) Klinik des beruflichen chemisch-toxischen bedingten Asthma bronchiale. Arbeitsmed Sozialmed Präventivmed 8: 106–108

Zu Nr. 5101

Schwere oder wiederholt rückfällige Hauterkrankungen, die zur Unterlassung aller Tätigkeiten gezwungen haben, die für die Entstehung, die Verschlimmerung oder das Wiederaufleben der Krankheit ursächlich waren oder sein können

I. Vorkommen und Gefahrenquellen

Schwere oder wiederholt rückfällige Hauterkrankungen können bei zahlreichen beruflichen Tätigkeiten auftreten. Auf die wichtigsten wird im Anhang verwiesen.

Eine Gefährdung kann gegeben sein bei:

1. Feuchtarbeit, die einen erheblichen Teil der Arbeitszeit einnimmt und bei der die Haut nicht durch persönliche Schutzausrüstung geschützt werden kann, besonders bei zusätzlicher mechanischer und chemischer Einwirkung. Erfahrungsgemäß sind dabei Tätigkeiten als hautgefährdend anzusehen, bei denen die Beschäftigten
- regelmäßig mehr als 2 h täglich mit ihren Händen Arbeiten im feuchten Milieu (Hautkontakt mit flüssigen wäßrigen und nichtwäßrigen Medien) ausführen oder in
- einem entsprechendem Zeitraum feuchtigkeitsdichte Handschuhe (Okklusion) tragen oder
- häufig bzw. intensiv ihre Hände reinigen müssen, wobei häufig mit etwa 20mal pro Tag angesetzt werden kann; entsprechend weniger, wenn aggressive Reinigungsmaßnahmen zur Anwendung kommen.

2. Hautkontakt mit chemischen Substanzen mit irritativer bzw. allergener Potenz, z. B. mit
- Metallionen (z. B. von Chrom, Nickel, Kobalt),
- alkalischen Flüssigkeiten (z. B. mit Wasser gemischten Kühlschmiermitteln, Reinigungslösungen),
- Detergenzien (waschaktiven Substanzen),
- Desinfektionsmitteln (z. B. Formaldehyd, Glutaraldehyd, Benzalkoniumchlorid),
- Bioziden (z. B. Chlormethylisothiazolon, Formaldehydabspalter),
- Lösungsmitteln (z. B. aliphatischen und aromatischen Kohlenwasserstoffen, hochsiedenden Mineralölfraktionen, Nitroverdünnungen, Terpentinölen und Terpentinersatzpräparaten),
- einigen Kunststoffmono- und -oligomeren und ihren Härtern (z. B. Epoxid- und Acrylatharzsystemen, Aminhärtern),
- Friseurchemikalien (z. B. Glycerylmonothioglykolat, p-Phenylendiamin),
- Lötsubstanzen (Kolophonium),
- Gummihilfsstoffen (z. B. Thiurame, Carbamate),

- parasubstituierten aromatischen Aminen (p-Phenylendiamin, Gummichemikalien, Farbentwicklern).

Auch natürliche Stoffe können eine Gefahrenquelle sein, wie z. B. Naturlatex, Mehle, Pflanzenbestandteile, Hölzer, Tierhaare, Tierschuppen (sowie andere tierische Proteine).

3. Einwirkung von physikalischen Faktoren, wie z. B. von Mineralfasern. Schnitthaaren bei Friseuren, aktinischen (Ultraviolettstrahlung) und evtl. thermischen Reizen (Hitze und Kälte) sowie Mikrotraumen durch Metall- oder Glasteilchen.
4. Einwirkung von hautpathogenen Keimen (Pilze u. a.), die saprophytär vorhanden oder direkt übertragen und infolge günstigen Milieus (Feuchtigkeit, Wärme) in Wachstum und Ausbreitung gefördert werden.

Besonders gefährdet sind die im Anhang aufgeführten Berufsgruppen.

II. Aufnahme und Wirkungsweise

Beruflich bedingte Hauterkrankungen werden in der Regel verursacht durch äußere (exogene) Einwirkung schädigender Flüssigkeiten, fester Stoffe, Stäube, Dämpfe u. a. Vorwiegend sind die den schädigenden Faktoren unmittelbar ausgesetzten Körperstellen betroffen. Ausbreitung auf andere Körperteile und Ausbreitung auf den gesamten Körper (Generalisation) sind möglich.

Häufig entstehen diese Hauterkrankungen erst durch das Zusammenwirken verschiedener Einflüsse, auch durch die Anwendung unzweckmäßiger Hautreinigungsmittel und durch mangelnden Hautschutz oder mangelnde Hautpflege.

III. Krankheitsbild und Diagnose

Krankheitsbild und Verlauf hängen von Art, Menge und Einwirkungsdauer der schädigenden Faktoren sowie der individuell unterschiedlichen Reaktionsweise ab. Beruflich bedingte Hauterkrankungen können sich an der Haut, den Konjunktiven und den Hautanhangsgebilden (Haare, Nägel, Schweiß- und Taldrüsen) manifestieren. Am häufigsten treten subtoxisch-kumulative und allergische Kontaktekzeme auf.

Das subtoxisch-kumulative Ekzem (Synonyme: degenerativ toxisches Kontaktekzem oder sog. Abnutzungsdermatose) kann durch fakultativ hautschädigend wirkende Arbeitsstoffe in Abhängigkeit von der Konzentration und Kontaktzeit verursacht werden. Durch den langandauernden oder wiederholten direkten Hautkontakt zu diesen Substanzen kommt es zu einer Störung der epidermalen Hautbarriere und nachfolgend zu einer Entzündung der Haut, die klinisch und histologisch als Ekzem imponiert. Klinisch sichtbare Zeichen können Rötung, Schuppung, Bläschen, Papeln, Pusteln, Nässen (Exsudation) und Exkoriationen sein. In chronischen Fällen kann es zu Rhagadenbildung, Lichenifikation und Hyperkeratosen kommen. Meist bestehen Juckreiz und Brennen. In der Regel ist das subtoxisch-kumulative Kontaktekzem an Körperstellen, die mit dem Arbeitsstoff unmittelbar in Berührung kommen, z. B. an den Händen (häufig Handrücken), lokalisiert.

Auf vorgeschädigter Haut – oder bei potenten Allergenen auch auf intakter Haut – kann es nach erfolgter Sensibilisierung zu allergischen Kontaktekzemen kommen. Eine Allergie ist eine spezifische immunologische Reaktion des Organismus auf von außen einwirkende Stoffe, die durch wiederholten Kontakt mit diesen Stoffen erworben wurde. Der Vorgang der Reaktionsveränderung wird als Sensibilisierung bezeichnet. Allergien treten nur bei einem Teil der Exponierten auf. Dem allergischen Kontaktekzem liegt meist eine Allergie vom Spättyp (Typ-IV-Sensibilisierung), in selteneren Fällen auch eine Allergie vom Soforttyp (Typ-I-Sensibilisierung) zugrunde.

Eine Allergie vom verzögerten Typ wird in der Regel durch wiederholten Hautkontakt mit Kontaktallergenen verursacht. Stoffe, die durch Hautkontakt sensibilisieren (Kontaktallergene), sind überwiegend niedermolekulare Stoffe (z.B. Metallionen, Amine, Kunststoffmonomere u.a.), die nach Sensibilisierung bei erneutem Hautkontakt zeitlich verzögert (nach mehreren Stunden bis Tagen) zu Kontaktekzemen am Einwirkungsort, gelegentlich mit Streureaktionen an anderen Körperstellen, führen. Lichtsensibilisierende Stoffe (sog. Photoallergene) sind Stoffe, die in Verbindung mit Lichtexposition zur Sensibilisierung führen können. Berufsdermatologisch bedeutsam sind photosenibilisierende Substanzen wie Olaquindox, Phenothiazinderivate, Tetrazykline u. a. Davon zu unterscheiden sind phototoxische Reaktionen, die z.B. durch Teerprodukte oder Pflanzeninhaltsstoffe (z.B. Furocumarine) verursacht werden können. Bei der phototoxischen Reaktion werden diese Substanzen unter Einwirkung von UV-Licht direkt zu entzündungsauslösenden Substanzen verändert.

Die klinischen Erscheinungsbilder der unterschiedlichen Ekzemformen können sehr variabel sein, so daß ein allergisches von einem subtoxischkumulativen Kontaktekzem weder klinisch noch histologisch zu unterscheiden sein kann. Das allergische Ekzem neigt zu Streureaktionen. Neben unmittelbarem ist auch an aerogenen Kontakt zu denken, insbesondere wenn das Kontaktallergen als Staub, Gas, Dampf oder Tröpfchenaerosol vorliegt und über die Luft auf die Haut einwirkt.

Allergien vom Soforttyp (z.B. durch Protein, Naturlatex) können an der Haut zu umschriebenen oder generaliserten Hautreaktionen wie Schwellung, Rötung, Quaddeln und/oder Juckreiz (Kontakturtikaria, Proteindermatitis) führen.

Die anfangs gegen einen einzelnen bestimmten Arbeitsstoff gerichtete Überempfindlichkeit (Monovalenz) kann sich im weiteren Verlauf gegen die verschiedensten Substanzen (Plyvalenz) richten. Auch kann im Sinne eines sogenannten Zweiphasenekzems auf dem Boden eines subtoxisch-kumulativen Kontaktekzems ein allergisches Kontaktekzem entstehen.

Beide Ekzemtypen zeigen bei Wegfall der Exposition meist Besserung (am Wochenende) bzw. Abheilung (bei längerer Arbeitskarenz wie Urlaub, Arbeitsunfähigkeit), bei erneutem Kontakt kommt es häufig zu einem Rezidiv des Ekzems.

Tätigkeiten	**Einwirkungen**	**Wichtige Allergene und chemisch irritative Substanzen**
Landwirtschaftliche Berufe	Futtermittelstäube	Getreide, Medikamente u.a. Futtermittelzusätze (Olaquindox, Phenothiazine, Antibiotika)
	Tierhaare, -speichel, -urin	Tierische Proteine
	Pflanzenbestandteile	
	Gummiartikel	Akzeleratoren[a]
	Desinfektionsmittel	Formaldehyd, Chloramin u.a.
	Melkfett	Osmaron B, Lanolin
	Pflanzenschutzmittel Düngemittel	

[a] Thiurame, Thiocarbamate, Mercaptobenzothiazole; Alterungsschutzmittel u.a.

Neben der allergischen Reaktion, die durch den Nachweis von spezifischem IgE bestätigt werden kann, gibt es auch nichtimmunologische Reaktionen.

Hautuntersuchungen (Epikutan, Prick- und Intrakutantestungen), die für die Klärung des ursächlichen Zusammenhangs zwischen Schadstoff und Ekzem von Bedeutung sein können, sind in der Regel vorzunehmen. Sie sind nur unter Berücksichtigung des Gesamtbefundes zu bewerten.

Eine atopische Hautdiathese, d.h. die Neigung, an der Haut ein atopisches Ekzem zu entwikkeln, ist ein wichtiger konstitutioneller Kofaktor bei der Entstehung und Unterhaltung der o.g. Kontaktekzeme. So sind Personen mit atopischer Hautdiathese insbesondere bei beruflicher Feuchtarbeit (sowie möglicherweise auch bei Staubexposition) gefährdet, Kontaktekzeme zu entwickeln. Unter Atopie versteht man die genetisch determinierte Bereitschaft, gegen Substanzen der Umwelt Überempfindlichkeitsreaktionen zu entwickeln. Diese können sich klinisch im Bereich der Atemwege als allergische Rhinitis (Rhinopathie) und/oder als allergisch verursachte obstruktive Atemwegserkrankung (BK-Nr. 4301 Anlage 1 BeKV) manifestieren, am Zielorgan Haut als Ekzem mit typischen Prädilektionsstellen und charakteristischem Verlauf, wobei wahrscheinlich als ursächlich ein Zusammenspiel zwischen endogenen (anlagebedingten) und exogenen (äußeren) Faktoren anzunehmen ist. Ein konstitutionelles Ekzem kann sich durch berufliche Einwirkungen vorübergehend oder richtungsweisend verschlimmern.

Die beruflich verursachte Akne ist selten geworden. Sie tritt hauptsächlich bei Arbeiten mit technischen Ölen und Fetten, Teer, Teerölen, Pech und bestimmten Halogenkohlenwasserstoffen (z.B., polyhalogenierte Biphenyle, Chlornaphthaline) auf. Gegenüber der sogenannten juvenilen Akne ist ihre Lokalisation besonders zu beachten. Die Ölakne findet sich meist an unbedeckten oder bei öldurchtränkter Kleidung auch an bedeckten Körperstellen (z.B. am Oberschenkel).

Außerberuflich verursachte und anlagebedingte Hautkrankheiten können durch berufliche Faktoren ungünstig beeinflußt oder verschlimmert werden (z.B. Pilzinfektionen in feuchtem Milieu bei ungeeigneter Arbeitskleidung, Psoriasis vulgaris bei mechanischer Belastung).

IV. Weitere Hinweise

Die „Schwere" der Erkrankung wird aufgrund der klinischen Symptomatik nach Morphe und Beschwerdebild, Ausdehnung, Verlauf und Dauer der Erkrankung und aufgrund der Ausprägung der beruflich verursachten Allergien beurteilt. Auch eine klinisch leichte Hauterkrankung kann allein wegen ihrer Dauer als schwer einzustufen sein, wenn eine ununterbrochene Behandlungsbedürftigkeit von 6 und mehr Monaten gegeben ist.

„Wiederholt rückfällig" ist die Erkrankung dann, wenn mindestens 3 Krankheitsschübe, d.h. Ersterkrankung, und 2 Rückfälle vorliegen. Ein Rückfall setzt eine weitgehende Besserung oder Abheilung des vorangegangenen Krankheitsschubes sowie den Zusammenhang mit der Ersterkrankung voraus, wenn der Erkrankte zwischenzeitlich beruflich wieder tätig gewesen ist.

Der Verdacht auf das Vorliegen einer beruflich verursachten Hauterkrankung ist auch dann anzuzeigen, wenn die gefährdende Tätigkeit noch nicht aufgegeben worden ist.

Wenn die Voraussetzungen der Nr. 5101 Anlage 1 Berufskrankheiten-Verordnung nicht gegeben sind, ist jeweils zu prüfen, ob die vorliegende Hauterkrankung zum Krankheitsbild anderer Berufskrankheiten gehört. Bei Hautkrebs vergleiche BK-Nr. 5102. Bei Hautinfektion sind die BK-Nr. 3101, 3102 (z.B. tiefe Trichophytie) und 3104, bei Hautkrankheiten, wenn sie als Erscheinung einer Allgemeinerkrankung durch Aufnahme des schädigenden Stoffes in den Körper verursacht werden, die BK-Nr. 1101 bis 1110, 1201 und 1202, 1303 bis 1309 und 1315 in Betracht zu ziehen. Auf die BK-Nr. 2402 (Einwirkung durch ionisierende Strahlen) wird hingewiesen.

IV. Literatur

Adams RM (1990) Occupational skin diseases, 2nd edn. Saunders, Philadelphia London Toronto

Diepgen TL, Fartasch M, Hornstein OP (1991) Kriterien zur Beurteilung der atopischen Hautdiathese. Dermatosen 39: 79–83

Diepgen TL (1991) Die atopische Hautdiathese. Gentner, Stuttgart

Diepgen TL, Schmidt A, Schmidt M, Fartasch M (1994) Berufsekzeme und Berufskrankheitsverfahren – epidemiologische Aspekte. Allergologie 17: 84–89

Elsner P, Maibach H (1995) Irritant dermatitis: New clinical and experimental aspects. Karger, Basel

Fartasch M, Schmidt A, Diepgen TL (1993) Die „Schwere" der Hauterkrankung nach BeKV 5101 in der gutachtlichen Beurteilung. Dermatosen 41: 242–245

Kühl M, Klaschka F (1990) Berufsdermatosen. Urban & Schwarzenberg, München Wien Baltimore

Menné T, Maibach HI (1993) Hand ekzema. CRC Press, Boca Raton Ann Harbor London Tokyo

Rycroft RJG, Menné T, Frosch PJ (1995) Textbook of contact dermatitis, 2nd edn. Springer, Berlin Heidelberg New York Tokio

Smit HA, Burdorf A, Coenraads PJ (1993) The prevalence of hand dermatitis indifferent occupations. Int J Epidemiol 22: 288–293

Zu Nr. 5102

Hautkrebs oder zur Krebsbildung neigende Hautveränderungen durch Ruß, Rohparaffin, Teer, Anthracen, Pech oder ähnliche Stoffe

I. Vorkommen und Gefahrenquellen

Hautkrebs oder zur Krebsbildung neigende Hautveränderungen können durch Bestandteile in Ruß, Rohparaffin, Teer, Anthracen, Pech oder ähnlichen Stoffen ausgelöst werden.

Ruß als feinflockiger Kohlenstaub entsteht bei unvollständiger Verbrennung von Kohlenwasserstoffen und wird bei der Herstellung von Tusche, Wichse, Farben, Kunststoffen und besonders in der Gummiindustrie benötigt.

Rohparaffin wird gewonnen aus bituminöser Braunkohle, Ölschiefer, Erdöl und Erdwachs; es wird in der Zündholz-, Papier- und Sprengstoffindustrie verwendet. Gereinigtes Paraffin enthält keine krebserzeugenden Stoffe.

Teer als Destillationsprodukt von Stein- und Braunkohle, Torf und Holz wird in Kokereien und Gasfarbiken gewonnen und in Dachpappen- und Steinkohlenbrikettfabriken, bei der Holzimprägnierung und im Straßenbau gebraucht.

Anthracen ist ein Teerdestillationsprodukt. Es wird verwendet als Rohstoff in der Farbenherstellung, beim Holzimprägnieren, bei der Herstellung von Lacken und Dachpappen.

Pech ist der letzte Rückstand der Teerdestillation. Es wird als Bindemittel in der Steinkohlenbrikettfabrikation, für Kabelisolierung, Herstellung von Dachpappen, Lacken u.a. benutzt.

„Ähnliche Stoffe" sind solche mit ähnlicher biologischer Wirkung. Hierzu gehören z.B. verschiedene Erdwachse, Asphalte, Masut und Mineral-, Schmier- Zylinder- und Bohröle, die bei 300 °C und mehr sieden.

Arbeiter bei der Gewinnung, Herstellung, Verarbeitung und Verwendung der genannten Produkte sind je nach deren Gehalt an kanzerogenen Substanzen gefährdet.

II. Aufnahme und Wirkungsweise

Die Haut kann durch direkte Einwirkung (auch durch Staub und Dämpfe) der genannten Stoffe oder durch mit diesen Stoffen behaftete Arbeitskleidung geschädigt werden. Sonnenbestrahlung, Hitze und mechanische Reize (Scheuern der Kleidung) können dies begünstigen.

III. Krankheitsbild und Diagnose

Die Einwirkung obengenannter Produkte kann zu entzündlicher Rötung und auch zu Dermatitis (Ekzem) im Juckreiz führen. Bei weiteren Expositionen können sich bräunlichfleckige Pigmentierungen (Melanose), Follikulitis und Akne entwickeln. Auf derartig veränderter Haut, aber auch ohne dieses Vorstadium, ist die Entstehung einzelner oder multipler verschieden großer sogenannter Teer- oder Pechwarzen, die sich von der Verruca vulgaris nicht unterscheiden, möglich. Diese Warzen neigen zu karzinomatöser Entartung. Die Pech- und Teerwarzen können nach relativ kurzer Zeit, vielfach aber erst nach mehreren Jahren, besonders im Gesicht und am Handrücken, mitunter auch am Unterarm, Unterbauch und Skrotum auftreten.

Die Expositionszeit bis zur Entstehung von Hautkrebs oder zur Krebsbildung neigender Hautveränderungen durch die genannten Stoffe beträgt in der Regel mehrere Jahre bis Jahrzehnte. Auch nach Wegfall der Exposition ist diese Entwicklung möglich. Die Latenzzeit, in der sich aus den Teer- oder Pechwarzen Karzinome entwickeln können, beträgt durchschnittlich 3–4 Jahre. Bei entsprechender Behandlung ist die Prognose im allgemeinen günstig.

IV. Hinweise für die ärztliche Untersuchung

Differentialdiagnostisch sind die Alterskeratose und karzinomatöse Veränderungen, die nicht auf die Einwirkung obengenannter Stoffe zurückzuführen sind, zu erwägen.

Die Diagnose wird durch histologische Untersuchung, Lokalisation der Erkrankung sowie durch die Melanose gesichert.

Zu Nr. 6101

Augenzittern der Bergleute

I. Vorkommen und Gefahrenquellen

Die Erkrankung kann bei im Untertagebetrieb tätigen Personen vorkommen. Überwiegend werden Bergleute befallen, die in engster Berührung mit dem Fördergut am Kohlenstoß stehen.

Für die Entstehung dieser Erkrankung kommen verschiedene Ursachen (Ursachenbündel) in Frage.

Einerseits handelt es sich um äußere Noxen, die bei der Auslösung des Augenzittern der Bergleute (auch Bergmannsnystagmus genannt) wesentlich sein dürften, insbesondere die mangelnde Helligkeit am Arbeitsplatz sowie die Verunreinigung der Grubenluft unter Tage durch Methan und andere Spuren atmungsfremder Gase. Daneben spielen dispositionelle Faktoren eine Rolle.

Die Bewertung der von außen kommenden Einflüsse ist erschwert, weil in der Regel mehrere Jahre lang dauernde Einwirkungen der Noxen Voraussetzung für die Entstehung des Augenzitterns der Bergleute sind.

Es hat sich gezeigt, daß mit zunehmender Verbesserung der Arbeitsbedingungen unter Tage – ortsfest beleuchtete und besser bewetterte Abbaubetriebe in langen Abbaustrecken im Gegensatz zu kleinen Streb- und Ortsbetrieben – das Augenzittern der Bergleute seltener wird.

II. Krankheitsbild und Diagnose

Das Augenzittern besteht in einem wechselnden, aber für den einzelnen gleichbleibenden, mehr oder weniger stark störenden Zittern der Augäpfel, pendelförmig, oft mit Rucken untermischt. Die Frequenzen liegen im allgemeinen bei 100–400 Pendelschwingungen je Minute. Die Schwingungsfrequenzen beider Augen sind gleich. Die Schwingungsrichtungen können aber ebenso wie die Ausschlagsgrößen (Amplituden) rechts oder links verschieden groß sein.

Die Unterscheidung des Augenzitterns der Bergleute von dem angeborenen Augenzittern, dem Augenzittern bei sehuntüchtigen Augen (amblyopen Nystagmus) oder dem durch bestimmte organische Erkrankungen oder durch schwere Arzneimittelvergiftungen hervorgerufenen Augenzittern ist schwierig und in der Regel nur durch einen Augenarzt, der über spezielle Kenntnisse des Nystagmus verfügt, möglich.

Manchmal tritt das Augenzittern der Bergleute, wenn es im Hellen zu Stillstand gekommen oder nicht manifest ist, erst nach längerem Aufenthalt im Dunkeln wieder in Erscheinung.

Der Bergmannsnystagmus kann durch die sogenannten Scheinbewegungen die Sehschärfe beeinträchtigen, Schwindel und Unsicherheitsgefühl hervorrufen und dadurch die Leistungsfähigkeit mindern.

Bei schweren Fällen dieser Erkrankung besteht Nystagmus auch beim Blick geradeaus oder sogar in der unteren Blickfeldhälfte.

III. Hinweise für die ärztliche Beurteilung

Die Begutachtung sollte durch einen Augenarzt, der über spezielle Kenntnisse des Bergmannsnystagmus verfügt, erfolgen, weil die Differentialdiagnose schwierig sein kann.

In Zweifelsfällen ist zum Ausschluß organischer Erkrankungen des Nervensystems Begutachtung durch den Neurologen, evtl. auch durch andere Fachärzte, erforderlich.

Der Erkrankte soll zu einem Arbeitsplatzwechsel, möglichst über Tage, angehalten werden. Die Prognose ist günstig und die Leistungsminderung meist nur vorübergehend. Auch der schwere Bergmannsnystagmus ist in der Regel nach 2 Jahren ausgeheilt.

Ein Fallbeispiel zur Erinnerung an Gerhard Küntscher

Pseudarthrosen (s. auch S. 181)

Besonders bei der Behandlung erfolglos vorbehandelter Pseudarthrosen kann man mit der Marknagelung erstaunliche Erfolge erzielen. Stellvertretend für ähnliche Fälle wird folgende Krankengeschichte wiedergegeben.

Aus einer benachbarten Großstadt wird eine 67jährige, etwas korpulente Patientin überwiesen, die sich vor 4 Jahren einen geschlossenen Oberschenkelbruch handbreit oberhalb des Kniegelenks zugezogen hatte. Behandlungsversuche waren unternommen worden mit Rushpins und Knochenspananlagerung. Insgesamt hatte die Patientin über 2 Jahre in Beckengipsverbänden zugebracht. Es hatte sich eine hypertrophische Pseudarthrose gebildet (Abb. 1).

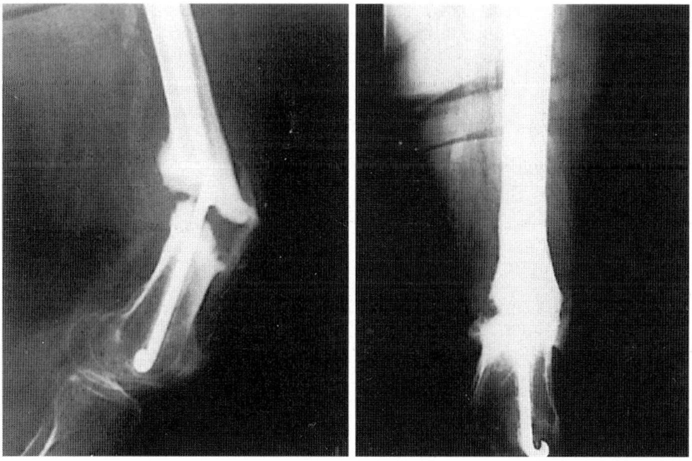

Seitliche Aufnahme a.p.-Aufnahme

Abb. 1. Hypertrophische Pseudarthrose vor Behandlung

Man kann fast von einer Nearthrose mit Kopf und Pfanne sprechen. Der Gang war mühsam mit 2 Krücken und einem Schienenhülsenapparat unter erheblichen Belastungsschmerzen. Die Rushpins waren in Höhe des Bruchspaltes infolge Materialermüdung gebrochen. Ein Bruchstück davon war bereits auswärts entfernt worden. Im Kniegelenk war nur noch eine schmerzhafte Wackelbewegung möglich. *Therapie:* Entfernung der 3 verbliebenen Rushpinreste. Geschlossene Durchbohrung der knöchernen Pseudarthrosedeckel. Die Markhöhle hatte sich erweitert. Geschlossene transarthrikuläre Nagelung des Femur mit einem 15 · 440 mm-Küntscher-Nagel der Fa. Pohl, der bis in den Tibiakopf und in die Markhöhle der Tibia reichte. Der Entschluß zur transarthrikulären Nagelung durch das Kniegelenk erfolgte wegen des kurzen körperfernen Femurfragments und wurde erleichtert, da das Kniegelenk ohnehin praktisch versteift und bei Bewegung schmerzhaft war. Als sich an der Nagelspitze nach 2 Monaten Aufhellungen zeigten, die auf einen mangelnden Halt im Tibiakopf hindeuteten, wurde ein 2. Nagel, der verjüngend formschlüssig in den starken, bereits liegenden Nagel paßte und über dessen Spitze hinausragte, und in das obere Drittel der Tibia vorgetrieben, was ohne Schwierigkeiten gelang. Es war eine Sonderanfertigung von 6–8 mm Stärke und 600 mm Länge. Die Pseudarthrose heilte vollständig knöchern aus (Abb. 2).

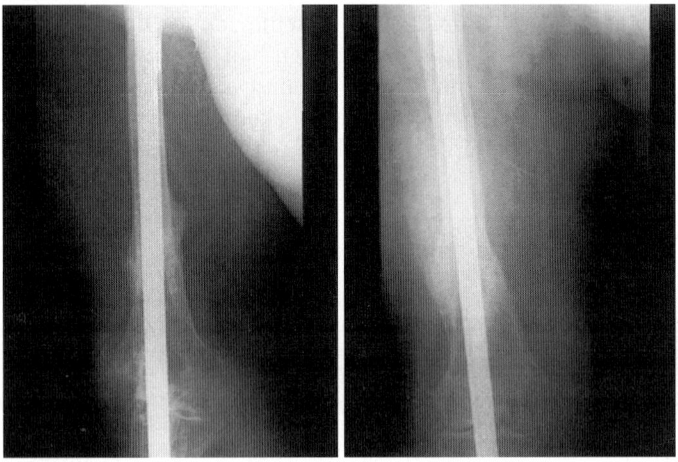

Seitliche Aufnahme a.p.-Aufnahme

Abb. 2. Hypertrophische Pseudarthrose nach Behandlung

Die Patientin konnte mit versteiftem Knie schmerzfrei belasten und auf den Schienenhülsenapparat verzichten. Immer wieder imponierend für Patienten und Ärzte war die frühe Übungs- und Belastungsstabilität genagelter Oberschenkelschaftbrüche. Küntscher, dem die Bilder von mir gezeigt wurden, war von dem Vorgehen und Ergebnis sehr angetan und bemerkte treffend: „Bei rechtzeitiger Nagelung nach dem Unfall wäre der Patientin vieles erspart geblieben."

So schließt sich der Kreis. Die 12. Auflage begann mit Gerhard Küntscher und endet mit ihm, dessen Todestag sich 1997 zum 25. Mal gejährt hat.

Prof. Dr. Gerhard Küntscher
(16. 12. 1900–17. 12. 1972)

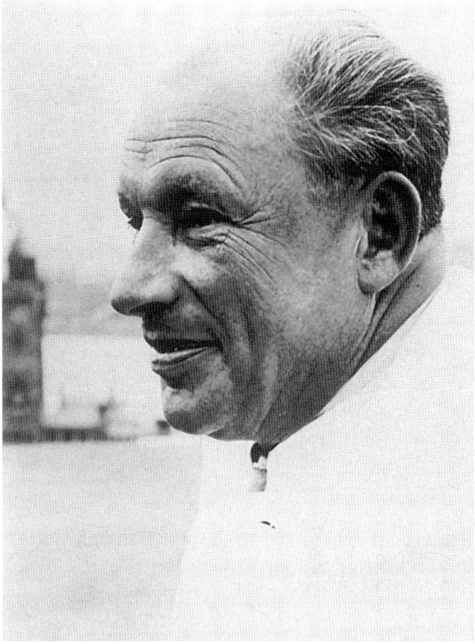

Auch im Winter liebte er
das Baden in der Ostsee

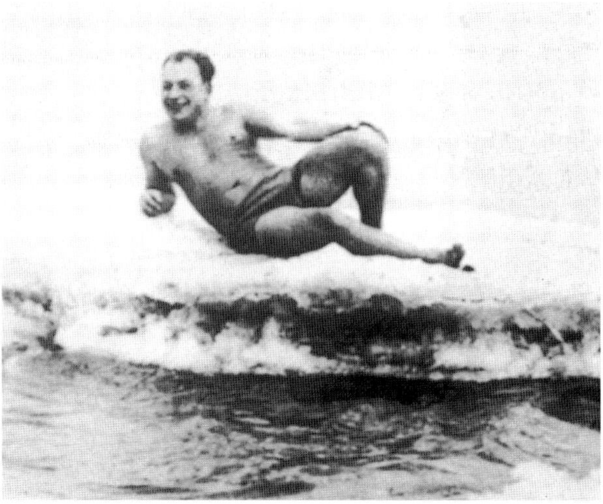

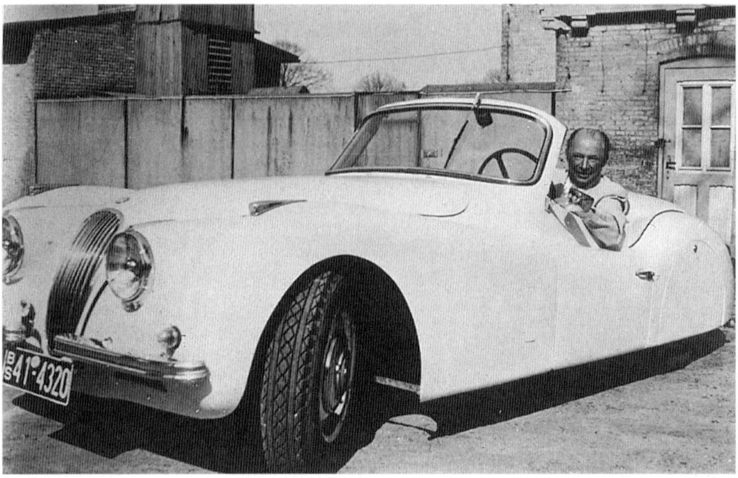

Küntscher war ein Liebhaber von schnellen Autos, seinen BMW fuhr er grundsätzlich bei jedem Wetter ohne Verdeck

Fotografien aus Voigt J, Lohff B (1986) Ein Haus für die Chirurgie. Wachholtz, Neumünster

Sachverzeichnis

A

Abduktionstest 299
Abfindung 57
Abkühlung, plötzliche 216
Ablatio retinae 386
Abnutzungserscheinung 123
„accident prone“ (risikobereite) Persönlichkeit 5, 6
Achillessehne 82
– Achillessehnenriß 126, 179
– Verletzungsformen 178
Adäquanztheorie 74, 83
Addison-Erkrankung 221
Aerootitis 257
„after burning“ 264
Aggravation 94, 241
AIDS („aquired immunodeficiency syndrome“) 89, 246–248
– als Berufskrankheiten 525–529
– Stadieneinteilung 246
– nach Knochenverpflanzung 246
Airbag 143
Akteneinsicht 20
Akzessoriusparese 239
Alkylaryloxide/-Sulfide, Erkrankungen 454–458
Alkyloxide/-Sulfide, Erkrankungen 454–458
allergisierende Stoffe, Erkrankungen 566–569
„alles-oder nichts“-Prinzip 36
Alter
– Atrophie, Knochen 237
– Schwerhörigkeit 266
Alveolitis, exogen allergische 558–562
Amputation 193
– Amputationsschmerz 328
– Beinamputierte 193
– Handamputierte 332
– Makro-/Mikroamputation 334
Amyloidose 253
Anämie
– aplastische 212, 213
– hämolytische 212, 213
– hypochrome 212
– hyperchrome 213
– normochrome 212
Aneurysma 92, 206
Angina pectoris electrica 259
Angioneurosen, traumatische 207, 208
Angst 79, 94
Anhang A-D 377 ff.
Anlageleiden 35
Anmarschweg 153
Anoxietoleranzzeit 335
Anschnallpflicht, Vernachlässigung 144
Anthracen, Hautkrebs 576, 577
ANV (akutes Nierenversagen) 218–220
apallisches Syndrom 228
apoplektischer Insult 84, 235, 236
Appendizitis 196
„aquired immunodeficiency syndrome“ (*siehe* AIDS)
Äquivalenztheorie 75, 122
Arbeitsunfahigkeit 15, 55, 97, 98
– Versicherungsunfähigkeit bei 98
Arbeitsunfall 33
– Entschädigung 46, 47
Ärger 79, 94
Arm, MdE-Sätze 354
Aromate/aromatische Amine, Erkrankungen 432, 433
Arsen, Erkrankungen 422–424
Artefakte 240–243
– hämatologische Erkrankungen 242
– Hauterkrankungen, artefizielle 242
– interne Erkrankungen 242
– Kinderheilkunde 243
– Stoffwechselerkrankungen 242
– Symptome
– – chirurgische 242
– – gynäkologische 242
– – kardiologische 242
– – neurologische 243
– – psychiatrische 243
– – pulmonologische 242
– – urologische 243
Arterienverkalkung (Arteriosklerose) 207
Arthralgie („bends“) 258

Arthritis 152
– rheumatoide, Laborbefund in Synovialflüssigkeit 274
Arthrographie 272
– des Kniegelenks 175, 176
– des Schultergelenks 184
Arthrose (Arthrosis)
– A. deformans 151–154
– – freie Gelenkkörper 163
– – primäre 153
– – sekundäre 153
– bei Amputierten 193
– Laborbefund in Synovialflüssigkeit 274
– posttraumatische, Kniegelenk 107
– retropatellare 157, 158
Arthroskopie 272
– Kniegelenk 157, 176
– Schultergelenk 184
Aryloxide/-Sulfide, Erkrankungen 454–458
Ärzteausschuß/-kommission 131
Asbest, Lungen-/Pleuraerkrankung 539–547
Atemstillstand 260
Atemwegserkrankung, obstruktive, chemisch-irritativ/toxisch 570, 571
AUB (allgemeine Unfallversicherungs-Bedingungen) 77, 78
– AUB 88 78 ff., 351
– Ausschlüsse 84, 85
Aufbau des ärztlichen Gutachtens
– Befund 19
– Beurteilung 21, 22
– Klagen 19
– Leidensbezeichnung 20
– Vorgeschichte 18
Aufbrauchserscheinung 123
Auflesetest nach *Moberg* 367
Aufmerksamkeit 7
Aufnahmefähigkeit 86
Aufregung 79
Aufsichtsrecht 66
Auge/Augenheilkunde/ophthalmologische Erkrankungen
– AUB (alt) 388–391
– AUB-88 391–393
– Augenzittern, Bergleute 577, 578
– Benzochinon, Schädigung 460
– Funktionseinschränkung 108
– MdE-Tabellen 396–398
– PUV 386 ff.
– Sehvermögen 109
– Verletzungsarten 51, 52
– Verletzungsfolgen 108
augenärztliches Gutachten
– Begriffsbestimmung 379
– Elektromethoden 385
– Farbensinn 383
– Gesichtsfeld 382, 383
– in der GUV 393–398
– Inhalt 385, 386
– Motilität 383–385
– in der PUV 386–393
– Sehschärfe 380–382
– Untersuchungsmethodik 380
Ausschlüsse, Versicherungsschutz 84
Axonotmesis 223

B

Bagatellverletzung 89
Baker-Zyste 188
Bakterien/bakterielle Erkrankungen 529, 530
Ballonflug 139
Ballonierung 254
Bambusstab (*Bechterew*-Erkrankung) 156
Bandscheibenleiden/-Vorfall 85, 124–126, 154–156
– Halswirbelsäule 159, 497–500
– durch Kraftanstrengung 81–83, 93
– Lendenwirbelsäule 476–480, 501–506
Bandwürmer (Zestoden), Erkrankungen 532
Bankart-Läsion 182
Barotrauma 257
Basaliom 256
Basedow-Erkrankung 221
Bauch
– Bauch-/Bauchdeckenbruch 85, 91, 92, 196, 197
– Bauchfell, Mesotheliom durch Asbest 548, 549
– MdE-Sätze 355
– stumpfe Verletzung 198
– – während der Schwangerschaft 198–200
Bauchspeicheldrüse (*siehe* Pankreas) 197, 198
Baumwolle, Lungenerkrankung (Byssinose) 563, 564
Beamtenversorgungsgesetz 351
Bechterew-Erkrankung 156
– Laborbefund in Synovialflüssigkeit 275
Beckenschiefstand 283, 295, 296
Bedingung
– Bedingungstheorie 75
– wesentliche 36, 37
BEG (Bundesentschädigungsgesetz) 351
Beine, MdE-Sätze 357–359
Beinlängendifferenz 295, 296
Beitrag/Beitragszahlung,
– AUB 88 100, 101
– Berufsgenossenschaft 25

BeKV (Berufskrankheitenverordnung)
– Liste der Berufskrankheiten 404–406
– Merkblätter über Berufskrankheiten 407 ff.
„bends“ 258
Benzochinon, Augenschädigung 460
Benzolerkrankungen 440–445
Berblinger, A. L. („der Schneider von Ulm“) 1
Bergleute
– Augenzittern 577, 578
– Bergmannsknie 173–176
– Wurmkrankheit 533, 534
Berufserfahrung 8
Berufsgenossenschaft 25
– Aufgaben, berufsgenossenschaftliche 26
– Heilbehandlung 47
– stationäre Weiterbehandlung (BGSW) 53
Berufshilfe 54
Berufskrankheit 43–45
– und Arbeitsunfall 45
– bandscheibenbedingt 155
– Entschädigung 46, 47
– Liste der Berufskrankheiten 404–406
Berufskrankheitenverordnung (*siehe* BeKV)
Berufsunfähigkeit 15
Beryllium, Erkrankungen 427, 428
Bescheid 66
Beschreibung, Unfallpsychologie 6
Betreuung, ärztliche 22
Betriebssport 33
Betriebsveranstaltung 33
Bewegungsumfang, Gelenke 280 ff.
Beweis-/Beweisführungslast 76, 80
– bei Hernie 92
Bewußtlosigkeit 86
Bewußtseinsstörung 84–86
Bienengift 239
Bißwunden 244, 245
Bizepssehne 82
– Sehnenriß 180
Blaukommen, Taucher 257
Blei, Erkrankungen 409–412
Blinddarmentzündung (Appendizitis) 196
Blitzschlag 260, 261
Blut
– Alkoholkonzentration 86
– Blutarmut (Anämie, *siehe auch dort*) 212, 213
– Blutsturz 92
– Umlaufstörung, Leistungseinschränkung bei 125
– Blutverlust 212
Blutung, innere Organe 85, 92
Brucheinklemmung 197
Brückensymptome 151, 175
Brustwirbelsäule, Bewegungsumfang 281
BSeuchG (Bundesseuchengesetz) 351
buchenholzbedingte Adenokarzinome 565
Bursitis 182
BVG (Bundesversorgungsgesetz) 351
Byssinose 563, 564

C

Caissonarbeiter 152, 257
Calve-Erkrankung 169
Cataracta electrica 260
CATS („clear-air-turbulencis“) 140
„Celler“-Urteil 334–336
chemisch-irritative Stoffe, obstruktive Atemwegserkrankungen 570, 571
Cholelithiasis 200, 201
Cholezystitis 200, 201
Chondrodystrophie 167
Chondrokalzinose, Laborbefund in Synovialflüssigkeit 275
Chondromalazie 167
– retropatellare 157, 158
Chondromatose 163, 164
Chondropathia patellae 157, 158
Chrom, Erkrankungen 414–417
Chylothorax 217
CO_2-Vergiftung 258
Commotio
– C. cerebri (*siehe auch* Hirnerschütterung) 226, 227
– C. medullae spinalis 225
„Conditio sine qua non“ 14, 75
Contusio
– C. cerebri 226, 227
– C. medullae spinalis 225
Corpora libera 163–165
Corti-Organ 266
„crush“-Syndrom 219, 220
CT (Computertomogramm) 272
– funktionelle Untersuchung 192
– bei Schädel-Hirn-Traumen 230
– bei Wirbelgleiten 190

D

Dauerbelastung, Epikondylitis 160
Degeneration 124
Dekompression 257
– Dekompressionskrankheit 152, 258
Dekubitalgeschwür 245
– Einteilung/Klassifikation 246
Desinfektionsmittel, Erkrankungen 435–439
Diabetes mellitus 222
– und degenerative Veränderungen 126
– Leistungseinschränkung bei 125

Dienstunfälle mit Inline-Skatern, Polizei 148
Diskushernie 154–156
Disposition 123
„doctor shopping" 241
Dornfortsatzabbruch (Schipperkrankheit) 158, 161
Drachen 139
Dreijahresfrist 106, 107
Drucklähmung, Nerven 473, 474
Druckluft
– Arbeiten in 152
– Erkrankungen 258, 508, 509
Druckstelle (Dekubitalgeschwür, *siehe auch dort*) 245, 246
Duldung, Untersuchungs- und Heilmaßnahmen 128
Duplay-Erkrankung 183–186
Dupuytren-Kontraktur 158, 159, 238
Durchgangsarzt (D-Arzt)/-Verfahren 48, 49
– EDV 23, 24
Durchliegen (Dekubitalgeschwür) 245, 246
dyspallisches Syndrom 228

E

EDV, Durchgangsarztverfahren 23, 24
eichenholzbedingte Adenokarzinome 565
Eigenbewegung 81
Eingeweideprolaps 196
Einkaufswagen 144
Einnahme/Einführen, feste oder flüssige Stoffe 90
Einwirkung, gewaltsame von außen 91
Elektrizität/Elektro-
– Elektrokrampf 260
– Elektronarkose 260
– Unfall 259
– – und Fehlgeburt 261, 262
Elektromethoden, Auge 385
Elektronystagmographie 191
Elektro-Senso-Algo-Meter (ESAM) 367
Ellenbogengelenk, Bewegungsumfang 286
Embolie 211, 212
Emphysemblase 217
Endangiitis obliterans 207
Entschädigungsleistung
– abstrakte 73, 74
– konkrete 73
Entschädigungsverfahren 65, 66
Entstehung, Körperschaden 36, 39, 40
epidurales Hämatom, akutes 232, 233
Epikondylitis/Epikondylose 159, 160
– akute 159
– chronische 159, 160
Epilepsie 159
– Anfall 84
– traumatischer Epileptiker 222, 223
Epiphysenlösung
– spontan 160
– traumatisch 160, 161
Erfolg, Unfallprävention 9
Erfrierung 265
Ergonomie, kognitive 5
Erkältungskrankheit 265
Erklärung, Unfallpsychologie 6
Erkrankungsfolgen 21
Erlebnisverarbeitung 94
Ermüdungsbruch (Marschfraktur) 161
Ertrinken 86
Erwerbsunfähigkeit 15
Erysipel 253
Erysipeloid 250
Erythrozytenleukämie 214
Escharotomie 171, 264
Evaluationsstudie, Unfallprävention 9
Exerzierknochen 180
Exophthalmus 221
Experiment 2, 6

F

Fahrgemeinschaft 43
Fahrrad, Mitnehmen von Kindern 145
Fahruntüchtigkeit
– absolute 86
– relative 86
Fallschirm/-Sprung 137, 139
Fallsucht, traumatische (traumatische Epilepsie) 222, 223
Falschgelenk (*siehe* Pseudarthrose)
Familienwohnung 43
Faradayscher Käfig 261
Farbensinn 383
Faszienriß 186
FBA (Fingerspitzen-Boden-Abstand) 282
Fehlerforschung 8
Fehlerfreundlichkeit 2, 8
Fehlgeburt, elektrisches Trauma 261, 262
Fehlhandlung 2, 8
Feldnephritis (Poststreptokokkenglomerulonephritis) 218
Feststellung
– Feststellungslast 76
– Feststellungsverfahren 65
Feuerlöschmittel, Erkrankungen 435
Fingergelenke, Bewegungsumfang 288
Fingerverletzung, Invaliditätsgrad bei 111
Fischer, A. W. V
Flachs, Lungenerkrankung (Byssinose) 563, 564
Fleckfieber 534–536

Flecktyphus 88
Flugzeugabsturz/-unfall 137, 140, 261
Fluor, Erkrankungen 451–453
Fortbewegen, Arbeitsunfall 188
Fortschritt 1, 2
Frankel-Schema, Wirbelsäulenverletzung 196
Fremdkörper, Schädel-Hirn-Verletzung 234
Funktionsbeeinträchtigung
– einer Gliedmaße 109, 110
– eines Sinnesorganes 109
Furcht 94
Furunkel 248

G

Gallenblase
– Entzündung (Cholezystitis) 200, 201
– Steine (Cholelithiasis) 200, 201
– Ruptur 200, 201
Gas
– Embolie 152
– Vergiftung 90
Gasbrand 88, 89
Gastritis 202
GdB (Grad der Behinderung) 328
GdK (Grad des Körperschadens) 327
Gefahrenkognition 7–9
Gefährlichkeitseinschätzung, subjektive 7
Gefäße
– Anomalien 206
– Gefäßwandveränderung 92
gehaltene Aufnahmen 301 ff.
Gehirn
– Abszeß 234
– Blutung 92
– Erschütterung (Commotio cerebri) 226, 227
– – – nervöse Störung nach 95
– – psychische Störung nach 95
– Gehirnschlag 85
– Hirndruckmessung 231
– Ödem, Behandlung 231
– Prellung/-Quetschung (Contusio cerebri) 226, 227
– Verletzung 112
Gehör
– Funktionseinschränkung 108
– MdE 402
– Verletzungsfolgen 108
Geisteskranke/-Krankheit, Versicherungsunfähigkeit 97, 99
Geistesschwäche, Versicherungsunfähigkeit 97
Geistesstörung 84–86
Gelegenheitsursache (*siehe auch* Ursache) 39, 83
Gelenk
– Erkrankung, mikrobielle, Laborbefund in Synovialflüssigkeit 275
– Funktion 271
– Instabilität 297 ff.
– Lockerung 271
– Traumen, Laborbefund in Synovialflüssigkeit 274
Gelenkganglion 188
Gelenkkörper, freie (Corpora libera, Gelenkmäuse) 163–165
Gelenkmessung 278 ff.
– Neutral-O-Methode 278, 279
– Winkelmessung 279
Gelenkversteifung 322, 323
– Neutral-O-Methode 322
– Protokollierung 322
Genesungsgeld 104, 121
Gesamtvergütung 58
Gesichtsentstellung 329
Gesichtsfeld 382, 383
– Ausfälle 392
Gesundheitsschädigung 79, 80
Gewißheit (Vollbeweis) 41
Gicht, Laborbefund in Synovialflüssigkeit 275
„giving-way"-Phänomen 157
Glasgow-Koma-Skala 229
Glasgow-Outcome-Skala 235
Gleichgewichtsorgan, MdE 402, 403
Gliedabtrennung 336
Gliedertaxe 70, 108, 110–112, 115
– Invaliditätsgrade außerhalb 112, 114, 115
Glomerulonephritis 218
Glukosurie 222
Grad/Grade
– der Behinderung (GdB) 328
– der Unfallfolgen 330
– der Wahrscheinlichkeit 76
– des Körperschadens (GdK) 327
grauer Star (Katarakt) 388
– durch Wärmestrahlung 512, 513
„*Graves*' disease" 221
„gravity-sign" 301
Grünholzfraktur 250
Gutachten
– ärztliches 13–24
– äußere Form 16
– Aufbau (*siehe auch dort*) 17–22
– Auftrag 17, 67
– augenärztliches (*siehe auch dort*) 379–386
– Kostenübernahme 17
– Lehrmeinung 14
– Nachuntersuchung 22
– Sachverständigenaussage 13

Gutachten
– Wesen und Aufgabe 13, 14
– Vorladung 17
– Zusammenhangsgutachten 22
Gutachter
– Anforderungen 14, 15
– Befangenheits-/Ablehnungsgründe 15
GUV (gesetzliche Unfallversicherung) XIII, 15, 25–68, 393–398
– Gesetzestext 26–29
– Rentensätze 362
– Untersuchungsmethodik 395, 396

H

Häftlingshilfegesetz (HHG) 351
Haftpflicht
– Anspruch 73
– Haftpflichtversicherung der Arbeitgeber 393
Halogenkohlenwasserstoffe, Erkrankungen 433–438
Hals-Nasen-Ohren-Heilkunde
– MdE, MdG und GdB 402, 403
– Verletzungsarten 52, 53
Halswirbelsäule
– bandscheibenbedingte Erkrankungen 497–500
– Bewegungsumfang 280
– Distorsion 190, 191
– Schleudertrauma („whiplash injury") 191, 192
– Stauchung 190, 191
– Zerrung 190, 191
Hämatomyelie 192, 226
Hämatothorax 217
Hämoptoe 215
Hand
– Durchblutungsstörungen vibrationsbedingt 471, 472
– Handrückenödem 240
Handgelenk, Bewegungsumfang 287
Händigkeit 332–334
Hanf, Lungenerkrankung (Byssinose) 563, 564
H-Arzt-Verfahren 53
Haut
– Krebs 576, 577
– Sensibilität, Prüfung 367
– schwere/rückfällige Erkrankungen 572–575
– Verletzungen 88, 89
Heilbehandlung
– allgemeine 47, 48
– berufsgenossenschaftliche 47
– besondere 47, 48
Heilkostenversicherung 122
Heilung, Motivation zur 23
Helicobacter pylori 201
Hepatitis 524, 525
Hernie 91
– nach Kraftanstrengung 91
Herpes corneae 386, 387
Herz
– Infarkt 81, 85, 209, 215
– Herzklappenruptur 209
– Verletzung 208–210
Herz-Kreislauf-Störung, Leistungseinschränkung bei 125
Hexenschuß 155
HHG (Häftlingshilfegesetz) 351
Hilflosigkeit, Osteogenensis imperfecta 167
Hinterbliebene, Entschädigung 57
Hitzschlag 263
HIV (*siehe auch* AIDS)
– Infektion, berufsbedingte 247
– Postinfektionsprophylaxe (HIV-PEP) 248
Hochdruckleiden (Hypertonie) 210
Hoden/Nebenhodenquetschung 220
Hodgkin-Erkrankung 214, 215
Hörminderung 109
Hörorgan (*siehe* Gehör)
Howell-Jolly-Körperchen 203
Hubschrauber 139
Hüfte
– Bewegungsumfang 289, 290
– Hüftkopf/-Nekrose 168, 169
– Luxation 169
Hydronephrose 218, 219
Hydrozele 91, 220
Hyperglykämie 222
Hypertonie 210
Hypokortikoismus 221
Hypophyse, Schädigung 220

I

Ileosakralfuge 156
Impfschaden 351
Impressionsfraktur 234
„in dubio pro reo" 21
Inaktivitätsatrophie 237
Indizienbeweis 76
Infektionen/Infektionskrankheiten 84, 87, 88
– bei erhöhter Infektionsgefahr 520–529
– vom Tier auf den Mensch übertragene 529–532
Infektionsklausel 90
Inline-Skater
– vor dem Gesetz 145
– Polizei, Dienstunfälle 148

- Unfälle 145–148
- verletzte Regionen 147
Innenohrschwerhörigkeit 167
Innsbruck-Koma-Skala 229
Insektenstich 88
Instabilitätstests, Gelenke 299 ff.
Insulinhomöostase 222
intrakranielles Hämatom/-Blutung 232–234, 272
intrazerebrale Blutung, akute 233
Invalidität
- Definition 104, 105, 113, 114
- Eintritt, fristgerechter 105
- Feststellung, ärztliche 105
- Rentenzahlung bei 132
- Vorinvalidität (*siehe dort*)
Invaliditätsgrad 105
- abstrakte Maßstäbe 113
- fester 102, 108
- Feststellung 113
- und MdE-Sätze 350–368
Invaliditätsleistung 101, 104 ff.
ionisierende Strahlung
- ärztliche Untersucheng 517–520
- Erkrankungen 513–516
Ischämietoleranz 335
Ischias 155
Isocyanate, Erkrankungen 463–465

J

Jerk-Test 300

K

Kadmium, Erkrankungen 417, 418
Kahnbein (*siehe* Os naviculare)
Kälteeinwirkung 207, 265
Kältemittel, Erkrankungen 435
Kältetraumanephritis 218
Kant, Immanuel 2
Kapselbandschäden 297 ff.
Karzinom 255
Katarakt 388
- durch Wärmestrahlung 512, 513
Kausalität
- anspruchsbegründende 122
- anspruchsausfüllende 122
- Kausalitätsbegriff 122
- haftungsausfüllende 74, 76
- haftungsbegründende 34, 74, 76
- partielle 123
Kausalitätsnorm 74, 75
- wesentliche Bedingung 75
Kausalkette/-Zusammenhang 74, 75, 80
Kegeln 142
Keratitis photoelectrica 261
Keratoconjunctivitis photoelectrica 260
Kernspintomographie (*siehe* MRI)
Kienböck-Erkrankung 168
Kinder und Jugendliche, Unfälle 143–145
Kindersitz 145
Klarluftturbulenzen („clear-air-turbulencis", CATS) 140
Knie
- Arthrographie 175
- Arthrose, posttraumatische 107
- Belastung, überdurchschnittliche 174
- Bewegungsumfang 291
- Distorsion 106
- Meniskus (*siehe dort*)
- Punktion 175
- Trauma 164
- Verstauchung (-Distorsion) 106
Knochen
- Atrophie 237–239
- Bruch/-Heilung 83, 162
- Brüchigkeit, abnorme (Osteogenesis imperfekta) 167
- Infarkt 259
- Nekrose 152
- - aseptische 168
- - - spontan 168
- - - traumatisch 169
Knochenmark
- Entzündung (Osteomyelitis) 107, 218, 249, 250
- Marknagelung V
Knochenzange, Meniskusschaden 172
Kohlenoxid
- Erkrankungen 428–430
- Vergiftung 90
Köhler I/II-Erkrankung 169
Kokereigase, Lungenerkrankung 555–558
Kollagenosen, Laborbefund in Synovialflüssigkeit 275
Kompartmentsyndrom (KS) 169–171
- drohendes 170
- funktionelles 170
- manifestes 170
- nach Verbrennung 264
König-Erkrankung 169
Kontraktur, ischämische 167
Kontroll-Illusion 8
Kopernikus, Nicolaus 1
- kopernikanische Wende 2
Kopf, MdE-Sätze 352, 353
Körperschaden 16
- Entstehung 36, 39, 40
- Grad des Körperschadens (GdK) 327
- Verschlimmerung 36, 40, 41
- - richtungsgebende 40
- - vorübergehende 40

Korrelation
- kausale Interpretation 5, 6
- zwischen Einschätzung und objektiven Daten 7, 8
Kraftanstrengung 81
- und Bandscheibenleiden/-Vorfall 81–83, 93
- erhöhte 81, 82
- Hernie durch 91
- und Kraftaufwand 81
- und Meniskusverletzung 82
- und normaler Bewegungsablauf 81
Krampfader/-Geschwür (Varize) 95, 96, 210
- Krampfaderbruch (Varikozele) 91, 211
Krampfanfall 84, 85
Krankenhaustagegeld 103, 121
- Einschränkung der Leistung 121
Krankenhauswanderer 241
Krankheit
- Krankheitsbegriff 98, 123
- Veranlagung 36, 38
Kreislaufschwäche 86
Kriegsopferversorgung 15
Kuhn, Thomas S. 1
Kümmel, A. 169
Kummer 79
Kunstflug 137–139
Küntscher, Gerhard V, 579–582

L

Lachmann-Test 300
Längenmessung 294, 295
Lärmschwerhörigkeit 266, 509–511
Laserstrahlung („light amplification by stimulated emission of radiation“) 266–268
- Gefahrenklassen 266
- Laser-Arbeitsplätze 267
- Laser-Unfall 267, 268
Lautstärke/-Einheit 266
Leberruptur 201
Lehrmeinung, Gutachten (*siehe auch dort*) 14
Leibesfrucht
- Schädigung 31, 199
- Unfallversicherung der 205
Leistenbruch 91, 196, 197
Leistungsarten, private Unfallversicherung 72, 78, 101 ff.
Leistungsfähigkeit
- dauernde Beeinträchtigung 114
- körperliche 114
Lendenwirbelsäule
- Bewegungsumfang 281
- bandscheibenbedingte Erkrankungen 476–480, 501–506
Leptospiren, Erkrankungen 530, 531
Lernen 6, 8
Leukämie 214
LIDAR-System („light-detection and ranging“) 140
Liniger, Hans VII
Linse
- Schädigung durch Radar (Radarkatarakt) 268
- Trübung 106
Listenprinzip 43
Lobstein-Erkrankung 167
Lösemittel, Erkrankungen 434
Luftsport 137–140
Lumbago-Ischias-Syndrom 155
Lumbalpunktion 230
Lunatummalazie (Mondbeintod) 159, 168, 169
Lunge/Lungenerkrankung
- Asbest 539–547
- Baumwoll-, Flachs- oder Hanfstaub 563, 564
- Blutung 92, 215, 216
- Embolie 85
- Entzündung (Pneumonie) 216
- Fibrose durch Metallstaub 549–551
- Infarkt 212
- Kokereigase 555–558
- Nickel 552–555
- Schocklunge 217
- Thomasmehl 552
- Tuberkulose 216, 217
Lupus erythematodes
- Laborbefund in Synovialflüssigkeit 275
- systemischer 218
Lymphogranulomatose, maligne
- M. *Hodgkin* 214, 215
- nicht-*Hodgkin* 215

M

Magen
- Blutung 92
- Geschwür (Ulkus) 201, 202
- Magenschleimhautentzündung (Gastritis) 202
Makroamputation 334
Malaria 88
malignes Melanom 256
Mangan, Erkrankungen 418, 419
Marschfraktur (Ermüdungsbruch) 161
Materialermüdung 161
Mausbett 164
McMurray (Meniskuszeichen) 177
MdE (Minderung der Erwerbsfähigkeit) 15, 58, 59, 73
- beim Auge 396–398

– Gesamt-MdE 60
– Grad des Körperschadens (GdK) 327
– bei Endoprothesenträgern 153
– und Invaliditätsgrade 350–368
– bei der Nachuntersuchung 62, 63
– bei Schülern 61, 62
MdG (Minderung der Gebrauchsfähigkeit), Auge
– AUB (alt) 388–391
– AUB 88 391–393
Medikamentenverwechslung 90
Mehrfachverletzungen, Bewertung bei 115
Meldepflicht/meldepflichtige Krankheiten 22
Meniskus
– Berufskrankheiten des 468, 469
– Degeneration 173–176
– bei Gelenkinstabilität 173
– Meniskusganglion 177
– Meniskopathie 173–176
– Meniskusoperation 152
– – thrombembolische Komplikationen 177
– Meniskuszeichen 177
– Schädigung 106, 125, 126
– Spontanlösung 173–176
– Unfallriß 124
– – frischer 172
– – Spätschaden 173
– Verletzung durch Kraftanstrengung 82
menschliches Versagen 5, 7
Mensch-Maschine-System 6
Merkblätter über Berufskrankheiten 407 ff.
Mesotheliom 518, 519
Messung
– Längenmessung 294, 295
– Meßbögen 271
– Meßpunkte 271
– Umfangmessung 271, 294, 295
Metallstaub, Lungenfibrose 549–551
Methylalkohol (Methanol), Erkrankungen 446–448
Mikroamputation 334
Mikrotrauma 152
Militärmotorflugzeug 139
Milz
– Milzpartikel, Replantation 202
– Quetschung 202
– Verletzung/Verlust 202–204
– zweizeitige Ruptur 202
Minderung
– der Erwerbsfähigkeit (*siehe* MdE)
– der Gebrauchsfähigkeit (*siehe* MdG)
Mitwirkung
– von Gebrechen 76
– von Krankheiten 76
– am Unfall/an den Unfallfolgen 125
– des Verletzten 64
Mitwirkungsfaktoren, Verletzungsfolgen 122, 123, 125–127
Moberg
– Auflesetest 367
– Ninhydrintest 367
Mondbeintod (Lunatummalazie) 159, 168, 169
Monozytenleukämie 214
Morbus (*siehe auch* Syndrome)
– M. *Addison* 221
– M. *Basedow* 221
– M. *Bechterew* (*siehe auch dort*) 156, 275
– M. *Calve* 169
– M. *Duplay* 183–186
– M. *Hodgkin* 214, 215
– M. *Kienböck* 168
– M. *Köhler* I/II 169
– M. *König* 169
– M. *Lobstein* 167
– M. *Osgood-Schlatter*
– M. *Parkinson* 98
– M. *Perthes* 168
– M. *Recklinghausen* 181
– M. *Reiter* 275
– M. *Scheuermann* 169
– M. *Wegener* 218
Motilität, Auge 383–385
Motivation, Unfallprävention 9
Motorflugzeug 139
MRI (Kernspintomographie) 272, 273
– bei Bandscheibenleiden 155
„Munchhausen by proxy“ 241, 243
Münchhausen-Syndrom 241
Muskulatur (Musculus)
– Durchtrennung 177–180
– M. trapezius, Lähmung 239
– Verknöcherung (Myositis ossificans) 180
Myelodysplasie 214
Myelofibrose 214
myeloproliferatives Syndrom 214
Myositis ossificans
– chronisch-traumatisch 180
– nach Nervenstörung 180
– traumatisch 180

N

Nabelbruch 196, 197
Nachschaden 63
Narbenkarzinom 265
Narkosemittel, Erkrankungen 435–439
Nasenhaupt/Nebenhöhlenkarzinome 565, 566
Nearthrose 163, 579

Nebennierenrindenunterfunktion/-Insuffiziens (Hypokortikoismus) 221
Nerven (Nervus)/Nervenerkrankungen
– Lähmung durch Druck 473, 474
– Leitgeschwindigkeit 367
– Luxation 82
– N. accessorius, Schädigung 239
– N. medianus 167
– N. ulnaris 159, 167
– schweres Nervenleiden 97, 98
– traumatische Nervenschäden
– – gutachterliche Bewertung 224
– – MdE-Sätze 361
– – Schweregrade 223
– – Therapie 224
– – Ursachen 224
– Versicherungsunfähigkeit 97
Neuner-Regel, *Wallace* 264
Neuropraxie 223
Neurose 225
Neurotmesis 223
Neuschaden 116
Neutral-O-Methode 278, 279
– bei Gelenkversteifung 322
Nickel, Lungenerkrankung 552–555
Niere
– akutes Nierenversagen (ANV) 218–220
– Nierenerkrankung, entzündliche (Glomerulonephritis) 218
– Niereninsuffiziens 220
– Nierensteinbildung 218, 219
– Sackniere (Hydronephrose) 218, 219
Ninhydrintest nach *Moberg* 367
Nukleusprolaps 154–156
Nullserum 247

O

O_2-Vergiftung 258
Obduktion 129
Oberbauchtrauma 222
Obliegenheiten
– nach Unfalleintritt 127–129
– Obliegenheitsverletzung 129
OEG (Opfer von Gewalttaten) 351
Ohnmacht 86
Opfer 2
– von Gewalttaten (OEG) 351
ophtalmologische Erkrankungen (*siehe* Augen)
OPSI-Syndrom („overwhelming postsplenectomy infection“) 202, 203
Os naviculare
– Fraktur 165, 166
– Pseudarthrose 165, 166
Osgood-Schlatter-Erkrankung 169
Osteochondrose (Osteochondrosis) 154, 155
– O. dissecans 163, 164, 169
– O. juvenilis dorsi 169
Osteogenesis imperfecta congenita/tarda 167
Osteomyelitis 107, 218, 249, 250
– akute hämatogene 249
– exogene 249
Osteomyelosklerose 214
Osteopsathyrosis congenita 167
Ostitis 107
– O. fibrosa generalisata (M. *Recklinghausen*) 181
Ott-Zeichen 282
„overwhelming postsplenectomy infection“ (OPSI-Syndrom) 202, 203

P

Panaritium 87, 89
Pankreas
– Nekrose 197
– Riß 197
– Zyste 197, 198
Paradigmenwechsel 1
Paratendinitis 186, 187
Para-Tertiärbutylphenol, Erkrankungen 460–462
Parkinson-Erkrankung 98
Partialkausalität 123
Patellaluxation 164
pathologische Fraktur (tumorbedingt) 187
pechbedingter Hautkrebs 576, 577
Penisamputationsverletzung 335
Periarthritis humeroscapularis 183–186
Perikard, Mesotheliom durch Asbest 548, 549
Periostalgie/Periostose 159, 160
Peritendovaginitis crepitans 186, 187
Peronäussehnenverrenkung 187
Perthes-Erkrankung 168
Pestizide, Erkrankungen 434
Pflege 54
– Pflegebedürftige/-Bedürftigkeit 97, 99
Pfortaderthrombose 201
Phantomschmerzen 193
Phlegmone 253, 254
Phosphor, Erkrankungen 424– 426, 448–450
Photoarthrographie 273
photographische Aufnahmen 243
Pilze, Erkrankungen 531
Pivot-shift-Test 300
Plasmazellenleukämie 214
Pleura, Erkrankung durch Asbest 539–547
Pleuraempyem 217
Plötzlichkeit 79, 80

Pneumonie 216
„post-hoc“
– Analyse 6
– Prophezeiung 6
Poststreptokokkenglomerulonephritis (Feldnephritis) 218
postthrombotisches Syndrom 212
Prävention 9, 64, 65
Preßluftgeräte/-Werkzeuge 161
– Erkrankungen durch 469, 470
– Gefäßschäden durch 207, 208
– Gelenkschädigung durch 163, 165
– und Kahnbeinpseudarthrosen 166
– und Mondbeintod 168
Protozoen, Erkrankungen 532
Pseudarthrose 162, 163, 579, 580
– atrophe 162
– hypertrophe 162
Pseudogicht (Chondrokalzinose), Laborbefund in Synovialflüssigkeit 275
Pseudologia-phantastica-Vorgeschichte 242
Pseudo-Rechtshänder 332
Psoriasis-Arthritis, Laborbefund in Synovialflüssigkeit 275
Psychologie
– Einwirkung, psychische 94
– Reaktion, psychische 79, 85, 94, 95
– Sicherheitspsychologie 5, 9
– Unfallpsychologie 5–9
– Wirkung, psychische 79
Punktatuntersuchung, Gelenke 271
2-Punkte-Diskriminierung 367
PUV (private Unfallversicherung) XIII, 69–135, 350, 351
– Abkürzungen 69
– MdG/IG-Schätzung 387, 388
– ophtalmologische Erkrankungen 386 ff.
Pyämie 88

Q

Quarzstaub, Lungenerkrankung (Silikose) 536–539
– mit aktiver Tuberkulose (Silikotuberkulose) 536–539
Quecksilber, Erkrankungen 412–414
Querschnittslähmung/-Symptomatik 219, 225

R

Rachitis 167
Radar („radio detecting and ranging“) 268
– Radarkatarakt 268
Reaktionsfähigkeit 86
Rechtsquellen 71
Recklinghausen-Erkrankung 181
Regelabweichung 1, 8
Regelverstoß 2
Regelwerk 1, 2
Regenbogenhautentzündung 156
Reiseflug 138, 139
Reiter-Erkrankung, Laborbefund in Synovialflüssigkeit 275
Reiterknochen 180
Reitunfälle 142
Rente 56, 57
– Begutachtung 59
– Rentenneurose 94
– Rentensätze, GUV 362–368
– Rentenversicherung 15
– Zahlung bei Invalidität 132
Replantation
– Indikation, absolute/relative 334
– Replantationschirurgie 334 ff.
– Replantationszentren 334, 337–350
Restrisiko 1
Rheuma/rheumatische Erkrankungen 155, 181, 182
rheumatisches Fieber, Laborbefund in Synovialflüssigkeit 275
Rickettsien, Erkrankungen 531
Rippenfell
– Mesotheliom durch Asbest 548, 549
– Verletzung 217
Rippenfraktur 216
Risikobereitschaft/risikobereite Persönlichkeit 5, 6
Rohparaffin, Hautkrebs 576, 577
Röntgen
– der Gelenke 272
– – gehaltene Aufnahmen 301 ff.
– Röntgennativuntersuchung des Kopfes 230
Röntgenklausel für Ärzte 87
Rotatorenmanschettenruptur 183–186
Routinearbeiten 8
Rückenmark
– Blutung (Hämatomyelie) 226
– Erschütterung (Commotio medullae spinalis) 225
– Quetschung (Contusio medullae spinalis) 225
– traumatische Schäden 225
Rückenschmerzen 194
Rundflug 137–139
Ruß, Hautkrebs 576, 577
Russe, Messen der Wirbelsäule 282

S

Sachs-*Hill*-Läsion 183
Sachverständigenaussage (*siehe auch* Gutachten) 13

Salpetersäureester, Erkrankungen 453, 454
Sarkom 255
Säure, Zahnerkrankungen 458, 459
Schädel-Hirn-Trauma
– gedecktes 226 ff.
– – Behandlung 231
– – Einteilung 227–230
– – Schweregrad 228
– – Untersuchungsverfahren, ergänzende 230, 231
– MdE-Sätze 360
– offenes 234, 235
Schadensminderungspflicht 128
Schädlingsbekämpfungsmittel (Pestizide), Erkrankungen 434
Schenkelbruch 91, 196, 197
Scheuermann-Erkrankung 169
Schichtaufnahme, Pseudarthrose 163
Schipperkrankheit (Dornfortsatzabbruch) 158, 161
Schlaf 86
Schlaganfall (apoplektischer Insult) 84, 235, 236
Schleimbeutel
– Entzündung (Bursitis) 182
– Erkrankungen durch Druck 473
Schleimhautverletzung, geringfügige 88, 89
Schmierinfektion 90
schnellender Finger 182
Schober-Zeichen 282
Schocklunge 217
Schockwirkung 94
Schreck/-Wirkung 94
Schubladenzeichen 299, 300
Schulbus, Gefahren 144
Schulter
– Bewegungsumfang 284, 285
– Schulterluxation 182, 183
– – habituelle 183
– Schultersteife, schmerzhafte 183–186
Schwefelkohlenstoff, Erkrankungen 445, 446
Schwefelwasserstoff, Erkrankungen 431, 432
Schweigepflicht, Entbindung 129
Schweinerotlauf (Erysipeloid) 250
Schwerbehindertengesetz (SchwbG) 351, 399–401
Schwerhörigkeit 266
– Altersschwerhörigkeit 266
– Lärmschwerhörigkeit 266, 509–511
Schwindelanfälle 86
Segelflugzeug 139
Sehne
– Durchtrennung 177–180
– Luxation 187
– Sehnenriß 124, 127
Sehnenplattenriß (Faszienriß) 186
Sehnenscheide
– Berufserkrankung der 467
– Entzündung (Tendovaginitis) 186, 187
– Sehnenscheidentuberkulose 250, 251
Sehen
– Sehorgan (*siehe* Auge)
– Sehschärfe 380–382
– Sehvermögen 109
Seitenunterschiede, MdE 331, 332
Selbstbeschädigung (Artefakt, *siehe auch dort*) 240–243
Selbstbestrafung 6
Selbstmord (Suizid) 236
Selbststau 240
Selbstverstümmelung 6
Seldon-Schema 223
seltene Ereignisse 5
Sepsis/Septikämie 88
Serokonversion 247
Sicherheit 5
– Sicherheitspsychologie 5, 9
– Sicherheitstechnik 9
Silikose/-Tuberkulose 536–539
Simulation 94, 241, 243
Skleren, Blaufärbung 167
Sklerodermie, Laborbefund in Synovialflüssigkeit 275
Skoliose 296
Skorbut 534–536
Sofortbildkamera 20
Soldatenversorgungsgesetz (SVG) 351
Sonnenstich 263
Soziales Entschädigungsrecht (SozER) 399–401
Sozialgerichtsverfahren 66
sozialmedizinische Begriffe 15, 16
Spätschäden 106, 253
Speiseröhrenblutung 204
Splenektomie 202
– Folgen 203
Spondylarthritis ankylopoetica (M. *Bechterew*) 156, 275
Spondylolysthesis 189, 190
Spontanablösung freier Gelenkkörper 165
Spontanfraktur 167, 187, 188
Sporttodesfälle 141
Spritzpistolenverletzung 254
Sprunggelenk
– oberes, Bewegungsumfang 291
– unteres, Bewegungsumfang 292
Staphylokokken 218
Steinmann (Meniskuszeichen) 177
Strahlflugzeug 139

Strahlen
- Belastung 214
- ionisierende 513–520
- Laserstrahlung 266–268
- Schädigung 87
- Wärmestrahlung 512, 513
Streptokokken 253
Streßulkus 201, 265
Strommarken 259
Styrol, Erkrankungen 440–442
subarachnoidale Blutung, akute 233, 234
subdurales Hämatom
- akutes 233
- chronisches 233
Sudeck-Syndrom 237–239
- akute Phase 238
- chronische Phase 238
- Endphase 238
- *Sudeck*-Persönlichkeit 237
Suizid 236
Sunderland-Schema, Nervenschäden 223
SVG (Soldatenversorgungsgesetz) 351
Syndrome (*siehe auch* Morbus)
- *Sudeck*-Syndrom (*siehe auch dort*) 237–239
- *Waterhouse-Friedrichsen*-Syndrom 221
Synovialanalyse 273–277
Synovialflüssigkeit 273, 274
- Laborbefunde 274, 275
Szintigramm 272
- bei Pseudarthrosen 163

T

Tagegeld 103, 120
- Anspruch 120
- Einschränkung der Leistung 121
taktile Unterscheidung 367
Täter 2
Taucher 152, 257
Taylor, Einteilung des Vibrationssyndromes 208
Teer, Hautkrebs 576, 577
Teilursache 123
Temperaturunterscheidung 367
Tendovaginitis crepitans/stenosans 186, 187
Tennisbein 179
Tetanus 253
- Immunisierung 218
- Spättetanus 253
Thallium, Erkrankungen 419–421
Thomasmehl, Lungenerkrankung 552
Thoraxtrauma 209, 216
Thromboembolierisiko nach Milzverlust 203
Thrombose 95, 96, 211, 212
Tibiaapophyse 169
Tiefenrausch 258
Todesfall
- Todesfalleistung 104, 121, 122
- - Einschränkung 122
- Todesfallsumme/-Leistung 118
- im Unfalljahr 118
- nach Unfalljahr 118
Tollwut 85, 88
Toluol 214
Totalendoprothese/Endoprothesenträger 153
Toxikämie 88
Trauer 79
Traum 86
Trommlerlähmung 179
Tropenkrankheiten 534–536
Tropentauglichkeit 203
Trunkenheit 84, 86
Tuba eustachii 257
Tuberkulose
- der Gelenke 251, 252
- der Knochen 251, 252
- der Lunge 216, 217, 536
- Nomenklatur 523
- der Sehnenscheide 250, 251
- der Weichteile 251, 252
„tubular necrosis, acute“ 219, 220
Tubulusnekrose, akute 219, 220
Turbulenzen, beim Flug 140

U

Überbein (Gelenkganglion) 188
Übergangsgeld/Übergangsleistung 55, 56, 119
Überkopfarbeiten 239
Übermüdung 86
Übertreibung (Aggravation) 94, 241
Ulkus (Ulcus)
- im Magen 201, 202
- Streßulkus 201, 265
- U. cruris 210
- im Zwölffingerdarm 201, 202
Ulnarisluxation 82
Umfangmessung 271, 294, 295
Umknicken 42, 172, 188, 189
Umlageverfahren 25
Umschulung, unfallbedingt 327
Unaufmerksamkeit 8
Unfall 2, 5, 6
- Anzeige 65
- Definition 79
- Kinder und Jugendliche 143–145
- des täglichen Lebens 33
- Unfallbegriff 79
- Unfallereignis 79
- Unfallneigung 5, 8

Unfallfolgen, mittelbare 21, 41
Unfallmedizin 9
Unfallpsychologie 5, 6
Unfallversicherung/-Versicherungswesen
– allgemeine (*siehe* AUB)
– gesetzliche (*siehe* GUV)
– private (*siehe* PUV)
– Träger der öffentlichen Hand 25
– Versorgungswesen, soziales (*siehe dort*)
Unfreiwilligkeit 80
„unter Tage", regelmäßige Tätigkeit 174
Unterarm, Bewegungsumfang 286
Unterleibsbruch 85, 91, 92
Unterschätzung/unterschätzte Tätigkeiten 7, 8
Unterschenkelgeschwür (Ulcus cruris) 96
Urogenitalbereich, MdE-Sätze 356
Ursache
– Gelegenheitsursache 39, 83
– innere 37, 38
– konkurrierende 36
– körpereigene 36
– überwiegende 92
– wesentliche 36
Ursachenzuschreibung
– personenbezogene 5
– situative 5
Ursache-Wirkungs-Zusammenhang 5, 6

V

Vanadium, Erkrankungen 421, 422
Vandalismus, Schulbus 144
Varikozele 91, 211
Varizen 210
vegetatives Syndrom, persistierendes 228
Verbrennung 263–265
– Einteilung nach Graden 264
– Nach- und Weiterbrennen („after burning") 264
– Neuner-Regel nach *Wallace* 264
– zirkuläre 171
Verbrennungszentrale 265
Verbrühung 263
Vergiftung 85, 90
– CO_2-Vergiftung 258
– Gasvergiftung 90
– O_2-Vergiftung 258
Vergleichsaufnahmen 154
Verletztengeld
Verletzungsartenverfahren 49–51
Verletzungsfolgen
– an Atmungsorganen 112
– an Bauchorganen 112
– am Gehirn 112
– an Harnorganen 112
– am Wirbel 112
Vermutung 45
Verrenkung 81, 82
Versagen, menschliches 7
Verschlimmerung, Körperschaden 36, 40, 41
– richtungsgebende 40
– vorübergehende 40
Versicherung
– Bedingungen (*siehe* AUB)
– Gesetzestext 78, 79
– Versicherte 71
– Versicherungsfall 44
– Versicherungsfreiheit 32, 33
– Versicherungsnehmer (VN) 71
Versicherungsschutz 78
– Ausschlüsse 84
– Beginn und Ende 100
Versicherungsunfähigkeit 97–99
– bei Arbeitsunfähigkeit 98
Versorgungswesen, soziales XIII
Vertebra plana osteonecrotica 169
Vertreterversammlung, gesetzliche Unfallversicherung 25
Vibrationssyndrom, Einteilung nach *Taylor* 208
Viren, Erkrankungen 531
Vitamin B_{12}-Mangel 213
Vollbeweis (Gewißheit) 44
Vorfuß, Bewegungsumfang 292
Vorhersage 6
Vorinvalidität 117, 123, 126
– als Gebrechen 116
– als Krankheit 116
– als Verschleißerscheinung 116
Vorschaden 60, 116–118, 123, 395
Vorsorgeverhalten 7, 9
Vorstand, gesetzliche Unfallversicherung 25
Vortäuschung (Simulation) 94, 241, 243
Vorzustand 118, 122–124, 126

W

Wahrscheinlichkeit 37, 41, 44, 76
– Grad der Wahrscheinlichkeit 76
Wallace, Neuner-Regel 264
Wärmestrahlung, grauer Star 512, 513
Wasserbruch (Hydrozele) 91, 220
Waterhouse-Friedrichsen-Syndrom 221
Wegener-Erkrankung 218
Wegeunfall 7, 42
Wehrdienst 101
„whiplash injury" 191, 192
Wiberg-Einteilung 157
Winkelmessung 279
– Winkelmesser 279

Wirbel/Wirbelsäule (WS)
– Bewegungsumfang 280–283
– Brustwirbelsäule (*siehe dort*)
– Halswirbelsäule (*siehe dort*)
– Lendenwirbelsäule (*siehe dort*)
– Meßblatt 496
– MdE-Sätze 359, 360
– Veränderungen nach Amputation 192–195
– Wirbelbruch
– – und Arthrosis deformans 153
– – Folge von Verhebetrauma 83
– – als Verletzungsfolge 112
– Wirbelfortsätze, Abrißbrüche 475
– Wirbelgleiten (Spondylolysthesis) 189, 190
– WS-Erkrankung/– Verletzung
– – Einteilung 195, 196
– – Prellung 190
– – Vordrucke des Arbeitskreises 483–496
Wundheilungsstörung/verzögerte Wundheilung 96, 127
Wundinfektion 87–89, 252, 253
Wundrose (Erysipel) 253
Wundstarrkrampf (Tetanus) 85, 88, 253
Wurmkrankheiten
– Bandwürmer (Zestoden) 532
– der Bergleute 533, 534

X
Xylol 214

Z
Zahnschäden 204
– durch Quarzstaub 506, 507
– durch Säure 458, 459
Zahnschema 205
Zehen, Bewegungsumfang 293
Zellgewebsentzündung (Phlegmone) 253, 254
Zerreißung 81, 83
Zerrung 81
Zestoden, Erkrankungen 532
Zuckerkrankheit (Diabetes mellitus) 222
Zumutbarkeit, diagnostische und therapeutische Eingriffe 128
Zusammenhang
– haftungsausfüllender 35, 38
– haftungsbegründender 38
– innerer 34
– Kausalzusammenhang 74, 75, 80
– ursächlicher 34, 74
Zustimmung, diagnostische Maßnahmen 20
ZVG (Zivildienstgesetz) 351
Zwangshaltung 174
Zwerchfell
– Bruch 91
– Riß 196
Zwölffingerdarmgeschwür 201, 202